中国科学院教材建设专家委员会规划教材
全国高等医药院校规划教材

案例版™

供临床、预防、基础、口腔、麻醉、影像、药学、检验、护理、法医等专业使用

神经病学

第2版

主　　编　赵　斌

副主编　陈阳美　闵连秋　沈　霞

编　　委　（按姓氏笔画排序）

尹　琳（大连医科大学）
付希久（沈阳医学院）
任　旭（长治医学院）
刘庆新（滨州医学院）
刘志辉（潍坊医学院）
李润辉（沈阳医学院）
李雪梅（潍坊医学院）
杨昆胜（昆明医科大学）
闵连秋（锦州医科大学）
沈　霞（徐州医科大学）
宋景贵（新乡医学院）
陈阳美（重庆医科大学）
陈卓铭（暨南大学）
陈金波（滨州医学院）
陈煜森（广东医科大学）
周海红（广东医科大学）
赵　斌（广东医科大学）
柏　华（成都医学院）
徐　平（遵义医学院）

科学出版社

北　京

郑　重　声　明

为顺应教育部教学改革潮流和改进现有的教学模式，适应目前高等医学院校的教育现状，提高医学教学质量，培养具有创新精神和创新能力的医学人才，科学出版社在充分调研的基础上，引进国外先进的教学模式，独创案例与教学内容相结合的编写形式，组织编写了国内首套引领医学教育发展趋势的案例版教材。案例教学在医学教育中，是培养高素质、创新型和实用型医学人才的有效途径。

案例版教材版权所有，其内容和引用案例的编写模式受法律保护，一切抄袭、模仿和盗版等侵权行为及不正当竞争行为，将被追究法律责任。

图书在版编目(CIP)数据

神经病学：案例版／赵斌主编．—2版．—北京：科学出版社，2016. 8
中国科学院教材建设专家委员会规划教材·全国高等医药院校规划教材
ISBN 978-7-03-048481-9

Ⅰ．①神…　Ⅱ．①赵…　Ⅲ．①神经病学-医学院校-教材　Ⅳ．①R741

中国版本图书馆 CIP 数据核字(2016)第 121765 号

责任编辑：杨鹏远　胡治国／责任校对：彭　涛
责任印制：赵　博／封面设计：陈　敬

版权所有，违者必究。未经本社许可，数字图书馆不得使用

科学出版社 出版
北京东黄城根北街16号
邮政编码：100717
http://www.sciencep.com
北京汇瑞嘉合文化发展有限公司 印刷
科学出版社发行　各地新华书店经销
*
2007年8月第　一　版　开本：850×1168　1/16
2016年8月第　二　版　印张：21
2021年1月第十次印刷　字数：705 000

定价：98.00元
（如有印装质量问题，我社负责调换）

前　　言

为适应我国“医教协同”及“5+3”临床医学教育改革趋势，在传承先前《神经病学》教材及教学方法之长的同时，案例教学法及问题导向式教学法(problem-based learning，PBL)的推广应用，已是许多医学院校教学改革的趋势之一。受科学出版社委托，本编委会分别于2015年7月和9月两次召开编委会，讨论和落实再版编写方案。第二版修订仍然依据教育部制定的神经病学教学基本教学要求，以五年制临床医学本科生为主要对象，并紧密结合临床医学教育改革的方向及执业医师资格考试要求，吸收住院医师规范化培训及专科医师培训的相关内容，结合疾病谱变化，适度丰富相关章节的内容。重点是通过真实的临床案例，让学生掌握《神经病学》的基础知识、基本技能，培养学生独立思考能力、临床思维及批判性思维能力，同时提升学生解决实际问题能力及应试能力。本教材同时兼顾预防、基础、口腔、影像、麻醉、药学、检验、护理、法医等专业的神经病学教学需求；并针对第一版出版使用中发现的问题，进行修编。并提出了修编中具体措施如下。①突出“三基”内容，知识点明确，学生好学，教师好教，将教学改革和教学经验融入教材中。②每章或节内容开始前，增加根据教学教学大纲要求学生掌握、熟悉、了解的内容提要。③章节末尾根据内容多少，提出若干个思考题并注意与大纲要求结合，有较强的针对性。④补充、整理新案例，尽可能采用彩图等资料，案例部分内容尽量分为三部分，一是临床资料；二是诊疗思路：可对依据临床资料，制定诊疗方案、选择辅助检查的思路及结果做简要说明，结果部分尽可能采用原始数据或者图片，提高学生临床思维与辅助检查结果的识别能力；三是分析总结：结合案例特点、紧扣教学知识点讨论、分析病例并适当鉴别诊断，强调相关基础医学知识与神经病学临床知识的贯通。⑤尽可能采用询证医学依据与最新诊疗指南的相关知识。⑥为提高学生专业英文水平，尽可能对专业名词进行英文标注并后附索引部分。

本教材的编委来自全国14所医学院校，他们都是从事临床、教学一线的神经病学教研室及神经内科主任、副主任或业务骨干。所选案例选自编者所在科室的真实病例。在此，对所有编者在繁忙的临床、教学工作环境下辛勤伏案完成再编任务，表示衷心感谢！对参编作者单位对本教材编写给予的支持表示感谢！同时，对第一版以昆明医科大学朱榆红教授为主编的第一版编委会所有编委表示致敬与感谢！广东医科大学附属医院吴永峻、杨健、许定华等老师提供了相关病例及影像学资料，再次表示感谢！

“Much have I learned from my teachers; more from my colleagues; and from my students more than from them all.”教学相长的重要性不言而喻。改革传统的课堂教学及教材是一个循序渐进的过程。推行案例教学方法，迫切需要从教材、教具等方面不断建设与改进，同时需要教学主体——教师和学生能以与时俱进精神，创新“教与学”的观念及行为，实现“教学相长”。再版《神经病学》(案例版)也是适应临床医学教育教学改革的需要。由于编者知识有限，书中难免存在不足之处，望专家学者、老师及同学们批评指正。

赵　斌

2016年1月

目　　录

第一章 绪 论

【目标要求】

掌握：神经病学的概念及主要研究领域。

熟悉：神经系统疾病的主要病因、临床症状分类及主要诊断步骤。

了解：神经病学发展简史及学习本课程的必要性及基本方法。

案例 1-1

患者，男性，54 岁。因“突发右侧肢体无力伴言语不能 2 小时”入院。2 小时前，家人发现患者吃饭时突发右侧肢体无力，右手不能持筷子，身体向右侧倾斜，不能站立和行走，伴言语不能，无法理解他人言语，无呕吐和抽搐症状。既往史：3 年前发现“血压偏高”，但是未予规范诊治；嗜烟，至今 30 年，每日 2 包。体格检查：体温 36.8℃，呼吸 18 次/分，脉搏 76 次/分，血压 175/96mmHg。神经系统检查：嗜睡状，混合性失语，查体不完全合作；双眼向左侧凝视，双侧瞳孔等大等圆，直径约 2.0mm，对光反射存在，双侧眼底检查：视网膜动静脉比例 1∶3，动脉僵直，动静脉交叉后之小静脉曲张，视乳头边缘清；双侧额纹对称，右侧鼻唇沟变浅，示齿时口角偏左，伸舌偏右；右侧肢体肌张力增高、上肢肌力Ⅱ级、下肢肌力Ⅲ级、腱反射较对侧活跃，右侧巴宾斯基征（巴氏征）阳性，右侧偏身痛刺激反应较对侧迟钝，脑膜刺激征阴性。

仔细分析该患者症状及体征可归结为混合性失语，双眼向右侧凝视，右侧肢体偏瘫（上肢重于下肢）和右侧偏身痛觉障碍，责任病灶定位于左侧大脑半球中央前、后回，责任血管定位于左侧颈内动脉系统主干动脉（左侧颈内动脉-大脑中动脉），初步诊断为急性脑血管病变。入院后完善心电图、血常规、生化和凝血功能等基本检查（结果无异常），急查颅脑 CT 平扫，评估溶栓指征（图 1-1），指导脑血管介入诊治（图 1-2）。

问题：

1. 根据病案资料，请你总结该患者有哪些基本特点？

2. 他身体的哪些系统出现了问题？

3. 你能否根据自己掌握的基础医学知识及以上采集到的病史、体格检查及辅助检查结果综合分析，提出对该患者的定位及定性诊断吗？

4. 你想了解如何制订该患者的治疗方案吗？

5. 如果安排你向患者或家属简要说明该患者的病情，你该如何与他们交谈？

神经病学（neurology）是临床医学的一门分支学科，也就是说它是研究神经系统疾病和骨骼肌疾病的临床医学，主要从事神经系统和骨骼肌疾病的病因、发病机制、临床表现、诊断、治疗、康复及预防等研究。

神经病学也是神经科学（neuroscience）的一个重要组成部分，是建立在神经科学理论基础之上，而又与其他学科密切联系，如与神经组织胚胎学、神经解剖学、神经生理学、神经生物学、神经生物化学、神经病理学、神经免疫学、神经药理学、神经遗传学、神经流行病学、神经外科学、神经内分泌学、神经影像学、神经心理学、神经眼科学、神经耳科学、实验神经病学及神经分子生物学等学科的进步息息相关，彼此间相互渗透，相互促进。

【神经病学发展简史】 神经病学的发展经历了漫长历程，19 世纪显微技术的应用使神经病学研究得到了很大的发展。1837 年 Purkinje（1787～1869）首先描述了神经元的形态，此后 Golgi 和 Cajal 等发现了神经细胞的分支和突触。Luigi Galvani（1737～1798）发现电刺激神经后可引起肌肉收缩，Charles Bell（1774～1842）和 Francois Magendie（1783～1855）则发现脊髓前角和运动有关而后角则与感觉有关。法国外科医生 Pierre Paul Broca（1824～1880）通过细致的临床观察首先描述了 2 例患者能够理解语言而不能讲话，死后经尸体解剖发现病变均位于左额叶后下部，经过更多的病例资料积累，Broca 提出人脑的语言中枢在额下回后部，后被命名为 Broca 区，这种失语被称为 Broca 失语，也称运动性失语症。德国生理学家 Fritsch 和精神病学家 Hitzig（1870）采用动物实验创立了脑功能定位学说，Batholow 根据这一学说建立了临床神经系统检查法，为神经系统疾病的定位诊断提供了理论依据和实际方法，从而极大地推动了临床神经病学的发展。德国神经病及精神病学家 Carl Wernicke（1848～1905）提出一种新型的失语症，患者能够讲话，但不能理解语言，包括他自己讲的话，并指出病变部位在左颞叶后部。这些技术进步、基础学科及临床研究提高了神经系统疾病诊断和治疗水平，将神经病学推向了一个崭新的发展阶段。20世纪是神经病学迅速发展的时期，相继出现的电子计算机断层扫描（computer tomography，CT）及磁共振（magnetic resonance，MR）等技术，极大地提高了神经系统疾病的诊断水平，加速了临床神经病学的发展进程，使无数的神经系统疾病患者获益。而1990年启动的人类基因组计划完成了对人类基因的完整测序，揭示基因的奥秘，为数以百计的各种神经遗传病及神经系统变性疾病的基因诊断及治疗提供新的方法和思路。21世纪必将是神经病学蓬勃发展的世纪。继美国国会批准美国神经学会提出"脑的十年"（1991～2000）后，美国政府提出21世纪是"脑的世纪"，神经科学研究成为最活跃的研究领域。神经病理、神经免疫、神经病毒、基因及蛋白质组学领域取得的进展，将使人们从多种层面认识神经系统疾病的病因病理；神经影像及介入技术的发展为许多疾病提供了新的诊治手段；基因和蛋白分子水平的研究促进了神经药理的发展，药物研发取得了很大的进步；干细胞技术为神经系统疾病的治疗提供了新的希望；对神经网络及功能重建的研究使卒中患者有望得到更理想的神经康复。这些都必将把神经病学的发展推向一个崭新的发展阶段。

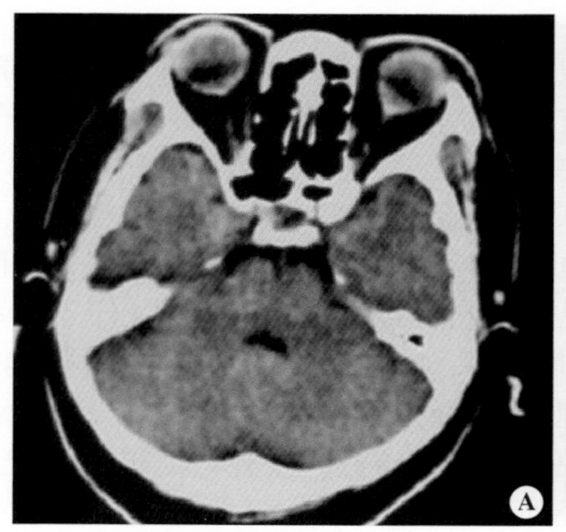
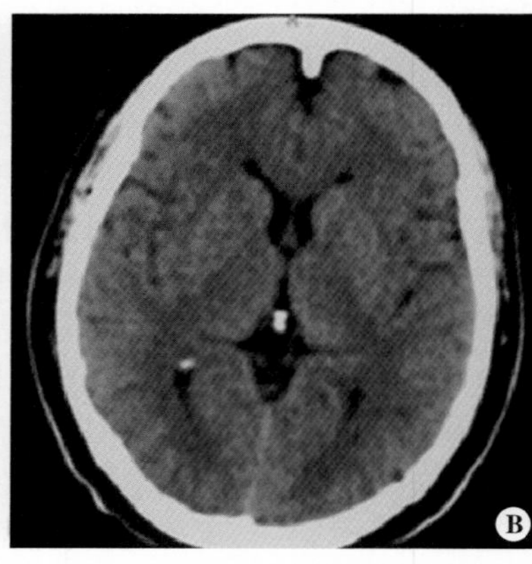
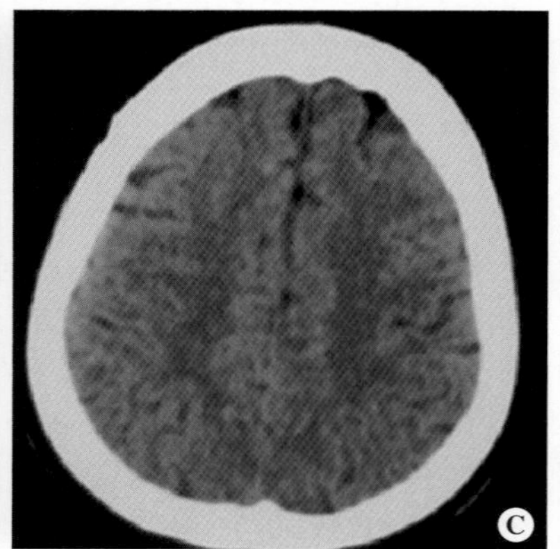

图1-1　急查颅脑CT平扫未见急性缺血病灶和脑出血征象，符合溶栓治疗的适应证；结合该患者长期嗜烟、"血压偏高"史及视网膜动脉硬化征象，进一步诊断为动脉粥样硬化性血栓性脑梗死；鉴于该患者责任血管定位于左侧颈内动脉系统主干动脉，静脉溶栓效果有限，决定执行动脉溶栓/支架成形治疗模式，提高血管的再通率，改善该患者的预后

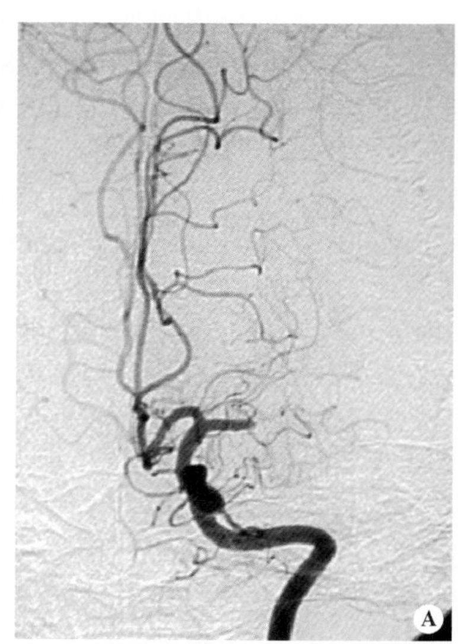
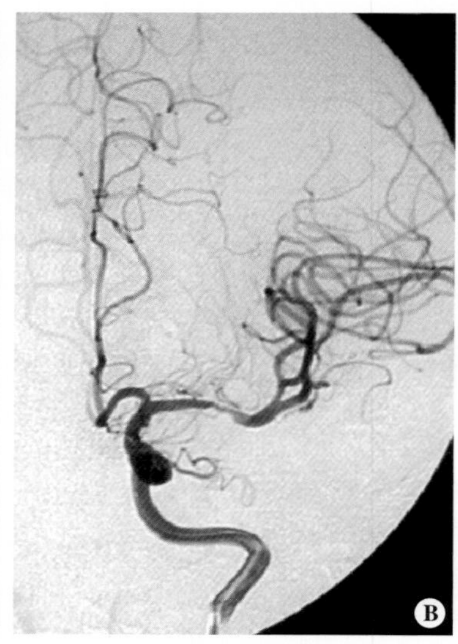
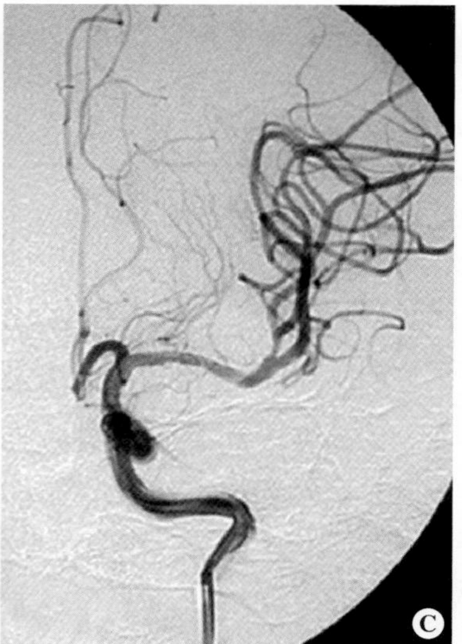

图1-2　脑血管造影的主要结果和动脉溶栓/支架成形的治疗效果

A. 显示左侧大脑前动脉通畅，左侧大脑中动脉闭塞（责任血管），这与该患者右侧肢体偏瘫，上肢重于下肢的病情相符；B. 显示尿激酶40万单位动脉内溶栓后，责任血管血流恢复，但是残余重度狭窄，有再次急性血栓形成风险；C. 显示左侧大脑中动脉支架成形术后，责任血管完全再通，深穿支和皮层支血流进一步改善，这与该患者术后言语和肢体功能迅速好转的临床特点相符

【神经系统疾病的主要病因】 神经系统疾病是神经系统和骨骼肌由于感染、肿瘤、血管病变、外伤、中毒、免疫障碍、变性、遗传、先天发育异常、营养缺陷、代谢障碍等原因引起的疾病。神经系统疾病的主

要临床表现就是神经系统生理功能缺失、部分障碍或部分异常活跃等，表现为运动、感觉、反射、自主神经及高级神经活动的功能障碍。

【神经系统疾病的主要临床症状】 神经系统疾病的临床症状按其发病机制可分为四组。①缺损症状：指神经组织受损时，正常神经功能减弱或缺失，如内囊病变导致对侧肢体偏瘫、偏身感觉障碍和偏盲。②刺激症状：指神经组织受激惹后所产生的过度兴奋表现，如大脑皮质运动区受刺激引起部分性运动发作。③释放症状：指高级中枢受损后，受其制约的低级中枢出现功能亢进，如上运动神经元损伤可出现锥体束征，表现为肌张力增高、腱反射亢进、病理反射阳性。④断联休克症状：指中枢神经系统局部的急性严重病变，引起在功能上与受损部位有密切联系的远隔部位神经功能短暂缺失，如急性脊髓横贯性损伤时，病变水平以下表现迟缓性瘫痪，即脊髓休克，休克期过后，逐渐出现神经缺损和释放症状。

【神经系统疾病的诊断】 神经系统疾病的诊断（diagnosis of nervous system diseases）：神经病学与其他临床学科类同，学习该学科就应该培养自己的临床思维与方法。面对一位患者，第一步，我们通过采集完整的病史资料并系统体检，确定患者的疾病是否累及到神经系统。第二步，如果有，具体的病变部位在哪里？即定位诊断，定位诊断（localization diagnosis）就是要确定神经系统损伤的部位，如大脑、小脑、脊髓还是周围神经等，还要判定病变为弥散性、局灶性、多灶性还是系统性。要做到准确定位，不仅需要熟练掌握神经解剖学、神经生理学的理论基础，熟悉神经系统各种疾病的症状和体征，而且需要掌握并合理应用各种辅助诊断技术，如选择影像学技术（超声波、CT、MRI、DSA、SPECT、PET 等），并进行综合分析和判断，明确病变的部位。第三步，引发该病变的原因是什么？即定性诊断，定性诊断（qualitative diagnosis）则是需根据病史中反映出的不同类型疾病的进展特点、主要症状、体征，同时结合病变影像、病原菌培养、体液检查结果的特征，确定疾病的病因及性质，如血管病变、感染、肿瘤、外伤、变性、中毒、遗传性疾病、自身免疫、先天发育异常等。在临床工作中一定要把定位诊断和定性诊断结合起来，运用于系统而完整的疾病诊断过程中。随着信息技术、神经影像技术、基因技术等技术设备的不断改进创新，已使神经系统疾病的诊断准确率大幅提升，并朝着精准医学（precision medicine）方向发展。

【神经系统疾病的治疗】 神经系统疾病的治疗（treatment of nervous system diseases）分别安排在各疾病章节。同学们在学习时，要注意全面理解各类治疗的基本原理，如临床神经药物治疗、免疫治疗、神经保护、基因治疗、干细胞应用、外科治疗、康复治疗等的基本原理与方法，掌握常见神经系统疾病的治疗原则。与其他系统疾病类同，神经系统疾病的疗效依据现代神经病学对其认识程度不同而有较大差异。有些可治愈，如多数感染性疾病、营养缺乏性疾病、早期或轻症的脑血管病等；有些虽不能根治，但可使症状得到控制或缓解，如多发性硬化、重症肌无力、特发性癫痫等；还有相当数量的神经系统疾病目前尚缺乏有效的治疗方法，如神经系统变性疾病、遗传性疾病等。随着医学技术的进步，新的治疗方法会不断涌现，作为一名医生要具有高度的责任心，尽我所能做到早期诊断、早期治疗、对症治疗、缓解病痛、延缓进展、生命支持、提高生活质量与人文关怀，都是作为医生的价值所在。同时，神经病学的发展，诊疗技术创新需要我们一代又一代人的艰苦努力，也是同学们未来的职业理想。我们有理由相信，目前尚不清楚病因且无特效治疗的神经系统疾病，在不久的将来一定能找到有效的治疗方法。

【学习神经病学的重要性】 人体是一个有机的整体，在细胞、组织、器官、系统各层面上都有着千丝万缕的联系与密不可分的关系，神经系统疾病与人体其他器官系统疾病存在着密切的相互关联与影响的关系。神经系统在人体内不仅起着调节人体适应外界环境变化的作用，也起到调节机体其他系统、器官功能和稳定内环境的作用，它是人体最精细、结构和功能最复杂的系统，按解剖结构分为中枢神经系统（脑、脊髓）和周围神经系统（脑神经、脊神经），前者主管分析综合体内外环境传来的信息，并使机体做出适当的反应；后者主管感受、传递神经冲动。人类神经系统的不断进化特别是大脑皮质得到了高度的进化，产生了语言和思维，人类不仅能被动地适应外界环境的变化，而且能主动地认识客观世界，改造客观世界，使自然界为人类服务，这是人类神经系统最重要的特点。因此神经病学既与自然学科相联系，又与社会科学相联系，它被誉为具有高度逻辑性、理论性的临床学科。

人体是一整体，其他系统的疾病也常常累及神经系统，如原发性高血压、糖尿病就是脑血管疾病重要的独立危险因素；心房颤动、骨折后脂肪栓子引起的脑栓塞；糖尿病性周围神经病；肝性脑病、肝性脊髓病、一氧化碳中毒后迟发脑病等。同时，神经系统疾病亦可导致其他系统和器官的功能障碍，如脑血管疾病、脑肿瘤、脑炎等可引发应激性消化道溃疡及出血、中枢性的呼吸和（或）循环障碍等，同时某些神经系统疾病早期表现出视觉、听觉等改变或内分泌系统的异常，易误诊眼、耳或肾脏等疾病。因此，神经病学与内科学、外科学等其他临床学科的关系也十分密切。在分析探讨神经系统疾病时，必须有整体观念，不论检查、诊断和治疗，都要了解全身各系统情况并进行综合分析。因此，学好神经病学对于同学们未来的医生职业生涯十分重要。

【神经病学的学习方法】 初学神经病学的同学们，可能会感到神经病学有些内容抽象、深奥、难理解。其实，只要我们将自己所学的神经系统基础知识（神经解剖学、神经生理学、神经药理学等）进行必要的重温，并结合到神经病学的学习之中，将会体会到它的逻辑关系、因果关系，做到在理解的基础上举一反三，就会事半功倍。本书编入大量的真实患者案例资料，目的是让同学们以临床实际问题及如何解决这些问题的角度思考、学习，培养自己的临床思维能力及解决问题的能力。同时，临床医学是也一门实践性很强的学科，见习、实习中要特别注意理论与实践的结合，加强自己的病史采集能力、体征发现能力与病情观察能力（神经系统检查方法等）、技术操作能力（腰椎穿刺等）等基本技能的学习与训练。从生物-心理-社会三个层面，有意识地培养自己对接诊患者疾病各类信息的采集及综合分析能力，根据病史及查体所获得的临床第一手资料，利用神经解剖、神经生理学等基础医学知识，制订合理的诊疗计划，结合辅助检查所取得的资料进行综合分析，掌握神经系统疾病的定位、定性诊断方法，以及神经系统常见病的治疗原则及常用方法，为未来医生职业生涯打下良好的基础。

随着基础医学、临床医学及相关学科的发展，尤其是神经科学各相关学科的迅猛发展，不断涌现出临床神经病学的新理论、新技术、新疗法、新的循证医学（evidence-based medicine）证据等。国际、国内神经病学界修订发表的神经系统常见疾病诊疗指南（guideline for diagnosis and treatment）或建立在以循证医学为依据的专家共识（experts agree），都是作为一名医学生应该关注的，并不断提高此类信息的获取、利用能力。具备终生知识更新能力与习惯是一名好医生职业生涯的必经之路。

案例 1-1 诊疗思路

案例中提出的 5 个问题也是作为一名临床医生每天要面对和回答的问题。在此分析两个问题。问题 1：该患者基本特点是中年男性，急性起病，长期嗜烟，有“血压偏高”史，未予规范诊治；问题 2：分析其症状和体征可概括为：混合性失语，双眼向右侧凝视，右侧肢体肌张力高、偏瘫、腱反射活跃和病理反射阳性，以及右侧偏身痛觉障碍等说明该患者左侧大脑半球受累；结合嗜烟、血压高和眼底动脉硬化，该患者很大可能是左侧大脑中动脉硬化基础上血栓形成，堵塞血流，引起的脑梗死，同时也可能合并其他血管病变。其他 3 个问题继续留给同学们思考，并将在本课程的后续理论学习及临床见习中自己找出答案。

思考题

1. 神经病学主要的研究领域有哪些？
2. 神经系统疾病的主要症状、体征、临床表现按其发病机制可分为哪四组？
3. 什么为定位诊断？什么为定性诊断？

（赵　斌）

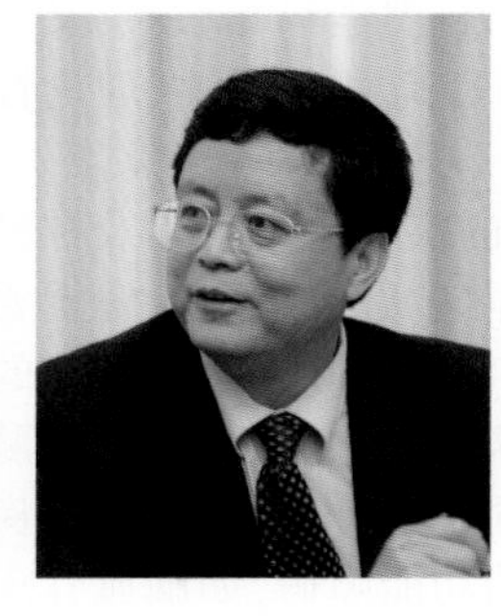

赵斌，男，教授、主任医师、博士生导师。现任广东医科大学神经病学研究所所长、广东省衰老相关心脑疾病重点实验室主任等。兼任中国卒中学会理事、中华预防医学会卒中预防与控制专业委员会委员、广东省医师协会副会长、广东省医学会神经病学分会副主任委员、湛江市医学会神经病学分会主任委员等。主要致力于阿尔茨海默病、帕金森病及脑血管疾病等疾病易感基因及临床研究。培养硕士、博士生 40 多名。主持在研国家级项目 3 项，国际合作项目 2 项，省重点项目 2 项。发表论文 200 余篇，其中 SCI 收录 70 篇，JCR 分区 Q1、Q2 区占 80%，平均引用 7.91 次，H 指数 13；主编专著 2 部，主编、参编教材 5 部。获广东省科技进步一等奖、三等奖各 1 项，市科技进步奖一等奖 4 项。

第二章 神经系统的解剖、生理及损害的定位诊断

【目标要求】

掌握：脑神经、中枢神经系统的损害表现及定位诊断。

熟悉：运动系统、感觉系统及反射的损害表现及定位诊断。

了解：脑神经、运动系统、感觉系统、反射、中枢神经系统的解剖结构及生理功能。

第一节 概 述

神经系统定位诊断是根据其临床表现，按照神经系统解剖、生理特点，推断神经系统损害部位的方法学。学习和掌握神经系统的解剖、生理及损害的症状学是临床诊断的基础。神经系统按功能分运动系统、感觉系统；依神经纤维所在位置分中枢神经、周围神经。

为了学习与叙述方便，将支配头面部的神经按脑神经Ⅰ~Ⅻ的顺序讲述，而支配肢体与躯干的神经以运动系统与感觉系统分别讲述。

第二节 脑 神 经

脑神经（cranial nerves）共12对，用罗马数字次序命名，其排列序数是以它们出脑的部位前后次序而定，其中Ⅰ、Ⅱ对脑神经属于大脑和间脑的组成部分，第Ⅲ~Ⅷ对脑神经则与脑干相连。在脑干内部，一般运动核的位置靠近中线，而感觉核在其外侧。根据各脑神经损伤的临床表现做出病变定位诊断。

脑神经按功能不同分为运动神经（第Ⅲ、Ⅳ、Ⅵ、Ⅺ、Ⅻ对）、感觉神经（第Ⅰ、Ⅱ、Ⅷ对）和混合神经（第Ⅴ、Ⅶ、Ⅸ、Ⅹ对）。有些脑神经（第Ⅲ、Ⅶ、Ⅸ、Ⅹ对）中还含有副交感神经纤维。

12对脑神经中除面神经核下部及舌下神经核只受对侧皮质脑干束支配外，其余脑神经的运动核均受双侧支配。

一、嗅神经（Ⅰ）

案例2-1

患者，女性，54岁。发作性幻嗅近10年，常闻到家里有棉花、橡皮燃烧和尸体腐烂的气味，尤其在听到响声如大声敲门、说话时易发作。从病初1年发作2次到现在1日发作20余次，拍手即可诱发，伴不自主咀嚼，严重时呼之不应。按癫痫（精神运动性发作）治疗不能有效控制。头颅CT示颞叶底部脑膜瘤。

问题：

试述上述症状的定位依据。

【解剖生理】 嗅神经起自于鼻腔上部嗅黏膜中的双极嗅神经细胞（Ⅰ级神经元），其中枢支集合成约20个小支，穿过筛骨的筛板和硬脑膜，终于嗅球，这20个小支即为嗅神经（olfactory nerve），由嗅球（Ⅱ级神经元）发出纤维经嗅束、外侧嗅纹终止于嗅中枢，即颞叶的钩回、海马回的前部分及杏仁核。一部分纤维经内侧嗅纹及中间嗅纹分别终止于胼胝体下回及前穿质，与嗅觉的反射联络有关。嗅觉传导通路是唯一不在丘脑换神经元，而将神经冲动直接传到皮质的感觉系统通路。

【临床表现】 一侧或两侧嗅觉丧失多因鼻腔局部病变引起。嗅沟病变压迫嗅球、嗅束，亦可引起嗅觉丧失。因左右两侧有较多的联络纤维，嗅中枢病变不出现嗅觉丧失，而常引起癫痫样发作的幻嗅，因味觉神经也止于颞叶皮质，常同时波及，所以常伴发咀嚼动作，称精神运动性发作，其病因多为肿瘤和脑炎。

案例2-1诊疗思路

该患者主要表现是发作性幻嗅近10年，提示嗅觉中枢损害，而且为慢性病程，逐渐加重，提示占位性病变，头颅CT示颞叶底部脑膜瘤。

总结分析：该患者为女性，54岁，发作性幻嗅近10年，定位诊断考虑为嗅觉中枢；患者慢性病程，逐渐加重，癫痫治疗不能有效控制，结合头部CT定性诊断考虑为颞叶底部脑膜瘤。

二、视神经（Ⅱ）

案例2-2

患者，男性，50岁。近半年发现走路时经常与人相撞，以左肩部碰撞明显，钓鱼时视鱼浮不清，自以为眼花，未就诊。近3周出现头痛、眼胀，初按“感冒”治疗无好转。视力检查无明显

减低，视野检查左眼颞侧盲，眼底无视乳头水肿；行头颅MR为脑垂体瘤，15cm×28cm，略偏左，左侧视神经明显受压。

问题：

试根据视神经传导通路，描述各部位损伤的特点。

【解剖生理】 视觉感受器为视网膜的圆柱细胞和圆锥细胞（Ⅰ级神经元）。前者位于视网膜边部，与周边部视野有关，后者集中于黄斑之中央窝，(视敏度)有关，其纤维连接双极细胞（Ⅱ级神经元）。视神经（optic nerve）发源于视网膜的神经节细胞层（Ⅲ级神经元），发自视网膜鼻侧一半的纤维，经视交叉后，与对侧眼球视网膜颞侧一半的纤维结合，形成视束，终止于外侧膝状体（Ⅳ级神经元），在此处换神经元后发出纤维经内囊后肢后部形成视辐射，终止于枕叶距状裂两侧楔回和舌回的视中枢皮质，即纹状区。黄斑的纤维投射于纹状区的后部，视网膜周围部的纤维投射于纹状区的前部。光反射的径路不经过外侧膝状体，由视束经上丘臂入中脑上丘，与两侧动眼神经核联系。

【临床表现】

1. 视力障碍、视野缺损和视神经通路损伤 视觉径路由额叶底部经颞叶、顶叶至枕叶，是唯一由前至后贯经全脑的脑神经，其不同部位病变表现出不同程度的视力障碍和视野缺损（visual field defects）（图2-1），故视野对视神经及视路疾病的定位最为重要。临床上可根据视力障碍和不同类型的视野缺损来判断病变的部位。光反射径路不经过外侧膝状体，故外侧膝状体后视辐射病变光反射存在；黄斑区为中心视力，其纤维在外侧膝状体前有部分纤维交叉至对侧向枕叶放射，故外侧膝状体后病变（一侧视辐射）中心视力保存，称黄斑回避（macular sparing），因中心视力不受损，故患者自主症状不明显；而外侧膝状体前的病变（一侧视束）中心视力一半受损，称黄斑分裂；病变越靠视神经前部越早出现视神经萎缩，外侧膝状体后视辐射病变不引起视神经萎缩。

（1）视神经：一侧视神经病变表现单眼全视野盲，直接对光反射消失，间接对光反射存在。突然失明多见于眼动脉或视网膜中央动脉闭塞；数小时或数天达高峰的视力障碍多见于视神经乳头炎或球后视神经炎，多表现中央部视野缺损（中心暗点）；而视乳头水肿多引起周边部视野缺损及生理盲点扩大；重度周边视野缺损称管状视野，见于癔症及视觉疲劳；视神经压迫病变多呈不规则视野缺损，最终产生视神经萎缩及单眼全盲。

（2）视交叉：视交叉中心部位的损伤，多引起双眼颞侧偏盲（hemianopia），见于垂体瘤、颅咽管瘤的压迫。一侧或两鼻侧偏盲少见，见于颈内动脉严重硬化压迫视交叉外侧部。

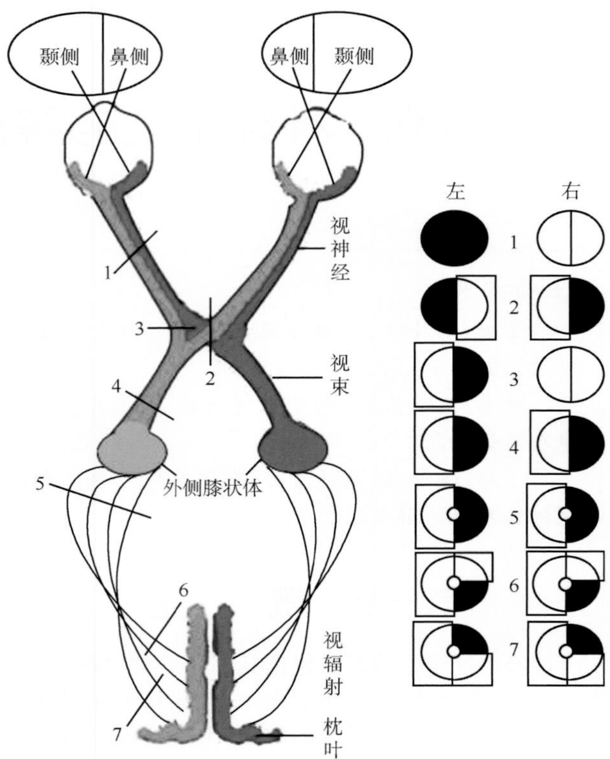

图2-1 视神经传导通路及不同部位病变的视野缺损

（3）视束：一侧视束损伤，引起双眼对侧视野同向性偏盲，黄斑分裂，偏盲侧光反射消失。见于颞叶肿瘤向内侧压迫时。

（4）视辐射：视辐射下部经颞叶，受损时引起双眼对侧视野同向上象限盲（quadrantanopsia），视辐射上部经额叶，受损时引起两眼对侧视野同向下象限盲。

（5）枕叶视中枢：一侧枕叶皮质视中枢受损引起双眼对侧视野同向偏盲，而中心视野存在，对光反射存在，称为黄斑回避现象。见于肿瘤或脑血管病。视中枢刺激性病灶时，可出现幻觉发作。

2. 视乳头异常

（1）视乳头水肿（papilledma）：为颅压增高致视网膜中央静脉及淋巴回流受阻所致，见于颅内占位性病变、脑出血、蛛网膜下隙出血、脑膜炎、静脉窦血栓形成等。眼底检查早期可见视乳头充血、边缘模糊、生理凹陷消失、静脉淤血，病情加重时视乳头隆起可超过2个屈光度，视乳头边缘完全消失，视乳头周围及视网膜上可有出血、渗出。早期视力常不受损，晚期则可出现视神经萎缩，视力下降。

（2）视神经萎缩（optic athophy）：根据病因不同分原发性和继发性两种。原发性视萎缩视乳头苍白而境界鲜明，筛板清楚，常见于视神经直接受压、球后视神经炎后遗症、多发性硬化、变性疾病等；继发性视萎缩视乳头苍白，境界模糊，不能窥见筛板，常见于视乳头水肿晚期及视神经乳头炎、视网膜炎后期。

案例 2-2 诊疗思路与总结分析

1. 诊疗思路　该患者主要表现为视物不清，并逐渐出现头痛，视野检查左眼颞侧盲，提示左侧视神经靠近内侧受损，患者为慢性病程，逐渐加重，提示慢性占位性病变，头颅 MR 为脑垂体瘤。

2. 总结分析　该患者为男性，50 岁，主要表现为视物不清半年，并逐渐出现头痛，视野检查左眼颞侧盲，定位诊断考虑为左侧视神经内侧；患者为慢性病程，逐渐加重，结合头颅 MR 定性诊断考虑为脑垂体瘤。

三、动眼神经（Ⅲ）、滑车神经（Ⅳ）、展神经（Ⅵ）

案例 2-3

患者，男性，45 岁。近 2 日突然出现右眼睁不开，视物成双（手上提眼睑时），无头痛。脑神经检查：右眼睑下垂，右瞳孔散大 5mm，直接、间接对光反射消失，右眼球处于外斜位；左眼正常。DSA 示右后交通动脉瘤。

问题：

1. 发生动眼神经麻痹提示动脉瘤的解剖依据是什么？

2. 动眼神经受压，最早出现的表现是什么？

【解剖生理】

1. 动眼神经（oculomotor nerve）　起自中脑上丘水平，由许多细胞群组成，依次排列成行，位于中脑导水管的前方，其纤维向腹侧发射，经红核，由大脑脚脚间窝穿出，在大脑后动脉和小脑上动脉之间穿过，与后交通动脉平行，向前经过蝶鞍两侧海绵窦的侧壁，从眶上裂进入眶内，分布于提上睑肌、上直肌、下直肌、内直肌、下斜肌、瞳孔括约肌和睫状肌。由动眼神经核上端埃-魏核（Edinger-Westphal nucelus）发出副交感神经，行于动眼神经最表面，止于眶内睫状神经节，节后纤维支配瞳孔括约肌和睫状肌，司瞳孔缩小和晶状体调节，参与缩瞳和调节反射。

2. 滑车神经（trochlear nerve）　起自中脑下丘水平，动眼神经核下端的滑车神经核，其纤维走向背侧顶盖，在顶盖与上髓帆交界处交叉后穿出，再绕向腹面，穿过海绵窦，与动眼神经偕行，经眶上裂进入眶内，分布于上斜肌。

3. 展神经（abducens nerve）　起自脑桥中部背面中线两侧的展神经核，其纤维由脑桥腹面与延髓交界处穿出，向前上方走行，越颞骨岩尖及鞍旁海绵窦的外侧壁，在颅底经较长的行程后，经眶上裂进入眶内，分布于外直肌。

内侧纵束是重要的核间联系纤维，是实现眼球同向运动的核间相互联系的共同通路。脑桥侧视中枢受对侧额中回后部皮质侧视中枢支配，发出纤维经内侧纵束支配同侧外直肌核与对侧内直肌核。皮质侧视中枢司双眼向对侧水平凝视，脑桥侧视中枢则司双眼向同侧水平凝视。四叠体上丘、下丘分别司双眼的同向上视与下视。

【临床表现】

1. 眼肌麻痹（ophthalmoplegia）　眼球运动功能障碍以损伤神经与动眼神经核的关系分核下性、核性、核间性及核上性四种。例如，眼肌麻痹仅限于眼外肌而瞳孔括约肌功能正常者，称眼外肌麻痹；眼内肌麻痹为瞳孔散大、光反射及调节反射消失；眼内肌与眼外肌均麻痹，称全眼肌麻痹。

（1）周围性眼肌麻痹（peripheral ophthalmoplegia）：为脑神经出脑干后损伤，见于动脉瘤压迫及海绵窦、眶上裂处的肿瘤、外伤、炎症、血管病等。①动眼神经麻痹表现为眼睑下垂，眼球处于外斜位，不能向上、向内、向下转动，瞳孔散大，光反射及调节反射消失，出现复视（diplopia）。②滑车神经单纯损伤少见，多合并动眼神经损伤，眼球活动受限不明显，患眼向下向外运动受限，并在下视时出现复视。③展神经麻痹时眼球不能向外侧转动，呈内斜视，有复视。④动眼、滑车、展神经合并麻痹见于海绵窦和眶上裂病变，表现眼球固定，向各方向运动均不能，瞳孔散大，对光及调节反射消失。

（2）核性眼肌麻痹（nuclear ophthalmoplegia）：为脑干本身病变所致，故多伴有邻近组织的损害，如展神经核受损时常累及面神经、三叉神经和锥体束，产生同侧的Ⅵ、Ⅶ、Ⅴ麻痹和对侧肢体中枢性瘫（交叉性瘫）；支配各眼直肌的亚核较分散，故眼外肌损害常不完全（表 2-1）。

表 2-1　动眼神经核下瘫与核性瘫鉴别

	动眼神经麻痹	动眼神经核性麻痹
病变部位	脑干外	脑干内
解剖特点	纤维集中而左右侧远离	核分散而集中于中线两侧
瘫痪特点	瘫痪完全，多为单侧	瘫痪不完全，多波及双侧
瞳孔散大及光反射异常	最早出现	出现较晚
其他体征	少见	多见
常见病因	动脉瘤	血管病、炎症、肿瘤

(3) 核间性眼肌麻痹(internuclear ophthalmoplegia):脑干病变内侧纵束受损,内侧纵束是眼球水平同向运动的重要联络通路,它的上行纤维受损为前核间性眼肌麻痹,表现病侧眼球不能内收而对侧眼外展正常;它的下行纤维受损为后核间性眼肌麻痹,表现病侧眼球不能外展而对侧眼球内收正常;但两眼内直肌的内聚运动仍正常(图 2-2)。见于多发性硬化、腔隙性脑梗死、脑干肿瘤、延髓空洞症、Wernicke 脑病、梅毒等,重症肌无力可有类似表现。一个半综合征(one and a half syndrome)为脑桥侧视中枢和内侧纵束上行纤维同时受损,表现双眼向同侧凝视麻痹,同侧眼球也不能内收。

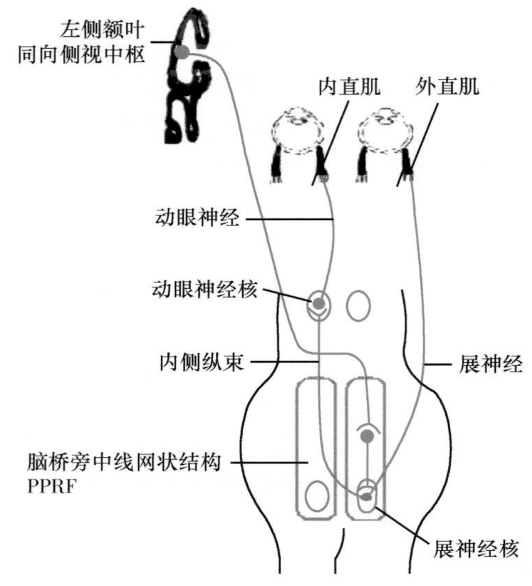

图 2-2 眼球同向性运动障碍(核间性眼肌麻痹)示意图

(4) 核上性眼肌麻痹:①侧方凝视麻痹:为同向侧视中枢病变所致。同向侧视中枢的皮质中枢位于额中回后部,而脑桥的皮质为下侧视中枢,它们不同的病变出现不同的临床表现。一侧皮质侧视中枢刺激性病灶(如癫痫)引起双眼向对侧偏斜;损毁性病灶(如脑卒中)则向病灶同侧偏斜。脑桥侧视中枢病变症状相反。核上性麻痹因双眼同时受累,故无复视,麻痹眼肌的反射性运动仍保存。②垂直凝视麻痹:上丘有破坏性病变引起双眼向上同向运动不能,称帕里诺综合征(Parinaud syndrome),常见于中脑上端病变如松果体瘤;上丘的刺激性病变表现为动眼危象(oculogyric crisis),眼球发作性转向上方,为脑炎后帕金森综合征、服用酚噻嗪类药物等。

2. 复视(diplopia) 眼外肌不全麻痹时出现复视。图 2-3 显示复视产生原理,当一侧眼肌运动受限,实物未对应地落在相应的视网膜上,故不对称的视网膜刺激在枕叶皮质上引起两个影像的冲动,健侧外界物体的影像刺激投到黄斑区。黄斑区视物清,为真像;患侧影像刺激投到黄斑区以外的视网膜区,视物不清,为假像。

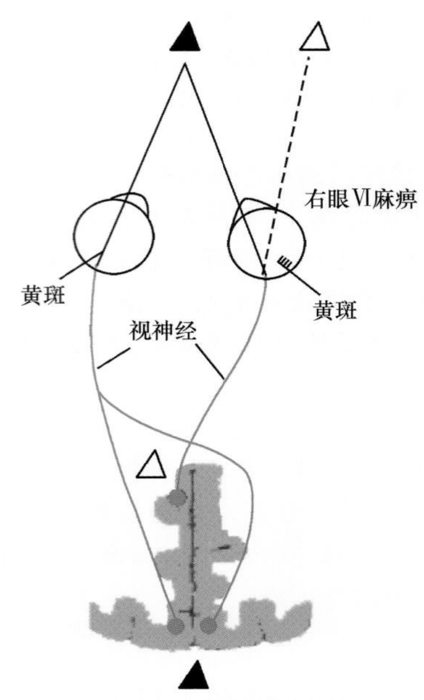

图 2-3 复视原理示意图

3. 瞳孔调节障碍 瞳孔的大小是由动眼神经的副交感纤维和颈上交感神经节来的交感纤维调节,在普通光线下瞳孔正常直径为 3~4mm。瞳孔光反射传导径路为:视网膜→视神经→中脑顶盖前区→埃-魏核→动眼神经→睫状神经节→节后纤维→瞳孔括约肌。

(1) 瞳孔异常:副交感纤维在动眼神经表面,故瞳孔散大是颞叶钩回疝早期表现;视神经的完全性损害时,光线刺激缺如,瞳孔散大。两侧瞳孔呈针尖样缩小见于脑桥出血、双侧交感神经中枢径路受损。

(2) Horner 征:为颈上交感神经径路受损(图 2-4)。表现同侧瞳孔小(瞳孔散大肌麻痹)、眼球内陷(眼眶肌麻痹)、眼裂变小(睑板肌麻痹)及同侧面部出汗减少。

(3) 调节反射:为注视近物时两眼会聚(内直肌收缩)及瞳孔缩小的反应。其传导径路不明。会聚与缩瞳不一定同时受损。缩瞳反应丧失见于白喉(损伤睫状神经)、脑炎(损伤中脑);会聚动作不能见于帕金森综合征(由于肌强直)、中脑病变。

(4) 阿罗瞳孔(Argyll-Robertson pupil):光反射丧失,调节反射存在,为中脑顶盖前区光反射径路受损,见于神经梅毒、多发性硬化。

(5) 艾迪瞳孔(Adie pupil):又称强直性瞳孔,其临床意义不明。表现为一侧瞳孔散大,在暗处用强光持续照射瞳孔缓慢收缩,光照停止瞳孔缓慢散大。调节反射也缓慢出现和缓慢恢复。多见于成年女性,常伴四肢腱反射消失(下肢明显)。若伴节段性无汗和直立性低血压等,称艾迪综合征(Adie syndrome)。

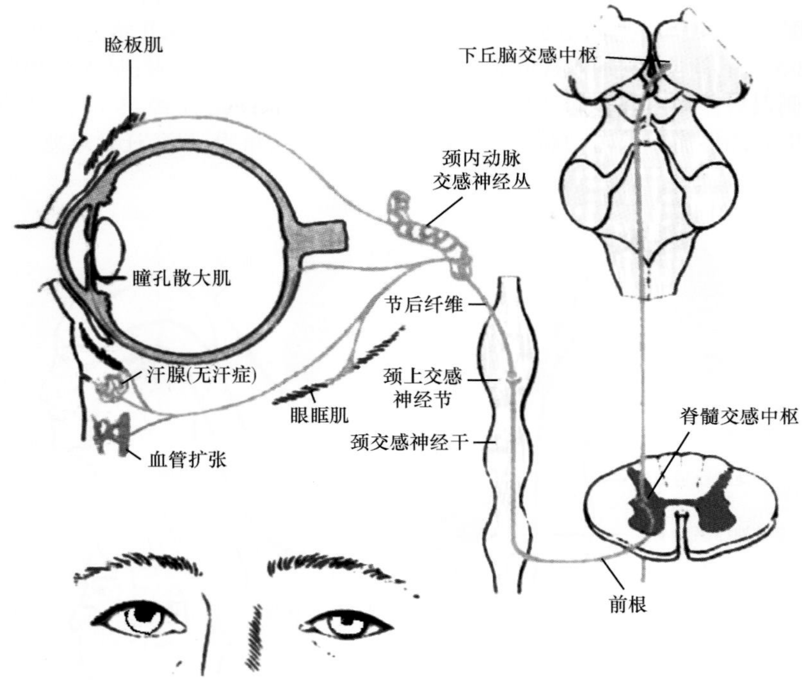

图 2-4 Horner 征

> **案例 2-3 诊疗思路与总结分析**
>
> 1. 诊疗思路 该患者主要表现为右眼睁不开,视物成双。脑神经检查:右眼睑下垂,右瞳孔散大 5mm,直接、间接对光反射消失,右眼球处于外斜位,提示右动眼神经损害,DSA 示右后交通动脉瘤。
>
> 2. 总结分析 该患者为男性,45 岁,急性起病,表现为右眼睁不开,视物成双。脑神经检查:右眼睑下垂,右瞳孔散大 5mm,直接、间接对光反射消失,右眼球处于外斜位,定位诊断考虑右动眼神经;患者起病急,常见于炎症性疾病或血管病,结合 DSA 定性诊断为右后交通动脉瘤。

四、三叉神经(Ⅴ)

【解剖生理】

1. 感觉 三叉神经(trigeminal nerve)触、痛、温度觉纤维发源于三叉神经半月节,位于颞骨岩尖三叉神经压迹处,颈内动脉外侧,海绵窦之后。半月节内单极神经细胞(Ⅰ级神经元)的周围支随眼支、上颌支、下颌支分布于头前部、面部皮肤及眼、鼻、口腔内黏膜(包括角膜及舌);中枢支进入脑桥后,触觉纤维终止于感觉主核(Ⅱ级神经元),痛、温度觉纤维下行终止于三叉神经脊束核(Ⅱ级神经元),后者发出纤维交叉至对侧称三叉丘系上升,与脊髓丘脑束一起止于丘脑腹后内侧核(Ⅲ级神经元),从丘脑发出的纤维经内囊后肢最后终止于大脑皮质中央后回感觉中枢的下 1/3 部。

眼支通过海绵窦的外侧壁,经眶上裂穿过眼眶,支配颅顶前部至鼻背部皮肤及额窦、鼻腔上部的黏膜。角膜反射通路为:角膜→三叉神经眼支→三叉神经感觉主核→两侧面神经核→面神经→眼轮匝肌。

上颌支经圆孔出颅,穿翼腭窝,越眶下沟,经眶下孔至面部,支配上颌处皮肤、上唇皮肤,支配上部牙齿和牙龈、硬腭、软腭、扁桃体窝的前部、鼻腔下部、上颌窦、鼻咽部黏膜,还支配小脑幕以上的硬脑膜。

下颌支经卵圆孔穿出颅,支配下颌(除下颌角为颈 2~3 支支配外)、外耳道、鼓膜皮肤及舌前 2/3、口腔底部、下部牙齿黏膜。

2. 运动 从脑桥的三叉神经运动核发出纤维,出脑桥,经卵圆孔出颅,合于下颌支内,支配咀嚼肌。运动核接受双侧皮质延髓束支配。

【临床表现】

1. 三叉神经核性损害

(1)感觉核:三叉神经脊束核甚长,自脑桥经延髓至第三颈髓后角,从口周来的痛、温觉纤维止于核上部,从耳周来的止于核下部。损害表现的特点:①分离性感觉障碍:痛温觉缺失而触觉和深感觉存在。②洋葱皮样分布:三叉神经脊束核甚长,自脑桥经延髓至第三颈髓后角,从口周来的痛、温觉纤维止于核上部,从耳周来的止于核下部。当核部分受损时,便产生面部洋葱皮样分离性痛、温度觉缺失,为核性损害特征。

(2)运动核:一侧三叉神经运动核损害,产生同侧咀嚼肌无力或瘫痪,并可伴咀嚼肌萎缩,张口时下颌患侧偏斜。

2. 三叉神经周围性损害 产生同侧面部皮肤、黏膜感觉障碍（图 2-5），下颌支受损同侧咀嚼肌瘫痪，张口时下颌向病侧偏斜。脑内许多病变累及硬脑膜和静脉窦时，可产生额部疼痛。颈内动脉海绵窦段动脉瘤可引起眼球和前额疼痛；海绵窦血栓形成或炎症时，除有前额头痛并感觉障碍，还伴有突眼、眼睛肿胀及眼肌的活动障碍；眼支受损除角膜反射消失，严重障碍可引起神经麻痹性角膜炎（neuroparalytic keratitis），角膜溃疡，迁延难愈。

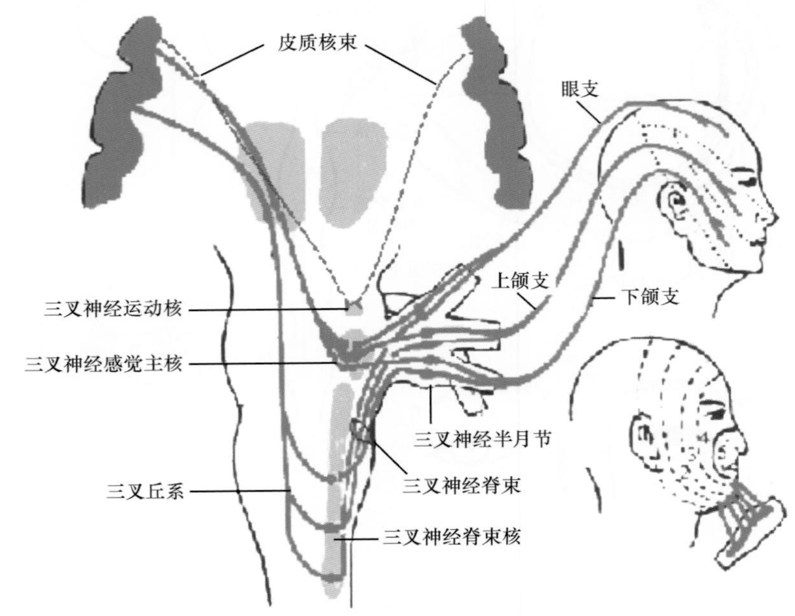

图 2-5 三叉神经（右方示三叉神经的周围性和节段性支配）

五、面神经（Ⅶ）

【解剖生理】

1. 运动 面神经（facial nerve）从脑桥尾端被盖腹外侧面神经核发出纤维，先向后近中线绕过展神经核后再向前下行，出脑桥下缘，入内耳孔经面神经管下行，在膝状神经节处转弯，最后出茎乳孔，支配除了咀嚼肌和提上睑肌以外的面肌及耳部肌、枕肌、颈阔肌、镫骨肌等（图 2-6）。支配面上部各肌（额肌、皱眉肌及眼轮匝肌）神经元受双侧皮质延髓束控制，支配面下部各肌（颊肌、口轮匝肌等）神经元仅受对侧皮质延髓束控制。

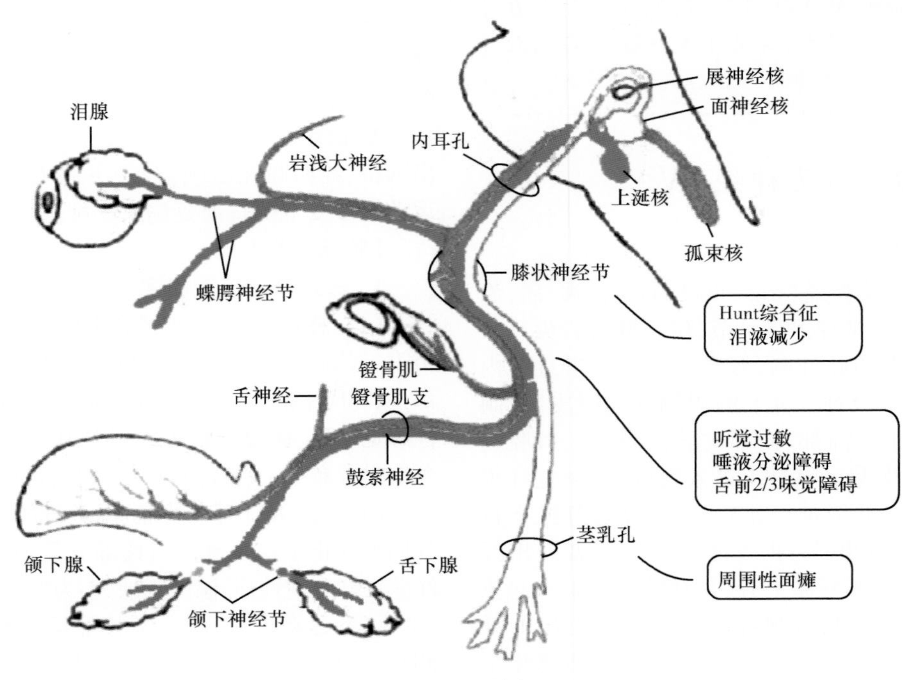

图 2-6 面神经

2. 感觉　味觉纤维起于面神经管内膝状神经节的神经元。周围支沿面神经径路下行，在面神经管内前行，形成鼓索，入舌神经，止于舌前 2/3 味蕾。中枢支形成面神经中间支入脑桥，与舌咽神经之味觉纤维一起止于孤束核（图 2-7）。从孤束核发出纤维至丘脑，最后终止于中央后回下部。

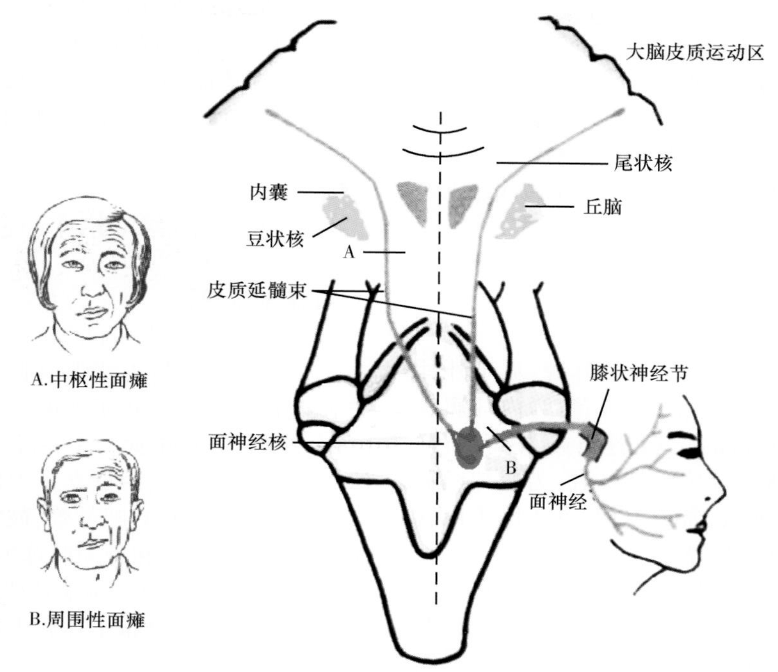

图 2-7　中枢性面瘫与周围性面瘫解剖示意图

面神经尚有从脑桥上涎核发出的副交感纤维经中间神经、舌神经，至颌下神经节，节后纤维支配舌下腺和颌下腺的分泌，泪腺分泌纤维则取道岩浅大神经。

【临床表现】　面神经核及面神经受损为周围性面瘫，表现病灶同侧表情肌瘫痪，表现患侧额纹变浅或消失、眼裂变大，鼻唇沟变浅、口角下垂、口角偏向健侧，露齿、吹哨、鼓颊、皱额、皱眉、闭眼等动作不能。面神经受累阶段不同出现不同的伴发症状。①茎乳孔病变：产生同侧面部表情肌的瘫痪，即周围性面瘫。②中耳面神经管病变：产生同侧周围性面瘫和舌前 2/3 的味觉障碍。③内耳病变：产生同侧周围性面瘫，舌前 2/3 的味觉障碍和听觉过敏。④膝状神经节病变：同侧周围性面瘫，舌前 2/3 的味觉障碍和听觉过敏伴外耳道疼痛和疱疹时称 Hunt 综合征。⑤脑桥被盖部病变：可累及三叉神经和展神经核，病灶侧周围性面瘫伴同侧三叉神经和外展神经麻痹及对侧中枢性舌瘫和中枢性肢体瘫。⑥脑桥腹外侧基底部病变：表现同侧Ⅵ、Ⅶ麻痹，对侧中枢性舌瘫和中枢性肢体瘫，称 Millard-Gubler 综合征；脑桥腹内外侧病变累及脑桥侧视中枢表现病灶同侧Ⅵ、Ⅶ麻痹，两眼不能向病灶侧同向运动，对侧中枢性肢体瘫，对侧偏向感觉障碍（锥体束和内侧丘系受损），称 Foville 综合征。多见于脊髓空洞症、基底动脉脑桥支闭塞。周围性面瘫见于特发发生面神经炎，也见于听神经瘤、颅底炎症、中耳炎、乳突炎、岩骨骨折、腮腺炎等，双侧周围性面瘫见于 Guillain-Barré 综合征、颅底广泛粘连等。

一侧中央前回下部或皮质延髓束损害引起中枢性面瘫仅有对侧眶部以下表情肌麻痹，而额肌及眼轮匝肌不受累，瘫痪侧反射性哭笑动作仍保存，常伴有同侧偏瘫及中枢性舌瘫，多见于脑血管病、肿瘤等。

六、位听神经（Ⅷ）

位听神经由蜗神经（听觉）和前庭神经（位置平衡觉）组成，二者感受器相邻、传入神经相伴，而入脑干后又彼此分开，故内耳病变影响听觉和平衡觉，脑干病变则症状不同时出现。

【解剖生理】

1. 蜗神经（acoustic nerve）　起自内耳螺旋神经节之双极细胞（Ⅰ级神经元），周围支终止于螺旋器（Corti 器），中枢支进入内听道，组成蜗神经。在脑桥尾端终止于绳状体背侧及腹侧的蜗神经前后核（Ⅱ级神经元）。由此核发出纤维一部分经斜方体至对侧，一部分在同侧上行，形成外侧丘系，终止于四叠体的下丘及内侧膝状体（Ⅲ级神经元），再由内侧膝状体发出纤维经内囊后肢形成听辐射，终止于颞横回的皮质听觉中枢。

2. 前庭神经（vestibular nerve）　前庭器官是感受身体及头部在空间移动时产生冲动的器官之一。其纤维起自内耳前庭神经节的双极细胞（Ⅰ级神经元），周围支至三个半规管的壶腹、椭圆囊和球囊，中枢支组成前庭神经，与蜗神经一起经内耳孔进入颅腔，经脑桥尾端进入脑桥，终止于脑桥及延髓内的各前庭神经核（Ⅱ级神经元），包括内侧核、外侧核、上核及脊髓核。一小部分经小脑下脚直接入小脑，终止于绒球及小结。从前庭神经外侧核发出纤维形成前庭脊髓束，终止于同侧前角细胞，调节身体的平衡运动。其他诸前庭神经核发出纤维参与内侧纵束，使内耳迷路与Ⅲ、Ⅳ、Ⅵ及上部颈髓前柱建立联系，反射性调节眼球位置及颈肌活动。

【临床表现】

1. 蜗神经受损

（1）耳聋（deafness）：①传音性耳聋：见于外耳道和中耳疾病。②感音（神经）性耳聋：为内耳病变及蜗神经病变所致，如 Ménière 病、迷路炎、中毒、听神经瘤、颅底蛛网膜炎等。③中枢性耳聋：为蜗神经核及核上听觉通路病变所致，常为双侧，见于脑干血管病、肿瘤、炎症、多发性硬化等。

（2）耳鸣（tinnitus）：无外界声音存在而患者主观地听到持续性声响，为感音器和传导径路病理性刺激所致，多合并听力减退。低音调耳鸣提示传导径路病变，高音调耳鸣提示感音器病变。

2. 前庭神经受损

（1）眩晕（vertigo）：对自身平衡觉和空间位像觉的自我感知错误，感受自身或外界物体的运动性幻觉，如旋转、升降、倾斜等，常伴恶心、呕吐；头晕（dizziness）指头重脚轻、站立或行走不稳，而无运动性幻觉。以病变部位及临床表现不同分周围性眩晕与中枢性眩晕（表 2-2）。

表 2-2 周围性眩晕与中枢性眩晕鉴别

临床表现		周围性眩晕	中枢性眩晕
病变部位		内耳前庭感受器及前庭神经病变	前庭核及中枢联络径路病变
眩晕特点	程度	突发，症状重	起病不定，症状相对轻
	持续时间	短，数分钟至数天	长，数周、数月至数年
	改变头位	加重	不加重
	闭目	不减轻	减轻
平衡障碍		站立不稳、左右	站立不稳、向一侧倾斜
眼震		水平性、旋转性，振幅小，与眩晕程度一致，快相向健侧	水平性、旋转性、垂直性，振幅粗大，与眩晕程度不一致
耳部症状		有	不定
自主神经症状		剧烈恶心、呕吐、出汗	无或不明显
神经定位征		无	有
常见疾病		Ménière 病、内耳疾病	脑干及小脑病变

（2）平衡障碍：表现为步态不稳，易向患侧偏斜，Romberg 征睁闭眼阳性，误指试验手指向患侧偏斜等，这是由于前庭与小脑有联系。

（3）眼球震颤（简称眼震，nystagmus）：可表现为水平、垂直、旋转或混合性眼震。多见于前庭及小脑病变。急性迷路病变（如内耳炎症、出血）常引起快相向健侧的旋转性眼震，垂直性眼震为脑桥背盖部病变，具特异性。

七、舌咽神经（Ⅸ）、迷走神经（Ⅹ）

【解剖生理】

1. 舌咽神经（glossopharyngeal nerve）

（1）感觉神经：①特殊内脏感觉纤维，其胞体位于下神经节，中枢支止于孤束核，周围支分布于舌后 1/3 的味蕾，传导味觉。②一般内脏感觉纤维，其胞体也位于下神经节，中枢支止于孤束核，周围支接受咽、扁桃体、舌后 1/3、咽鼓管、鼓室等处黏膜的感觉；而分布于颈动脉窦和颈动脉球的纤维与呼吸、血压、脉搏的调节有关。③一般躯体感觉纤维，其胞体位于上神经节，周围支分布于耳后皮肤，中枢支止于三叉神经脊束核。

（2）躯体运动：起自延髓疑核，经颈静脉孔出颅，分布于茎突咽肌，提高咽穹隆，与迷走神经共同完成吞咽动作。

（3）内脏运动：即副交感神经，起自下泌核，经鼓室神经、岩浅小神经，止于耳神经节，节后纤维支配腮腺分泌。

2. 迷走神经（vagus nerve）

（1）感觉神经：①一般躯体感觉纤维起源于颈静脉神经节（Ⅰ级神经元），周围支分布于外耳道、耳郭凹面的一部分皮肤（耳支）及硬脑膜，中枢支终止于三叉神经脊束核（Ⅱ级神经元）。②内脏感觉纤维起源于结状神经节，中枢支止于孤束核，周围支分布于咽、喉、食管、气管及胸腹腔内各脏器。

（2）运动神经：躯体运动纤维起自疑核，分布于软腭、咽及喉部的横纹肌。

（3）内脏运动纤维：为副交感神经，起自迷走神经背核，分布于胸腹腔内各脏器。

【临床表现】

（1）舌咽神经和迷走神经常同时受损引起发音嘶哑、吞咽困难、咽部感觉丧失、咽反射消失，瘫痪侧软腭不能上抬、悬雍垂偏向健斜侧。最早称延髓为球，故延髓病变致咽喉肌群瘫痪称真性球麻痹；延髓以上双侧皮质脑干延髓束受损称假性球麻痹（pseudobulbar palsy）。真性球麻痹和假性球麻痹的鉴别见表 2-3。重症肌无力、多发性肌炎和皮肌炎所致咽喉肌群瘫痪为肌肉本身病变，称肌源性球麻痹，无感觉障碍，多为双侧。

表 2-3　真性球麻痹与假性球麻痹的鉴别

	真性球麻痹	假性球麻痹
病变部位	延髓疑核、Ⅻ核及Ⅸ、Ⅹ、Ⅻ神经	双侧皮质或皮质脑干束
舌肌纤颤及萎缩	有	无
软腭与悬雍垂	软腭与悬雍垂瘫痪侧软腭不能上抬，悬雍垂偏向健侧	无
脑干反射	无，病变侧咽反射消失	掌颏、下颌、吸吮反射阳性，咽反射存在
常见疾病	GBS、多发性硬化、肉毒中毒、延髓空洞症、脑血管病、炎症、肿瘤等	双侧脑血管病、炎症、脱髓鞘病和变性病等

（2）舌咽神经受刺激时，可出现舌咽神经痛。

八、副神经（Ⅺ）

【解剖生理】　副神经（accessory nerve）：分延髓支及脊髓支。脊髓支起于颈髓第1～5节前柱的外侧群细胞，经枕骨大孔入颅，与发自疑核的延髓支结合，再穿过颈静脉孔出颅，分布于胸锁乳突肌及斜方肌上部，胸锁乳突肌的功能为使头转向对侧，斜方肌上部支配耸肩动作。延髓支返回至迷走神经，构成喉返神经，支配声带。

【临床症状】　一侧副神经的周围性麻痹出现患侧肩下垂，胸锁乳突肌和斜方肌萎缩，表现向对侧转颈和同侧耸肩无力。颅后窝病变时，副神经常与迷走神经、舌咽神经同时受损（颈静脉孔综合征）。出颈静脉孔后，副神经主干和分支可因淋巴结炎、颈部穿刺伤及外科手术等受损。由于副神经基本上受两侧皮质脑干延髓束支配，故一侧皮质脑干延髓束损害，不出现症状。

九、舌下神经（Ⅻ）

【解剖生理】　舌下神经（hypoglossal nerve）：发源于延髓背侧部近中线的舌下神经核，其神经根从延髓锥体外侧的前外侧沟穿出，经舌下神经管到脑外，支配舌肌。舌向外伸出主要是颏舌肌的作用，舌向内缩回主要是舌骨舌肌的作用。舌下神经只接受对侧皮质脑干延髓束支配（图2-8）。

【临床症状】　舌下神经及核性病变引起周围性舌瘫；皮质脑干束病变引起中枢性舌瘫（表2-4）。

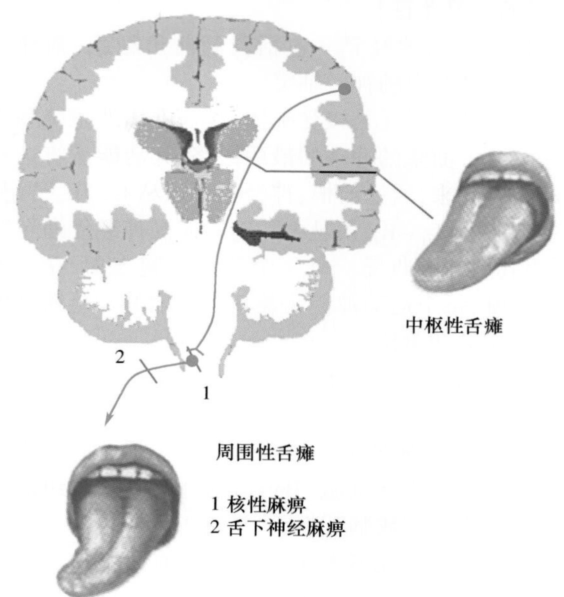

图 2-8　中枢性舌瘫与周围性舌瘫解剖

表 2-4　舌肌瘫痪鉴别诊断

	舌下神经麻痹	核性舌肌麻痹	核上性舌肌麻痹
受损神经	髓外舌下神经	髓内舌下神经核	皮质脑干束
伸舌偏向	病灶同侧	病灶同侧	病灶对侧
舌肌萎缩	有	有	无
舌肌纤颤	无	有	无
伴长束症状	无	有	有
常见疾病	颅底占位	延髓空洞症、脑血管病、肿瘤	脑血管病、肿瘤、炎症

第三节　运动系统

> 案例 2-4
>
> 患者，男性，35岁。近3天出现四肢无力，呈进行性加重。体格检查四肢腱反射消失，肌张力低下，病理反射阴性，肌肉松弛，无感觉障碍，无尿便障碍。
>
> 问题：
>
> 试定位诊断，并推测可能的疾病。

本节“运动”一词是指骨骼肌的活动，包括随意运动、不随意运动和共济运动。运动系统（movement system）由下运动神经元、上运动神经元（锥体系统）、锥体外系和小脑系统组成。人类要完成精细而协调的复杂运动，需要整个运动系统的互相配合，相互协调，中间任何部分的损害均可引起运动障碍。

【解剖及生理】

1. 下运动神经元 包括脊髓前角细胞、脑神经运动核及其发出的神经轴突。

下运动神经元是接受锥体系统、锥体外系统和小脑系统各方面来的冲动的最后通路，其功能是将这些冲动组合起来，通过前根、神经丛（颈丛 $C_1 \sim C_4$、臂丛 $C_5 \sim T_1$、腰丛 $L_1 \sim L_4$、骶丛 $L_5 \sim S_4$）、周围神经传递至终板，引起肌肉的收缩。每一个前角细胞支配 50~200 根肌纤维，每个运动神经元及其所支配的一组肌纤维称为一个运动单位。

下运动神经元损伤后可产生周围性（弛缓性）瘫痪。

2. 上运动神经元（锥体系统） 包括额叶中央前回运动区的大锥体细胞（Betz 细胞）及其轴突组成的皮质脊髓束和皮质脑干束。

上运动神经元发源于额叶中央前回运动区大锥体细胞（Betz 细胞），其轴突形成锥体束，即皮质脊髓束和皮质脑干束，经放射冠分别通过内囊后肢和膝部下行，皮质脊髓束经中脑大脑脚中 3/5、脑桥基底部，在延髓锥体交叉处大部分纤维交叉至对侧，形成皮质脊髓侧束下行，终止于脊髓前角；小部分纤维不交叉形成皮质脊髓前束。在下行过程中陆续交叉，止于对侧脊髓前角；仅有少数始终不交叉直接下行，陆续止于同侧前角。皮质脑干束在脑干各个脑神经核的平面上交叉至对侧，分别终止于各个脑神经运动核。需注意的是：除面神经核的下部及舌下神经核受对侧皮质脑干束支配外，其余的脑干运动神经核均受双侧皮质脑干束支配。另外，在大脑皮质运动区即 Brodmann 第四区，身体各部分均有相应的代表位置，其排列犹如"倒立人"形的投影，呈手足倒置关系。

上运动神经元的功能是发放和传递随意运动冲动至下行运动神经元，并控制和支配其活动。上运动神经元损伤后可产生中枢性（痉挛性）瘫痪。

3. 锥体外系统 广义的锥体外系统（extra pyramidal system）是指锥体系统以外的所有躯体运动系统。在种系发生上，它属于比较古老的部分，在低级脊髓动物（鱼类、两栖类、爬行动物、鸟类）是最高级的运动中枢；到了哺乳类动物，由于大脑皮质的发育和主管骨骼肌随意运动的锥体系的形成，锥体外系统退居于辅助地位。目前锥体外系统的解剖生理尚不完全明了，其结构复杂，纤维联系广泛，涉及脑内许多结构，包括大脑皮质、纹状体、丘脑、丘脑底核、中脑顶盖、红核、黑质、桥核、前庭核、小脑、脑干的某些网状核及它们的联络纤维等，共同组成了多条复杂的神经环路，如①皮质—新纹状体—苍白球—丘脑—皮质环路；②皮质—脑桥—小脑—皮质环路；③皮质—脑桥—小脑—丘脑—皮质环路；④新纹状体—黑质—新纹状体环路；⑤小脑齿状核—丘脑皮质—脑桥—小脑齿状核环路（图 2-9）。通过网状脊髓束、红核脊髓束与第二级运动神经元联系，以不同的神经递质如谷氨酸、γ-氨基丁酸和多巴胺等实现对骨骼肌的运动调节作用（图 2-10）。

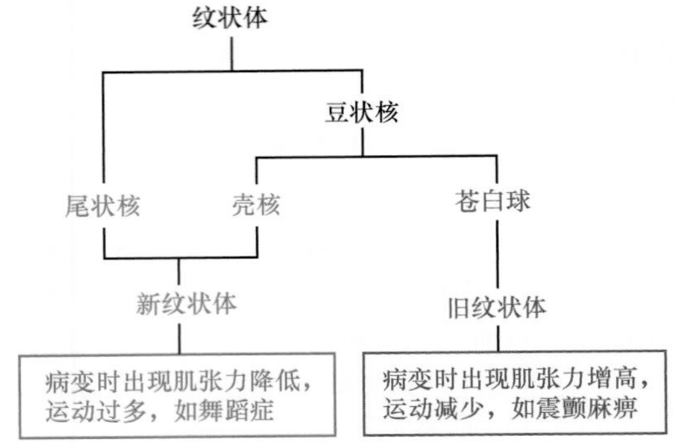

图 2-9 纹状体的结构与功能

狭义的锥体外系统主要指纹状体系统。纹状体系统包括纹状体、红核、黑质及丘脑底核，总称为基底核。纹状体包括尾状核及豆状核，后者又分为壳核和苍白球。尾状核和壳核组织结构相同，在发生学上较新，故合称为新纹状体；苍白球在发生学上较古老，故称为旧纹状体。大脑皮质（主要是额叶）发出的纤维，直接或通过丘脑间接地止于新纹状体，由此发出的纤维止于苍白球，苍白球发出的纤维分别止于红核、黑质、丘脑底核和网状结构等处。由红核发出的纤维组成红核脊髓束，由网状结构发出的纤维组成网状脊髓束，均止于脊髓前角运动细胞，调节骨骼肌的随意运动。

锥体外系统的主要功能：调节肌张力，协调肌肉运动；维持和调整体态姿势；担负半自动的刻板动作及放射性的运动，如走路时两臂摇摆等连带动作、表情运动、防御反应、饮食动作等。

锥体外系统损伤后主要出现肌张力变化和不自主运动两大类症状：苍白球和黑质病变多表现运动减少和肌张力增高，如帕金森病；尾状核和壳核病变多表现运动增多和肌张力减低，如舞蹈病；丘脑底核病变可发生偏侧投掷运动。

在神经系统的进化中，基底核属于古老的运动系统，在大脑皮质尚不发达的鱼类、鸟类以下的脊椎动物，基底核是主要的运动中枢。由丘脑来的感觉冲动，在此转变为运动冲动，而传至节段性结构和肌肉。当神经系统进一步进化时，产生了新的运动系统，即大脑皮质运动分析器和锥体束，使人类产生了带有目的性的、用于生产劳动的各种精细的复杂运动，此时的锥体外系即转到了从属地位，保证着运动装置的"调理"和"准备动作状态"及迅速实现运动时所必需的"肌张力"，对随意运动起支持和稳定的作用，犹如道路与车的关系。合适的肌张力维持和调整体态姿势，进行习惯性和半自动性的刻板运动，如习惯性手势、两臂摆动；反射性运动，如表情运动、防御反应、吞咽动作等；维持肌张力，调节姿势。

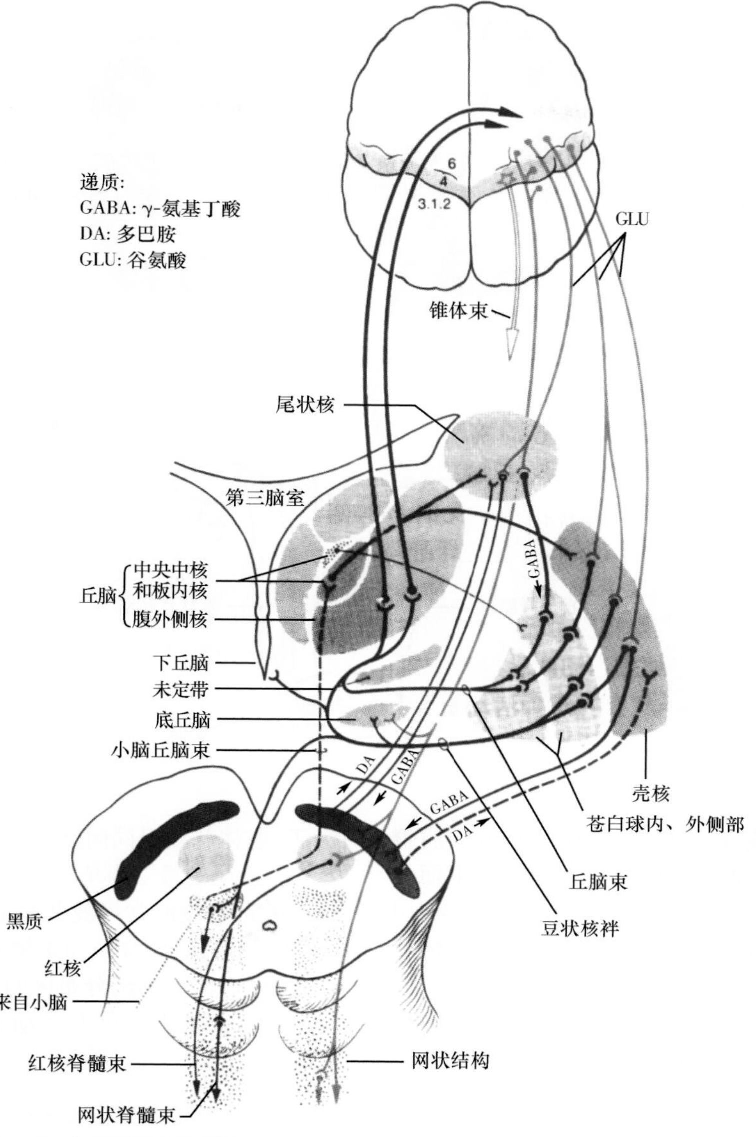

图 2-10 锥体外系统的纤维联系

4. 小脑系统 小脑是由中间的蚓部和两个半球组成的。蚓部是躯干代表区,半球是肢体代表区。小脑并不发出运动冲动,而是通过传入纤维和传出纤维与脊髓、前庭、脑干、基底核及大脑皮质等部位联系,达到对运动神经元的调节作用。小脑的传入信息来自大脑皮质、脑干(前庭核、网状结构、下橄榄核)和脊髓。所有传入纤维都经过小脑下脚、中脚、上脚终止于小脑皮质及小脑蚓部(本体感觉冲动)。小脑的传出纤维主要发自小脑深部核团(主要是齿状核),由齿状核发出的纤维经小脑上脚(结合臂)在到达红核前先交叉(称被盖背交叉)然后终止于对侧中脑红核,交换神经元后发出纤维再经被盖前交叉下行为红核脊髓束至脊髓前角细胞,由于小脑至前角的纤维经过两次交叉,故小脑半球与身体是同侧支配关系。纤维终止于前庭核及网状结构,发出纤维组成前庭脊髓束和网状脊髓束直接或间接作用于脊髓前角细胞(图 2-11)。

小脑的主要功能是维持躯体平衡、调节肌张力及协调随意运动。小脑受损后主要出现共济失调与平衡障碍两大类症状。

【运动系统解剖特点及临床意义】

1. 皮质损害 运动神经元呈“倒立人”形排列,运动障碍按其排列定位,因神经元分布相对较分散,故常致一个上肢、下肢或面部瘫痪,称为单瘫(monoplegia);运动区有刺激性病灶时,可引起对侧躯体相应部位出现发作性抽搐,严重时抽搐可向同侧及对侧扩散,引起全身性抽搐,称为杰克逊(Jackson)癫痫。

2. 内囊损害 内囊纤维集中,受损后肌群瘫痪完全、广泛,因紧邻感觉纤维与视放射,故内囊病变常同时受损,表现对侧肢体中枢性偏瘫(hemiplegia)、对侧偏身感觉障碍和对侧同向偏盲,称为“三偏”综合征。

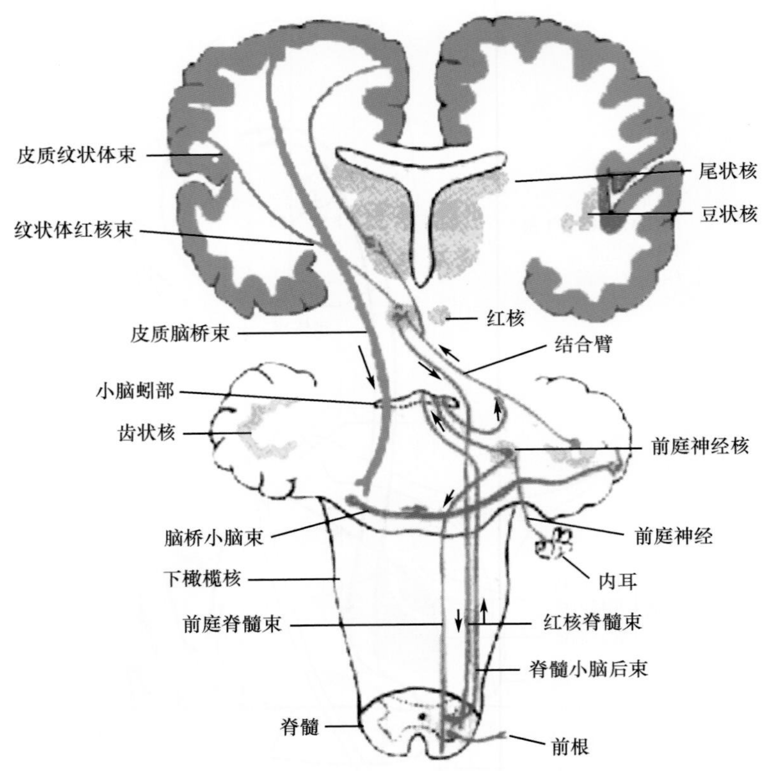

图 2-11 小脑的传导纤维联系

3. 脑干损害 交叉平面不同，病灶与瘫痪肌群呈一定侧向关系。一侧脑干病变损害同侧水平面的脑神经运动核及交叉的皮质脑干束和皮质脊髓束，引起交叉瘫（alternate hemiplegia alternate），表现为病变同侧的周围性脑神经麻痹和对侧的中枢性偏瘫。中脑大脑脚损害产生对侧面、舌及上下肢的中枢性瘫痪和病变侧动眼神经的麻痹称为 Weber 综合征；脑桥腹内侧底部损害产生病变侧周围性面瘫、外展神经麻痹、两眼不能向病灶侧同向运动、对侧中枢性偏瘫或病变侧周围性面瘫；而病变对侧肢体偏瘫，称为 Foville 综合征。延髓以下病变表现病灶同侧后四组脑神经周围性瘫痪和肢体中枢性瘫痪，还可以伴发偏瘫侧的偏身感觉障碍。

4. 脊髓损害 脊髓颈膨大以上病变引起中枢性四肢瘫；颈膨大（$C_5 \sim T_2$）病变时，由于损害了脊髓前角和皮质脊髓束，引起上肢周围性瘫和下肢中枢性瘫；胸段脊髓病变时引起双下肢中枢性截瘫；腰膨大（$L_1 \sim S_2$）病变可以引起两下肢周围性瘫。脊髓半侧损害时产生病变侧肢体的中枢性瘫和深感觉障碍及对侧肢体的痛、温觉障碍（Brown-Sequard）综合征。

5. 下运动神经元 所受支配各有不同，左右两侧能同时运动的肌群受双侧锥体束支配，当一侧中枢病变时不出现瘫痪，如吞咽、咀嚼、眼球运动、躯干运动等；能一侧单独运动的肌群仅受对侧上运动神经元支配，当一侧中枢病变时出现对侧肌群的中枢瘫，如面、舌、肢体和双眼同向运动。

6. 运动前根 为单纯运动，呈节段型分布，因紧邻后根，故病变时常可波及而出现根痛。

7. 神经丛、脊神经和末梢神经 为混合神经，损伤后同时有相应神经分布区的感觉障碍（图 2-12）。

上运动神经元和下运动神经元瘫痪的鉴别见表 2-5。

表 2-5 肢体中枢性瘫与周围性瘫鉴别

临床特点	中枢性瘫痪	周围性瘫痪
受损神经	中央前回、皮质脊髓束	前角 α 神经元及轴突
肌张力	增高	减低或消失
腱反射	亢进	减低或消失
病理征	阳性	阴性
肌萎缩	无或轻度废用性萎缩	有
皮肤营养	无障碍	有障碍
肌电图	神经传导正常，无失神经电位	神经传导正常，有失神经电位

案例 2-4 诊疗思路

该患者表现为四肢无力、四肢腱反射消失，肌张力低下，病理反射阴性，肌肉松弛，无感觉障碍，无尿便障碍，符合周围性瘫痪的特点。

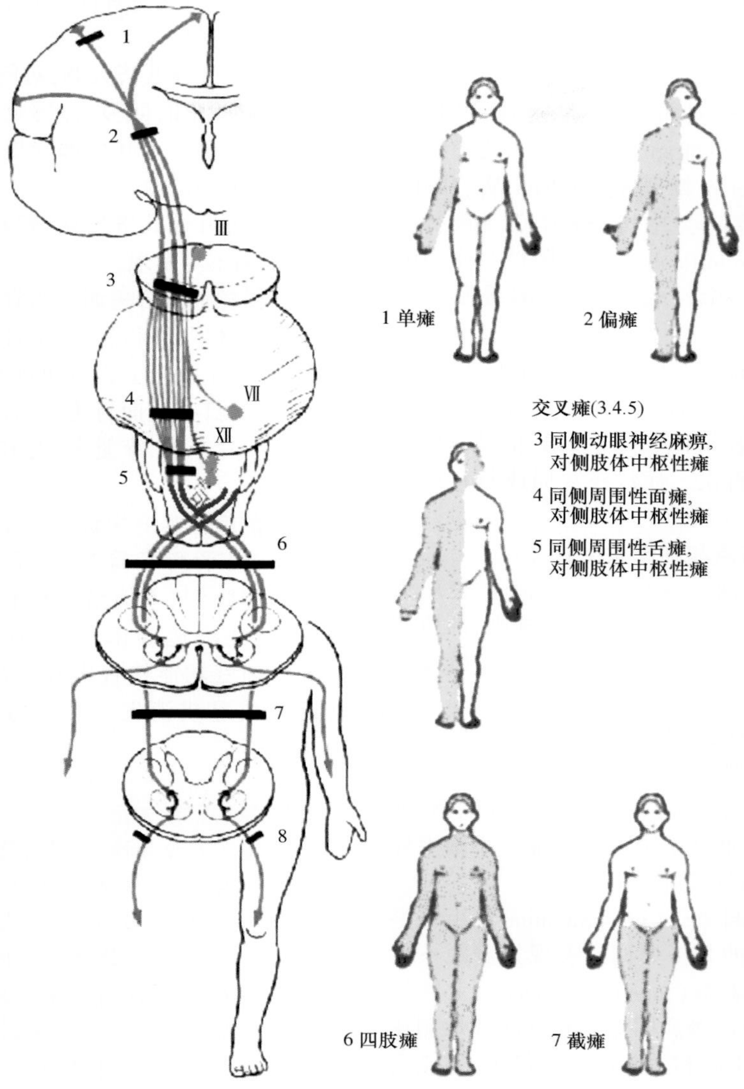

图 2-12　锥体束受损的常见部位及瘫痪分布

【锥体外系统解剖特点及临床意义】

1. 静止性震颤(static tremer)　是主动肌与拮抗肌交替收缩引起的节律性震颤，常见手搓丸样动作，频率为 4~6 次/秒，静止时出现，紧张时加重，随意运动时减轻，睡眠时消失；也可见于下颌、唇和四肢等，是帕金森病的特征性体征。这与小脑病变出现的意向性震颤不同，后者为动作性震颤。

2. 肌强直(rigidity)　帕金森病时伸肌与屈肌张力均增高，向各方向被动运动遇到的阻力相同，出现铅管样强直(lead-pipe rigidity)，伴震颤时为齿轮样强直(cogwheel rigidity)。这与锥体外系病变出现折刀样肌张力增高不同。

3. 舞蹈症(chorea)　是肢体迅速的不规则、无节律、粗大的不能随意控制的动作，如转颈、耸肩、手指间断性屈伸(挤牛奶样抓握)、摆手、伸臂等舞蹈样动作，上肢重，步态不稳或粗大的跳跃舞蹈样步态，面部肌肉可见扮鬼脸动作，肢体肌张力低等。常见于小舞蹈病、Huntington 舞蹈病及应用神经安定剂等。偏侧舞蹈症(hemichorea)局限于身体一侧，常见于脑卒中、脑肿瘤等。

4. 手足徐动症(athetosis)　是肢体远端游走性肌张力增高与减低动作，出现缓慢的如蚯蚓爬行的扭转样蠕动，伴肢体远端过度伸展，如腕过屈、手指过伸等，手指缓慢地逐个相继屈曲；随意运动严重扭曲，表现出奇怪姿势和动作，可伴怪相(异常运动)、发音不清等。见于 Huntington 舞蹈病、Wilson 病、肝性脑病、Hallervorden-spatz 病、酚噻嗪类及氟哌啶醇慢性中毒等。偏侧手足徐动症见于脑卒中。

5. 偏身投掷动作(hemiballismus)　是肢体近端粗大的无规律投掷运动。为对侧丘脑底核及与其联系的苍白球外侧部急性病变所致，如脑梗死或小量出血等。

6. 肌张力障碍(dystonia) 是肌肉异常收缩导致缓慢扭转样不自主运动或姿势异常,表现躯干和肢体近端扭转痉挛(torsion spasm),如手过伸或过屈、头侧屈或后伸、躯干屈曲扭转、足内翻、眼睛紧闭和固定的怪异表情、不能站立和行走。见于特发性遗传病,如 Huntington 舞蹈病、Wilson 病、Hallervorden-Spatz 病及酚噻嗪类中毒、核黄疸、脑炎等。痉挛性斜颈(spasmodic torticollis)是局限性肌张力障碍,表现为颈部肌肉痉挛性收缩,使头部缓慢不自主扭曲和转动。

7. 抽动秽语综合征 又称为 Gilles de la Tourette 综合征,是多部位突发的快速无目的的重复性肌肉抽动,常累及面肌,可伴不自主发声或秽语,抽动频繁者一天可达数十次至数百次。症状在数周或数月内可有波动,多见于儿童。

【小脑系统解剖特点和临床意义】

1. 小脑性共济失调(cerebellara taxia) 表现为随意运动的速度、节律、幅度和力量的不规则,即协调运动障碍,还可伴有肌张力减低、眼球运动障碍及语言障碍。

(1) 姿势和步态改变:蚓部病变引起躯干共济失调,站立不稳,步态蹒跚,行走时两脚远离分开,摇晃不定,严重者甚至难以坐稳;上蚓部受损向前倾倒,下蚓部受损向后倾倒;上肢共济失调不明显。小脑半球病变行走时向患侧偏斜或倾倒。

(2) 随意运动协调障碍(incoordination):小脑半球损害导致同侧肢体的共济失调。表现为辨距不良(dysmetria)和意向性震颤(intention tremor),上肢较重,动作愈接近目标时震颤愈明显。眼球向病灶侧注视可见粗大的眼震。上肢和手共济失调最重,不能完成协调精细动作,表现为协同不能(asynergia)、快复及轮替运动异常、字迹愈写愈大(大写症)。

(3) 言语障碍:由于发音器官唇、舌、喉等发音肌共济失调,使说话缓慢,含糊不清,声音呈断续、顿挫或暴发式表现吟诗样或暴发性语言。

(4) 眼运动障碍:眼球运动肌共济失调出现粗大的共济失调性眼震,尤其与前庭联系受累时出现双眼来回摆动,偶可见下跳性(down-beat) 眼震、反弹性眼震等。

(5) 肌张力减低:可见钟摆样腱反射,见于急性小脑病变。患者前臂抵抗阻力收缩时,如突然撤去外力不能立即停止收缩,可能打击自己的胸前(回弹现象)。

2. 大脑性共济失调 额桥束和颞枕桥束是大脑额、颞、枕叶与小脑半球的联系纤维,病损可引起共济失调,症状轻,较少伴发眼震。

(1) 额叶性共济失调:见于额叶或额桥小脑束病变。表现类似小脑性共济失调,如体位平衡障碍、步态不稳、向后或向一侧倾倒,对侧肢体共济失调,肌张力增高、腱反射亢进和病理征,伴额叶症状如精神症状、强握反射等。

(2) 顶叶性共济失调:对侧肢体出现不同程度的共济失调,闭眼时明显,深感觉障碍不明显或呈一过性。两侧旁中央小叶后部受损出现双下肢感觉性共济失调和尿便障碍。

(3) 颞叶性共济失调:较轻,表现为一过性平衡障碍,早期不易发现。

3. 感觉性共济失调 为脊髓后索损害。患者不能辨别肢体位置和运动方向,出现感觉性共济失调,如站立不稳、迈步不知远近、落脚不知深浅、踩棉花感,常目视地面行走,在黑暗处难以行走。检查振动觉、关节位置觉缺失和闭目难立(Romberg 征)等。

4. 前庭性共济失调 前庭病变使空间定向功能障碍,以平衡障碍为主,表现为站立不稳、行走时向病侧倾倒、不能沿直线行走,改变头位症状加重,四肢共济运动正常,常伴严重眩晕、呕吐和眼震等。前庭功能检查内耳变温(冷热水)试验或旋转反应减退或消失。病变愈接近内耳迷路,共济失调愈明显。

案例 2-4 总结分析

该患者为男性,35 岁,急性起病,四肢无力,呈进行性加重,体格检查四肢腱反射消失,肌张力低下,病理反射阴性,肌肉松弛,无感觉障碍,无尿便障碍,定位诊断为周围神经或肌肉或神经肌肉接头;定性诊断首先考虑吉兰-巴雷综合征,其次为周围期麻痹或重病肌无力,需要急查血电解质、心电图以除外低钾型周围期麻痹,疲劳试验、新斯的明或腾喜龙试验以除外重症肌无力,神经肌肉电图检查了解瘫痪的性质,必要时腰穿脑脊液检查。

第四节 感觉系统

案例 2-5

患者,男性,45 岁。近 3 个月逐渐出现由脚向上发展到腹部的麻木,伴双下肢行走无力。体格检查发现右侧平脐以下痛觉减退,左下肢震颤觉减退,左巴氏征阳性。

问题:

1. 试定位脊髓受损平面,并书写一份 CT 申请单。

2. 若影像检查提示髓内病变,与临床表现是否一致? 为什么?

感觉系统是机体将体外和体内的各种信号传递

到中枢神经系统的结构，感觉是机体认识客观事物和体验自身活动的基础，是神经系统的基本功能，通过感觉使神经系统对身体的各项活动进行协调，并对环境变化做出恰当的反应与适应。感觉的高级阶段是知觉，知觉是感觉的加工产物，可以把许多感觉的信息加工融合成为知觉。

感觉分为特殊感觉和一般感觉，特殊感觉包括视、听、味、嗅、前庭或平衡觉；一般感觉包括：①浅感觉：痛觉、触觉、温度觉；② 深感觉：运动觉、位置觉、振动觉；③复合感觉：定位觉、两点辨别觉、实体觉、重量觉、图形觉。

【感觉传导通路】

1. 痛觉和温度觉传导通路　皮肤感受器→脊神经→脊神经节假单级细胞（Ⅰ级神经元）→在脊髓背外侧束上升两个节段→脊髓后角细胞（Ⅱ级神经元）→在白质前联合交叉→脊髓丘脑侧束→丘脑外侧核（Ⅲ级神经元）→丘脑皮质束（经内囊后肢的后1/3）→中央后回和顶叶，呈“倒立人”形排列。

2. 深感觉传导通路　肌腱本体感受器→脊神经→脊神经节假单极细胞（Ⅰ级神经元）→脊髓后索薄束和楔束→延髓的薄束核、楔束核（Ⅱ级神经元）→在延髓交叉→内侧丘系→丘脑腹后外侧核（Ⅲ级神经元）→丘脑皮质束（经内囊后肢的后 1/3）→中央后回和顶上小叶。触觉经深、浅感觉通路同时上行传导（图 2-13）。

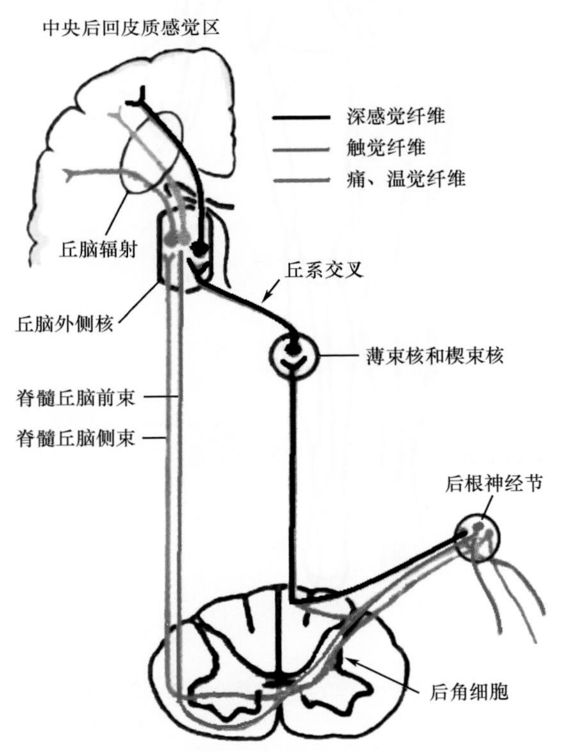

图 2-13　感觉传导径路示意图

【解剖特点及临床意义】

1. 神经根的节段性支配　在种系和个体发育过程中，一般纤维在脊髓中仍保留节段性纤维支配（图 2-14），特别是痛、温觉最清楚。每一个脊神经节及其周围突支配的皮肤区域称为一个皮节（图 2-15），其中枢突组成后根进入脊髓后终止后角细胞，组成一个神经节段支配相应的皮节。胸部皮节的节段性最明显，体表标志如乳头水平为 T_4，剑突水平为 T_6，肋缘水平为 T_8，平脐为 T_{10}，腹股沟为 T_{12}。绝大多数皮节是由 2~3 个后根或节段重叠支配，故一根神经根受损只能觉察到根痛，很少有感觉减退；多个神经根受损时出现感觉障碍，表现节段性的感觉障碍。节段性感觉障碍伴根痛为后根病变的特点。

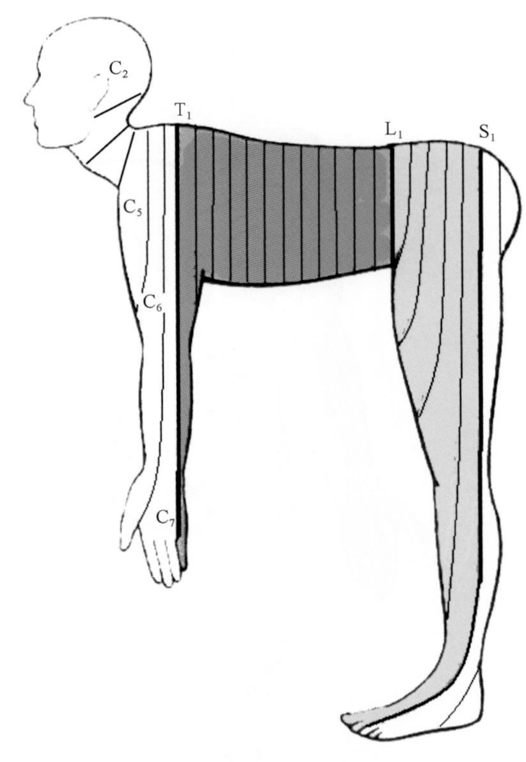

图 2-14　体表节段性感觉分布示意图

2. 脊髓灰质病变　节段性感觉障碍伴感觉分离。在同一个皮肤感觉区域出现痛觉消失触觉存在称感觉分离，为脊髓灰质病变特有表现。脊髓后角表现为单侧，灰质前联合病变表现为双侧，常见于脊髓空洞症。

3. 脊神经的重新组合　条块状感觉障碍。神经根在至神经丛和周围神经以后，产生了神经纤维的重新分配和组合，一个周围神经可有来自多个神经节段的感觉纤维，这样就造成了皮肤感觉的脊髓节段和周围神经分布的不同，这是临床上鉴别两者的一个重要依据（图 2-16）。

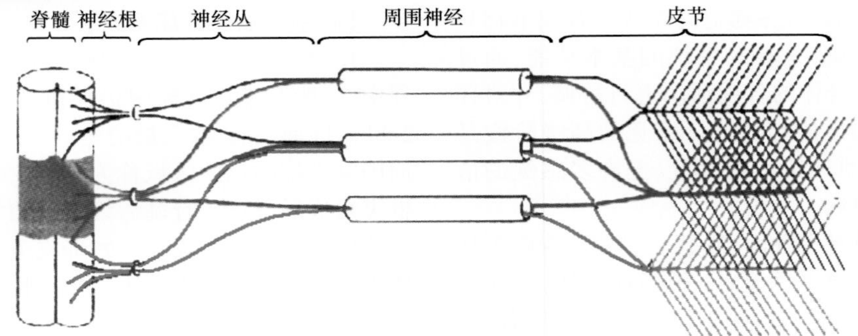

图 2-15 感觉皮节三根支配示意图

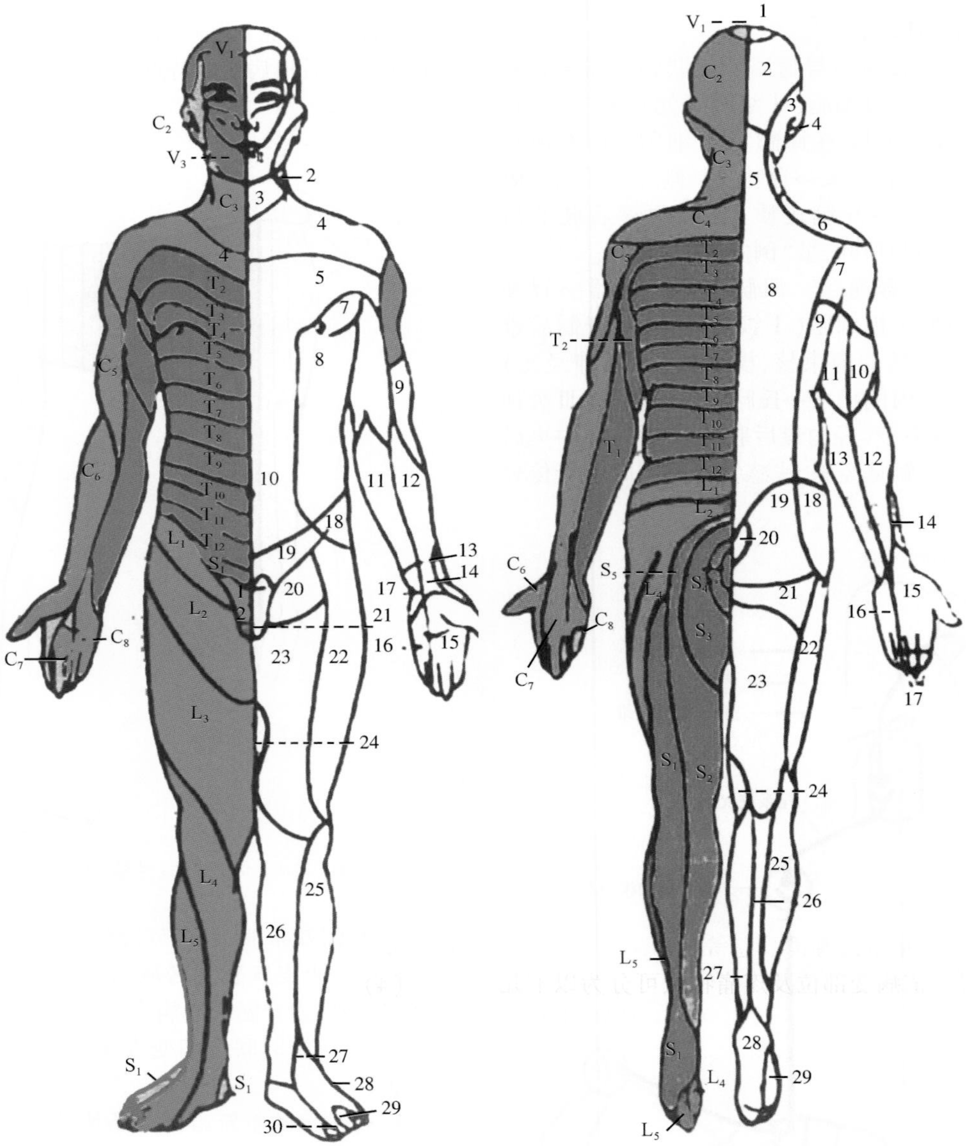

图 2-16 体表节段性与周围性感觉分布图

A:1. 三叉神经;2. 耳大神经;3. 颈皮神经;4. 锁骨上神经;5. 胸神经前皮支;6. 腋神经;7. 臂内侧皮神经;8. 胸神经外侧皮支;9. 臂外侧皮神经;10. 胸神经前皮支;11. 前臂内侧皮神经;12. 前臂外侧皮神经;13. 桡神经浅支;14. 正中神经浅支;15. 正中神经;16. 尺神经;17. 尺神经掌支;18. 髂腹下神经外侧皮支;19. 髂腹下神经前皮支;20. 生殖股神经股支;21. 髂腹股沟神经;22. 股外侧皮神经;23. 股神经前皮支;24. 闭孔神经皮支;25. 小腿外侧皮神经;26. 隐神经;27. 腓浅神经;28. 腓肠神经;29. 腓深神经;30. 胫神经跟支。B:1. 额神经;2. 枕大神经;3. 枕小神经;4. 耳大神经;5. 颈神经后支;6. 锁骨上神经;7. 臂内侧皮神经;8. 胸神经后皮支;9. 胸神经外侧皮支;10. 臂后侧皮神经;11. 臂内侧皮神经;12. 前臂后侧皮神经;13. 前臂内侧皮神经;14. 前臂外侧皮神经;15. 桡神经浅支;16. 尺神经;17. 正中神经;18. 髂腹下神经;19. 臀上神经;20. 臀中神经;21. 臀下神经;22. 股外侧皮神经;23. 股后侧皮神经;24. 闭孔神经皮支;25. 小腿外侧皮神经;26. 腓肠神经;27. 隐神经;28. 足底内侧皮神经;29. 足底外侧皮神经

4. 脊髓白质层次排列　来自上、下肢的浅感觉纤维在脊髓丘脑束内排列不同，由外向内呈骶、腰、胸、颈。因此，髓外病变感觉障碍由下至上发展；髓内病变由上至下发展。深感觉是薄束在内，楔束在外，排列顺序与上述正好相反。

5. 白质通路的阻断　传导束性感觉障碍。脊髓丘脑侧束受损表现受损平面以下全部皮肤痛、温觉丧失，称传导束性感觉障碍。因为绝大多数皮节是由2~3个后根或节段重叠支配，故脊髓受损的真正平面比皮肤的感觉障碍平面高出2个节段。

6. 纤维交叉平面　浅感觉的交叉平面在脊髓各个节段的灰质前联合；深感觉的交叉平面在延髓。故脊髓病变，同侧深感觉障碍，对侧浅感觉障碍。延髓以上部位病变为对侧深、浅感觉障碍。

【感觉障碍分类】　感觉障碍依其病变的性质可分为以下两类。

1. 刺激性症状

（1）感觉过敏（hyperesthesia）：指轻微的刺激引起强烈的感觉，如较强的疼痛。

（2）感觉倒错（dysesthesia）：指非疼痛性刺激却诱发疼痛感觉。

（3）感觉过度（hyperpathia）：一般发生在感觉障碍的基础上，其特点有以下几点。①潜伏期长：即由刺激至感知之间有较长的潜伏期，此期有时可达5~30s。②感受性降低，兴奋阈增高：即刺激必须达到较强的程度才能感觉到。③不愉快感：所感到的刺激具有爆发性，呈现出一种剧烈的、定位不明的、难以形容的不愉快感。④扩散性：刺激有扩散的趋势，单点的刺激患者可感到是多点刺激并向四周扩散。⑤延时性：刺激停止后在一定的时间内患者仍有刺激存在的感觉，即出现“后作用”，一般为强烈难受的感觉。感觉刺激阈增高，达到阈值时可产生一种强烈的定位不明确的不适感，且持续一段时间才消失。见于丘脑和周围神经损害。

（4）感觉异常（paresthesia）：在无外界刺激的情况下出现的麻木感觉、肿胀感、沉重感、痒感、蚁走感、针刺感、电击感、束带感和冷热感等。

（5）疼痛：依病变部位及疼痛特点可分为以下几种。①局部性疼痛（local pain）：如神经炎所致的局部神经痛。②放射性疼痛（radiating pain）：神经干、神经根及中枢神经刺激性病变时，疼痛可由局部扩展到受累感觉神经的支配区，如脊神经根受肿瘤或椎间盘突出压迫，脊髓空洞症引起的痛性麻木。③扩散性疼痛（spreading pain）：疼痛由一个神经分支扩散到另一分支支配区产生的疼痛，如手指远端挫伤，疼痛可扩散到整个上肢。④牵涉性痛（referred pain）：实属一种扩散性疼痛，是由于内脏和皮肤的传入纤维都汇聚到脊髓后角神经元，故内脏病变的疼痛冲动可扩散到相应的体表节段，而出现感觉过敏区，如心绞痛时引起左胸及左上肢内侧痛；胆囊病变引起右肩痛。

2. 抑制性症状　感觉径路受破坏时出现的感觉减退或缺失。同一部位各种感觉均缺失称为完全性感觉缺失；同一个部位仅某种感觉缺失而其他感觉保存，则称为分离性感觉障碍。

【感觉障碍的定位】　由于感觉传导通路的不同部位受损表现出不同的临床症状，为定位诊断提供了重要的线索。临床常见的感觉障碍类型如图2-17所示。

1. 末梢型　多为周围神经末梢受损所致，表现为对称性四肢远端的各种感觉障碍，越向远端越重，呈“手套”“袜筒”形，见于多发性神经炎。

2. 神经干型　周围神经某一支神经干受损害时，其支配区域的各种感觉呈条、块状障碍，如单神经炎、周围神经损伤等。

3. 后根型　某一脊神经后根或后根神经节受损害时，在其支配的节段范围皮肤出现带状分布的各种感觉减退或消失，并常伴有放射性疼痛，即神经根痛。

4. 后角型　后角损害时可出现节段性分布的痛觉、温度觉障碍，但是深感觉和触觉存在（分离性感觉障碍）。见于脊髓空洞症。

5. 脊髓型　脊髓感觉传导束如横贯性损伤时，因损害了上升的脊髓丘脑束和后索，产生受损节段平面以下的各种感觉缺失或减退。脊髓半侧损伤时受损节段平面以下同侧深感觉障碍及同侧肢体中枢性瘫痪，对侧痛、温觉障碍，称脊髓半切综合征（Bronw Sequard syndrome）（图2-18）。

（1）后索型：后索的薄束、楔束损害，则受损平面以下深感觉障碍和精细触觉障碍，出现感觉性共济失调。见于糖尿病、脊髓痨或亚急性联合变性等。

（2）侧索型：脊髓丘脑侧束损害，表现为病变对侧平面以下痛、温觉缺失而触觉及深感觉保存（分离性感觉障碍）。

（3）前连合型：前连合损害时出现受损部位双侧节段性分布的对称性分离性感觉障碍，表现为痛、温觉消失而深感觉和触觉存在。见于脊髓空洞症和髓内肿瘤早期。

（4）脊髓半切损害：病变侧损伤平面以下深感觉障碍及上运动神经元性瘫痪，对侧损伤平面以下痛、温觉缺失，亦称脊髓半切综合征（Brown-Sequard syndrome）。见于髓外占位性病变、脊髓外伤等。

（5）横贯性脊髓损害：即病变平面以下所有感觉（温、痛、触、深）均缺失或减弱，平面上部可能有过敏带。如在颈胸段可伴有锥体束损伤的体征，表现为截瘫或四肢瘫、大小便功能障碍。常见于脊髓炎和脊髓肿瘤等。

（6）马尾圆锥型：主要为肛门周围及会阴部呈鞍状感觉缺失。马尾病变出现后根型感觉障碍并伴剧烈疼痛，见于肿瘤、炎症等。

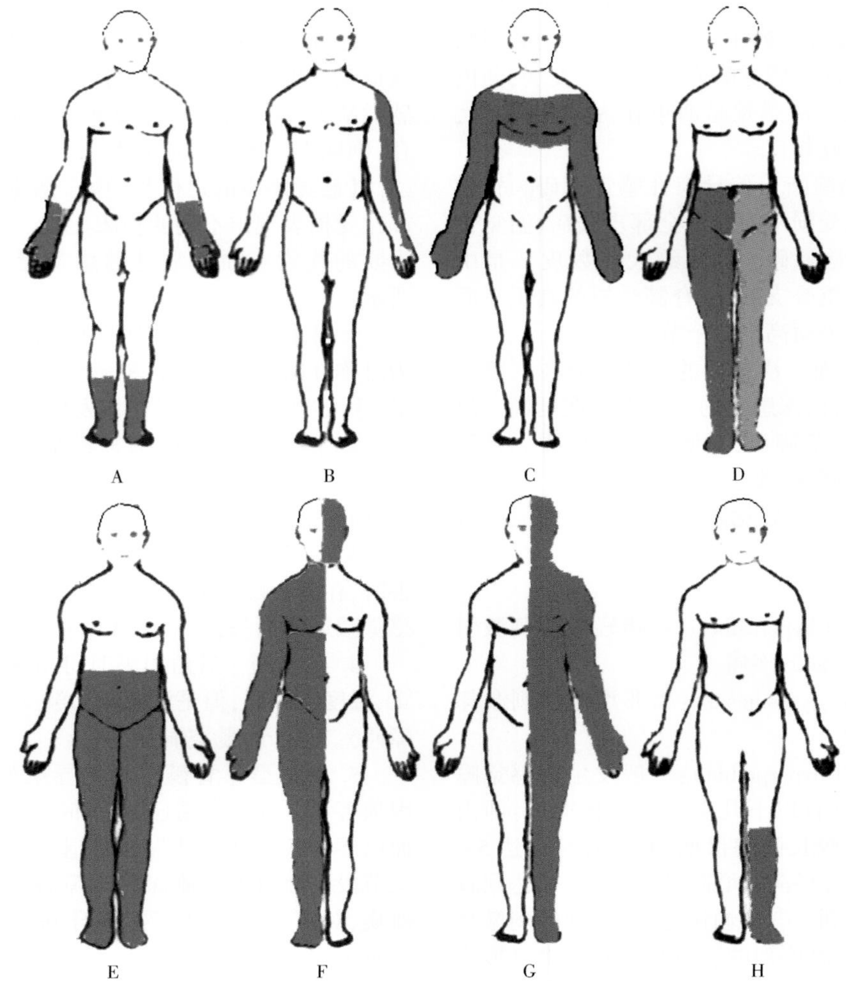

图 2-17　各种类型感觉障碍分布图

A. 末梢型：多发性神经炎；B. 节段型：后根病变；C. 节段型：前联合病变；D. 传导束型：脊髓半切综合征；E. 传导束型：脊髓横贯性损伤；F. 交叉型：脑桥、延髓病变；G. 偏身型：中脑以上病变；H. 癔病型

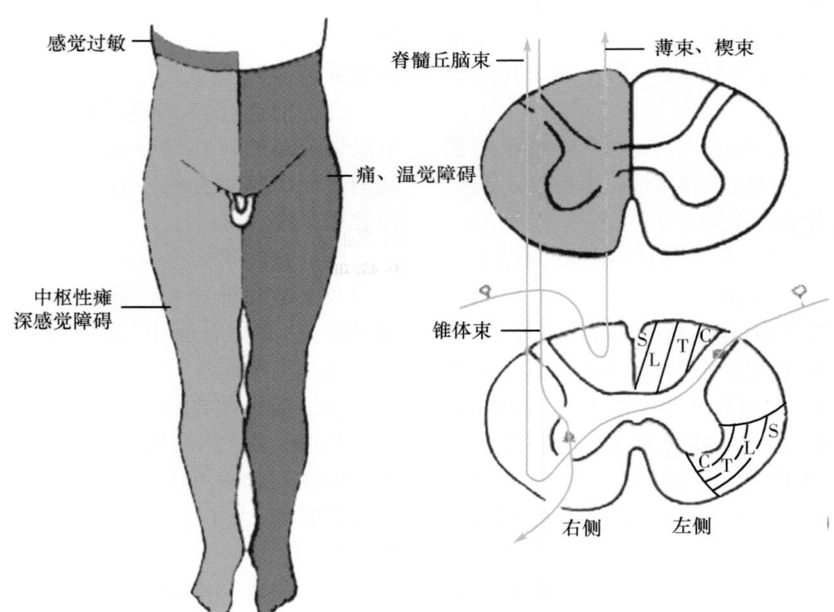

图 2-18　脊髓半切综合征

案例 2-5 诊疗思路

该患者近3个月逐渐出现由脚向上发展到腹部的麻木，伴双下肢行走无力。体格检查发现右侧平脐以下痛觉减退，左下肢震颤觉减退，左巴氏征阳性，提示脊髓 T_{10} 右侧半切损害，麻木由脚向上发展，符合脊髓外压迫症的特点。

6. 脑干型　延髓背外侧病变时，由于损害脊髓丘脑束和三叉神经脊束、脊束核，可引起对侧半身和同侧面部痛、温觉缺失，为交叉性感觉障碍。在脑桥上部、中脑、脊髓丘脑束、内侧丘系及脑神经的感觉纤维逐渐聚集在一起，受损害时可产生对侧偏身深、浅感觉障碍。

7. 丘脑型　丘脑为深、浅感觉的第三级神经元所在处，受损害时产生对侧偏身深、浅感觉缺失或减退；还可产生自发性疼痛或感觉过度。

8. 内囊型　内囊受损害时，产生对侧偏身深、浅感觉缺失或减退（包括面部），常伴有偏瘫和偏盲。

9. 皮质型　大脑皮质的感觉中枢在后中央回，又于感觉中枢的范围较广，因此，感觉障碍可局限于对侧肢体的某一部分（面部、上肢或下肢），为复合性感觉障碍，而浅感觉正常，并向邻近各区扩散，称为感觉性癫痫发作。

案例 2-5 总结分析

该患者为男性，45岁，慢性病程，进行性加重，近3个月逐渐出现由脚向上发展到腹部的麻木，伴双下肢行走无力。体格检查发现右侧平脐以下痛觉减退，左下肢震颤觉减退，左巴氏征阳性，定位诊断考虑为脊髓 T_{10} 右侧半切损害；麻木由脚向上发展，考虑为脊髓外压迫症的可能比较大，CT 检查以 T_7 为中心；若影像检查提示髓内病变，与临床表现不符，髓内病变感觉障碍多表现由上往下发展，容易出现括约肌功能障碍。

第五节　反　　射

反射（reflex）是指皮肤、黏膜、肌腱和内脏的感受器接受刺激后，刺激冲动传入神经至脊髓或脑，再经过传出神经到达远侧端相应的组织器官出现相应的反射活动。反射是最简单也是最基本的神经活动，是机体对刺激的非自主反应。反射的解剖学基础是反射弧（图 2-19），每一反射弧包括五部分。①感受器：为感觉神经元的末梢装置，它能接受刺激，并把这种刺激转变为神经冲动。②传入神经元：它把感受器所接受的刺激传入中枢。③中间神经元：位于中枢部位，它连接感觉（传入）和运动（传出）神经元，起联络和调节功能。④传出神经元：它发出轴突纤维到达效应器。⑤效应器：为运动神经元的末梢装置，对神经冲动发生反应。反射是由刺激引起，如触觉、痛觉、突然牵引肌肉等刺激。反应可为肌肉的收缩、肌肉张力的改变、腺体分泌或内脏反应。

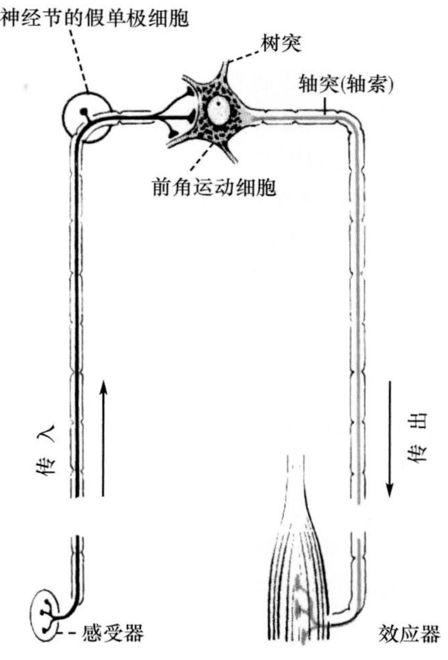

图 2-19　反射弧示意图

反射弧各个部位的完整性是完成反射活动的必要条件，其中任何部分受损时，均可使反射减弱或消失。神经性休克（断联休克）也是反射暂时受到抑制。每个反射弧通过固定的脊髓节段及周围神经，故可通过反射的改变判断损害部位。但反射的灵敏度在正常人并不一致，一定程度以内的减弱或增强除非伴有神经系统其他功能的异常，如肌束颤动、肌肉萎缩、肌力减弱或感觉减退等，否则并无多大临床意义。进行腱反射检查应注意有无两侧差异，上、下肢的不对称及远端和近端的区别；首先应确定患者腱反射活动的一般水平，而后注意腱反射的任何不对称表现。某个腱反射消失或相应地减轻，可能提示有关的节段损害。根据刺激部位可将反射分为深反射（又称腱反射或肌牵张反射）、浅反射（包括皮肤及黏膜的反射）及病理反射。

【反射检查】　反射检查包括浅反射、深反射、阵挛和病理反射等。

1. 深反射　是肌肉受突然牵引后引起的急速收缩反应，反射弧仅由两个神经元，即感觉神经元和运动神经元直接连接而成。一般叩击肌腱引起深反射，肌肉收缩反应在被牵引的肌肉最为明显，但不限于本肌肉。

（1）深反射减弱或消失：反射弧任何部位的中断可产生深反射减弱或消失，如周围神经，脊髓前根、后根、后根节，脊髓前角、后角，脊髓后的病变。深反射的减弱或消失是下运动神经元瘫痪的一个重要体征。肌肉本身的病变也影响深反射，如周期性瘫痪、重症肌无力等。患者精神紧张或注意力集中于检查部位，可使反射受到抑制，此时可用转移注意力的方法克服，如让患者主动收缩所要检查的反射以外的其他肌肉，如检查下肢反射时，两手四指屈曲后互相牵拉。深昏迷、深麻醉、深的睡眠、大量镇静药物、脑脊髓损害的神经性休克期也可使深反射消失或减弱。

（2）深反射的增强：锥体束在正常情况下对深反射的反射弧起抑制作用，深反射增强是一种释放症状，见于反射弧未中断而锥体束受损伤时，故为上运动神经元损害的重要体征。深反射的增强常伴反射区的扩大，即刺激肌腱以外区域也能引起腱反射的出现，如叩击胫骨前面也会引起股四头肌的收缩。神经官能症、甲状腺功能亢进、手足搐搦症、破伤风等神经肌肉兴奋性增高的患者虽然反射比较灵敏，但并无反射区的扩大。

（3）常见深反射

1）肱二头肌反射（biceps reflex）：反射中心为 $C_5 \sim C_6$，经肌皮神经传导（图 2-20）。

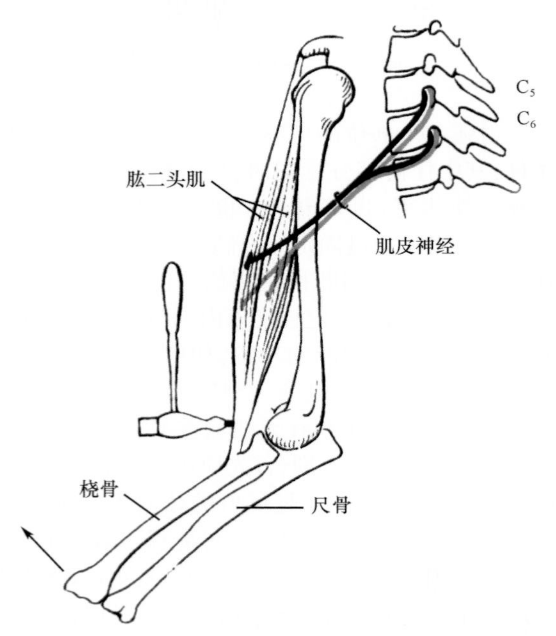

图 2-20 肱二头肌反射

2）肱三头肌反射（triceps reflex）：反射中心为 $C_6 \sim C_7$，经桡神经传导（图 2-21）。

3）桡骨膜反射：反射中心为 $C_5 \sim C_6$，经桡神经传导。

4）膝反射（knee jerk）：反射中心为 $L_2 \sim L_4$，经股神经传导（图 2-22）。

5）踝反射（ankle reflex）：反射中心为 $S_1 \sim S_2$，经胫神经传导（图 2-23）。

6）阵挛（clonus）：是腱反射极度亢进的表现，临床常见有髌阵挛（knee clonus）和踝阵挛（ankle clonus）。

7）霍夫曼（Hoffmann）征：反射中心为 $C_7 \sim T_1$，经正中神经传导。

8）罗索利莫（Rossolimo）征：反射中心为 $C_7 \sim T_1$，经正中神经传导。

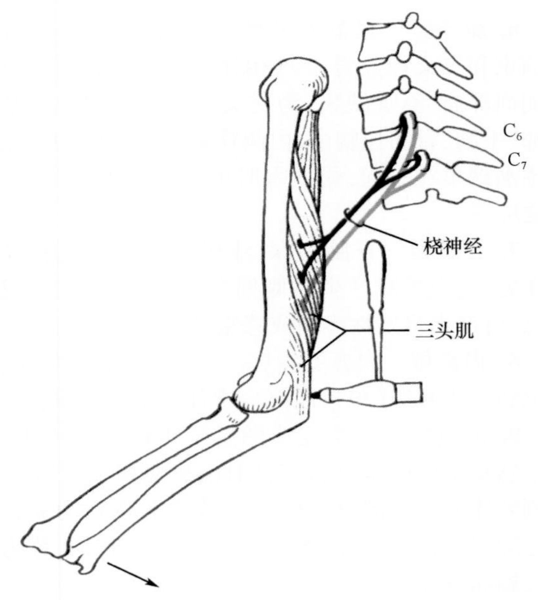

图 2-21 肱三头肌反射

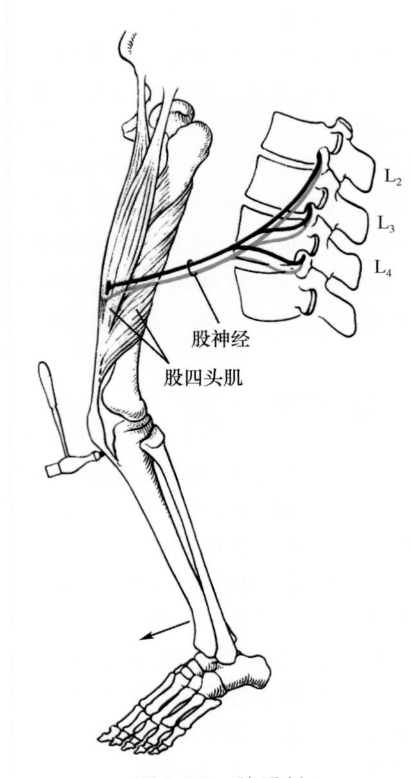

图 2-22 膝反射

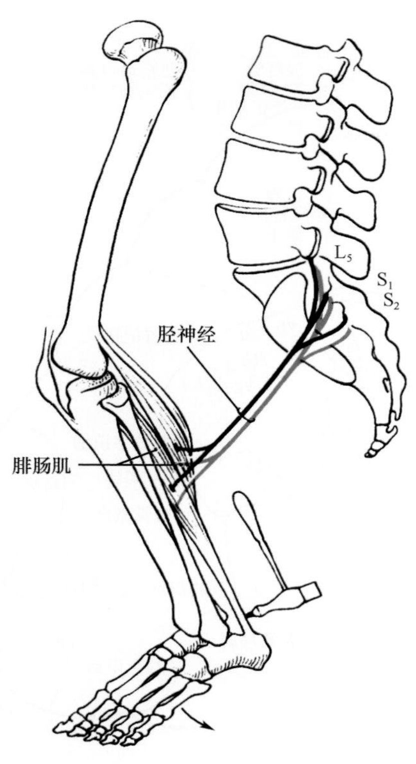

图 2-23　踝反射

2. 浅反射　包括刺激皮肤、角膜、黏膜引起的肌肉急速收缩反应。浅反射的反射弧除了脊髓节段性的反射弧以外，还有冲动循脊髓上升达大脑皮质，可能达中央后回、中央前回，下降的通路经由锥体束至脊髓前角细胞。因此，脊髓反射弧的中断或锥体束病变均引起浅反射减弱或消失，即上运动神经元瘫痪及下运动神经元瘫痪均可出现浅反射减弱或消失。昏迷、麻醉、深睡、1 岁内婴儿也可丧失。角膜反射、咽反射和软腭反射见脑神经检查。

（1）腹壁反射（abdominal reflex）：反射中心为 $T_7 \sim T_{12}$，传导神经是肋间神经，分上、中、下腹壁反射（$T_7 \sim T_8$、$T_9 \sim T_{10}$、$T_{11} \sim T_{12}$）。

（2）提睾反射（cremasterlc reflex）：反射中心为 $L_1 \sim L_2$，传导神经是生殖股神经。

（3）跖反射（plantar reflex）：反射中心为 $S_1 \sim S_2$，传导神经是胫神经。

（4）肛门反射（anal reflex）：反射中心为 $S_4 \sim S_5$，传导神经是肛尾神经。

3. 病理反射（pathologic reflex）　病理反射是在正常情况下不出现，中枢神经有损害时才发生的异常反射，但在灵长类及 1 岁以下的婴儿则是正常的原始保护反射，当锥体束受损，抑制作用解除，这类反射即又出现。习惯上，病理反射系指巴宾斯基（Babinski）征。

（1）巴宾斯基（Babinski）征：巴宾斯基征（巴氏征）是最重要的锥体束受损害的体征，亦称跖反射伸性反应。

（2）巴宾斯基等位征：包括 Chaddock 征、Oppenheim 征、Schaeffer 征、Gordon 征、Gonda 征、Pussep 征。阳性反应均为趾背伸。

（3）强握反射：此反射在新生儿为正常反射，在成人见于对侧额叶运动前区病变。

（4）脊髓自主反射：是巴宾斯基征的增强反应，亦称防御反射或回缩反射，见于脊髓横贯性病变时。若双侧屈曲并伴有腹肌收缩，膀胱和直肠排空，病变以下竖毛、出汗、皮肤发红等，称为总体反射。

第六节　中枢神经系统各部位损害的表现及定位

一、大脑半球

大脑半球（cerebral hemisphere）包括大脑皮质、白质、基底核及侧脑室。每侧大脑半球借中央沟、大脑外侧裂和其延长线、顶枕裂和枕前切迹的连线分为额叶、顶叶、颞叶、枕叶。此外，还包括位于大脑外侧裂深部的岛叶和位于内侧面的边缘叶。两侧大脑半球的功能各有侧重，一般将在言语、逻辑思维、分析能力及计算等方面起决定作用的半球称为优势半球，大部分位于左侧大脑半球（图 2-24）。右侧大脑半球有高级的认识中枢，主要在音乐、美术、综合能力、空间和形状的识别、短暂的视觉记忆和认识不同人的面容等方面起决定作用（图 2-25）。脑损伤的常见病因有血管病、肿瘤外伤、感染等。病灶部位、性质和病程演进均影响症状。

（一）额叶

额叶位于大脑的前部，有四个主要的脑回，即中央前回、额上回、额中回及额下回。额叶病损时主要引起随意运动、言语、脑神经、自主神经功能及精神活动等方面的障碍。颅脑外伤波及颅前窝、大脑前、中动脉到额叶的分支病变、鼻窦感染、额叶肿瘤及垂体卒中时，均可出现额叶症状。

（1）额叶前部病变：早期症状往往不明显，主要以精神障碍为主。表现为记忆力和注意力减退、表情淡漠、反应迟钝、缺乏始动性和内省力、思维和综合能力下降，故表现为痴呆和人格改变。可有欣快或易激怒。额叶脑桥小脑径路的额桥束纤维受累可产生对侧肢体共济失调，步态不稳。

（2）额中回后部病变：额中回后部有管理头及两眼向对侧联合旋转功能运动的中枢即眼球同向侧视运动中枢，破坏性病变引起两眼向病灶侧同向斜视，刺激性病变则向病灶对侧斜视。

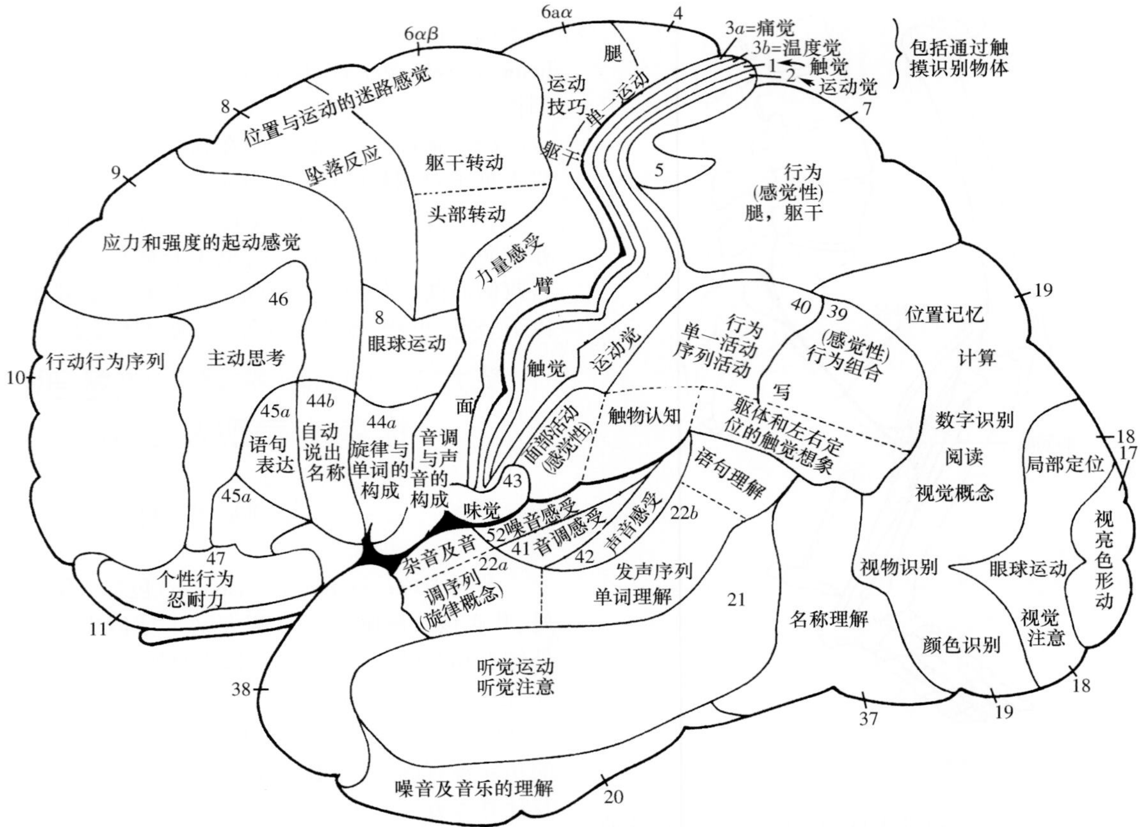

图 2-24 大脑皮质功能定位(左半球外侧面)

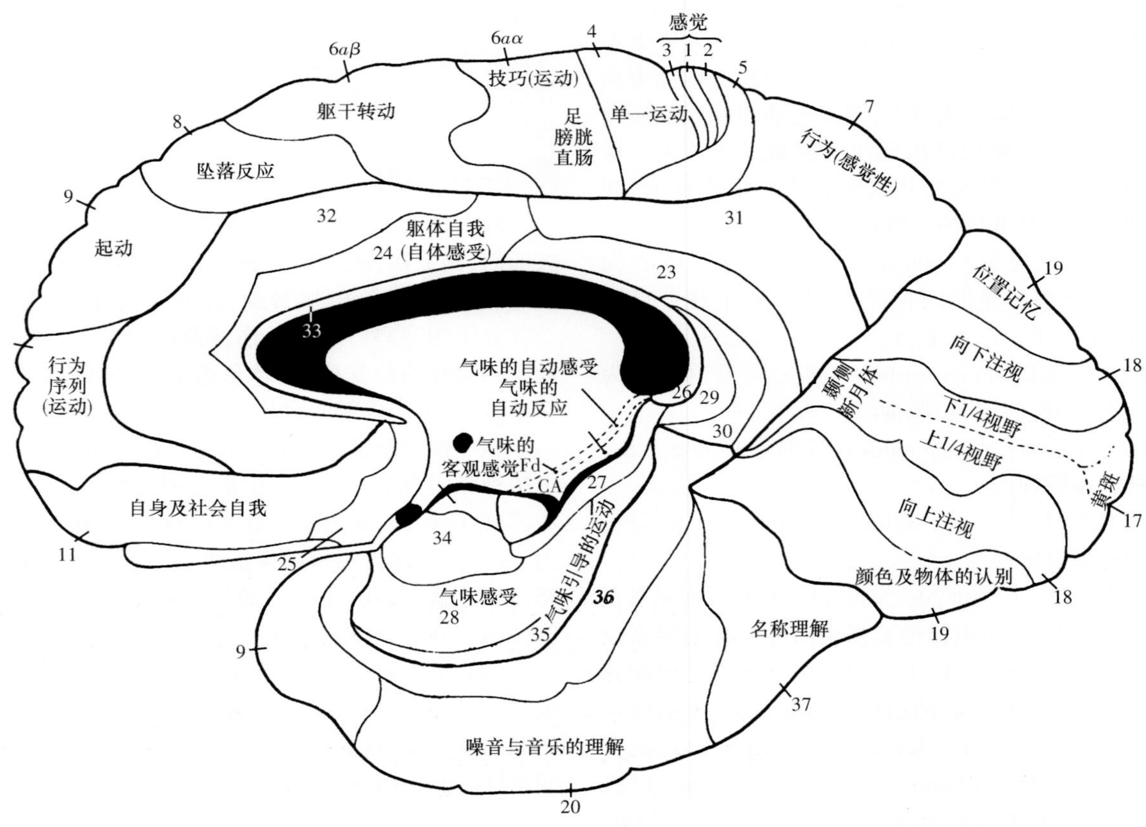

图 2-25 大脑皮质功能定位(右半球内侧面)

(3) 额叶后部病变：损害时可出现抓握和摸索(用物触及患者手掌时出现不自觉的抓握动作，或为不自觉的企图抓握周围的物品，这是由于抑制随意运动纤维被中断所致)，手指和脚趾的紧张性痉挛、违拗、抗拒，甚至呈紧张症或自动症；面部表情活动及全身运动少，步态障碍(额叶性共济失调)，甚至起立不能或步行不能，遗尿。

(4) 中央前回病变：中央前回处皮质为运动中枢，刺激性病灶产生对侧上肢、下肢或面部的抽搐(杰克逊部分性癫痫)，破坏性病灶多引起单瘫，中央前回上部受损时由于身体各部分在皮质运动中枢的代表区和身体的方向正相反之故，即最上部与下肢肌肉有关，中间部与上肢肌肉有关，最下部与面、舌、喉等肌肉有关，犹如倒置的人体投影。因此，临床上可以看到以上肢、下肢或面部损害为主的轻偏瘫。主要症状在下肢或足-趾者，表示病变位于上部或最高点，在上肢者则病变位于中部；在颜面及舌者则病变在下部。

(5) 额下回后部病变：额下回后部为言语运动中枢，其功能与唇、舌、喉等肌肉的运动中枢(中央前回下部)有密切联系。此中枢病变时可产生运动性失语，又称 Broca 失语，表现为口语表达障碍最突出，为非流利型、电报式语言，讲话费力，找词困难，或不能言语，或用词错误。口语理解相对保留，能够理解书面文字，但不能读出或会读错。言语中枢在解剖上并不对称，一般位于优势半球(多在左侧大脑半球)。

(6) 额中回后部病变：额中回后部有书写性运动中枢，损伤时引起书写不能，即失写症。

(7) 旁中央小叶损害病变：如矢状窦旁脑膜瘤因影响双侧下肢运动区，产生痉挛性截瘫、尿潴留和感觉障碍。

(8) 额叶底部病变：一侧额叶底部占位性疾病(肿瘤)可引起同侧嗅觉缺失和原发性视神经萎缩、对侧视乳头水肿(Foster-Kennedy 综合征)。

(二) 顶叶

顶叶位于额叶之后，枕叶之前。前界较为明显，为中央沟；后部逐渐移行为枕叶。分为中央后回、缘上回、角回和顶上小叶。顶叶症状群主要为感觉障碍的症状表现，同时尚有体像障碍、失结构症、运动障碍等症状。

中央后回为皮质感觉中枢，故受损以感觉症状为主。皮肤感受器投射皮质的排列顺序，与中央前回运动中枢的排列相仿，即左侧的皮肤投射于右半球，下肢的感受器投射于中央后回的上面和内侧面，上肢投射于中部，头面部投射于下部。中央后回的刺激性病灶产生对侧身体局限的感觉性癫痫发作，常常为针刺、电击，偶为疼痛的感觉异常发作，从一处向邻近部位扩展，或扩展至中央前回运动中枢，引起局部抽搐发作。破坏性病变引起精细感觉障碍，如实体觉、两点辨别觉和皮肤定位觉的丧失，一般感觉(触、痛、温觉)则不受影响。

左侧角回视性语言中枢损害引起失读，即失去阅读能力，多伴有书写能力障碍，但程度较轻。左侧缘上回运用中枢损害引起两侧运用不能。主侧角回的损害可引起古茨曼(Gerstmann)综合征，此征有计算不能、不能识别手指、左右侧认识不能及书写不能四个症状，有时伴失读。右侧顶叶邻近角回损害可引起患者不认识对侧身体的存在，患者穿衣、刮胡子都用右手，认为左侧上下肢不是自己的，称自体认识不能。右侧顶叶邻近缘上回处损害有时可见到患者不认为自己有缺陷，否认左侧偏瘫的存在，称病觉缺失。两者均属体像障碍。任何一侧的顶叶病变可出现触觉忽略，即每侧分别试触觉时，患者能认知，如两侧同时给予触觉刺激时，病灶对侧则会不感觉。顶叶占位性病变可损害视辐射的上部，故可引起对侧同向下象限盲。

(三) 枕叶

枕叶位于大脑半球的后端，小脑幕之上，为视觉皮质中枢，枕叶病损时不仅发生视觉障碍，而且出现记忆缺陷和运动知觉障碍等症状，但以视觉症状为主。

枕叶病变主要引起视觉障碍。根据视辐射损害范围的大小，可表现为两眼对侧视野的同向偏盲，或象限盲，或对侧视野外周新月状缺损。一侧视觉中枢损害引起的偏盲不影响黄斑区视觉(黄斑回避)，对光反射不消失。视中枢刺激性病变引起不成形幻视发作(闪光、暗影、色彩等)，可继以癫痫全身性发作。视中枢附近视觉联络区的刺激性病灶引起成形的幻视发作。左侧顶枕区可引起视觉失认，即患者对寻常物体失去认识能力，如给他看钥匙他不认识，但放在他手中接触一下，他即能认识。对图形、面容、颜色都可以失去辨认能力，还可有对侧视野中物体的视觉忽略。

(四) 颞叶

颞叶位于颅中窝与小脑幕上方。为听觉言语中枢、听觉中枢、嗅觉中枢、味觉中枢所在地。颞叶病变时，可出现发作性症候与非发作性症候。一侧颞叶的局部症状常较轻，尤其是在右侧时。

颞叶前部病变影响内侧面的嗅觉和味觉中枢，即钩回时，会出现特殊的症状，称钩回发作，患者有幻嗅，会闻到极不愉快的气味，如臭蛋味、烧焦味、腥臭味、汽油味等；有时出现幻味，多有各种自动症，如做舐舌、咀嚼、吞咽动作等。当癫痫放电向后扩散时，也可出现错觉、幻觉、自动症、似曾相识症、似不相识感、情感异常、精神异常、内脏症状或抽搐。

左优势半球颞上回后部侧颞叶受损产生感觉性失语，又称 Wernicke 失语(颞上回后部)和健忘性失语(颞中、下回后部)，临床特点为严重口语表达障碍，口语表达为流利型，语量增多，发音清晰，语调正确，但缺乏实质词，难以理解，答非所问。

在优势半球颞叶中回后部和顶枕交界处损害时可出现命名性失语，口语表达表现找词困难，缺乏实质词，常描述物品功能代替说不出的词。

一侧颞上回后部听觉中枢受损时常无听觉障碍，或为双耳听力轻度减退，听觉中枢周围的听觉联络区受损时，偶现幻听。双侧颞叶损害引起严重的记忆缺损，见于脑炎后遗症、脑变性病。

（五）边缘系统

边缘系统包括边缘叶（扣带回、海马回、钩回）、杏仁核、丘脑前核、乳头体核及丘脑下部等其他结构，它与网状结构、大脑皮质有着广泛的联系，参与精神（情绪、记忆等）和内脏等的活动，损害时出现情绪症状、记忆丧失、意识障碍、幻觉（嗅、味、视、听）、行为异常、智能减退等精神症状。常见于单纯疱疹病毒性脑炎。

二、内　　囊

案例 2-6

患者，男性，70 岁。突发右侧肢体无力 1 天。患者于 1 天前晨起时突感右侧肢体无力，症状渐重。患者既往有原发性高血压 10 余年。入院体格检查：血压 180/100mmHg，神志清楚，运动性失语，双眼右侧同向性偏盲。右侧鼻唇沟浅，伸舌右偏。左侧肢体肌力Ⅴ级，左侧肢体腱反射正常。右侧肢体肌力Ⅰ级，右侧肢体腱反射活跃；右侧巴氏征阳性，右侧偏身痛觉减退。

问题：

1. 通过病史及体格检查，你考虑该患者定位诊断在何处？

2. 诊断依据是什么？

内囊为皮质与下级中枢之间联系的神经束必经之路，形成向内弯曲的膝状白质带。其前内侧为尾状核，后内侧为丘脑，外侧为豆状核。一般将内囊分为前肢（位于尾状核与豆状核之间，含额桥束和丘脑前辐射）、膝部（位于前、后肢相连处，含皮质延髓束）和后肢（位于丘脑和豆状核之间，前部有皮质脊髓束，支配上肢的纤维靠前，支配下肢的纤维靠后；后部有丘脑辐射，至中央后回；最后部有视辐射、听辐射等）（图 2-26）。

1. 内囊的全部损害　临床上以急性脑血管病最多见。由于病变破坏了内囊的全部，致使皮质脊髓束、皮质脑干束、丘脑放射及视、听放射纤维的损害，因而临床表现为典型的“三偏”综合征，即病灶对侧半身偏瘫、偏身感觉障碍及对侧同向性偏盲。内囊区的梗死与大脑皮质梗死引起的偏瘫常合并偏身感觉障碍往往不同，可能只有偏瘫而无偏身感觉缺失。这是由于支配内囊运动纤维的动脉（纹状体外侧动脉）与支配丘脑和丘脑辐射的动脉（丘脑膝状体支）是分开的，而大脑中动脉支配大脑皮质的区域则包括运动和感觉两方面。

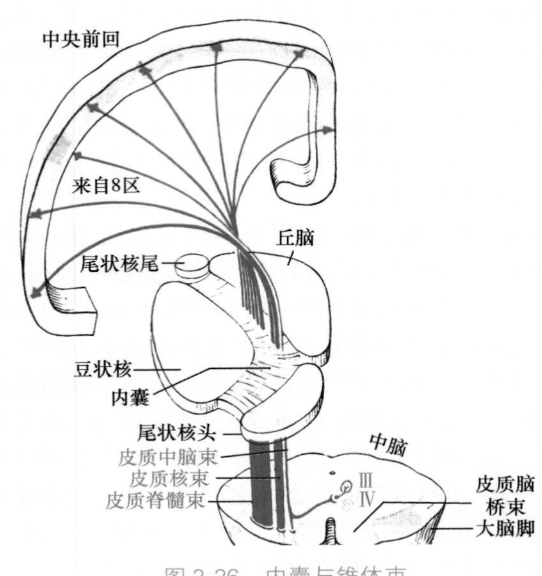

图 2-26　内囊与锥体束

2. 前肢病变　一侧皮质脑桥束受损可出现对侧肢体的小脑性共济失调；如为双侧病变亦可出现不自主苦笑。

3. 内囊膝部病变　一侧病变时则出现病灶对侧面神经及舌下神经中枢性瘫痪。双侧的病变则出现假性球麻痹，如吞咽困难、饮水反呛、声音嘶哑、强哭强笑、双侧软腭上提无力、咽反射迟钝或消失、下颌反射亢进及口轮肌反射、掌颏反射阳性。

4. 后肢病变　可出现病灶对侧瘫痪，如侵及后肢的后部时则出现对侧半身感觉障碍及对侧同向性偏盲。

案例 2-6 诊疗思路与总结分析

1. 诊疗思路　该患者具有“三偏”征，即偏瘫、偏盲、偏身感觉障碍，提示病变部位在内囊。

2. 总结分析　该患者的定位诊断为左侧内囊，诊断依据：体格检查见双眼右侧同向性偏盲，右侧中枢性面舌瘫，右侧肢体肌力减退，右侧病理征阳性。右侧痛觉减退。该患者存在“三偏”症状，即偏瘫、偏盲、偏身感觉减退。提示病变部位可能在内囊膝部及内囊后肢。病变累及皮质脑干束、皮质脊髓束、丘脑放射及视放射纤维。

三、基　底　核

基底核指大脑两半球深部的灰质块，是从胚胎端脑神经节小丘发育而来的，这些神经节由尾状核、壳核、屏状核和杏仁核复合体组成，与红核、黑质、丘脑底核等构成锥体外系。锥体外系之间联系非常复杂，除了各核之间有纤维互相联系外，还接受大脑皮质、丘脑等处传来的神经冲动，然后经苍白球发出纤维至丘脑而与大脑皮质联系。苍白球的下行纤维，通过红核、黑质、网状结构等影响脊髓运动神经元。基底核与大脑皮质和小脑协同调节随意运动、肌张力和姿势反射，也参与复杂行为的调节（图 2-27）。

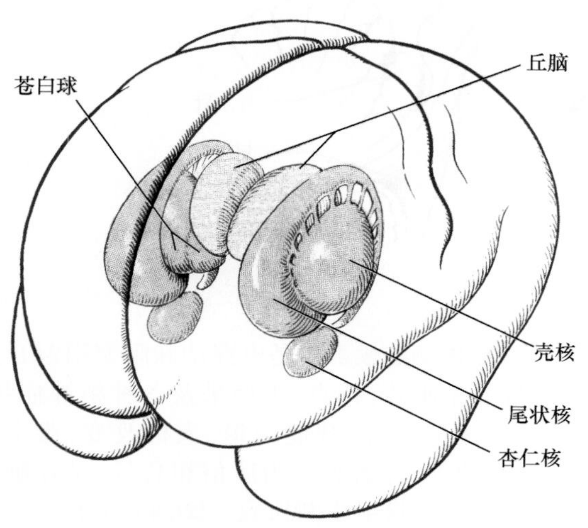

图 2-27　基底核模式图

案例 2-7

患者，男性，60 岁。右侧肢体不自主抖动 2 年。患者 2 年前无明显诱因出现右手不自主抖动，有搓丸样动作，静止时出现，精神紧张可加重，睡眠时消失，1 年前开始抖动逐渐波及右下肢。平时做起床、穿衣等运动时行动迟缓。走路时呈碎步前冲，始动、变换方向及停止时均较困难。既往体健。体格检查：神志清楚，查体合作，慌张步态，脑神经正常。四肢肌力Ⅴ级，四肢肌张力呈齿轮样增高，右侧显著。病理征阴性，无深、浅感觉障碍及共济失调，脑膜刺激征阴性。

问题：

1. 通过病史及体格检查，你考虑该患者定位诊断在何处？

2. 诊断依据是什么？

临床上变性疾患多见于此处。也可由中毒、炎症、血管性疾病、缺氧、肿瘤、外伤及发育不全等引起。主要表现为肌张力改变（增高或降低）和异常运动（动作增多或减少）。这些症状与病灶的部位有关，一般是旧纹状体（苍白球、黑质）病变引起肌张力增高、动作减少及静止性震颤，新纹状体（壳、尾状核）病变引起肌张力减退，动作过多综合征（如舞蹈样运动、手足徐动症和扭转痉挛）、丘脑底核引起偏侧投掷运动。常见的基底核疾病是帕金森综合征、风湿性舞蹈病、手足徐动症、扭转痉挛、肝豆状核变性等，症状大多表现为双侧，如为一侧症状，其病变应在对侧相应的基底核。

案例 2-7 诊疗思路与总结分析

1. 诊疗思路　该患者主要表现肢体肌张力增高、运动迟缓、动作减少及静止性震颤，提示可能为旧纹状体（苍白球、黑质）病变所致。

2. 总结分析　该患者症状、体征归纳为肢体肌张力增高、运动迟缓、动作减少及静止性震颤，提示可能为旧纹状体（苍白球、黑质）病变所致。要点提示：旧纹状体（苍白球、黑质）病变引起肌张力增高、动作减少及静止性震颤，新纹状体（壳、尾状核）病变引起肌张力减退、动作过多综合征（如舞蹈样运动、手足徐动症和扭转痉挛），丘脑底核引起偏侧投掷运动。定性诊断为帕金森病的可能性较大。

四、间　　脑

间脑位于中脑前上方，两侧大脑半球之间，除其下部外，被两侧大脑半球所掩盖，并与其紧密连接。在个体发生上，它与两半球均由前脑泡发生。间脑的前方以视交叉与大脑为界。腹侧为中脑和基底池。外侧与内囊邻接。背面为侧脑室的底面。间脑中央有一较狭窄的腔隙称为第三脑室。丘脑下沟将间脑分为丘脑和下丘脑（图 2-28）。

（一）丘脑

丘脑是间脑中的最大灰质块，长约 4cm，宽 1.5cm，呈卵圆形。主要的核团有：前核（与下丘脑联系，接受来自乳头体的纤维，并发出纤维至扣带回）、内侧核（与大脑额叶联系）、外侧核（与脊髓、延髓、小脑联系）。外侧核又分腹后外侧核（接受脊髓丘脑束和内侧丘系的纤维）、腹后内侧核（接受三叉丘脑束的纤维）、腹外侧核（接受经结合臂的小脑齿状核及顶核发出的纤维）。外侧膝状体（接受视束的纤维）、内侧膝状体（接受四叠体下臂来的听觉纤维）属丘脑后部的重要核。丘脑损害主要临床表现如下。

1. Dejerine-Roussy 症候群　丘脑膝状体动脉发生闭塞导致丘脑外侧核的后半部受损，称为 Dejerine-Roussy 症候群，其症候特点如下。①对侧肢体运动障碍。丘脑与纹状体的联络中断，出现短暂性对侧肢体偏瘫，同时可出现对侧肢体的不随意运动，或舞蹈样动作或手足徐动，其程度均轻。②对侧面部表情运动障碍。由于丘脑至皮质下基底神经节核团反射径路

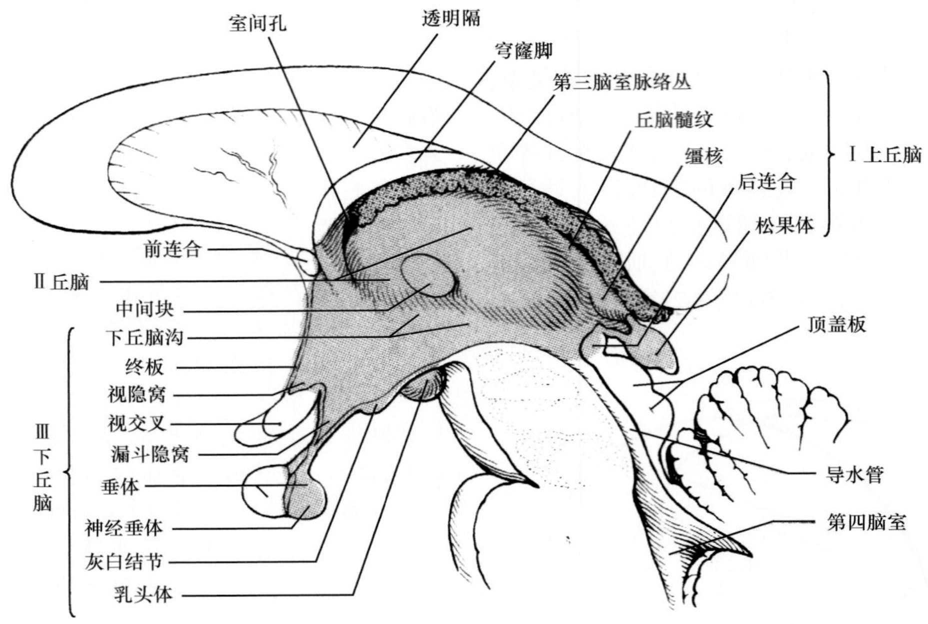

图 2-28 间脑模式图

受累中断，造成病灶对侧面部分离性运动障碍：即当患者大哭大笑、情绪激动之时，病灶对侧面部表情丧失，呈现面肌瘫痪征。但如果同时令患者作病灶对侧上、下肢运动，并无瘫痪表现。③对侧半身感觉障碍。丘脑的损害造成对侧半身感觉障碍特点：丘脑外侧核特别是腹后外侧核受累出现对侧半身所有感觉缺失；感觉障碍的程度并不一致，一般而言，上肢比下肢重，肢体的远端重于近端，深感觉和触觉障碍的程度比浅感觉（痛、温觉）要重；由于对侧肢体的浅、深感觉丧失，出现实体感觉障碍，呈现肢体感觉失认现象。④由于丘脑内髓板核、中央核受累。患者病灶对侧上、下肢出现剧烈的、难以忍受和难以形容的“自发痛”或中枢性痛。剧痛为持续性，而且可有突然加重之势。疼痛常可因某种刺激而加剧，如强光照射、风吹、特殊气味及高尖的声音等。常常伴有感觉过敏和感觉过度。其疼痛的部位不清，常呈弥漫性并难以说清准确的位置。疼痛的性质有各种各样，有烧灼感、冷感和难以描述的痛感。疼痛常受情绪的影响，情绪激动可使疼痛加重。⑤对侧半身感觉过敏和感觉过度，这是丘脑病变常见的典型症状。⑥在病灶对侧出现剧烈疼痛时可伴有血压增高、心率加快、泌汗增多或血糖升高等自主性神经功能障碍。

2. 红核丘脑症候群 是由丘脑穿动脉闭塞导致丘脑外侧核群的前半部受累。特点：①小脑性共济失调，表现为指鼻不准、意向性震颤、轮替性快复动作不能、跟膝胫试验障碍等。②腹侧前核损害所致短暂的舞蹈样手足徐动。③腹侧后内核受累引起对侧头面部感觉障碍。

3. 丘脑内侧症候群 是由穿动脉阻塞引起丘脑内侧核群受累所致，特点：①痴呆及各种精神症状，表情呆滞、反应迟钝、智能减退、人格改变，或出现欣快，动作幼稚，言语和行为庸俗粗鲁等，是丘脑向边缘系统的纤维投射中断所致。②网状上行激活系统受累出现睡眠障碍。③自主神经功能障碍。④自发痛。

（二）下丘脑

下丘脑（丘脑下部）位于丘脑下沟的下方，含视前核、视上核、室旁核、腹内侧核、背内侧核、灰结节核、乳头体核、后核等。除与垂体联系外，它与脑干、丘脑、基底核、边缘系统及大脑皮质间存在着密切的交互联系。下丘脑为皮质下自主神经中枢，其前部为副交感神经中枢，后部为交感神经中枢，与垂体腺及网状结构等有密切关系。丘脑下部病变主要有内分泌与代谢障碍、自主神经功能障碍和周围神经组织受侵犯的症状。缓慢发展的病变易引起摄食异常和内分泌功能障碍，急性破坏性病损更可能出现昏迷和自主神经系统的紊乱，如消化性溃疡和消化道出血等。

1. 尿崩症 视上核、室旁核或下丘脑垂体束受损均可引起抗利尿激素（ADH）分泌不足所致的中枢性尿崩症。表现为多尿、烦渴、多饮。尿比重减低（一般低于 1.006），渗透压也低，禁水 8h 后血浆渗透压高于 300 mmol/L，尿液渗透压总低于血浆渗透压。

2. 体温调节障碍 下丘脑前端（视前区）损害常见中枢性发热。严重脑挫伤、下丘脑和第三脑室的手术干扰及急性脑桥的血管病变等可导致致命性高热，特点是散热困难、四肢厥冷、皮肤干燥和由感染引起同程度发热所见的一般表现，呼吸脉搏仅稍为增快，血白细胞不增高，同时对解热剂无效，氯丙嗪有一定疗效，冷敷和物理降温有效。体温过低见于下丘脑尾端病变。

3. 摄食异常 下丘脑腹内侧核（饱食中枢）损害后患者摄食量显著增加，呈下丘脑性肥胖；灰结节的外侧区（饮食中枢）损害后，患者便显著厌食，胃纳全失，极度消瘦。该中枢的刺激性病变，结果相反。

4. 性功能障碍 下丘脑的促性腺中枢位于腹内侧核，释放促性腺垂体激素；性行为的抑制性中枢位于腹内侧核前端，此部因肿瘤或炎症受损时，则失去抑制功能而出现性早熟。

5. 睡眠、觉醒异常 下丘脑前部与睡眠有关；后部与觉醒的发生和维持有关；其损害可引起多睡，患者非常容易入睡，但可被唤醒。当损害延及中脑首端网状结构时可引起深睡。

6. 胃十二指肠溃疡和出血 急性下丘脑病变常伴有胃十二指肠溃疡和出血，其原因有人认为是交感缩血管纤维的麻痹导致黏膜下血管扩张和出血，也有人认为是迷走神经过度活动，使胃肠道肌肉收缩，引起局部缺血所致。下丘脑病损，特别是手术损伤、急性脑血管意外、急性脑干损伤及其他危重患者临终前常见到的急性消化道出血均直接与下丘脑前部及其下行径路受损有关。

（三）上丘脑

上丘脑松果体区病变以肿瘤和炎症多见。病变压迫中脑四叠体时，除颅压增高外，可出现帕里诺（Parinaud）综合征，表现为：①瞳孔对光反射消失（上丘）；②眼球垂直性同向运动障碍，特别是向上的凝视麻痹（上丘）；③神经性聋（下丘）；④小脑性共济失调（结合臂）。以下均为双侧。

五、脑　干

脑干位于后颅窝中，俯卧于颅底蝶鞍斜坡之上，包括延髓、脑桥和中脑。延髓向后下延伸与脊髓连接；脑桥居中，以桥臂与小脑连接；中脑向前上与间脑连接。脑干内部也由灰质和白质构成，但比脊髓复杂，灰质不是连续的细胞柱，而是功能相同的神经细胞集合成团或柱形的神经核，断续地存在于白质之中。除了脑神经核外，尚有传导深感觉的中继核（薄束核、核束核）与锥体外系有关的核（红核、黑质）等。白质有传导束通过，包括深浅感觉传导束、锥体束、锥体外通路及内侧纵束等，内侧纵束与脑神经Ⅲ、Ⅳ、Ⅵ、Ⅺ有联系，其中尚有来自前庭的纤维，协调头、颈、眼球运动。网状结构是分布在脑干中轴的灰白质交织区，在网状纤维间有许多散在或成团的网状核。它与大脑皮质、丘脑、下丘脑、边缘系统、小脑、脑干神经核和脊髓等有密切的联系，几乎参与所有神经系统的重要活动，控制运动和感觉功能，调节呼吸、循环、消化等内脏活动及清醒和睡眠。脑干常见的病因为血管性病变、肿瘤、感染。

症状特点是：病变同侧的周围性脑神经麻痹和对侧的中枢性偏瘫和偏身感觉障碍，称为交叉性麻痹。

脑干受损的具体部位是根据受损脑神经的平面来判断的：如动眼神经（Ⅲ）的交叉性麻痹说明病变在中脑的大脑脚（Weber 综合征）；三叉神经（Ⅴ）、展神经（Ⅵ）、面神经（Ⅶ）的交叉性麻痹说明病变在脑桥（如 Millard-Gubler 综合征）；舌咽神经（Ⅸ）、迷走神经（Ⅹ）、副神经（Ⅺ）、舌下神经（Ⅻ）的交叉性麻痹说明病变在延髓（如 Wallenberg 综合征）（图 2-29）。

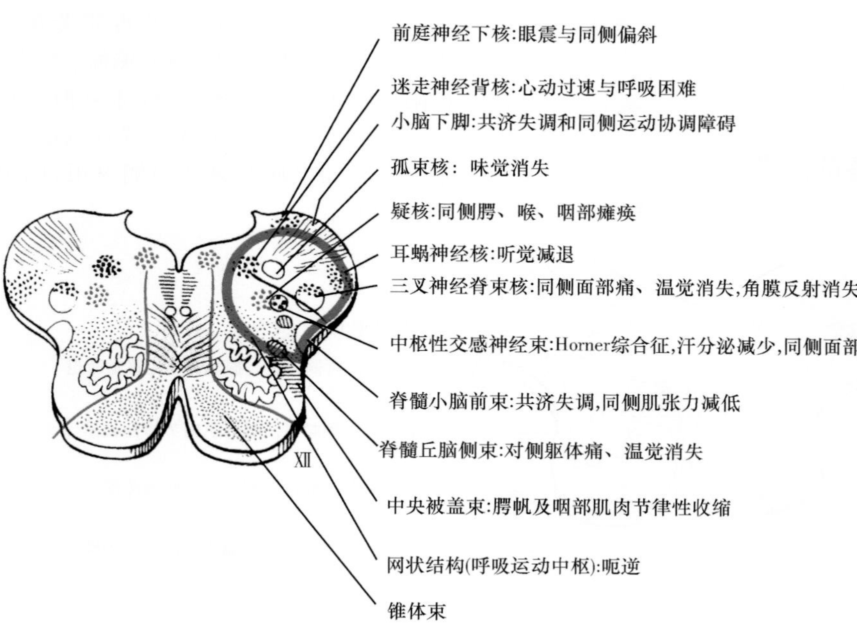

图 2-29 Wallenberg 综合征（1）

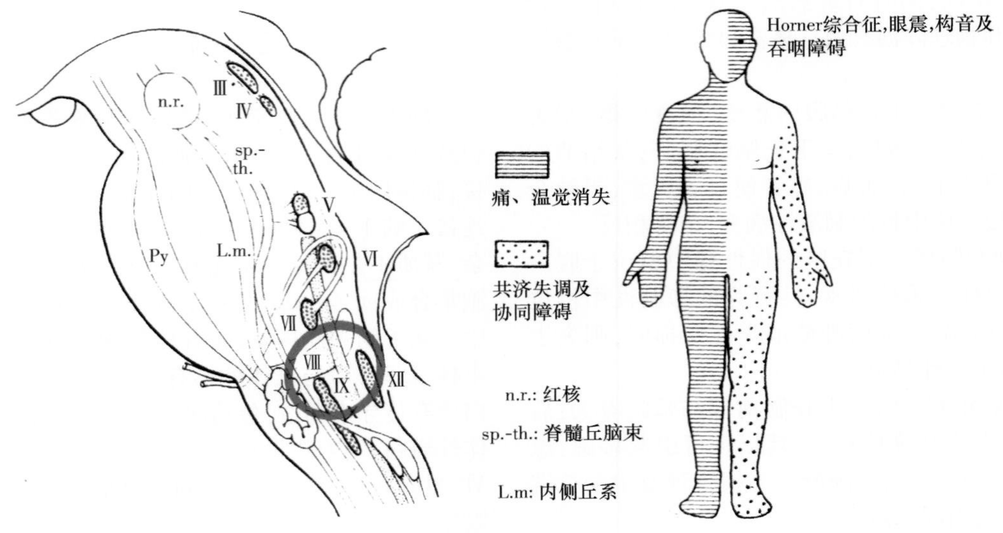

图 2-29 Wallenberg 综合征(2)

案例 2-8

患者,男性,48 岁。右侧眼睑下垂伴左侧肢体无力一天。患者一天前无明显诱因突感右侧眼睑下垂,伴视物成双、头晕,随之感左侧肢体无力,不能行走、持物,症状呈进行性加重,无意识丧失及肢体抽搐,无大小便失禁。神经系统检查:右侧眼睑下垂,右侧瞳孔扩大,直径 5.0 mm,对光反射消失,左侧瞳孔直径 3.0 mm,光反射灵敏,右眼上视、下视、内收不能,复视,双侧额纹对称,左侧鼻唇沟浅,伸舌左偏,左侧肢体肌力 0 级,左侧巴氏征阳性,右侧肢体肌力Ⅴ级,肌张力正常,腱反射正常。

问题:

1. 通过病史及体格检查,你考虑该患者定位诊断在何处?

2. 诊断依据是什么?

(一) 延髓损害的主要综合征

1. Wallenberg 综合征 又称延髓背外侧综合征或小脑后下动脉综合征,是延髓病变中最常见的一种临床综合征。可由于血栓形成,致使延髓后、上、外侧部一个三角区软化。主要表现为:①出现交叉性感觉麻痹障碍,同侧面部痛、温觉缺失(三叉神经脊束和脊束核损害),对侧偏身痛、温觉减退或丧失(及脊髓丘脑侧束损害);②吞咽、构音困难,同侧软腭咽喉肌及声带瘫痪、咽反射消失(疑核及舌咽、迷走神经损害);③眩晕、恶心、呕吐、眼球震颤(前庭神经核损害);④病灶侧共济失调(绳状体及脊髓小脑束,部分小脑半球损害);⑤Horner 综合征(下丘脑下行交感纤维损害)。

2. 橄榄体前部综合征 又称延髓中部综合征(Dejerine 综合征)。在临床上甚为少见,本病通常由椎动脉或基底动脉旁中央支阻塞所致。主要症状:①有病灶同侧舌肌瘫痪及舌肌萎缩(舌下神经损害),弛缓性瘫痪;②对侧侧偏瘫(非痉挛性)伴巴氏征阳性肢体中枢性瘫痪(锥体束损害);③对侧后索上下肢性触觉、振动觉和位置觉减退或丧失(内侧丘系损害);如果病变累及内侧纵束,则出现眼球震颤(图 2-30)。

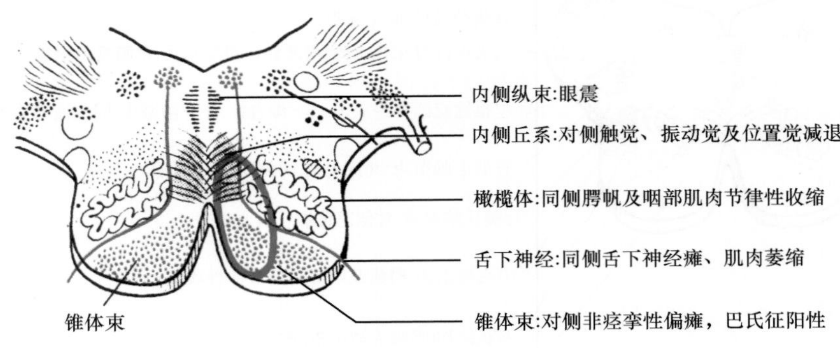

图 2-30 橄榄体前部综合征(1)

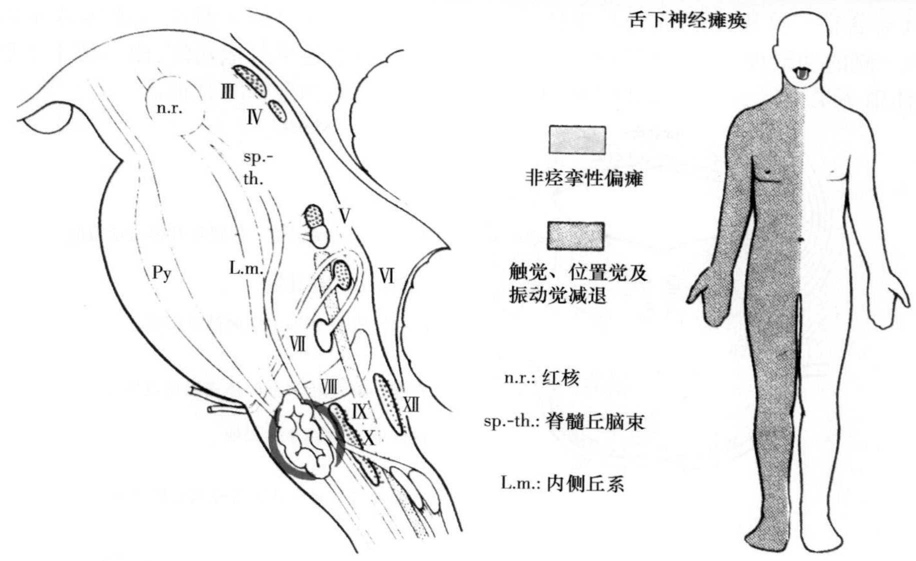

图 2-30　橄榄体前部综合征(2)

3. 橄榄体后部综合征　病灶位于舌咽、迷走、副神经及舌下神经核区，锥体束常可不受损害，有时侵及脊髓丘脑束。因各脑神经麻痹结合的形式不同，而构成相互不同的综合征，如舌咽、迷走、副神经综合征；舌咽、迷走、舌下神经综合征；舌咽、迷走、副神经与舌下神经综合征。

4. 阿维利斯(Avellis)综合征　病变损害了延髓的疑核与孤束核及在疑核前外侧的脊髓丘脑束、锥体束，出现病变同侧软腭麻痹、声带麻痹、咽喉部感觉丧失、舌后 1/3 味觉障碍、对侧上下肢瘫痪、偏身痛、温觉障碍，而本体感觉正常。

5. 许密德(Schmidt)综合征　同侧第Ⅸ、Ⅹ、Ⅺ、Ⅻ脑神经瘫痪，对侧上下肢瘫痪。

6. Babinski-Nageotte 症候群　因疑核、孤束核、三叉神经脊髓束、舌下神经核、绳状体与网状结构的损害，临床表现同侧咽喉肌麻痹、同侧舌后 1/3 的味觉丧失、同侧 Homer 征、同侧面部痛觉与温度觉丧失、同侧共济失调、对侧偏瘫与痛温觉丧失，而本体感觉正常。

(二) 脑桥损害的主要综合征

1. Millard-Gubler 综合征　多由炎症、变性及肿瘤所致。病变位于脑桥的腹外侧部，主要损害外展神经及面神经、锥体束、脊髓丘脑束及内侧丘系或其核，产生同侧外展神经及面神经麻痹，表现为病侧眼球不能外展，同侧皱额消失，眼睑不能闭合。鼻唇沟变浅，口角歪向对侧。同时，因病变损及锥体束而产生对侧肢体偏瘫；对侧偏身感觉障碍(脊髓丘脑束及内侧丘系损害)(图 2-31)。

2. Foville 综合征　病变位于脑桥腹内侧部一侧接近中线处。损害外展神经、面神经、脑桥侧视中枢、内侧纵束、锥体束，表现为：①病灶侧眼球不能外展及周围性面神经麻痹(展神经、面神经损害)；②两眼向病灶对侧凝视(脑桥侧视中枢及内侧纵束损害)；③对侧中枢性偏瘫(锥体束损害)。损害核上神经通路内侧纵束，产生两眼向病灶侧的水平协同运动麻痹，同时损害锥体束而产生对侧偏瘫。

3. Raymond-Cestan 综合征　可由肿瘤或血管性病变引起。病变位于脑桥被盖部的背侧，邻近第四脑室底部。例如，病变的水平高于外展神经及面神经，则影响脑桥臂而发生同侧小脑性共济失调，同时，因损害内侧丘系而发生对侧肢体本体感觉障碍，也可因损害内侧纵束而产生水平性协同运动麻痹。当病变在外展神经及面神经的水平时，则发生外展神经及面神经麻痹。

4. 闭锁综合征(locked-in syndrome)　是由脑桥基底部病变所致，又称去传出状态，主要见于基底动脉脑桥分支双侧闭塞。患者大脑半球和脑干被盖部网状激活系统无损害，因此意识保持清醒，对语言的理解无障碍。由于其动眼神经与滑车神经的功能保留，故能以眼球上下示意与周围的环境建立联系。但因脑桥基底部损害，双侧皮质脑干束与皮质脊髓束均被阻断，外展神经核以下运动性传出功能丧失，患者表现为不能讲话，有眼球水平运动障碍，双侧面瘫，舌、咽及构音、吞咽运动均有障碍，不能转颈耸肩，四肢全瘫，可有双侧病理反射。因此，虽然意识清楚，但因身体不能动，不能言语，常被误认为昏迷。脑电图正常或轻度慢波有助于和真正的意识障碍相区别。

(三) 中脑损害的主要综合征

1. Weber 综合征　又称大脑脚底综合征，是中脑病变最常见的一种综合征。为中脑腹侧部损害所致，由于损害了锥体束与动眼神经，主要表现为同侧动眼神经瘫(眼睑下垂，眼球外斜，眼球向上、内收及向下运动麻痹，瞳孔扩大及对光反射消失)、对侧中枢性偏瘫(对侧中枢性面瘫、舌肌麻痹及上下肢瘫痪)。

2. **Benedikt 综合征** 又称动眼神经与锥体外系交叉综合征。由一侧的动眼神经髓内根与红核、黑质破坏所致，而锥体束不受损。表现为病灶同侧动眼神经瘫痪，病灶对侧半身出现锥体外系综合征；半身舞蹈症，或手足半身徐动症，或一侧上下肢震颤、肌张力增高，类似帕金森综合征。

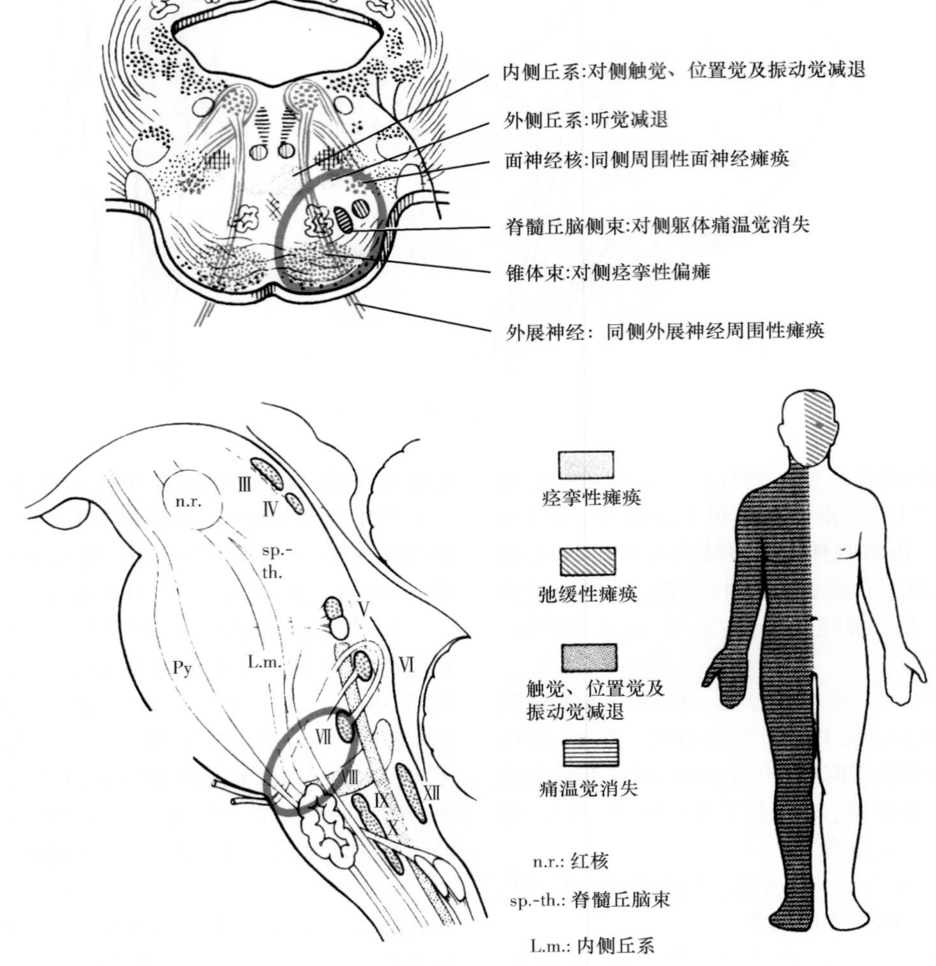

图 2-31 Millard-Gubler 综合征

3. **Chiray-Foix-nicolesco 综合征** 又称红核上部综合征。由于红核上部的破坏出现病灶对侧上下肢严重的震颤，主要为企图震颤，明显的肌张力减低。病灶对侧出现小脑损害的症状及体征。

4. **Parinaud 综合征** 四叠体、松果体的肿瘤、炎症、血管疾病和颅后窝占位病变引起的小脑幕切迹上疝等，损害了中脑顶盖部上丘时，产生两眼不能协同向上仰视或两眼会聚麻痹(Perlia 核受累)。

案例 2-8 诊疗思路与总结分析

1. 诊疗思路 患者表现为右侧动眼神经麻痹，左侧偏瘫，为交叉性瘫痪，提示病变部位在右侧中脑大脑脚脚底。急性起病，首先考虑血管病、炎症性疾病，下一步检查头 MRI 或头部 CT 了解病灶性质，并注意评估血管病、炎症性指标等。

2. 总结分析 脑干病变的症状特点是：病变同侧的周围性脑神经麻痹和对侧的中枢性偏瘫和偏身感觉障碍——交叉性麻痹。根据脑干损伤的部位不同，脑神经损伤的表现不同。

六、小 脑

案例 2-9

患者，男性，65 岁。突发眩晕、恶心、呕吐伴行走不稳 2h。患者 2h 前晨起锻炼时突感眩晕、伴剧烈恶心、呕吐，行走不稳，病程中患者无发热，无意识丧失及肢体抽搐，无明显肢体活动障碍，无大小便失禁。体格检查：神志清楚，爆破性语言，双瞳孔等大等圆，直径3.0mm，对光反射灵敏，眼球活动自如，双眼水平眼震，双侧鼻唇沟对称，伸舌居中，四肢肌力Ⅴ级，左侧肌张力减低，左侧指鼻试验、跟膝胫试验不准，轮替动作不能。

问题：

1. 通过病史及体格检查，你考虑该患者定位诊断在何处？

2. 诊断依据是什么？

小脑位于颅后窝。以三对小脑脚与脑干相连，故与脊髓、前庭、大脑等有密切联系，对保持身体平衡、控制姿势和步态、调节肌张力和协调动作的准确执行具有重要作用。小脑蚓部损害主要引起躯干的共济失调，小脑半球损害引起同侧肢体的共济失调，急性小脑病变（血管性病变、炎症等）的临床表现较慢性病变（变性、肿瘤等）明显，因慢性病变时小脑可发挥其较强的代偿功能。

案例 2-9 诊疗思路与总结分析

1. 诊疗思路　该患者主要表现为眩晕、恶心、呕吐，伴行走不稳，爆破性语言，水平眼震，左侧肢体肌力正常、肌张力低、共济失调，提示病变部位在左侧小脑半球。急性起病，年龄为65岁，首先考虑为血管病，其次为炎症性疾病，下一步检查头MRI或头部CT了解病灶性质，并注意评估血管病、炎症性指标等。

2. 总结分析　小脑半球病变的特点是爆破性语言，水平眼震，病变侧肢体共济失调，故该患者定位考虑在左侧小脑半球。

七、脊　髓

脊髓（spinal cord）呈微扁圆柱体，位于椎管内，是从脑干向下延伸的部分，其上端在枕骨大孔水平与延髓相连，下端形成脊髓圆锥，终止于第1腰椎下缘或第2腰椎上缘水平。脊髓由含有神经细胞的灰质和上、下传导束的白质组成。脊髓发出31对脊髓神经分布到四肢和躯体，为四肢和躯干的初级反射中枢，正常脊髓的活动总是在大脑的控制下进行。脊髓的解剖生理功能和脊髓受损部位的定位诊断详见第七章。

思考题

1. 感觉障碍的临床表现有哪些？

2. 核间性动眼肌神经麻痹的临床特点？

3. 中枢性瘫痪和周围性瘫痪的鉴别？

4. 内囊病变的特点有什么？

5. 小脑半球及小脑蚓部病变的主要特点是什么？

6. 齿轮样肌张力增高可见于哪些部位病变？额叶有哪些主要功能区？损害的表现有哪些？

7. 脑干损害的症状特点是什么？脑干损害的常见综合征及其结构基础是什么？

（陈煜森　沈　霞）

陈煜森，男，副教授、主任医师、博士生导师、医学博士、留日学者。广东医科大学神经病学教研室副主任、广东省医学会神经病学分会帕金森病及运动障碍学组组员、湛江市医学会神经内科学分会副主任委员，省“千百十工程”校级学术带头人培养对象。主要研究方向帕金森病、脑血管病。承担省部级项目3项，参与国家级课题2项。发表科研论文50余篇，SCI收录10多篇。培养硕士10多名。作为主要参与者获广东省科技进步奖三等奖1项，市级科技进步奖一等奖3项。

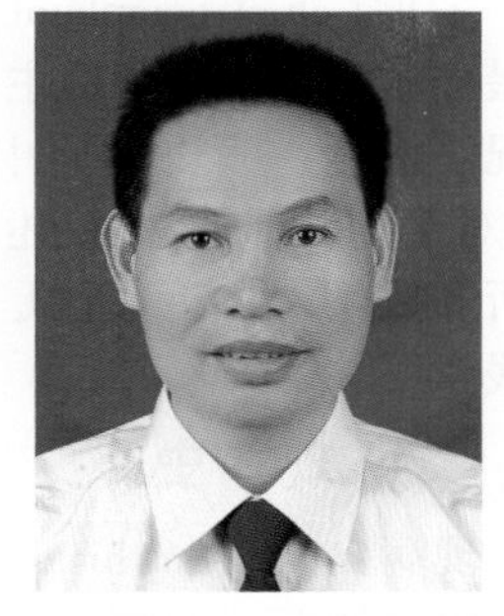

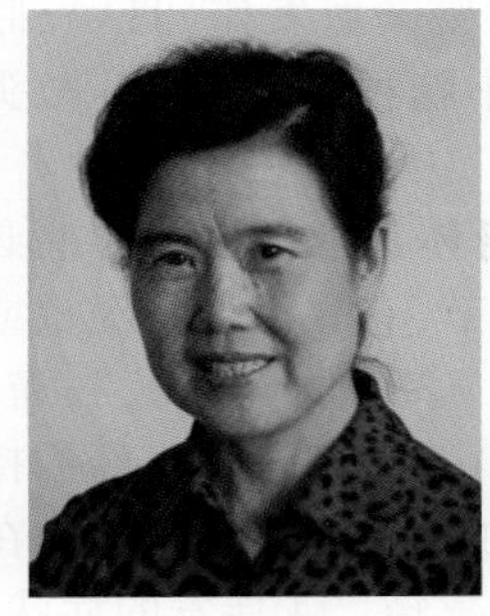

沈霞，女，神经内科主任医师、教授。从医40多年，任徐州医科大学附属医院神经内科主任、江苏省医学会神经病学专业副主任委员、淮海经济区神经病学专业主任委员、徐州市医学会神经病学专业主任委员、中国癫痫病学会理事、江苏省癫痫病学协会常务理事、江苏省脑血管病委员会副主任委员、江苏省医疗事故鉴定委员会委员等职务。主持多项省市级、国家级科研课题，发表论文百余篇。主编《神经病学》教材2部，参编十余部临床教学专著。同时担任多家医学杂志编委。获“江苏省六大高峰人才”、“江苏省卫生厅医学新技术引进二等奖”等荣誉。

第三章 神经病学的临床方法

【目标要求】

掌握：神经病学的病史采集，神经系统检查法和神经科基本操作技能。

熟悉：意识障碍的鉴别诊断和特殊类型的意识障碍；脑神经运动系统、反射功能和脑膜刺激征的检查。

了解：肌力的6级记录法；失语症、失用症及失认症的概念及其检查方法。

第一节 病史采集

病史采集(taking the history)也就是问诊。通过问诊获得完整的病史，这在神经系统疾病的诊断上非常重要。病史采集应有系统、有重点，要尽量让患者自己陈述疾病的经过，待患者讲完后再提问，但应尽可能避免暗示性提问。临床医生必须善于引导患者按时间先后讲述每个症状出现的具体时间及演变过程，如果患者有精神症状、意识障碍和智能缺陷等不能叙述病史时可让了解患者的亲属补充或代诉。确切的病史常可提供病变性质和受损部位的重要信息。如癫痫、偏头痛等查不到阳性体征的神经系统疾病常可根据准确的病史做出诊断。

(一) 主诉

主诉(chief complaint)是患者在疾病过程中感受最痛苦的部分，包括主要症状、发病时间和变化情况。医生在病史询问中，应重点围绕主诉进行提问，对于症状重叠或叙述凌乱的患者，医生应进行分析和归纳。主诉往往是疾病定位和定性诊断的第一线索。

(二) 现病史

现病史(present history)是病史中最重要的部分，主要内容如下。

1. 起病情况　确切的患病时间(脑血管病必须问出时点和分，以便在时间窗内溶栓治疗)、发病缓急、前驱症状、可能的病因和诱因。

2. 主要症状的特点　应包括主要症状的部位、性质、持续时间及程度。

3. 病情的发展与演变　包括起病后病情是持续性还是间歇性发作，是进行性加重还是逐渐好转，缓解和加重的因素等。

4. 伴随症状　各种伴随症状出现的时间、特点及演变过程。

5. 诊疗经过　何时何处就诊，诊断何病，做过何种检查，经过何种治疗，药物剂量及治疗效果。

6. 一般情况　目前的进食情况(有无呛咳、吞咽困难及进食缓慢)、大小便(有无尿失禁及尿潴留、排尿困难)、精神、体力、睡眠等情况。

7. 其他　与现病关系密切的病史，虽年代久远也应包括在内。

一般而论，急性起病的病因有血循环障碍，急性炎症和外伤等，缓慢起病的病因有肿瘤和变性等。

下列几种症状是神经系统疾病最常见的表现，应根据患者的具体情况重点地加以询问。

1. 头痛(headache)　是很常见的症状，询问病史时应了解：①部位：是整个头部疼痛还是限于偏侧(额部、颞部、顶部、枕部和头皮等)。②性质：可为胀痛、跳痛、裂开痛、紧箍痛或隐隐作痛。③头痛的规律，是持续性、波动性还是周期性，每次头痛的持续时间，如有阵发性加重须注意与时间、体位、头位、情绪、疲劳及脑脊液压力的暂时性增高(咳嗽、喷嚏、屏气、用力、排便等)有无关联；如为周期性发作要询问与季节、气候、饮食、睡眠和脑力劳动等因素的关系及其频率。④头痛的程度：如是否影响睡眠和工作，服用止痛药能否缓解，是否用过脱水药，效果如何。⑤头痛时的伴发症状：如恶心、呕吐、眩晕、苍白、潮红、视物不清、闪光、畏光、复视、耳鸣、瘫痪、颈部牵痛感、嗜睡、晕厥、昏迷等。⑥头痛缓解的方式等。

2. 眩晕(vertigo)　是最常见的神经症状。眩晕指患者感到自身和(或)周围景物旋转、倾倒的感觉，同时伴恶心、呕吐。耳源性眩晕者伴有耳鸣、耳聋。说不清楚头昏(dizziness)的具体感觉，忽忽悠悠等为假性眩晕，多为神经官能症，少数为颅内肿瘤，应做详细神经系统检查和CT、MRI等辅助检查，以防漏诊。短时发作的眩晕多为短暂性脑缺血发作(TIA)，眩晕持续24h以上，多为脑干、小脑梗死，应及时做头颅MRI检查。

3. 疼痛(pain)　对于身体其他部位的疼痛必须了解：①部位：皮肤、肌肉、关节、有无沿着神经根或周围神经支配区放射的迹象。②性质：酸痛、胀痛、钻痛、灼痛、抽痛、闪电样痛等。③规律包括疼痛的持续时间，在气候变化、体位变动、活动时有无加重，在休息、服药、热敷和冷敷后有无减轻。④伴发的症状：如肌肉痉挛、冷热感、麻木感等。

4. 痫性发作(seizure) 要特别注意向患者或目睹发作者了解抽搐发作的全过程及病程全部经过。①先兆或首发症状:发作前有无先兆症状如感觉异常、躯体麻木、视物模糊、闪光幻觉、耳鸣和怪味等,目击者是否确证患者有无意识丧失,包括失神、瞪视、无意识言语或动作等。②发作过程:是全身性还是局灶性,强直性还是阵挛性或不规则性,发作后有无睡眠、头痛、全身酸痛、情感变化、精神异常和肢体瘫痪等,能否回忆起发作经过。③病程经过:包括发病年龄、有无颅脑损伤、高热惊厥、脑炎、脑膜炎和寄生虫等病史,发作频率,发作前有无明显诱因,与饮食、睡眠、情绪、疲劳和月经等的关系,既往治疗经过及疗效等。

5. 瘫痪(paralysis) 首先了解起病的缓急、瘫痪部位(单瘫、偏瘫、截瘫、四肢瘫或某些肌群)、性质(痉挛性或弛缓性)、进展情况(是否进展、速度及过程)、伴发症状(发热、疼痛、感觉障碍、肌萎缩、失语、抽搐或不自主运动)等。

6. 感觉障碍(sensory disorder) 应注意感觉障碍的种类和性质(痛、温度觉、触觉和深感觉缺失,完全性或分离性感觉缺失,感觉过敏,感觉过度等)、范围(注意追问是否为偏身型、周围型、脊髓传导束型、节段型、脊髓全横断或半横断型)及发作过程。感觉异常(paraesthesia)可为麻木、痒感、冷或热感、沉重感、针刺感、蚁走感、肿胀感、电击感和束带感等其范围具有定位价值。

7. 视力障碍(vision disorder) 是视力减退或失明;视物不清;是否有视野缺损、复视或眼球震颤;对复视应询问出现的方向、实像与虚像的位置关系和距离。

8. 其他症状 包括语言障碍,言语表达,听理解、阅读和书写能力降低或丧失等;睡眠障碍如嗜睡、失眠(入睡困难、早醒、睡眠不踏实)和梦游等;脑神经障碍如口眼歪斜、耳鸣、耳聋、饮水呛咳、构音障碍等;精神障碍如抑郁、焦虑、紧张、惊恐等神经症,偏执及其他精神异常。

(三) 既往史

既往史(past history)主要包括患者过去的健康状况和患过何种疾病(尤其是与这次就诊疾病密切相关的疾病史)。

(1) 地方病、传染病史及预防接种史。

(2) 药源性疾病和药物及其他过敏史。

(3) 手术、外伤史。

(4) 过去健康状况及其他系统的疾病史。

神经系统应着重询问以下症状:头痛、眩晕、失眠或嗜睡、意识障碍、抽搐、瘫痪、视力障碍、感觉异常、性格改变、记忆力和智能减退等病史。

(四) 个人史

个人史(personal history)主要了解出生地和居留地,是否到过地方病或传染病流行地区及其接触情况;生活情况及习惯,有无嗜好(烟、酒、常用药品)及其使用程度和年限;职业性质和劳动条件,有无工业毒物、粉尘、放射性物质接触史。婚姻史及冶游史,饮食、睡眠的规律和质量,手利(handedness)有右利、左利或双利等;妇女需询问月经史和生育史。

(五) 家族史

家族史(family history)包括以下几点。

(1) 父母、兄弟、姐妹及子女的健康情况,如死亡应记录死亡原因及年龄。

(2) 家族中有无结核、肝炎、性病等传染疾病。

(3) 对家族遗传性疾病应询问患者家族中有无同样疾病及家族遗传分布情况,还应注意有无糖尿病、血液病、高血压病、肿瘤、癫痫、周期性瘫痪、重度缺陷疾病和精神疾病等病史。

第二节 神经系统检查

神经系统检查是神经科医生的基本技能,检查获得的体征可为疾病的诊断提供重要的临床依据,因此,应熟练地掌握神经系统检查法及其技巧。可帮助医师对主要的神经科疾病做出定位和定性诊断,建立正确的临床思维。

(一) 一般检查

一般检查包括患者的一般情况如意识、精神状态、脑膜刺激征和头部、颈部、躯干、四肢等检查。

1. 意识状态 意识是指人们对自身和周围环境的感知状态,可通过言语及行动来表达。意识障碍指人们对自身和环境的感知发生障碍,或人们赖以感知环境的精神活动发生障碍的一种状态。评价患者意识是否清醒及障碍程度通常分为以下几种。

(1) 嗜睡(somnolence):是意识障碍早期表现,是最轻的意识障碍,患者精神委靡,动作减少,经常处于睡眠状态;虽能被唤醒、正确回答问题及配合身体检查,但对周围环境的鉴别能力较差,反应迟钝,刺激停止后又进入睡眠。

(2) 昏睡(stupor):较嗜睡更深的意识障碍,需高声喊叫或给予疼痛刺激方能唤醒,醒后表情茫然,能含糊回答简单问话,常答非所问,不能配合检查,各种反射活动存在。刺激停止后立即进入睡眠。

(3) 昏迷(coma):患者意识丧失,表现双眼闭合、不能自行睁开、对外界各种刺激或自身内部的需要不能感知、面部和肢体无目的性动作,疼痛刺激可能无反应或引发通过脊髓或脑干通路传递的无目的反射动作。任何刺激患者均不能被唤醒。按刺激反应及反射活动等可分三度。

1）浅昏迷：患者意识丧失，对强烈疼痛刺激如压眶可有反应，可有较少无意识动作；腹壁反射消失，但角膜反射、光反射、咳嗽反射、吞咽反射、腱反射存在，生命体征无明显改变；可伴谵妄或躁动。抑制达到皮质水平。

2）中昏迷：疼痛反应消失，四肢完全处于瘫痪状态，腱反射亢进，病理反射阳性；角膜反射、光反射、咳嗽反射和吞咽反射减弱，呼吸和循环功能尚稳定。抑制达到皮质下水平。

3）深昏迷：随意活动完全消失，对各种刺激皆无反应，眼球固定，瞳孔散大，角膜反射、光反射、咳嗽反射和吞咽反射消失；四肢迟缓性瘫痪，腱反射、病理反射消失，呼吸、循环和体温调节功能障碍，大小便失禁。抑制达到脑干水平。

特殊意识障碍包括：①谵妄（delirium）状态：在意识模糊的同时，伴有明显的精神运动兴奋，如躁动不安、喃喃自语、抗拒喊叫等。有丰富的视幻觉和错觉。幻觉的觉醒水平、注意力、定向力、知觉、智能和情感等发生极大紊乱，常伴激惹、焦虑、恐怖、视幻觉和片断妄想等，可呈间歇性嗜睡，有时彻夜不眠；夜间较重，多持续数日。发热，酒精或药物依赖者戒断性谵妄易伴癫痫发作；常见于急性弥漫性脑损害、脑炎和脑膜炎、感染中毒性脑病等，偶见于右侧半球顶-枕区较大面积脑梗死。②意识模糊（confusion）：起病较缓慢，定向力障碍多不严重，表现淡漠、嗜睡、注意力缺陷；见于缺血性卒中、肝肾功能障碍引起代谢性疾病、系统性感染、发热、高龄及术后患者等。

2. 精神状态及智力 是否有认知、情感、意志、行为等方面异常，如错觉、幻觉、妄想、情绪不稳和情感淡漠等；并通过对患者的记忆力、计算力、理解力、定向力、判断力等检查，判断是否有智能障碍。

3. 脑膜刺激征 包括颈项强直、Kernig 征、Brudzinski 征等。见于脑膜炎、蛛网膜下隙出血、脑炎、脑水肿及颅内压增高等，深昏迷时脑膜刺激征可消失。检查方法有以下几种。

（1）屈颈试验：嘱患者仰卧，检查者轻轻搬起其头部，如感到颈部有抵抗呈强直状者，称为颈强直，但须排除颈椎病。

（2）克匿格（Kernig）征（克氏征）：嘱患者仰卧，两腿伸直，检查者抬起其一侧下肢，在髋关节屈曲成直角的情况下，伸其膝关节，如果不能超过 135°或感到股后部疼痛时即为阳性。

（3）布鲁津斯基（Brudzinski）征（布氏征）：患者仰卧在做屈颈试验时出现双侧髋、膝部屈曲一侧下肢膝关节亦发生屈曲（下肢征），均为布鲁津斯基征阳性。

4. 头部和颈部

（1）头颅部：①视诊：观察头颅大小，是否正常，有无大头、小头畸形；外形是否对称，有无尖颅、方颅、变形颅、舟状头畸形；有无肿物、凹陷、手术切口及伤痕等；透光试验对儿童脑积水有诊断价值。②触诊：头部有无压痛、触痛、隆起、凹陷，结节、婴儿需检查囟门是否饱满，颅缝有无分离等。③叩诊：头部有无叩击痛，脑积水患儿叩击颅骨有瓮音（Macewen 征）。④听诊：颅内血管瘤、血管畸形、大动脉部分阻塞时，病灶上方可闻及血管杂音。

（2）面部及五官：观察有无面部畸形、面肌抽动、面肌萎缩、色素脱失或沉着，面部血管痣见于脑-面血管瘤病患者，面部皮脂腺瘤见于结节性硬化。观察眼部有无眼睑下垂、眼球内陷或外凸及震颤、有无结膜充血、水肿、出血、苍白。有无角膜溃疡及角膜缘绿褐色的色素环（见于肝豆状核变性）。有无巩膜黄染等；有无鼻部畸形、鼻窦区压痛。有无口唇部裂、疱疹、苍白、发绀、出血点等。

（3）颈部：观察双侧是否对称，有无抵抗感、颈项强直、有无疼痛、活动受限、姿态异常（如痉挛性斜颈、强迫头位）。双侧颈动脉搏动是否对称，有无增强及减弱。强迫头位及颈部活动受限见于后颅窝肿瘤、颈椎病变；颈项粗短、后发际低、颈部活动受限见于颅底凹陷症和颈椎融合症；颈动脉狭窄者颈部可闻及血管杂音。

5. 躯干和四肢 注意有无脊柱前凸、后凸、侧弯畸形、脊柱强直和脊膜膨出（如脊柱空洞症和脊髓型共济失调可见脊柱侧凸）；有无棘突隆起、压痛和叩痛等；有无翼状肩胛；四肢有无肌肉萎缩、疼痛、握痛、肌强直等；有无指、趾发育畸形、弓形足等；有无关节红肿及强直；皮下瘤结节和牛奶咖啡斑见于神经纤维瘤病。

6. 皮肤和毛发 观察有无皮肤的异常，如多发性肿瘤、色素斑块、毛细血管扩张、紫癜、褥疮、痤疮、带状疱疹、溃疡、局部萎缩等。注意皮肤的粗细程度、松紧程度、颜色深浅和出汗多少。有否皮下结节等。观察毛发分布情况，有无脱发、早白和多毛症。对指、趾甲，注意有无发绀、脆裂。

（二）脑神经检查

脑神经（cranial nerve）属周围神经，共 12 对，用罗马数字依次命名，脑神经检查对神经系统疾病定位诊断有重要意义。

1. 嗅神经（Ⅰ） 让患者闭目，闭塞其一侧鼻孔，用松节油、香水等挥发性物质或香皂、茶叶和香烟等置于患者受检鼻孔，令其说出是何气味。试验结果分别一侧或两侧正常、减退或消失等。

2. 视神经（Ⅱ） 主要检查视力、视野和眼底。

（1）视力（visual acuity）：代表视力的中心视敏度，分为远视力和近视力，分别用国际远视力表或近视力表检查，远视力检查距离为 5m，近视力为 30cm。①远视力（distant vision）：常用分数表示，分子为实际看到某视标的距离，分母为正常眼应能看到某视标的距离，如5/10指患者在5m处仅能看清正常人在10m处能看清的视标。②近视力（near vision）：采用标准近视力表进行，被检眼距视标30cm测定。通常用小数点表示0.1～1.5。如在5m处不能辨认视力表上最大视标（0.1行），可嘱患者逐渐走近视力表，直至可识别视标，如在3m处看清50m（0.1行）视标，视力应为3/50（0.06）。当视力减退到不能辨认视力表上的最大字体时，可嘱患者在一定距离内辨认手指的数目或物件的移动。若不能区别亮与暗即为完全失明。

（2）视野（visual field）：是眼球向前方正视时所能看到的空间范围，可反映周边视力。临床常用手动法（对向法）粗略测试，患者与检查者相距约1m对面而坐，测试左眼时，受试者遮其右眼，左眼注视检查者右眼，检查者遮其左眼，用食指或视标在两人中间等距离处分离从上内、下内、上外和下外等方位自周围向中间移动，直至患者看到后告知，可与检查者的正常视野比较。检查时双眼分别测试，正常人视野鼻侧约65°，颞侧约91°，上方约56°，下方约74°，外下方视野最大。必要时可用精准的视野计法检查。

（3）眼底检查：检查时患者背光而坐，眼球正视前方勿动，检查右眼时，医生站在患者右侧，右手持眼底镜用右眼观察眼底；左眼恰相反。一般不要散瞳。正常眼底可见视盘呈圆形或椭圆形，边缘清楚，色淡红，生理凹陷清晰，动脉色红，静脉色暗，动静脉比例为2∶3。检查应记录视盘形状大小（有否先天性发育异常）、色泽（有否视神经萎缩）、边缘（有否视盘水肿），以及视网膜血管（有否动脉硬化、狭窄、充血、出血）、视网膜（有否出血、渗出、色素沉着和剥离）等。视乳头水肿见于颅内高压，视神经萎缩见于视神经炎。

3. 动眼、滑车和展神经（Ⅲ、Ⅳ、Ⅵ）　共同支配眼球运动，可同时检查。动眼神经：支配上睑提肌，内直肌，上、下直肌，下斜肌，瞳孔括约肌和睫状肌。滑车神经：支配上斜肌。展神经：支配外直肌。

（1）外观：观察眼裂是否对称，有否上睑下垂、眼球前凸或内陷、斜视、同向偏斜。

（2）眼球运动：让患者头部不动，两眼注视检查者的手指，并随之向各方向转动，并检查辐辏动作。观察有否眼球运动受限及受限方向和程度，有无复视和眼球震颤。

（3）瞳孔及反射：正常瞳孔呈圆形，双侧等大，位置居中，边缘整齐，直径3～4mm。<2mm为瞳孔缩小，>5mm为瞳孔扩大。①光反射：是光线刺激引起瞳孔收缩，感光瞳孔缩小称为直接光反射，对侧未感光瞳孔也收缩称为间接光反射。检查时嘱患者注视远处，用电筒光从侧方分别照射瞳孔，观察是否活跃和对称收缩，如受检视神经损伤，直接和间接光反射均迟钝或消失。②调节反射：双眼注视远处物体时再突然注视近物，出现两眼会聚、瞳孔缩小。

4. 三叉神经（Ⅴ）　从脑桥发出，是混合神经，其感觉神经分为三支，故而得名。主要支配面部感觉和咀嚼肌运动。

（1）面部感觉：用圆头针、棉签及盛冷热水试管分别测试面部三叉神经分布区皮肤的痛、温和触觉，两侧及内外对比。周围性感觉障碍：眼支、上颌支、下颌支病变区各种感觉丧失；核性感觉障碍：呈洋葱样分离性感觉障碍。

（2）咀嚼肌运动：首先观察有否颞肌、咬肌萎缩，再用双手压紧双侧颞肌、咬肌，让患者做咀嚼动作，感知肌张力和肌力，两侧是否对称等。再嘱患者张口，以上下门齿中缝为标准，判定下颌有无偏斜，如下颌偏斜提示该侧翼肌瘫痪，是健侧翼肌收缩使下颌推向病侧。

（3）反射：①角膜反射（corneal reflex）：检查者用细棉絮轻触角膜外缘，正常表现双眼瞬目动作；受试侧瞬目称为直接角膜反射，对侧瞬目为间接角膜反射；角膜反射通路为：角膜→三叉神经眼支→三叉神经感觉主核→双侧面神经核→面神经→眼轮匝肌；如受试侧三叉神经麻痹，双侧角膜反射消失，健侧受试双侧角膜反射存在；细棉絮轻触结合膜也可引起同样反应，称为结合膜反射；②下颌反射：患者略张口，轻叩击置于其下颌中央的检查者拇指，引起下颌上提，正常人不易引出，双侧皮质脑干束病变时反射亢进。

5. 面神经（Ⅶ）　发自脑桥面神经核，是混合神经，支配面部（除了上睑提肌和咀嚼肌以外的）表情肌（包括镫骨肌）的运动，还支配舌前2/3味觉纤维。上面神经核接受双侧皮质延髓束的控制（支配），下面神经核单独接受对侧皮质延髓束的控制。

（1）面肌运动：先观察额纹、眼裂、鼻唇沟和口角是否对称，然后让患者做蹙额、皱眉、瞬目、示齿、鼓腮和吹哨等动作，观察有无瘫痪及是否对称。周围性面瘫导致眼裂上、下的面部表情肌均瘫痪，中枢性面瘫只造成眼裂以下的面肌瘫痪。

（2）味觉：嘱患者伸舌，检查者以棉签蘸少许食糖、食盐、醋和奎宁溶液，轻涂于舌前一侧，不能讲话、缩舌和吞咽，用手指出事先写在纸上的甜、咸、酸、苦四个字之一。先试可疑侧，再试另侧，每测试一种溶液需用温水漱口。面神经损害可使舌前2/3味觉丧失。

6. 位听神经（Ⅷ）　听神经是特殊的感觉神经，可分为蜗神经和前庭神经两部分。蜗神经传导听觉，前庭神经调节身体的平衡。

（1）蜗神经：传导听觉，损害时出现耳鸣和耳聋。4ZPM低音性耳鸣：传导径路病变；高音性耳鸣感音器（蜗神经）病变。常用耳语、表声或者音叉进行检查，声音由远及近，测量患者单耳（另侧塞住）能够听到声音的距离,再同对侧耳比较,并与检查者比较。用电测听计检测可获得准确资料。传音性耳聋听力损害主要是低频音气导下降,感音性耳聋则为高频音气导与骨导均下降,通过音叉检查可以鉴别。①Rinne试验:比较骨导(bone conduction,BC)与气导(air conduction,AC),将频率128Hz振动的音叉置于受试者耳后乳突部,至骨导不能听到声音后将音叉置于该侧耳旁,直至气导听不到声音;再检查另一侧。Rinne试验 AC>BC(约2倍)。感音性耳聋,AC>BC,两者时间均缩短或消失,为Rinne试验阳性;传音性耳聋 BC>AC,为Rinne试验阴性。②Weber试验:将振动的音叉置于患者额顶正中,比较双侧骨导。正常耳,Weber试验 声音居中。感音性耳聋,声音偏于健侧,为Weber试验阴性;传音性耳聋,声音偏于患侧,为Weber试验阳性。

(2)前庭神经:联系广泛,受损时出现眩晕、呕吐、眼球震颤和平衡障碍等。观察患者的自发性症状,也可通过冷热水(Barany)试验和转椅试验,通过变温和加速刺激引起两侧前庭神经核接受冲动不平衡而诱发眼震。测试冷热水试验时患者仰卧,头部抬起30°,灌注热水时眼震快相向同侧,冷水快相向对侧;正常时眼震持续1.5~2s,前庭受损时该反应减弱或消失。转椅试验让患者闭目坐在旋转椅上,头部前屈80°,向一侧快速旋转后突然停止,让患者睁眼注视远处。正常出现快相与旋转方向相反的眼震,持续约30s,如<15s提示前庭功能障碍。

7. 舌咽神经、迷走神经(Ⅸ、Ⅹ) 二者在解剖与功能上关系密切,常同时受累,故同时检查。舌咽神经:支配软腭和咽部横纹肌的运动;咽部及附近的感觉;舌后1/3的味觉。迷走神经:支配咽、喉部横纹肌(包括声带)的运动;外耳道、耳郭、咽喉和胸腹腔脏器的感觉;副交感神经纤维支配内脏腺体的活动。

(1)运动:检查发音有否声音嘶哑、带鼻音或完全失音。嘱患者张口,观察悬雍垂是否居中,双侧腭弓是否对称;嘱患者发"啊"音,观察双侧软腭抬举是否一致,悬雍垂是否偏斜;一侧麻痹时,病侧腭弓低垂,软腭上提差,悬雍垂偏向患侧;双侧麻痹时,悬雍垂虽居中,但双侧软腭抬举有限,甚至完全不能。

(2)感觉:用棉签或压舌板轻触双侧软腭及咽腭壁,观察有无感觉。

(3)味觉:舌咽神经支配舌后1/3味觉,观察有无感觉,检查法同面神经。

(4)反射:①咽反射(gag reflex):嘱患者张口,用压舌板分别轻触两侧咽后壁,正常出现咽肌收缩和舌后缩(作呕反应),舌咽、迷走神经损害时,延髓麻痹时,患侧咽反射减弱或消失;假性延髓麻痹(两侧锥体束病变):咽反射存在,下颌反射亢进;②眼心反射(oculocardiac reflex):检查者用中指与示指对双侧眼球逐渐施加压力20~30s,正常人脉搏可减少10~12次/分,此反射由三叉神经眼支传入,迷走神经心神经传出,迷走神经功能亢进者反射加强(脉搏减少12次以上),迷走神经麻痹者反射减退或消失;③颈动脉窦反射(carotid sinus reflex):检查者用中指与示指压迫一侧颈总动脉分叉处引起心率减慢,反射由舌咽神经传入,由迷走神经传出;颈动脉窦过敏患者按压时可引起心率过缓、血压下降和昏厥。

8. 副神经(Ⅺ) 神经核在延髓疑核和颈髓 C_1~C_5 的前角细胞,支配胸锁乳突肌和斜方肌的运动。功能:转头颈,耸肩运动。检查时让患者对抗阻力向两侧转颈或耸肩,检查胸锁乳突肌和斜方肌功能,比较收缩时双侧的肌力和坚实度。副神经损害时向对侧转颈及同侧耸肩无力或不能,同侧胸锁乳突肌及斜方肌萎缩、垂肩和斜颈。

9. 舌下神经(Ⅻ) 发自延髓的舌下神经核,支配舌肌的运动。舌下神经核主要接受对侧皮质延髓束支配。观察舌在口腔内位置及形态,然后观察有无伸舌偏斜、舌肌萎缩和肌束颤动。核下性病变伸舌偏向病侧,伴该侧舌肌萎缩,双侧舌下神经麻痹舌不能伸出口外;核上性损害伸舌偏向病灶对侧,核性损害可见肌束颤动。

(三)运动系统检查

神经病学所讲的"运动"指的是骨骼肌的运动。运动系统(motor system)是由四个部分组成:①下运动神经元;②上运动神经元;③锥体外系统;④小脑系统。运动系统检查包括肌营养、肌张力、肌力、不自主运动、共济运动、姿势及步态等。

1. 肌肉形态和营养 观察和比较双侧对称部位肌肉外形及体积,有无肌萎缩、假性肥大及其分布范围。下运动神经元损害和肌肉疾病可见肌萎缩,进行性肌营养不良可见肌肉假性肥大,表现外观肥大、触之坚硬,但肌力弱,常见于腓肠肌和三角肌。

2. 肌张力(muscular tension) 是肌肉松弛状态的紧张度和被动运动时遇到的阻力。检查时嘱患者肌肉放松,触摸感受肌肉硬度,并被动屈伸肢体感知阻力大小。①肌张力减低:表现肌肉弛缓柔软,被动运动阻力减低,关节活动范围扩大;见于下运动神经元病变(如多发性神经病、脊髓前角灰质炎),小脑病变和肌源性病变等。②肌张力增高:表现肌肉较硬,被动运动阻力增加,关节活动范围缩小;见于锥体系和锥体外系病变,前者表现痉挛性肌张力增高,上肢屈肌和下肢伸肌张力增高明显,被动运动开始时阻力大,终了时变小,称为折刀样肌张力增高;后者表现强直性肌张力增高,伸肌与屈肌张力均增高,向各方向被动运动时阻力均匀,称为铅管样(不伴震颤)或齿轮样肌张力增高(伴震颤)。

3. 肌力(muscle force) 是指肌肉自主(随意)收缩的能力,一般以关节为中心检查肌群的伸、屈、外展、内收和旋后等功能，肌力的减弱或消失，称为"瘫痪"。肌力完全丧失，称为完全性瘫痪；肌力不完全丧失，称为不完全性瘫痪。但对单神经损害（如尺神经、正中神经、桡神经、腓总神经）和局限性脊髓前角病变（如脊髓前角灰质炎），需要对相应的单块肌肉分别进行检查。

（1）六级（0~5级）肌力记录法：检查时让患者依次作有关肌肉收缩运动，检查者施予阻力，或嘱患者用力维持某一姿势时，检查者用力改变其姿势，判断肌力（表3-1）。

（2）肌群肌力测定：可分别选择下列运动。①肩：外展、内收；②肘：屈、伸；③腕：屈、伸；④指：屈、伸；⑤髋：屈、伸、外展、内收；⑥膝：屈、伸；⑦踝：背屈、趾屈；⑧趾：背屈、趾屈；⑨颈：前屈、后伸；⑩躯干：仰卧位抬头和肩，检查者给予阻力，观察腹肌收缩力；俯卧位抬头和肩，检查脊旁肌收缩力。

表3-1　肌力的六级记录法

级别	表现
0级	完全瘫痪
Ⅰ级	肌肉可收缩，但不能产生动作
Ⅱ级	肢体能在床面上移动，但不能抵抗自身重力，即不能抬起
Ⅲ级	肢体能抵抗重力离开床面，但不能抵抗阻力
Ⅳ级	肢体能作抗阻力运动，但不完全
Ⅴ级	正常肌力

（3）各主要肌肉肌力检查方法（表3-2）。

表3-2　主要肌肉肌力检查方法

肌肉	节段	神经	功能	检查方法
三角肌	$C_5 \sim C_6$	腋神经	上臂外展	上臂水平外展位，检查者将肘部向下压
肱二头肌	$C_5 \sim C_6$	肌皮神经	前臂屈曲和旋后	屈肘并使肘后旋，检查者加阻力
肱桡肌	$C_5 \sim C_6$	桡神经	前臂屈曲、旋后	前臂旋前，之后屈肘，检查者加阻力
肱三头肌	$C_7 \sim C_8$	桡神经	前臂伸直	肘部作伸直动作，检查者加阻力
腕伸肌	$C_6 \sim C_8$	桡神经	腕背屈、外展、内收	检查者自手背桡侧或尺侧加阻力
腕屈肌	$C_7 \sim T_1$	正中、尺神经	腕屈、外展、内收	检查者自掌部桡侧或尺侧加阻力
指总伸肌	$C_6 \sim C_8$	桡神经	2~5指掌关节伸直	屈曲末指节和中指节后，检查者在近端处加压指节
拇伸肌	$C_7 \sim C_8$	桡神经	拇指关节伸直	伸拇指，检查者加阻力
拇屈肌	$C_7 \sim T_1$	正中、尺神经	拇指关节屈曲	屈拇指，检查者加阻力
指屈肌	$C_7 \sim T_1$	正中、尺神经	指关节伸直	屈指，检查者于指节处上抬
桡侧腕屈肌	$C_6 \sim C_7$	正中神经	腕屈曲和外展	指部松弛，腕部屈曲，检查者在手掌桡侧加压
尺侧腕屈肌	$C_7 \sim T_1$	尺神经	腕屈曲和内收	指部松弛，腕部屈曲，检查者在手掌尺侧加压
髂腰肌	$L_2 \sim L_4$	腰丛、股神经	髋关节屈曲	屈髋屈膝，检查者加阻力
股四头肌	$L_2 \sim L_4$	股神经	膝部伸直	伸膝，检查者加阻力
股收肌	$L_2 \sim L_5$	闭孔、坐骨神经	股部内收	仰卧，下肢伸直，两膝并拢，检查者分开
股展肌	$L_4 \sim S_1$	臀上神经	股部外展并内旋	仰卧，下肢伸直，两膝伸直，检查者加阻力
股二头肌	$L_4 \sim S_2$	坐骨神经	膝部屈曲	俯卧，维持膝部屈曲，检查者加阻力
臀大肌	$L_5 \sim S_2$	臀下神经	髋部伸直并外旋	仰卧，膝部屈曲90°，将膝部抬起，检查者加阻力
胫前肌	$L_4 \sim L_5$	腓深神经	足部背屈	足部背屈，检查者加阻力
腓肠肌	$L_5 \sim S_2$	胫神经	足部趾屈	膝部伸直，趾屈足部，检查者加阻力
踇伸肌	$L_4 \sim S_1$	腓深神经	踇指伸直和足背屈	踇指背屈，检查者加阻力
踇屈肌	$L_5 \sim S_2$	胫神经	踇指跖屈	踇指跖屈，检查者加阻力
趾伸肌	$L_4 \sim S_1$	腓深神经	足2~5趾背屈	伸直足趾，检查者加阻力
趾屈肌	$L_5 \sim S_2$	胫神经	足趾跖屈	跖屈足趾，检查者加阻力

（4）轻瘫检查法：不能确定的轻度瘫痪可用以下方法检查。①上肢坠落试验：将患者两上肢抬起，使与躯干成垂直位，突然放手，观察肢体坠落情况，瘫痪肢体迅速坠落而且沉重，无瘫痪肢体则向外侧倾倒，缓慢坠落。②下肢坠落试验：将患者下肢膝部屈曲提高，足跟着床，突然松手时，则瘫痪肢体不能自动伸直，并向外侧倾倒，无瘫痪肢体则呈弹跳式伸直，并能保持足垂直位。

4. 不自主运动　观察患者有否不能随意控制的舞蹈样动作、手足徐动、肌束颤动、颤搐、肌阵挛、（静止性、动作性和姿势性）震颤等，以及出现的部位、范围、程度和规律，与情绪、动作、寒冷、饮酒等的关系，并注意询问家族史。

5. 共济运动 首先观察患者日常活动，如吃饭、穿衣、系纽扣、取物、书写、讲话、站立及步态等是否协调，有无动作性震颤和语言顿挫等，然后再检查：

（1）指鼻试验（finger-to-nose test）：嘱患者用食指尖触及前方距其0.5m检查者的食指，再触自己的鼻尖，用不同方向、速度、睁眼与闭眼反复进行，两侧比较。小脑半球病变可见指鼻不准，接近目标时运动迟缓或出现动作性震颤，常超过目标，辨距不良，睁、闭眼无明显差别。感觉性共济失调睁眼指鼻时无困难，闭眼时则发生障碍。

（2）误指试验：患者坐在检查者对面，上肢前伸，用食指从高处指向检查者伸出的示指，先睁眼指再闭眼指。正常人闭眼后误差不超过2°~5°，一侧小脑病变时同侧上肢常向病侧偏斜；前庭病变时两侧上肢均向病侧偏斜。

（3）跟-膝-胫试验（heel-knee-shin test）：患者仰卧位，上抬一侧下肢，用足跟触及对侧膝盖，再沿胫骨前缘下移至踝部（图3-1）。小脑损害抬腿触膝时出现辨距不良和意向性震颤，下移时摇晃不稳；感觉性共济失调闭眼时足跟很难寻到膝盖。

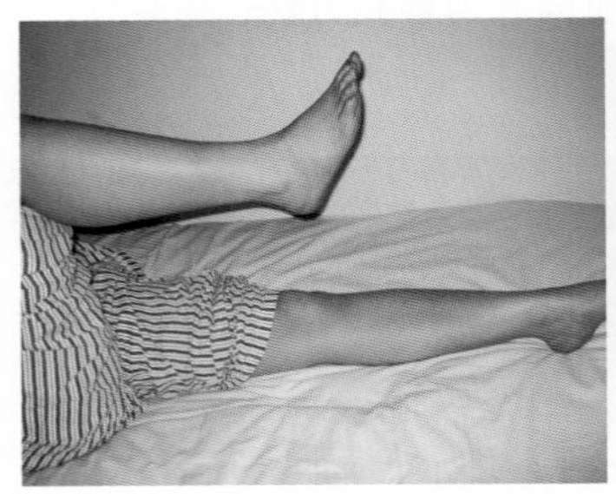
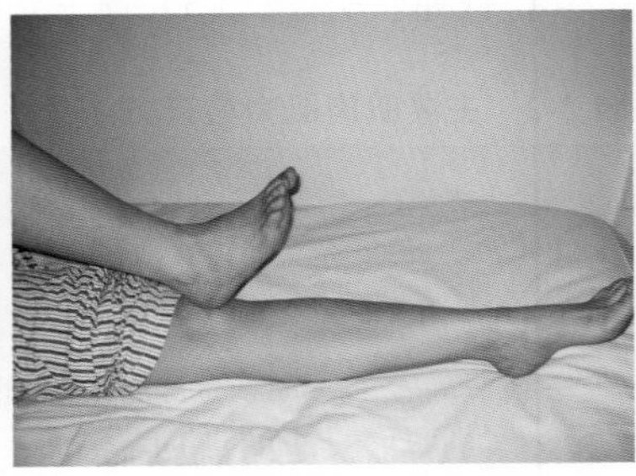
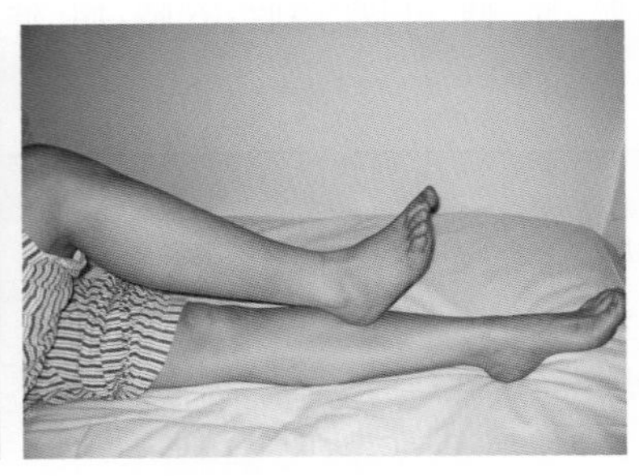

图3-1 跟-膝-胫试验

（4）快速轮替试验：嘱患者用前臂快速旋前和旋后动作，或用一侧手掌、手臂连续交替拍打对侧手掌，或用足趾反复快速叩击地面等。小脑性共济失调者动作笨拙，节律慢而不协调，称快速轮替运动不能。

（5）反跳试验：嘱患者用力屈肘，检查者握其腕部使其伸直，然后突然放手。正常人由于对抗肌的拮抗作用，可立即制止前臂屈曲。小脑病变患者由于缺少这种拮抗作用，屈曲的前臂可碰击到自己的身体。

（6）起坐试验：取仰卧位，双手交叉置于胸前，不能支撑试行坐起，正常人躯干屈曲并双腿下压，小脑病变患者双下肢向上抬离床面，起坐困难，称联合屈曲征。

（7）闭目难立（Romberg）征：嘱患者双足并拢站立，双手向前平伸，先睁眼后闭眼，观察其姿势是否平衡。①后索病变：出现感觉性共济失调，睁眼站立稳，闭眼时不稳，称为Romberg征阳性。②小脑病变：睁眼闭眼均不稳，闭眼更明显，蚓部病变向前后倾倒，小脑半球病变向病侧倾倒。

6. 姿势与步态异常 步态异常（gait disorders）可因运动或感觉障碍引起，其特点与病变部位有关。可见于许多神经系统疾病，对某些特定疾病具有提示意义。

（1）痉挛性偏瘫步态：为单侧病变。病侧上肢通常为屈曲、内收姿势，腰部向健侧倾斜，下肢伸直、外旋，向外前摆动，行走时呈划圈样步态；轻症患者只表现下肢拖曳步态。见于脑卒中后遗症等。

（2）痉挛性截瘫步态：双侧严重痉挛性肌张力增高，双下肢强直内收，伴代偿性躯干运动，行走费力，呈剪刀样步态。常见于脑瘫患儿、脊髓外伤等。

（3）失用步态：双侧额叶病变所致，常见于脑积水或进行性痴呆。患者无肢体无力或共济失调，但不能自行站立或正常行走，表现步态不稳、不确定和小步伐，脚好像粘到地上，伴明显迟疑（冻结）现象和倾倒。

（4）小步态（marchea petit pas）：见于额叶（皮质或白质）病变。表现小步、拖曳，起步或转弯缓慢，步态不稳。易误诊为帕金森病步态，但小步态为基底宽，上肢有摆动动作，伴认知障碍、额叶释放症状、假性球麻痹、锥体束征和括约肌功能障碍等，可资鉴别。但需注意额颞痴呆患者也可合并帕金森病。

（5）慌张步态：见于晚期帕金森病。行走时躯干弯曲向前，髋、膝和踝部弯曲，起步慢、止步难和转身困难，小步态擦地而行，呈前冲状，易跌倒；上肢协同摆动消失。

（6）小脑性共济失调步态：①小脑蚓部病变导致躯干性共济失调，步态不规则、笨拙、不稳定和宽基底，转弯困难，不能走直线。见于小脑中线肿瘤和脊髓小脑性共济失调等。②小脑半球病变导致步态不稳或粗大的跳跃动作（舞蹈样步态），左右摇晃，向病侧倾斜，视觉可部分纠正；常伴肢体辨距不良。见于小脑病变或多发性硬化等。

（7）醉酒步态：见于酒精或巴比妥类中毒。步态蹒跚、摇晃和前后倾斜，似欲失去平衡而跌倒，不能通过视觉纠正。与小脑性共济失调步态区别是，醉酒者可在窄基底面上行走短距离并保持平衡，而小脑性共济失调始终为阔基底步态。

（8）感觉性共济失调步态：见于 Friedreich 共济失调、脊髓亚急性联合病变、多发性硬化、脊髓痨和感觉神经病等。患者闭眼站立不能，摇晃易跌倒，睁眼时视觉可部分代偿（Romberg 征）；行走时下肢动作沉重，高抬足，重落地，夜间走路或闭眼时加重。

（9）跨阈步态：见于腓总神经麻痹、腓骨肌萎缩症和进行性脊肌萎缩症等。由于胫骨前肌、腓肠肌无力导致垂足，行走时患肢抬高，如跨门栏样。

（10）肌病步态：见于进行性肌营养不良症等。由于躯干和骨盆带肌无力导致脊柱前凸，行走时臀部左右摇摆，状如鸭步。

（11）癔病步态：可表现奇怪形状的步态，下肢肌力虽佳，但不能支撑体重，向各个方向摇摆而似欲跌倒，搀扶行走时步态拖曳，但罕有跌倒致伤者，见于心因性疾病。

（四）感觉系统检查

感觉系统（sensory system）检查主观性强，易产生误差，检查时患者闭目，检查者应耐心细致，使患者充分配合。注意左右、近远端对比，自感觉缺失部位查向正常部位，自肢体远端查向近端，必要时重复检查，避免暗示性提问，以获取准确的资料。一般感觉的传导路径有两条：①痛、温觉传导路；②深感觉传导路。它们都是由三个向心的感觉神经元连接组成，但它们在脊髓中的传导各有不同。第一级神经元：均在后根神经节。第二级神经元：（发出纤维交叉到对侧）①痛觉、温度觉：后角细胞。②深感觉：薄束核、楔束核。③触觉：一般性同①，识别性同②。第三级神经元：均在丘脑外侧核。感觉的皮质中枢：在顶叶中央后回（感觉中枢与外周的关系呈对侧支配）

1. 浅感觉　①痛觉检查用大头针轻刺皮肤，询问是否疼痛；②触觉用一小束棉絮轻触皮肤，询问有无感觉；③温度觉用装冷水（5～10℃）和热水（40～45℃）的玻璃试管，分别接触皮肤，辨别冷、热感。如痛、触觉无改变，一般可不必再查温度觉。如有感觉障碍，应记录部位和范围。

2. 深感觉　①运动觉：患者闭目，检查者用手指轻轻夹注患者手指或足趾两侧，上下移动 5°左右，让患者辨别"向上"、"向下"移动，如感觉不明显可加大活动幅度或测试较大关节。②位置觉：患者闭目，检查者将其肢体摆成某一姿势，请患者描述该姿势或用对侧肢体模仿。③振动觉：将振动的 128Hz 音叉柄置于骨隆起处，如手指、桡尺骨茎突、鹰嘴、锁骨、足趾、内外踝、胫骨、膝、髂前上棘和肋骨等处，询问有无振动感和持续时间，并两侧对比。

3. 复合（皮质）感觉　①定位觉：患者闭目，用手指或棉签轻触患者皮肤后，让其指出触及的部位。②两点辨别觉：患者闭目，用分开一定距离的钝双脚规接触皮肤，如患者感觉为两点时再缩小间距，直至感觉一点为止，两点须同时刺激，用力相等；正常值指尖为 2～4mm，手背 2～3cm，躯干 6～7cm。③图形觉：患者闭目，用钝针在皮肤上画出简单图形，如三角形、圆形或 1、2、3 等数字，让患者辨出，应双侧对照。④实体觉：患者闭目，令其用单手触摸常用物品如钥匙、纽扣、钢笔、硬币等，说出物品形状和名称。两手比较。

（五）反射检查

反射（reflex）是最简单、也是最基本的神经活动。它是机体对刺激的非自主反应。反射最基本的解剖学基础是反射弧。反射弧包括 5 个部分，即①感受器；②传入神经元；③联络神经元；④传出神经元；⑤效应器。检查包括深反射、浅反射、阵挛和病理反射等。

1. 深反射　为肌腱和关节反射。指肌肉受到突然的牵引后引起的急速收缩反应。临床上常通过刺激（叩击）肌腱引起这种反射，又称为腱反射、肌牵张反射。深反射减弱或消失：①周围性瘫痪；②肌肉疾病（如周期性瘫痪、重症肌无力）；③神经性休克；④深昏迷、深睡、深麻醉或大量镇静；⑤某些健康人（另外：精神紧张、注意力集中于检查部位者，可转移注意力克服）。深反射增强：锥体束损害，某些神经肌肉兴奋性增高的疾病（神经症、甲亢、手足搐搦症、破伤风等）。

（1）肱二头肌反射（biceps reflex）：反射中心 C_5～C_6，经肌皮神经传导。肘部屈曲成直角，检查者左拇指（坐位）或左中指（卧位）置于患者肘部肱二头肌腱上，用右手持叩诊锤叩击左指甲，反射为肱二头肌收缩，引起屈肘（图 3-2）。

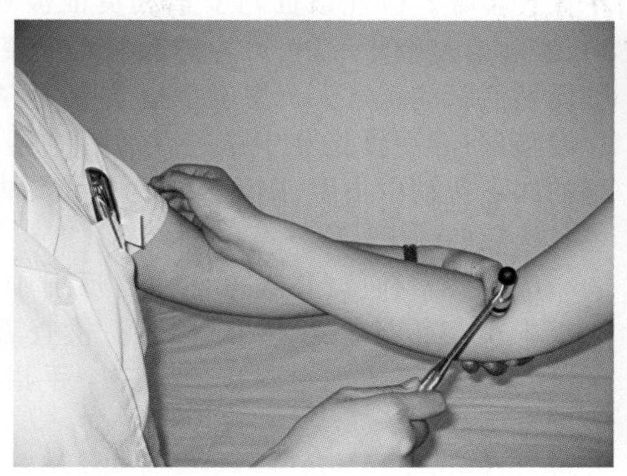
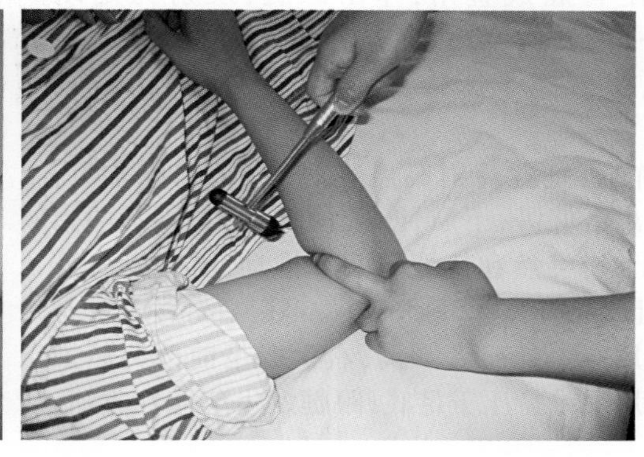

图 3-2　肱二头肌反射检查法

(2) 肱三头肌反射(triceps reflex):反射中心 C_6~C_7 经桡神经传导。患者上臂外展,肘部半屈,检查者托持其上臂,用叩诊锤直接叩击鹰嘴上方肱三头肌,反射为肱三头肌收缩,引起前臂伸展(图 3-3)。

(3) 桡反射:反射中心 C_5~C_6 经桡神经传导;患者前臂半屈半旋前位,检查时叩击桡骨下端,反射为肱桡肌收缩,引起肘部屈曲、前臂旋前(图 3-4)。

(4) 膝反射(knee jerk):反射中心 L_2~L_4,经股神经传导。患者取坐位,小腿完全松弛下垂,与大腿成直角;卧位时检查者用左手托起双膝关节,使小腿屈成 120°,右手用叩诊锤叩击髌骨下股四头肌腱,反射为小腿伸展(图 3-5)。

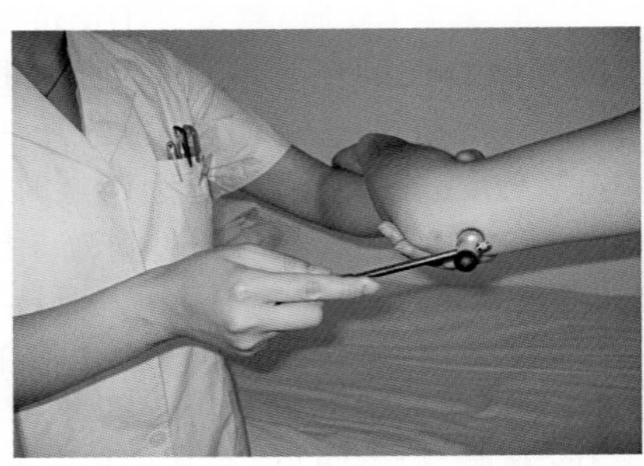
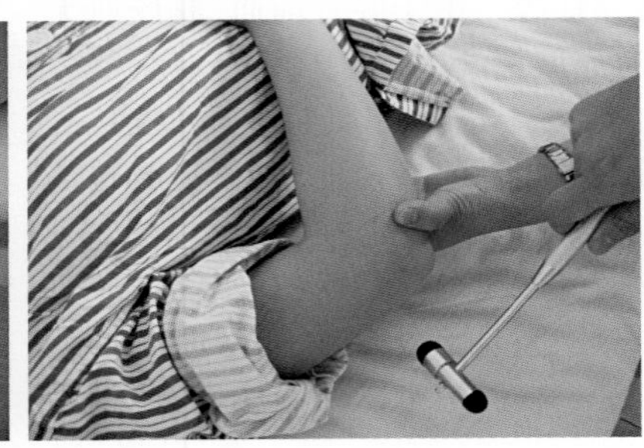

图 3-3 肱三头肌反射检查法

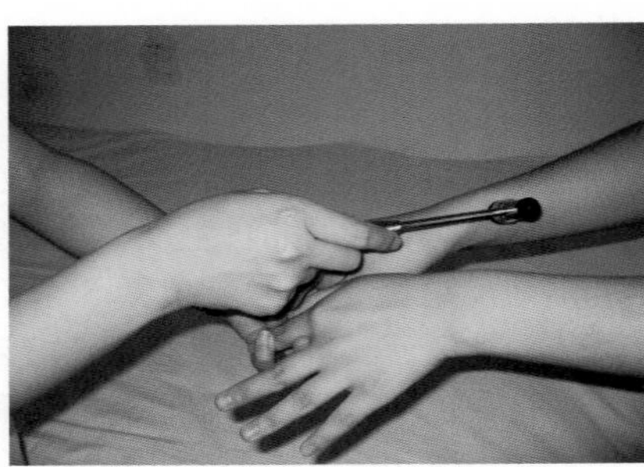
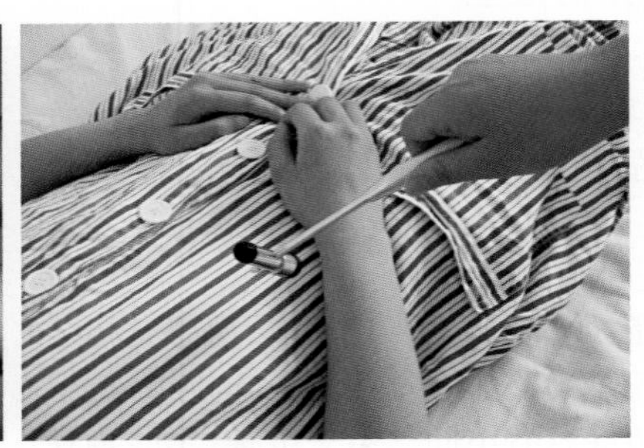

图 3-4 桡反射检查法

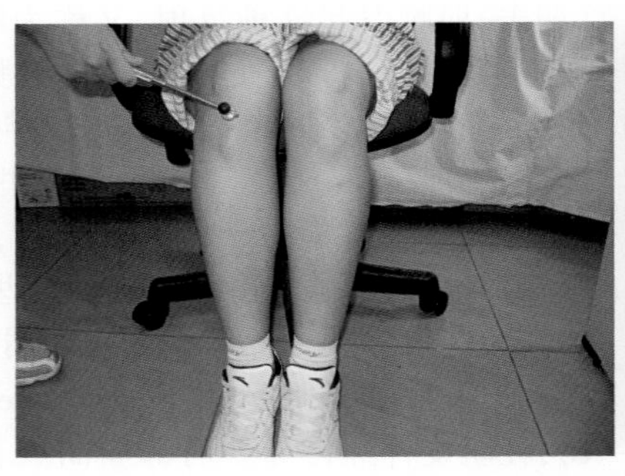
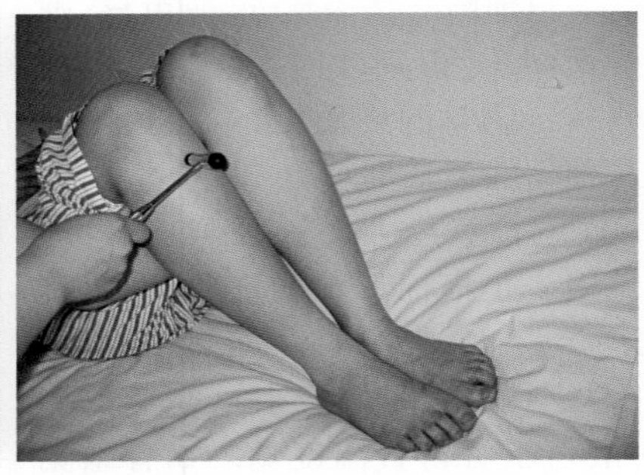

图 3-5 膝反射检查法

(5) 踝反射(ankle reflex):反射中心 S_1~S_2,经胫神经传导。患者取仰卧位,屈膝约 90°,检查者用左手将足背屈成直角,叩击跟腱,反射为足跖屈;或俯卧位,屈膝 90°,检查者用左手按足跖,再叩击跟腱;患者跪于床边,足旋于床外,叩击跟腱(图 3-6)。

(6) 阵挛:是腱反射高度亢进表现,临床常见:①髌阵挛:患者仰卧,下肢伸直,检查者用拇、示两指捏住髌骨上缘,突然和持续向下方推动,髌骨发生连续节律性上下颤动。②踝阵挛(ankle clonus):较常见,检查者用左手托患者腘窝,右手握足前部突然推向背屈,并用手维持压于足底,跟腱发生节律性收缩,导致足部交替性屈伸动作。

(7) 霍夫曼(Hoffmann)征:反射中心 C_7~T_1 经正中神经传导。以往该征与罗索利莫征被列入病理反射,实际上是牵张反射,可为腱反射亢进表现,也见于腱反射活跃的正常人。患者手指微屈,检查者左手握患者腕部,右手食指和中指夹住患者中指,以拇指快速的向下拨动中指甲,阳性反应为拇指屈曲内收和其他各指屈曲(图 3-7)。

(8) 罗索利莫(Rossolimo)征:反射中心 C_7~T_1,经正中神经传导。患者手指微屈,检查者左手握腕部,用右手指快速向上弹拨中间三个手指尖,阳性反应同霍夫曼征。

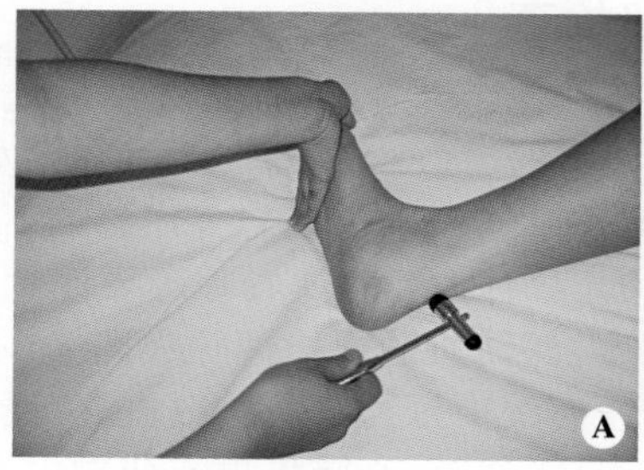

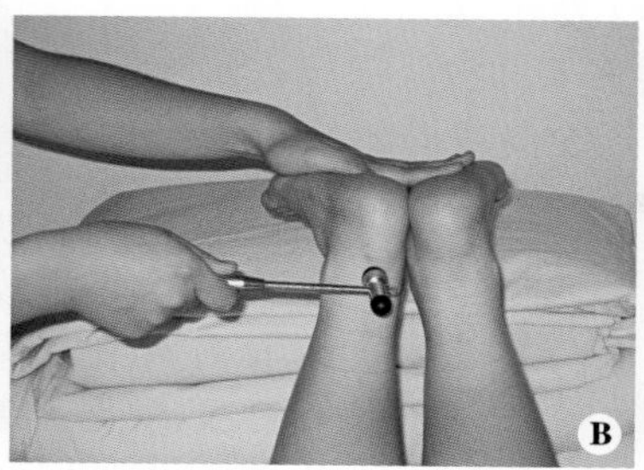

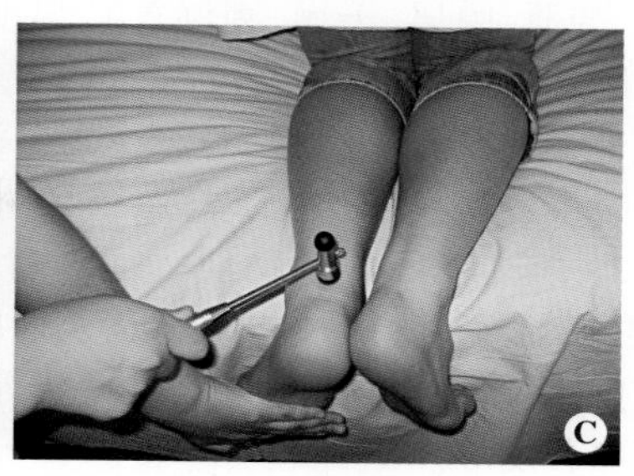

图 3-6　踝反射检查法

A. 坐位;B. 卧位;C. 跪位

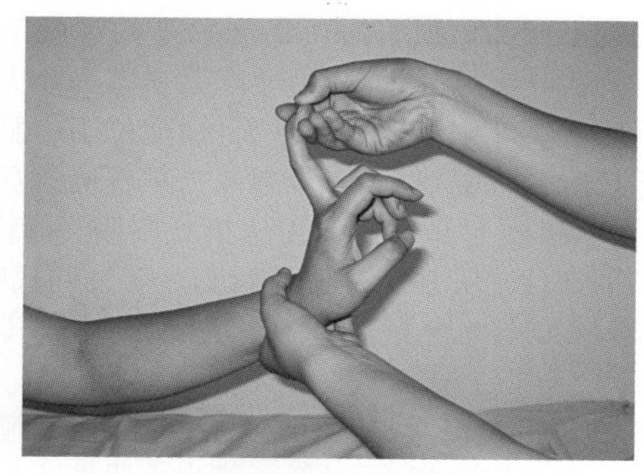

图 3-7　霍夫曼征检查法

2. 浅反射　是刺激皮肤、黏膜、角膜等引起肌肉快速收缩反应。角膜反应、咽反射和软腭反射见脑神经检查。浅反射减弱或消失见于中枢性或周围性瘫痪、昏迷、麻醉、深睡、一岁以内婴儿。

(1) 腹壁反射(abdominal reflex):反射中心T_7~T_{12},经肋间神经传导。患者仰卧,双下肢略屈曲使腹肌松弛,用钝针或竹签沿肋弓下缘(T_7~T_8)、脐孔水平(T_9~T_{10})和腹股沟上(T_{11}~T_{12})平行方向,由外向内轻划两侧腹壁皮肤,反应为该侧腹肌收缩,脐孔向刺激部分偏移,分别为上、中、下腹壁反射。肥胖者和经产妇可引不出。

(2) 提睾反射(cremasteric reflex):反射中心L_1~L_2,经生殖股神经传导。用钝针自上向下轻划大腿上部内侧皮肤。反应为该侧提睾肌收缩使睾丸上提。年老体衰患者可引不出。

(3) 跖反射(plantar reflex):反射中心S_1~S_2,经股神经传导。用竹签轻划足底外侧,自足跟向前至小指根部足掌时转向内侧,正常反应是足趾跖屈(图 3-8)。

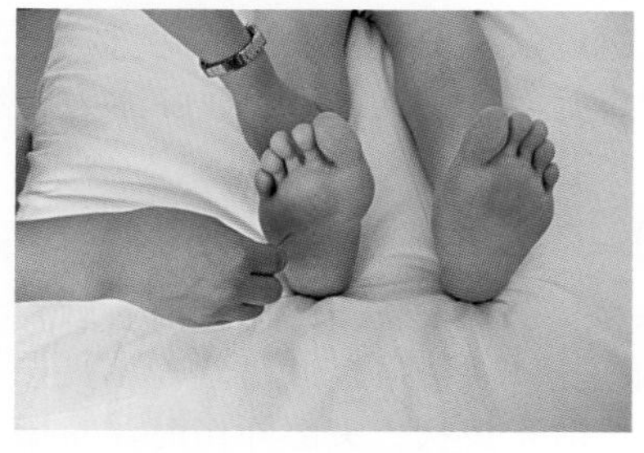

图 3-8　跖反射检查法

(4) 肛门反射(anal reflex):反射中心S_4~S_5,经肛尾神经传导。用竹签轻划肛门周围皮肤,反射为肛门外括约肌收缩。

3. 病理反射(pathologic reflex)　指在正常情况下不出现,当中枢神经有损害时才出现的异常反射。锥体束受损的重要体征,一岁以下婴儿则是正常的原始保护反射(由于锥体束发育未成熟),昏迷、深睡、大量镇静药后呈阳性。

(1) 巴宾斯基(Babinski)征:是经典的病理反射,提示锥体束受损。检查方法同跖反射,阳性反应为踇趾背伸,可伴其他足趾扇形展开(图 3-9)。

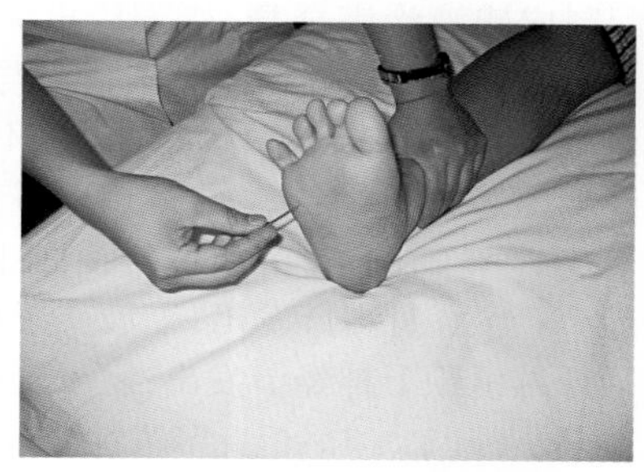

图 3-9　巴宾斯基征检查法

(2) 巴宾斯基等位征:包括以下几个。①Chaddock征:由外踝下方划至足背外侧。②Oppenheim征:用拇指和示指沿胫骨前缘自上向下用力下滑。③Schaeffer 征:用手挤压跟腱。④Gordon 征:用手挤压腓肠肌。⑤Gonda征:用力下压 4、5 趾,数分钟后突然放松。⑥Pussep 征:轻划足背外侧缘。阳性反应均为踇趾背伸。

(3) 强握反射:用手指触摸患者手掌时,患者强制性握住检查者手指。此在新生儿为正常反射,可见于成人对侧额叶运动前区病变。

(4) 脊髓自主反射:脊髓横断性病变时,针刺病变平面以下皮肤引起单侧或双侧髋、膝、踝部屈曲(三短反射)和 Babinski 征。若双侧屈曲并伴腹肌收缩、膀胱及直肠排空,以及病变以下竖毛、出汗、皮肤发红等,称为总体反射。

(六) 自主神经功能检查

1. 一般观察　①皮肤黏膜:色泽(苍白、潮红、发绀、红斑、色素沉着、色素脱失等)、质地(光滑、变硬、增厚、变薄、脱屑、干燥、潮湿等)、温度(发热、发凉)及水肿、溃疡和褥疮等;②毛发和指甲:多毛、少毛、局部脱毛、指(趾)甲变形松脆等。③出汗:全身或局部出汗过多、过少和无汗。

2. 内脏及括约肌功能　注意胃肠功能如胃下垂、腹胀、便秘等;排尿、排便障碍及性质(尿急、尿频、排尿困难、尿潴留、尿失禁、自动膀胱等),下腹部膀胱区膨胀程度等。

3. 自主神经反射　①竖毛试验:皮肤受寒冷或搔划刺激,可引起竖毛肌(由交感神经支配)收缩,局部出现竖毛反应,毛囊隆起如鸡皮状,逐渐向周围扩散,至脊髓横贯性损害平面停止,刺激后 7~10s 最明显,以后逐渐消失。②皮肤划纹试验:用钝竹签在皮肤适度加压划一条线,数秒钟后出现白色线条,稍后变为红条纹,为正常反应;如划线后白色条纹持续较久,为交感神经兴奋性增高;红色条纹持续较久且明显增宽或隆起,为副交感神经兴奋性增高或交感神经麻痹。③卧立位试验:由平卧起立后,数 1 分钟脉搏如增加超过 10~12 次,或直立变为卧位每分钟脉率减少超过 10~12 次,提示自主神经兴奋性增高。④发汗试验(碘淀粉法):先将碘 1.5g,蓖麻油 10.0g 与 96%乙醇配制成碘液涂满全身,待干后再涂淀粉,皮下注射毛果芸香碱 10mg 使全身出汗,汗液与淀粉、碘发生反应,使出汗处皮肤变蓝,无汗处皮色不变,可指示交感神经功能障碍范围;头、颈及上胸部交感神经支配来自 C_8~T_1 脊髓侧角,节后纤维由颈上(至头)和颈中神经节(至颈、上胸)发出;上肢交感神经来自 T_2~T_8,节后纤维由颈下神经节发出;躯干交感神经来自 T_5~T_{12},下肢来自 T_{10}~L_3;但此节段性分布有较大的个体差异。⑤眼心反射及颈动脉窦反射:见脑神经查体。

第三节　意识障碍及其检查

意识的内容复杂,意识清楚的最概括定义是对自身及环境的感知,意识障碍是失去对自身和环境的感知。维持意识的主要结构包括大脑皮质和网状激活系统。网状激活系统中重要的是上行网状激活系统(ascending reticular activating system),由脑桥网状结构、丘脑非特异性核团、中脑中央灰质、丘脑下部等构成。大脑的边缘系也是维持清醒状态的重要部位。临床上常见大脑的广泛受损(如急性脑炎等),严重的脑干和丘脑损伤都会出现昏迷。

昏迷患者危重,随时可能死亡。因此,接诊昏迷患者要求尽快、准确地掌握导致昏迷的病史,不仅是神经系统还包括其他系统的疾病史,包括外伤、中毒等意外情况。做细致的神经系统和全身检查,明确方向,立即进行相应的辅助检查,以确定诊断迅速救治。

(一)一般检查

1. 呼吸　接诊昏迷患者,特别是神经系统重症的患者时,首先看呼吸,同时看口唇、颜面有无发绀。这是因为脑疝患者呼吸不规整、面色发绀。如不及时发现,立即施救,几分钟内死亡。看呼吸要注意呼吸频率、节律和深度,深而快的规律性呼吸即 Kussmanl 呼吸,常见于糖尿病酸中毒、尿毒症、败血症;浅而慢的规律性呼吸常见于休克、心肺疾患或药物中毒;脑出血者的呼吸深而粗,并带有鼾声。颅内压增高或脑干病变时呼吸缓慢而不规则,或呈周期性呼吸。

脑的不同部位损害时可出现特殊的呼吸节律失常。①潮式呼吸:提示大脑半球广泛损害为或大或小的过度呼吸。②中枢性过度呼吸:病变位于中脑被盖部。③长吸式呼吸:吸 2~3 次呼 1 次或深吸气后呼吸暂停,提示脑桥上部病变。④丛集式呼吸:频率幅度不一的周期性呼吸系脑桥下部病变。⑤失调式呼吸:呼吸频率和时间均不规律,是延髓特别是其下部损害。

2. 血压　过高常见于高血压性脑出血或颅内压增高以及高血压脑病等;过低可能为心肌梗死而致心源性休克、外伤性内脏出血、肺梗死、镇静安眠药中毒、酒精中毒。

3. 体温　在昏迷前有发热,提示中枢神经系统感染或身体其他部位的感染;过高可能为中暑或中枢性高热(脑干或下丘脑损害);过低时可见于休克、酒精中毒、低血糖、巴比妥类药物中毒、脱水或末梢循环不全等。

4. 脉搏　明显的缓脉,减至 40 次/分左右时,应考虑心脏房室传导阻滞或阿-斯综合征,颅内压增高时,患者的脉搏缓慢而有力;脉搏增快,特别是超过 160 次/分时则可能提示休克、心力衰竭、心脏异位节律、高热或甲亢危象。

5. 气味　呼吸时的气味也可成为寻找病因的线索,酒精中毒者带有酒味;糖尿病酸中毒者可带有腐败水果味或丙酮味;大蒜味为敌敌畏中毒;尿毒症者有尿臭味。

6. 皮肤黏膜　要注意皮肤的颜色、发汗、水肿和外伤等,黄染可能为肝昏迷或药物中毒;发绀多为心肺疾患等引起的缺氧而 CO 中毒时皮肤呈樱桃红色;多汗提示有机磷中毒、甲状腺功能亢进危象和低血糖;皮肤颜色苍白多见于休克、贫血、心肺功能不全及尿毒症等,大片皮下淤斑可能为胸腔挤压综合征。

(二)神经系统检查

1. 头颅　首先注意头颅的形状,脑积水患儿颅缝开大,眼呈落日状;强直性肌营养不良患者颅面左右扁前后长谓斧头状。头部外伤时注意眼窝皮下青紫和(或)脑脊液从鼻孔流出,为前颅窝骨折;伤后耳流血或流脑脊液，为颅中窝骨折。后仰跌伤枕部者，如有枕部头皮挫伤，应摄汤氏位颅骨 X 线片，以防枕骨骨折伤及横窦。

2. 脑膜刺激征 如颈强直或 Brudzinski 征阳性提示脑膜炎或蛛网膜下腔出血，但深昏迷可消失。脑膜刺激征伴发热常提示为中枢神经系统感染，不伴发热合并短暂昏迷可能提示蛛网膜下隙出血。

3. 脑神经的体征表现

（1）瞳孔：昏迷患者如一侧瞳孔散大提示脑疝，这时要看患者呼吸是否深大，给予强刺激瞳孔散大对侧肢体不动或四肢强直多为颞叶钩回疝（或小脑幕切迹疝）。两侧瞳孔散大可见于乙醇、阿托品或奎宁中毒，以及中脑受损。昏迷患者一侧瞳孔缩小可能是 Horner 征，要注意该侧颈内动脉闭塞大块脑梗死，或为该侧丘脑、脑干病变。双侧瞳孔缩小可见于吗啡鸦片类中毒、有机磷中毒及脑桥被盖部病损如脑桥出血。

（2）眼底：是否有视乳头水肿、出血。

（3）眼球位置：要注意有无双眼左右游动，或双眼突然下沉再较慢回位（眼球摇动 ocular bobbing 为脑桥严重病变）。

（4）对光反射：瞳孔对光反射的灵敏度与昏迷程度成正比，两眼的瞳孔对光反射消失时预后极差。

（5）角膜反射：也是判断意识障碍程度的重要标志之一，若角膜反射消失，说明昏迷程度较深，若只有一侧角膜反射消失提示同侧三叉神经的障碍或延髓的病变。

（6）口腔与咽部异常：深昏迷、延髓麻痹，两侧大脑半球障碍时可引起吞咽困难，Ⅸ、Ⅴ神经麻痹时，咽反射消失，球麻痹时因舌下垂而堵塞气道，导致呼吸困难。

4. 运动功能障碍 要检查有无肢体瘫痪，偏瘫侧下肢常呈外旋位，足底疼痛刺激下肢回缩反应差或消失，可出现病理征。坠落试验将患者双上肢同时托起后突然放开任其坠落，瘫痪侧上肢坠落较快。

5. 脑干功能检查 判断脑干有无损害及估计患者的预后。检查瞳孔光反射及下述三个反射有帮助。

（1）睫脊反射：对颈部皮肤给予疼痛刺激后，正常反应为同侧瞳孔散大。

（2）头眼反射（oculocephalic reflex）：又称玩偶头现象（doll's-head test）。检查者将患者的头部快速向一侧旋转或将头部前屈后仰眼球便向头部转动的相反方向移动，然后逐渐回到中线位置。在婴儿为正常反射，以后受发育的大脑所抑制，当大脑有弥漫性病变或功能抑制而脑干正常时此反射出现并加强，如昏迷是脑干弥漫性病变所引起则此反射消失。

（3）眼前庭反射（oculovestibular reflex）：用注射器吸取冰水 30 毫升注入一侧外耳道，正常反射为快相向对侧，出现两眼震颤。如大脑半球有弥漫性病变或功能抑制而脑干正常时则出现两眼强直性的向刺激侧同向偏斜，如昏迷是脑干弥漫性病变所引起则刺激后无反应（表 3-3）。

表 3-3 根据现病史对昏迷患者进行检查及鉴别诊断

外伤：脑震荡 脑挫裂伤 颅内血肿
中毒：药物 一氧化碳 乙醇 有机磷农药
突然发病：脑血管意外 心肌梗死
发热在先：脑膜炎 脑炎 脑脓肿 脑型疟疾
前驱症状为剧烈头痛：蛛网膜下隙出血 脑出血 高血压脑病 脑膜炎
过去有昏迷发作：癫痫 脑栓塞 脑肿瘤（尤其中线肿瘤） 低血糖（胰岛细胞瘤） 肝脑综合征 肺性脑病 心源性脑缺氧综合征 间脑病变（炎症、肿瘤、外伤）
伴有抽搐：癫痫 脑血管意外 脑血管畸形 脑肿瘤 脑脓肿 脑寄生虫病
原因不明：脑肿瘤（尤其额叶肿瘤） 慢性硬膜下血肿 脱髓鞘疾病 精神病

（三）特殊类型的意识障碍

1. 去皮质综合征（decorticate 或 apallic syndrome）较多见于皮质损害较广泛的缺氧性脑病、脑炎、外伤等在恢复过程中，皮质下中枢及脑干因受损较轻而先恢复，大脑皮质因受损严重而处于抑制状态。患者能无意识的睁眼、闭眼，眼球能活动，瞳孔对光反射、角膜反射恢复，四肢肌张力增高，病理反射阳性，吮吸反射、强握反射、强直性颈反射可出现，甚至喂食时也可引起无意识的吞咽，但无自发动作，对外界的刺激不能产生有意识的反应，大小便失禁，存在觉醒和睡眠周期，身体姿势为上肢屈曲下肢伸性强直，与去大脑强直（decerebrate rigidity）的区别为后者四肢均为伸性强直。

2. 无动性缄默症（akinetic mutism） 较少见，又称睁眼昏迷（comavigil），为脑干上部和丘脑的网状激活系统有损害而大脑半球及传出通路则无病变，患者能注视检查者及周围患者，貌似觉醒，但缄默不语，不能活动，检查见肌肉松弛，无锥体束征，大小便失禁，给刺激不能使其真正清醒，存在觉醒-睡眠周期。

此外，临床偶见闭锁综合征（locked-in syndrome）又称去传出状态（deefferented state），见于脑桥基底部病变，如脑血管病、肿瘤等。患者四肢及脑桥以下脑神经均瘫痪，仅能以眼球运动示意与周围环境建立联系，因大脑半球及脑干被盖部的网状激活系统无损害，故意识保持清醒，因身体不能动，不能言语，会被误认为昏迷，应注意鉴别。

第四节 语言障碍、失用症、失认症及其检查

（一）失语症及其检查

失语症（aphasia）是大脑言语运动、感受中枢损害

引起的言语障碍。脑干、脑神经的病变会导致唇齿舌腭喉等发音器官的瘫痪，也会出现言语障碍，称为构音障碍(dysarthria)。因此，只有意识清楚，视听及智能正常，无吞咽、发音功能障碍的患者出现的听、说、读、写能力受损才能称为失语症。

失语症的检查包括口语表达、口语理解、阅读和书写等。目前国内广泛采用高素荣等编制的汉语失语检查法(aphasia battery of chinese，ABC 法)。

1. 口语表达　又包括自发语言、复述及命名，即通过患者自发谈话或与之交谈、序列性语言、字词提取测验和复述等发现有无音韵、语调的变化，有无找词困难或错语，有无语法形式异常，有无命名、复述障碍等。

2. 口语理解　通过听辨认看患者能否判断和执行检查者口头指令，判定其对语音、字词、句子的理解能力。

3. 阅读　通过朗读书报、执行写在纸上的指令等，来判定对文字的朗读及理解能力。

4. 书写　通过书写姓名、地址、系列数字、简要叙事、听写、抄写等来判定其书写能力。

(二) 失用症及其检查

失用症(apraxia)又称运用障碍(dyspraxia)，是多见于左侧顶叶病变的患者。患者无智能障碍、理解障碍、感觉障碍、运动障碍、肌强直及共济失调，却不能准确执行所了解的随意动作。如患者不能按要求完成伸舌、洗脸、刷牙、划火柴等简单动作，但在不经意的情况下却能自发地做这些动作。常见的失用症有观念运动性失用、观念性失用、面口失用及衣着失用等。

失用症的检查可按以下步骤进行。

(1) 观察患者的自发动作是否有序、协调。

(2) 令患者做简单动作，如可做伸舌、闭眼、举手、系纽扣等动作，再做复杂的动作，如穿衣、划火柴、点燃香烟等，可用口语和书面文字吩咐。

(3) 如有失语或失认，可出示动作令患者模仿。

(4) 令患者用积木搭房子或用火柴拼图形，检查者可先示范，令其模仿，看其有无结构性失用。

(三) 失认症及其检查

失认症(agnosia)是指脑部损害患者无视听觉、躯体觉、智能及意识障碍，但不能认识经由某种感觉辨查的熟悉物体，却可通过其他感觉识别。常见的有视觉失认、听觉失认、触觉失认以及相貌失认等。

失认症的检查包括视觉、听觉和触痛觉等。

1. 视觉失认检查　①给患者看一些常用物品，令其辨认，并用语言、书写和手势来表达其辨认能力；②辨认颜色，或令其将同色者归类；③空间定位，可给患者看一些建筑物或风景画片，令其描述或令其画人形、钟面或小房子。

2. 听觉失认检查　辨认常见的声音，如铃声、抖动纸张声和敲击茶杯声等，有一定音乐知识的人可令其辨认一段乐曲或歌曲。

3. 触觉失认检查　令患者闭目，令其触摸手中的物体，加以辨认。

第五节　记忆和智能障碍及其检查

(一) 记忆障碍及其检查

记忆障碍又称遗忘综合征(amnestic syndrome)，脑外伤、急性脑血管病等可出现急性记忆障碍，各型痴呆均有持续的记忆障碍。记忆障碍是指意识清楚、言语正常的人，因病出现记不住已过去的事物(逆行性健忘)或记不住刚发生的事情(顺行性健忘)以致学习能力丧失。

我国常用的记忆障碍检查方法有以下几种。

1. 修订韦氏记忆量表

(1) 长时记忆测验：关于个人经历，有 5 个关于受试者本人经历的问题一一提出，如今年你多大年龄、现在的国务院总理是谁等；时空定向包括 5 个简单问题，如今年是哪一年、你现在在什么地方等。数字顺序关系：①1～100 顺数；②100～1 连续倒数；③累加：从 1 开始每次加 3，如 1、4、7、10 直到 49，并均需计时。

(2) 短时记忆测验：①视觉再认：分甲乙两套识记图卡，每套有 8 个内容，有图、字、符号，让受试者记半分钟，然后要求其在另外一卡上找出看过的 8 个内容。②图片回忆：让受试者看一张印有 20 张图的图片，一分半钟后要其回忆图片内容。③视觉再生：将 3 张图片依次给受试者看 10s，每看完一张后要其在纸上默画出来。④联想学习：将 10 对词读给受试者听，然后给受试者读出每对词的前一词，要其说出后一词。⑤触摸测验：一副模板，9 个图，共分 3 组，要受试者依次分别用利手、非利手及双手触摸，然后要其画出摸过的图形及所在位置。⑥理解记忆：选两个故事分别讲给受试者听，讲完后要其复述。

(3) 瞬时记忆：顺背和倒背数字，亦称记忆广度，即正背及倒背数的广度。

将上述各项检查按其完成的正确数及时间等直接或套用公式计算粗分，再查出量表分，最后算出记忆商数 MQ，MQ 只能说明受试者的记忆水平，即与样本相比的高低。由此算出该受试者记忆水平在相应人群中的百分位。

2. 临床记忆量表　着眼于近事记忆及学习能力的检查。量表包含 5 个分测验：指向记忆、联想学习、图像自由记忆、无意义图形再认、人像特点联系回忆。用于检查回忆和再认两种记忆活动、语文和非语文记忆及与思维有关的记忆等。

3. 其他　还有 Benton 视觉保持测验、图案记忆测验等。

（二）智能障碍及其检查

智能障碍(intelligence disorders)是一组临床综合征,为记忆、认知、语言、视空间功能和人格等至少3项受损,可由神经系统疾病、精神疾病和躯体疾病等引起。其主要症状包括:①记忆障碍;②思维和判断力障碍;③性格改变;④情感障碍。

精神状态检查从评估过程中对患者的外貌、行为观察开始。患者是否清醒,注意力如何,能否合作?患者讲话是否流畅,有无找词困难或言语错乱?患者的着装和修饰是否合适,社交行为是否恰当?

认知功能的严重障碍称为痴呆(dementia),常见的是Alzheimer病和血管性痴呆(vascular dementia)。确定患者有否痴呆应用长谷川简易智能量表检查以确定是否痴呆(表3-4)。痴呆确定后用Hachinski血管痴呆量表分出血管性痴呆还是其他痴呆(以Alzheimer病为代表)(表3-5)。

表3-4　长谷川简易痴呆量表

问题	分值
1. 今年多大岁数?(差2岁算对)	0 1
2. 今天是哪年?几月几日?星期几?(对一项1分)	0 1 2 3 4
3. 您现在是在什么地方?(回答正确2分,经提示在5s内正确回答1分)	0 1 2
4. 下面我说三样东西的名,您跟着说,要记住,过一会我要问您。一定要记住。(含有动物、花、车的两组,任选其一)菊花　猫　火车;梅花　狗　汽车	0 1 2 3
5. 100-7=?(答对1分)93-7=?(答对再得1分)	0 1 2
6. 我说一个数请您倒数。6-8-2(对1分)3-5-2-9(对再得1分)	0 1 2
7. 刚才说三样东西都是什么?(说对一个2分,能说动物、花、车的一样给1分)	0 1 2 3 4 5 6

续表

问题	分值
8. 拿出5样无关联的小物品让其说出名称。如手表、笔、钥匙、香烟、硬币或其他物品。然后藏起来,过一会再问都有什么?(记住一样得1分)	0 1 2 3 4 5
9. 尽量说出各种青芽的名字(仅说5样0分,再多说一样给1分)	0 1 2 3 4 5
满分30分,20分以下可疑痴呆,10分以下可以确定	

表3-5　Hachinski缺血痴呆量表

突然发病	2	情感失控	1
渐进恶化	1	高血压病史	1
波动性病情	2	卒中病史	2
夜间谵妄	1	合并动脉硬化证据	1
人格相对保留	1	局灶性神经症状	2
抑郁	1	局灶性神经体征	2
躯干症状	1		

注:7分以上血管性痴呆可能大,4分以下为变性痴呆

思考题

1. 周围性面瘫与中枢性面瘫如何鉴别?
2. 试述0~5级肌力分级法的内容。
3. 试述昏迷的常见原因及鉴别诊断。
4. 去脑强直和去皮质强直的表现及鉴别诊断。
5. 如何检查头眼反射和眼前庭反射,有何临床意义?
6. 试述脑膜刺激征如何检查及临床意义。

(付希久)

付希久,男,教授、主任医师,毕业于锦州医学院,现任沈阳市维康医院神经内科主任,曾任沈阳医学院奉天医院神经内科教研室主任、神经内科主任、急诊科主任、高压氧科主任、VIP病房主任。30余年来一直专注临床实践,临床涉猎广泛,勤学好思,好钻研各种疑难问题,经历了大量各式临床案例。长期从事脑血管疾病方面工作,对各种疑难脑血管疾病的抢救有较高的造诣。撰写了国家级论文10余篇,主持省级课题1项,市级课题5项,发表科研论文10余篇。

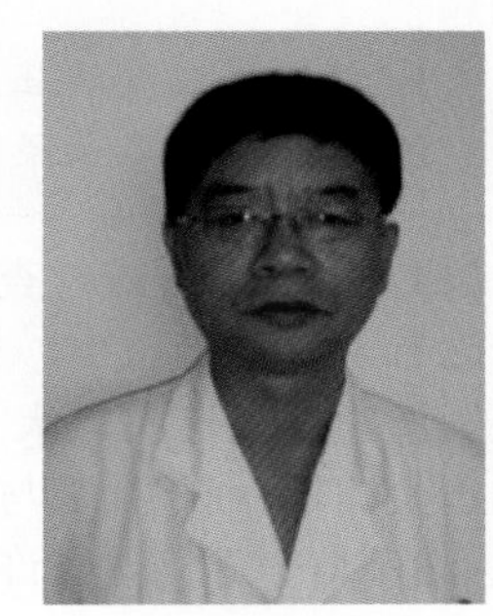

第四章 神经系统疾病的辅助诊断方法

第一节 脑脊液检查

【目标要求】

掌握:腰椎穿刺术的适应证与禁忌证。

熟悉:脑脊液生成、循环及吸收的解剖生理学知识;腰椎穿刺及脑脊液动力学检查操作方法及意义。

了解:脑脊液实验室检查常用项目及临床意义。

案例 4-1

患者,男性,40 岁,进行性头痛 2 个月,加重 3 天,抽搐半天。脑脊液常规检查:压力>400mmH_2O,颜色清亮,透明,Pandy 试验阳性,细胞总数 92×10^6/L 白细胞 26×10^6/L,单核细胞 0.46,多核细胞 0.54。脑脊液生化检查:蛋白质 0.70g/L,糖 3.17mmol/L,氯化物 124.6mmol/L。脑脊液涂片墨汁染色检查:找到新型隐球菌,药敏试验结果见表 4-1。

表 4-1 脑脊液真菌培养及药敏试验结果

药物	MIC(mmol/L)	敏感度
氟康唑	2	敏感
伊曲康唑	2.5	敏感
5-氟胞嘧啶	1	敏感
两性霉素	<0.5	敏感

问题:

1. 该患者脑脊液压力正常吗?
2. 实验室检查结果哪些指标有异常?

【概述】 脑脊液检查用于中枢神经系统疾病的诊治已有 100 多年历史。尽管新的诊断技术尤其是神经影像学技术已有较大发展,然而,脑脊液常规检查如压力测定、细胞计数与分类、糖与蛋白定量、革兰染色、细菌培养等仍然是许多神经系统疾病诊断的主要辅助手段。

脑脊液(cerebrospinal fluid,CSF)是广泛存在于脑室系统及蛛网膜下隙内的一种无色透明的液体。正常成人 CSF 总量为 130~150ml,平均每日产生量约 500ml。大部分是血浆的一种超滤液,部分由各脑室的脉络丛主动分泌。脑脊液循环的流向是自侧脑室经室间孔进入第三脑室,经导水管至第四脑室,通过第四脑室中孔和侧孔进入蛛网膜下隙,再由蛛网膜颗粒吸收汇入上矢状窦,小部分经脊神经根间隙吸收(图 4-1)。生理状态情况下,由于脑组织中毛细血管内皮细胞的紧密连接等构成了血-脑屏障(blood-brain barrier,BBB),血液中各种化学成分经 BBB 选择性进入中枢神经,具有保护脑、脊髓和神经的作用,并通过血管周围间隙,起到供给营养及维持神经细胞的渗透压、酸碱平衡和运出代谢产物等作用。急、慢性脑膜炎等疾病时,可出现 CSF 分泌增多和(或)CSF 成分发生改变,因此采取 CSF 并对其检查分析有助于神经系统疾病的诊断。

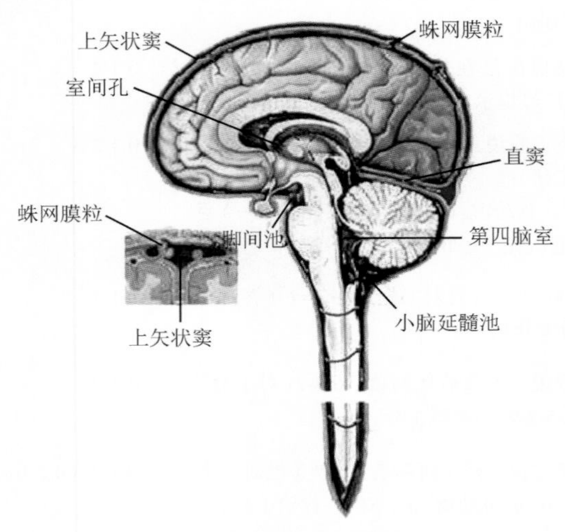

图 4-1 脑脊液循环解剖图

【CSF 的采取】

1. 腰椎穿刺术(lumbar puncture) 是通过腰椎间隙进行腰部脊髓蛛网膜下隙穿刺,可测定 CSF 压力并收集 CSF 标本,是常用的一种穿刺技术和临床技能。

2. 操作方法 一般患者取去枕右侧卧位,躯体紧靠床沿,头前屈及双膝尽量屈曲抵向腹部,使背呈虾弓状,腰背部与床面保持垂直。通常选两侧髂嵴最高点连线上,即第 3~4 腰椎椎间隙为进针点,也可以在第 4~5 腰椎或第 5 腰椎与第 1 骶椎椎间穿刺,但最高不得超越第 2~3 腰椎椎间隙(图 4-2)。

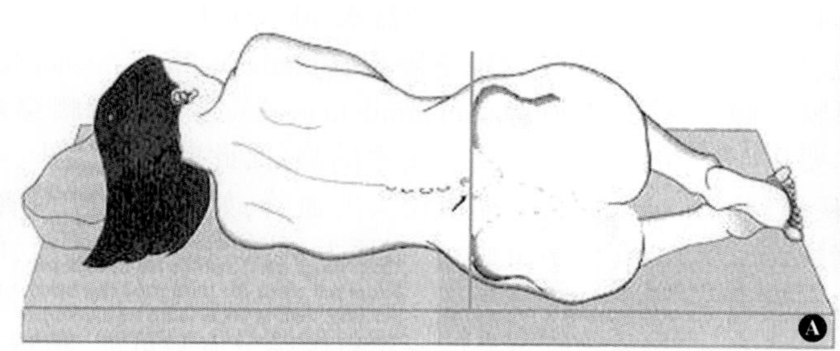
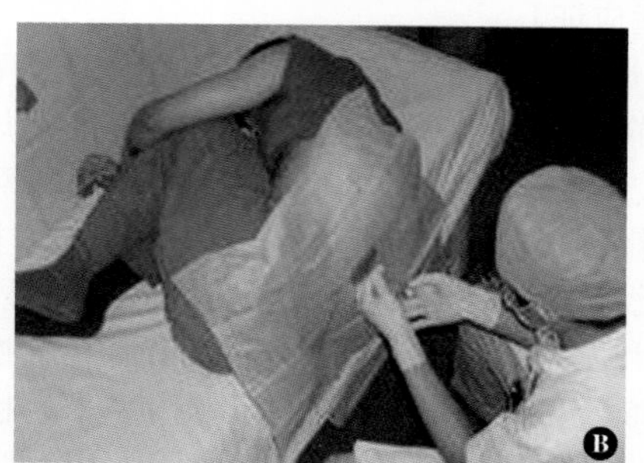

图 4-2　腰椎穿刺术
A. 穿刺部位定位；B. 操作演示

穿刺部位定位后，于穿刺部位常规消毒、铺孔巾后，在穿刺灶进行局麻。左手固定皮肤，右手持针，针头斜面向上，进入皮肤后将针体与腰部垂直、针尖稍偏向头侧慢慢推进，针刺韧带可有一定阻力，当阻力突然减低有轻微落空感，提示进入蛛网膜下隙，拔出针芯，可见有 CSF 流出，提示穿刺成功。

穿刺成功后以测压管紧接针柄以进行压力测定。测压时嘱咐患者全身放松、头部伸展。如测压管中的平面随呼吸、脉搏或腹部加压波动明显者表明穿刺针位置正确。待测压管中的 CSF 液面平稳后，读数并记录其压力，即为初压。测压完毕后，缓慢放出 CSF，依次盛于 3~4 个试管中备检，一般取 CSF 量为 3~4ml。若遇到初压过高（超过 300mmH_2O），则不宜放液，仅取测压管内的 CSF 送检。留够送检的 CSF 后，重复测定 CSF 压力，即为终压，以便与初压相比较。然后将穿刺针芯置入针管内，迅速拔出穿刺针。穿刺点以碘伏消毒，敷盖消毒纱布，并以胶布固定。术后嘱患者去枕平卧 4~6h，酌情多饮水，以减少低颅压反应。

【动力学检查】

1. 评压力测定 CSF　压力检测在腰穿成功后，用压力管或压力表检测并记录（如前述）。正常成人 CSF 压力卧位为 80~180mmH_2O。

2. 压腹试验和压迫颈静脉试验　压腹试验又称斯氏试验（Stookey test）和压迫颈静脉试验又称奎氏试验（Queckenstedt test），主要用于判断脊髓蛛网膜下隙有无梗阻，辅助脊髓压迫症等疾病的诊断。非腰穿的常规检查项目，特别是颅内压明显增高者应为禁忌。操作方法先按常规行腰椎穿刺，并测得 CSF 初压后进行，其原理、方法及意义见表 4-2。

表 4-2　压腹试验与颈静脉压迫试验

	压腹试验（斯氏试验）	颈静脉压迫试验（奎氏试验）
机制	通过增加腹部压力使下腔静脉及下胸段以下的脊膜外静脉淤血，引起上述水平以下脊髓蛛网膜下隙的 CSF 压力上升，借以了解下胸段及腰骶段脊髓蛛网膜下隙及腰穿针和测压管有无梗阻	通过压迫颈静脉造成暂时性颅内静脉系统充血和颅内压力增高，根据增高的颅内压引起穿刺针水平 CSF 压力上升的情况，以推测脊髓蛛网膜下隙有无梗阻及其梗阻程度
操作方法	先按常规行腰椎穿刺，并测得 CSF 初压后，测压管内 CSF 应保持稳定并可见水平面随呼吸有轻微波动，助手用手部持续压迫患者腹部或令患者屏气 15s，术者观察并记录 CSF 压力的变化。如有可疑，可小心地扶患者坐起重复进行检查 1 次	先按常规行腰椎穿刺，并测得 CSF 初压，可行压腹试验后，助手以适宜宽度的血压计气袋缠好患者颈部，然后向血压计气袋内充气加压到 20mmHg，术者每隔 5s 报告 CSF 压力一次，至最高点不再上升时为止，或持续 30s 后嘱助手速将血压计气袋内的空气完全放出，并每隔 5s 记录 CSF 压力一次直到 CSF 压力不再下降或持续 30s 时为止。整个过程为 1min。再按上法分别将血压计气袋充气至 40mmHg 及 60mmHg，重复上述检查。检查之间应休息数分钟。最后将 3 次结果分别绘成曲线（以时间为横坐标，压力为纵坐标）以供分析
观察分析	持续压迫腹部时，若 CSF 压力迅速上升，可达到初压的 2 倍或以上，提示下胸段以下脊髓蛛网膜下隙通畅，但不能反映颈段或上胸段梗阻情况。若压力上升缓慢或不升，提示下胸段及腰段脊髓蛛网膜下隙有梗阻	①当加压于颈静脉后，CSF 压力 5s 左右迅速上升 100~200mmH_2O 或至最高点，去除压力后 15s 左右降至初压水平，提示脊髓蛛网膜下隙通畅无梗阻。②当加压于颈静脉后，CSF 压力上升及下降均缓慢或上升快而下降慢，或不能降到原来初压水平时，提示脊髓蛛网膜下隙部分梗阻。③当加压于颈静脉压力特别是压力达到 60mmHg 时 CSF 压力仍不上升，提示脊髓蛛网膜下隙完全梗阻

【适应证】

1. 诊断性穿刺 用以测定脑脊液压力(必要时进行脑脊液的动力学检查)。进行脑脊液常规、生化、细胞学、免疫学和细菌学等检查,并可向蛛网膜下隙注入造影剂,进行空气或碘水脊髓造影等。主要用于中枢神经系统感染性疾病、脱髓鞘疾病、变性疾病、脑膜癌病和颅内转移瘤、蛛网膜下隙出血和脑挫裂伤等疾病诊断及鉴别诊断;也有用于颅内手术后检查颅内压及出血情况;脊髓、脊髓蛛网膜病变,需行脑脊液动力学检查,以明确脊髓腔有无梗阻及梗阻程度,以及脊髓造影、气脑造影和核素脑池扫描等诊断性穿刺(diagnostic puncture)。

2. 治疗性穿刺(therapeutic puncture) 向蛛网膜下隙注入药物用以治疗及疗效观察。

【禁忌证】

(1)病情危重,体位变动有可能影响呼吸道通畅和生命体征者。

(2)已出现较明显的颅内压增高征象者,因腰穿可引发和(或)加剧脑疝者。

(3)全身性败血症,穿刺部位有感染灶,疑有腰段脊膜外脓肿者均不宜进行,以免将感染原带入中枢神经系统。

(4)高颈段脊髓肿物或脊髓外伤等脊髓受压致其即将丧失功能者。

(5)脑脊液鼻漏或耳漏者。

(6)凝血机制有缺陷和有出血倾向及血小板<50×10^9/L者。

【并发症】 腰椎穿刺术属于有创伤性检查,可能带来以下并发症,需注意其防治。

1. 低颅压综合征(low intracranial pressure syndrome) 是腰穿后较常见的并发症,多是脑脊液(CSF)自脊膜穿刺孔不断外漏或一次放液过多所致。患者于坐起后头痛明显加剧,重时可伴有恶心、呕吐,平卧后头痛即可减轻或缓解,一般持续数日后常可自愈。使用细针穿刺,术后去枕平卧(最好为俯卧)4~6h,适当多饮水可预防。一旦发生,除继续平卧和多饮水外,可做以下处理:①静滴5%葡萄糖盐水1000ml,每日1~2次;②向椎管内推注生理盐水或蒸馏水10~15ml。连续数日后常可恢复。

2. 脑疝形成(herniation of brain) 在颅内压增高,特别是颅内占位性病变,可在腰穿放液当时或术后数小时内发生脑疝。故可采取在腰穿前30~60min先快速静脉滴注20%甘露醇液250ml,细针穿刺,不要全部拔出针芯以减缓CSF的滴出和控制其滴出量(够化验用时即可)等措施预防。如一旦发生,应立即抢救,如维持呼吸、循环功能(如气管插管、机械通气和心脏复苏等),静脉迅速推注20%甘露醇250ml呋塞米60mg,必要时还可自侧脑室穿刺放液或于椎管内快速推注生理盐水40~80ml。

3. 蛛网膜下隙出血(subarachnoid hemorrhage)及硬膜下血肿(subdural hematoma) 一般腰穿均有可能损伤蛛网膜或硬膜的静脉,此时出血量少,不引起临床症状。损伤较大的血管,如马尾的根血管时,可能有较多出血,类似原发性蛛网膜下隙出血,临床上出现脑膜刺激征。如患者突然出现背部剧烈性疼痛,迅速出现截瘫时提示有硬膜下血肿可能,根据患者具体情况进行检查及手术清除血肿。

4. 原有脊髓、脊神经根症状突然加重 多见于脊髓压迫症,可因腰穿放液后的CSF压力改变,使原有的瘫痪、排尿障碍等症状加重,高颈髓段病变还可致呼吸停止。必要时可向椎管内快速推注生理盐水40~80ml。颅内感染、马尾神经根损伤:均较少见。必要时可予对症处理。

5. 虚性脑膜炎 多见于腰穿后出现头痛及脑膜刺征,却不伴发热,CSF复查时可以发现轻度细胞增加及蛋白含量增加,对症处理后在1~2周症状消失。

【实验室常规检查】

1. CSF性状 正常CSF为无色透明水样液体。CSF呈粉红色常见于穿刺损伤或出血性病变。先后用三个试管连续接取CSF,三个管中红色CSF依次变淡,最后转清,提示为穿刺损伤性出血;如三个管中CSF皆为均匀一致的血色,提示病理性出血,多见于原发性蛛网膜下隙出血。将红色CSF离心后,上清液无色,提示为新鲜出血或损伤;如上清液为黄色提示出血后的黄变,或椎管阻塞CSF蛋白质高度增加的黄变症。离体后的CSF不久自动凝固,此现象被称为弗洛因综合征(Froin syndrom),提示CSF中蛋白过高,多见于脊髓肿瘤造成完全阻塞。CSF呈脓样、米汤样、云雾状,甚至有凝块形成,提示CSF内白细胞计数显著增高,多见于化脓性脑膜炎。CSF呈毛玻璃样浑浊,提示CSF内白细胞计数中度增高,放置12~24h后,表面可有纤维蛋白薄膜形成,提示CSF纤维蛋白原含量过高,多见于结核性脑膜炎,用此膜检查的结核杆菌阳性率较高,必要时可行CSF蛋白定性试验(潘氏试验,Pandy test)。

2. CSF白细胞计数 正常成人CSF的白细胞计数为(0~5)$\times10^6$/L;儿童为(0~10)$\times10^6$/L;多为单核细胞(MNC)。如白细胞达(10~50)$\times10^6$/L为轻度增高,(50~190)$\times10^6$/L为中度增高,200$\times10^6$/L及以上为显著增高。白细胞计数完毕后,可在计数池中用高倍镜进行细胞分类。此法仅能分辨出多核细胞和单核细胞,故临床上常常需要进行CSF细胞学检查。

3. CSF生化检查 CSF常用主要生化指标及临床意义见表4-3。

表 4-3　常规 CSF 生化检查项目及意义

	蛋白质(mg/L)	葡萄糖	氯化物
正常值	50～150(脑室) 100～250(脑池) 200～400(腰池)	2.5～4.4mmol/L (45～75mg/100ml 血糖的 60%～70%)	100～130mmol/L(695～792mg/100ml,以氯化钠计算)
临床意义	增高见于中枢神经系统感染(如化脓性脑膜炎可高达 5g/L、结核性脑膜炎可达 10g/L)、脑肿瘤、脑出血、脊髓压迫症和吉兰-巴雷综合征等	减少提示有颅内感染,结核性脑膜炎糖含量可降低,化脓性脑膜炎、隐球菌性脑膜炎和癌性脑膜病时可显著降低或很低。糖尿病或注射葡萄糖后可使 CSF 内糖含量增高	各种脑膜炎含量均可降低。全身性疾病或进食量减少时,可随之降低。如低于 85mmol/L,可致呼吸中枢功能抑制而出现呼吸停止

【病原学检查】

1. 常规　CSF 涂片检查、培养和动物接种有助于查明致病菌、寄生虫和治疗方案的确定。如临床常用 CSF 墨汁染色涂片找到新型隐球菌(图 4-3),以确诊隐球菌性脑膜炎等。但应注意标本应及时和反复多次送检。

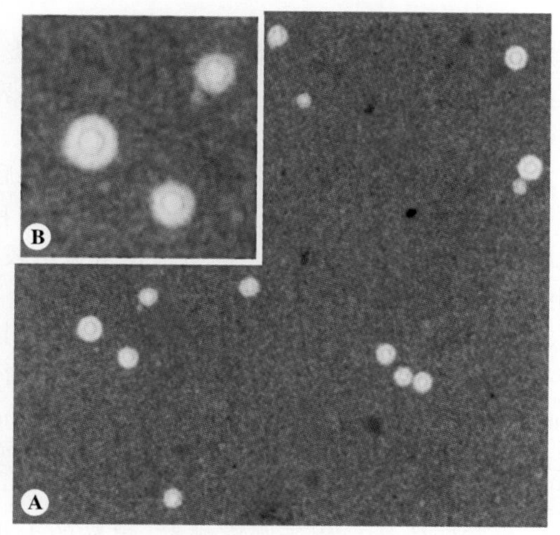

图 4-3　CSF 涂片墨汁染色

A. 低倍镜;B. 高倍镜观察到的新型隐球菌

2. 病毒学检查　用 ELISA 法或 IFA 法检测单纯疱疹病毒(HSV)抗原及抗体,早期抗体阳性提示有近期感染,血清 HSV-IgG 可终生存在,发病初期阳性更有意义;巨细胞病毒(CMV)抗体可用 ELISA、RIA、IFA 和 CET 检测,CSF 中分离出病毒或 PCR 检测阳性可提示诊断,但阴性不能排除诊断;EB 病毒可用 ELISA 法或 IFA 法检测,CSF 分离出病毒或抗体检测阳性有助于诊断。

3. 囊虫特异性抗体检测　通常采用 ELISA 或 IFA 法检测 CSF 中的囊虫特异性抗体,阳性提示脑囊虫病。

【免疫学检查】

1. 蛋白质电泳检查　正常 CSF 蛋白电泳值(滤纸法):前白蛋白 2%～6%;白蛋白 44%～62%;球蛋白:α_1 4%～8%,α_2 5%～11%,β8%～13%,γ7%～18%。CSF 总蛋白量正常或稍高,而 γ 球蛋白升高提示可能为恶性脑肿瘤、多发性硬化、亚急性硬化性全脑炎及细菌性脑膜炎。α_1 球蛋白高于 α_2 球蛋白提示脑动脉硬化症。β 球蛋白升高多见于肌萎缩性侧索硬化。前白蛋白降低提示神经系统炎症,而其升高提示变性病。在 γ 球蛋白区带的阴极端出现寡克隆带,提示 γ 球蛋白增高,对多发性硬化的诊断有重要价值(90% 阳性)。急性炎症性脱髓鞘性多发性神经炎、视神经炎、无菌性脑膜炎及脑梗死和脑肿瘤等患者亦可出现 γ 球蛋白增高。

2. 免疫球蛋白(Ig)检查　正常 CSF 中的 Ig(CSF-Ig)极少,其中 IgG 约为 10～40mg/L,IgA 1～6mg/L,IgM 极微量。CSF-Ig 含量变化是 CSF 免疫学检查的重要常规指标,结合血清 IgG(S-IgG)及血清白蛋白(S-Alb)计算的下列指标可反映髓鞘内(即中枢神经内)IgG 的合成量。①CSF-IgG 含量＝{[CSF-IgG－(S-IgG/369)]－[CSF-Alb－(S-Alb/230)]×(S-IgG/S-Alb)×0.43}×5。②CSF-IgG 指数＝CSF-IgG/S-IgG/CSF-Alb/S-Alb IgG 增高多见于多发性硬化、亚急性硬化性全脑炎、吉兰-巴雷综合征、病毒性脑炎等。结核性脑膜炎和化脓性脑膜炎等中枢神经系统感染时,早期先出现 IgM 增高,恢复期 IgG、IgA 才升高。单纯疱疹病毒脑炎早期 IgM 即可明显增高。流行性乙型脑炎急性期 IgG 正常,恢复期 IgG、IgA、IgM 均轻度增高。③细胞免疫学检查:淋巴细胞检查:改良的非特异性酯酶染色法检查,可在成熟的 T 细胞胞质中见到致密而局限的粒状棕黄色沉淀物者为阳性(正常值为 53.15%±10.72%),免疫功能低下者的阳性率也相应下降。T 细胞的酯酶反应极少呈阳性,单核细胞虽可呈阳性反应,但其酶反应物色淡量多而弥散,形态欠清晰。另外,此项检查还能对细胞免疫功能进行快速检测、免疫调节剂的临床选用及其疗效评价。淋巴细胞亚群检查:可选用混合花环法、ABC、APAAP 和单克隆抗体法等。CSF 淋巴细胞亚群的检测为 CSF 细胞免疫功能判断提供了更多的客观资料。嗜酸粒细胞检查:嗜酸粒细胞主要为参与免疫反应的一种效应细胞,临床检测中发现提示可能与变态反应及寄生虫感染相关。

【细胞学检查】　细胞玻片离心法是一种实用的诊断中枢神经系统疾病的新的 CSF 细胞检查方法,收集细胞简便、快速,且收集的细胞形态完整、结构清晰,并可根据病情需要进行各种特殊染色。对 CSF 细胞的准确分类及形态观察(如发现免疫活性细胞、吞噬细胞、白血病细胞及肿瘤细胞等),可为疾病的诊断提供客观依据。对CSF细胞的动态观察,可为疾病的预后和疗效判断提供资料。

【CSF酶学检查】 正常CSF中谷草转氨酶(AST)、谷丙转氨酶(ALT)、乳酸脱氢酶(LDH)和肌酸磷酸激酶(CK)明显低于其血液中含量,在中枢神经系统疾病中酶含量变化尚缺乏诊断特异性,有待进有步研究。

问题:

1. 正常脑脊液是如何生成、循环和吸收的?
2. 腰椎穿刺术有哪些适应证、禁忌证和并发症?
3. 常用的脑脊液实验室检查有哪几个方面,简述其意义。

第二节 神经系统影像学检查

【目标要求】

掌握:头颅和脊柱X线片的主要用途。

熟悉:DSA、CT及CTA、MRI及MRA的成像原理、图像特征及诊断意义。

了解:常用的磁共振脑成像方法及诊断价值。

案例4-2

患者,男性,65岁,腰痛3年,摔倒致加重2个月,伴左下肢无力。腰椎正、侧位X线片见图4-4所示。腰椎生理曲度稍变直,各椎体可见不同程度的骨质增生,边缘见骨刺形成,L_2椎体明显压缩变扁、局部骨质密度增高,L_4~L_5椎间隙变窄。印象:腰椎退行性改变,L_2椎体压缩性骨折,L_4~L_5椎间盘病变可能。

问题:

1. 你能观察到图4-4有哪些异常影像吗?
2. 结合病史提出对该患者的初步诊断。

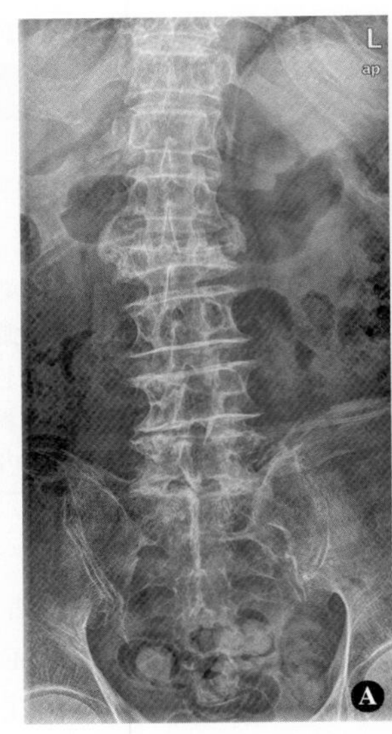

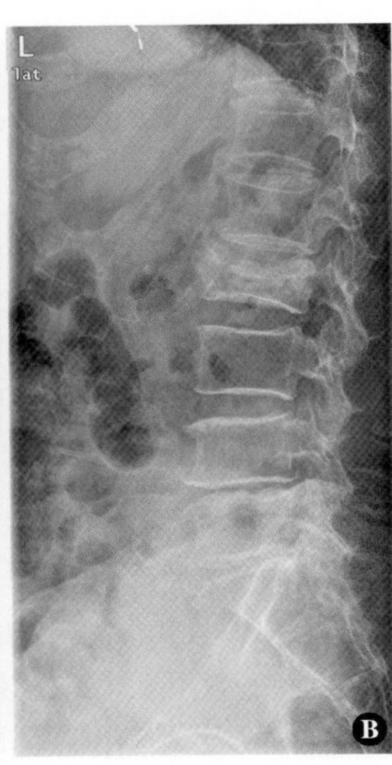

图4-4 腰椎正位(A)、侧位(B)

【头颅和脊柱X线片检查】 头颅和脊柱X线片是利用X线的透射作用检查颅骨和脊柱病变的基本辅助诊断方法,头颅和脊柱X线片以其较好的空间分辨率、简便、安全、价廉的特点用于许多神经系统疾病的诊断,并作为CT、MRI等高分辨率诊断手段的对照分析,尤其对头颅骨、脊椎疾病的诊断。

头颅X线片包括头颅正侧位片、颅底片、内听道片、蝶鞍侧位片、视神经孔片、舌下神经孔片及气脑造影和脑室造影等。主要观察颅骨厚度、密度及各部位结构,以及颅底裂、孔和脑内钙化等。

1. 头颅正侧位片 用于颅脑外伤、头颅的大小与外形异常、幼儿颅内压增高致颅缝分裂与囟门增宽、颅内病理性钙化、先天性颅骨裂、颅骨结核、炎症、转移瘤和肉芽肿等溶骨性的颅骨病变及颅颈交界的畸形等诊断。

2. 颅底片 用来观察颅底颅窝情况,某些后颅窝结构如颅底的卵圆孔、棘孔、破裂孔、翼内外板和岩骨及中耳乳突均可清楚显示。内听道也常显示较好。鼻咽癌常有颅底骨破坏。

3. 内听道片 用来观察后颅窝的情况,尤其是内听道、岩椎、枕大孔和枕骨。正常人内听道管径为4~7mm,两侧常不完全等大,但相差不应超过2mm,超过此限度应提示病变存在。听神经瘤引起病变侧内听道增大。

4. 蝶鞍侧位片 用于观察蝶鞍,蝶鞍的大小因人而异,用径线测量其前后径为8~16mm,平均11.5mm,深度为7~14mm,平均9.5mm。老年骨萎缩时,蝶鞍的轮廓因骨质稀疏而欠明显。鞍内肿瘤引起蝶鞍骨壁压迫而使之呈球状扩大,严重时可有骨质结构的吸收破坏。鞍旁肿瘤常使一侧鞍背侵蚀而缩短,蝶鞍呈蝶形,上口较宽,前后径加大,亦可伴骨质吸收破坏。

5. 视神经孔片 投射时要求患者俯卧于摄影台上,肘部弯曲。两手放于胸旁,头部转向对侧,被检测眼眶放于暗盒中心。颧骨、鼻尖和下颌隆凸部三点紧靠暗盒,使头部矢状面与暗盒成53°角,听鼻线与暗盒垂直。视神经孔在眼眶外下方显影。视神经孔扩大见于视神经和视神经鞘的原发性或继发性肿瘤。

6. 脊柱X线片 用于脊柱(颈、胸、腰、骶尾骨)及邻近组织的外伤、结核、肿瘤等诊断。

【脊髓造影和脊髓血管造影】

1. 脊髓造影(visualization of spinal cord或myelography) 也称椎管造影,是指经腰椎穿刺将含碘显影剂如泛影葡胺或其他不透X线的造影剂注射入蛛网膜下隙，经改变体位然后在X线观察和拍摄脑脊液流动有无受阻及受阻部位和形态的辅助检查手段，是观察脊髓形态的方法。通过脊髓造影可以鉴别脊髓病是由脊髓变性病、粘连性蛛网膜炎、脊髓肿瘤还是由椎间盘向椎体后方膨出所致。在CT和MRI等无创伤影像技术成熟以后，脊髓造影有被淘汰的趋势，目前在临床已出现新型的水溶性造影剂，它对脊髓和神经根刺激性较小，易被吸收，对于某些不能做MRI和CT的患者，脊髓造影不失为一种好的检查方法。

2. 脊髓血管造影（spinal cord angiography）　是将水溶性含碘造影剂注入脊髓动脉系统，并在X线下观察和拍摄脊髓血管分布的检查方法，可用于诊断脊髓血管动静脉畸形（arteriovenous malformation，AVM）（图4-5）和脊髓动静脉瘘等，也可以了解脊髓血管异常的细节。脊髓血管由于支配的复杂性，是一项复杂、繁琐的检查。由于血管定位困难，常常需要先行MRI检查确定异常血管的部位，再行脊髓血管造影或数字减影脊髓血管造影。

案例 4-3

患者，女性，51岁。因"突然剧烈头痛、呕吐1h"入院。查体：意识清楚，烦躁不安，反复呕吐；颈项强直，Kernig征（+），Brudzinski征（+）明显；眼底检查可见玻璃体膜下出血；未发现偏侧肢体瘫痪。急诊检查颅脑CT检查显示蛛网膜下隙出血，立即行数字减影脑血管造影（DSA），并同时进行了血管内介入治疗，如图4-6所示。

问题：

1. 请你说出图4-6（A、B、C）分别所见及意义。
2. 什么叫DSA？你能否口述其工作原理？
3. 数字减影血管造影主要临床用途有哪些？

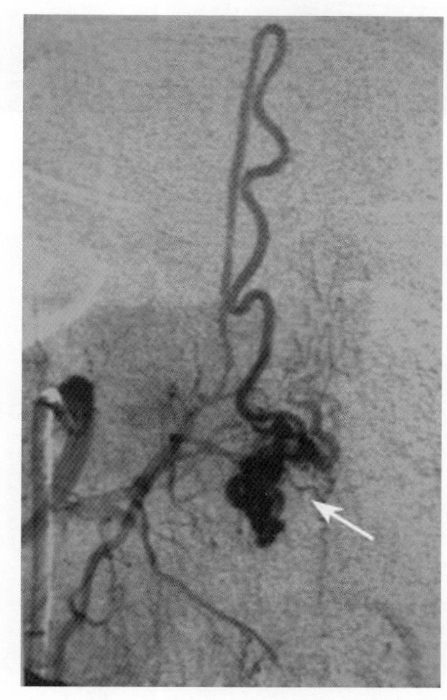

图4-5　脊髓血管造影示AVM

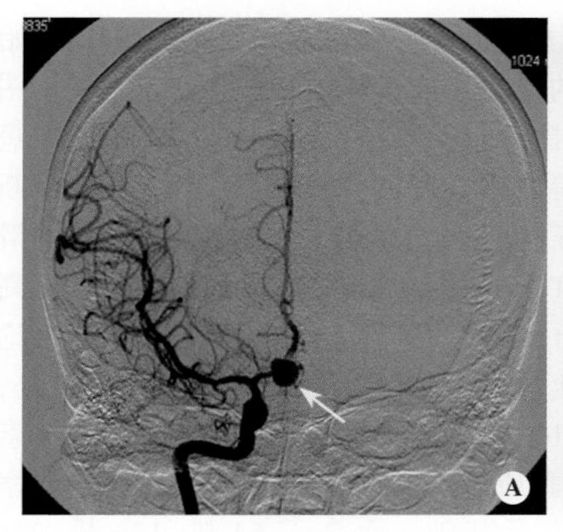

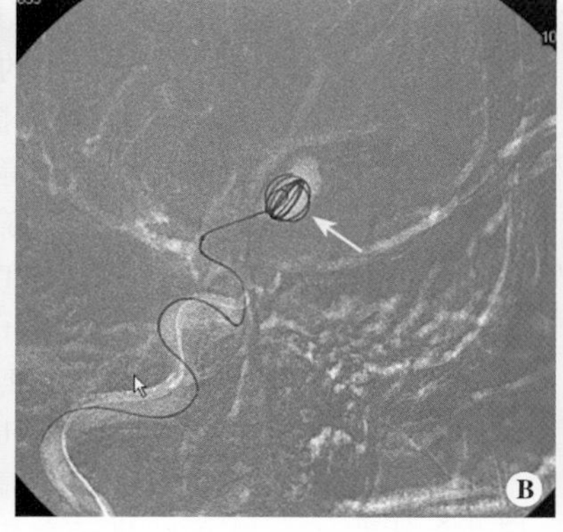

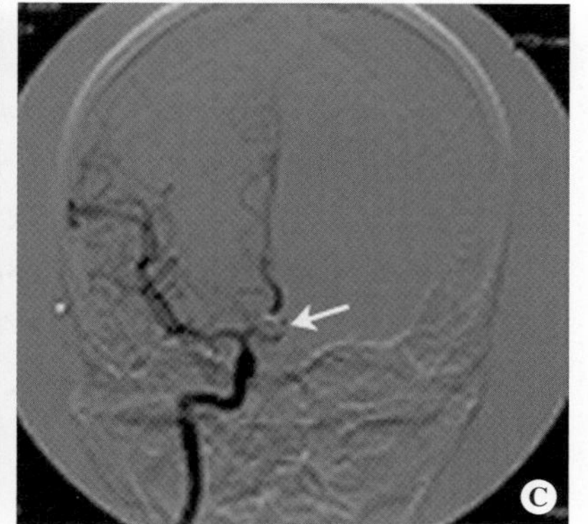

图4-6　DSA检查及血管内介入治疗

A. 显示前交通动脉瘤；B. DSA条件下，对动脉瘤行微螺旋圈栓塞；C. 栓塞后DSA示瘤体闭塞

【数字减影血管造影】　脑血管造影是将造影剂注入颈动脉或椎动脉后，在动脉期、毛细血管期、静脉期分别摄片以显示上述血管的走行、有无移位、狭窄、闭塞、畸形等异常血管的影像诊断技术。

数字减影血管造影（digital subtraction angiography，DSA）系统是一种利用电子计算机处理数字化的影像信息系统（图4-7），是先将组织图像储存，然后经动脉或静脉注入造影剂获得第二次图像后进行减影处理，消除骨骼和软组织影响的血管造影技术。

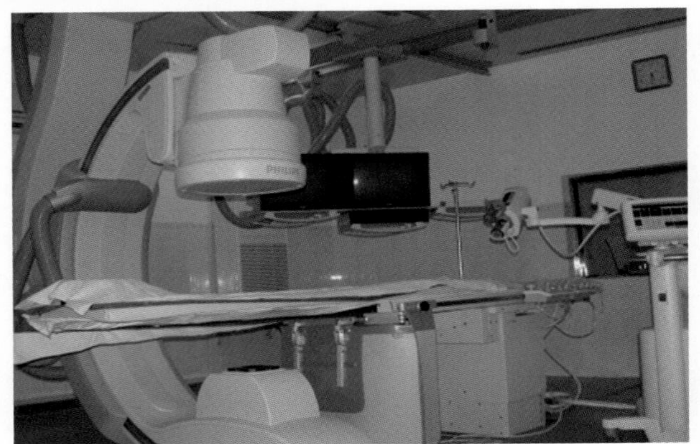

图 4-7 数字减影血管造影(DSA)系统

主要包括:X 线球管、影像增强器、电子摄像机、电子计算机、显示器(监视器)磁盘和操作台,辅助设备有诊疗床和高压注射器等

DSA 在神经病学领域的主要适应证是头颈部血管病变如对动脉瘤(aneurysm;aneurism)(图 4-6、图 4-8、图 4-9)、脑动静脉畸形(cerebral arteriovenous malformation,AVM)、硬脑膜动静脉瘘(dural arteriovenous fistula)、颈内动脉海绵窦瘘(carotid-cavernous fistula)、烟雾病(moyamoya disease)及各血管狭窄或闭塞、脑肿瘤等的诊断。DSA 是诊断脑血管病的"金指标",它不仅提供血管实时影像,而且能充分显示从动脉到静脉整个循环过程的周期、血管形态、分布与走行等变化,使临床医师全面了解和判断脑血管疾病的病变部位、程度及病因,从而选择最佳的治疗方式和手段。

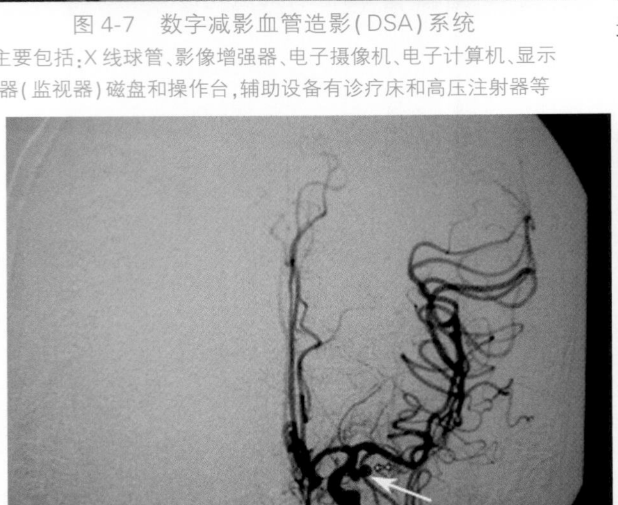

图 4-8 DSA 示不规则动脉瘤

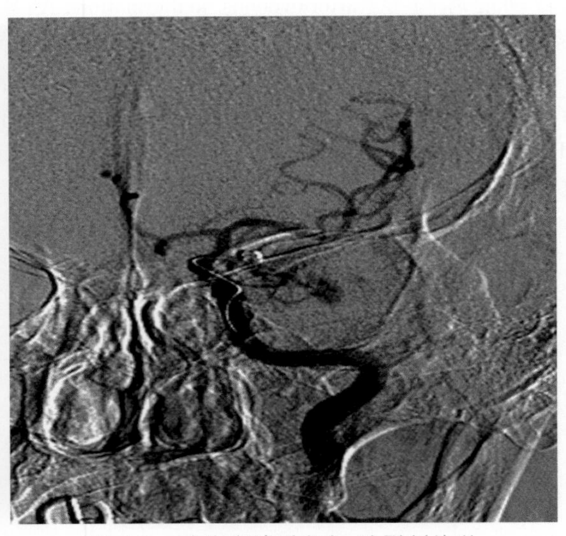

图 4-9 动脉瘤破裂出血,造影剂外溢

案例 4-4

患者,男性,52 岁。因"突发头痛、呕吐、左侧肢体无力,神志不清 3h"入院。颅脑 CT 如图 4-8 显示。右侧基底核壳核区片状高密度影,涉及三个层面,最大层面为 4.1cm×3cm,同侧侧脑室受压变形,水肿带不明显,中线结构稍向左偏移。CT 诊断:右侧基底核脑出血(图 4-10)。

问题:

1. 何谓 CT、CTA?
2. 与正常人颅脑 CT 图像比较,图 4-8 所示有哪些异常影像?
3. 脑出血及脑梗死时分别呈现什么样的影像特点?

【电子计算机体层扫描】 电子计算机体层扫描(computerized tomography,CT)是利用 X 线和电子计算机技术成像的新诊断技术。CT 正式问世于 1960 年,由英国计算机工程师 Hounsfield 发明,1972 开始用于颅脑疾病的诊断。自 CT 临床应用以来,以其图像清晰,检查快捷、准确、安全、无创伤性等优势,在短暂的几年里就得以迅速发展和普及,使神经影像诊断学进入一个全新的时期。20 世 80 年代后期出现的滑环技术、螺旋 CT(spiral CT)(图 4-11)及电子束超高速 CT(ultra-fast CT)等,伴随软件技术的开发,无论是扫描方式、速度还是图像质量都有了重大改进,2000 年推出的 16 排螺旋 CT,实现了各向同性微体素采集,从而为各高质量的图像后处理及高空间分辨率影像的显示奠定了基础。而今天 64 排、128 排、258 排及 320 排、640 排等 CT 相继出现,尤其是以 640 排宽体探测器单次检查覆盖人体器官的三维动态影像采集方式,把 CT 带入了功能成像的时代。超快的图像获取速度及三维重建能力,为医学影像学开辟了新的应用领域,并使 CT 检查实现诊断更快捷、更安全、更准确。

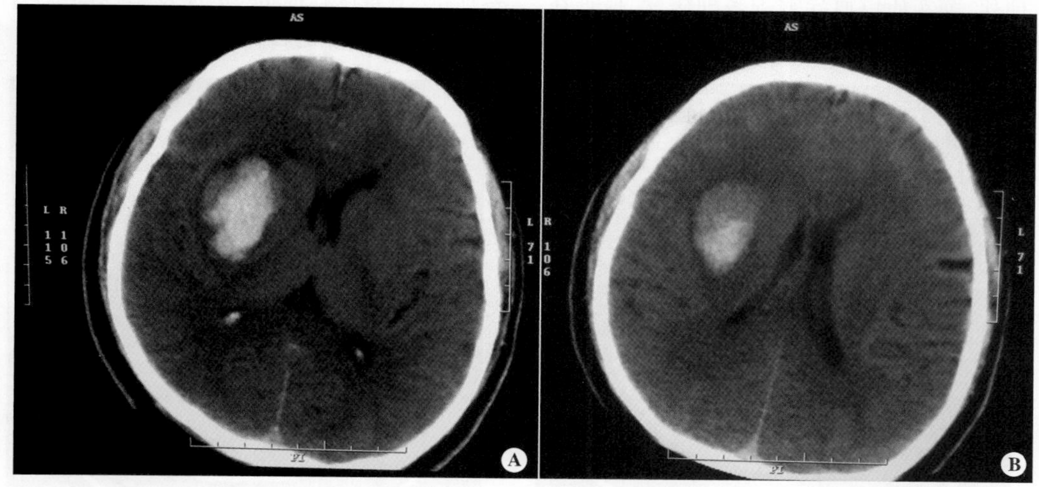

图 4-10　CT 右侧基底核区脑出血

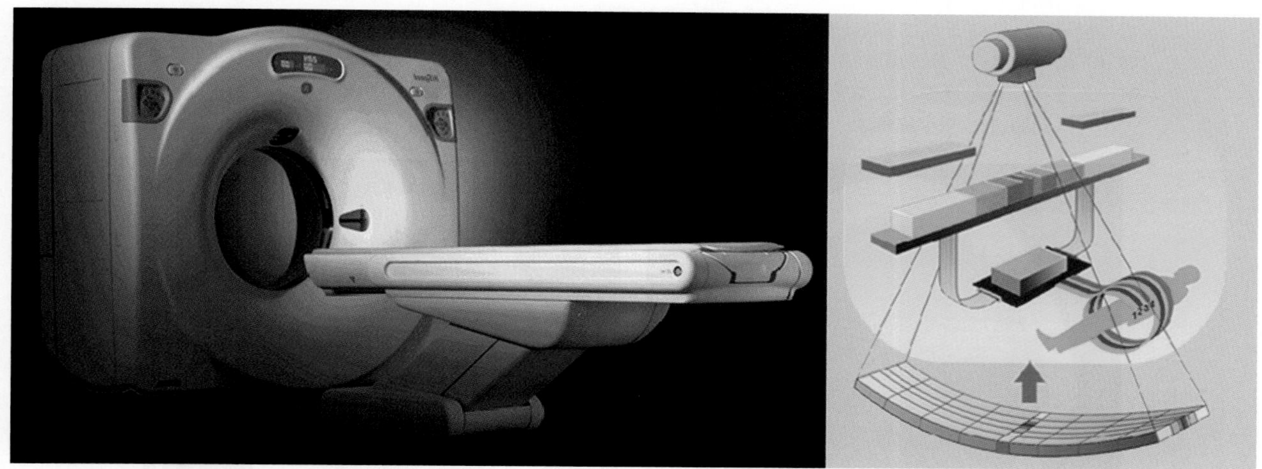

图 4-11　螺旋 CT 及基本原理(高敏感探测器)

颅脑作为中枢神经系统的主要部分，是一个相对静止的器官。固有的生理运动造成的伪影少，而且构成颅脑的组织结构密度彼此间差别较大，所形成的天然对比可以被 CT 很好地区分，正常颅脑横断面断层解剖的 CT 表现见图 4-12～图 4-16。因此，CT 在颅脑疾病的诊断方面有广泛的临床适应证，如正常变异和先天性发育畸形，颅脑损伤及其并发症，各种急性脑血管病，脑内原发、继发肿瘤，颅内炎症、寄生虫病变，代谢性、中毒性疾患及脱髓鞘、变性疾病等。尤其是 640 排等高性能 CT 的出现，可对脑部病变进行更详细的检查。同时可进行 CT 血管造影(CT angiography，CTA)，静脉注射造影剂后行螺旋 CT 扫描，三维重建时去掉皮肤、肌肉、骨骼等不需要显示的结构，只显示三维的血管结构和内脏结构。CTA 已广泛应用于临床，如冠状动脉 CTA、脑血管 CTA 颈部动脉 CTA、肺动脉 CTA 等，图像清晰，诊断准确；也可对增强的任意时相进行减影，得到纯静脉期的 CTV 图像(图 4-17)，时相捕捉更精确，解剖结构更清晰并可实现 3D 功能成像。另外，实现脑一站式检查：患者只需要在 CT 室进行一次检查即可排除脑出血、动脉瘤、

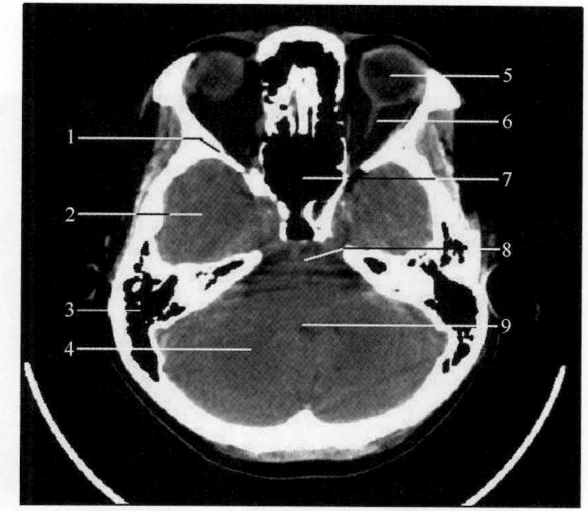

图 4-12　第四脑室-眼球层面

1. 蝶骨嵴；2. 颞叶前下部；3. 乳突；4. 小脑半球；5. 眼球；6. 视神经；7. 蝶窦；8. 亨氏暗区；9. 第四脑室

动脉狭窄、梗死、脑实质供血异常等多种病变，检查在10min内即可完成，多种成像方式可合成一体综合观察评价，节省诊疗时间，实现及早诊断、及早治疗，有效改善患者预后的目标。

图4-13 第四脑室-眼眶上部层面

1. 眼上直肌；2. 蝶骨嵴；3. 颞叶下部；4. 鞍背；5. 桥前池；6. 脑桥上部；7. 第四脑室；8. 小脑蚓部；9. 额窦；10. 鸡冠；11. 额叶底部；12. 蝶窦；13. 鞍窝；14. 基底动脉；15. 桥小脑角池；16. 小脑半球

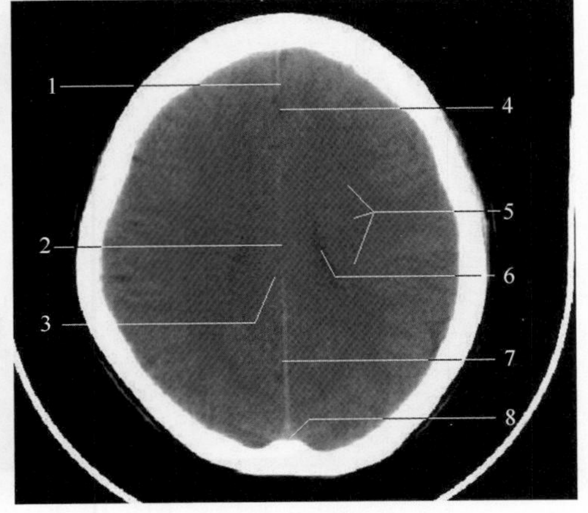

图4-14 侧脑室顶部层面

1. 大脑镰；2. 胼胝体体部；3. 胼胝体压部；4. 大脑纵裂；5. 放射冠；6. 侧脑室顶部；7. 大脑纵裂；8. 上矢状窦

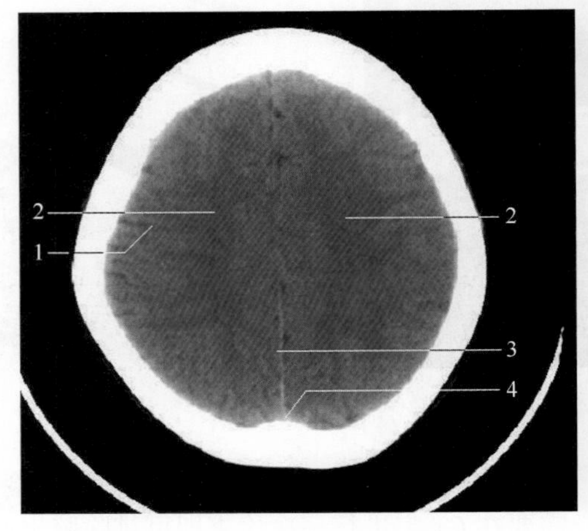

图4-15 半卵圆中心层面

1. 中央沟；2. 半卵圆中心；3. 大脑半球纵裂及其间的大脑镰；4. 上矢状窦

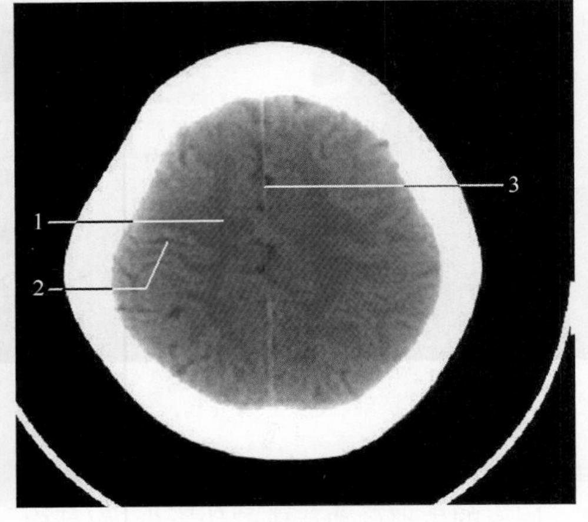

图4-16 半卵圆中心上部层面

1. 半卵圆中心；2. 中央沟；3. 大脑纵裂及其间的大脑镰或部分上矢状窦

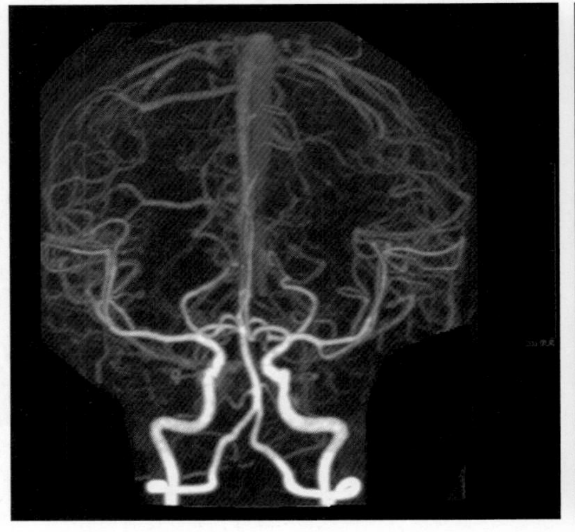

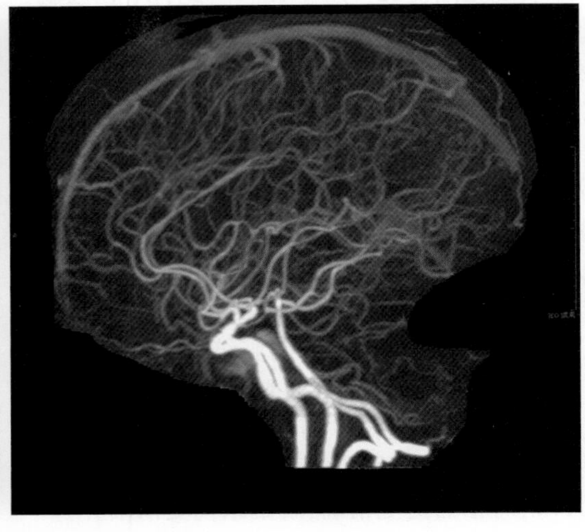

图4-17 CTA显示脑血管(组图)

案例 4-5

患者，男性，62 岁，突发右肢无力 9h 入院。MRI 显示：左侧颞叶、顶叶、及基底核区多发片状呈 T_1WI 低、T_2WI 高信号影的病灶，DWI 亦呈高信号，其边缘不清楚，邻近脑沟稍变细。右侧颞叶、顶叶见多发片状呈 T_1WI 低、T_2WI 高信号影的病灶，DWI 呈低信号，其边缘清楚，邻近脑沟增宽。双侧脑室变钝，未见异常信号。中线无移位。静脉窦流空效应正常（图 4-18）。

问题：

1. 图 4-18 所示均为 MRI 成像，上、中、下三组图分别有什么不同？

2. 常用的 MRI 成像技术有哪些？其英文简称是什么？在脑与脊髓疾病的鉴别诊断意义是什么？

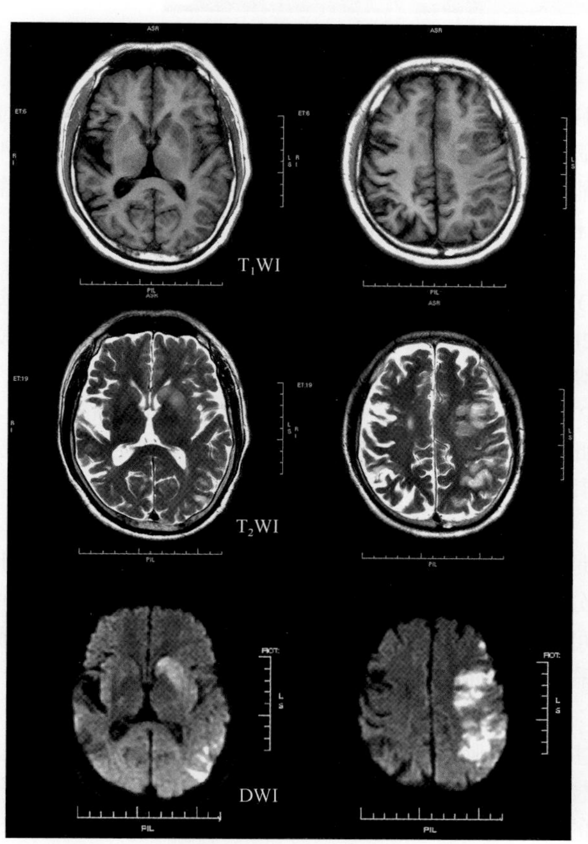

图 4-18 患者颅脑 MRI

【磁共振成像】 磁共振成像（magnetic resonance imaging，MRI）自 20 世纪 80 年代应用于临床以来，凭其无损伤、高对比、高分辨率、任意断层扫描、多参数成像等优点，已成为诊断颅内和脊髓病变的重要影像学手段。

1. MRI 的基本原理与机器基本结构原理 磁共振是将人体置于特殊的磁场中，用无线电射频脉冲激发人体内氢原子核，引起氢原子核共振，并吸收能量。在停止射频脉冲后，氢原子核按特定频率发射出电信号，并将吸收的能量释放出来，被体外的接收器收录，经电子计算机放大、图像处理与重建后获得图像，这就叫作磁共振成像。其设备主要由主磁体、梯度系统、射频系统及计算机图像处理系统构成（图 4-19）。人体被置于磁场中接受一系列脉冲，打乱了组织内质子运动，脉冲停止后质子的能级和相位恢复到激发前状态，这一过程称为核磁弛豫（nuclear magnetic relaxation）。弛豫过程用两个时间值来表述，即 T_1 弛豫时间和 T_2 弛豫时间。T_1 弛豫时间又称纵向弛豫时间，T_2 又称横向弛豫时间。与 CT 影像的黑白对比度是以人体不同组织密度对 X 线的衰减值不同为基础相比，MRI 主要依赖以下四个因素：T_1、T_2、质子密度、流空效应。其中 T_1、T_2 的长、短与成像信号强度之间遵循一定的规律，往往是 T_1 越长（如新生物、水肿、感染、脑脊液、骨皮质、钙化、结石等）信号越弱（低信号），T_1 越短（如脂肪、骨髓、亚急性血肿等）信号越强（高信号）；T_2 越短（如骨皮质、钙化、结石、铁沉积等）信号越弱（低信号），T_2 越长（如新生物、水肿、感染、亚急性血肿等）信号越强（高信号）。在 MRI 技术中，T_1、T_2 之间的差别是通过选用不同的扫描序列参数来实现。反映组织之间主要是 T_1 差别称 T_1 加权（T_1 weighted image，T_1WI），T_2 差别的称 T_2 加权（T_2 weighted image，T_2WI），见图 4-20。

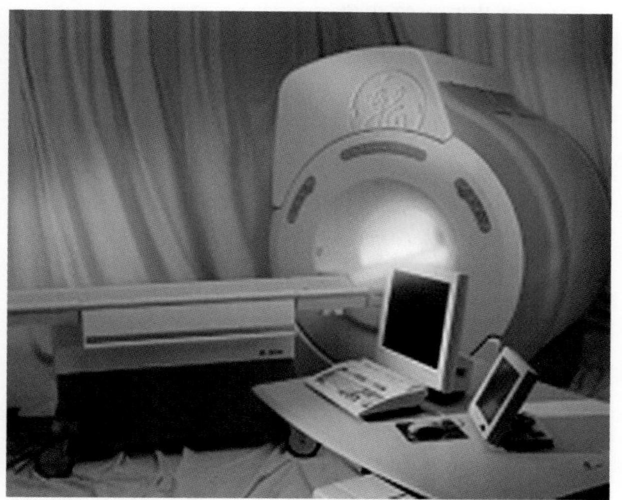

图 4-19 磁共振成像仪

2. MRI 的优势及其在神经病学领域的应用 与 CT 相比较，MRI 具有多参数、高对比度成像、无骨伪影、任意方位断层、无损伤及血管流空效应等优点。MRI 软组织对比度明显优于 CT，能很好地显示脑的灰质、白质、神经核团及各脑沟、脑裂，如尾状核、豆状核、红核、网状体、齿状核在 MRI 上均可显示，脑灰质与脑白质对比清晰，尤其是可清楚显示后颅窝病变等。MRI 的缺点在于其对钙化不敏感，与周围组织对比不明显，不易发现；虽无骨影，但患者的自主或不自主运动(心脏跳动、呼吸、吞咽运动等)所造成的伪影，使图像质量明显降低，甚至导致检查失败；装有心脏起搏器、眼球内金属异物、动脉瘤银夹等严禁 MRI 检查；有生命危险的急诊、危重患者慎重检查；有幽闭恐慌的患者常不能完成检查。随着 MRI 技术的不断改进升级，检测速度及图像分辨率也在持续提升。

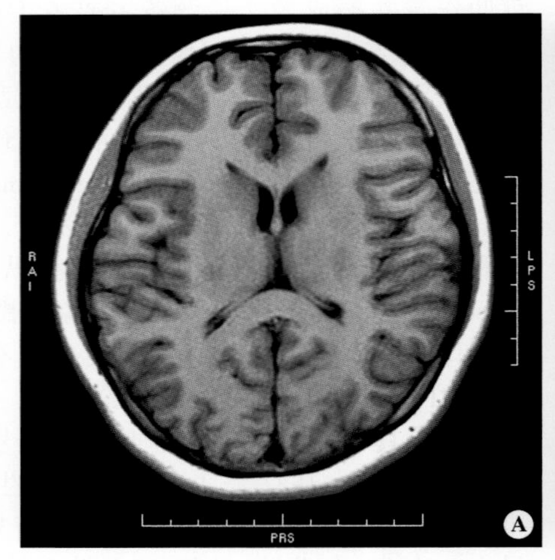

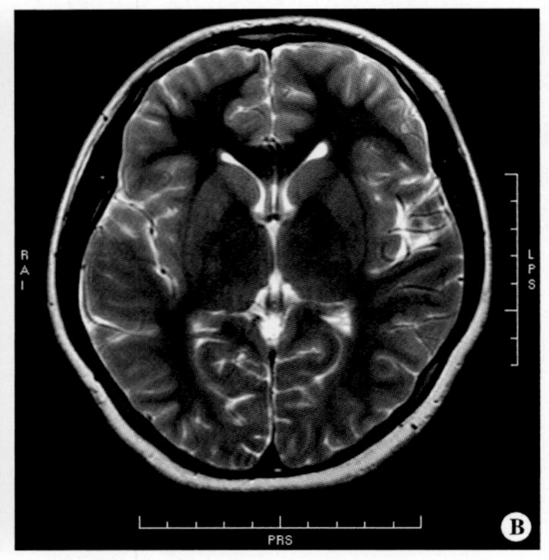

图 4-20 颅脑 MRI T_1WI(A)和 T_2WI(B)影像

MRI 在神经病学领域主要用于脑梗死、脑肿瘤、脑外伤、颅脑发育异常、脑萎缩、脑炎、脑变性疾病、脑白质病变等脑部疾病。对于脊髓肿瘤、脊髓空洞症、椎间盘脱出、脊髓脓肿、脊椎肿瘤及转移瘤等均有较高的诊断价值。MRI 为显示脊髓多发性硬化的唯一影像技术。

1) 磁共振血管成像(magnetic resonance angiography，MRA)：不但能显示血管解剖腔，而且可以反映出血流方式和速度等血管功能方面的信息。其使用方便，是无损伤性检查，可不需造影剂。MRA 对颅脑及颈部的大血管显示效果好，主要用于颅内动脉瘤、AVM(图 4-21)、大血管闭塞及静脉闭塞性疾病等。MRA 可检出 90%～95% 的颅内动脉瘤，但对<5mm 的动脉瘤漏诊率高。

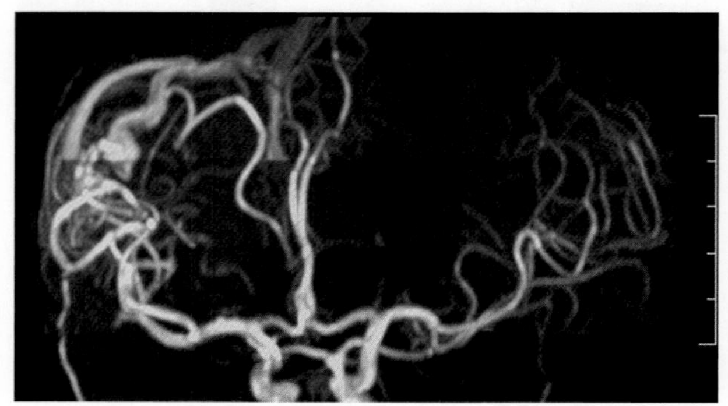

图 4-21 MRA 显示右顶叶 AVM

2) 液体衰减反转回复(fluid affenuated inversion，FLAIR)：俗称自由水抑制序列，它使用较长的 T_1(2000ms 左右，接近自由水的 T_1 值)，可将自由水如脑脊液(CFS)的信号抑制为 0，又得到了 T_2WI 序列对病灶检出敏感的优点(图 4-22)。这就是 FLAIR 序列能够抑制 CFS 成像的原因。FLAIR 属于重 T_2WI，临床主要用于颅脑方面，亦可用于全身。

3) 扩散加权成像术(diffusion weighted imaging，DWI)：主要用于缺血性脑血管疾病的早期诊断，发病 2h 即可显示缺血性改变。超早期急性脑梗死灶有较高的显示率，与灌注成像(perfusion-weighted imaging，PWI)结合可显示脑缺血半暗带(ischemia penumbra)：此区域是一可逆性缺血损伤区，及时再灌注后可恢复其功能。

4) 弥散张量成像(diffusion tensor imaging，DTI)：是弥散成像的高级形式，可更加准确地检测组织内水分子的弥散状况及弥散各向异性特点，经特定后处理可显示脑内的白质纤维束走行，并用以纤维束成像或彩色弥散张量图示(图 4-23)。

5) 灌注成像(perfusion weighted imaging，PWI)：主要用于脑缺血、脑梗死的早期诊断。特别是急性脑梗死时 DWI 显示局部脑血流减少，DWI 与 PWI 结合的图像对比，可对缺血性脑血管病的半暗带进行评价，是对此类患者治疗选择及预后判断的主要影像学方法。PWI 的脑血流容积图可以展示放射性脑坏死与脑肿瘤复发二者之间血管分布的不同，放射性脑坏死的相对脑血流容积降低，而脑肿瘤复发相对脑血流容积呈升高改变，二者得以区分(图 4-24)。

6) MRI 脑功能成像(functional MRI，fMRI)或血氧水平依赖成像(blood oxygen level dependent，BOLD)：是以脱氧血红蛋白的磁敏感性为基础成像技术，通过 MRI 信号反映脑血氧饱和度及血流量的变化，间接反映神经元的能量消耗，进而反映神经元的活动情况（图 4-24）。通过 BOLD 成像技术，可较准确地对功能大脑皮质进行定位。临床用于神经外科及神经肿瘤学皮质功能定位及神经生理学和神经心理学的研究对运动皮质、感觉功能（视觉、嗅觉等）、语言功能及情绪活动的定位等进行研究。

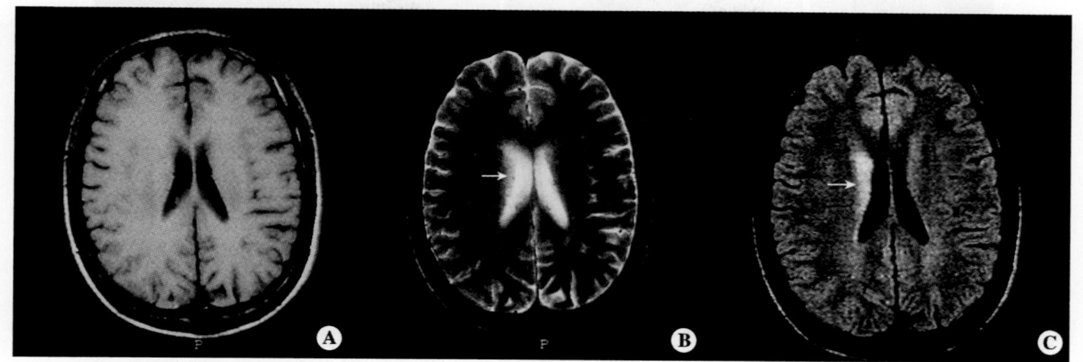

图 4-22　不同 MRI 的成像技术显示影像结果不同

A. SE T_1WI 右尾状核梗死灶呈等信号，很难发现；B. FSE T_2WI 右尾状核梗死灶呈高信号，与脑室分界不清；C. FLAIR 右尾状核梗死灶呈高信号

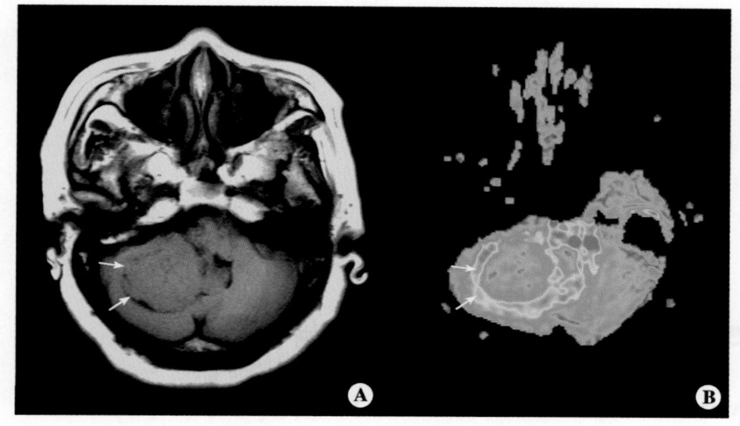

图 4-23　DTI 显示右小脑半球白质纤维束被肿瘤推移（B）；T_1WI 显示右侧后颅窝脑膜瘤（A）

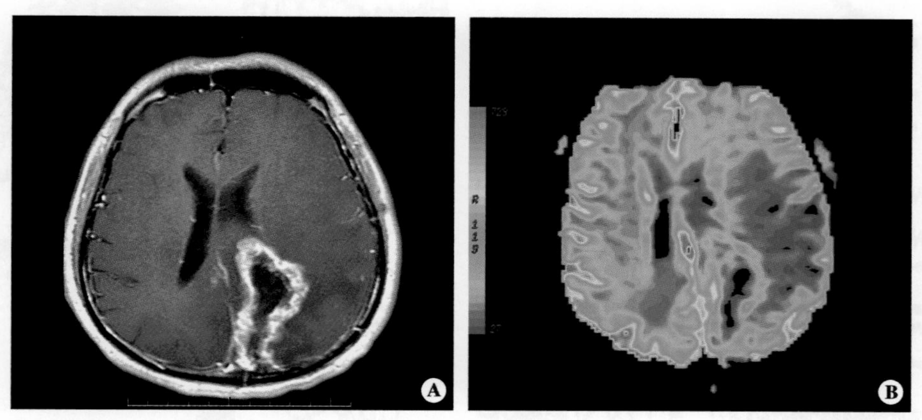

图 4-24　右枕叶脑星形细胞瘤术后放疗，增强呈明显的环形强化（A），PWI 示强化区血流灌注不高，放射性坏死为主（B）

7）磁共振频谱分析（magnetic resonance spectroscopy，MRS）：是利用 MR 中的化学位移（chemical shift）来测定分子组成及空间构型的一种检测方法。MRS 检测敏感性较高，可用来检测脑内许多微量代谢物，可根据这些代谢物变化，分析组织代谢改变（图 4-25）。

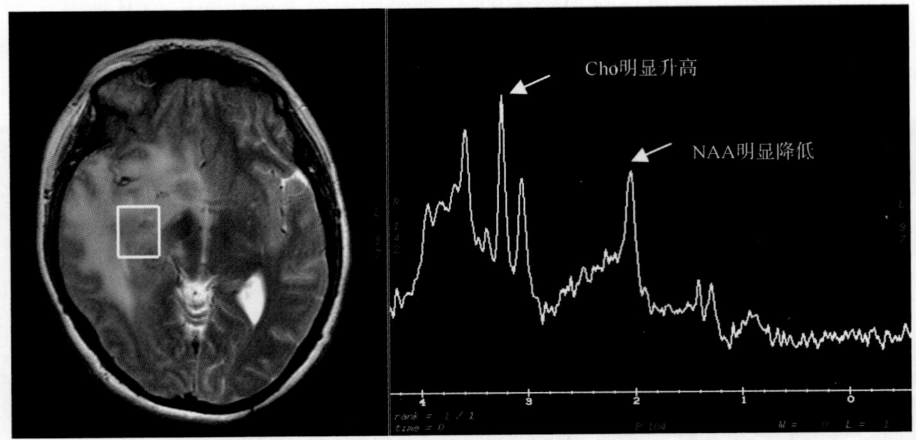

图 4-25 脑胶质瘤病患者脑 MRS 示 NAA 明显下降，Cho 显著升高

第三节 神经电生理检查

【目标要求】

掌握：临床电生理学常用检查项目（脑电图、脑诱发电位、脑磁图、肌电图等）及其临床价值。

熟悉：熟悉常用电生理检查原理。

了解：常用电生理检查方法。

案例 4-6

患者，男性，18 岁，因"反复发作性四肢抽搐伴不省人事 3 年"就诊。脑电图检查如图 4-26 所示。

问题：

1. 何谓脑电图？你能从所提供的患者的脑电图中发现异常脑电波形吗？
2. 脑电图观察哪些指标？
3. 脑电图主要用于哪些疾病的诊断？

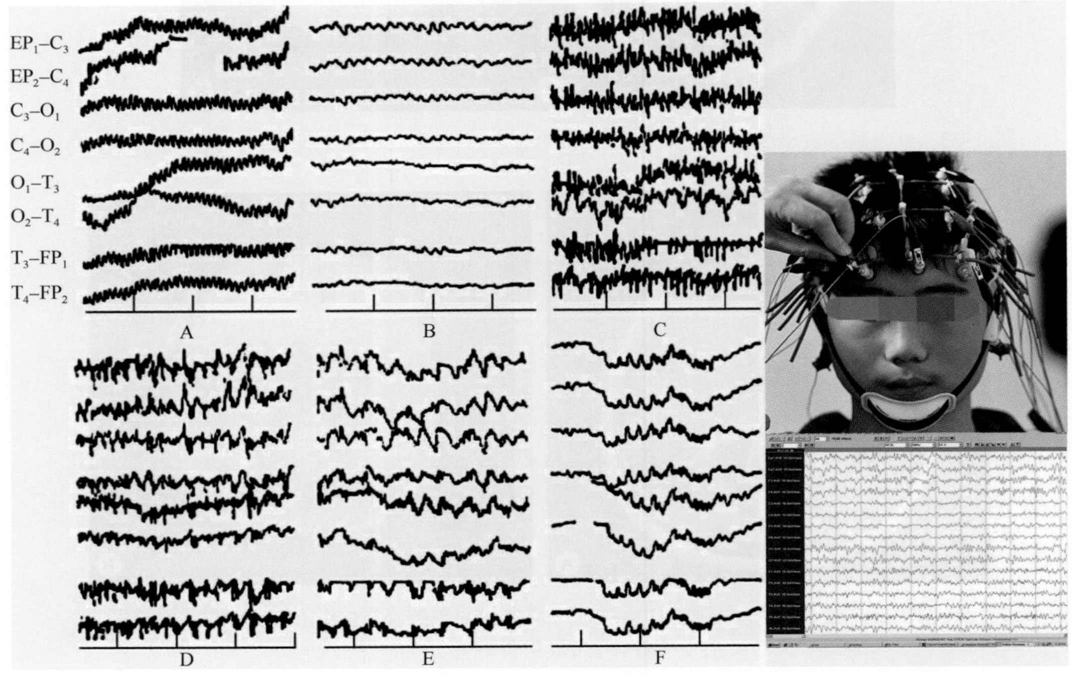

图 4-26 案例 4-6 患者的脑电图

A. 发作前：为 11c/s 广泛性 α 波；B. 先兆期：为 5c/s 之 θ 节律；C. 完全强直期：为 20~30c/s 棘节律；D. 不完全强直期：棘节律频率较前减慢；E. 阵挛期：阵发性节律性慢波和多棘波；F. 恢复期：开始为平坦波，后为中等波幅慢波并 14c/s 之睡眠纺锤波。

【电脑图】 脑电图(electroencephalogram,EEG)是通过头皮上安放电极引出并经脑电图机放大记录下来的脑的自发性、节律性电活动,用以了解脑功能状态的生物电记录技术。EEG是对大脑皮质的一项非创性、功能性检查,结合临床资料,间接诊断颅内各种疾病。主要用于癫痫、颅内占位病变(颅内肿瘤,颅内血肿)、颅内炎症,脑外伤、脑血管病、电解质紊乱、内分泌疾病、脑死亡等的诊断。判定需要注意:异常仅说明一种脑功能状态,一种异常可见于多种疾病,故不能作为病因诊断。常见的脑波见图4-27。

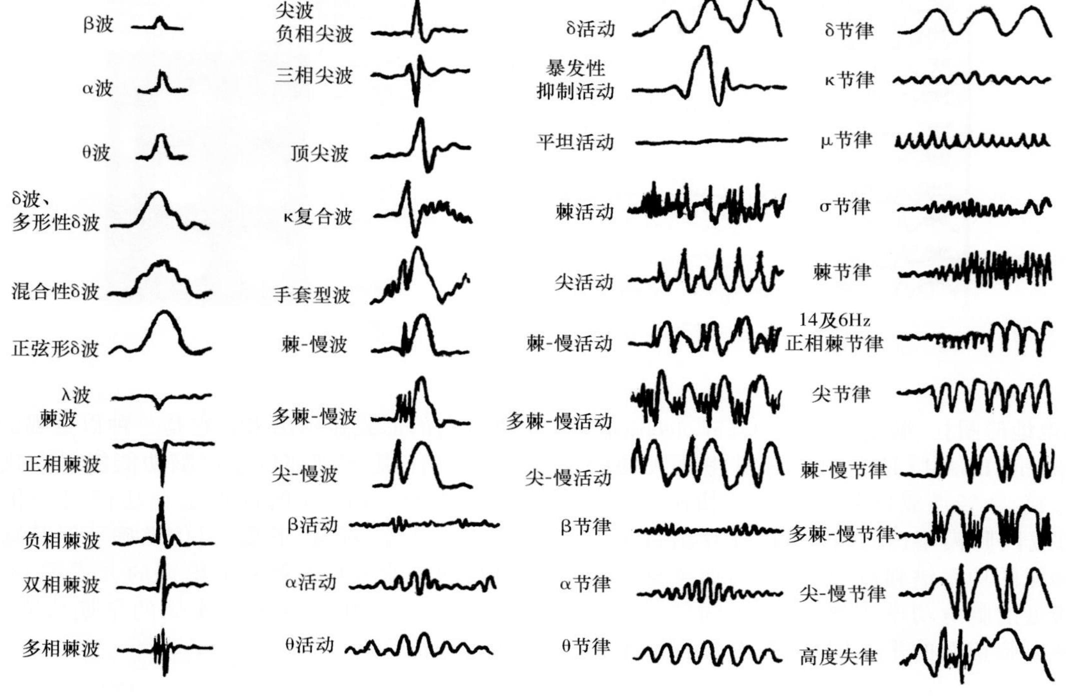

图4-27 脑电图各成分示意图

EEG的临床应用主要有以下几种。

1. 癫痫 EEG是癫痫诊断的重要手段之一。不同类型的癫痫患者可记录到不同的脑电表现。

(1)癫痫大发作:发作期典型图形的暴发性高波幅的棘波群。发作间歇期可见散在的棘波、尖波、棘慢波、尖慢波,或两侧同步的阵发性δ波与θ波。

(2)癫痫小发作:两侧同步的典型的3c/s的棘-慢综合波,呈现小于2c/s的棘慢综合波称为小发作变异型。肌阵挛性小发作常呈多棘-慢综合波。

(3)局限性癫痫:表现为单一的或多发的棘波或棘慢波,多局限于病灶周围,有时可扩散至全脑。

(4)间脑癫痫:出现6c/s和14c/s的正性棘波,常在颞区,枕区出现。

(5)精神运动性发作:出现中至高幅4~6c/s平顶波或高波幅3c/sδ波,也可出现棘波、尖波。常两侧不对称。

2. 颅内炎症 常见由病毒、细菌等引起的脑实质或脑膜弥漫性损害,EEG改变对此类疾病有一定的诊断价值。病毒性脑炎病情较轻或早期,EEG主要表现为θ活动。病情较重时则表现为弥漫性高波幅δ活动及θ活动,也可在脑部病变最严重部位出现局限性慢活动。伴抽搐者易出现棘波、尖波等癫痫样放电,EEG异常程度也增加,出现后遗症的可能性较多。

3. 其他 如对脑血管病、颅脑外伤、电击伤、精神病及精神发育不全,儿童多动症,脑死亡,颅内占位性病变包括脑肿瘤、脑脓肿、脑寄生虫病等具有一定的诊断价值。

【动态EEG】 24h动态EEG是指记录时间达到或超过24h的便携式脑电图系统(ambulatory EEG,AEEG)。受检者在日常生活环境中使用,完成24h甚至更长时间的脑电活动记录,然后由电脑对记录数据并进行处理,使偶发的一过性脑瞬间障碍的脑电活动得以再现,以确定发作与环境、时间、诱因和个人状态的关系。AEEG的癫痫检测阳性率高于常规EEG,可用于鉴别假性癫痫、术前癫痫患者的评估、新生儿的痫性发作监测及对发作性睡病、梦游症、夜惊与癫痫的鉴别等。

【视频EEG】 视频EEG(又称录像EEG,video-EEG)就是在常规记录技术基础上发展起来的、临床常用的EEG记录技术。视频EEG不仅可以长时间地描记EEG,而且具有临床发作表现的同步录像,故更有利于癫痫的诊断和鉴别诊断(图4-28)。

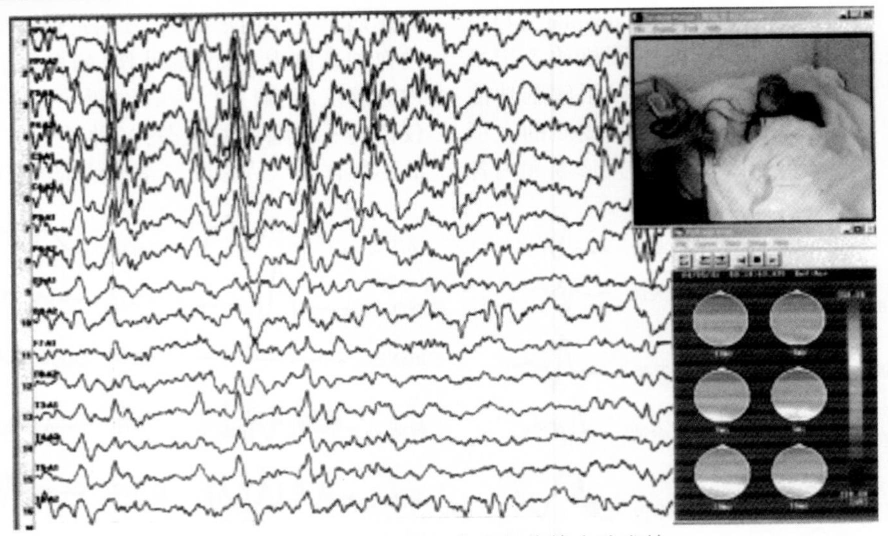

图 4-28 Video-EEG：临床发作伴尖波发放

女性，6 岁，临床诊断：原发性癫痫

【脑电地形图】 脑电地形图（brain electrical activity mapping，BEAM）是利用计算机将放大的脑电时域信号模/数转换成数字信号，再经快速傅立叶变换（FFT）或回归模型（A-R 模型），计算出每个电极处不同频域的功率谱强度，用二维内插法推算出在安置电极处的脑电功率谱强度，以不同颜色或数值表示。并以脑切面的平面图或左、右侧视及俯视三维方向的形式显示出来。它是一种以直观的图像方式，按脑投影解剖部位显示脑功能能量变化的方法（图 4-29）。BEAM 的优点是脑功能的变化与结构定位相结合，直观、形象、定位准确。但其缺点是不能反映脑波形及各种波形出现的方式等，不能替代脑电图，主要用于脑血管疾病的早期诊断、疗效和预后评价等。

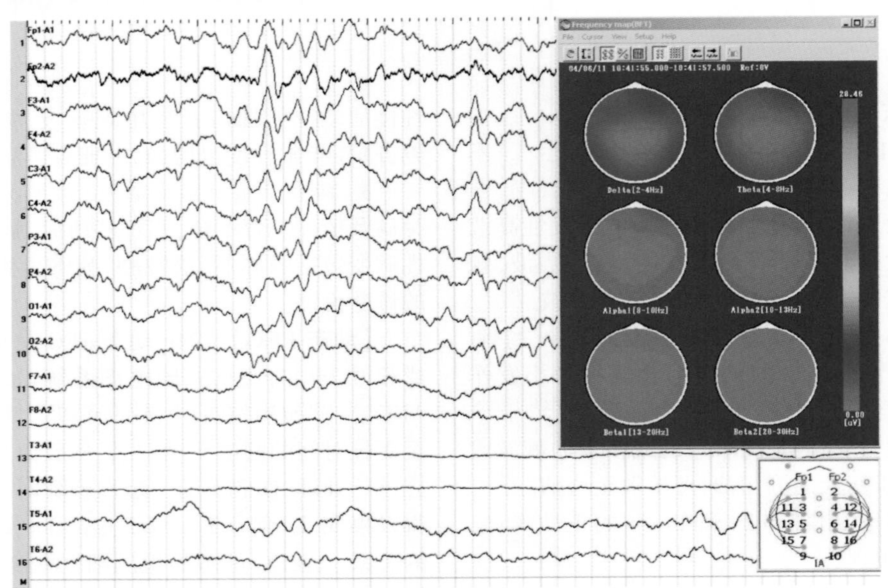

图 4-29 脑地形图

案例 4-7

患者，男性，56 岁，以“突然头晕、呕吐，随即不省人事半小时于早上 8 点”入院。体检：中度昏迷，四肢肌张力增高，腱反射亢进，双侧 Babinski 征阳性，颅脑 CT 未见异常。随即进行抢救，并行脑干听觉诱发电位检查，结果如图 4-30 所示。

问题：

1. 何谓脑诱发电位？根据以上 BAEP 你能判断患者 11 点时的状况吗？
2. 常用的脑诱发电位有哪几种？
3. 脑诱发电位主要用于哪些疾病的诊断？

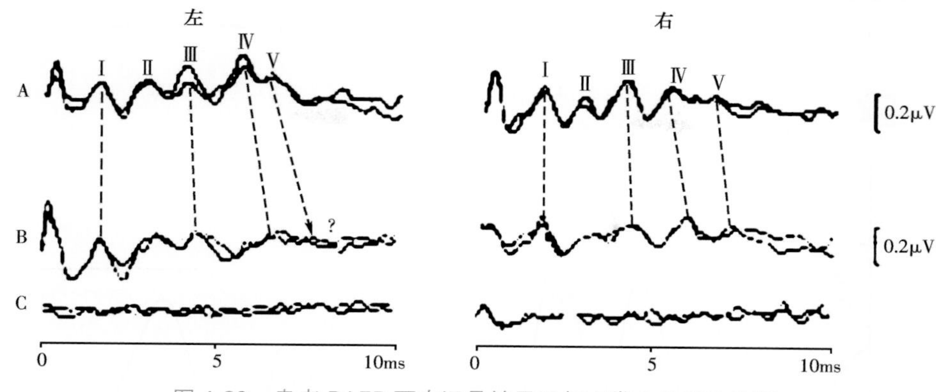

图 4-30 患者 BAEP 两次记录结果及与正常人 BAEP 比照
A. 正常 BAEP 对照；B. 9：20 分纪录：BAEP Ⅲ/Ⅳ潜伏期延长，Ⅴ/Ⅰ波幅比<1，双侧 IV-V 复合波差异明显；C. 11：00 记录：BAEP 各波消失

【脑诱发电位】 脑诱发电位（brain evoked potential，BEP）是中枢神经系统在感受外在或内在刺激过程中产生的与刺激有锁时关系的生物电活动。脑诱发电位是继脑电图和肌电图（EMG）之后临床神经电生理学的第三大进展。对人诱发电位的研究始于1974 年，Dawson 利用一种照相叠加技术（photographic superimposition technique）从颅外记录到受特异刺激而产生的大脑皮质诱发电位。经不断研究及电子计算机技术的应用发展，脑诱发电位的应用范围日益扩大，主要涉及神经生理学、神经心理学、神经病学、神经外科学、耳科学、眼科学、骨科学、儿科学及精神医学等各个领域。

脑诱发电位内容广泛，依刺激性质不同分为感觉诱发电位和运动诱发电位（motor evoked potential，MEP）；按感觉刺激的形式不同分为体感诱发电位（somatosensory evoked potential，SEP）、脑干听觉诱发电位（brainstem auditory evoked potential，BAEP）及皮层视觉诱发电位（visual evoked potential，VEP）；根据潜伏期不同分为短潜伏期、中潜伏期、长潜伏期诱发电位。重点介绍几种较为成熟且广泛应用的 SEP、BAEP、VEP 及脑运动诱发电位（MEP）即脑磁刺激运动诱发电位、事件相关电位（ERP）。

1. 体感诱发电位（SEP） 是指对躯体感觉系统的任意一点给予适当的刺激后，较短时间内在该系统特定通路上的任何部位能检出的电反应（图 4-31）。多是对中枢神经系统的体表投射部位记录而得。SEP 反映了躯体感觉通路自下而上直至皮质的功能状态，主要反映了周围神经、脊髓的后束和相关神经核、脑干、丘脑、丘脑放射和大脑感觉皮质等相关部位的状态。在疾病或损伤的情况下，SEP 可以出现各种异常表现，因此可作为诊断中枢神经系统疾病的一个重要辅助手段。

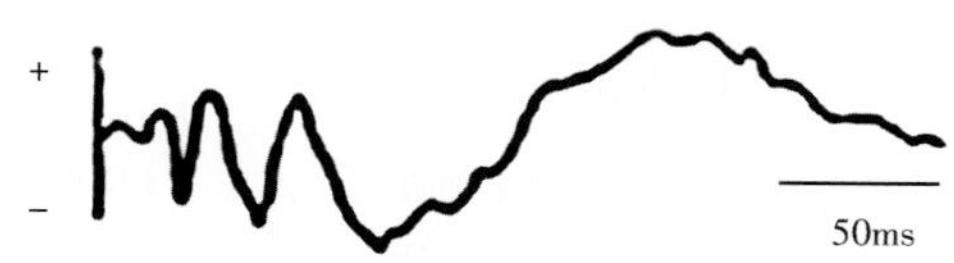

图 4-31 体感诱发电位的正常波形

2. 脑干听觉诱发电位（BAEP） 是用耳机传出重复声音，刺激听觉传导通路时在头顶记录到的电位（图 4-32）。它不需要受检者对声音信号做主观判断和反应，不受主观意识和神志状态的影响，可用于婴幼儿和昏迷等不能配合检查的对象。BAEP 对外周和中枢听觉系统的任何异常均表现敏感，对蜗性高频听力下降和低位脑干听通路异常也极度敏感，也可用于评价听觉敏感度的行为测量。

BAEP 的适应证：①听神经瘤、小脑脑桥脑膜瘤等。②脑干病变：如脑桥神经胶质瘤、脑血管意外和脑干挫伤等。③多发性硬化、脑白质营养不良和脑桥中央髓鞘溶解症等。④中脑病变：如松果体瘤、脑血管意外和畸形。⑤后颅凹手术的监护。⑥临床听力学：如婴幼儿和幼小儿童听力损伤的鉴别、异常听觉的定位，对行为听觉测试结果的复核、诈聋、癔症等的法医学及精神医学的应用。

3. 视觉诱发电位（VEP） 是指通过头皮电极检出的视觉刺激产生的枕叶皮质电活动电位，其传入途径为视网膜感受器、视神经、视交叉、视束、外侧膝状体、视放射和枕叶视区。临床常用的有闪光式视觉诱发电位和模式翻转视觉诱发电位（PRVEP），见图 4-33。前者波形、潜伏期变化较大，阳性率低，一般应用于不能合作或不愿意合作者，仅需了解视网膜到枕叶通道是否完整。后者的波形成分较简单，记录较容易，疾病时异常的检出率（发生率）高，无创伤性，临床意义大。PRVEP 主要应用于视网膜病变、视神经、视交叉前后病变、脱髓鞘疾病如多发性硬化（MS）、球后视神经炎、视神经脊髓炎等，尤其对 MS 患者可提供早期视神经损害依据。由于其能客观地评定视觉功能，可用于检出癔症和诈病及手术监护。

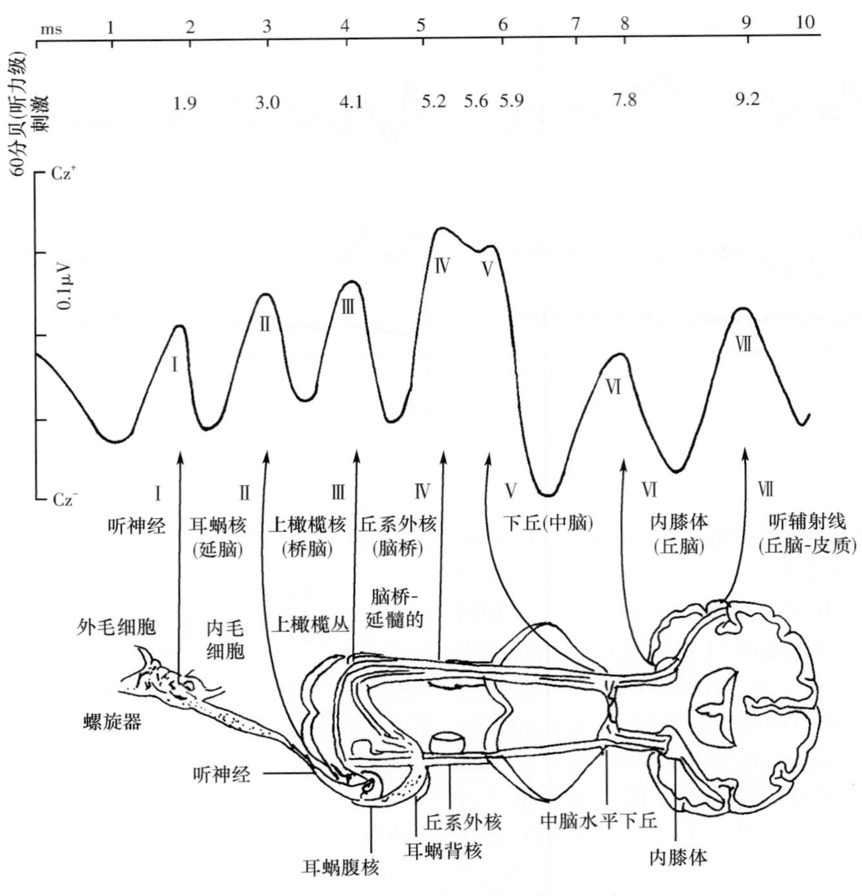

图 4-32 BAEP 的正常波形及来源示意图

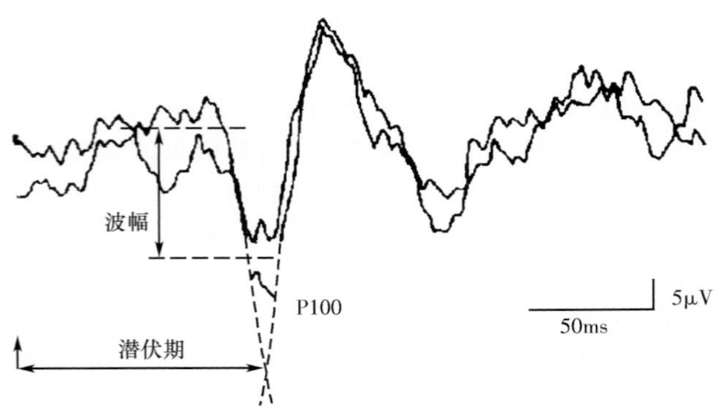

图 4-33 正常 PRVEP 两次记录的叠加

4. 脑运动诱发电位（motor evoked potentials, MEP） 是用电或磁刺激脑运动区或其传出通路，是刺激点以下的传出径路和（或）效应器-肌肉所记录到的电反应（图 4-34）。在 20 世纪 80 年代前，研究刺激大脑运动区位引起不同身体部位的肌肉活动，均是在打开颅骨情况下直接刺激大脑皮质完成的。Merton 和 Morton（1980）成功地利用电刺激在完整的颅骨外大脑运动皮质引起了对侧肢体肌肉的收缩，但电刺激可以造成头皮明显的疼痛，给检查者带来了明显不适。1985 年，Barker 等开创了无痛无创的经颅磁刺激技术，代替经颅电刺激技术。该技术是采用高强度磁场、短时限刺激所诱发的 MEP，通过测定其潜伏期（传导时间及速度）、波幅、波形，判断运动通路中枢传导的功能状态。MEP 主要用于运动通路病变诊断，对于神经科常见疾病的疾病诊断、疗效评价和预后判断及术中监护等方面具有肯定的价值。

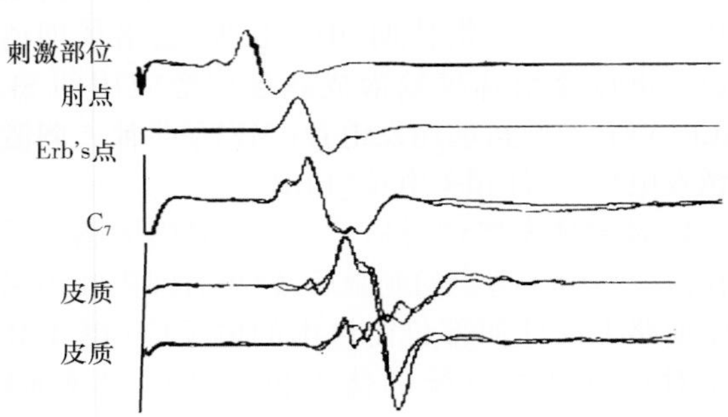

图 4-34 正常 33 岁女性 MEP（左小鱼际肌记录）

5. 事件相关电位（event-related evoked potential, ERP） 脑的高级功能活动所产生的脑电信号通常比自发电位小，它被淹没在自发电位中，难以检测到，但采用计算机叠加技术可以将这些信号波形从自发电位中提取出来即 ERP，ERP 代表人对外界或环境刺激的心理反应，其潜伏期在 100ms 以上，这种长潜伏期电位的起源和确切的解剖定位尚不完全清楚。ERP 主要用于研究认知过程中大脑的神经电生理改变，亦即探讨大脑思维的轨迹。ERP 中应用最广泛的是 P3（P300）电位，可通过听觉、视觉、体感刺激，从头皮上记录到一组神经元发出的长潜伏期电活动，与 SEP、BAEP 及 VEP 有本质的不同。检测时要求受试者对刺激进行主动反应，主要反应大脑皮质认知功能状况，并受心理状态的影响，用于各种大脑疾病患者的认知功能评价，也有将 P300 电位用于测谎等研究。

案例 4-8

图 4-35 是一复合型部分发作癫痫患者的脑磁图/脑电图（MEG/EEG）时间波形，以及等效电流偶极子经计算机定位分析后，将偶极子位置重合在 MRI 的影像上，以判断癫痫病灶的结果。

问题：

1. 何谓脑磁图？
2. 脑磁图观察哪些指标？
3. 脑磁图主要用于哪些疾病的诊断？

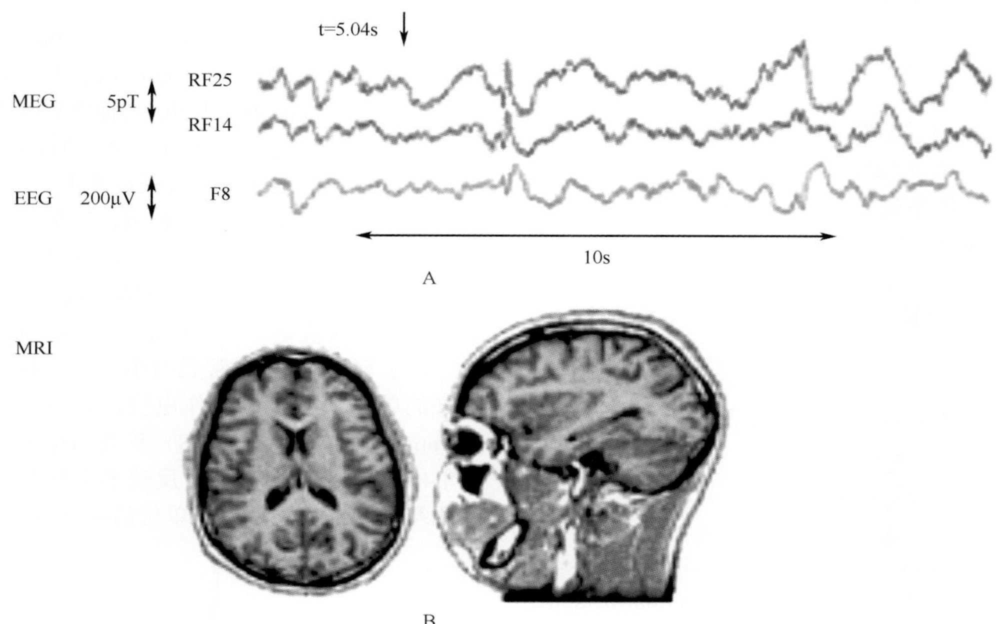

图 4-35　MEG/EEG 时间波形和等效电流偶极子癫痫定位分析

A. 显示复合型部分发作癫痫病人的发作期间的棘波（箭头所示）；B. 显示将计算得到的偶极子位置重合在 MRI 的影像上

【脑磁图】　人脑神经细胞内、外带电离子的迁移能在脑的局部产生出极其微弱的生物磁场信号，以各种方法记录这种磁场的变化结果就称为脑磁图（magneto encephalography，MEG）。它是一种无创伤性测定脑电活动的方法，通过超传导量子干涉器件（super-conduction quantum interfere device，SQUID）作为信号探测器可精确地测量大脑产生的微弱的电磁波信号（图 4-36）。随着计算机技术和医学影像技术

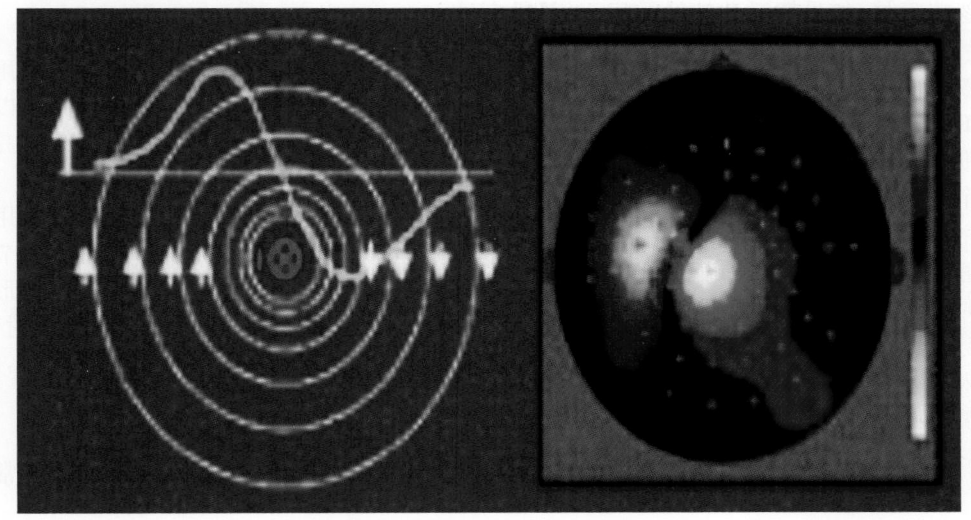

图 4-36　EMG 工作原理

的发展,新的 EMG 系统是一种通过测量脑磁场来达到脑功能区域定位及评价被定位区域脑功能健康状态的测量方法。EMG 目前应用于癫痫灶的定位、术前脑功能性诊断和评价、神经药理学研究、肿瘤和脑外伤评估等。因其价格昂贵,目前尚未能作为常规的辅助检查应用于临床。

在 EMG 的数据中,产生脑磁场信号的源相当于一个具有双极性的偶极子。如果采用逆解法,即通过测量和分析脑磁场信号从而找到产生该信号的源,磁场的分布可以被描述成一个等价的电流偶极子,这个偶极子的位置反映了脑受刺激时脑细胞活动的区域。

案例 4-9

患者,男性,33 岁,以"肌无力、萎缩 5 年,行走困难 1 年-主诉"就诊。临床电生理检查:感觉及运动神经传导速度测定结果在正常范围内。肌电图(EMG):被检肌肉放松时插入电位延长,未见明显自发电位,轻收缩时运动单位电位时限缩短,见大量短棘波多相电位,募集反应均呈病理干扰相。

问题:

1. 该患者是周围神经疾病还是肌肉疾病导致的肌无力和行走困难?
2. 肌电图常用哪些观察指标?
3. 肌电图主要用于哪些疾病的诊断?

【肌电图】 广义的肌电图(electromyography, EMG)是检测、研究神经肌肉的生物电活动借以判断神经肌肉的功能变化、诊断神经肌肉疾病的各种电生理技术。狭义的肌电图是指采用同心圆针电极插入肌肉,记录安静或收缩状态下及周围神经受刺激时的肌肉电活动的电生理技术。通过分析其波形、时程、波幅等数据,判断神经肌肉系统是处于正常的生理状态还是病理状态;辅助诊断及鉴别诊断神经源性损害、肌源性损害和神经肌肉接头病变;发现亚临床病灶或容易被忽略病灶,如早期运动神经元病、深部肌肉萎缩、肥胖儿童的肌肉萎缩等;同时辅助对神经肌肉疾病的疗效评估及预后监测。

临床上 EMG 检查时患者的状态可归结为"三态 EMG":骨骼肌松弛状态、骨骼肌做主动轻度用力收缩状态和被动牵张状态。

1. 肌肉松弛状态的 EMG

(1) 电静息(electrical silence):正常骨骼肌在处于松弛状态时,插入到肌内针电极下的肌纤维无动作电位出现,荧光屏上仅呈现一沉默直线,称电静息。

(2) 插入电位(insertion potentials):在插入及移动针电极的瞬间,电极针尖机械刺激肌纤维所诱发的动作电位,称插入电位(图 4-37)。正常肌肉此种瞬息放电时程 100ms,电压 1~3mV。针极移动一旦停止,插入电位即消失。

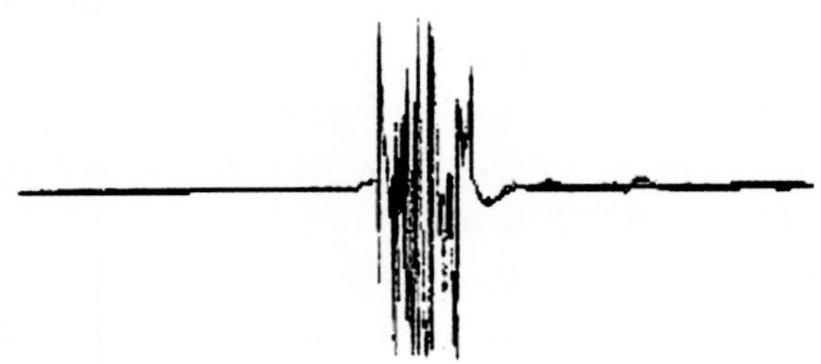

图 4-37 正常插入电位

(3) 自发电位(spontaneous potentials):正常肌肉电极插入运动终板及其临近区时,可出现数秒钟的 100mV, 0.5~20ms 的负相电位,称终板噪声和终板电位,后者波幅较高,通常伴有疼痛,动针后疼痛消失,针极离开终板区稍远则终板噪声消失。

2. 肌肉随意收缩时的 EMG 表现 随意收缩分轻、中、最大三种。当肌肉呈现轻或中度收缩时,可对分开的运动单位电压、时程及特异波形进行分析;最大收缩时则可观察运动单位活动的数量和能力。

(1) 轻度收缩:正常肌肉小力自主收缩时可出现分开的单个运动电位动作电位(movement unit action potentials, MUAPs)(图 4-38),称其为单纯相肌电波形(图 4-39A)。单个 MUAPs 反映单个脊髓前角细胞所属肌纤维的综合电位或亚单位的综合电位。

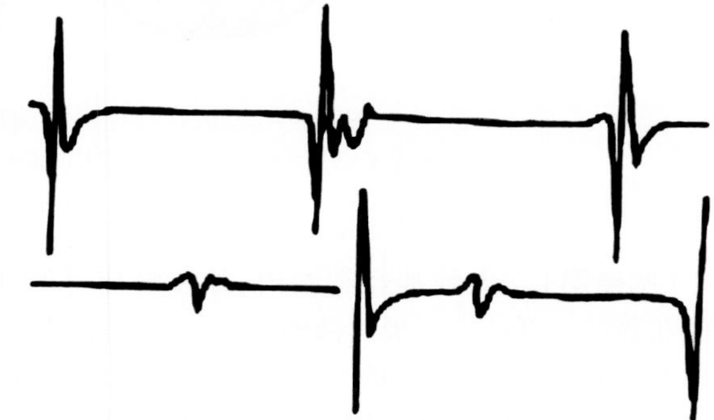

图 4-38 正常运动单元电位

(2) 中度用力收缩:骨骼肌做中度用力收缩时,多个运动单位持续活动较密集,难以分出单个 MUAPs,部位较稀疏区可以分出单个 MUAPs,称为混合相肌电波形(图 4-39B)。

(3) 最大用力收缩:骨骼肌作最大用力收缩时,几乎全部运动单位皆参与活动,可产生节律的、反复发生的动作电位,呈密集相互干扰的波形,称干扰相肌电波形,振幅一般在 2~5mV,波形及时程难以分析(图 4-39C)。

3. 异常 EMG 及意义

(1) 安静状态异常 EMG

1) 插入电位(insertion potential)异常:①插入电

位的减弱或消失见于废用性肌萎缩、重症进行性肌萎缩、肌纤维被结缔组织及脂肪代替时及严重的家族性周期性瘫痪；②插入电位增多或延长及诱发反复放电见于神经源及肌损害。

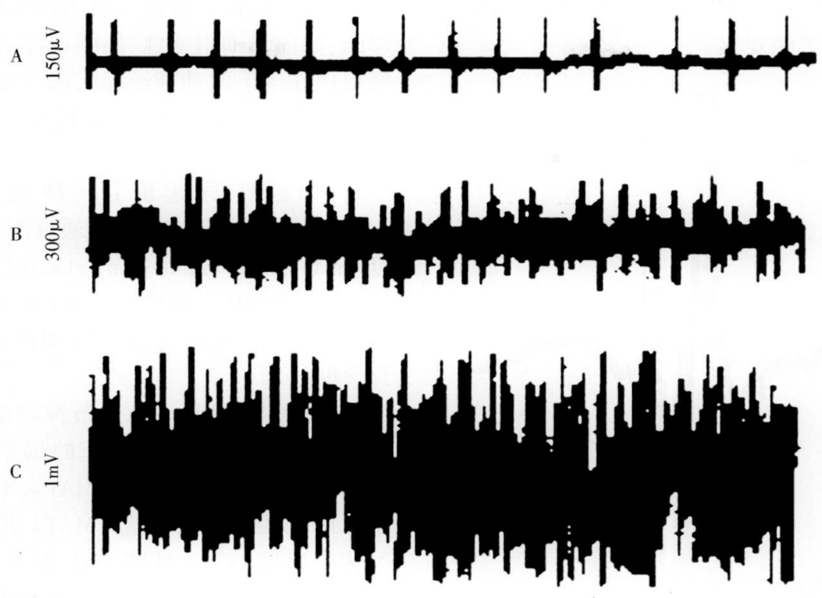

图 4-39　肌肉随意收缩时的 EMG

A. 轻度收缩；B. 中度用力收缩；C. 最大用力收缩

2）纤颤电位（fibrillation potential）：是下运动神经元损伤或变性时骨骼肌纤维对乙酰胆碱敏感性增高，自动去极化产生的动作电位。尤其是外周神经损伤疾患，纤颤电位大量出现。结合其他肌电特征，可与肌源性疾病及前角细胞变性疾病相鉴别。纤颤电位是肌纤维失去神经支配诊断的可靠指标（图 4-40A）。

3）正相尖波或正锐波（positive sharp wave）：多与纤颤电位伴发或叠加，产生机制及临床意义同纤颤电位（图 4-40B）。

4）束颤电位（fasciculation potential）：由一个或部分运动单位的肌纤维自发放电产生，即是一种自发的一般在皮肤表面可见的肌肉颤动（图 4-40C）。慢性进行性脊髓前角细胞疾患，如进行性脊肌萎缩、肌萎缩侧索硬化等多出现束颤电位，并以单纯束颤电位多见。

（2）随意收缩时的异常 EMG

1）多相电位：正常 MUAPs 波形四相在 10% 以内，五相极少，若五相波以上甚至数十相者，电压 1.5mV，时程 10～20ms，此称为多相电位（polyphasic potential），亦称复合运动单位电位（compound motor unit potentials，MUPs），可分为①群多相电位：多见于脊髓前角细胞疾病或陈旧性神经损伤疾患；②短棘波多相电位：多见于肌源性疾病、神经变性或再生电位。

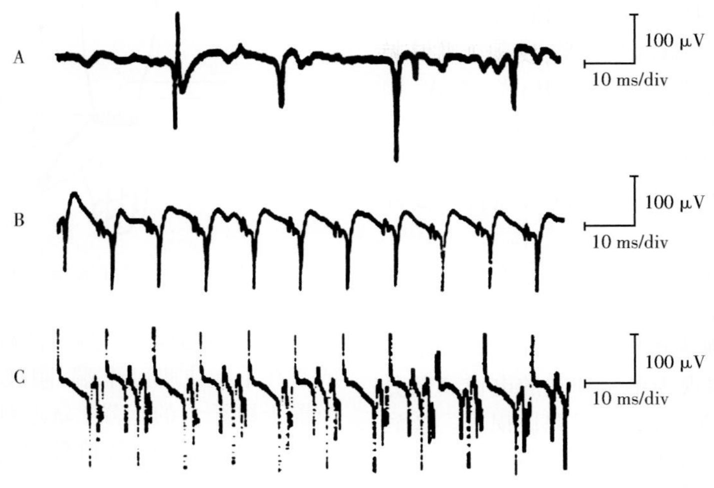

图 4-40　异常 EMG

A. 纤颤电位；B. 正相尖波；C. 束颤电位

2）再生电位（reinnervation voltage）：是指神经再生过程骨骼肌出现的高电压，可达 4mV 以上，时程稍宽的电位（图 4-41）。主要用于外周神经损伤后神经再生过程的先兆和追踪观察。

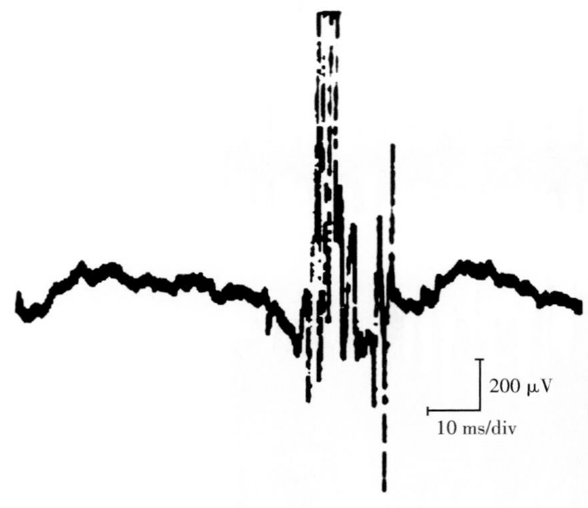

图 4-41 再生电位

3）异常 MUPs：①完全无 MUPs ：行最大用力收缩时，无任何腿 MUPs 出现。见于外周神经完全损伤早期；也见于癔症性瘫痪但不伴失神经电位，诱发刺激多出现 MUPs。②自发 MUPs：肌肉放松时出现位相性或动力性 MUPs（kinetic MUPs）及张力性运动单位电位（tonic MUPs），提示为上运动神经元疾患，如脑性瘫痪伴腱反射亢进。③ MUPs 数量减少：最大用力收缩时，仍表现为单个 MUPs 或混合型，不能引起干扰型电位，见于进行性脊肌萎缩，肌萎缩侧索硬化、脊髓前角灰质炎、脊髓空洞症等前角细胞受损疾病及外周神经损伤疾患。④MUPs 时限增宽、波幅增高及多相波百分比增高，见于神经源性损害，如脊髓前角细胞病变、神经根病变和周围神经病等；腿时限缩短、波幅降低及多相波百分比增高，见于肌源性损害，如进行性肌营养不良、炎性肌病和其他原因肌病。

4）肌强直放电：是指肌肉自主收缩或受机械刺激后出现的节律性放电（波幅通常为 10μV～1mV，频率为 25～100Hz），放电过程中波幅和频率逐渐衰减，扩音器可传出类似“飞机俯冲或摩托车减速”声音。见于萎缩性肌强直、先天性肌强直、副肌强直及高钾型周期性瘫痪等。

5）大力收缩募集电位异常改变：①单纯相和混合相：前者指肌肉大力收缩时参加发放的运动单位数量明显减少，肌电图表现为单个独立电位；后者是运动单位数量部分减少，表现为单个独立的电位和部分难以分辨的电位同时存在，见于神经源性损害。②病理干扰相：肌纤维变性坏死使运动单位减少，大力收缩时参与要募集的运动单位数量明显增加，表现为低波幅干扰，多见于肌源性损害。

4. EMG 的临床应用 EMG 主要用于神经源性损害、肌源性损害及神经肌肉接头病变的诊断和鉴别诊断，如前角细胞变性、周围神经、神经干、神经丛、神经根损伤等下运动神经元疾病，以及肌源性疾病如多发性肌炎（polymyositis）、皮肌炎（dermatomyositis）、重症肌无力等。

【神经传导速度】 神经传导速度（nerve conduction velocity，NCV）是通过测定运动神经传导速度（motor nerve conduction velocity，MNCV 或 MCV）、F 波、感觉神经传导速度（sensory nerve conduction velocity，SNCV 或 SCV）等评定周围神经传导功能的电生理诊断技术。

1. MCV 测定 对一条神经的两个不同位点分别进行刺激，记录其所支配的远端一块肌肉的复合肌肉动作电位（compound MAPs，CMAPs），根据两刺激点间的距离及其相应 CMAPs 潜伏期差，以求得神经传导速度（V）。具体方法如下：①选拟测定外周神经的两个不同刺激点，并测定两点间距离（D）双极刺激电极的阴极置于神经远端，阳极置于神经近端，两者相隔 2～3cm；记录电极置于肌腹，参考电极置于肌腱，地线置于刺激电极和记录电极之间。②分别用超强度电刺激神经干远端（S_1）和近端（S_2），在该神经支配肌肉上分别记录测定 CMAPs 的潜伏期（L_1，L_2），用远端和近端之间的距离除以两点间潜伏期差（L_2，L_1）计算神经的传导速度，计算公式为：$V(m/s)=D(mm)/L_2-L_1(ms)$，现以尺神经 MCV 测定为例说明（图 4-42）。

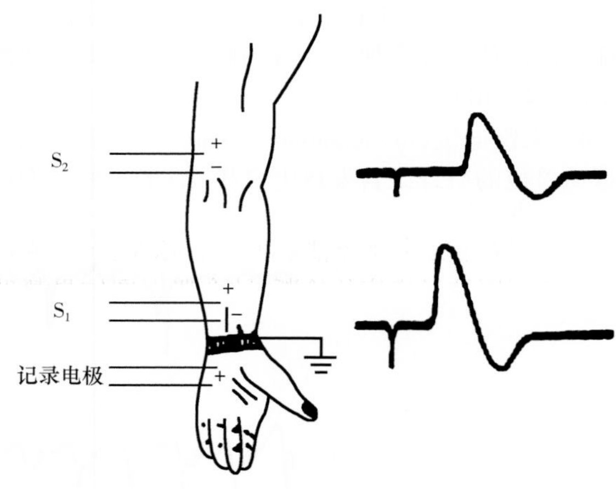

图 4-42 尺神经运动神经传导速度测定

2. SCV 测定 ①顺行测定法是将刺激电极置于或套在手指或脚趾末端，阴极在阳极的近端；记录电极置于神经干的远端（靠近刺激端），参考电极置于神经干的近端（远离刺激端），地线固定于刺激电极和记录电极之间。②测定方法及计算：用适宜强度电刺激感觉神经远端，记录并测定感觉神经动作电位（SNAPs）及其潜伏期（L），刺激电极与记录电极之间的距离（D）除以潜伏期为 SCV，即 SCV（m/s）= D（mm）/L（ms）。

3. F 波测定　超强度电刺激运动神经后，在肌肉动作电位 CMAPs 波（或称 M 波）出现振幅很小的第二个电位，称为 F 波，因其最先在足部小肌肉上记录而得名。F 波属于电激发性牵张反射，切断脊髓后根仍有 F 波，所以它是电刺激逆向经前根逆传导引起的前角细胞回返放，其特点是其波幅不随刺激量变化而改变，重复刺激时 F 波的波形和潜伏期变异较大；常见在肘部或腕部用脉冲电刺激尺神经或正中神经引导出所支配的诱发的 M 波后，经 20~30ms 的潜伏期，就可记录到较 M 波小的诱发电位 F 波，通常连续测定 10~20 个 F 波，计算其平均值，F 波的出现率为 80%~100%（图 4-43）。F 波异常见于感染性多发性神经根炎（吉兰-巴雷综合征）、遗传性运动感觉神经病、糖尿病性神经病、尿毒症性神经病、酒精中毒性神经病及其他周围神经病如嵌压性神经病、肌萎缩侧索硬化症和神经根病。

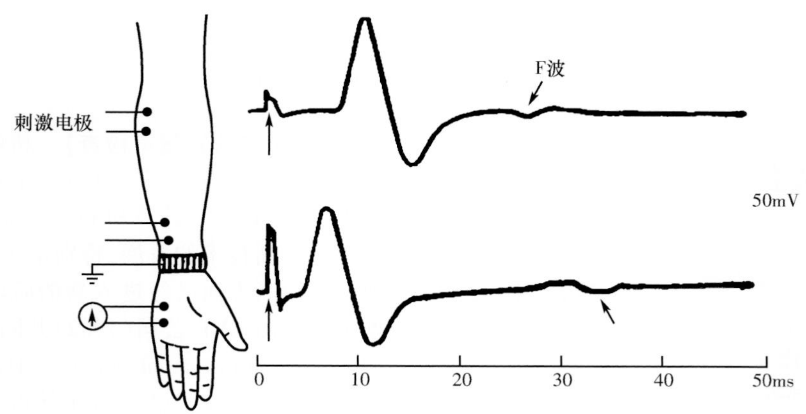

图 4-43　肘部和腕部尺神经诱发的 F 波

4. H 反射　电刺激胫神经，引起脊髓单突触反射，从而导致它所支配的腓肠肌或比目鱼肌收缩，称为 H 反射。其代表脊髓前角细胞的兴奋性，受锥体外系控制。测定 H 反射的潜伏期可推测周围神经传导情况。胫神经或正中神经的 H 反射潜伏期，提供整个输入和输出通路的神经传导信息。临床用于酒精中毒、肾衰竭及其他多发性周围神经病的早期诊断。

5. 异常 NCV 及临床意义　MCV、SCV 异常主要是传导速度减慢及波幅降低，前者主要反映神经髓鞘脱失，波幅降低反映神经轴索损害。MCV、SCV 测定主要用于周围神经疾病的诊断，结合肌电图结果帮助鉴别脊髓前角细胞、神经根及肌源性损害。F 波异常主要表现是出现率低、潜伏期延长、无反应等，主要反映神经近端尤其是神经根的功能状态，如急性炎症性脱髓鞘性多发性神经根炎（吉兰-巴雷综合征），早期主要为运动神经根受损，感觉传导速度、运动传导速度可正常，脑脊液蛋白也属正常，如这时 F 波潜伏期延长，即可能成为该病唯一的早期电生理异常指征。H 反射潜伏期，可提供整个输入和输出通路的神经传导信息。F 波及 H 反射异常有助于遗传性运动感觉神经病、糖尿病性神经病、尿毒症性神经病、酒精中毒性神经病及其他周围神经病如嵌压性神经病、肌萎缩侧索硬化、神经根病的早期。

【重复神经电刺激】　重复神经电刺激（repetitive nerve stimulation，RNS）指超强度电重复刺激神经干在相应肌肉记录复合肌肉动作电位（CMAPs），是检测神经肌肉接头（NMJ）功能的重要手段。正常情况下神经干连续受刺激后，CMAPs 的波幅可有轻微波动，降低或升高均提示 NMJ 病变。①检查方法：刺激电极置于神经干，记录电极置于该神经支配肌肉（如面神经支配的眼轮匝肌、腋神经支配的三角肌、尺神经支配的小指展肌及副神经支配的斜方肌等，通常选用尺神经），地线置于两者之间；用低频（<5Hz）或高频（10~30Hz）重复电刺激周围神经，记录相应肌肉的 MUAPs（图 4-44）。②结果分析：确定波幅递减是计算第 4 或第 5 波比第 1 波波幅下降的百分比；波幅递增是计算最高频波幅比第 1 波波幅上升的百分比；正常人低频波幅递减在 10%~15%，高频波幅递减在 30%以下，波幅递增在 50%以下。③异常 RNS 及临床意义：低频波幅递减>15%和高频波幅递减<30%为异常，见于突触后膜病变如重症肌无力；高频波幅递增>57%为可疑异常，>100%为异常波幅递增，见于 Lambert-Eaton 综合征。

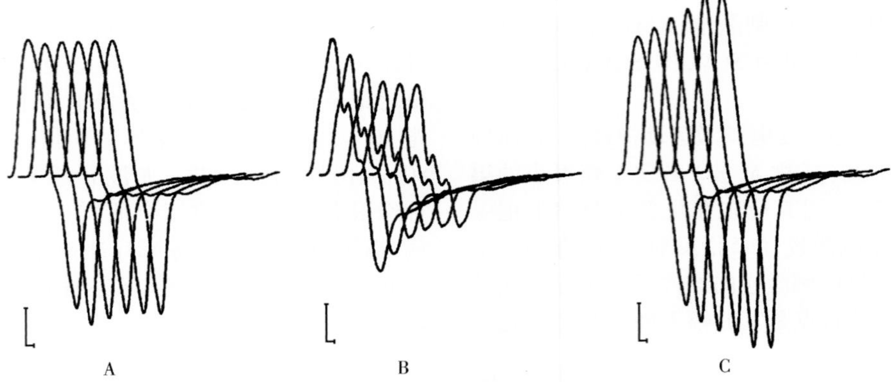

图 4-44 低频重复神经电刺激记录复合肌肉动作电位

A. 正常；B. 波幅递减；C. 波幅递增

第四节 头颈部血管超声检查

【目标要求】

掌握：经颅多普勒（transcranial doppler, TCD）及血管超声检查的临床应用。

熟悉：常用头颈部血管超声检查的检测指标。

了解：TCD 及血管超声检查的检查方法。

案例 4-10

患者，男性，65 岁。因“发作性短暂左眼视物不清 3 个月”就诊。查体未见异常。颈部血管多普勒超声显示：颈总动脉硬化斑块形成，管腔狭窄，频谱多普勒显示收缩期峰值血流速度明显加快（图 4-45）。

问题：

1. 从图 4-45 动脉硬化斑在哪里？

2. 简述经颅多普勒及颈部多普勒超声在脑血管疾病中的诊断价值。

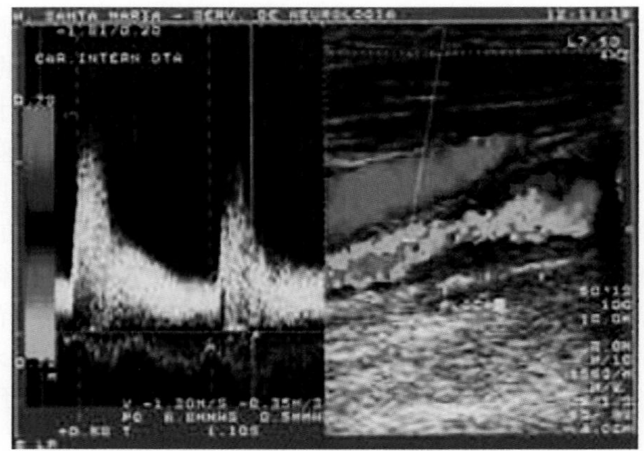

图 4-45 颈部动脉超声检查

颈总动脉硬化斑块形成，管腔狭窄，频谱多普勒显示收缩期峰值血流速度明显加快

【经颅多普勒超声检查】 超声诊断早在 20 世纪 50 年代开始用于临床，但因技术局限性未引起医学界重视，随着电子计算机技术在临床的广泛应用，促进这一诊断技术的发展，特别是多普勒超声技术在脑血管病诊断方面已经进入新的阶段。挪威学者 Aslid 博士与德国 EME 公司（1982）共同研制世界第一台经颅多普勒（transcranial doppler, TCD）检测仪，标志着脑血管的检测技术已经由颅外进入颅内。1986 年三维 TCD 问世，初步解决了颅内血管的显示和定位，并可显示三维血管轨迹分布图，近年又出现了四维超声诊断技术。由于 TCD 无创伤地穿透颅骨、操作简便、重复性好并可对患者进行连续、长期的动态观察，提供 MRI、DSA、PET、SPET 等影像技术不能检测的重要血流动力学资料，因此，在脑血管疾病的评价及鉴别诊断方面有重要的意义。

1. 检测方法 检查部位通常是在颅骨较薄及声波衰减较小的颞、枕和眶三个窗口：①颞窗位于颧弓上方的眶外缘和耳屏之间，经颞窗可检测大脑中动脉（MCA）、颈内动脉（ICA）终末端、大脑前动脉（ACA）、大脑后动脉（PCA）、前交通动脉；②枕窗可检测椎动脉（VA）颅内段、小脑后下动脉（PICA）和基底动脉（BA）；③眶窗可检测眼动脉（OA）和颈内动脉虹吸段（CS）等，可分步单部位检查，也可将探头直接置于两侧颈内动脉处描记波形（图 4-46A）。

2. TCD 检测指标 TCD 对有关血管的识别主要是通过 2 个参数进行测定。①血流速度（cm/s）相关参数，包括收缩峰值血流速度（V_s）、舒张期末血流速度（V_d）和平均血流速度（V_m）等。V_m 代表搏动性血液供应强度，很少受心率、心肌收缩力、外周阻力和主动脉顺应性等心血管因素影响，生理意义最大。在某些病理情况下，V_s 或 V_d 变化更明显，需要进行计算和分析。②脉动参数：包括脉动指数［PI，$PI=(V_s-V_d)/V_m$］、脑血管阻力指数［RI，$RI=(V_s-V_d)/V_s$］和收缩峰流速与舒张末流速比［S/D，$S/D=V_s/V_d$］。多普勒超声频谱图：正常频谱图似一直角形的三相波，一般有两个峰。第一峰最高，是由心脏收缩而形成的垂直上升、外形陡峭的峰，称为收缩峰。第二个是血管舒张时形成的峰，故称舒张峰，其频谱图像从高到低，波形清楚，波峰清晰，波形外缘完整（图 4-46C）。

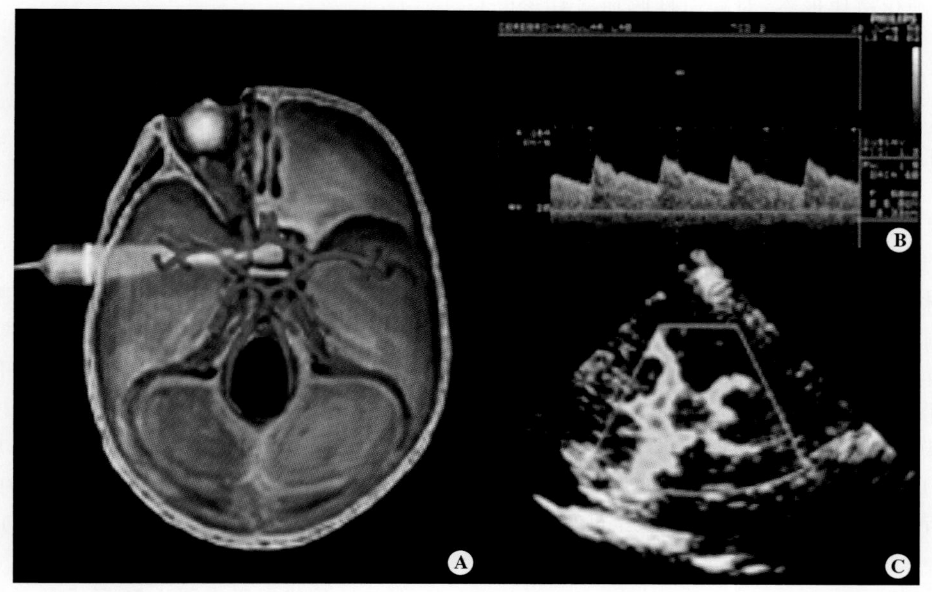

图 4-46　TCD 脑血管检查

A. TCD 对椎-基底动脉的检测；B. 多普勒波谱显示大脑中动脉血流速正常；C. 彩色多普勒超声显示的是 Willis 环血管

3. 异常 TCD　主要表现为：血流信号消失或血流速度异常、两侧血流不对称、PI 增高或降低、杂音、血流方向异常和谱频异常等。血流速度和 PI 是 TCD 检测中最常用和最有意义的参数。各项指标要结合临床症状、体征和其他检查资料全面综合分析，才能得到正确的诊断结论。

4. 临床应用　床上 TCD 主要用于下列疾病辅助诊断：颅内、外段脑动脉狭窄或闭塞（图 4-46B，图 4-47）、脑血管痉挛（图 4-49）、锁骨下动脉盗血综合征、脑动脉血流中微栓子的监测、偏头痛等。TCD 也用于颅内外血管吻合术的监测、脑外伤脑损伤的评价、脑死亡的辅助诊断、重症患者的监护及脑血管病高危人群脑卒中的评价与预防等。

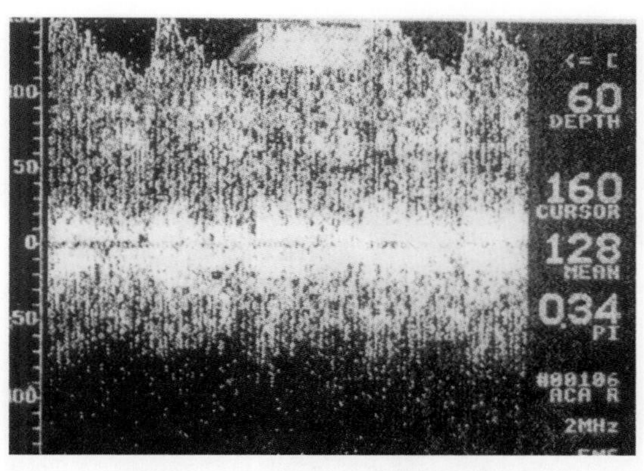

图 4-48　TCD 显示右额、顶动脉畸形

血流速度高 S/D 比值降低，失去正常视窗

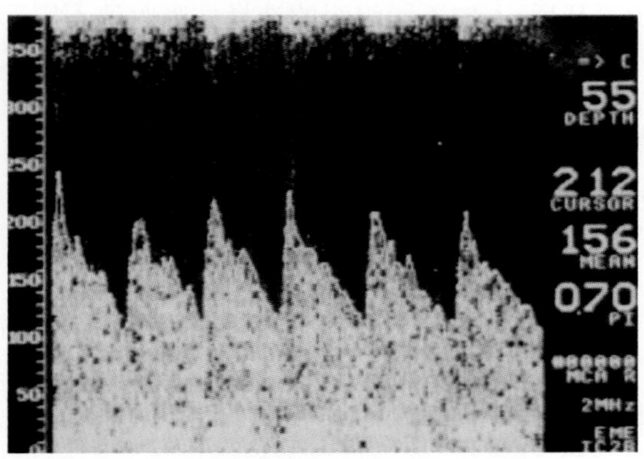

图 4-47　TCD 显示右大脑中动脉主干狭窄

右大脑中动脉频谱图像增宽，频窗紊乱，流速明显加快，出现湍流杂音

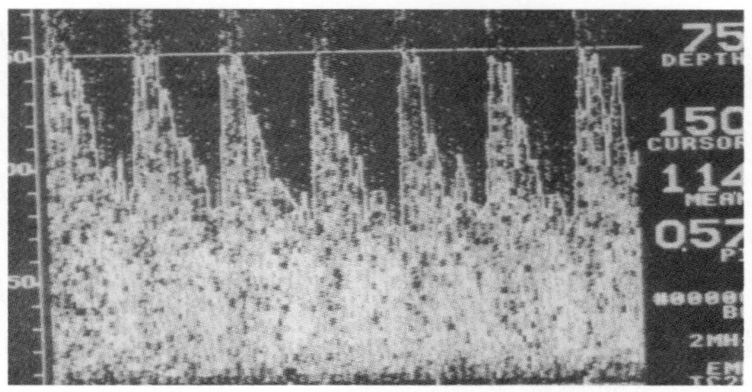

图 4-49　TCD 显示血管痉挛

高尖型频谱，频窗消失代之以涡流及湍流相混叠的频谱图像，可闻及高调之乐音性杂音，血流速明显增高

【颈动脉超声】 颈部血管超声是一项无创性检测方法，已越来越广泛地应用于临床，可客观检测动脉结构和动脉硬化斑块形态，对缺血性脑血管病诊断有重要意义。

颈部超声检查技术包括二维图像、彩色多普勒血流显像和脉冲多普勒频谱分析等功能。颈部血管多普勒超声检测一般采用 7.5MHz 以上频率的探头。

1. 检测方法 受检者去枕仰卧位，头转向对侧，探头与皮肤间均匀涂抹超声耦合剂。检测部位包括：双侧颈总动脉(CCA)、颈内动脉(ICA)，颈外动脉(ECA)、椎动脉(VA)和颈内静脉(ICV)。

2. 检测内容和异常检测内容 血管壁结构（内膜、中膜和外膜），血管内径和血流动力学变化。异常：①血管内膜漫性或节段(局灶性)增厚；②管腔动脉硬化斑块形成；③动脉狭窄或闭塞；④血管走行异常、先天发育异常和动脉瘤等；⑤血流方向异常如盗血综合征等。

3. 临床应用

1）颈动脉粥样硬化：可判断内膜增厚、斑块形成、动脉狭窄或闭塞程度等。图 4-50 可清楚显示颈内动脉硬化斑块形成。

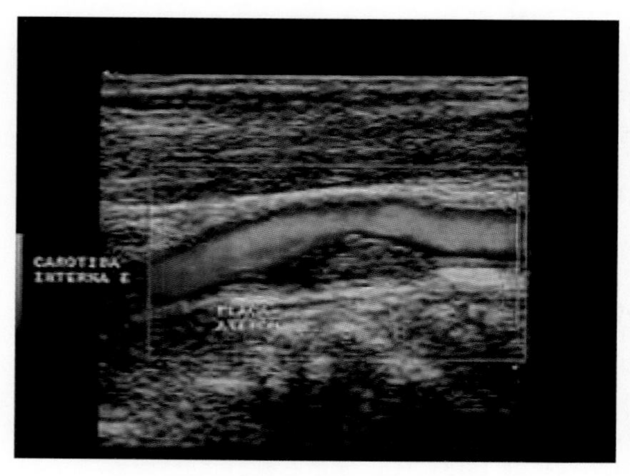

图 4-50 示颈内动脉硬化斑块形成

2）先天性颈内动脉肌纤维发育不良：可见动脉管径不规则缩窄，内膜和中膜结构显示不清，管腔内血流充盈不均呈"串珠样"改变。

3）颈动脉瘤：根据动脉瘤的病理基础和结构特征可分为真性动脉瘤、假性动脉瘤和夹层动脉瘤。

4）大动脉炎：动脉内膜相对均匀增厚，管腔均匀性缩窄，动脉内膜和中膜的结构融合，内膜下可有钙化，外膜表面粗糙等。

5）锁骨下动脉盗血综合征：锁骨下动脉或无名动脉起始部狭窄或闭塞，导致病变远端肢体血液供应障碍，伴有血流动力学改变。

第五节 核医学影像技术

【目标要求】

掌握：SPECT、PET 的临床应用。

熟悉：SPECT、PET 的工作原理。

了解：SPECT、PET 的结构。

案例 4-11

患者，男性，70 岁，主诉：突发头痛 4 天，左侧肢体乏力 2 天；PET/CT-MR：右颞叶病灶 CT 表现为混杂密度，T_1WI 为等-低信号，T_2WI 为等-高信号；与 PET 融合图像定位时病灶表现为不均匀 FDG 代谢增高($SUV_{max}=7.9$)，周边水肿及占位效应明显，考虑为高级别胶质瘤或胶质母细胞瘤(图 4-51)；手术病理为：星形细胞瘤，WHO Ⅲ级。

问题：

1. 你能够说出图 4-51 所示的是哪一种类型的影像学检查吗？

2. 请描述一下你所看到的病灶特征。

3. 何谓 SPECT？何谓 PET？

核医学影像技术，包括单光子发射型计算机断层显像(single photon emission computed tomography, SPECT)和正电子发射型计算机断层显像(positron emission computed tomography, PET)。近年来，随着新型脑显像剂(imaging agent)的研制、SPECT/CT 和 PET/CT 可同时反映解剖结构和功能代谢的最先进核医学仪器的问世，神经核医学(nuclear neurology)得到迅速的发展，使在分子水平上研究脑疾病、局部脑代谢和脑功能成为现实。SPECT 和 PET 都需用自然或合成的放射性核素制备的放射性示踪剂(radiotracer)或放射性药物(radiopharmaceutical)作为脑显像剂，经静脉注入血循环后，人体不同组织的选择性吸收致不同部位如不同脑区的放射性药物的分布不同，经成像技术处理后所得图像可反映脑内不同区域的血流、代谢及功能等状况，因此也称其为放射性同位素(radioactive isotope)断层显像技术。本节简要介绍 SPECT、PET 的基本结构、工作原理及在神经系统疾病中的应用价值。

【SPECT】

1. 结构与工作原理 单光子发射型计算机断层显像(SPECT)是一种利用放射性同位素和计算机实现的断层显像技术。SPECT 一般由探测器、旋转支架、操作控制台、计算机、外围设备及检查床等几部分组成。其中，探测器是核心部件，由准直器(collimator)、晶体

(NaI crystal) 和光电倍增管(photomultiplier tubes)组成(图 4-52)。①准直器是由铅或铅钨合金中央打孔形成的装置。受检者体内放射性药物发出的射线只有垂直进入准直器的才能被晶体探测,其他方向的射线则被准直器吸收或阻挡,其作用是保证 ECT 的分辨率和定位的准确。②晶体和光电倍增管:晶体是由碘化钠(铊)[NaI(Tl)]制成的,其作用是把经准直器进入的射线能量转换成荧光光子。荧光光子被晶体后的光电倍增管转换成电子,并经放大后以电压脉冲形式输出,由电子计算机处理成像。光电倍增管的数量多少与定位的准确性有关,数量多可提高显像的空间分辨率,增加定位的准确性。SPECT 成像过程是由固定在旋转支架上的探测器(探头)围绕人体某一器官(如颅脑)旋转,每隔 5.6°采集一帧影像,通常旋转 180°采集 32 帧影像或旋转 360°采集 64 帧影像,进而将多个角度获得的平面影像通过计算机进行断层重建系列影像。

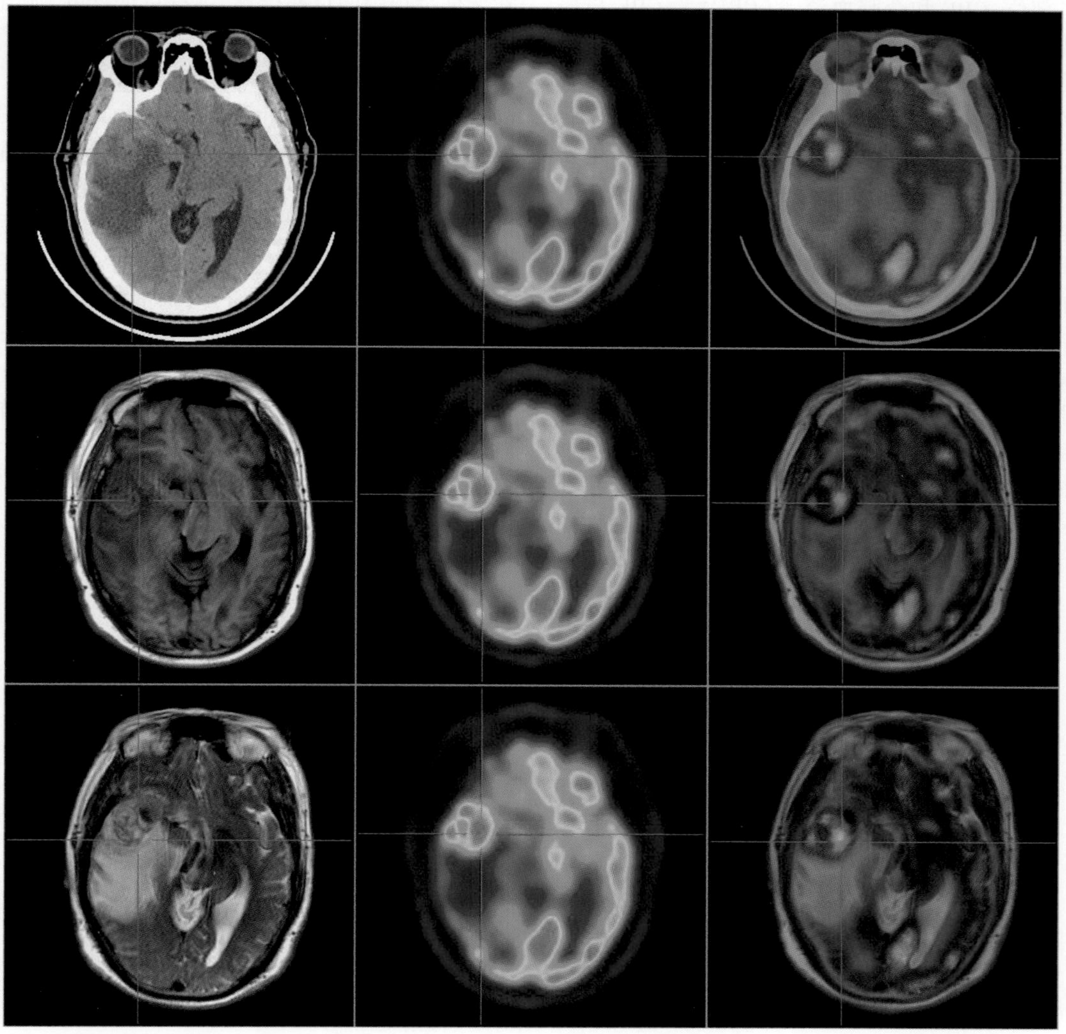

图 4-51　患者的 PET、CT、MRI 检查结果

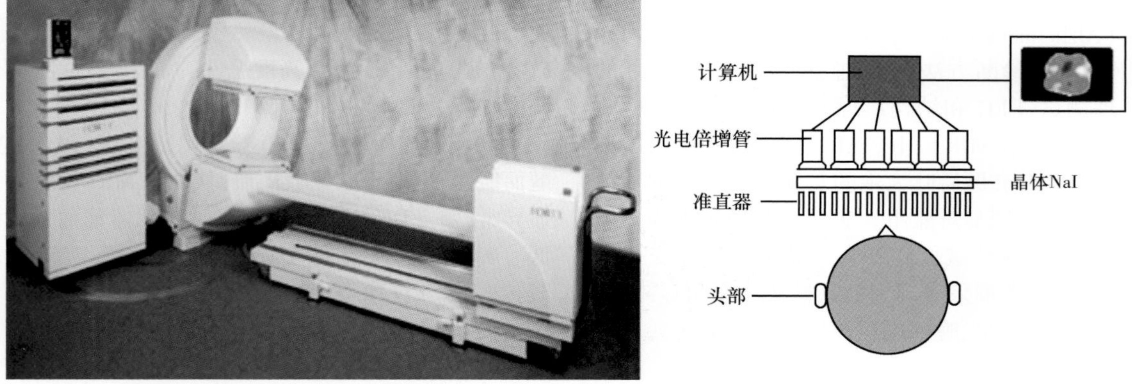

图 4-52　SPECT 成像系统及照像原理示意图

检查时,将放射性同位素标记药物静脉注入血液循环,此类药物可通过血-脑屏障快速进入并滞留在脑组织内,它在脑内分布与局部脑血流量成正比。注射后行 SPECT 脑断层显像,影像经计算机重建获得横断面、冠状面和矢状面影像。由于显像剂进入脑细胞的量与局部脑血流量(regional cerebral blood flow, rCBF)成正比,利用计算机尺 ROI 技术,并借助相应的生理数学模型,可观察到脑内各部位放射性标记药物分布状况,并计算出各部位 rCBF 和全脑血流量(CBF)。rCBF 与局部脑功能代谢平行,故本法在一定程度上亦能反映局部脑的功能状态。SPECT 常用检测的放射性示踪剂有氙、碘、铊和锝,标记药物有^{99m}Tc-六甲基丙烯胺肟(^{99m}Tc-HMPAO)、^{99m}Tc -双胱乙酯(^{99m}Tc-ECD)、^{123}I-安非他明(^{123}I-IMP)、^{133}Xe 等,最常用的是^{99m}Tc-HMPAO,其优点是放射剂量低、价格便宜及物理性能理想等。

2. 临床应用 SPECT 主要是用于 rCBF。正常人用^{99m}Tc-HMPAO 测定的 rCBF 参考值为(44.2±4.5)ml/(100g 脑组织·min),左右半球相近,男女性别间无显著性差异。脑肿瘤等颅内占位性病变的诊断阳性率约80%。对于脑血管疾病、癫痫、帕金森病、痴呆的分型功能等研究有重要价值。

【PET】

1. 结构与工作原理 PET 也是一种利用放射性同位素和计算机实现的断层显像技术,是一种具有高特异性的、基于电子准直技术的功能显像和分子显像。PET 所用的示踪药物是用回旋或线形加速器产生的正电子发射同位素,主要有^{18}F-2 脱氧葡萄糖(^{18}F-FDG)、^{15}O、^{13}N、^{11}C 等短寿命正电子核素,其参与脑代谢并发出 γ 射线,因此能在分子水平上提供有关脏器及其病变的功能信息。大多数疾病的生化变化先于解剖学的变化,并且 PET 对于示踪剂浓度的灵敏度非常高,能高精度定量检测出代谢过程的非正常增加并给出清晰的图像(所谓热源成像),因此能提供很多疾病在发展过程中的早期信息,进行早期诊断,尤其适合于肿瘤等疾病。

2. 临床应用 PET 可进行脑代谢显像(cerebral metabolic imaging),显示脑组织内氧、葡萄糖、氨基酸等的代谢,并能完成代表核神经病学最新研究进展的中枢神经递质显像和受体显像。PET 提供了 CT 和腿 MRI 等其他影像学方法无法发现的脑内微量受体的存在及其变化,因而具有独特优势。在中枢神经系统功能代谢活动变化规律的研究、脑部疾患的有效诊治等方面具有重要意义。目前已用于以下疾病的诊断。

(1)癫痫灶的定位诊断:癫痫发作期病变部位的能量代谢增高,发作间期则减低,因此癫痫发作期行脑葡萄糖代谢显像可见,病灶部位呈异常放射性浓聚,发作间期则呈放射性减低区。其对发作期癫痫灶定位诊断的灵敏度达 90%以上,发作间期诊断灵敏度为 70%~80%(图 4-53)。

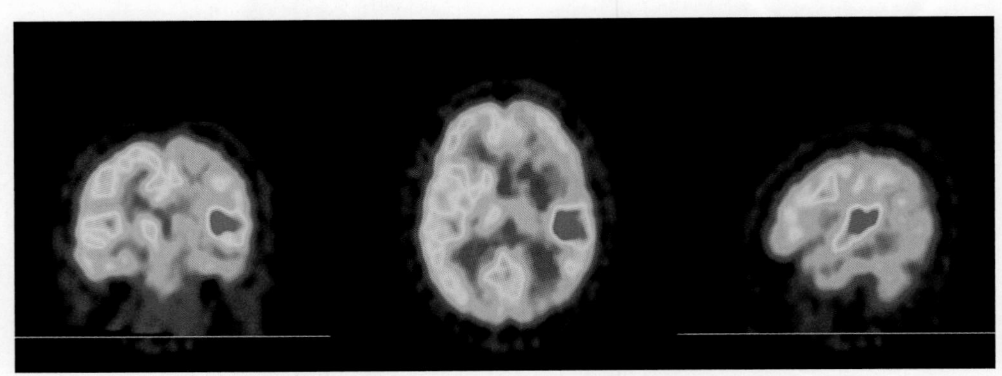

图 4-53 癫痫发作期左侧颞叶放射性浓聚灶

(2)痴呆的诊断和病情评估:PET 有助于阿尔茨海默病(Alzheimer's disease, AD)的早期诊断和鉴别诊断,比其他临床诊断方法(包括血液学检查、反复性的神经心理测试、EEG 和结构影像等)提前 2.5 年,检测出 AD 的准确性在 90%以上。AD 患者^{18}F-FDG PET 典型表现是以顶叶和颞后叶为主的双侧大脑皮质葡萄糖代谢率明显低于同龄对照组。血管性痴呆表现为多发性、非对称性放射性减低。Pick 病痴呆以额叶受损为特点;Wilson 病性痴呆表现为豆状核代谢率明显减低;Huntington 病无论早、晚期尾状核代谢始终减低。

(3)脑肿瘤的诊断:包括肿瘤分级、判断放射性坏死、瘢痕组织及肿瘤复发、疗效及预后评价等。^{18}F-FDG PET 的研究显示,高度恶性肿瘤为高代谢,而低度恶性肿瘤为低代谢(图 4-54)。

(4)锥体外系疾病的诊断:帕金森病(PD)起病隐匿而缓慢,早期诊断比较困难。CT 和 MRI 检查多无明显异常,^{18}F-FDG PET 显像可发现纹状体葡萄糖代谢减低。多巴胺递质显像、多巴胺受显像(图 4-55)及多巴胺转运蛋白显像等,使此类疾病的诊断达到了分子水平。

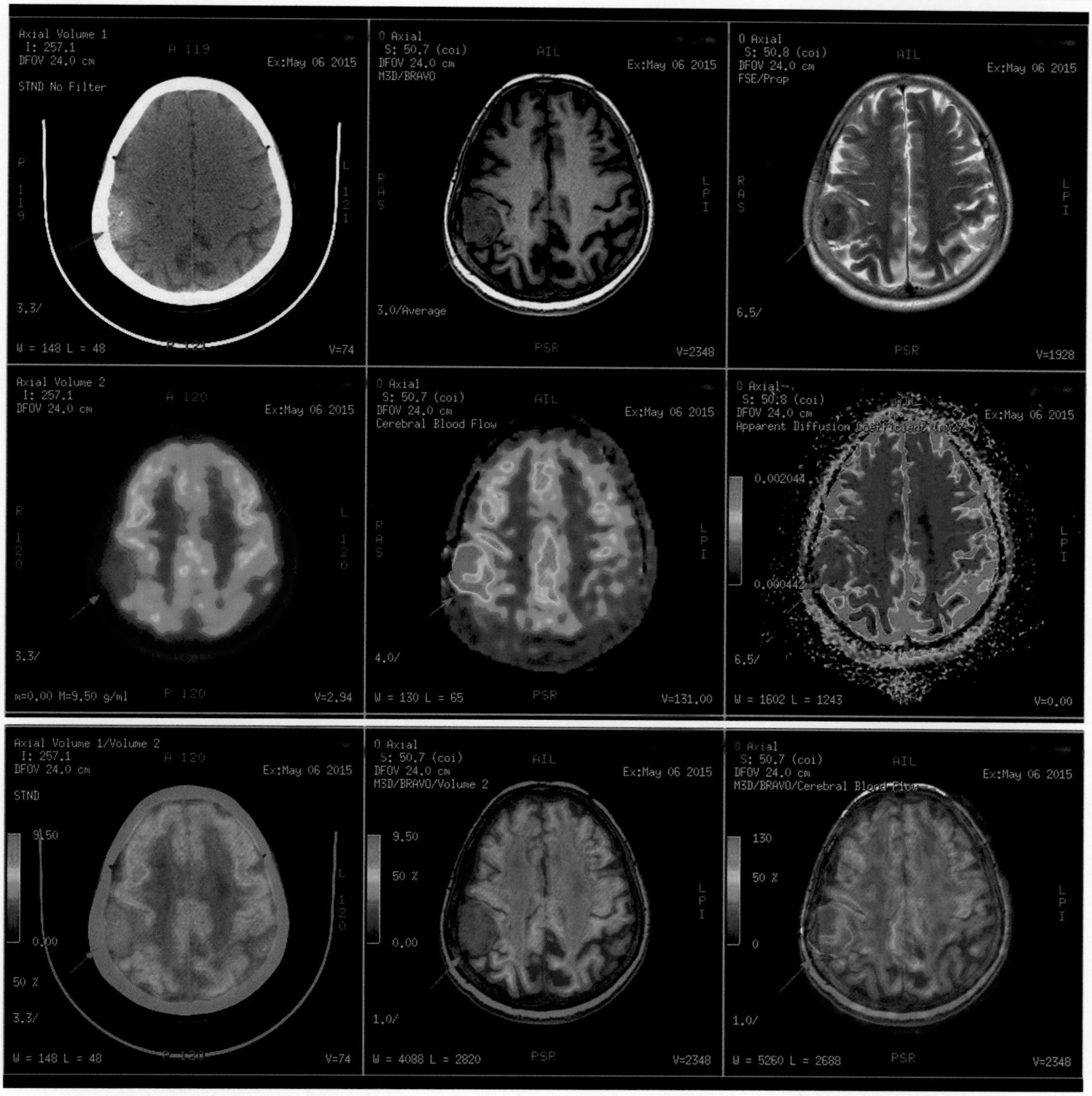

图 4-54 患者,女性,58 岁,左乳腺癌术后 3 年,无不适,CT 表现右顶叶稍高密度影,T_1WI 及 T_2WI 表现为低信号,与 PET 融合图像相应病灶表现为糖类代谢减低;CBF 表现为病灶有血流灌注;最后诊断为脑膜瘤

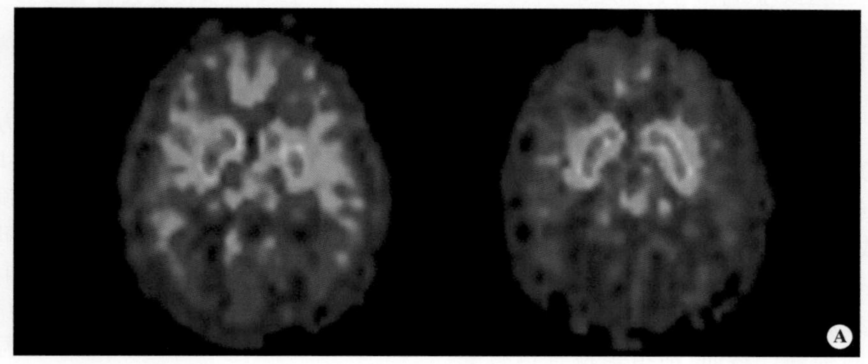

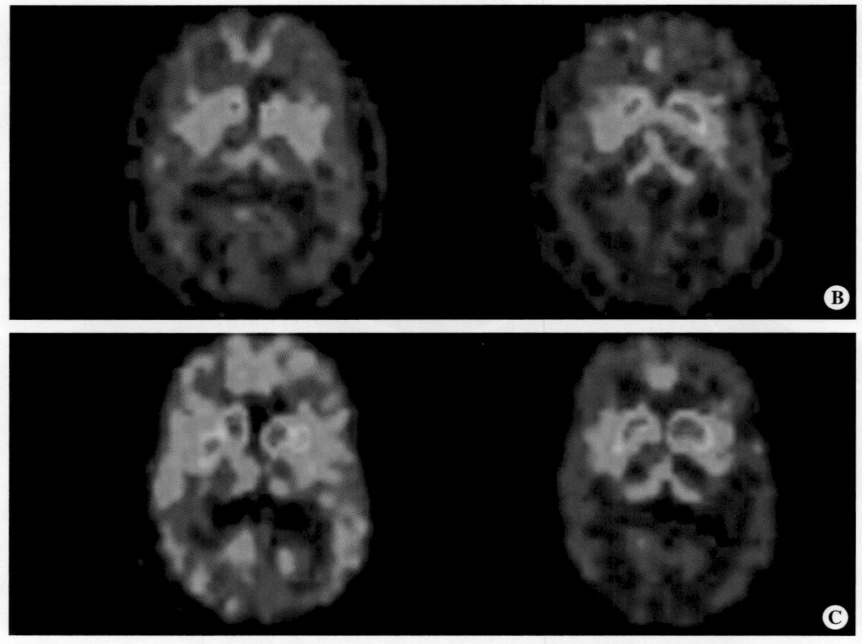

图 4-55 多巴胺受体显像诊断 PD
A. 正常人纹状体影像；B. PD 患者纹状体显影不良；C. PD 患者治疗后

（5）脑生理功能和智能研究：脑葡萄糖代谢显像可用于人脑生理功能和智能研究，包括智力的神经学基础研究，如语言、数学、记忆、注意力、计划、比较、思维、判断等涉及认知功能的活动，同时还能够研究大脑功能区的分布、数量、范围及特定刺激下上述各种活动与能量代谢的葡萄糖水平的内在关系。研究表明，人脑活动与特定区域的 CMR 葡萄糖水平有直接关系。

（6）其他：脑梗死、精神分裂症、抑郁症等的诊断与研究。

第六节 脑、神经和肌肉活组织检查

【目标要求】

掌握：脑活检、神经组织活检肌肉活检的临床应用。

熟悉：脑、神经组织、肌肉活检的取材方法。

了解：脑、神经组织、肌肉活检的病理学方法。

脑、神经和肌肉活组织检查是神经系统疾病的辅助检查手段之一，主要是通过采取少量活体组织并对其进行光镜、电镜、免疫组织化学、基因和病毒学等技术检查，以明确病因或做出特异性诊断，脑、神经和肌肉活组织检查主要的目的是明确病因或做出特异性诊断，或通过病理检查结果进一步解释临床及相关辅助检查改变。随着病理诊断技术的不断发展，组织化学、免疫组化及 DNA 等技术的应用，病理诊断阳性率不断提高。然而，活组织检查也有一定局限性，如受取材部位和大小的限制，散在病变的病理结果阴性不能排除诊断，当病变较轻或与正常组织难于鉴别时应慎重下结论。另外，活检的实施和分析需要花费较多的时间和较高的费用，并有一定的风险尤其是脑组织活检，因此应在全面的神经系统检查包括病史、体格检查、实验室检查、脑脊液检测、电生理检查及相关影像学检查后再决定是否需要及如何实施活组织检查。

案例 4-12

患者，男性，48 岁。头痛 1 个月余，突发四肢抽搐伴神志不清 3h。影像学检查示脑肿瘤，手术活检病理见图 4-56：肿瘤由分化好的星形细胞构成，细胞密度中等度增加，细胞体稍小，多数核周见有红染胞质，瘤细胞核圆形或卵圆形，分布不均，未见核分裂象，血管不多，瘤组织内微囊形成。诊断：原浆型星形细胞瘤。

问题：

1. 脑活组织检查的取材方法有哪些？
2. 脑活组织检查常用于哪些疾病的诊断？

【脑活组织检查】 脑活检取材方法分为手术取材及立体定向穿刺取材。取材途径主要取决于病变部位。①手术活检适用于表浅部位如颞叶、额叶或枕叶的局灶性病变：可采用颅骨环钻钻孔后切开脑膜，然后锥形切取脑组织；也可用小颅钻钻孔后穿刺采取标本。相当数量的脑深部病变是在神经外科医生开颅手术时切取标本。②立体定向穿刺活检，适用于脑深部病变：通常在 CT 引导下颅骨钻钻孔后立体定向穿刺采取标本。

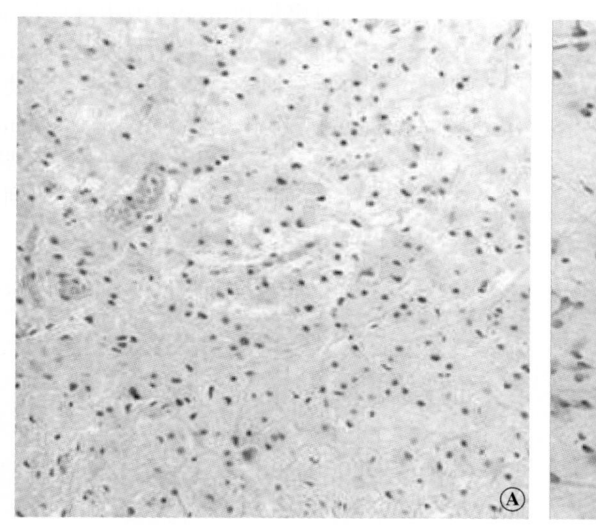
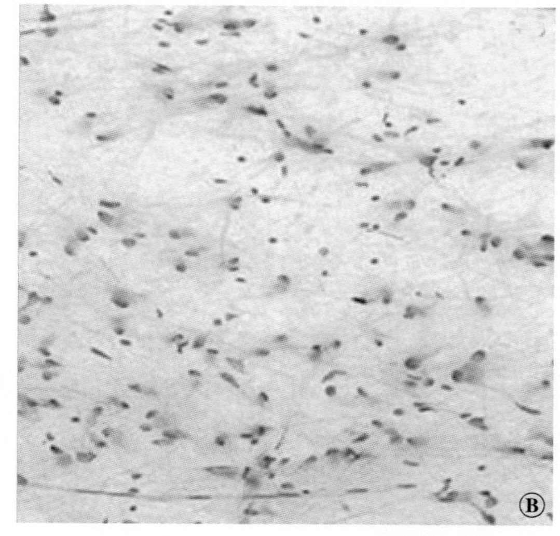

图 4-56　脑活检(原浆型星形细胞瘤)
A. HE 染色(×20);B. Giemsa 染色(×20)

采取的脑活检标本根据需要进行特殊处理,可制成冷冻切片和石蜡切片等,然后经过不同的染色技术显示病变,还可以从脑活检组织中分离病毒或检测病毒抗原,应用聚合酶链反应(PCR)检测病毒特异性DNA,是病变早期可靠的诊断方法。但是,脑活检毕竟是一种创伤性检查,有可能造成严重后果,必须权衡利弊后再做决定,特别是脑功能区更应慎重。也正因为如此,脑活组织检查远不如神经或肌肉活检应用广泛。

案例 4-13

患者,女性,16 岁。四肢乏力,麻木 2 天。临床诊断为吉兰-巴雷综合征。病理图片主要所见神经内膜下淋巴细胞、单核细胞浸润,施万细胞增生,邻近髓鞘有破坏,神经显示为节段性髓鞘脱失(图 4-57)。

问题:

1. 常用神经活检的取材部位在哪里?
2. 哪些情况下使用神经活检?

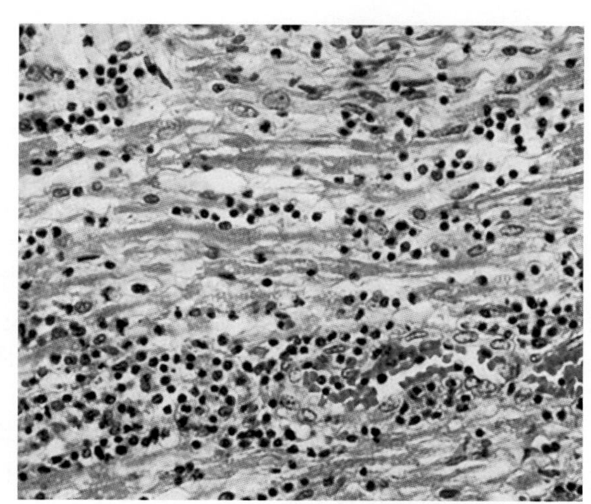

图 4-57　神经活组织检查(吉兰-巴雷综合征,HE 染色,×20)

【神经活组织检查】　神经活检(nerve biopsy)最常用的取材部位是腓肠神经,因该神经走行表浅、易于寻找、后遗症较轻微(仅出现足背外侧皮肤麻木或感觉丧失)。腓骨小头处腓浅神经分支也是神经活检的取材部位。运动神经纤维可选择支配辅助肌肉的神经,如内侧股部股薄肌的支配神经。具有取材方便、安全、创伤性小、易于多点取材和重复取材的优点。

神经活检的意义是通过在神经活检切片上观察有髓纤维的密度和大小、有髓纤维的分布及薄髓鞘纤维、髓球形成和再生丛等,可了解神经的损伤程度,判断病变的性质属于轴索性或髓鞘性或神经源性神经病、急性或慢性过程等。有助于脱髓鞘性周围神经病(如吉兰-巴雷综合征)与轴索损害性周围神经病(糖尿病性、酒精中毒性周围神经病)的鉴别诊断;皮肤神经活组织检查主要用于评价无髓纤维和小的有髓纤维,且已成为研究感觉神经病特别是累及小纤维感觉神经病的有用工具。同时,神经活检可用于研究周围神经病的发病机制、神经性疼痛、神 经多肽与神经功能等;通过对神经组织及其周围血管等改变的组织学、病理学观察,也可发现某些特异性改变,帮助诊断血管炎如结节性多动脉炎、原发性淀粉样变性、麻风性神经炎、多葡聚糖体病、蜡样脂褐质沉积病、恶性血管内淋巴瘤及某些遗传代谢性周围神经病等。

案例 4-14

患儿,8 岁,走路慢、上楼困难 5 年余。股四头肌肌肉病理:HE 染色大部分肌纤维正常,少数肌纤维萎缩，个别玻璃样变性，其间可见少量再生的肌纤维，核内移，有大量脂肪组织增生。而人肌营养不良蛋白(dystrophin)为阴性。诊断意见：病变符合早期轻度肌营养不良改变(图 4-58)。

问题：

1. 常用肌肉活组织的取材部位在哪里？
2. 肌肉活检常用于哪些疾病的诊断？

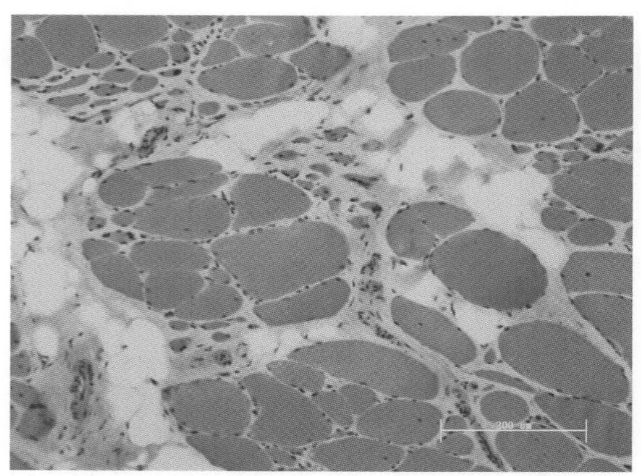

图 4-58 肌肉活检(肌营养不良症，HE 染色)

【肌肉活组织检查】 肌肉活组织检查(biopsy of muscle)是临床重要的肌肉疾病辅助诊断手段之一，有助于明确病变性质，鉴别神经源性与肌源性肌萎缩。临床主要用于多发性肌炎、皮肌炎、包涵体肌炎、进行性肌营养不良、先天性肌病、脊髓性肌萎缩、代谢性肌病、内分泌肌病和癌性肌病等。

肌肉活检的取材：①常选择临床和神经电生理均受累的肌肉，但应避免在检查肌电图部位附近取材，因为肌电图针刺部位可有炎症反应，易误诊为肌炎；②对临床表现为进行性肢体近端为主的肌无力患者，活检应首选股四头肌、肱二头肌和三角肌等；③对临床表现为进行性肢体远端为主的肌无力、不对称的肌无力或肌萎缩患者可选股四头肌、腓肠肌、胫前肌或肌萎缩部位；④对慢性进行性病变患者应选择轻、中度受累的肌肉，急性病变患者应选择受累较重甚至伴疼痛的肌肉；⑤不能选择完全萎缩的肌肉，以避免因肌纤维残留很少和纤维化而难以确定病变性质；⑥肌肉活检是创伤性检查，不宜常规进行，肌肉病理检查对临床诊断虽有很大帮助，但也有局限性，其最后结论应参考病史，特别是家族遗传病史、临床特点、血清肌酶谱测定和肌电图检查等。

肌肉活检标本可根据需要制成冷冻切片或石蜡切片，然后经过不同的染色(常规组织学、组织化学及免疫组化等)技术显示病变。常规组织学检查有助于神经源性损害和肌源性损害的鉴别；发现肌纤维坏死、再生、肌质糖原聚集和结缔组织中淋巴浸润等，有助于皮肌炎、多发性肌炎和包涵体肌炎等的诊断；组织化学染色等可测定肌肉中各种酶含量，有助于糖原沉积病的诊断；免疫组化染色可发现 Duchenne 型肌营养不良蛋白(dystrophin)和女性基因突变携带者的营养不良嵌合体型；肌肉线粒体分析可检测到线粒体脑肌病的线粒体 DNA 异常等。

第七节 分子生物学诊断技术

【目标要求】

掌握：基因诊断的概念。

熟悉：常见的神经系统单基因遗传病。

了解：常用的分子生物学技术。

案例 4-15

患儿，男性，8 岁，走路慢、上楼困难 5 年余。患儿足月顺产，16 个月会走路，自幼走路慢，易摔跤，上楼慢，需扶梯，双下肢无力渐加重，可扶梯上楼，较慢。其两个哥哥有类似病史(图 4-59)。体格检查：四肢近端肌萎缩，肌力Ⅳ级，轻度翼状肩胛，双小腿腓肠肌肥大，触之坚实。走路鸭步，Gower 征阳性。血清肌酸激酶 8550U/L。肌电图：左胫、腓神经，右腓神经感觉、运动传导速度均正常，波幅正常；双胫前肌、左三角肌肌电图运动单位平均时限窄、波幅低力，最大用力病理性干扰相，提示：双侧胫前肌、左三角肌肌电图为肌源性损害及双侧腓神经、左胫神经传导速度正常。股四头肌肌肉病理染色大部分肌纤维正常数肌纤维萎缩，个别玻璃样变性，其间还可见少量再生的肌纤维核内移，有大量脂肪组织增生，而 dystrophin 为阴性。病理诊断意见：病变符合早期轻度肌营养不良改变。基因检查：采用 SALSA、P034/P035、DMD、MLPA、KIT 检测 DMD 基因的 79 个外显子。基因诊断：患儿为 DMD 基因外显子 48-50 缺失，患儿母亲：DMD 基因外显子 48-50 杂合缺失，提示为致病基因携带者。

问题：

1. 什么叫基因诊断？
2. 当前临床上基因诊断主要用于哪些疾病的诊断？

分子生物学诊断技术也称基因诊断(gene detection)，是采用分子生物学方法，在 DNA/RNA 水平检测分析致病基因的存在、变异及表达状态，直接或间接地判断致病基因和诊断疾病。

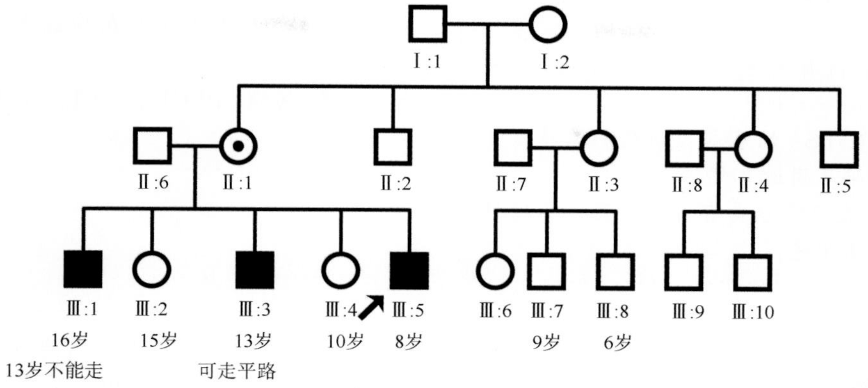

图 4-59　一例 Duchenne 型进行性肌营养不良系谱图

神经系统遗传病约占目前人类已知数千种遗传性疾病的 60%，包括单基因、多基因、线粒体遗传病及染色体病。传统上神经系统遗传病诊断主要依据临床表现、生化和血清学改变，它使我们确认了遗传异质性，即相同的生化改变或酶异常可伴发不同的临床表现，如肌肉磷酸化酶缺乏，最初认为它是青春期起病，由剧烈活动引发的肌肉痛性痉挛、肌球蛋白综合征。但后来发现磷酸化酶缺乏可以引起完全不同的临床表现，即婴儿型和晚发型，表现为肌体无力，但无肌球蛋白尿。随着分子生物学技术发展和对基因异质性的认识，通过 DNA 分析发现，不同位点突变也可引起相同的生化异常，如上述肌肉磷酸化酶缺乏患者中，肌肉磷酸化酶基因目前就已发现 16 个点突变。分子生物学技术弥补了临床（表型）诊断的不足，对遗传性疾病分类提供了新方法和新依据。

常用的分子生物学技术包括以下几种。

1. 核酸分子杂交技术　灵敏性高，特异性强，对基因诊断有重要意义；根据检测核酸种类不同可采用点杂交、原位杂交、Southern 印迹杂交、Northern 印迹杂交等方法等。

2. 聚合酶链反应（polymerase chain reaction，PCR）　基本原理是在试管内模拟 DNA 天然复制过程，在模板 DNA、引物和四种脱氧核糖核苷三磷酸存在的条件下，依赖 DNA 聚合酶酶促反应进行 DNA 扩增，PCR 能快速特异地体外扩增希望的目的基因或 DNA 片断，为生物科学研究提供了优化途径。

3. 单链构象多态性分析（single strand conformation polymorphism，SSCP）　是近年来广泛采用的 DNA 突变检测手段，可检测已知及未知 DNA 位点的多态性和突变，敏感性高，单碱基变异检出率在 83% 以上；缺点是不能精确定位 DNA 序列变异，只能进行粗筛，且不同试验条件可导致不同结果。

4. DNA 序列测序（DNA sequence determination ）是基因工程和分子生物学领域最重要的技术之一，是研究基因结构、功能和突变的基础方法。近年来应用的凝胶电泳测序法、质谱法、杂交测序法等使检测效率显著提高。

5. 基因（DNA）芯片技术（DNA chip technique）原理是将许多 DNA 寡核苷酸或 DNA 片断（探针）有序地固定在支持物表面，形成二维 DNA 探针阵列，然后与荧光标记样品按碱基配对原则杂交，通过激光共聚焦荧光扫描或电荷偶联摄影机检测荧光信号的强度，对杂交结果进行量化分析。该技术已在基因序列分析、基因表达、基因组研究和基因诊断等领域显示出重要的理论及实用价值。

随着分子生物学技术的发展，不断有新的分子生物学技术应用于神经系统疾病的临床诊断，如多重连接探针扩增法（multiple exligation-dependent probe amplification，MLPA）等。

近 20 年，分子生物学技术的迅猛发展带动了一大批相关学科的深入进展，使得许多长期以来只能简单地从临床表象认识的疾病深入至分子基因水平研究，从而发现疾病的真正病因，为诊断和治疗提供了坚实的基础。由于人类基因组中数以千计的基因都表达于神经系统（中枢和外周神经系统），因此，由上述基因发生突变或功能异常而导致的神经系统遗传性疾病（以下简称神经遗传病）相对其他系统的遗传性疾病而言呈现出病种更加繁多、机制更加复杂、影响更加明显的特点，在神经学科疾病谱中所占比例呈逐渐增加的趋势。

当前神经病学领域，临床上基因诊断主要用于单基因遗传病，例如：①脊髓小脑性共济失调（SCA）：临床表现为脊髓和小脑受累症状、体征，根据分子遗传学检测已分为 19 型；②Duchenne 型进行性肌营养不良：X-连锁隐性遗传病，为 dystrophin 基因突变所致（图 4-59）；③强直性肌营养不良：常染色体显性遗传病，致病基因为肌强直蛋白激酶（myotonin protein kinase）基因等。

思考题

1. 腰椎穿刺有哪些适应证、禁忌证及并发症？

2. CT、MRI、DSA 的基本原理及影像特点是什么及其主要临床用途有哪些？

3. 神经点生理学检查有哪些项目？各项目检查的主要临床用途？

4. 简述超声技术在神经系统疾病的主要用途。

5. 何谓 SPECT 和 PET？常用于哪些疾病诊断？

（赵 斌）

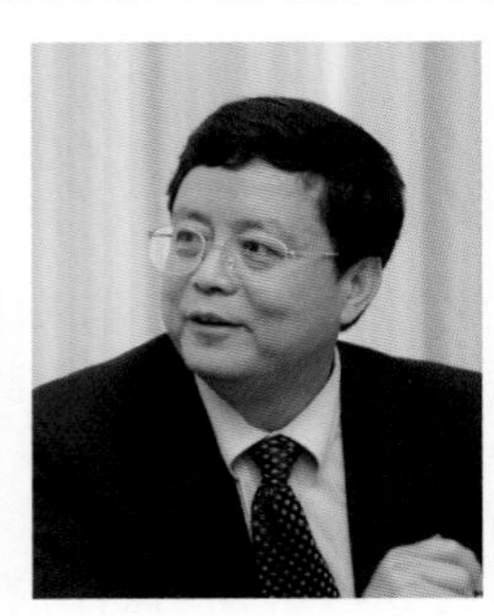

赵斌，男，教授、主任医师、博士生导师。现任广东医科大学神经病学研究所所长、广东省衰老相关心脑疾病重点实验室主任等。兼任中国卒中学会理事、中华预防医学会卒中预防与控制专业委员会委员、广东省医师协会副会长、广东省医学会神经病学分会副主任委员、湛江市医学会神经病学分会主任委员等。主要致力于阿尔茨海默病、帕金森病及脑血管疾病等疾病易感基因及临床研究。培养硕士、博士生 40 多名。主持在研国家级项目 3 项，国际合作项目 2 项，省重点项目 2 项。发表论文 200 余篇，其中 SCI 收录 70 篇，JCR 分区 Q1、Q2 区占 80%，平均引用 7.91 次，H 指数 13；主编专著 2 部，主编、参编教材 5 部。获广东省科技进步奖一等奖、三等奖各 1 项，市科技进步奖一等奖 4 项。

第五章 神经系统诊断原则

【目标要求】

掌握：神经系统疾病的定位诊断和定性诊断原则。

熟悉：神经系统疾病诊疗程序。

了解：神经系统疾病的定位与定性诊断原则。

案例 5-1

患者，男性，65 岁。因"突发头痛、右侧肢体无力伴呕吐 1h"急诊入院。患者入院前 1h 与朋友打牌时突然头痛，右侧肢体麻木无力，数分钟后倒地，呼之不应，家人立即送入医院，途中呕吐一次，呕吐物为胃内容物。既往有高血压病及糖尿病史，不规则使用降压、降糖药。入院体格检查：血压 180/110mmHg，体温 36.8℃，脉搏 88 次/分，呼吸 21 次/分。神经系统检查：嗜睡，左侧鼻唇沟变浅，伸舌偏右，左侧肢体针刺无反应；左侧肢体肌张力增高，腱反射亢进，双侧 Babinski 征阳性，颈项强直，Kering 征阳性，Brudzinski 征阴性。

问题：

1. 本病采取的诊断步骤是什么？
2. 还需要哪些相关辅助检查？

疾病的诊断是通过对病情的调查研究、分析综合及合理推理来完成的。许多系统性疾病可以表现出神经系统症状，而神经系统疾病也会出现其他系统或器官的症状。神经科医师首先需要解决的问题是确定疾病是否为神经系统疾病抑或是病变累及到神经系统。因此对疾病的正确诊断来自于对病变的全面了解，强调整体观念，避免片面认识。此外神经病学作为一门独立的学科，有其内在的发病规律和诊断逻辑，其病变范围涵盖了中枢神经系统（脑、脊髓）、周围神经系统和全身骨骼肌，它们之间又存在着广泛的联系。与其他临床学科诊断要素不相同之处在于神经系统疾病的诊断原则包括了定位诊断与定性诊断两个基本方面。为了能够及时准确地对患者做出正确的诊断，只有通过对患者病史的采集、体格检查及有关的辅助检查后，再结合神经解剖学、生理学和病理学的基础知识，遵循神经系统疾病的诊断原则，经过全面的综合分析才能够得出正确的临床诊断。明确疾病性质后尚须制定一个合理的治疗方案；再根据疾病的性质、部位、患者的综合状况等因素来评估疾病对患者的生理功能、心理状况和社会适应能力等方面的预后。

神经系统疾病的诊断过程可以概括为以下三个步骤。

（1）全面收集临床资料：包括详尽的病史采集、仔细的体格检查，重点是神经系统检查，并根据患者的具体情况选择必要的辅助检查，如实验室检查、电生理检查和影像学检查等。

（2）将所收集到的病史、临床症状和体征及相关辅助检查资料进行综合分析，再结合神经解剖、病理和生理等方面的知识进行判断，以确定疾病发生的部位，是属于神经系统疾病抑或是其他系统病变所导致的相关神经系统疾病，此即定位诊断。

（3）结合患者的发病年龄、起病方式、疾病的进展及演变过程、个人史、家族史、临床检查及辅助检查等资料，经过综合分析，筛选出可能的病因或病因诊断。有时为了证实临床初步诊断的正确性、查清病因和制订进一步的治疗，还应选择某些特殊的辅助检查，此即定性诊断。

一、定位诊断

定位诊断（topical diagnosis）即解剖诊断，是根据患者的症状、体征等临床资料，确定病变的部位。首先要确定病变是属于神经系统疾病还是其他系统的疾病在神经系统的并发症。其次要确定病变在神经系统的什么部位；是在中枢神经系统，还是在周围神经系统，抑或是在肌肉组织；是在左侧还是右侧；病灶或病变的数量及分布的范围。在进行定位诊断时要重视其首发症状，它不仅有助于揭示病变的部位，有时对定性诊断也有帮助。

（一）神经系统疾病定位诊断原则

（1）首先，应确定病变损害的部位，是在中枢神经系统（脑和脊髓）、周围神经系统（神经根、神经丛和周围神经），还是在肌肉系统（肌肉或神经肌肉接头），是否为其他疾病的神经系统并发症等。这如同在诊断内科疾病时，必须先弄清是心、肺、肝、肾和胃等哪一个脏器的病变。在确定了病变位于哪个系统的同时，还必须明确其具体在哪个部位（大脑的哪个叶、小脑、脑干、脊髓还是在周围神经系统）、哪一侧

(左侧、右侧、腹侧、背侧)。脊髓病变不但要有横向定位,还要有纵向定位等。

(2) 其次,要确定病变空间分布的范围,是局灶性、多灶性、弥漫性还是系统性的。①局灶性是指中枢或周围神经系统某一局限部位的损害或仅有单个病灶,如桡神经麻痹、面神经麻痹、三叉神经痛、脑肿瘤等;②多灶性(多发性)是指病灶分布于神经系统两个或两个以上部位,病变通常具有不对称性,如多发性硬化、视神经脊髓炎、多发性脑梗死和多发性神经病等;临床上也将某些多灶性病变称为播散性,如急性播散性脑脊髓炎、播散性脊髓炎等;③弥漫性是指病变较弥散地侵犯双侧对称部位,如各种颅内感染性疾病、缺氧性脑病、代谢性脑病、中毒性脑病和吉兰-巴雷综合征(Guillain-Barré)等;④系统性是指病变选择性的损害某些功能系统或传导束,如运动神经元病、亚急性联合变性等。

(3) 定位诊断必须遵循一元论的原则,尽量用一个局限性病变解释患者的全部症状、体征。如果用一个局灶性病变无法合理解释,再考虑多灶性(包括播散性)或弥漫性病变的可能。

(4) 定位诊断时应高度重视患者的首发症状,因为它可能提示病变的主要部位,有时还可揭示病变的性质。

(5) 应该注意排除其他如药物的影响、先天性异常和神经系统假性定位征如颅内压增高时出现的动眼神经麻痹等。

(二) 神经系统不同部位损害的临床特点

1. 肌肉病变 肌肉是运动效应器,分为肌肉本身或神经肌肉接头处病变。常见症状为肌无力、病态性肌疲劳、肌萎缩、假性肌肥大、肌痛与触痛、肌强直等,常可无感觉障碍。

2. 周围神经病变 周围神经多为混合神经,受损时通常会出现相应支配区域一致的感觉、运动(下运动神经元性瘫痪)及自主神经症状。由于不同部位周围神经所含的神经纤维种类及受损程度不同,因此出现的症状、体征也不尽相同。可以运动症状为主,如桡神经麻痹主要表现腕下垂,感觉障碍较轻;或以感觉症状为主,如股外侧皮神经炎仅有股外侧皮肤麻木、疼痛或感觉丧失;多发性神经病出现肢体远端对称性运动、感觉和自主神经功能障碍。

3. 脊髓病变 脊髓损害的病变特点为运动、感觉和自主神经三大功能障碍,常伴深浅反射改变。

(1) 脊髓半侧损害:出现脊髓半切综合征(Brown-Sequard syndrome),表现为病变平面以下同侧肢体中枢性瘫痪及深感觉障碍,对侧痛温感觉障碍。

(2) 脊髓选择性损害:病变选择性的损害脊髓的某些结构。例如,肌萎缩侧索硬化症表现为脊髓前角细胞和锥体束受损;亚急性联合变性为脊髓后索及锥体束受损;脊髓空洞症常选择性的损害一侧后角或前连合,出现一侧或双侧节段性分离性感觉障碍。

(3) 脊髓横贯性损害:表现为受损平面以下完全或不完全性截瘫、四肢瘫、传导束性感觉障碍及括约肌功能障碍。可根据感觉障碍的最高平面,结合运动障碍、深浅反射改变和自主神经功能障碍等来确定脊髓损害的大致平面。

(4) 脑干病变:特点为交叉性瘫痪和交叉性感觉障碍。一侧病变常出现病变同侧周围性脑神经麻痹及对侧肢体中枢性偏瘫(即交叉性瘫痪),见于中脑或脑桥病变;也可出现病变同侧面部及对侧肢体交叉性感觉障碍,见于延髓病变如小脑后下动脉血栓形成;双侧脑干病变常有意识障碍(脑干上行性网状激活系统受累)、四肢瘫、双侧锥体束征和多数脑神经受损症状。

(5) 小脑病变:常出现眩晕、呕吐、小脑性共济失调、眼球震颤、构音障碍和肌张力减低等。蚓部病变引起躯干共济失调;半球病变引起同侧肢体共济失调,有时可出现小脑性语言和辨距不良。

(6) 基底核病变:主要表现为肌张力改变(增高或减低)、运动异常(增多或减少)和不自主运动等锥体外系症状。黑质、苍白球病变引起静止性震颤和肌张力增高、运动减少综合征,如帕金森病(Parkinson disease,PD);壳核、尾状核病变导致肌张力减低、运动增多综合征,如舞蹈症、手足徐动症和扭转痉挛等。

(7) 大脑半球病变:刺激性病灶可引起癫痫发作,破坏性病灶可导致神经功能缺失的症状和体征。

1) 一侧半球病变:出现病灶对侧偏瘫(中枢性面、舌瘫及肢体瘫痪)、偏身感觉障碍或偏盲等,优势半球的病变常伴有失语。

2) 双侧大脑半球病变:弥漫性损害常表现意识障碍、精神症状、智能障碍、中枢性肢体瘫痪及感觉障碍等。

3) 额叶病变:可出现强握反射、运动性失语、失写、癫痫发作及以智能障碍为主的精神症状等。

4) 顶叶病变:出现中枢性感觉障碍、失读和失用、体像障碍等。

5) 颞叶病变:出现象限性偏盲、感觉性失语、钩回发作、记忆障碍及以情感障碍为主的精神症状等。

6) 枕叶病变:出现视野缺损、皮质盲及有视觉先兆的癫痫发作等。

二、定性诊断

定性诊断(etiologic diagnosis)可确定疾病的病理性质或病因。定性诊断十分重视起病的缓急和病程的特点两方面的资料,结合患者的年龄、性别、首发症状等,在定位诊断的基础上,综合神经系统检查及辅助检查,联系患者主要症状和体征的发展演变过程,通常可对疾病性质做出正确判断。一般而言,急性起病并迅速达到疾病的高峰,应考虑血管病变、炎症、外伤和中毒等;而当发病隐匿、缓慢并进行性加重,病程无缓解现象,则多为肿瘤或变性疾病;如疾病呈间歇性发作,则多考虑癫痫、偏头痛或周期性瘫痪等。

(一)神经系统疾病的病因学分类

神经系统疾病从病因学上可以分为以下几种类型。

1. 感染性疾病 包括病毒、细菌、寄生虫、螺旋体感染、朊蛋白病等。多呈急性或亚急性起病,于发病数日至数周内发展至高峰;少数病例呈暴发性起病,病情在数小时至1~2日达到高峰。病前多有感染史,常见发热、畏寒等全身性感染症状,外周血白细胞数目增高、红细胞沉降率增快等全身感染症状。神经系统症状和体征较广泛,体检常显示弥散性病变。脑电图、血及腰穿脑脊液微生物、免疫学、寄生虫学等有关检查及影像学检查常可进一步明确感染的性质和病因。

2. 血管性疾病 起病多急骤,常于发病后数分钟、数小时至数天神经功能缺失症状达到高峰,既往常伴有高血压、糖尿病、心脏病、动脉炎和高脂血症等卒中危险因素。可出现头痛、呕吐、意识障碍等全脑症状和偏瘫、失语等局灶体征。但颅内动脉瘤、动静脉畸形、脊髓血管畸形患者,在病变血管破裂出血前可无任何症状和体征。CT、MRI和DSA等影像学检查可为病因诊断提供比较确切的中枢神经系统损害的证据。

3. 肿瘤 多数起病较缓慢,病情呈进行性加重,少数呈隐匿性起病,病程较短。常有头痛、呕吐、视乳头水肿等颅内压增高症状,有局灶性症状、体征,如肢体麻木、单瘫或轻偏瘫、癫痫发作等;脊髓肿瘤早期可出现根痛、脊髓半切综合征,并逐渐发展为截瘫和二便功能障碍。脑脊液检查蛋白含量增高,而细胞数正常,有时细胞学检查可发现肿瘤细胞。个别患者以卒中方式起病(肿瘤卒中),临床需注意与脑卒中鉴别。除了原发于中枢神经系统的肿瘤外,颅内的转移性肿瘤也不应忽视。部分颅内转移癌呈弥漫性分布,早期可仅表现为颅内压增高症状,无局灶性神经体征。CT及MRI检查对确定诊断和避免误诊是非常重要的,尤其是增强扫描。

4. 外伤 有外伤史,急性起病,外伤后出现神经系统症状、体征。有些老年人和酗酒者可无明确的外伤史或因外伤很轻微而被忽略,经过一段时间后才出现神经系统症状、体征,如头痛、嗜睡、轻偏瘫和癫痫发作、慢性硬膜下血肿等。X线、CT和MRI检查常可发现颅骨骨折、脊柱或内脏损伤、脑挫裂伤和慢性硬膜下血肿等。

5. 神经变性病 指一些慢性、进行性、系统性疾病,各年龄段均可发病,起病缓慢或隐匿,常进行性加重,有些病因不明。主要侵犯某一系统,如肌萎缩侧索硬化症主要累及上下运动神经元,阿尔茨海默病(Alzheimer disease,AD)主要侵犯大脑皮质,帕金森病(Parkinson disease,PD)和路易体痴呆(dementia with Lewy bodies,DLB)主要累及中脑黑质单胺神经元。

6. 遗传性疾病 常有家族史,多数病例在儿童或青春期起病,部分在成年期发病,呈缓慢进展。相对于常染色体显性遗传病而言,隐性遗传病或散发病例诊断较困难,未发病的携带者或症状轻微者不易发现,家族中可有相同疾病,基因分析有助于诊断,如遗传性共济失调、遗传性痉挛性截瘫等。

7. 脱髓鞘性疾病 通常呈急性或亚急性起病,病灶比较弥散,有缓解复发倾向。部分病例起病缓慢,呈进行性加重。如多发性硬化、视神经脊髓炎、急性播散性脑脊髓炎等。MRI、脑脊液和诱发电位检查有助诊断。

8. 营养和代谢障碍性疾病 常有引起营养及代谢障碍的病因,如饥饿、偏食、呕吐、腹泻、酗酒、胃肠切除术后和长期静脉营养等。通常起病缓慢,病程较长,多在全身症状的基础上出现神经功能障碍的症状和体征,常有神经系统以外的其他脏器如肝、肾、视网膜、皮肤和血液等损害的临床表现,如维生素B_{12}缺乏发生亚急性脊髓联合变性,糖尿病引起多发性周围神经病。

9. 其他 中毒及与环境有关的疾病,患者常有药物滥用、放疗、化疗或长期大量服药史,如长期服用抗癫痫药、减肥药等,或接触杀虫剂、灭鼠药、重金属(砷、铅、汞、铊)等病史,出现急性或慢性脑病、帕金森综合征、共济失调等症状、体征。除急性中毒外,起病缓慢、隐袭、神经功能缺失症状及病理改变与药物或毒物的不良反应符合,多有其他脏器受损的证据。环境或体内毒物、药物分析有助于诊断。产伤与发育异常、围产期损伤,临床常见颅内出血、缺血及缺氧性脑病等,轻症病例可无症状,中重度病例出生后常见嗜睡、激惹、呼吸困难、心律失常、痫性发作、姿势异常、角弓反张、瞳孔固定和无反应状态等。如果缺血及缺氧损害发生于出生前数周或数月,出生时或出生后不久即出现慢性脑病表现。许多产伤或发育异常是导致脑瘫、精神发育迟滞的重要原因。

10. 系统性疾病伴发的神经系统损害 可呈急性、亚急性或慢性起病,神经系统症状、体征分布广泛,疾病的演变过程与系统疾病有密切关系。可同时出现脑、脊髓、周围神经、肌肉、关节及皮肤损害,或出现不同症状的组合。许多内分泌疾病,如甲状腺功能亢进或低下症、甲状旁腺功能低下症和糖尿病等,以及血液系统、心血管系统、呼吸系统疾病、肝脏和肾脏疾病、结缔组织疾病和恶性肿瘤、心肺外科及脏器移植外科手术治疗中都可并发神经系统损害。

案例 5-1 诊疗思路

患者为老年男性，起病比较急，既往有高血压病史，又有神经系统的症状和体征，因此首先应考虑为神经系统疾病。应选择进行头颅 CT 或 MRI 检查。

分析总结：

1. 定位诊断

（1）左侧鼻唇沟变浅提示左侧中枢性面瘫。

（2）右侧肢体针刺可见回缩，左侧肢体针刺无反应，左侧肢体肌张力增高，腱反射亢进，提示左侧中枢性偏瘫。

（3）双侧 Babinski 征阳性提示锥体束的损害。

（4）颈项强直，Kernig 征阳性，提示脑膜受刺激。

定位诊断：左侧大脑半球。

2. 定性诊断

（1）老年患者，既往有高血压及糖尿病史。

（2）在活动中发病，起病急，发病时血压增高。

（3）有神经系统受损的全脑症状（头痛、呕吐、意识障碍）和局灶定位体征（左侧中枢性瘫、偏瘫、锥体束受损的体征），有脑膜刺激征（颈项强直，Kernig 征阳性）。

定性诊断：脑血管病。

3. 辅助检查　头颅 CT 结果：左侧丘脑出血破入脑室。

4. 诊断

（1）脑出血：左侧丘脑破入脑室。

（2）原发性高血压 3 级极高危组。

思考题

1. 神经系统疾病的诊断过程中最具特色的是哪两点？需要注意什么？

2. 试述神经系统疾病损害的常见部位和临床类型。

3. 神经病疾病常见的病因有哪些？

4. 简述神经系统疾病的诊疗流程。

（杨昆胜）

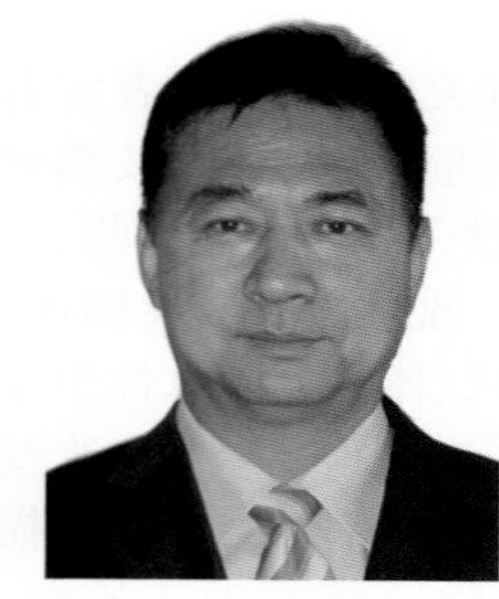

杨昆胜，医学硕士，研究生导师，昆明医科大学第一附属医院神经内科主任医师，教授。研究方向：脑血管病、神经免疫学、癫痫、运动障碍性疾病等。在《中华检验医学杂志》《中华结核和呼吸病杂志》《中华神经科杂志》《中华肿瘤杂志》《中华病理学杂志》《临床神经病杂志》《现代神经病学杂志》《现代康复》等杂志上发表论文 40 余篇。2 次获云南省科技进步三等奖。2002 年 9 月~2004 年 7 月美国洛杉矶南加州大学医学院神经内科访问学者。2014 年 8 月~10 月赴美国犹他大学医学院神经内科访问学者。中华医学会云南省神经电生理分会委员，云南省康复医学会理事，中国医师协会云南省神经病协会理事，中国医师协会云南省分会癫痫学会委员，《中华临床医师杂志》编委。

第六章 周围神经疾病

【目标要求】

掌握：周围神经的定义及周围神经疾病的基本病理改变；三叉神经痛、特发性面神经麻痹、面肌痉挛的临床表现、诊断和治疗；急性炎症性脱髓鞘性多发性神经病的临床表现、诊断、鉴别诊断和治疗。

熟悉：各种常见的单神经病、多数脑神经损害综合征、多发性神经病的常见病因及临床特点。

了解：周围神经疾病的分类、临床表现的共同特征、辅助检查方法和意义；慢性炎症性脱髓鞘性多发性神经病的诊断要点及治疗原则。

第一节 概 述

周围神经(peripheral nerve)是指除嗅、视神经以外的所有脑神经和脊神经、自主神经及其神经节。嗅、视神经是中枢神经系统的特殊延伸。周围神经疾病(peripheral neuropathy)是指原发于周围神经系统的结构和功能损害的疾病。

【解剖及生理】 周围神经包括感觉传入神经和运动传出神经两部分。①感觉传入神经：由脊神经后根、后根神经节和脑感觉神经组成，其中枢支进入脊髓后角、后索及脑干后交换神经元；周围支以游离或结缔组织包绕的神经末梢终止于皮肤、关节、肌腱和内脏。②运动传出神经：由脊髓前角和侧角发出的脊神经前根及脑干运动核发出的脑神经构成，终止于肌纤维或交感及副交感神经节。

周围神经纤维可分为有髓神经纤维和无髓神经纤维。有髓纤维轴突外包绕的髓鞘由施万细胞(Schwann cell)膜构成，有保护轴突和绝缘作用；髓鞘之间由郎飞结(nodes of Ranvier)隔开，神经冲动在郎飞结呈跳跃式传递。脑神经和脊神经的运动和深感觉纤维多属有髓神经纤维。无髓神经纤维发自后根神经节细胞和自主神经的神经节，其传导是沿着神经纤维连续依次进行，因此传导速度较慢。

神经元胞体合成蛋白质、氨基酸、神经递质等大分子物质，通过轴质运输系统转送至轴突，维持细胞突的生长、再生及其功能。

神经纤维是周围神经结构的基本组成单位。众多神经纤维组成神经束，许多神经束组成神经干。周围神经由神经外膜及神经束膜保护。膜滋养动脉发出丰富的交通支，神经束膜和神经内膜毛细血管内皮细胞间连接紧密，大分子物质不易渗出毛细血管，构成血-神经屏障，但神经根和神经节处无此屏障，可能是某些免疫性或中毒性疾病易侵犯该处的原因。

【病理】 周围神经的病理改变包括以下四种(图 6-1)。

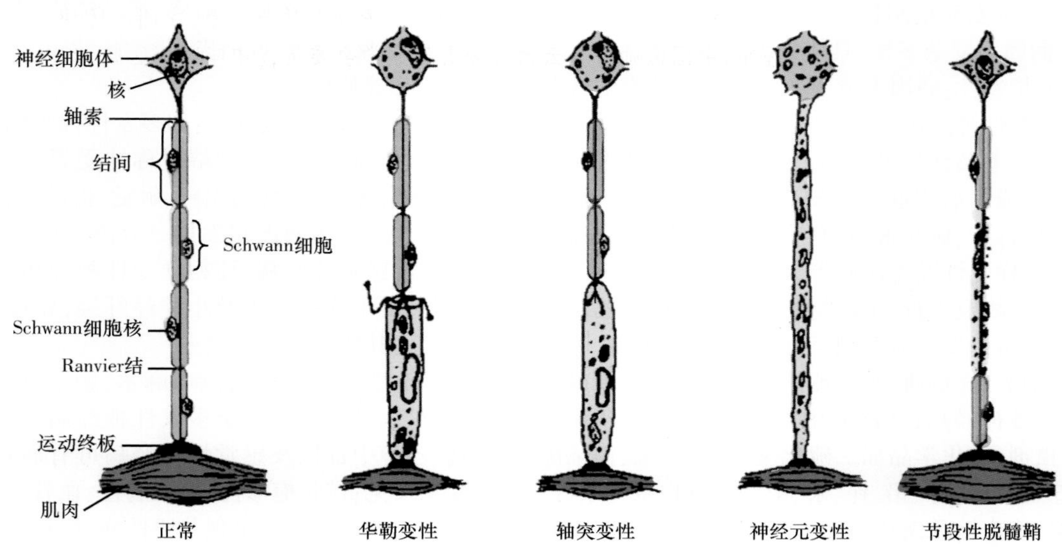

图 6-1 周围神经病四种基本病理过程示意图

1. 华勒变性(Wallerian degeneration) 外伤导致轴突断裂后,其远侧的轴突和髓鞘变性、解体,由Schwann细胞和巨噬细胞吞噬,并向近端发展;断端近端轴突和髓鞘只在1~2个Ranvier结发生同样变化。接近胞体的轴突断伤可使胞体坏死。

2. 轴突变性(axonal degeneration) 是中毒、营养缺乏和代谢障碍性神经病最常见的病理改变。胞体内蛋白质合成障碍或轴质运输阻滞,远端轴突不能得到必需的营养,轴突变性和继发性脱髓鞘均自远端向近端发展,称逆死性(dying back)神经病。病因一旦纠正,轴突即可再生。

3. 神经元变性(neuronal degeneration) 是神经元胞体变性坏死,并继发轴突全长短时间内变性、解体,临床上称神经元病(neuronopathy)。运动神经元损害见于运动神经元病、急性脊髓灰质炎等;后根神经节感觉神经元损害见于有机汞中毒、癌性感觉神经元病等。

4. 节段性脱髓鞘(segmental demyelination) 指髓鞘破坏而轴突保持相对完整的病变。病理表现为周围神经近端和远端长短不等、不规则节段性脱髓鞘,Schwann细胞增殖和吞噬髓鞘碎片。见于炎症性、中毒性(白喉)、遗传性及代谢障碍等疾病。

华勒变性(损伤远端轴索及髓鞘变性);轴索变性(轴索变性及脱髓鞘自远端向近端发展);神经元变性(轴索及髓鞘均变性);节段性脱髓鞘(轴索可无损害)

周围神经具有较强的再生修复能力,神经元胞体的完好是再生修复的基础。华勒变性的神经纤维与胞体相连的轴突远端以芽生的方式向远端生长,最终部分神经纤维可对其效应细胞再支配。急性脱髓鞘病变的髓鞘再生较迅速且完全,未继发轴索变性时一般功能恢复良好。轴索变性则功能难以恢复。

【病因及发病机制】

1. 病因 复杂多样,具体如下。

(1)特发性:病因不清。如急性和慢性炎症性脱髓鞘性多发性神经病,可能与自身免疫反应有关。

(2)营养及代谢性:慢性乙醇中毒、慢性胃肠道疾病、妊娠或术后引起营养缺乏;代谢障碍性疾病如糖尿病、尿毒症、血卟啉病、肝病、黏液性水肿、肢端肥大症、淀粉样变性及恶病质等。

(3)药物及中毒:①药物如氯霉素、顺铂、乙胺丁醇、甲硝唑可诱发感觉性神经病;胺碘酮、氯喹、吲哚美辛、呋喃类、异烟肼、苯妥英钠、青霉胺、长春新碱可诱发运动性神经病;②乙醇中毒;③有机磷农药和有机氯杀虫剂;④化学品如二硫化碳、三氯乙烯、丙烯酰胺等;⑤重金属(砷、铅、铊、汞、金等);⑥白喉毒素等。

(4)传染性及肉芽肿性:如艾滋病、麻风病、莱姆病、白喉和败血症等。

(5)血管炎性:如系统性红斑狼疮、类风湿关节炎、硬皮病、结节性多动脉炎等。

(6)肿瘤性及副蛋白血症性:如淋巴瘤、肺癌、多发性骨髓瘤等引起癌性远端轴索病、癌性感觉神经元病、副肿瘤性综合征、副蛋白血症(如POEMS综合征)、淀粉样变性等。

(7)遗传性:包括①特发性:如遗传性运动感觉性神经病、遗传性感觉神经病、Friedreich共济失调、家族性淀粉样变性等;②代谢性:如卟啉病、异染性脑白质营养不良、Krabbe病、无β-脂蛋白血症和遗传性共济失调性多发性神经病(Refsum病)等。

(8)嵌压性:如腕管综合征等。

2. 发病机制 轴索运输系统在周围神经疾病发病机制中的意义重大。轴索内含有纵向排列的神经丝和微管,成束排列,其间通过横桥连接,主要功能是从神经元胞体向轴索远端运输神经生长因子和轴索再生所需的多种物质(正向运输),起营养及代谢功能;也可向神经元传递信号和增强其代谢活动(逆向运输)。轴索对毒物最敏感,轴索病变时正向运输受累,造成远端细胞膜成分和神经递质代谢障碍;逆向运输受累可造成轴索再生障碍。

【分类】 由于病因、受累范围及病程不同,周围神经疾病的分类标准尚未统一,单一分类方法很难涵盖所有病种。首先可先分为遗传性和获得性,后者按病因又分为营养缺乏和代谢性、中毒性、感染性、免疫相关性、缺血性、机械外伤性等;根据其损害的病理改变,可将其分为主质性神经病和间质性神经病;按照临床病程,可分为急性、亚急性、慢性、复发性和进行性神经病等;按照累及的神经分布形成分为单神经病、多发性单神经病、多发性神经病等;按照症状分为感觉性、运动性、混合性、自主神经性等种类;按照病变的解剖部位分为神经根病、神经丛病和神经干病。

【临床表现】 周围神经疾病有许多特有的症状和体征,主要表现为感觉障碍、运动障碍、自主神经功能障碍、腱反射减低或消失等。

1. 感觉障碍

(1)感觉减退或缺失:如多发性神经病常表现为末梢型感觉缺失,肢体远端对称性受累,下肢较上肢明显,通常各种感觉(痛温觉、触觉、振动觉、关节位置觉)均受累,逐渐向近端发展。分离性感觉缺失则见于遗传性感觉神经病、淀粉样变性神经病、麻风性神经炎等,由于选择性累及小神经纤维,导致痛温觉严重损伤而其他感觉正常。

(2)感觉异常:如针刺、麻木、触电、烧灼、蚁行、踩棉感、束带感等。见于多发性神经病;糖尿病性神经病、乙醇中毒性及感觉性神经病可有痛觉过度,足部受累多见;带状疱疹性、糖尿病性、血管炎性及某些不明原因的神经病可出现节段性痛觉过度;单神经病可见灼性神经痛。

(3)疼痛:单神经病可出现神经痛,如刀割样、挤压样或闪电样疼痛。

(4) 感觉性共济失调：由深感觉障碍所致，见于多发性神经病、脊神经后根病变。表现为患者不能辨别肢体位置及运动方向，站立不稳、迈步不知深浅、踩棉感、黑暗中或闭目加重。

2. 运动障碍

(1) 刺激症状：①肌束震颤（fasciculation）：是肌肉静息时观察到的肌肉颤动，由一个或多个运动单位自发性放电所致，呈短暂的单一收缩，可见于正常人及下运动神经元损伤者。②肌痉挛（myospasm）：也称为肌纤维颤搐（myokymia），是一个或多个运动单位短暂的自发性痉挛收缩，较肌束震颤缓慢，持续时间长，见于放射性损伤、周围神经局限性压迫和代谢性疾病等，多为良性型；③痛性痉挛（algospasm）：通常是一块肌肉或一个肌群短暂的痛性收缩，常见于腓肠肌，为正常生理现象，但在许多神经疾病中出现率增加，用力收缩时可诱发。

(2) 麻痹症状：包括①肌力减退或丧失：如多发性神经病出现肢体远端肌无力，下肢重于上肢，轻微时仅下肢受累；吉兰-巴雷综合征表现四肢瘫痪，常伴有呼吸肌麻痹；也见于白喉、卟啉病、铅中毒、干燥综合征、副肿瘤综合征、淀粉样变性神经病等，主要累及双上肢；②肌萎缩：轴索变性或神经断裂后，肌肉失去神经的营养作用，数周内出现肌萎缩。若 12 个月内未能建立神经再支配，则难以恢复。

3. 腱反射减低或消失　由于周围神经感觉和运动纤维受损，使腱反射减低或消失。急性多发性神经病早期腱反射可存在，随着病情进展而逐渐减低或消失；但在细纤维受累的神经病，如乙醇中毒性多发性神经病，即使痛温觉严重丧失，腱反射仍可存在。

4. 自主神经障碍　表现为皮肤发绀、无汗或多汗、皮温低、皮肤菲薄、指甲松脆、高血压或体位性低血压、心律失常等，严重者可出现无泪、无涎、阳痿及膀胱直肠功能障碍等。细纤维受累为主的遗传性神经病、糖尿病性周围神经病多见。

5. 其他　①周围神经增粗、变形：见于麻风、神经纤维瘤病、Refsum 病、慢性炎症性脱髓鞘性多发性神经病等。②手、足、脊柱畸形：如爪形手、足下垂、马蹄足和脊柱侧弯等。③皮肤无痛性溃疡或手指、足趾缺失等：常见于隐性遗传性感觉性神经病。

【辅助检查】

1. 神经电生理检查　神经传导速度（NCV）和肌电图（EMG）对周围神经疾病的诊断有重大价值，有助于定位诊断，并可早期发现亚临床病例，也是判断疗效和预后的客观指标。并可推断周围神经损伤是否为脱髓鞘病变或轴索损伤，对鉴别运动神经损害与肌病有重要意义。

2. 脑脊液　如吉兰-巴雷综合征可出现蛋白-细胞分离现象，是本病特征性改变及重要的诊断依据之一。

3. 周围神经活检　属侵袭性检查，需严格掌握适应证。在临床及其他辅助检查手段仍不能明确诊断者可考虑实施。通过病理组织学，提供周围神经病变的病理特点，有助于明确疾病性质，如麻风、淀粉样变性等。

4. 其他检查　电生理检查证明的周围神经病患者应结合病史进一步明确病因，如查血常规，红细胞沉降率，肝功能，肾功能，血糖，血清维生素 B_{12}，血免疫球蛋白，甲状腺功能，肝炎、梅毒及 HIV 血清学，抗核抗体，类风湿因子等；怀疑中毒者可做血液、尿液、毛发、指甲的毒物分析等，必要时可行遗传学检查。

【诊断】　病史、查体和必要的辅助检查是诊断周围神经病的主要依据。病因诊断要结合病史、病程的发展、体征及检查结果综合判断，任何单一的辅助检查都不能作为诊断的标准。

【治疗】　首先是病因治疗；其次是对症支持治疗，如给予止痛药物及 B 族维生素等。针灸、理疗、按摩是恢复期的重要措施，有助于预防肌肉萎缩和关节变形。

第二节　脑神经疾病

一、三叉神经痛

案例 6-1

患者，女性，51 岁，因“发作性右面部剧痛半年”就诊。患者近半年来无明显诱因地出现右侧面部发作性剧烈疼痛，以右侧面颊、上下颌处疼痛为主，呈刀割样，每次持续数秒缓解，每日发作数次至 10 余次不等，间歇期可完全正常。触摸右侧鼻翼、口角、面颊等部位均可诱发疼痛，以致患者不敢大声说话、进食及进行刷牙、洗脸等动作，严重影响其日常工作及生活。体格检查：神志清楚，言语正常，面色憔悴，情绪低落，神经系统检查无异常。

问题：

1. 本患者的病例特点有哪些？
2. 首先应考虑的诊断是什么？
3. 如何治疗？首选药物是什么？

三叉神经痛（trigeminal neuralgia）是一种原因未明的三叉神经分布区内短暂的反复发作性剧痛，又称原发性三叉神经痛。

【病因与发病机制】　病因尚未完全明了。周围学说认为其病变在三叉神经半月神经节至脑桥部分，由多种原因的压迫所致，如神经外科手术发现部分患者颅后窝小的异常血管团压迫三叉神经根或延髓外侧面,手术解除压迫后可治愈。中枢学说认为三叉神经痛为一种感觉性癫痫样发作,异常放电部位可能在三叉神经脊束核或脑干。

发病机制仍在探讨中。可能为致病因子引起三叉神经脱髓鞘而产生异位冲动,相邻轴索纤维伪突触形成或产生短路所致。

【病理】 近年来三叉神经感觉根切断术活检时发现神经节细胞消失,神经纤维脱髓鞘或髓鞘增厚,轴突蜕变、裸露、扭曲、变形等;电镜下尚可见 Ranvier 节附近轴索内集结大量线粒体,可能与神经组织受机械性压迫有关。

【临床表现】

(1) 多发生于中老年人,40 岁以上起病者占 70%~80%,女性多见,约为男性 2~3 倍。

(2) 疼痛局限于三叉神经一或两支分布区,以第 2、3 支最多见,三支同时受累者极少见,多为单侧。表现为电击样、针刺样、刀割样或撕裂样剧痛,历时短暂,每次数秒至 1~2min,通常无预兆,突发骤止,间歇期可完全正常。口角、鼻翼、颊部和舌为疼痛敏感区,轻触可诱发,称为扳机点或触发点。洗脸、刷牙、咀嚼、哈欠和讲话等动作均可导致疼痛发作,以致患者因恐惧疼痛而不敢做这些动作,面部口腔卫生差,面容憔悴、情绪低落。

(3) 严重者可出现面肌反射性抽搐,口角牵向患侧,称为痛性抽搐(tic douloureux)。可伴面红、皮温高、结膜充血和流泪等,严重者昼夜发作时影响睡眠。

(4) 病程呈周期性,发作期可为数日、数周、数月或更长,缓解期数日至数年不等,随病程延长,缓解期渐缩短,很少自愈。

(5) 神经系统检查通常无阳性体征。

案例 6-1 诊疗思路

本病例特点如下。

1. 中年女性,发作性病程,间歇期完全正常。

2. 主要表现为发作性右面部短暂剧痛半年。

3. 疼痛特点:部位:右侧面颊、上下颌处;性质:呈刀割样疼痛;持续时间:短暂,每次数秒缓解。

4. 触摸鼻翼、口角、面颊可诱发,存在"扳机点"。

5. 神经系统检查无异常。

根据患者疼痛特点,诊断首先考虑三叉神经痛,是原发性还是继发性? 何种病因所致? 需行哪些辅助检查进一步确定诊断? 如何治疗?

【诊断】 根据疼痛的部位、性质、扳机点及神经系统检查无阳性体征等特征,可做出诊断。

【鉴别诊断】 本病需与以下疾病鉴别。

1. 继发性三叉神经痛 面部疼痛呈持续性,查体可见面部感觉减退、角膜反射迟钝等,常合并其他脑神经损害。常见于多发性硬化、延髓空洞症、原发性或转移性颅底肿瘤等。年轻患者的典型三叉神经痛,特别是双侧者应高度怀疑多发性硬化。

2. 牙痛 呈持续性钝痛,局限于牙龈部,可因进冷、热食物而加剧,X 线检查发现龋齿、肿瘤等有助鉴别。三叉神经痛易误诊为牙痛,有的患者拔牙后仍疼痛不止才确诊。

3. 舌咽神经痛 位于舌咽神经分布区的扁桃体、舌根、咽、耳道深部的发作性剧痛,性质颇似三叉神经痛,吞咽、讲话、呵欠、咳嗽常可诱发。检查咽喉、舌根和扁桃体窝有疼痛触发点,丁卡因涂于患侧扁桃体和咽部可暂时阻止发作。

4. 蝶腭神经痛 是一种较少见的面部神经痛,亦呈烧灼样、刀割样或钻样疼痛,分布于鼻根后方、颧部、上颌、上腭及牙龈部,常累及同侧眼眶部,疼痛向额、颞、枕和耳部等处放射,无扳机点。发作时病侧鼻黏膜充血、鼻塞、流泪;每日可发作数次至数十次,每次持续数分钟至数小时。

5. 鼻窦炎 鼻窦部局部持续性钝痛,可有局部压痛、发热、流脓涕、白细胞增高等炎症表现,鼻腔检查及 X 线摄片可确诊。

6. 非典型面痛 疼痛部位模糊不定、深在或弥散、不易定位,通常位于一侧下面部,也可为双侧,无触痛点,情绪是唯一使疼痛加重的因素。发生于抑郁症、疑病及人格障碍的患者,抗抑郁治疗有效。

7. 颞颌关节病 主要为咀嚼时出现疼痛,颞颌关节处有局部压痛。

案例 6-1 分析讨论

1. 定位诊断 根据疼痛的部位,定位于右侧三叉神经第 2、3 支分布区。

2. 定性诊断 根据发作性病程、疼痛特点及存在"扳机点",可诊断三叉神经痛;神经系统检查无阳性体征,排除继发性,考虑原发性三叉神经痛。

3. 鉴别诊断 重点与面部其他神经痛如舌咽神经痛、蝶腭神经痛、牙痛相鉴别。

【治疗】 止痛为目的,首选药物治疗,无效时可用神经阻滞或手术治疗。

1. 药物治疗

(1) 抗癫痫药物

1) 卡马西平(carbamazepine):常为首选,有效率可达 70%~80%。起始剂量为 0.1g,2 次/日;每日增加 0.1g,常用剂量 0.6g/日,最大剂量不超过 1.0g/日。疼痛控制后逐渐减量,找出最小有效维持量,一般为0.6~0.8g/日；有效率约70%。副作用有头晕、嗜睡、口干、恶心、消化不良、行走不稳等，多于数日后消失。出现皮疹、白细胞减少，则须停药；发生共济失调、复视、再生障碍性贫血、肝功能损害、昏迷、心绞痛、精神症状时须立即停药。孕妇忌用。

2）苯妥英钠（phenytoin sodium）：初始剂量0.1g，口服，3次/日，无效者可逐渐加量，最大剂量不超过0.4g/d。如出现头晕、步态不稳、眼球震颤等中毒症状须减量。卡马西平或苯妥英钠单药治疗无效者两药合用可能有效。

3）氯硝西泮（clonazepam）：以上两药治疗无效时可试用。初始剂量为1mg/d，逐渐增加4~6mg/d，40%~50%病例能完全控制，25%明显缓解；副作用有嗜睡及步态不稳，老年患者偶见短暂性精神错乱，停药后消失。

4）加巴喷丁（gabapentin）：第一日为0.3g，一次口服，根据临床疗效酌情加量，最大剂量1.8g/d。常见副作用有嗜睡、眩晕、步态不稳等，随着药物的继续使用，症状可减轻或消失。孕妇忌用。

5）普瑞巴林（pregabalin）：起始剂量为每次75mg，2次/日或50mg，3次/日，在1周内根据疗效及耐受性增加至每次150mg，2次/日。74%的患者疼痛好转。最常见的副作用有头晕、嗜睡、共济失调等，呈剂量依赖性。

（2）大剂量维生素B_{12}：上述治疗同时辅用大剂量维生素B_{12} 1000~2000μg，肌内注射，每周2~3次，4~8周为一疗程。部分患者疼痛可缓解。偶有一过性头晕、全身瘙痒及复视等不良反应。

2. 封闭治疗　服药无效、明显药物副作用、拒绝或不适合手术治疗者，可试行无水乙醇或甘油封闭三叉神经分支或半月神经节，破坏感觉神经细胞，达到止痛效果。不良反应为注射区面部感觉缺失。

3. 经皮半月神经节射频电凝疗法　适用于年老体衰有系统疾病、不能耐受手术者。在X线监视或CT导向下将射频电极针经皮插入半月神经节，射频发生器加热使针头温度达65~75℃，维持1min，可选择性地破坏节后无髓鞘传导痛温觉的Aδ和C细纤维，保留有髓鞘传导触觉的Aα和β粗纤维，疗效达90%以上。20%患者出现面部感觉异常、角膜炎、咀嚼无力、复视和带状疱疹等并发症。长期随访复发率为21%~28%，重复应用仍有效。

4. 手术治疗　近年来推崇微血管减压术，获止痛效果同时不产生感觉及运动障碍，是目前广泛应用的最安全有效的手术方法，可出现听力减退或丧失，面部感觉减退，滑车、外展、面神经麻痹等并发症。传统手术方法如三叉神经感觉根部分切断术，止痛效果确切，术后可引起患侧面部麻木或缺失。γ-刀和X-刀治疗也有一定疗效。

二、特发性面神经麻痹

案例6-2

患者，男性，31岁，因“右眼闭合不全、口角歪斜2天”就诊。患者于2天前刷牙漱口时发现右口角流水，照镜子发现口角向左侧歪斜，右眼闭合无力，进食时右侧齿颊间食物滞留，无肢体麻木无力，无言语及大小便异常，症状持续且逐渐加重，遂来诊。5天前患者受凉后感右耳后疼痛，未予注意。体格检查：神志清楚，言语正常，心肺腹检查未见异常。神经系统检查：右侧额纹消失，不能皱额、蹙眉，右眼闭合不全，右侧鼻唇沟变浅，口角下垂，示齿时口角偏向左侧，右侧鼓腮、吹口哨时漏气，右侧舌前2/3味觉丧失，右耳听觉过敏，四肢肌力、肌张力正常，腱反射对称（++），病理反射未引出，感觉、共济运动检查无异常。

问题：

1. 此患者应考虑的诊断？
2. 需和哪些疾病相鉴别？如何治疗？

特发性面神经麻痹（idiopathic facial palsy）又称面神经炎（facial neuritis）或贝尔麻痹（Bell palsy），是茎乳孔内面神经的非特异性炎症所致的单侧周围性面瘫。

【病因及病理】　病因目前尚未明确。一般认为骨性面神经管刚能容纳面神经。病毒感染、受凉、劳累、自主神经功能不稳定因素均可导致局部神经的营养血管痉挛，引起面神经缺血、水肿、受压出现面肌瘫痪。早期病理改变主要为为神经水肿和脱髓鞘，严重者可出现轴索变性。

【临床表现】　任何年龄均可发病，以20~40岁多见，男性多见。通常急性起病，部分患者在发病前数日可有耳后部持续性疼痛及乳突区压痛。多数患者于清晨洗脸、漱口时发现一侧面颊动作不灵、口角歪斜，症状在数小时到数天达到高峰，主要表现为患侧面部表情肌瘫痪，进食时食物易滞留于病侧齿颊之间，且常伴患侧流泪及流涎。查体可见患侧额纹消失，不能皱眉蹙眉，眼裂闭合不全或不能闭合，试闭眼时，患侧眼球向外上方转动，露出白色巩膜，称贝尔现象（Bell sign）；患侧鼻唇沟变浅、口角下垂，示齿时口角歪向健侧，鼓颊或吹口哨时漏气。

除上述症状外，因面神经受损部位不同而出现其他症状，如鼓索神经以上可出现同侧舌前2/3味觉消失；镫骨肌支以上受损则同时有舌前2/3味觉丧失及听觉过敏；膝状神经节受累时，除有周围性面瘫、舌前2/3味觉丧失、听觉过敏外，尚有患侧乳突部疼痛，耳廓与外耳道感觉减退,外耳道或鼓膜出现疱疹,称为Ramsay-Hunt综合征。

案例6-2诊疗思路

本病例特点如下。

1. 青年男性,急性起病。

2. 发病前受凉史,伴右耳后疼痛。

3. 主要表现为右眼闭合不全、口角歪斜2天,伴右口角流涎,进食时右侧齿颊间食物滞留,症状持续。

4. 查体:右侧周围性面瘫、右耳听觉过敏。

根据患者发病特点,考虑右侧面神经麻痹,是周围性面瘫还是中枢性面瘫?如何鉴别?何种病因所致?为何出现右耳听觉过敏?

【诊断及鉴别诊断】 根据急性起病的单侧周围性面瘫即可诊断。需注意与以下疾病相鉴别。

1. 吉兰-巴雷综合征 可出现周围性面神经麻痹,多为双侧性,伴肢体对称性弛缓性瘫痪、末梢型感觉障碍和脑脊液蛋白细胞分离现象等。

2. 后颅窝病变 如脑干、小脑脑桥角肿瘤、炎症等。起病缓慢,有其他脑神经受损表现及脑桥内部结构受累表现如共济失调、瘫痪等症状。

3. 耳源性面神经麻痹 中耳炎、乳突炎、中耳乳突部手术及颅底骨折等,原发病相应的病史及特殊症状可鉴别。

4. 神经莱姆病 为单侧或双侧周围性面瘫,常伴有发热、皮肤游走性红斑,可累及其他脑神经。

案例6-2分析讨论

1. 定位诊断 右侧面神经;右耳听觉过敏,提示镫骨肌支以上受损。

2. 定性诊断 青年男性,发病前有受凉史,急性起病,出现右侧周围性面瘫,考虑特发性面神经麻痹(面神经炎)。

3. 鉴别诊断 应与中枢性面瘫及其他可致周围性面瘫的疾病相鉴别,如小脑脑桥角肿瘤、耳源性疾病、吉兰-巴雷综合征等。

【治疗】 治疗原则为改善局部血液循环、减轻面神经水肿,缓解神经受压,促进神经功能恢复。

1. 药物治疗

(1)皮质类固醇:急性期尽早使用,如地塞米松10~15mg/d,静脉滴注7~10天后逐渐减量;或泼尼松30mg,清晨一次顿服或分2次口服,一周后内逐渐减量。

(2)抗病毒治疗:Ramsay-Hunt综合征的患者可静滴或口服阿昔洛韦,如静滴阿昔洛韦注射液500mg,每8小时1次,连续使用7~10天。

(3)营养神经药物:维生素B_1 100mg,维生素B_{12} 500μg,肌内注射,每日一次,促进神经髓鞘恢复;其他如胞二磷胆碱、辅酶Q10等。

2. 理疗 急性期可在茎乳突孔附近行超短波透热疗法、红外线照射、局部热敷等,有利于改善局部血液循环,减轻水肿。恢复期可给予碘离子透入疗法。

3. 康复治疗 尽早进行患侧面肌功能训练,如对镜按摩瘫痪面肌,行皱眉、举额、露齿、鼓腮和吹口哨等动作,每日数次,每次5~10min;恢复期给予针刺、针灸治疗,以促进神经功能早日恢复。

4. 护眼 眼裂不能闭合者,可采用戴眼罩、涂眼膏、滴眼药水等方法,以保护暴露的角膜及预防感染。

5. 手术治疗 起病后一年或以上仍未恢复者可考虑行面-舌下神经、面-副神经、面-膈神经吻合术,疗效不确定。严重面瘫患者可行整容手术。

【预后】 预后良好。80%患者可在数周或1~2个月内恢复。不完全性面瘫可望完全恢复,不留后遗症,完全性面瘫一般需要2~8个月甚至1年时间恢复,常留有后遗症。年轻患者预后好,老年患者伴乳突疼痛或合并糖尿、高血压、心肌梗死等预后较差。

三、偏侧面肌痉挛

案例6-3

患者,女性,51岁,因"发作性左侧面部肌肉抽动1年"就诊。患者1年前无明显诱因出现左下眼睑抽动,阵发性,情绪紧张、生气时加重,睡眠后消失。发作逐渐频繁,出现同侧颜面部肌肉抽动,始服"卡马西平"有效,近1个月效差。无肢体麻木无力,无大小便失禁。体格检查:神志清楚,言语流利,对答切题,心、肺、腹检查未见异常。神经系统检查可见左侧面部肌肉阵发性抽搐,其余未见异常。肌电图检查:肌纤维震颤和肌束震颤波。

问题:

1. 本患者临床主要特点?

2. 首先应考虑做何诊断?

3. 需行哪些检查进一步明确病因?

偏侧面肌痉挛(hemifacial spasm, HFS)亦称面肌抽搐,是指一侧面部肌肉阵发性不自主阵挛性抽动。

【病因及发病机制】 病因未明。近年来国内外报道大多数面肌痉挛有错行的血管压迫面神经根部,行外科手术减压后可治愈,提示与三叉神经痛有类似发病基础。少数患者为Bell麻痹后遗症。

发病机制推测为面神经异位兴奋或伪突触传导所致。

【临床表现】 中年以后发病,女性较多。病程初期多为一侧眼轮匝肌间歇性不自主抽搐,逐渐缓慢扩展至一侧面部其他面肌,以口角肌肉抽搐最为明显,严重时呈强直性,致同侧眼不能睁开,口角向同侧歪斜,无法说话,可累及同侧颈阔肌。常因疲倦、精神紧张、自主运动而加剧,不能自行控制,入睡后停止。无神经系统阳性体征。

双侧面肌抽搐者甚少见。

案例 6-3 诊疗思路

本病例特点如下。

1. 中年女性,主要表现为发作性左侧面部肌肉抽动 1 年,情绪紧张、生气时加重,睡眠后消失。

2. 曾口服“卡马西平”有效。

3. 体格检查:可见左侧面部肌肉阵发性抽搐,其余未见异常。

4. 肌电图检查:肌纤维震颤和肌束震颤波。

根据患者发病特点,符合偏侧面肌痉挛的临床表现,是否确定为此诊断?有无可能为癫痫(部分运动性发作)?需选择哪些辅助检查进一步明确病因及排除相关疾病?

【辅助检查】

1. 电生理检查 包括肌电图(electromyography,EMG)和异常肌反应(abnormal muscle response,AMR)或称为侧方扩散反应(lateral spread response,LSR)检测。面肌痉挛患者 EMG 可记录到一种高频率的自发电位(最高每秒可达 150 次)。AMR 是面肌痉挛特有的异常肌电反应,其阳性支持面肌痉挛诊断。

2. 影像学检查 包括颅脑 CT 和 MRI,用以明确可能导致面肌痉挛的颅内病变。另外,三维时间飞越法磁共振血管成像(3D-TOF-MRA)还有助于了解面神经周围的血管分布。

3. 卡马西平治疗试验 2/3 面肌痉挛患者在疾病初期一般都对卡马西平有效,可行试验性治疗,有助于诊断。

【诊断及鉴别诊断】 本病根据病史、一侧面肌阵发性抽搐、神经系统无其他阳性体征,诊断不难。但需与以下疾病相鉴别。

1. 特发性睑痉挛 为双侧眼睑肌痉挛,常伴有精神障碍,肌电图显示面肌不同步放电,频率正常,可能由锥体系统功能紊乱所致。

2. 习惯性抽动症 常见于儿童和青少年,有较为明显的肌肉收缩,多与精神因素有关。

3. Meige 综合征 又称睑痉挛-口下颌肌张力障碍综合征,老年女性多见,常伴有口、舌、面部、下颌、喉及颈肌肌张力障碍。

案例 6-3 分析讨论

1. 定位诊断 左侧面神经支配区。

2. 定性诊断 偏侧面肌痉挛(左侧)

3. 诊断依据

(1) 发作性左侧面部肌肉抽动 1 年。

(2) 体格检查:可见左侧面部肌肉阵发性抽搐,其余未见异常。

(3) 肌电图检查:肌纤维震颤和肌束震颤波。

(4) 卡马西平治疗试验阳性。

4. 鉴别诊断 需与特发性睑痉挛、习惯性抽动症、Meige 综合征等疾病相鉴别。

5. 下一步诊疗计划 可选择头颅 MRI 及 MRA 进一步明确病因。

【治疗】

1. A 型肉毒毒素(BTX-A)局部注射 是目前治疗面肌痉挛的首选方法,安全有效,简便易行,副作用轻且可逆。90% 以上患者初次注射有效,症状完全缓解及明显改善。复发后重复注射有效,两次治疗间隔不应少于 3 个月。病程短、症状轻微者可望治愈。少数患者可出现短暂的症状性干眼、流泪、畏光、复视、睑下垂、眼睑闭合无力、口角歪斜等,多在 3~8 周后自然恢复。

2. 药物治疗 常用药物包括卡马西平、奥卡西平及安定等。其中,卡马西平成人最高剂量不应超过 1200mg/d。还可试用苯妥英钠、氯硝西泮、巴氯芬、托吡酯、加巴喷丁等。

3. 手术治疗 对 BTX-A 注射疗效不佳患者,如由血管压迫所致,可考虑面神经微血管减压术,周围神经切断术也可能有效,可有面瘫、听力损害等并发症,亦有复发病例。

四、多发性脑神经损害

多发性脑神经损害是指各种病因引起的一侧或双侧多数脑神经病变。常见病因有肿瘤(如鼻咽癌、脑膜瘤、白血病脑膜浸润等)、血管病(如动脉瘤、血管炎等)、感染(如局限性硬脑膜炎、鼻窦炎、慢性中耳炎及乳突炎、蛛网膜炎等)、外伤(如颅底骨折、血肿等)、中毒等(表 6-1)。

表 6-1 常见的多发性脑神经损害综合征

综合征	受累脑神经	病变部位	临床表现	常见病因
海绵窦	Ⅲ、Ⅳ、Ⅵ和V_1，病变偏后者可累及Ⅴ的第2、3支	海绵窦	同侧眼球突出，上下眼睑和球结膜充血水肿，睑下垂，眼球向各方向运动麻痹，瞳孔散大，对光反射和调节反射消失，同侧眼及额部疼痛、麻木，角膜反射减弱或消失	多继发于面部感染后的海绵窦血栓形成或血栓性海绵窦炎，外伤性海绵窦动静脉瘘，蝶骨肿瘤、颅骨骨折、骨膜炎等
眶上裂（Rochon-Duvigneaud）	Ⅲ、Ⅳ、Ⅵ和V_1	眶上裂	全部眼肌麻痹，眼球突出并固定于正中位，瞳孔散大，对光反射和调节反射消失，角膜和眶以上额部皮肤感觉缺失，可伴发神经麻痹性角膜炎、泪腺分泌障碍、Horner征	眶上裂骨折、鼻窦炎蔓延、骨膜炎及附近肿瘤
眶尖（Rollet）	Ⅱ、Ⅲ、Ⅳ、Ⅵ和V_1	眶尖	除眶上裂综合征的表现外，有视神经损害，常伴有眼球突出	眶尖部外伤，炎症、肿瘤和血管病
岩尖（Gradenigo）	Ⅳ、Ⅴ	颞骨岩尖	外直肌麻痹和复视，同侧眼支区域及颜面部疼痛或麻木，并有感觉减退，可有脑膜炎症状、体征	中耳炎、慢性乳突炎、继发颞骨岩尖部炎症，岩尖部肿瘤或外伤
桥小脑角（Cushing）	Ⅴ、Ⅶ、Ⅷ，有时伴Ⅵ、Ⅸ、Ⅹ	脑桥小脑角	病灶侧听、面、三叉神经损害症状，同侧小脑征及Ⅵ、Ⅸ、Ⅹ受损症状	听神经瘤、胆脂瘤、胶质瘤、脑膜瘤、蛛网膜炎、蛛网膜囊肿、结核性脑膜炎、血管畸形和动脉瘤
颈静脉孔	Ⅸ、Ⅹ、Ⅺ	颈静脉孔	病灶侧软腭、咽部感觉缺失、声音嘶哑、舌后1/3味觉缺失、病灶侧咽反射消失，不能向同侧转颈，不能耸肩，可有耳鸣、耳聋和面神经麻痹	肿瘤、外伤、炎症、脑血管病
枕髁-颈静脉孔（Collet-Sicard）	Ⅸ、Ⅹ、Ⅺ、Ⅻ	颈静脉孔及枕骨髁区	病灶侧颈静脉孔（Vernet）综合征，病灶侧舌肌瘫痪及萎缩	肿瘤，外伤
腮腺后间隙（Villaret）	Ⅸ、Ⅹ、Ⅺ、Ⅻ	颅外咽后区	舌咽、迷走、副神经及舌下神经损害，可有Horner征和面神经麻痹	腮腺瘤、上咽部及鼻腔肿瘤、外伤、感染及颅内动脉瘤
偏侧颅底（Guillain-Garcin）	Ⅰ-Ⅻ	颅底	典型或完全型侧-侧12支脑神经均先后发生麻痹，非典型或非完全型则为一侧颅底的部分脑神经受损症状	颅底的恶性肿瘤，或颅外肿瘤如鼻咽癌等
枕骨大孔	Ⅸ、Ⅹ、Ⅺ、Ⅻ	枕大孔区	舌咽、迷走、副神经及舌下神经麻痹，延髓、颈髓受压症状，脑膜刺激征，小脑症状	肿瘤、先天畸形

第三节 脊神经疾病

> **案例 6-4**
>
> 患者,男性,27 岁,因“突发右手抬腕困难 2 小时”入院。患者于 2 小时前躺于沙发枕臂午睡醒后出现右手腕不能抬起,右手指伸直困难,伴右手拇指、示指背侧麻木不适感,症状持续存在,急来诊。体格检查:右手轻度腕下垂,伸腕、伸指受限,手背桡侧、拇指与示指背侧近端浅感觉减退。

一、单神经病及神经痛

单神经病(mononeuropathy)是指单一神经病变引起与该神经支配范围的运动、感觉障碍。神经痛(neuralgia)是指受损神经分布区的疼痛,可分为原发性和继发性两类。原发性神经痛是受损神经分布区发作性疼痛,通常神经传导功能正常,无病理形态学改变;继发性或症状性神经痛多为各种病因所致,早期可无明显感觉及运动功能缺失症状,须认真地查找病因,特别是脊椎和神经通路毗邻组织的病变。

【病因】 单神经病主要由创伤、缺血、肿瘤浸润、高温、机械性嵌压、电击伤等物理性损伤等局部病因所致,也可由全身代谢性疾病(如糖尿病)或中毒性(如铅中毒)疾病引起。

急性创伤包括各种机械损伤。根据其临床与病理可分为:①神经失用:指由外伤所致的暂时性神经传导阻滞,可分神经短暂缺血及节段性脱髓鞘两种,后者症状可在 2~3 周内恢复。②轴突断伤:轴突远端华勒变性,但近端轴突的 Schwann 细胞和基底层、神经内膜结缔组织正常,故能有效再生,恢复功能。③神经断伤:不仅轴突断伤,而且结缔组织支架亦断离,虽部分轴突再生可达原靶器官,但多数轴突芽支形成神经瘤,故恢复慢而不完全。

压迫性神经病是邻近组织(如骨痂、滑膜增厚、肿瘤、纤维带等)压迫所致的周围神经损伤。轻微压迫引起脱髓鞘,严重压迫可致轴突变性。神经通过狭窄的解剖通道时遭遇反复缩窄性压迫可引起脱髓鞘,称为嵌压性神经病(entrapment neuropathy)。

【临床表现】 临床症状主要取决于受累神经,共同特征为受累神经支配区局部感觉、运动及自主神经功能障碍,伴腱反射减低或消失。肌电图及神经传导速度的检测对于临床定位诊断、判断神经损伤程度和估计预后有重要意义。

【治疗】 单神经病的治疗因病因而异。神经断伤一般需神经缝合,压迫性神经病需行神经松解术。若急性压迫性神经病只出现感觉刺激性症状、无运动障碍可保守治疗。外伤急性期可应用皮质类固醇,B 族维生素、神经生长因子等有助于神经功能恢复。

(一)桡神经麻痹

桡神经(radial nerve)发自臂丛后束,由 $C_5 \sim T_1$ 神经根纤维组成。其运动支支配上肢肱三头肌、肘肌、肘桡肌、旋后肌、拇长展肌、拇长短伸肌、指伸肌及前臂所有伸肌,主要功能是伸肘、伸腕及伸指;其感觉支主要支配前臂背侧及手背近端背侧桡侧半。

【病因】 桡神经上段紧贴于肱骨中段背侧的桡神经沟,由上臂内侧行至外侧,肱骨干骨折或骨痂形成时易压迫受损,是臂丛诸神经中最易受损的一支。主要病因如下。①外伤性骨折与压迫:肱骨干骨折、桡骨骨折时损伤或骨折后骨痂压迫、上肢穿通伤、肩关节脱位、睡眠时以手臂代枕、上肢放置不当(如手术时长时间外展位)等;②中毒与代谢障碍:如铅砷中毒、乙醇中毒、尿毒症等也可选择性损害桡神经;③感染:如病毒感染等原因可致臂丛神经发生水肿、脱髓鞘等病理改变而累 及桡神经。

【临床表现】 主要表现为腕下垂,不能伸腕、伸指,前臂不能旋后。受损伤部位不同临床表现各异。

1. 高位损伤(腋部) 上肢所有伸肌完全瘫痪,肘、腕和掌指关节均不能伸直,垂腕。手通常处于旋前位。

2. 肱骨中 1/3 损伤 伸肘功能保留,其余伸肌瘫痪。

3. 肱骨下端、前臂上 1/3 损伤 伸肘、伸腕功能保留。

4. 前臂中 1/3 以下损伤 仅伸指功能丧失而无垂腕。

5. 近腕关节处损伤 仅出现感觉障碍。

其感觉障碍仅限于手背拇指和第一、二掌骨间隙背面的“虎口区”皮肤(图 6-2)。

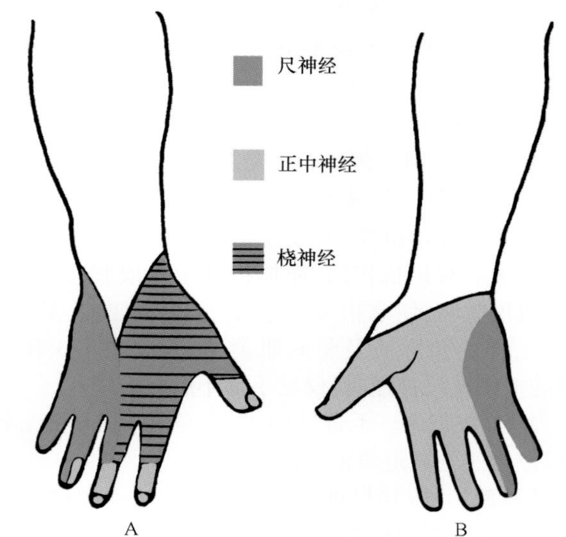

图 6-2 桡神经、尺神经、正中神经损害的感觉障碍分布
A. 手背面;B. 手掌面

案例 6-4 诊疗思路

病例特点如下。

1. 青年男性,急性起病。

2. 枕臂午睡后出现右手抬腕困难 2h,伴右手拇指、示指背侧麻木不适感,症状持续存在。

3. 体格检查:右手轻度腕下垂畸形,伸腕、伸指受限,手背桡侧、拇指与示指背侧近端浅感觉减退。

结合神经解剖学及生理学知识,初步判断为桡神经受损。致病原因是什么?如何治疗?

【诊断】 根据损伤部位结合桡神经支配区的感觉及运动障碍,诊断并不困难。

案例 6-4 分析讨论

1. 定位诊断 右侧桡神经。

2. 定性诊断 单神经病;压迫性桡神经麻痹(右)。

【治疗】 主要是病因治疗及营养神经。牵拉伤所致多数可以自行恢复;神经断伤或嵌入骨折端应选择手术治疗。桡神经有良好的再生能力,治疗后功能可恢复,预后良好。

(二)尺神经麻痹

尺神经(ulnar nerve)发自臂丛内侧束,由 $C_8 \sim T_1$ 神经根纤维组成,支配尺侧腕屈肌、指深屈肌尺侧半、小鱼际肌、拇收肌及骨间肌等,主要功能为屈腕、手向尺侧倾斜、小指外展、对掌及屈曲。感觉支支配腕以下手尺侧及小指、无名指尺侧半皮肤(图 6-3)。

【病因】 尺神经走行表浅,易在腕部和肘部损伤,嵌压是常见原因,肘管综合征最常见。亦见于外伤、炎症、麻风、肱骨内上方发育异常及肘外翻畸形等。在上肢的单神经损害中,其发病率仅次于腕管综合征。

【临床表现】

1. 运动障碍 典型表现是手部小肌肉运动功能丧失,手指精细动作减退或不能。尺侧腕屈肌麻痹而桡侧腕屈肌有拮抗作用,使手向桡侧偏斜;拇收肌麻痹而拇展肌有拮抗作用,使拇指处于外展状态;由于伸肌过度收缩,使掌指关节过伸,末指节屈曲,呈"爪形手",伴小鱼际肌及骨间肌萎缩;前臂中 1/3 和下 1/3受损伤及尺神经时,仅见手部小肌肉麻痹。

2. 感觉障碍 手背尺侧半、小鱼际、小指和无名指尺侧半感觉减退或消失(图 6-3)。

【诊断】 根据尺神经支配范围的运动及感觉障碍,结合肌电图的检查,诊断并不困难。

【治疗】 主要针对病因治疗。如肘管综合征可肘部夹板固定,如 3~4 个月后无效应手术减压。辅以神经营养药、皮质类固醇、理疗等,加强功能锻炼。

(三)正中神经麻痹

正中神经(medial nerve)发自臂丛内、外侧束,由 $C_6 \sim T_1$ 神经根组成,运动支主要支配旋前圆肌、桡侧腕屈肌、各指屈肌、掌长肌、拇对掌肌及拇短展肌等几乎前臂所有屈肌及大鱼际肌。主要功能是前臂旋前和屈腕、屈指。感觉支主要支配桡侧手掌、桡侧半 3 个半指的掌面及桡侧半 3 个半指末节背面的皮肤感觉。该神经位置较深,一般不易损伤。

【病因】 常见病因为肘前区静脉注射药物外渗、肱骨或前臂骨折及穿通伤、腕部利器割伤、腕管综合征压迫。

【临床表现】

1. 运动障碍 主要表现为握力和前臂旋前功能减弱或丧失。根据损伤部位不同,分为以下 2 种:①高位损伤:如上臂损伤时正中神经所支配的肌肉完全麻痹,前臂旋前完全不能,屈腕力弱,拇指、示指、中指不能屈曲,握拳无力;拇指、示指不能过伸,拇指不能对掌和外展,大鱼际肌萎缩,状如猿手;手指功能受到严重损害,持物困难,表现严重的手伤残。②低位损伤:前臂中 1/3 或下 l/3 损伤时,运动障碍仅限于拇指外展、屈曲和对掌。

2. 感觉障碍 主要是桡侧手掌、桡侧半 3 个半指的掌面及桡侧半 3 个半指末节背面的皮肤感觉(图 6-3)。正中神经富含交感神经纤维,故损伤后易发生灼性神经痛。

3. 腕管综合征(carpal tunnel syndrome,CTS) 是临床最常见的正中神经损伤原因。腕管由腕屈肌支持韧带与腕骨构成,正中神经走行其中,各种原因至腕管内结构受压可引起正中神经损伤,出现桡侧 3 指的感觉异常如麻木、针刺样疼痛及大鱼际肌萎缩。多见于中年女性,右侧多见,劳动后加剧,休息后减轻。

【诊断】 根据临床表现,符合正中神经支配区的感觉、运动障碍,结合神经电生理检测,诊断并不困难。

【治疗】 腕管综合征患者应避免诱发活动,局部制动,用夹板固定腕关节于中间位,应用非甾体抗炎剂(如消炎痛、布洛芬),可使轻度或间歇发作者症状完全消失。严重者可在腕管内封闭治疗,注射泼尼松龙 0.5ml 加 2% 普鲁卡因 0.5ml,每周一次,若注射 2 次以上无效,肌电图示鱼际肌有失神经支配者宜行手术治疗。

(四)腓总神经麻痹

腓总神经(common peroneal nerve)起自 $L_4 \sim S_1$ 神经根,是坐骨神经的主要分支之一,于大腿下 1/3 自坐骨神经分出后绕腓骨小头外侧处转向前方,分出腓肠外侧皮神经支配小腿外侧面皮肤感觉,内侧支分出腓浅神经和腓深神经，前者发出肌支支配腓骨长肌和腓骨短肌，皮支支配小腿前外侧、足背及第 2～5 趾背皮肤；后者支配胫骨前肌、长伸肌、短伸肌和趾短伸肌，发出皮支到第 1～2 趾相对缘皮肤（图 6-3）。其主要功能是使足背屈、外展、内收、伸趾。

【病因】 常见原因为外伤（如腓骨头骨折）、机械性压迫（如外科手术、睡眠中、长时间盘腿蹲位等）。另外，铅中毒、糖尿病、结缔组织疾病如滑膜炎等亦可引起。

【临床表现】 主要表现为足及足趾背屈不能、足下垂，行走时高抬足，足尖先着地，呈跨阈步态。小腿前外侧及足背部感觉障碍（图 6-3）。

【诊断】 根据病史，结合神经系统查体及肌电图检查易于诊断。

【治疗】 主要针对病因治疗，需手术者应尽早探查，并给予营养神经及局部理疗等对症治疗。

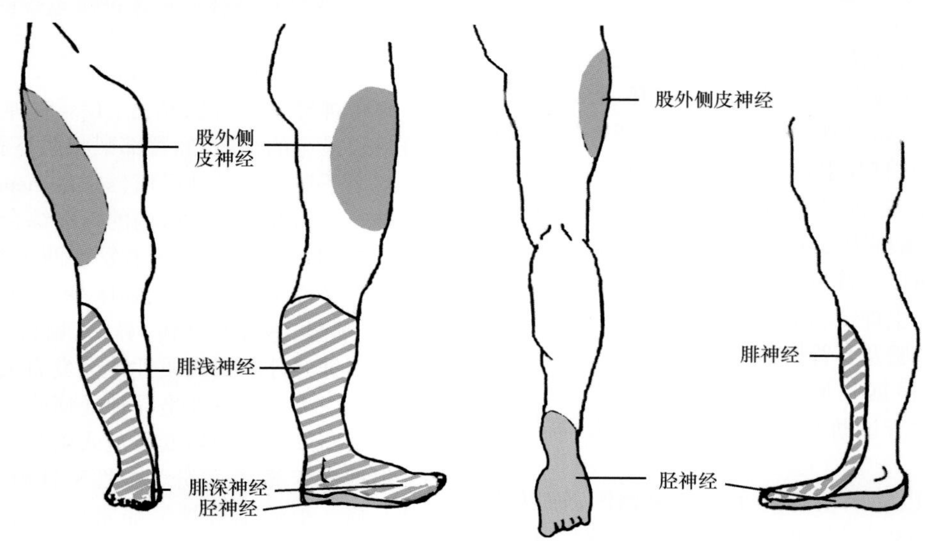

图 6-3 胫神经、腓神经及股外侧皮神经损害的感觉障碍分布

（五）胫神经麻痹

胫神经（tibial nerve）发自 L_4～S_3 神经根，在腘窝上角由坐骨神经发出后在小腿后方直线下行，支配腓肠肌、比目鱼肌、胫骨后肌、趾长屈肌和足的全部短肌（图 6-4）。其主要功能是屈膝、足跖屈和内翻、足趾跖屈等。感觉纤维分布在小腿下 1/3 后侧、足跟及足底面。

【病因】 胫神经于腘窝中间最浅，股骨髁上骨折及膝关节脱位、枪弹伤易导致该神经损伤。

【临床表现】 主要为足、足趾跖屈不能，屈膝及足内收受限，小腿后面、足外侧和足底感觉障碍（图 6-4）。

【诊断】 诊断主要根据外伤史，结合临床表现及神经电生理检查做出诊断。

【治疗】 以病因治疗为主。此类损伤多为挫伤，急性期可给予皮质类固醇、神经营养药等，也可采用针灸、理疗及药物离子透入等治疗。肢体畸形可穿矫形鞋，明显畸形保守治疗无效者可手术治疗。

（六）枕神经痛

枕神经痛（occipital neuralgia）是指枕大、枕小、耳大神经分布区疼痛的总称。三对神经来自 C_2、C_3，分布于枕部。

【病因】 枕神经痛可分为原发性枕神经痛和继发性枕神经痛。原发性枕神经痛原因不明，多发于青壮年，发病前大多有病毒感染、受凉、劳累、潮湿、不良姿势睡眠等诱因；继发性枕神经痛最常见病因为颈椎病，其次还包括颈椎结核、外伤、脊髓肿瘤、骨关节炎、颈枕部肌炎、颈颅畸形、转移瘤等。

【临床表现】 多为一侧枕部持续性钝痛，亦可双侧，疼痛程度轻重不等，多为中等度疼痛；少数患者疼痛剧烈，可为阵发性刀割样疼痛，并向头顶（枕大神经）、乳突部（枕小神经）或外耳（耳大神经）放射，头颈活动、咳嗽、喷嚏时可加剧，常伴颈肌痉挛，检查可见枕外隆突下常有压痛、强迫头位或颈部活动受限、颈枕部肌张力增高、枕部皮肤感觉过敏或减退。

【诊断】 结合病史及枕神经分布区的疼痛及感觉障碍，临床诊断比较容易。

【治疗】 首先是病因治疗。去除诱发因素；药物治疗主要选择止痛、营养神经、局部封闭治疗；配合以理疗、按摩等措施。

（七）臂丛神经痛

臂丛由 C_5～T_1 脊神经的前支组成，主要支配上肢感觉和运动。受损时常产生其支配区的疼痛，称为臂丛神经痛（brachia neuralgia）。臂丛神经痛临床上分为特发性和继发性两类，以后者多见。

【病因】 特发性臂丛神经痛指臂丛神经炎，病因未明，多认为是一种变态反应性疾病，与病毒感染、受凉、疫苗接种、分娩、手术等有关。继发性臂丛神经痛大多为臂丛邻近组织病变压迫所致，根据受损部位可分为根性臂丛神经痛和干性臂丛神经痛。前者常见病因有颈椎病、颈椎结核、肿瘤、骨折、脱位、蛛网膜炎等；后者病因有胸腔出口综合征、外伤、锁骨骨折、转移瘤等。颈椎病是继发性臂丛神经痛最常见的原因。

【临床表现】 特发性臂丛神经痛也称为臂丛神经炎(brachial neuritis)，多见于成年人，男性多于女性，病前可有感染史、疫苗接种史、外科手术史等，急性或亚急性起病，病前或发病早期可伴有发热、乏力、肌肉酸痛等全身症状，始出现肩部、上肢的剧烈疼痛，数日内出现上肢无力、腱反射改变和感觉障碍。继发性臂丛神经痛表现为肩部、上肢不同程度的麻木感，针刺样、烧灼样疼痛、酸胀感，持续性或阵发性加剧，夜间及上肢活动时更明显。臂丛分布内运动、感觉障碍，局限性肌肉萎缩及自主神经功能障碍，腱反射减低或消失。臂丛神经牵拉试验及直臂抬高试验多为阳性。

【诊断】 根据临床表现，结合电生理、颈椎 X 线、CT 等辅助检查诊断不难。需与肩关节炎、肩周炎等疾病相鉴别。

【治疗】 以病因治疗为主。避免诱因，辅以消炎止痛药及肌肉松弛剂，也可行局部封闭、理疗、针灸缓解疼痛。用颈托支架或吊带牵引以减少颈部活动有益。

(八) 肋间神经痛

肋间神经痛指肋间神经支配区的疼痛综合征。

【病因】 按发病原因可分为原发性及继发性肋间神经痛，原发性少见；大多数为继发性，可因邻近组织及器官病变所致，如带状疱疹、胸膜炎、肺炎、胸椎或肋骨外伤、肿瘤等。

【临床表现】 疼痛位于一个或几个肋间神经分布区，呈持续性刺痛或灼痛，咳嗽、喷嚏及深呼吸时可加重。查体可见相应肋间的皮肤感觉过敏和肋骨边缘压痛，发现有带状疱疹可明确病因，疼痛可出现于疱疹前。

【诊断】 根据症状、查体所见即可做出诊断。X 线片对鉴别诊断有帮助；必要时需要行 B 超、心电图检查排除肝胆、心脏疾病如胆囊炎、心绞痛等。

【治疗】 主要是病因治疗，去除诱发因素；对症治疗选用止痛、镇静、营养神经、封闭、理疗等。

(九) 坐骨神经痛

案例 6-5

患者，男性，38 岁，因“突发腰痛、右下肢疼痛 8 小时”就诊。患者于 8 小时前搬重物时突然出现腰部、右臀部疼痛，迅速放射至右下肢至足外侧，呈持续性钝痛，阵发性加剧，咳嗽时感疼痛加重，急入院。体格检查：心、肺、腹未见异常，右侧踝反射减弱，右侧直腿抬高试验(Lasegue 征)阳性，右小腿外侧及足背痛觉减退。

问题：

1. 首先应考虑的诊断？
2. 选择何种辅助检查以明确诊断？
3. 如何治疗？

坐骨神经是发自骶丛，由 $L_4 \sim S_3$ 神经根组成，是全身最长最粗的神经，经臀部梨状肌下孔出骨盆后分布于整个下肢。坐骨神经痛(sciatic neuralgia)是指沿坐骨神经通路及其分布区内的疼痛综合征。

【病因】 分原发性和继发性两大类。原发性坐骨神经痛又称坐骨神经炎，临床少见，原因未明，可能与受凉、潮湿、感冒及牙齿、鼻窦、扁桃体感染等因素侵犯周围神经外膜致间质性神经炎有关，常伴有肌炎或纤维组织炎。继发性坐骨神经痛临床多见，多因坐骨神经通路周围组织病变压迫或刺激引起。

根据病变部位，可分为根性坐骨神经痛及干性坐骨神经痛。根性坐骨神经痛常由椎管内疾患(如脊髓、马尾炎症，腰骶椎管内肿瘤、外伤、血管畸形等)及脊椎疾患(如腰椎间盘突出、腰椎骨关节病、脊柱结核、肿瘤、椎管狭窄、脊柱裂等)所致。干性坐骨神经痛常由骨盆及盆腔疾患如骶髂关节病、髋关节炎、结核、腰大肌脓肿、子宫附件炎及盆腔肿瘤、妊娠、臀肌注射位置不当所致。根性坐骨神经痛远较干性坐骨神经痛多见，尤多见于腰椎间盘突出。

【临床表现】 青壮年多见，单侧居多。疼痛程度及时间常与病因及起病缓急有关。根性多为急性或亚急性起病，干性多为亚急性或慢性起病。典型临床特点为沿坐骨神经径路的放射性疼痛。疼痛由腰部、臀部向股后部、小腿后外侧、足外侧放射，呈持续性钝痛，并有阵发性加剧；也可为电击、刀割或烧灼样疼痛，行走、活动或牵拉坐骨神经时可诱发或加重疼痛，咳嗽及用力时疼痛可加剧，夜间更甚。为避免神经牵拉、受压，患者常取特殊的减痛姿势，如患肢微屈并卧向健侧；仰卧起立时先病侧膝关节弯曲；坐下时先健侧臀部着力；站立时脊柱向患侧方侧凸等，查体见直腿抬高试验(Lasegue sign text)阳性，$L_4 \sim L_5$ 棘突旁、腰骶旁、腓肠肌等处压痛点，患肢小腿和足背外侧部麻木及感觉减退、患侧臀肌、小腿肌肉萎缩、踝反射减弱或消失等。$L_4 \sim L_5$ 棘突旁、骶髂旁、臀部、腘窝、腓肠肌处有压痛点。

案例 6-5 诊疗思路

本病例特点如下。

1. 青年男性，急性起病，发病前有用力史。

2. 突然出现腰部、右臀部疼痛，放射至右下肢至足外侧部，咳嗽时加重。

3. 体格检查：右侧踝反射减弱，病理反射未引出，右侧直腿抬高试验（Lasegue 征）阳性，右小腿外侧及足背痛觉减退。

根据患者疼痛部位及特点、查体所见，结合神经解剖学知识，首先考虑右侧坐骨神经损伤，进一步定位：根性？干性？病因方面：是原发性？还是继发性？是否选择腰椎 CT 或 MRI 检查明确有无腰椎间盘突出。

【辅助检查】

1. 影像学检查　具有重要地位。包括腰骶椎、骶髂关节、髋关节 X 线片，可发现骨折、脱位、先天性脊柱畸形；CT、MRI、脊髓造影有助于脊柱、椎管内疾病的诊断。

2. B 超　可发现盆腔相关病变。

3. 电生理检查　肌电图及神经传导速度检查对判断坐骨神经损害部位、程度及预后有重要意义。

【诊断及鉴别诊断】　根据病史、疼痛的分布、加剧疼痛的因素、减痛姿势、压痛点、Lasegue 征阳性、感觉障碍和踝反射减退等，结合影像学检查，即可诊断。

临床上需与腰肌劳损、臀部纤维组织炎、髋关节炎等鉴别，因这些病损也可引起下背部、臀及下肢疼痛，但疼痛和压痛都在局部，如无放射痛、感觉障碍、肌力减退、肌肉萎缩、踝反射减退等可鉴别。

案例 6-5 分析讨论

1. 定位诊断　右侧坐骨神经。

2. 定性诊断　坐骨神经痛（右）；压迫性？腰椎间盘突出？

3. 下步诊疗计划　行腰椎 CT 或 MRI 检查明确病因。治疗以病因治疗为主。

【治疗】

1. 病因治疗　针对不同病因采取不同治疗方案，如腰椎间盘脱出者急性期，卧硬板床休息 1～2 周常可使症状稳定。

2. 药物治疗　疼痛明显者可用非甾体类镇痛药如萘普生、吲哚美辛、布洛芬、卡马西平等；肌肉痉挛可选择肌松剂如巴氯芬、妙纳等，也可应用地西泮 5～10mg 口服，3 次/日；加用神经营养剂如 B 族维生素等。严重病例可短期应用皮质类固醇。

3. 封闭治疗　用 1%～2% 普鲁卡因或加泼尼松龙各 1ml 椎旁封闭。

4. 物理疗法　急性期可选用红外线、超短波照射，配合针灸、按摩等。

5. 手术治疗　内科保守治疗效果不佳或慢性复发者可考虑手术治疗。

（十）股神经痛

股神经（femoral nerve）由 L_2～L_4 神经根前支组成，是腰丛中最长的分支。股神经及其分支的损伤产生股神经痛（femoral neuralgia），又称 Wassermann 征。

【病因】　常见于枪伤、刺割伤、骨盆骨折、股骨骨折及中毒、传染病、盆腔肿瘤、脓肿、静脉曲张和股动脉瘤等。

【临床表现】　主要表现为患侧下肢无力、特殊步态。尽量避免屈膝部，行走时步伐细小，先伸健足，再拖曳病足前行，不能奔跑跳跃。皮支损伤可产生分布区剧烈神经痛和痛觉过敏现象，查体见膝腱反射消失、大腿前内侧及小腿内侧痛觉减退或消失，可伴有水肿、青紫等营养性改变。

【诊断】　根据患侧下肢无力、特殊步态、分布区剧烈神经痛及查体所见，诊断不难，须注意寻查病因。

【治疗】

1. 去除病因　如股神经离断伤需行神经缝合，瘢痕压迫应做神经松解术，盆腔肿瘤或股动脉瘤应行手术切除。

2. 药物治疗　皮质类固醇可消除局部水肿、粘连，有助于外伤恢复；止痛剂如索米痛片、阿司匹林和布洛芬等；神经营养药如维生素 B_1、维生素 B_6、维生素 B_{12}，ATP 和神经生长因子等。

3. 股神经封闭　疼痛剧烈难忍者可用 2% 普鲁卡因加 654-2 10mg、维生素 B_1 100mg 或无水乙醇行股神经封闭，止痛效果好。

4. 物理治疗　针灸、理疗、穴位封闭、局部药物离子透入有助于消除水肿，促进炎症吸收，解除粘连，改善组织营养和神经再生。

（十一）股外侧皮神经炎

股外侧皮神经发自腰丛，由 L_2～L_3 神经根前支组成，通过腹股沟韧带下方，在离髂前上棘以下 5～10cm 处穿出大腿的阔筋膜，分布于股前外侧皮肤，为单纯感觉神经。股外侧皮神经炎（lateral femoral cutaneous neuritis）又称感觉异常性股痛（meralgia paresthetica），是临床最常见的皮神经炎，由股外侧皮神经受损引起。

【病因】　主要见于局部受压、腹膜后肿瘤、腹部肿瘤和妊娠子宫压迫等。其他病因有全身性疾病如痛风、糖尿病、肥胖、外伤、风湿热、梅毒、乙醇中毒甚至流感等。

【临床表现】　常见于男性，慢性病程，多为一侧受累，主要表现为大腿前外侧下 2/3 区感觉异常如麻木、疼痛、蚁行感、烧灼感、凉感等；衣服摩擦、动作用力、站立或行走时间过长可使症状加重。查体可见大腿前外侧皮肤感觉过敏、减退甚至消失。可反复发作,预后良好。

【诊断】 股外侧皮神经炎的诊断并不困难,主要是根据临床症状。

【治疗】 积极治疗原发病,解除对该神经的刺激及压迫。对症治疗给予维生素 B_1、维生素 B_{12}或皮质激素、镇痛剂或局部封闭。对病情严重且保守治疗无效者可施行神经松解术。

二、多发性神经病

案例 6-6

患者,男性,64 岁,因“四肢远端麻木、疼痛感 1 年,加重 2 个月”入院。患者于 1 年前出现四肢远端麻木、烧灼样疼痛感,以双手、足为著,夜间症状明显,影响睡眠,喜欢将双足露在被子以外,伴皮肤干燥、脱屑、出汗减少。近 2 个月来感上述症状加重入院。往有“糖尿病”病史 9 年,平日不规律口服降糖药物治疗,血糖控制不佳。体格检查:体温 36.6℃,脉搏 78 次/分,呼吸 20 次/分,血压 130/80mmHg,双肺呼吸音清,未闻及干湿性啰音,心率 78 次/分,节律整齐。神经系统检查:神志清楚,言语流利,对答切题,无面、舌瘫,双手大鱼际肌轻度萎缩,四肢肌力近端Ⅴ级,远端Ⅴ(-)级,肌张力降低,腱反射消失,末梢型感觉障碍,病理反射未引出,双手、足部皮肤干燥、脱屑、少汗。辅助检查:空腹血糖 13mmol/L,神经传导速度检查示感觉、运动神经传导速度均减慢。

问题:

1. 本病例首先考虑的诊断是什么?
2. 病因诊断是什么?
3. 如何治疗?

多发性神经病(polyneuropathy)是肢体远端多发性神经损害,临床表现为肢体远端对称性运动、感觉和自主神经功能障碍,亦称末梢神经病。

【病因】 病因很多,主要有以下几类。

1. 中毒 ①药物:如呋喃类、异烟肼、磺胺类、氯霉素、链霉素、两性霉素、乙胺丁醇、呋喃唑酮、甲硝唑、苯妥英钠、长春新碱、顺铂、肼苯达嗪、戒酒硫、保泰松、甲巯咪唑和丙咪嗪等。长期服用异烟肼可干扰维生素 B_6的代谢而致多发性神经病。②化学品:如二硫化碳、三氯乙烯、丙烯酰胺等。③有机磷农药和有机氯杀虫剂。④重金属:如铅、砷、汞等中毒。⑤白喉毒素。

2. 炎症性或血管炎 吉兰-巴雷综合征、急性过敏性神经病如血清注射或疫苗接种后、结缔组织病如红斑狼疮、结节性多动脉炎、类风湿关节炎、结节病等。

3. 营养缺乏或代谢障碍 各种营养缺乏如慢性乙醇中毒、B 族维生素缺乏、慢性胃肠道疾病及手术后;各种代谢障碍如糖尿病、尿毒症、血卟啉病、黏液性水肿、淀粉样变、肢端肥大症、肝病、痛风、恶病质等。

4. 遗传性 遗传性运动感觉神经病、遗传性共济失调性多发性神经病等。

5. 其他 癌性如淋巴瘤、肺癌和多发性骨髓瘤等引起的癌性远端轴突病、癌性感觉神经元病、亚急性感觉神经元病、麻风和 POEMS 综合征等。

【病理】 主要病理改变为周围神经轴突变性、节段性脱髓鞘及神经元病变。轴突变性最常见,以神经纤维远端为重,自远端逐渐向近端发展,表现为逆死性神经病(dying-back neuropathy)。

【临床表现】 本病可发生于任何年龄。因病因不同,可呈急性、亚急性、慢性、复发性病程,病情在数周至数月达高峰,逐渐由肢体远端向近端进展。周围神经损伤通常较完全,其共同特点是肢体远端对称性感觉、运动和自主神经功能障碍。

1. 共同表现

(1) 感觉障碍:受累肢体远端早期出现感觉异常如针刺、蚁走、烧灼、疼痛等症状,随病情进展,逐渐出现肢体远端对称性感觉减退或缺失,呈手套-袜套样分布。

(2) 运动障碍:肢体远端对称性无力,呈下运动神经元瘫痪,远端重于近端。根据病情轻重,可为轻瘫或全瘫,严重者伴肌萎缩和肌束颤动。肌萎缩上肢以骨间肌、蚓状肌、大小鱼际肌明显,下肢以胫前肌、腓骨肌明显;可出现手、足下垂和跨阈步态,晚期肌肉挛缩出现畸形。

(3) 自主神经功能障碍:四肢末端皮肤发凉、发绀、菲薄、干燥、指(趾)甲松脆、多汗或少汗、竖毛障碍、高血压及体直立位性低血压等,可出现无张力性膀胱、阳痿、腹泻等。

2. 特殊表现 不同病因的多发性神经病除其共同特征外,尚各有不同的表现。

(1) 中毒性:药物以呋喃类及异烟肼为常见,有大剂量或长期服药史。呋喃类药物常在用药后 1~2 周内出现感觉、运动及自主神经障碍,尤以疼痛及自主神经功能障碍为明显,肾功能损害者更易发病。长期服用异烟肼者因干扰维生素 B_6的代谢而致多发性神经病,以双下肢远端的感觉异常和感觉减退为主。重金属或化学品中毒多有群集性。砷中毒者可从尿、头发、指甲等测定含量即确诊。

(2) 营养缺乏性疾病:见于慢性乙醇中毒、慢性胃肠道疾病及手术后。慢性乙醇中毒性以感觉障碍为主,部分患者可合并 Korsakoff 精神病及 Wernicke

脑病，少数患者可有Ⅲ、Ⅶ、Ⅹ对脑神经损害。

（3）代谢性疾病：多见于中老年糖尿病未经系统治疗的患者，发生率与年龄和病程有关，出现感觉、运动、自主神经功能障碍，通常感觉障碍较运动障碍为重，下肢远端感觉异常和疼痛，夜间尤甚，重者有感觉性共济失调。可因反复轻微外伤、感染和供血不足而发生无痛性溃疡和神经源性骨关节病。尿毒症患者，出现双下肢或四肢远端的感觉异常，下肢较上肢出现早且严重，症状发生于足踝者称为烧灼足，发生于小腿者可表现为不安腿综合征，肾移植或透析后可好转，约占透析患者的一半。

（4）感染：麻风病潜伏期长，起病缓慢，周围神经增粗并可触及，周围神经活检可发现麻风杆菌。白喉所致的多发性神经病，常发生于白喉病后8～12周，多于数天或数周内恢复。

案例6-6诊疗思路

本病例特点如下。

1. 老年男性，往有“糖尿病”病史9年，平日血糖控制不佳。

2. 主要表现为四肢远端麻木、疼痛感1年，加重2月。伴皮肤干燥，脱屑、出汗减少。

3. 体格检查　神志清楚，言语流利，对答切题，颅神经（－），双手大鱼际肌轻度萎缩，四肢肌力近端Ⅴ级，远端Ⅴ（－）级，肌张力降低，腱反射消失，末梢型感觉障碍，病理反射未引出，双手、足部皮肤干燥、脱屑、少汗。

4. 辅助检查　空腹血糖13mmol/L；神经传导速度检查示感觉、运动神经传导速度均减慢。

根据患者症状、体征，结合本章学习内容，考虑多发性周围神经受累，何种病因所致？需要和哪些疾病相鉴别？还需要完善哪些辅助检查进一步明确？

【辅助检查】

1. 脑脊液检查　一般正常，个别患者脑脊液蛋白含量轻度升高。

2. 肌电图及神经传导速度检查　表现为神经源性损伤，神经传导速度有不同程度的减低。

3. 神经活检　见周围神经节段性髓鞘脱失或轴突变性。

【诊断及鉴别诊断】　根据四肢远端对称性运动、感觉及自主神经功能障碍为主的临床特点，结合辅助检查，诊断并不困难。纯感觉或纯运动性轴突变性多发性神经病提示神经元病。需综合分析寻找病因，并与以下疾病相鉴别。

1. 亚急性联合变性　可出现肢体远端麻木无力，但感觉性共济失调、深感觉障碍明显，伴锥体束损害体征如肌张力增高、腱反射亢进、锥体束征阳性等。

2. 急性脊髓灰质炎　见于儿童，肌肉瘫痪呈不对称性、节段性分布，无感觉障碍。

3. 周期性瘫痪　常为青壮年发病，出现四肢迟缓性瘫痪，无感觉障碍，查血清钾低于正常，补钾治疗病情迅速好转。多反复发作。

案例6-6分析讨论

1. 定位诊断　肢体远端多发性周围神经。

2. 定性诊断　糖尿病性多发性神经病

3. 诊断依据

（1）老年女性，慢性病程。

（2）主要表现为四肢远端麻木、疼痛感1年。

（3）既往有“糖尿病”病史9年，血糖控制不佳。

（4）体格检查：四肢远端轻度下运动神经元性瘫痪、末梢型感觉障碍、皮肤营养障碍。

（5）辅助检查：空腹血糖13mmol/L；神经传导速度检查示感觉、运动神经传导速度均减慢，提示周围神经受损，是多发性神经病常见的体征。

4. 鉴别诊断　除上述疾病相鉴别外，要注意多发性神经病的病因鉴别，老年人多见于营养代谢性疾病，注意排查副肿瘤性感觉运动神经病。

【治疗】

1. 病因治疗　药物引起者，应立即停药，但病情需继续应用如异烟肼，可加用大剂量维生素B_6。重金属或化学品中毒者，应脱离中毒环境，急性中毒者应大量补液、发汗、利尿、通便，及时使用特殊解毒剂。糖尿病者应严格控制血糖。血液透析及肾移植能有效防治尿毒症性多发性神经病。结缔组织病及变态反应，可用激素治疗。乙醇中毒者应戒酒。

2. 一般治疗　及早足量地应用神经营养剂如B族维生素、ATP、辅酶A等药物。疼痛明显者使用各种止痛剂，严重者使用卡马西平或苯妥英钠。恢复期可采用针灸、理疗、按摩、康复训练等以促进功能恢复。注意加强营养，肢体瘫痪严重者应定时翻身，肢体置于功能位，预防褥疮及手、足下垂畸形的发生。

（一）吉兰-巴雷综合征

案例6-7

患者，女性，16岁，因“四肢无力1天，加重伴呼吸费力2h”入院。患者于半个月前出现发热、咽痛、流涕，测体温38.4℃，自服“快克胶囊、复方大青叶合剂、罗红霉素、退热药”等病情好转,约1周左右症状完全消失。1天前患者感双下肢无力,上楼困难,渐累及双上肢,持物费力。入院前2h感呼吸费力,轻度憋气,伴饮水呛咳,吞咽困难,无大小便异常。体格检查:体温36.8℃,脉搏108次/分,呼吸29次/分,血压120/70mmHg,呼吸浅快,双侧呼吸音减弱,心率108次/分,节律规整。神经系统检查:神志清楚,对答切题,双侧周围性面瘫,软腭上抬受限,咽反射迟钝,四肢肌力Ⅱ级,肌张力降低,腱反射消失,病理反射未引出,末梢型感觉障碍。辅助检查:血钾 3.9mmol/L,Na^+ 142mmol/L,Cl^- 102mmol/L。入院时腰穿检查:脑脊液无色透明,常规、生化检查正常;病后第14天复查腰穿,脑脊液检查无色透明,蛋白1.02g/L,淋巴细胞 5×10^6/L,糖3.59mmol/L;肌电图:F波的潜伏期延长,运动及感觉神经传导速度减慢。

问题:

1. 本病例最可能的诊断是什么?诊断依据有哪些?
2. 需和哪些疾病相鉴别?
3. 如何治疗?

吉兰-巴雷综合征(Guillain-Barré syndrome,GBS)是一组病因尚未完全阐明的,可能与感染有关和自身免疫介导的急性特发性多发性神经病。主要损害多数脊神经根和周围神经,常累及脑神经。常呈单时相、自限性病程。急性炎症性脱髓鞘性多发性神经病(acute inflammatory demyelinating polyneuropathy,AIDP)又称急性炎症性脱髓鞘性多发性神经根神经炎(acute inflammatory demyelinating polyiradiculoneuritis)是其最常见的临床类型。

【病因】 确切病因不清楚。多数患者发病前有非特异性病毒感染史或疫苗接种史。临床及流行病学证据显示可能与空肠弯曲菌(campylobacter jejuni,CJ)感染有关。以腹泻为前驱症状的GBS患者CJ的感染率高达85%,常引起急性运动轴索型神经病(AMAN)。此外,GBS还可能与巨细胞病毒、EB病毒、水痘-带状疱疹病毒、肺炎支原体、乙型肝炎病毒和人类免疫缺陷病毒(HIV)感染相关等。较多报道白血病、淋巴瘤、器官移植后应用免疫抑制剂或系统性红斑狼疮和桥本甲状腺炎等自身免疫病可合并GBS。

【发病机制】 尚未完全阐明。分子模拟机制是目前认为可能导致GBS发病的最主要的机制之一。此学说认为,GBS的发病是由于病原体某些组分与周围神经的某些组分相似,机体免疫系统发生错误识别,产生自身免疫性T细胞和自身抗体,对正常周围神经组分产生免疫攻击,引起周围神经脱髓鞘。不同类型GBS可识别不同部位的神经组织靶点,临床表现也不同。

【病理】 主要病理改变位于神经根(以前根受累常见)、神经节和周围神经。表现为神经纤维节段性脱髓鞘,伴有小血管周围的淋巴细胞、巨噬细胞浸润,严重者可继发轴索变性。

【临床表现】 本病可发生于世界各地,全年均可发病,见于任何年龄,以儿童及青壮年多见,男性多于女性。我国流行病学资料显示,在河北与河南交接处的农村,夏秋两季有数年一次的流行趋势。

多数患者发病前1~3周有胃肠道或呼吸道感染症状,或有疫苗接种史。急性或亚急性起病,病情多于数日至2周左右达到高峰。临床主要表现如下。

1. 运动障碍 首发症状常为四肢远端对称性无力,由双下肢开始,自远端向近端发展,少数患者自近端向远端发展,可在数日内累及躯干及脑神经,严重者可因累及呼吸肌和吞咽肌麻痹而危及生命。四肢呈对称性弛缓性瘫痪,腱反射减低或消失,病理反射阴性,发生轴突变性可见肌萎缩。

2. 感觉障碍 较运动障碍轻,可先于或同时与运动障碍出现;出现肢体感觉异常如烧灼、麻木、刺痛和不适感等,呈手套-袜套型感觉减退,感觉缺失较少见,也可无感觉障碍。部分患者有肌肉疼痛,尤其是腓肠肌的压痛。少数病例出现Kernig征、Lasegue征等神经根刺激征。

3. 脑神经受累 以双侧周围性面瘫最常见,其次是舌咽、迷走麻痹,眼肌及舌肌瘫痪较少见。少数患者以脑神经麻痹为首发症状。

4. 自主神经症状 常见皮肤潮红、出汗增多、手足肿胀及营养障碍,严重者可见窦性心动过速、心律失常、直立性低血压、高血压和暂时性尿潴留等。

【临床分型】 Griffin等(1996)根据GBS的临床、病理及电生理表现分成以下类型。

1. 急性炎症性脱髓鞘性多发性神经病(AIDP) 是GBS最常见类型,也称经典GBS,主要病变为多发神经根和周围神经节段性脱髓鞘。

2. 急性运动轴索型神经病(AMAN) 为纯运动型,主要特点是病情重,多有呼吸肌受累,24~48h内迅速出现四肢瘫痪,肌萎缩出现早,病残率高,预后差。

3. 急性运动感觉轴索型神经病(AMSAN) 发病与急性运动轴索型神经病相似,病情常较其严重,预后差。

4. Fisher综合征 被认为是GBS的变异型,表现为眼外肌麻痹、共济失调和腱反射消失三联征,伴有脑脊液蛋白-细胞分离现象。

5. 不能分类的GBS 包括“自主神经功能不全”和复发型GBS等变异型。

案例 6-7 诊疗思路

本病例特点如下。

1. 少年女性，起病急骤，发病前 2 周有上呼吸道感染史。

2. 主要表现为四肢无力 1 天，加重伴呼吸费力 2h，伴饮水呛咳，吞咽困难，无大小便异常。

3. 体格检查：吸浅快，双侧呼吸音减弱，心率 108 次/分，节律规整。神经系统检查：神志清楚，对答切题，双侧周围性面瘫，软腭上抬受限，咽反射迟钝，四肢肌力Ⅱ级，肌张力降低，腱反射消失，病理反射未引出，末梢型感觉障碍。

4. 辅助检查　血钾 3.9mmol/L，Na^+ 142mmol/L，Cl^- 102mmol/L；病后腰穿示脑脊液蛋白-细胞分离现象；肌电图：F 波的潜伏期延长，运动及感觉神经传导速度减慢。

根据患者查体特点、肌电图改变，四肢瘫痪为迟缓性瘫痪，考虑为周围神经损害，进一步定位于何处？可引起急性起病、病情迅速进展的四肢瘫痪的疾病有哪些？根据临床表现及辅助检查结果，可排除哪些疾病？

【辅助检查】

1. 脑脊液检查　本病特征性表现是脑脊液蛋白-细胞分离现象，即脑脊液中蛋白含量增高而细胞数正常或接近正常，多起病后 1～2 周出现，第 3 周最明显。

2. 神经传导速度和肌电图检查　早期 F 波潜伏期延长、H 反射延迟或消失，F 波改变常代表神经近端或神经根损害，对 GBS 的诊断有重要意义。后期可显示失神经电位、神经传导速度（NCV）减慢，以运动神经传导速度减慢更明显。肌电图最初表现为运动单位动作电位降低，发病 2～5 周可见纤颤电位和正相波。

3. 心电图　严重病例可出现异常，以窦性心动过速和 T 波改变常见，如 T 波低平，QRS 波电压增高，可能是自主神经异常所致。

【诊断及鉴别诊断】

1. 诊断　根据发病前 1～3 周内有感染史，急性或亚急性起病，临床主要表现为四肢对称性弛缓性瘫痪、末梢型感觉障碍伴脑神经受累，脑脊液蛋白-细胞分离现象，早期 F 波或 H 反射延迟，可做出诊断。

2. 鉴别诊断

（1）低钾性周期性麻痹：病前常有过饱、饮酒、过度劳累史，急性起病，主要表现为四肢迟缓性瘫痪，无感觉障碍，呼吸肌及脑神经一般不受累，脑脊液检查正常；发作时血清钾明显低于正常，补钾治疗有效，可反复发作。

（2）脊髓灰质炎：多见于儿童，发热数日后出现瘫痪，常累及一侧下肢，呈节段性分布，无感觉障碍及脑神经受累，肌肉萎缩出现早，病后 3 周可见脑脊液蛋白-细胞分离现象，应注意鉴别。

（3）全身型重症肌无力：可呈四肢弛缓性瘫，但起病较慢，无感觉症状，症状有波动，表现为晨轻暮重，疲劳试验、新斯的明试验阳性，脑脊液检查正常。

案例 6-7 分析讨论

1. 定位诊断　多发神经根及周围神经。

2. 定性诊断　吉兰-巴雷综合征（经典型），即急性炎症性脱髓鞘性多发性神经病（AIDP）

3. 诊断依据

（1）少年女性，急性起病，病情快速进展，累及呼吸肌。

（2）发病前 2 周有上呼吸道感染史。

（3）四肢对称性迟缓性瘫痪，伴末梢型感觉障碍、脑神经受累。

（4）发病后 2 周腰穿检查呈蛋白-细胞分离现象。

（5）肌电图示 F 波潜伏期延长，运动、感觉神经传导速度减慢。

4. 鉴别诊断　需和引起四肢瘫痪的疾病相鉴别，如低钾性周期性麻痹、全身型重症肌无力、急性上升性脊髓炎、脑干梗死或出血等。可根据病史、体征及相关辅助检查排除。

【治疗】

1. 一般治疗

（1）抗感染：考虑有胃肠道 CJ 感染者，可用大环内酯类抗生素治疗。

（2）呼吸道管理：呼吸肌麻痹是 GBS 的主要危险，抢救呼吸肌麻痹是治疗重症 GBS 的关键。密切观察患者呼吸困难程度，当出现缺氧症状，肺活量降低至正常的 25%～30%，血气分析动脉氧分压低于 70mmHg，应先行气管内插管，如一天以上无好转，则进行气管切开，呼吸机辅助呼吸。需加强护理，预防并发症，保持呼吸道通畅，定时翻身拍背、雾化吸入和吸痰，使呼吸道分泌物及时排出，预防肺不张。

（3）心电监护：有明显的自主神经功能障碍者，应给予心电监护；如果出现直立性低血压、高血压、心动过速、心动过缓、严重心脏传导阻滞、窦性停搏时，须及时采取相应措施处理。

（4）营养支持：延髓支配肌肉麻痹者有吞咽困难和饮水呛咳，需给予鼻饲营养，以保证每日足够热量、维生素，防止电解质紊乱；合并有消化道出血或胃肠麻痹者，则给予静脉营养支持。

（5）对症治疗：如出现尿潴留，则留置尿管；对有神经性疼痛的患者，适当应用止痛药物；预防肺部感染、泌尿系统感染、压疮、下肢深静脉血栓形成；因患者语言交流困难和肢体无力严重，应给予心理疏导。

2. 病因治疗 目的是抑制免疫反应，消除外周血免疫活性细胞、细胞因子和抗体，减轻神经损害。

（1）血浆交换（plasma exchange，PE）：直接去除血浆中致病因子如抗体成分，需在有特殊设备和经验的医疗中心进行，有条件者应尽早使用。每次交换血浆量按40ml/kg或1～1.5倍血浆容量进行计算。轻、中、重患者每周分别做2、4、6次；主要禁忌证：严重感染、心律失常、心功能不全及凝血功能障碍等。

（2）静脉注射免疫球蛋白（intravenous immmunoglobulin，IVIG）：尽早或在出现呼吸肌麻痹前应用。成人剂量为0.4g/(kg·d)，连用5天。禁忌证是免疫球蛋白过敏或先天性IgA缺乏、肾功能不全、心力衰竭患者。常见的不良反应有发热、面红，减慢输液速度可减轻症状；偶可出现无菌性脑膜炎、肾衰竭、脑梗死等，可能与血液黏稠度增高有关。

IVIG和PE是AIDP的一线治疗方法，但两种疗法费用均昂贵。近年国外临床试验二者联合治疗并不增加疗效，故推荐单一治疗。对严重或快速进展病例，早期应用可减轻病情，改善预后。

（3）皮质类固醇激素：目前国内外对皮质类固醇激素治疗GBS仍有争议。对无条件进行血浆交换或注射免疫球蛋白的患者可试用静脉点滴甲泼尼龙500mg/d，连用5天减量；或地塞米松10mg/d，应用7～10天，视病情逐渐减量，疗程在1个月左右。注意其不良反应。

3. 神经营养 如B族维生素、ATP、辅酶A、胞二磷胆碱等药物。

4. 康复治疗 宜早期进行瘫痪肢体的被动或主动运动，使肢体放置功能位，用夹板防止足下垂畸形，以及针灸、按摩、理疗和步态训练等治疗。

【预后】 本病为自限性疾病，呈单相病程，预后良好。多数患者数周或数月内恢复。70%～75%的患者完全恢复，约10%患者遗留较严重后遗症。GBS病死率约为5%，主要死亡原因有呼吸衰竭、感染、低血压、严重心律失常等并发症。60岁以上、起病急骤、病情进展迅速、需辅助通气者、肌电图运动神经波幅降低等因素提示预后不良。

（二）慢性炎症性脱髓鞘性多发性神经病

案例 6-8

患者，女性，44岁，因“复发性四肢无力3年，再发1周”入院。患者3年前无明显诱因出现双下肢无力，下蹲后站立困难，上楼费力，逐渐加重，渐累及双上肢，平举不能，提物困难，曾在当地医院住院行腰穿检查示脑脊液“蛋白高，细胞数正常”，给予静脉点滴“地塞米松”治疗后症状缓解。之后上述症状反复出现4次，多次住院行腰穿检查均有“脑脊液蛋白-细胞分离现象”，激素治疗有效。近1周又出现上述症状加重，来诊。体格检查：体温36.7℃，脉搏88次/分，呼吸20次/分，血压110/70mmHg，神志清楚，对答切题，脑神经(－)，四肢近端肌力Ⅲ级，远端肌力Ⅳ级，肌张力降低，腱反射消失，病理反射未引出，末梢型感觉障碍。入院后再次行腰穿检查：①脑脊液无色透明，淋巴细胞8×10^6/L，蛋白1.15g/L，糖3.1mmol/L；②电生理检查：肌电图为神经元性损害，F波潜伏期延长，神经传导速度减慢；③神经活检：发现神经纤维节段性脱髓鞘和有“洋葱头样”改变。

问题：

1. 患者的诊断是什么？诊断依据有哪些？
2. 如何治疗？

慢性炎症性脱髓鞘性多发性神经病（chronic inflammatory demyelinating polyneuropathy，CIDP）也称慢性吉兰-巴雷综合征，是一组免疫介导的炎性脱髓鞘性周围神经病，呈慢性进展或复发的病程特点，大部分对免疫治疗反应良好。发病率较AIDP低，临床分类包括经典型和变异型，后者少见。

【病因与发病机制】 本病的病因不清楚。CIDP的病因学研究并未提示与前驱感染的关系，且相关病毒细菌的检出率也很低。目前认为免疫机制参与发病过程。

【病理】 神经根及周围神经出现节段性脱髓鞘与髓鞘再生并存，Schwann细胞再生形成“洋葱头样”改变，炎症反应不如AIDP明显。

【临床表现】 本病发病率低，占炎症性脱髓鞘性神经病的1.4%～4.7%。主要见于成人，发病年龄高峰在40～60岁，男女发病比率相近。起病隐袭或呈亚急性起病，病前很少有前驱感染，自然病程包括阶梯式进展、稳定进展和缓解-复发三种形式。进展期数月至数年，平均3个月，可与吉兰-巴雷鉴别。

临床主要表现为四肢对称性的近端和远端无力，自远端向近端发展；一般不累及延髓肌致吞咽困难，呼吸肌受累更是少见。部分患者可伴有自主神经功能障碍，表现为直立性低血压、括约肌功能障碍及心律失常等。查体示四肢对称性迟缓性瘫痪、末梢型感觉障碍、腓肠肌可有压痛、Kernig征阳性等。

案例 6-8 诊疗思路

该病例特点如下。

1. 青年女性,慢性病程。

2. 主要表现为复发性四肢无力 3 年,再发 1 周。多次腰穿均有“脑脊液蛋白-细胞分离现象”,激素治疗有效。

3. 体格检查:四肢近端肌力Ⅲ级,远端肌力Ⅳ级,肌张力降低,腱反射消失,病理反射未引出,末梢型感觉障碍。

4. 入院后再次行腰穿检查:①脑脊液无色透明,淋巴细胞 8×10^6/L,蛋白 1.15g/L,糖 3.1mmol/L;②电生理检查:肌电图为神经源性损害,F 波潜伏期延长,神经传导速度减慢;③神经活检:发现神经纤维节段性脱髓鞘和有“洋葱头样”改变。

根据患者查体特点及肌电图改变,考虑周围神经损害,慢性、复发性病程提示 CIDP,神经活检可确定诊断。

【辅助检查】

1. 脑脊液检查 80%~90% 的患者存在脑脊液蛋白-细胞分离现象,蛋白含量波动于 0.75~2g/L,病情严重程度与脑脊液蛋白含量呈正相关。部分患者出现寡克隆带(+),IgG 合成率增高。

2. 电生理检查 肌电图为神经源性损害,运动及感觉神经传导速度减慢,F 波潜伏期延长,提示脱髓鞘病变。发病数月后 30% 患者可有动作电位波幅减低,提示轴索变性。

3. 腓肠神经活检 发现神经纤维节段性脱髓鞘、典型“洋葱头样”改变,高度提示 CIDP。

【诊断及鉴别诊断】 根据病程、临床症状和体征、脑脊液蛋白-细胞分离现象、电生理检查有神经传导速度减慢或波幅减低、肾上腺皮质激素治疗效果明显应考虑本病。有时需要神经活检确诊。应与下列疾病鉴别。

1. 多灶性运动神经病(multifocal motor neuropathy, MMN) 以运动神经末端受累为主的周围神经病,表现为慢性非对称性肢体远端无力,以上肢为主,感觉神经不受累,电生理检查均显示多灶性运动神经传导阻滞,激素疗效不佳。

2. 进行性脊肌萎缩(progressive spinal muscular atrophy, PSMA) 起病隐袭,缓慢进展。肌无力分布不对称,可出现肌束震颤,无感觉障碍,神经传导速度正常,肌电图可见纤颤波,收缩时出现巨大电位。

3. 遗传性感觉运动性神经病(HSMN) 根据家族史,合并手足残缺、色素性视网膜炎、鱼鳞病等可帮助诊断,确诊需要神经活检。

4. 其他 约 1/4 的 CIDP 患者可伴有结缔组织病如结节性多动脉炎、系统性红斑狼疮、类风湿关节炎、干燥综合征、硬皮病等引起的小血管炎,可导致慢性进行性多发性神经病。POEMS 综合征及副肿瘤性纯感觉性或感觉运动性神经病、淋巴瘤、白血病等可浸润神经根导致慢性多发性神经病等。

案例 6-8 分析讨论

1. 诊断 慢性炎症性脱髓鞘性多发性神经病(CIDP)。

2. 诊断依据。

(1) 病史特点:中年女性,慢性病程,病情逐渐进展,呈缓解复发。

(2) 主要表现为四肢对称性无力,以近端肌为重。

(3) 体格检查:四肢对称性迟缓性瘫痪,末梢型感觉障碍。

(4) 辅助检查:① 多次腰穿示脑脊液呈蛋白-细胞分离现象;②肌电图为神经源性损害,F 波潜伏期延长,神经传导速度减慢;③神经活检:发现神经纤维节段性脱髓鞘和有“洋葱头样”改变。

3. 鉴别诊断 除上述疾病,还应与慢性代谢性神经病及糖尿病性周围神经病相鉴别;注意有无同时合并结缔组织病。

【治疗】

1. 肾上腺皮质激素 为 CIDP 首选治疗药物,常用药物有甲泼尼龙、泼尼松和地塞米松等。甲基泼尼松龙 500~1000mg/d 冲击治疗,静脉滴注,连用 3~5 天后用地塞米松 10~20mg/d,静脉滴注,连用 7 天,逐渐减量或直接改口服泼尼松 1mg/(kg·d),也可直接口服泼尼松 1mg/(kg·d),清晨顿服,维持 1~2 个月后逐渐减量至小剂量(5~10mg)维持半年以上,再酌情停药,在使用激素过程中注意补钙、补钾和保护胃黏膜。

2. 免疫球蛋白静脉注射(IVIG) 50% 以上的患者有效。部分患者初次治疗后即趋缓解。复发治疗或维持治疗建议每月注射 1 次并逐渐减量。

3. 血浆交换(PE) 能清除免疫复合物和相关抗体以减轻周围神经炎性破坏作用。近半数 CIDP 患者对 PE 反应良好。疗程 6 周,前 3 周每周 2 次,后 3 周每周 1~2 次,连续用 3 周时疗效最明显。多数患者反应是暂时的,需要多次或定期进行 PE 治疗。在应用 IVIG 后 3 周内不建议进行 PE 治疗。

4. 免疫抑制剂 通常在其他治疗无效时给予免疫抑制剂治疗。常用药物包括环磷酰胺、硫唑嘌呤和环孢素 A。

5. 免疫调节剂 皮质类固醇、PE 或 IVIG 疗效不佳的 CIDP 患者可使用 α 干扰素治疗。

6. 其他治疗 可以应用 B 族维生素营养神经治疗，如维生素 B_1、B_6、B_{12} 等；严重神经痛不能耐受者可以加用卡马西平、加巴喷丁、普瑞巴林等治疗；早期开始神经功能康复锻炼预防肌肉萎缩和关节挛缩。

【预后】 CIDP 患者远期预后一般较好，尤其是单向病程或是缓解型病程的患者。

思考题

1. 周围神经的定义是什么？
2. 周围神经疾病的病理特点有哪些？
3. 三叉神经痛的临床表现是什么？如何治疗？
4. 面神经炎的临床表现有哪些？如何与中枢性面瘫鉴别？如何治疗？
5. 多发性神经病常见病因及临床表现是什么？
6. 吉兰-巴雷综合征的诊断要点是什么？其最主要危险是什？如何治疗？
7. CIDP 如何与 AIDP 鉴别？

（李雪梅）

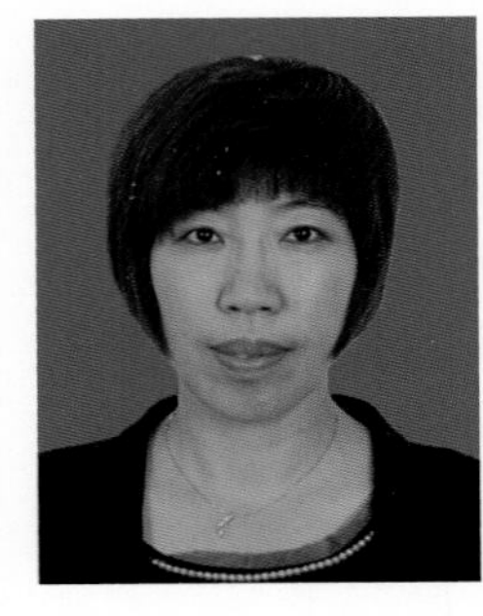

李雪梅，女，硕士、教授、主任医师，潍坊医学院神经精神病学教研室副主任，附属医院神经内科副主任。兼任卫生部脑卒中筛查与防治工程专家委员会委员、山东省医学会神经内科分会委员、山东省医学会老年医学分会委员、山东省预防医学会卒中控制与预防分会委员、山东省医师协会睡眠障碍分会常务委员、潍坊医学会神经内科分会常务委员等。主攻专业方向为脑血管病、帕金森病、痴呆等老年变性病的研究。率先在潍坊及周边地区新技术“A 型肉毒毒素治疗面肌痉挛、眼睑痉挛、痉挛性斜颈”等治疗技术。发表论文 20 余篇，参编著作 5 部，承担中国科技部北京天坛医院脑血管病研究合作课题 2 项、省市级科研课题 6 项，获山东保健科技三等奖 1 项、潍坊市科技进步三等奖 2 项。

第七章 脊髓疾病

【目标要求】

掌握：脊髓疾病的定位、定性诊断；急性脊髓炎的临床表现、诊断、鉴别诊断及治疗；脊髓压迫症的临床表现、诊断及鉴别诊断；脊髓亚急性联合变性病因、发病机制、诊断及治疗；脊髓血管病的临床表现。

熟悉：脊髓的结构和血液供应；脊髓压迫症的常见病因；脊髓空洞症的临床表现、诊断及鉴别诊断；脊髓亚急性联合变性的临床表现；脊髓血管病的分类及治疗。

了解：急性脊髓炎的病因、病理及分类；脊髓压迫症的分类及治疗；脊髓空洞症的病因、病理、分类及治疗；脊髓亚急性联合变性的病理；脊髓血管病的病因、病理。

第一节 概　　述

脊髓（spinal cord）呈微扁圆柱体，为脑干向下的延伸部分，位于椎管内。它由含有神经细胞的灰质和含上下行传导束的白质组成。脊髓发出 31 对脊神经分布到四肢和躯干，它既是上下行传导通路的中继站，又是神经系统的初级反射中枢。脊髓有其独特的功能即脊髓反射，包括躯体发射和内脏反射。前者指骨骼肌的反射活动，如牵张反射、屈曲反射和浅反射等，后者指一些躯体内脏反射、内脏内脏反射和内脏躯体反射，如竖毛反射、排尿反射、排便反射等。

【脊髓解剖】

1. 外部结构　脊髓全长约 45cm，上端与延髓相连，下端至 L_1 下缘形成脊髓圆锥。自脊髓圆锥以下形成一条细长的索条，称为终丝，止于第 1 尾椎背面。脊髓自上而下发出 31 对脊神经，包括颈（C）神经 8 对，胸（T）神经 12 对，腰（L）神经 5 对，骶（S）神经 5 对，尾神经 1 对。每 1 对脊神经与脊髓相应的部分称为脊髓节段，因此脊髓也分为 31 个节段。脊髓各节段位置较相应的脊椎高，上颈髓节段（C_1 ~ C_4）大致与同序数椎骨相对应，下颈髓节段（C_5 ~ C_6）较同序数椎骨高 2 节椎骨，上、中胸髓节段（T_1 ~ T_8）较同序数椎骨高 3 节，下胸髓节段（T_9 ~ T_{12}）则高 3 节，腰髓相当于 T_{10} ~ T_{12} 水平，骶髓相当于 L_1 水平，以此可推断脊髓病变的水平（图 7-1）。由于脊髓与脊柱长度不等，神经根均由相应椎间孔走出椎管，故愈下位脊髓节段的神经根愈向下偏斜，腰段的神经根几乎垂直下降，形成“马尾”，由 L_2 至尾节的 10 对神经根组成。

脊髓有两个膨大部分：颈膨大和腰膨大。颈膨大相当于 C_5 ~ T_2 节段，是支配上肢神经的起源；腰膨大相当于 L_1 ~ S_2 节段，是支配下肢神经的起源。

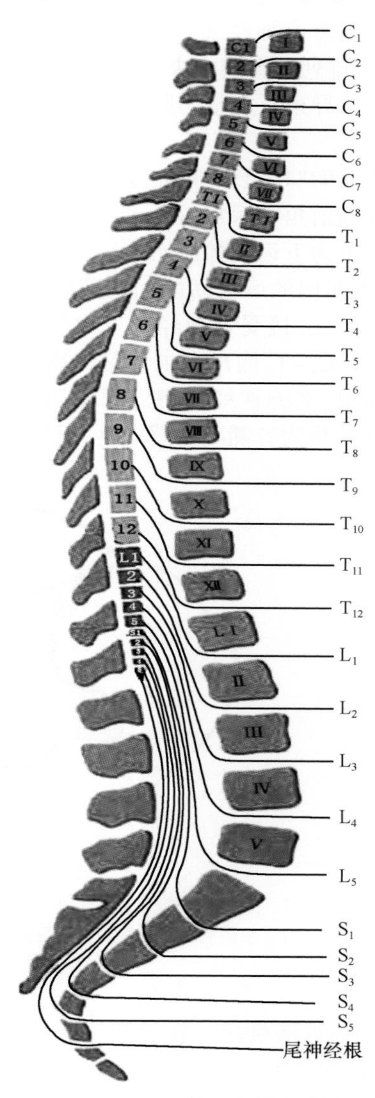

图 7-1　脊髓节段与椎骨序数的关系

脊髓表面有六条纵行的沟裂，前正中裂深达脊髓前后径的 1/3，后正中沟伸入脊髓后索将其对称地分为左右两部分，前外侧沟和后外侧沟左右各一对，脊神经前根由前外侧沟离开脊髓，后根由后外侧沟进入脊髓。

脊髓膜与脑膜相对应,也有三层被膜。最外层为硬脊膜,在 S_2 水平形成盲端。最内层紧贴脊髓表面为软脊膜;硬脊膜与软脊膜间为蛛网膜;硬脊膜与椎骨骨膜之间的间隙为硬膜外腔,其中有静脉丛和脂肪组织;蛛网膜与硬脊膜间为硬膜下腔,其间无特殊结构;蛛网膜与软脊膜间为蛛网膜下隙,与颅内蛛网膜下隙相通,其间充满脑脊液。脊神经穿过硬脊膜时硬脊膜也沿神经根延伸,形成脊神经根被膜。在脊髓两侧软脊膜形成多个三角形突起,穿过蛛网膜附着于硬脊膜内面为齿状韧带,脊神经和齿状韧带对脊髓起固定作用。

2. 内部结构 在横切面上,脊髓由白质和灰质组成。灰质主要由神经细胞核团和部分胶质细胞组成,呈"H"形排列在脊髓中央,中心有中央管;白质主要由上下行传导束及大量的胶质细胞组成,在灰质的外周。

(1) 灰质的"H"形中间部分称为灰质连合,其两旁部分为脊髓前角和后角,在 $C_8 \sim L_2$ 及 $S_2 \sim S_4$ 段有侧角。前角细胞为下运动神经元,发出神经纤维组成前根,支配相关肌肉的运动;后角细胞为痛、温及部分触觉的Ⅱ级神经元,接受脊神经节发出的节后纤维,传递感觉冲动。$C_8 \sim L_2$ 侧角内主要是交感神经细胞,发出纤维经前根、交感神经径路支配和调节内脏、腺体功能;$S_2 \sim S_4$ 侧角为脊髓副交感中枢,发出的纤维支配膀胱、直肠和性腺。

(2) 白质分为前索、侧索和后索三部分。主要由上行(感觉)和下行(运动)传导束组成。前索位于前角及前根的内侧,后索位于后正中沟与后角及后根之间,侧索位于前后角之间。下行传导束主要包括皮质脊髓束、红核脊髓束、前庭脊髓束、网状脊髓束、顶盖脊髓束等,其主要功能是将大脑皮质运动区、红核、前庭神经核、脑干网状结构及上丘的冲动传至脊髓前角或侧角,继而支配躯干肌和四肢肌,参与锥体束和锥体外系的形成,与肌肉的随意运动、姿势和平衡有关,如皮质脊髓束传递对侧大脑皮质的运动冲动至同侧前角细胞,支配随意运动;红核脊髓束将红核发出的冲动传至脊髓前角,支配屈肌的运动神经元,协调肢体运动;前庭脊髓束将前庭外侧核发出的冲动传至脊髓中间带及前角底部,主要兴奋躯干和肢体伸肌,以调节身体平衡。上行传导束主要有脊髓丘脑束、脊髓小脑前后束、薄束、楔束等,其主要功能是将躯干和四肢的痛温觉、精细触觉和深感觉传至大脑皮质感觉中枢,如脊髓丘脑束传递对侧躯体痛、温觉和粗略触觉至大脑皮质;薄束传递同侧下半身的深感觉和精细触觉,楔束在 T_4 以上才出现,传递同侧上半身深感觉和精细触觉;脊髓小脑前后束传递本体感觉至小脑,参与维持同侧躯干与肢体的平衡与协调(图 7-2)。

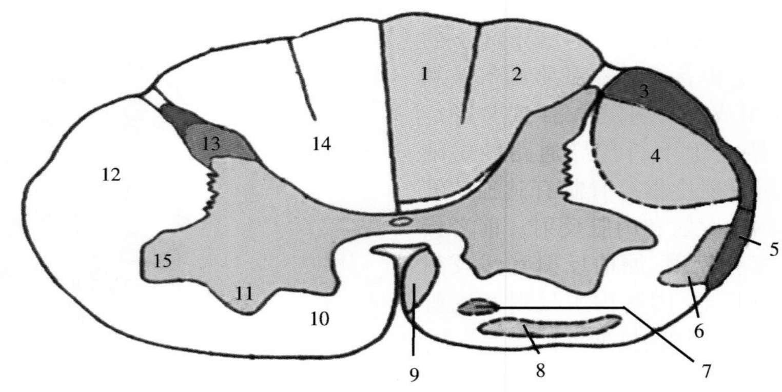

图 7-2 脊髓的内部结构

1. 薄束;2. 楔束;3. 脊髓小脑后束;4. 皮质脊髓束;5. 脊髓小脑前束;6. 脊髓丘脑侧束;7. 顶盖脊髓束;8. 脊髓丘脑前束;9. 皮质脊髓前束;10. 前索;11. 前角;12. 侧索;13. 后角;14. 后索;15. 侧角

3. 脊髓的血液供应 脊髓的动脉血液供应主要有三个来源(图 7-3)。

(1) 脊髓前动脉:起源于两侧椎动脉颅内部分,在延髓腹侧合并成一支,沿脊髓前正中裂下行,为全部脊髓供血。脊髓前动脉在下降的过程中发出两个分支,一支绕过脊髓向后与脊髓后动脉分支吻合,组成动脉冠,另一支在脊髓前正中裂不规则地左右交替深入脊髓,称沟动脉,供应脊髓横断面前 2/3 区域,包括中央灰质、前柱、侧柱及前索、侧索和皮质脊髓束。沟动脉系终末支,易发生缺血性病变,导致脊髓前动脉综合征。

(2) 脊髓后动脉:多自椎动脉成对发出,沿脊髓后外侧沟下行,分支主要供应脊髓横断面后 1/3 区域,包括脊髓后柱、后索。脊髓后动脉并未形成一条完整连续的纵行血管,略呈网状,分支间吻合较好,故较少发生供血障碍。

(3) 根动脉:脊髓颈段还接受来自椎动脉及甲状腺下动脉分支供应,胸、腰、骶段分别接受来自肋间动脉、腰动脉、髂腰动脉和骶外动脉等分支供应。这些分支均沿脊神经根进入椎管，统称为根动脉，进入椎间孔后分为前后两支，即根前动脉与根后动脉，分别与脊髓前动脉和脊髓后动脉吻合，构成围绕脊髓的动脉冠，此冠状动脉环分出小分支供应脊髓表面结构，发出小穿通支进入脊髓，为脊髓实质的外周部分供血。由于根动脉对血运的补充，使脊髓不易发生缺血。

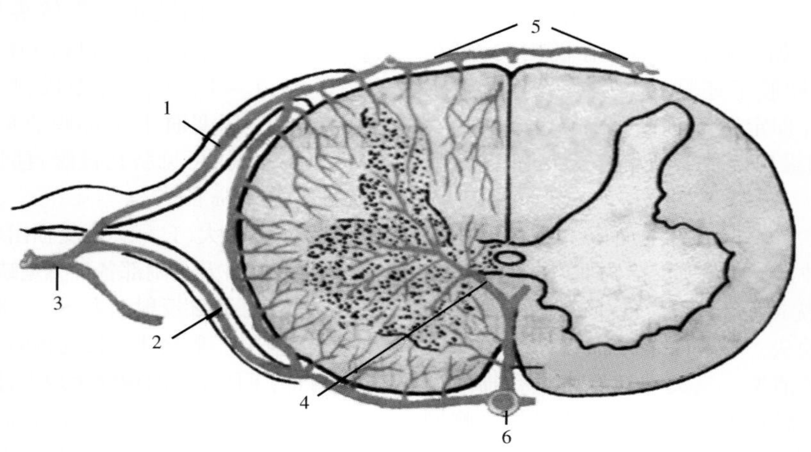

图 7-3　脊髓动脉供血区

1. 根后动脉；2. 根前动脉；3. 根动脉主干；4. 沟动脉；5. 脊髓后动脉；6. 脊髓前动脉

由于脊髓动脉分布特点，血运最充分的节段常位于相邻的两条根动脉分布区交界处，T_4和 L_1最易发生供血不足现象（图 7-4）。从横切面看，脊髓有三个供血薄弱区，即中央管部、皮质脊髓侧束和脊髓前角。

脊髓静脉回流经根前静脉、根后静脉引流至椎静脉丛，后者向上与延髓静脉相通，在胸段与胸腔内奇静脉及上腔静脉相通，在腹部与下腔静脉、门静脉及盆腔静脉多处相通。椎静脉丛内压力很低，没有静脉瓣，血流方向常随胸、腹腔压力变化（如举重、咳嗽、排便等）而改变，是感染及恶性肿瘤转移入颅的易经途径。

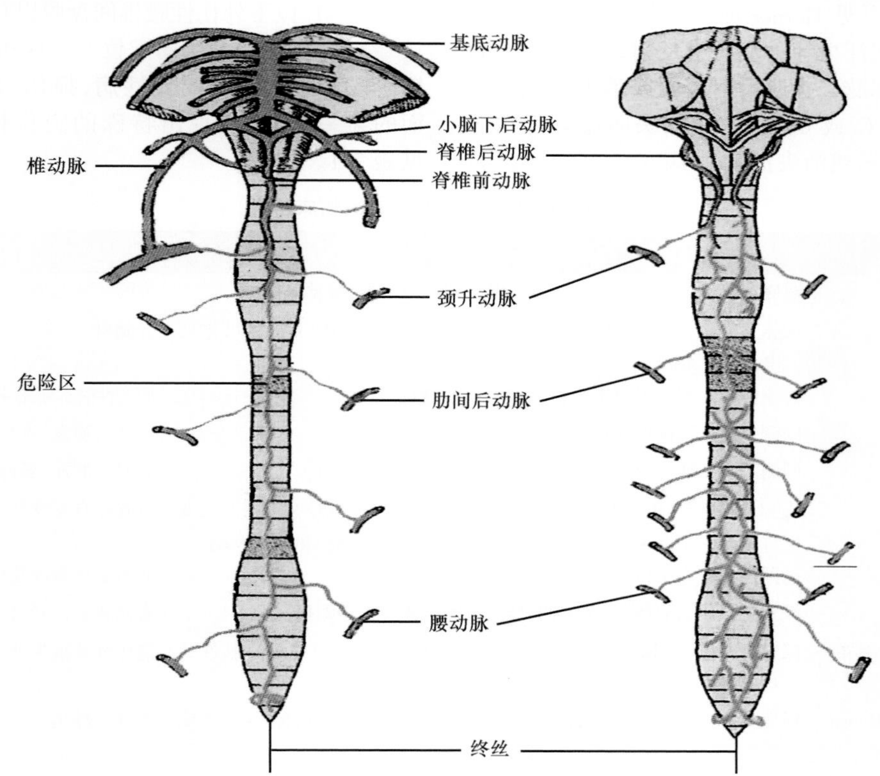

图 7-4　脊髓的血管分布

【脊髓损害的定位、定性诊断】 脊髓损害主要表现为运动障碍、感觉障碍、括约肌功能障碍及自主神经功能障碍等。在临床上，一旦确定病变在脊髓或椎管内，应对损害部位进行定位。首先判定病灶的损伤节段(即纵向定位)，其次明确病变在髓内还是在髓外(即横向定位)，如在髓内应确定在髓内的部位，如在髓外应确定在硬膜下还是在硬膜外。最后确定疾病的病因和性质(即定性诊断)。

1. 脊髓病变的纵向定位 脊髓各节段损害可有不同的临床表现。

(1) 高颈段($C_1 \sim C_4$)：损害平面以下各种感觉缺失，四肢呈上运动神经元性瘫痪，括约肌功能障碍，四肢和躯干无汗，伴枕或后颈部疼痛，咳嗽、转颈时加重，可有该区感觉缺失。$C_3 \sim C_5$节段损害出现膈肌瘫痪、腹式呼吸减弱或消失。三叉神经脊束核受损可出现同侧面部外侧痛、温觉丧失。副神经核受累影响同侧胸锁乳突肌及斜方肌，可引起转颈和耸肩无力和肌萎缩。病变从枕骨大孔波及后颅凹，可引起延髓和小脑症状，如吞咽困难、饮水呛咳、共济失调、眩晕和眼球震颤等，甚至导致呼吸循环衰竭死亡。如占位性病变阻塞小脑延髓池可引起颅内压增高。

(2) 颈膨大($C_5 \sim T_2$)：双上肢呈下运动神经元性瘫，双下肢呈上运动神经元性瘫，括约肌障碍，病变平面以下各种感觉缺失，肩部及上肢可有放射性根痛。$C_8 \sim T_1$侧角受损可见 Horner 征，表现瞳孔小、眼球内陷、眼裂小和面部汗少等。上肢腱反射改变有助于病变节段的定位，如肱二头肌反射减弱或消失而肱三头肌反射亢进提示 C_5或 C_6病变，肱二头肌反射正常而肱三头肌反射减弱或消失提示 C_7病变。

(3) 胸髓($T_3 \sim T_{12}$)：双上肢正常，双下肢呈上运动神经元性瘫，病变平面以下各种感觉缺失，尿便障碍，出汗异常，常伴相应胸腹部束带感(根痛)。T_4、T_5节段是血供薄弱区和易发病部位。感觉障碍平面有助于判断病损部位，可根据体表标志判定受损的节段。上、中、下腹壁反射对应的脊髓反射中枢分别位于 $T_7 \sim T_8$、$T_9 \sim T_{10}$、$T_{11} \sim T_{12}$节段，腹壁反射消失也可定位。$T_{10} \sim T_{11}$病变时下半部腹直肌无力，当患者仰卧位用力抬头时，可见脐孔被腹直肌上半部牵拉向上移动，称为 Beevor 征。

(4) 腰膨大($L_1 \sim S_2$)：受损出现双下肢下运动神经元性瘫，双下肢及会阴部各种感觉缺失，尿便障碍。损害平面在 $L_2 \sim L_4$则膝反射消失，$S_1 \sim S_2$则踝反射消失，$S_1 \sim S_3$受损出现阳痿。腰膨大上段受损时神经根痛区在腹股沟或下背部，下段受损时根痛表现坐骨神经痛。

(5) 脊髓圆锥($S_3 \sim S_5$)：在腰膨大以下，不出现下肢瘫痪及锥体束征，肛门周围和会阴部皮肤感觉缺失，呈鞍状分布；髓内病变可出现分离性感觉障碍，肛门反射消失和性功能障碍，脊髓圆锥为括约肌功能的副交感中枢，损伤后可出现真性尿失禁。

(6) 马尾：马尾病变与脊髓圆锥病变的临床表现相似，但症状和体征可为单侧或不对称性，多见明显的根痛和感觉障碍，位于会阴部、股部或小腿，下肢可有下运动神经元性瘫，尿便障碍常不明显或较晚出现。见于 $L_1 \sim L_2$以下外伤性腰椎间盘脱出和马尾肿瘤等。

2. 脊髓病变的横向定位 一些进行性病变的早期阶段和某些特殊的变性病，损伤可仅限于脊髓断面的某一部分，表现出特殊的定位体征，临床特点见表 7-1。

表 7-1 脊髓内局限性病变的临床特点

病变部位	症状	常见疾病
中央管附近	双侧节段性分离性感觉障碍，痛、温觉减弱或消失，触觉保留	脊髓空洞征、脊髓中央管出血或积水
后索	深感觉障碍，感觉性共济失调，后索刺激性病变在相应支配区可出现电击样剧痛	脊髓痨
侧索	对侧肢体病变水平以下中枢性瘫痪和痛、温觉障碍	原发性侧索硬化、Friedreich 共济失调
前角	同侧节段性周围性瘫痪	脊髓灰质炎、进行性脊肌萎缩
后角	同侧节段性痛、温觉缺失、触觉保留的分离性感觉障碍	脊髓空洞症、髓内胶质瘤早期
侧角	$C_8 \sim L_2$侧角受损出现血管舒缩障碍、泌汗障碍和营养障碍等，$C_8 \sim T_1$病变可见 Horner 征；$S_2 \sim S_4$侧角受损产生膀胱直肠功能障碍和性功能障碍	特发性直立性低血压
前角+锥体束	周围性瘫痪和中枢性瘫痪	肌萎缩侧索硬化症
后索+锥体束	深感觉障碍，感觉性共济失调，病变对侧肢体中枢性瘫痪	脊髓亚急性联合变性
后索+锥体束+脊髓小脑束	深感觉障碍，感觉性共济失调，病变对侧肢体中枢性瘫痪及小脑性共济失调	遗传性共济失调
脊髓半切综合征(Brown-Sequard syndrome)	病变节段以下同侧上运动神经元性瘫、深感觉障碍及血管舒缩功能障碍，对侧痛、温觉障碍，触觉保留	慢性脊髓压迫症
脊髓横贯性损害	脊髓横贯性损伤急性期呈现脊髓休克(spinal shock)，表现为损伤平面以下呈弛缓性瘫痪、肌张力低下、腱反射消失、病理征不能引出和尿潴留等，一般持续 1~6 周后逐渐转变为上运动神经元瘫痪，出现肌张力增高、腱反射亢进、病理征阳性和反射性排尿等	急性脊髓炎

3. 髓内与髓外病变的鉴别 髓内与髓外病变的鉴别见表7-2。

表7-2 髓内与髓外病变的鉴别

	脊髓内病变	脊髓外病变
根痛	极少	早期出现、明显
脑脊液冲击征	无	有
感觉障碍	分离性，节段型自上而下发展	传导束性自下而上发展
括约肌功能障碍	早期出现	晚期出现
锥体束征	出现晚	出现早
病变范围	节段较多	节段较少（尤其肿瘤）
椎管阻塞	不明显	明显
脑脊液	蛋白轻微增高	蛋白明显增高
脊椎X线片	椎间孔无改变	椎间孔可见扩大
脊髓造影	充盈缺损呈梭形膨大	充盈缺损呈杯口状
MRI检查	脊髓梭形膨大	髓外肿块及脊髓移位

4. 硬膜下与硬膜外病变的鉴别（主要为肿瘤）见表7-3。

表7-3 硬膜外与硬膜下肿瘤的鉴别

	硬膜外肿瘤	硬膜下肿瘤
发病率	较低	较高
良恶性	多为恶性肿瘤、转移癌	多为良性肿瘤
根痛	出现较早，持续时间较短	出现较早，持续时间较长
进展速度	进展快	较慢
棘突叩痛	较常见	常见
脑脊液冲击征	出现较早	出现早，明显
疼痛与体位	与体位无关	可随体位变化
X线片	常有椎体破坏	无明显变化，或有椎间孔扩大
脊髓造影充盈缺损形状	呈锯齿状	呈杯口状

5. 确定疾病的病因和性质 在对疾病进行定位诊断后，根据不同疾病的特点进行定性诊断。

第二节 急性脊髓炎

案例7-1

患者，男性，32岁。以"双下肢无力进行性加重3天，伴排尿困难1天"为主诉入院。入院前3天始，患者无明显诱因自觉双下肢麻木无力，走路费力，胸背部有束带感，尚可行走，未介意。次日双下肢无力加重，走路困难，双下肢抬举无力，不能行走，既而卧床。一天前，患者双下肢不能抬起，伴排尿困难，在当地医院留置导尿后来诊。既往史：平素身体健康。入院前10天左右曾出现发热，体温38.4℃，伴流涕，于当地医院按"上呼吸道感染"治疗后痊愈。入院时查体：T 36.3℃；P 78次/分；R 16次/分；BP 130/70mmHg。神志清楚，言语清楚流利，颅神经无异常。双上肢肌力Ⅴ级，双下肢肌力Ⅱ级。双下肢肌张力减弱，无肌萎缩。剑突以下痛、温觉及深感觉减退。双下肢膝反射及跟腱反射消失。Babinski征双侧均未引出。

问题：

1. 该患者神经系统损伤的定位诊断是什么？怎样判定？
2. 定性诊断还应考虑哪些疾病？

急性脊髓炎（acute myelitis）是由非特异性炎症引起的自身免疫反应所致的急性横贯性脊髓损伤，也称急性横贯性脊髓炎（actue transverse myelitis），以病损水平以下肢体瘫痪、传导束性感觉障碍和尿便障碍为临床特征。

【病因及分类】 急性脊髓炎主要包括感染后和疫苗接种后脊髓炎、脱髓鞘性脊髓炎、亚急性坏死性脊髓炎和副肿瘤性脊髓炎等。本病的病因尚不清楚，多数患者在出现脊髓症状前1~4周有上呼吸道感染、发热、腹泻等病毒感染症状，但脑脊液未检出抗体，脊髓和脑脊液中未分离出病毒，可能与病毒感染后变态反应有关，并非直接感染所致，故又称非感染性炎症型脊髓炎（myelitis of noninfectious inflammation type）。

【病理】 本病可累及脊髓的任何节段，以胸髓（T_3~T_5）最常见，其次为颈髓和腰髓。病损可为局灶性、横贯性等，通常局限于1个节段，多灶融合或多个节段病灶少见，如有2个以上散在病灶称为播散性脊髓炎。肉眼可见受损节段脊髓肿胀、质地变软、软脊膜充血或有炎性渗出物，切面可见脊髓软化、边缘不整、灰白质界限不清。镜下显示髓内和软脊膜的血管扩张、充血，血管周围炎性细胞浸润，以淋巴细胞和浆细胞为主；灰质内神经细胞肿胀，碎裂和消失，尼氏体溶解；白质髓鞘脱失和轴突变性。病灶中可见胶质细胞增生。

【临床表现】 本病可发生于任何年龄，青壮年较常见，无性别差异，散在发病。病前数日或1~2周常有发热、全身不适或上呼吸道感染症状，可有过劳、外伤及受凉等诱因。急性起病，首发症状多为双下肢麻木无力、病变节段束带感或根痛，进而发展为脊髓完全性横贯性损害，病变水平以下运动、感觉和自主神经功能障碍。最常受累的是胸段脊髓，尤其是 T_3～T_5 节段，颈髓和腰髓次之。

（1）运动障碍：常在数小时至2～3日内发展至完全性截瘫。病变早期常见脊髓休克，表现截瘫、肌张力低和腱反射消失，无病理征。休克期多为2～4周，脊髓损伤严重或有合并症，则休克期更长。休克期过后肌张力逐渐增高，腱反射亢进，出现病理征，肢体肌力由远端逐渐恢复。

（2）感觉障碍：病变节段以下所有感觉缺失，在感觉消失水平上缘可有感觉过敏区或束带样感觉异常，病变节段可有根痛或束带感。随病情恢复感觉平面可逐步下降，但较运动功能恢复慢。

（3）自主神经功能障碍：早期可有尿便潴留，但尿潴留时无膀胱充盈感，呈无张力性神经源性膀胱，膀胱充盈过度出现充盈性尿失禁；随着脊髓功能恢复，膀胱容量缩小，尿液充盈到300～400ml 时自主排尿，称为反射性神经源性膀胱。还可有受损平面以下无汗或少汗、皮肤脱屑和水肿、指甲松脆和角化过度等。

案例 7-1 诊疗思路

根据病史、查体及辅助检查，该患者应考虑脊髓疾病，定位为 T_6 脊髓节段横贯性损伤，且处于脊髓休克阶段。为进一步明确定性诊断，还应为该患者进一步做哪些检查？

答：还应做腰穿、VEP、脊柱 X 线片及脊髓 MRI 等项检查。

该患辅助检查结果：腰穿检查：脑脊液无色透明，压力 160mmHg。细胞数 3×10^6/L；蛋白 0.35g/L；糖 3.3mmol/L；Cl^- 124mmol/L。压颈试验通畅。VEP 正常。脊柱 X 线片未见异常。MRI 示：胸椎上段脊髓轻度肿胀，T_5～L_{10} 内可见连续的长 T_1、长 T_2 信号。

【辅助检查】

1. 腰穿　脑脊液压力正常，外观无色透明，细胞数、蛋白含量正常或轻度增高，淋巴细胞为主，糖、氯化物正常。压颈试验通畅，少数病例可有不完全梗阻。

2. 电生理检查　①视觉诱发电位（VEP）正常，可与视神经脊髓炎及 MS 鉴别；②下肢体感诱发电位（SEP）波幅可明显减低；运动诱发电位（MEP）异常，可作为判断疗效和预后的指标；③ 肌电图可正常或呈失神经改变。

3. 影像学检查　① 脊柱 X 线片正常。②MRI 显示病变部脊髓增粗，病变节段髓内多发片状或斑点状病灶，呈 T_1 低信号、T_2 高信号，强度不均，可有融合（图 7-5）。有的病例可无异常。

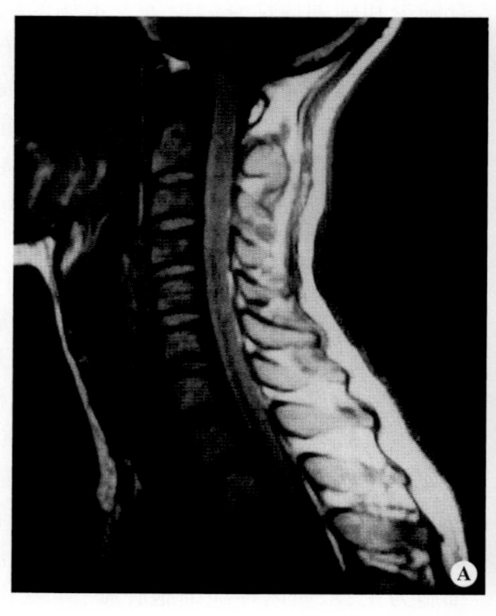

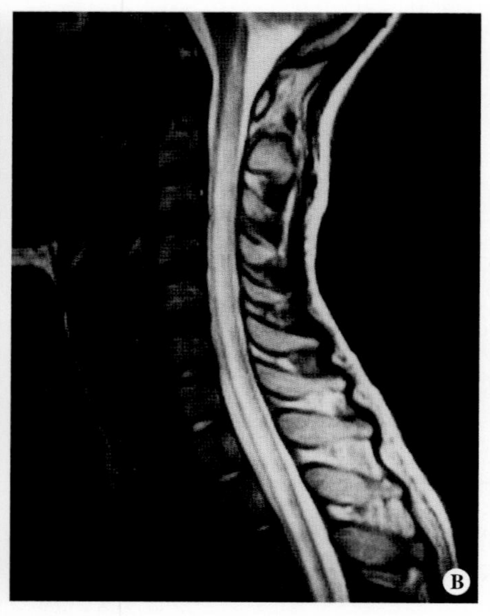

图 7-5　急性脊髓炎

A. MRI T_1 加权矢状位相可见颈椎到胸椎上段水平脊髓轻度肿胀，内部有长而连续的略低信号；B. MRI T_2 加权矢状位相为异常高信号

【诊断及鉴别诊断】

1. 诊断　根据急性起病，病前常有感染或预防接种史，迅速出现脊髓横贯性损害，常累及胸髓，结合脑脊液和 MRI 检查可以确诊。

2. 鉴别诊断　本病需与以下疾病鉴别。

（1）视神经脊髓炎：如患者首先出现脊髓病损，则很难预测是否为视神经脊髓炎。注意是否存在视力下降常规进行视觉诱发电位、MRI 检查则有利于鉴别。

（2）脊髓血管病

1）缺血性：脊髓前动脉综合征常容易与急性脊髓炎相混淆，病变水平相应部位出现根痛、短时间内出现截瘫、痛温觉缺失、尿便障碍，但深觉保留。

2）出血性：多由脊髓外伤或血管畸形引起。起病急骤，迅速出现剧烈背痛、截瘫和括约肌功能障碍。腰穿脑脊液为血性，脊髓CT见出血部位高密度影，脊髓DSA发现脊髓血管畸形等有助于与脊髓炎鉴别。

（3）急性炎症性脱髓鞘性多发性神经病：肢体可呈迟缓性瘫痪，末梢型感觉障碍，可伴脑神经损害，括约肌功能障碍少见。

（4）本病还应与急性硬脊膜外脓肿、脊髓结核或肿瘤相鉴别，见表7-4。

表7-4　急性脊髓炎与急性硬脊膜外脓肿、脊柱结核或转移性肿瘤的鉴别

	急性脊髓炎	急性硬脊膜外脓肿	脊髓结核或肿瘤
前驱症状	有上呼吸道感染或疫苗接种史	有其他部位的化脓感染	脊柱结核常有低热、乏力等症状，肿瘤常无前驱症状
全身症状	轻	重	轻或无
起病形式	急，数小时至数天	急，24h~1周	较缓，数周至数月
背痛	无或较轻	剧烈，可扩散至邻近节段	持续隐痛，不扩散
脊柱压痛	无或轻	明显	较明显
感觉缺失	传导束型感觉障碍，感觉平面清楚	传导束型感觉障碍，感觉平面不清楚	传导束型感觉障碍，从远端开始减退，常不对称
括约肌功能障碍	早期出现	较早	出现晚
脑脊液	正常或轻度细胞增高	细胞、蛋白增高	细胞正常、蛋白增高
X线片	正常	可无明显异常	脊柱结核可见椎体破坏、椎间隙变窄，椎旁寒性脓肿；肿瘤可见椎体破坏
脊髓造影	可正常	可见椎管阻塞，髓外硬膜外压迫	可见椎管阻塞，髓外压迫

案例7-1分析总结

1. 关于本病的诊断思路：首先根据病史、查体初步进行定位诊断（胸部有束带感，剑突下各种感觉障碍、截瘫、尿便障碍，符合T_6以下脊髓损伤），在此基础上确定进一步的辅助检查证实定位诊断并明确定性诊断。

2. 该患为急性起病，横贯性脊髓损伤，结合脊髓MRI结果定性诊断为：急性脊髓炎，但还应注意与脊髓血管病（无血性脑脊液、影像学检查未见出血可排除脊髓出血性疾病；体检为横贯性损伤及影像学改变可除外脊髓缺血性疾病）、视神经脊髓炎（无视神经损伤症状，VEP正常排除）、脊髓占位病变（影像学检查可排除）、吉兰-巴雷（脑脊液检查可排除）等疾病相鉴别。

3. 脊髓损伤的体检定位与影像学检查并未完全吻合是因为绝大多数的皮节是由2~3个神经后根重叠支配的，脊髓损伤的上界一般应比查体的感觉障碍平面高出1~2个节段。

4. 脊髓损伤上、下界的常用判定方法

1）上界的判定：①判定脊髓病变的上界时，神经根痛有重大意义。根痛为感觉后根直接受刺激的表现，性质为钝痛、刀割样或电击样痛、沿神经根放散。放散区域与病变神经根分布区大致相同，常伴有脑脊液冲击征（即咳嗽、喷嚏、用力时疼痛加重）。②确定感觉丧失的上界，也是判定病灶上界的重要依据。但按感觉缺失水平的上界判断病灶上界时，尤其进行手术治疗时，必须向上推算1~3节。③在脊髓休克解除后，还可利用反射确定病灶水平，即反射消失的最高节段，可能是病灶的上界。④影像学检查更有助于确定病变上界。

2）下界的判定：①根据反射变化，以反射亢进的最高节段常可推断病灶下界。②发汗试验、立毛反射、皮肤划痕试验检查可作为确定病灶下界的参考。③在这些临床方法判定病灶下界有困难时，可做脊髓造影或有关影像学检查。

【治疗】　本病主要采取减轻脊髓损害、防治并发症及促进功能恢复等治疗。

1. 药物治疗　①肾上腺皮质激素：目的是减轻可能致病的免疫反应，减轻脊髓损害。急性期可应用大剂量甲泼尼龙短程疗法，500~1000mg静脉滴注，1次/日，连用3~5日，控制病情发展；或用地塞米松10~20mg静脉滴注，1次/日，7~14日为一疗程；用上述两药后可改用泼尼松口服，40~60mg/d，维持4~6

周后或随病情好转逐渐减量停药。②免疫球蛋白：成人用量0.4g/(kg·d)，静脉滴注，连用3~5日为一疗程。③抗生素：治疗泌尿道或呼吸道的感染。④其他：如B族维生素、神经细胞保护剂、扩血管药物的应用可有助于神经功能恢复。

2. 对症治疗　对于轻度呼吸困难可用化痰药和超声雾化吸入，重症呼吸困难者应及时注意保持呼吸道通畅，必要时气管切开，用呼吸机辅助呼吸。

3. 加强护理，预防或减少并发症　①勤翻身、叩背，防止坠积性肺炎。②在骶尾部、足跟及骨隆起处放置气圈，保持皮肤干燥清洁，经常按摩皮肤，活动瘫痪肢体，防止褥疮发生；皮肤发红可用乙醇或温水轻揉，涂以3.5%安息香酊；已发生褥疮者应局部换药并加强全身营养，促进愈合；忌用热水袋以防烫伤。③排尿障碍应留置尿管，定期膀胱冲洗，注意预防尿路感染。④高位脊髓炎吞咽困难者应鼻饲饮食。

4. 患者的早期康复训练　对肢体功能恢复及生活质量的提高有十分重要的意义。早期应保持瘫痪肢体的功能位，防止肢体痉挛和关节挛缩，并可采取肢体被动活动和按摩，改善肢体血液循环，促进肌力的恢复，鼓励患者尽早主动活动。对于遗留痉挛性瘫痪的可口服巴氯芬，必要时也可采取适当的康复性手术治疗。

【预后】　本病的预后与病情严重程度有关。无合并症者通常3~6个月可基本恢复，生活自理。合并泌尿系统感染、褥疮、肺炎常影响恢复，导致恢复时间延长，遗留后遗症。完全性截瘫6个月后肌电图仍为失神经改变、MRI显示髓内广泛信号改变、病变范围多于10个脊髓节段者预后不良。急性上升性脊髓炎和高颈段脊髓炎预后差，可死于呼吸循环衰竭。约10%的患者可演变为多发性硬化或视神经脊髓炎。

第三节　脊髓压迫症

案例7-2

患者，女性，46岁。以“腰背痛1年，加重伴左下肢无力1个月”为主诉入院。该患于入院前1年无诱因出现腰背部疼痛，为钝痛，有束带感，用力时加重，未介意。近1个月患者自觉左下肢无力，走路抬腿无力，症状逐渐加重，需有人扶之能走，无尿便障碍，为系统诊治来某院就医。既往健康。入院时查体：T 36.3℃；P 78次/分；R 16次/分；BP 130/70mmHg。神志清楚，言语清楚流利，颅神经查体无异常。双上肢肌力Ⅴ级，左下肢肌力Ⅲ级，右下肢Ⅴ级。右侧躯干及肢体痛、温觉减退。余感觉检查正常。左膝腱、跟腱反射亢进，右侧正常。左Babinski征阳性，右侧阴性。

问题：

1. 该患者神经系统损伤的定位诊断是什么？怎样判定？

2. 定性诊断还应考虑哪些疾病？

脊髓压迫症（compressive myelopathy）是一组由椎管内占位性病变引起的脊髓受压综合征，可有脊髓半切或横贯性损害及椎管梗阻、脊神经根和血管受累的临床表现。

【病因及发病机制】

1. 病因　①肿瘤：最常见，占1/3以上，绝大多数起源于脊髓组织及邻近结构，如神经鞘膜瘤、脊膜瘤等；肺、乳房、胃肠等转移瘤多见于硬膜外；脊柱恶性肿瘤可沿椎管周围静脉丛侵犯脊髓；淋巴瘤和白血病较少见。②炎症：脊髓非特异性炎症、结核性脑脊髓膜炎、反复手术和脊髓麻醉等可导致蛛网膜粘连，引起脊髓、神经根受损症状；结核性和寄生虫等可引起慢性肉芽肿、蛛网膜炎和蛛网膜囊肿等；化脓性炎症血行播散可引起急性硬膜外或硬膜下脓肿。③脊柱外伤：如骨折、脱位及椎管内血肿形成。④脊柱退行性变：如椎间盘脱出、后纵韧带钙化和黄韧带肥厚等导致椎管狭窄。⑤先天性疾病：如颅底凹陷症、环椎枕化、脊髓血管畸形等。

2. 发病机制　任何病因对脊髓的影响主要表现在两个方面，即机械压迫和供血障碍。脊髓受压早期可通过移位、排挤脑脊液和调整表面静脉血液得到代偿，外形虽有明显改变，但神经传导径路并未中断，不出现神经功能受损；后期代偿可出现骨质吸收，使局部椎管扩大，通常有明显的神经系统症状、体征，脊髓受压病变的性质和速度可影响代偿机制发挥。急性压迫通常无充分代偿时机，脊髓损伤严重，但压迫解除后，功能恢复快且完全；慢性受压可能充分发挥代偿机制，损伤相对较轻，但压迫解除后，功能恢复慢且不完全。病变部位对损伤亦有影响，如髓内病变直接侵犯神经组织，症状出现较早；髓外硬膜外占位性病变由于硬脊膜阻挡，脊髓受压较硬膜内病变轻。动脉受压供血不足可引起脊髓变性萎缩，静脉受压淤血引起脊髓水肿。

【临床表现】

1. 分类　脊髓压迫症根据其病程经过可分为急性、慢性和亚急性脊髓压迫。

(1) 急性脊髓压迫症：发病及进展迅速，常于数小时至数日内脊髓功能完全丧失，多表现脊髓横贯性损害，出现脊髓休克，病变以下呈弛缓性瘫，各种反射不能引出。多见于脊椎外伤后椎管内血肿或骨折片压迫脊髓、急性硬膜外脓肿、转移瘤等。

(2) 慢性脊髓压迫症：病情缓慢进展，早期症状体征可不明显。通常可分为三期。①根痛期：出现神经根痛及脊膜刺激症状;②脊髓部分受压期:表现脊髓半切综合征;③脊髓完全受压期:出现脊髓完全横贯性损害。三期表现并非孤立,常相互重叠。上述脊髓受压的病程经过以慢性髓外压迫性病变最为典型。病因多为椎管内良性肿瘤,如神经鞘瘤、脊膜瘤、脂肪瘤、良性畸胎瘤等,也可见于囊肿及脊柱结核等。

(3)亚急性压迫的临床表现和病程介于急性和慢性之间。

2. 临床常见的症状和体征

(1)神经根症状:常为病变的早期。病变刺激后根分布区引起自发性疼痛,如电击、烧灼、刀割或撕裂样,咳嗽、排便和用力等加腹压动作可使疼痛加剧,称脑脊液冲击征。改变体位可使症状减轻或加重,有时出现相应节段束带感。随着病情进展,神经根症状可由一侧、间歇性转变为两侧、持续性。根痛症状对判定病变水平很有价值。

(2)感觉障碍:脊髓丘脑束受损产生对侧躯体较病变水平低2~3个节段的痛、温觉减退或缺失。脊髓感觉传导纤维的排列顺序也有助于髓内外病变鉴别。髓外病变感觉障碍自下肢远端向上发展至受压节段;髓内病变早期出现病变节段支配区分离性感觉障碍,累及脊髓丘脑束时感觉障碍自病变节段向下发展,鞍区(S_3~S_5)感觉保留至最后受累,称为“马鞍回避”;后索受压产生病变水平以下同侧深感觉缺失。晚期表现为脊髓横贯性损害,病变水平以下各种感觉缺失。

(3)运动障碍:一侧锥体束受压引起病变以下对侧肢体痉挛性瘫痪,肌张力增高、腱反射亢进和病理征阳性。双锥体束受压初期双下肢呈伸直样痉挛性瘫,晚期呈屈曲样痉挛性瘫。脊髓前角及前根受压可引起病变节段支配肌群弛缓性瘫痪,伴肌束震颤和肌萎缩。

(4)反射异常:受压节段后根、前根或前角受累时出现病变节段相应的腱反射减弱或消失;锥体束受损出现损害水平以下腱反射亢进、腹壁和提睾反射消失、病理征阳性。

(5)自主神经症状:髓内病变时括约肌功能障碍较早出现,圆锥以上病变早期出现尿潴留和便秘,晚期出现反射性膀胱;圆锥、马尾病变出现尿便失禁。病变水平以下可见皮肤少汗、无汗,皮肤干燥及脱屑等。

案例7-2诊疗思路

根据病史、查体,该患者符合脊髓半切综合征,定位为T_6水平脊髓髓外硬膜下病变,为进一步证实定位诊断及明确定性诊断,还应为该患者进一步做哪些检查?

答:还应做腰穿、脊髓X线片、脊椎CT或MRI等检查。

该患辅助检查结果:血常规正常。腰穿检查:脑脊液淡黄色,压力205mmHg。细胞数6×10^6/L;蛋白2.36g/L;糖3.5mmol/L;Cl^- 128mmol/L。压颈试验欠通畅。脊椎MRI示:T_4~T_6可见类圆形占位病变,T_1、T_2与脊髓呈等信号,增强后可见椎管内左后方一均匀强化、边缘较平滑清晰的肿块,脊髓呈受压改变。

【辅助检查】 欲确定病变的节段、性质及压迫程度,除根据临床神经系统体征外,还需借助于适当的辅助检查。

1. 脑脊液检查 脑脊液常规、生化检查及动力学变化对确定脊髓压迫症和梗阻程度很有价值。如病变造成脊髓蛛网膜下隙完全阻塞时,在阻塞水平以下测压力很低甚至测不出;部分性阻塞或未阻塞者压力正常甚至增高。压颈试验可证明椎管梗阻,但试验正常不能排除梗阻;如压颈上升较快、解除压力后下降较慢,或上升慢、下降更慢提示不完全梗阻。椎管严重梗阻时脑脊液蛋白-细胞分离,蛋白含量超过10g/L时,黄色的脑脊液流出后自动凝结,称为Froin征。通常梗阻愈完全、时间愈长、梗阻平面愈低,蛋白含量愈高。在梗阻平面以下腰穿放出脑脊液和压颈试验可能造成占位病灶移位使症状加重,应予注意。怀疑硬脊膜外脓肿时切忌在脊柱压痛处腰穿,以免造成蛛网膜下隙感染。

2. 影像学检查 ①脊柱X线片:可发现脊柱骨折、脱位、错位、结核、骨质破坏及椎管狭窄,椎弓根变形或间距增宽、椎间孔扩大、椎体后缘凹陷或骨质破坏等提示转移瘤。②CT及MRI:可显示脊髓受压,MRI能清晰显示椎管内病变及性质、部位和边界等(图7-6)。③脊髓造影:可显示脊髓梗阻界面,椎管完全梗阻时上行造影只显示压迫性病变下界,下行造影可显示病变上界。对于无CT和MRI的医疗单位,此项检查可帮助诊断。④核素扫描:目前应用经腰穿刺注入^{99m}Tc或^{131}I作为脊髓全长扫描,也能较为准确地确定阻塞部位,且患者痛苦较小,不良反应较少。

【诊断及鉴别诊断】

1. 诊断 脊髓压迫症的诊断应首先明确脊髓损害为压迫性或非压迫性,再确定受压部位(包括病变的纵向及横向定位,髓内与髓外、硬膜内与硬膜外病变的确定,参见本章第一节);最后确定压迫性病变的病因及性质。急性压迫多为外伤性硬膜外血肿、硬膜外脓肿,前者可有外伤史,进展迅速,后者常伴其他部位的感染。髓内和髓外硬膜下病变以肿瘤最常见。硬膜外病变多为转移癌、椎间盘突出。脊髓蛛网膜炎导致的病损常不对称,症状时轻时重,感觉障碍多呈根性、节段性或斑块状不规则分布,压颈试验可有梗阻,蛋白含量增高。

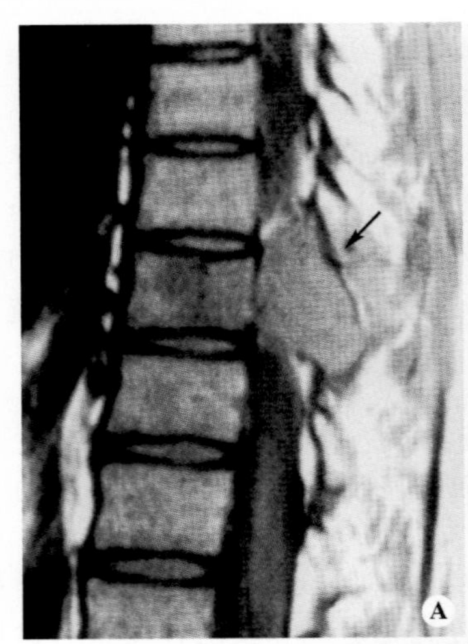

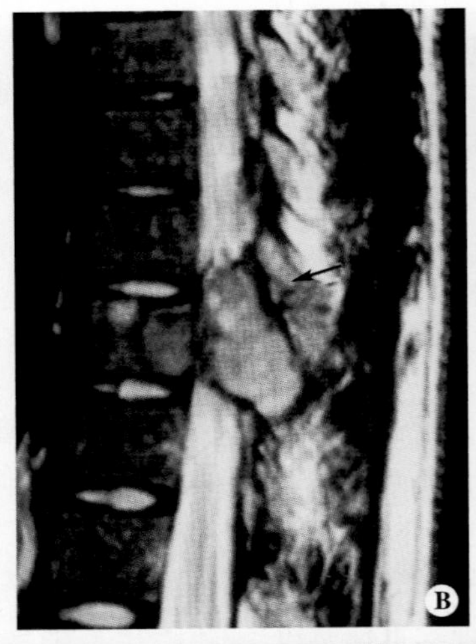

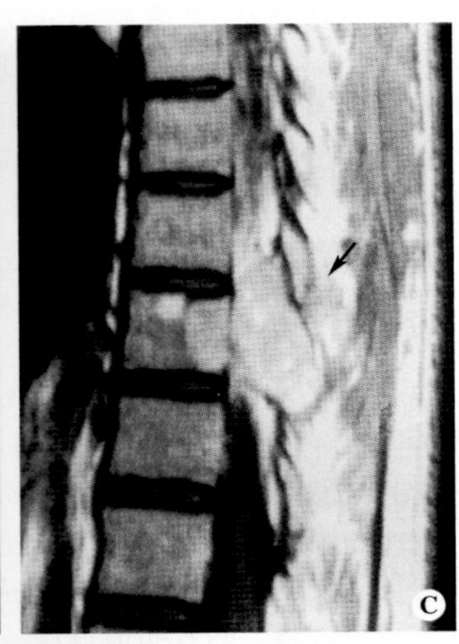

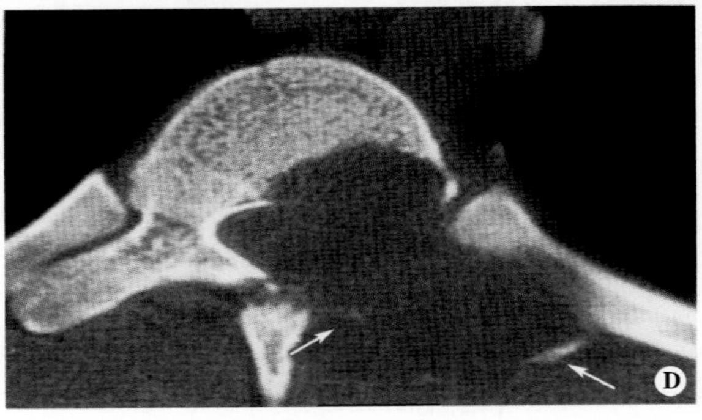

图 7-6 脊髓压迫症

A. MRI T_1 加权矢状位相；B. T_2 加权矢状位相；C. T_1 加权增强矢状位相；可见 T_9水平的病灶：T_1加权相呈等信号，T_2加权相呈高信号，增强后病灶均匀强化；D. CT 相（骨窗）可见边界清楚的溶骨性肿块

2. 鉴别诊断　本病还应与一些其他相脊髓疾病鉴别。

（1）急性脊髓炎：起病急，病前多有感染或预防接种史，多为脊髓横贯性损害，脑脊液白细胞增多，以单核和淋巴细胞为主，蛋白含量正常或轻度增高，压颈试验正常，脊髓 MRI 有助于鉴别。

（2）脊髓空洞症：起病隐匿，进展缓慢，病程较长，早期症状多见于下颈和上胸段脊髓，亦可扩大至延髓。典型表现为病损节段支配区皮肤分离性感觉障碍，病变节段支配区肌萎缩，根痛少见，皮肤营养障碍明显。MRI 可显示脊髓内长条形空洞。

（3）脊髓亚急性联合变性：多呈亚急性起病，主要表现为脊髓后索、侧索和周围神经损害，血清中维生素 B_{12}缺乏、有恶性贫血者可确定诊断。

案例 7-2 分析总结

1. 关于本病的诊断思路：根据病史、查体，该患者符合脊髓半切综合征，定位为 T_6 脊髓髓外硬膜下病变（腰背部疼痛，左下肢无力逐渐进展。查体左下肢肌力Ⅲ级，右侧躯干及下肢痛、温觉减退，左膝腱、跟腱反射亢进，左 Babinski 征阳性）。在此基础上确定进一步的辅助检查证实定位诊断并明确定性诊断。脊椎 MRI 检查证实脊髓 T_4 ~ T_6 存在占位病变，根据病史、查体及影像学特点定性诊断考虑脊膜瘤可能性大。

2. 本病还应注意与急性脊髓炎（非急性起病，病前无感染病史、非脊髓横贯性损伤，脑脊液及影像学检查可除外）、脊髓空洞症（慢性起病、影像学检查可除外）、脊髓亚急性联合变性（无脊髓后索、侧索及周围神经损害体征、无大细胞贫血，影像学检查可除外）等疾病相鉴别。

【治疗】　脊髓压迫症的治疗原则是尽快去除病因。可行手术治疗者应及早进行，如切除椎管内占位性病变、椎板减压术及硬脊膜囊切开术等，恶性肿瘤或转移瘤可酌情手术、放疗或化疗，脊柱结核在根治术的同时抗结核治疗。急性脊髓压迫更需抓紧时机，在起病 6h 内减压，如硬脊膜外脓肿应紧急手术并给予足量抗生素。长期卧床者应防治泌尿系统感染、褥疮、肺炎和肢体挛缩等并发症。瘫痪肢体应尽早积极进行康复治疗及功能训练。

【预后】　脊髓压迫症预后的决定因素很多，如病变性质、解除压迫可能性、程度及时间等。髓外硬膜下肿瘤多为良性，手术切除预后良好；髓内肿瘤恶性较多，预后较差。通常受压时间愈短，脊髓功能损害愈小，愈可能恢复。

第四节　脊髓空洞症

> **案例 7-3**
>
> 患者，男性，36 岁。以“右上肢肌肉萎缩 2 年，加重伴右肩关节肿胀 3 个月”为主诉就诊。该患者自 2 年前发现右上肢肌肉萎缩，无明显肉跳，活动略无力，未介意，近 3 个月右上肢肌肉萎缩及活动无力较前加重，并出现右肩关节肿胀，无疼痛，右上肢活动受限，无尿便障碍。于当地医院按“肩周炎”治疗无效，为系统诊治去某医院就医。既往有右上肢烫伤不知痛史。神经系统查体：T 36.5℃；P 75 次/分；R 16 次/分；BP 140/70mmHg。右上臂可见多处烫伤瘢痕。右肩关节明显肿胀，畸形，无明显压痛，关节活动时有摩擦音，活动受限。神志清楚，语言清楚流利，颅神经检查正常，右上肢肌力Ⅳ(-)级，肌肉萎缩。右侧颈部至躯干部剑突下平面痛、温觉减退，双上肢痛、温觉减退，触觉正常。双侧上肢腱反射减弱、双下肢腱反射活跃。病理反射双侧均阳性。
>
> 问题：
>
> 1. 该患者神经系统损伤的定位诊断是什么？怎样判定？
>
> 2. 定性诊断还应考虑哪些疾病？

脊髓空洞症（syringomyelia）是慢性进行性脊髓变性疾病，可单发或多发，病变常累及颈、胸髓，亦可发生于延髓，称为延髓空洞症（syringobulbia）。典型临床表现为节段性分离性感觉障碍、病变节段支配区肌萎缩及营养障碍等。

【病因与发病机制】　目前关于本病的病因及发病机制尚不清楚，大多观点认为其并非单一病因所致，是多种因素和机制引起的综合征。可能的因素如下。

1. 先天性发育异常　由于本病常合并小脑扁桃体下疝、脊柱裂、脑积水、颈肋、弓形足等畸形。故认为脊髓空洞症是脊髓先天性发育异常；也有人认为由胚胎期脊髓神经管闭合不全或脊髓内先天性神经胶质增生导致脊髓中心变性所致。

2. 脑脊液动力学异常　颈枕区先天性异常影响脑脊液自第四脑室进入蛛网膜下隙。长期脑室内压力增高，可导致导致与中央管相通的交通型脊髓空洞。

3. 脊髓血液循环异常　脊髓缺血、坏死、软化等可形成空洞。

4. 其他　外伤、肿瘤、炎症等也可能与空洞形成有关。

【病理】　空洞常见于颈髓，向胸髓或延髓扩展，腰髓较少，偶有多发空洞互不相通。病变多首先侵犯灰质前连合，对称或不对称地向后角和前角扩展，最后扩展到该水平的绝大部分。延髓空洞多呈单侧纵裂状，位于脑干背侧中线，很少累及中脑，可累及内侧丘系交叉纤维、舌下及迷走神经核。有空洞的脊髓外观可能呈现萎缩，若空洞较大时，则相应的病变节段脊髓外形往往增大，病变侧脊髓变宽、肿胀，而对侧受压变平。基本病变是空洞形成和胶质增生，空洞壁不规则，由环形排列胶质细胞及纤维组成；空洞内的清亮液体成分与脑脊液相似，黄色液体提示蛋白含量增高。空洞壁多不规则，可见周围胶质增生，空洞形成后期，大量的胶原纤维形成 1～2mm 厚致密囊壁；空洞周围有时可见异常血管变性。

【脊髓空洞症的分型】　临床上通常根据空洞与第四脑室相连续和不连续将脊髓空洞症分为两类，前者称交通性脊髓空洞症。后者称非交通性脊髓空洞症。随着脊髓空洞症的发病机制及病理学研究的深入，Barnett 等提出改良分类方法（表 7-5）。

表 7-5　脊髓空洞症的改良分类

Ⅰ型	伴随有枕骨大孔阻塞和中央管扩张的脊髓空洞症 A. 伴随 ChiariⅠ型畸形 B. 伴随枕骨大孔的其他梗阻性病损
Ⅱ型	不伴有枕骨大孔梗阻的脊髓空洞症
Ⅲ型	伴有脊髓其他疾病的脊髓空洞症 A. 脊髓肿瘤（通常指髓外肿瘤） B. 创伤性脊髓病 C. 脊髓蛛网膜炎和硬脊膜炎 D. 由于脊髓压迫或者梗死引起的脊髓软化
Ⅳ型	单纯脊髓积水，常伴有脑积水

【临床表现】　本病通常在 20～30 岁发病，偶可发生于儿童期或成年以后，男性多于女性，男女比例约为 3∶1，一般隐匿起病及进展缓慢。

1. 感觉障碍　多为同侧上肢的痛、温觉障碍，患者表现为手被刺伤或割伤而没有疼痛感，被开水烫伤或被烟头灼伤却没感觉到，因此，手或上肢常受损伤而留下瘢痕。当空洞侵及中央灰质和脊髓前联合时，双上肢表现为节段性分离性感觉障碍（dissociated sensory loss），逐渐扩大呈短上衣样分布，痛、温觉障碍，触觉和深感觉保存。晚期空洞扩展至脊髓丘脑束，出现空洞水平以下传导束性感觉障碍。

2. 运动障碍　前角细胞受累出现相应节段肌萎缩、肌束颤动、肌张力减低和腱反射减弱，空洞水平以下出现锥体束征。空洞位于颈膨大，双手肌萎缩明显，晚期可表现为“爪形手”；病变侵及 $C_8 \sim T_1$ 侧角交感神经中枢，出现 Horner 征。

3. 神经营养障碍及其他症状 神经性关节病也是本病的特征之一。肩关节、肘关节或腕关节可因痛觉缺失导致神经源性关节病，表现为关节磨损、萎缩和畸形，关节肿大，活动度增加，运动时有摩擦音而无痛觉，即夏科（Charcot）关节。皮肤营养障碍也较常见，如皮肤增厚、过度角化，痛觉缺失区表皮烫伤、割伤造成顽固性溃疡和瘢痕形成，甚至指、趾节末端无痛性坏死、脱落，称为 Morvan 征。晚期表现可出现神经源性膀胱和尿便失禁。

4. 延髓空洞症常为脊髓空洞的延伸 空洞累及三叉神经脊束核出现面部洋葱皮样痛、温觉缺失，自外侧向鼻唇部发展；累及疑核引起吞咽困难和饮水呛咳；累及舌下神经核则伸舌偏向患侧、同侧舌肌萎缩及肌束颤动；累及面神经核出现周围性面瘫；前庭小脑通路受累出现眩晕、眼震和步态不稳。

5. 合并症 脊髓空洞症常合并其他先天性畸形，如脊柱侧弯或后突畸形、隐性脊柱裂、颈枕区畸形、小脑扁桃体下疝和弓形足等。

案例 7-3 诊疗思路

根据病史、查体，该患的定位诊断考虑为 $C_3 \sim T_6$ 髓内病变。为进一步证实定位诊断及明确定性诊断，还应为该患者进一步做哪些检查？

答：还应做腰穿、脊椎 MRI 及右肩关节 X 线片等检查。

该患辅助检查结果：①腰穿检查：脑脊液无色透明，压力 155mmHg，细胞数 3×10^6/L，蛋白、糖、氯化物均正常，压颈试验通畅。②右肩关节像可见软组织肿胀，骨端致密，关节间隙狭窄，可见退变骨赘和新骨形成，未见明显脱位和畸形。③MRI 检查示：$C_3 \sim T_5$ 髓内有纵形条形异常信号，T_1 为低信号，T_2 为高信号，异常信号边缘清楚（图 7-7）。考虑诊断：$C_3 \sim T_5$ 脊髓空洞症。

【辅助检查】

1. 脑脊液检查 多正常，空洞较大的可引起椎管轻度梗阻和脑脊液蛋白增高。

2. 影像学检查 ①X 线片可发现脊柱侧弯或后突畸形、隐性脊柱裂、颈枕区畸形和 Charcot 关节等。②延迟脊髓 CT 扫描（DMCT）可显示高密度空洞影像。③MRI 是确诊本病的首选方法，其矢状位图像可清晰显示空洞位置、大小和范围，是否合并畸形等（图 7-7），造影剂增强可与肿瘤空洞相鉴别，也有助于选择手术适应证和设计手术方案。

【诊断及鉴别诊断】

1. 诊断 根据青壮年期发病，起病隐袭，缓慢进展，节段性分离性感觉障碍、肌无力和肌萎缩、皮肤和关节营养障碍，常合并其他先天性畸形等，不难诊断。MRI 或 CT 发现空洞可确诊。

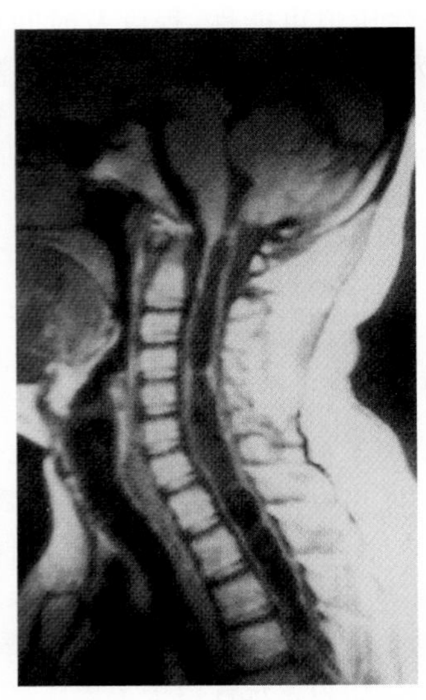

图 7-7 MRIT_1 可见脊髓空洞，伴 Chiari-Ⅱ畸形

2. 鉴别诊断 本病须与下列疾病鉴别。

（1）脊髓内肿瘤：早期可有分离性感觉障碍，但肿瘤病变节段短，进展较快，病情较重，可较快出现横贯性损害表现，括约肌功能障碍出现较早，皮肤营养性障碍少见。脑脊液蛋白明显增高，MRI 检查可以鉴别。

（2）颈椎病：多见于老年，可有手及上肢轻度无力和肌萎缩，常有明显的根痛，感觉障碍呈根性分布。颈椎 X 线片、MRI 检查有助于鉴别。

（3）肌萎缩侧索硬化：多在中年起病，上、下运动神经元同时受累，无感觉障碍，MRI 检查无异常。

（4）脑干肿瘤：延髓空洞症应与脑干肿瘤鉴别，后者多为青少年发病，病程较短，病损常起自脑桥下部，MRI 可资鉴别。

（5）颈肋：也可造成手部肌肉萎缩和感觉障碍，但感觉障碍常局限于手及前臂尺侧，触觉障碍更为突出，无传导束损伤表现，影像学检查可资鉴别。

案例 7-3 分析总结

1. 关于本病的诊断思路：首先根据病史、查体进行定位诊断［右上肢肌力Ⅳ（-）级伴肌肉萎缩。右侧颈部至躯干部剑突下平面痛、温觉减退，双上肢痛、温觉减退，触觉正常。双侧上肢腱反射减弱、双下肢腱反射活跃。病理反射双侧均阳性，考虑为 $C_3 \sim T_6$ 髓内病变］，为进一步的证实定位诊断和明确定性诊断需进行相关辅助检查。脊髓 MRI 证实病变在 $C_3 \sim T_5$ 髓内。根据病史、查体及辅助检查定性诊断为 $C_3 \sim T_5$ 脊髓空洞症

(隐匿起病,进展缓慢,节段性分离性感觉障碍,肌力减退,肌萎缩,合并 Charcot 关节,脊髓 MRI 可见 $C_3 \sim T_5$ 脊髓空洞)。

2. 本病还应注意与脊髓内肿瘤(病程较短,进展较快,脊髓 MRI 检查可除外)、肌萎缩侧索硬化(有感觉障碍看,合并 Charcot 关节,结合脊髓 MRI 可除外)及颈椎病(无根痛,结合影像学检查可除外)等疾病相鉴别。

【治疗及预后】 本病进展缓慢,常可迁延数十年之久。目前尚无特效疗法。

1. 一般治疗 注意保护受累关节及肌肉,防止烫伤、冻伤及各种意外。注意防止关节挛缩,可辅助康复、按摩等。可给予 B 族维生素、镇痛剂等对症治疗。

2. 手术治疗 Ⅰ型脊髓空洞症唯一有长期疗效的方法是枕大孔和上颈部椎管的手术减压。较大空洞伴椎管梗阻可行上颈段椎板切除减压术,合并颈枕区畸形及小脑扁桃体下疝可行枕骨下减压,空洞切开术或空洞分流也用于Ⅰ型脊髓空洞症和Ⅱ型脊髓空洞症病例,但疗效尚不确定。合并肿瘤的患者,可能时应切除肿瘤。罕见的有症状的单纯脊髓积水患者可得益于脑积水的脑室-腹膜引流术。

3. 放射治疗 早期深部 X 线治疗和放射性同位素^{131}I 治疗疗效尚不肯定。

第五节 脊髓亚急性联合变性

案例 7-4

患者,男性,56 岁。以"双足麻木半年,加重伴走路不稳 2 周"为主诉入院。该患者于半年前出现双足麻木,偶有针刺样疼痛,未系统诊治。入院前 2 周,患者上述症状加重,麻木更明显。伴走路不稳,左右摇晃,走路时有踩棉花感,时有穿鞋上床而不知,为系统诊治来某院就医。既往史:十多年前曾因消化性溃疡穿孔行胃大部切除术。查体:T 36.0℃;P 75 次/分;R 16 次/分;BP 140/80mmHg。神志清楚,言语清楚流利,颅神经无异常。四肢肌力Ⅴ(-)级,双侧跟膝胫试验欠准确,双下肢深感觉减退,闭目难立征阳性,双侧膝腱、跟腱反射减弱,双 Babinski 征阳性。

问题:

1. 该患者神经系统损伤的定位诊断是什么?怎样判定?

2. 定性诊断还应考虑哪些疾病?

脊髓亚急性联合变性是维生素 B_{12} 缺乏导致的神经系统变性疾病。病变主要累及脊髓后索、侧索及周围神经,临床表现双下肢深感觉缺失、感觉性共济失调、痉挛性截瘫及周围性神经病变等,常伴有贫血。

【病因及发病机制】 本病与维生素 B_{12} 缺乏或代谢障碍有关。人体摄入的维生素 B_{12} 主要来源于动物内脏及肉类食品,尤其动物肝脏含量最丰富。摄入的维生素 B_{12} 与胃底腺壁细胞分泌的内因子结合形成稳定的化合物,在回肠远端吸收,同血浆里的转钴胺素Ⅱ结合进入细胞内,参与核蛋白合成及髓鞘形成,还参与血红蛋白合成。维生素 B_{12} 摄取、吸收、结合与转运的任一环节障碍均可引起维生素 B_{12} 缺乏,可引起髓鞘合成障碍导致神经病损,还可导致贫血,白种人常合并恶性贫血,我国则多合并其他类型贫血。在我国,胃大部切除术后、大量酗酒伴萎缩性胃炎及先天性内因子分泌缺陷、叶酸缺乏、小肠原发性吸收不良、回肠切除、血液运钴胺蛋白缺乏等均可导致维生素 B_{12} 缺乏,引起脊髓亚急性联合变性。由于叶酸代谢与维生素 B_{12} 的代谢相关,因此叶酸缺乏也可产生与本病相似的症状和体征。

【病理】 本病早期脊髓表现为肿胀,晚期常萎缩,基质变硬,横切面较正常淡,可伴有轻度的脑萎缩。病变主要累及脊髓后索及锥体束,严重时大脑白质、视神经和周围神经可不同程度地受累。脊髓切面可见白质脱髓鞘改变,镜下可见病变区髓鞘肿胀、空泡形成及轴突变性。起初病变散在分布,以后融合成疏松的海绵状坏死灶,伴不同程度胶质细胞增生。周围神经病变以脱髓鞘和轴突变性为主。

【临床表现】

(1) 多在中年以上起病,呈亚急性或慢性进展病程,男女无明显差异。

(2) 多数患者出现神经症状前有苍白、倦怠、腹泻和舌炎等症状。最初症状常为双足的感觉异常,如麻木、刺痛、烧灼感或感觉迟钝,可持续数月至数年。脊髓后索受累可见行走不稳,踩棉花感,步态蹒跚、基底增宽,检查双下肢振动觉、位置觉障碍,远端明显,Romberg 征阳性等;侧索受累可出现双下肢无力、发硬和动作笨拙,检查可见双下肢痉挛性瘫,肌张力增强,腱反射亢进,病理征阳性;合并有显著的周围神经损害的,可表现为肌张力减低,腱反射减弱,但病理征为阳性。极少数患者有脊髓后索、侧索损害典型症状。双上肢受累的严重程度很少超过下肢。极少累及脑神经,少数患者可见视神经萎缩及中心暗点,提示大脑白质与视神经广泛受累,多由严重贫血所致。有些患者屈颈时出现一阵阵由脊背向下肢放射的针刺感(Lhermitte 征)。晚期可出现括约肌功能障碍。有些患者可有精神症状如易激惹、抑郁等精神症状,认知功能也可能减退,甚至痴呆。

案例 7-4 诊疗思路

根据病史、查体,该患者病变定位考虑为脊髓后索、周围神经和锥体束损伤,为进一步证实定位诊断及明确定性诊断,还应为该患者进一步做哪些检查?

答:还应做血常规、血维生素 B_{12}、骨穿、腰穿、脊椎 MRI 及胃液分析和 Schilling 试验等检查。

该患辅助检查结果:血常规:RBC $3.3\times10^{12}/L$, Hb 88g/L, MCV106fl,其余项正常;血维生素 B_{12} 62pg/ml。骨髓涂片:巨幼细胞性贫血。腰穿检查:脑脊液正常。MRI 检查:脊髓后索可见条索状长 T_1、长 T_2 信号。

【辅助检查】

(1) 周围血常规及骨髓涂片检查显示巨细胞低色素性贫血,血液网织红细胞数减少,注射维生素 B_{12} 100μg/d,10 日后网织红细胞增多有助于诊断。血清维生素 B_{12} 含量降低(正常值 220~940pg/ml)。血清维生素 B_{12} 含量正常者,应做 Schilling 试验(口服放射性核素钴-57 标记的维生素 B_{12},测定尿、粪中排泄量),可发现维生素 B_{12} 吸收障碍。

(2) 脑脊液正常,少数可有蛋白轻度增高。

(3) 胃液分析可发现有抗组胺性胃酸缺乏。

(4) MRI 可见脊髓病变部位 T_1 呈低信号、T_2 呈高信号,多伴有强化(图 7-8)。

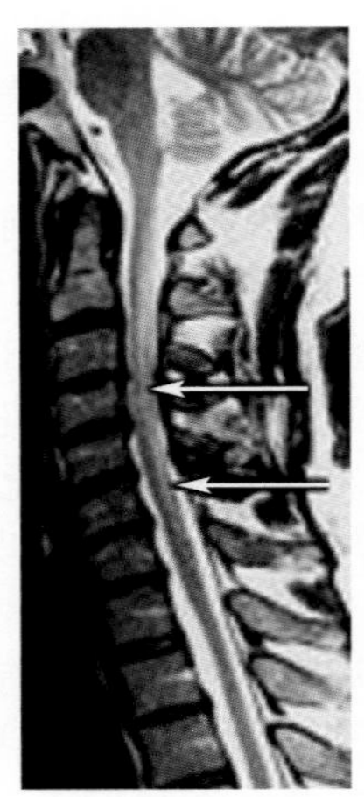

图 7-8 MRIT_2 矢状位相可见脊髓后索较长条状高信号

【诊断及鉴别诊断】

1. 诊断 根据中年以后发病,脊髓后索、侧索及周围神经受损症状、体征,合并贫血,结合上述辅助检查,维生素 B_{12} 治疗后神经症状改善可确诊。

2. 鉴别诊断 本病首先应与非恶性贫血型联合系统变性相鉴别。它是一种累积脊髓后索和侧索的内生性脊髓疾病,与恶性贫血无关。两者的主要区别是非恶性贫血型联合系统变性皮质脊髓束的损害较后索损害出现早且明显,进展缓慢,目前关于该病的病因尚不明确。另外,还需与周围神经病、脊髓压迫症、多发性硬化及神经梅毒等鉴别。

案例 7-4 分析总结

1. 关于本病的诊断思路:根据病史、查体定位该患病损在脊髓后索、周围神经和锥体束(双下肢麻木、走路不稳、穿鞋上床,胃大切手术史,双侧跟膝胫试验欠准确,双下肢深感觉减退,闭目难立征阳性,双侧膝腱、跟腱反射减弱,双 Babinski 征阳性)。为进一步证实定位诊断和明确定性诊断需进行相关辅助检查(血常规、血维生素 B_{12}、脊髓 MRI)。

2. 根据病史、查体及辅助检查该患定性诊断为:脊髓亚急性联合变性。诊断依据包括定位诊断确定脊髓后索、周围神经和锥体束损伤、血常规提示大细胞贫血、脊髓 MRI 提示脊髓后索改变。

3. 本病还应注意与非恶性贫血性联合系统变性(无恶性贫血可排除)、脊髓压迫症(无明确的神经根痛和感觉平面,结合脊髓 MRI 可除外)、多发性硬化(无缓解复发交替病史且伴有周围神经损伤可除外)、周围神经病(合并锥体束损伤及脊髓后索损伤、伴大细胞性贫血和血维生素 B_{12} 降低可除外)等疾病相鉴别。

4. 该患锥体束损伤为上运动神经元瘫,双侧膝腱和跟腱反射减弱考虑与合并较为严重的周围神经损伤有关。

【治疗】

(1) 药物治疗:一旦确诊或拟诊本病应立即给予维生素 B_{12} 治疗。①维生素 B_{12} 500~1000μg/d,肌内注射,连续 2~4 周,改为每周 2~3 次;2~3 个月后改为维生素 B_{12} 500μg 口服,2 次/日,总疗程 6 个月;维生素 B_{12} 吸收障碍者需终生用药,可与维生素 B_1、维生素 B_6 合用,疗效更佳;无需加大维生素 B_{12} 的剂量,因并不能加快神经功能的恢复。②贫血患者可加用铁剂,如硫酸亚铁 0.3~0.6g,3 次/日;或 10% 枸橼酸铁铵溶液 10ml 口服,3 次/日;③可合用叶酸治疗,但不可单独应用叶酸,否则可导致神经症状加重。

(2) 病因治疗:萎缩性胃炎胃液中缺乏游离胃酸,可服用胃蛋白酶合剂或饭前服稀盐酸合剂 10ml,3 次/日;戒酒和纠正营养不良,改善膳食结构,给予富含 B 族维生素的食物,多食粗粮、蔬菜和动物肝脏等;治疗肠炎、胃炎等导致吸收障碍的疾病。

(3) 加强瘫痪肢体的功能锻炼,辅以针刺、理疗及康复疗法等。

【预后】 本病如不经治疗,神经症状会持续进展,病后数年可致死亡。如在发病后3个月内积极治疗常可望完全康复,故早诊断、早治疗是改善本病预后的关键。若治疗6~12个月后神经功能仍未恢复,则难以恢复。

第六节 脊髓血管病

案例7-5

患者,男性,36岁。以"胸背部疼痛伴双下肢无力、排尿困难4天"为主诉入院。该患于4天前无明显诱因突然出现胸背部疼痛,伴双下肢无力,不能行走,同时伴排尿困难,于当地医院按"脊髓炎"治疗,病情无好转。发病以来患者无发热。既往健康。神经系统查体:T 36.2℃;P 78次/分;R 16次/分;BP 140/80mmHg。神志清楚,语言清楚流利,颅神经查体均正常。双下肢肌力Ⅰ级,上肢正常。剑突平面以下痛、温觉减退,双下肢关节位置觉、振动觉正常。双下肢腱反射明显减弱,双侧病理征(-)。颈软。

问题:

1. 该患者神经系统损伤的定位诊断是什么?怎样判定?
2. 定性诊断还应考虑哪些疾病?

脊髓血管病(vascular diseases of the spinal cord)发病率远低于脑血管疾病,分为缺血性、出血性及血管畸形三类。

【病因及发病机制】

1. 缺血性疾病 主要原因是动脉硬化、微栓塞、血管痉挛,由心肌梗死、心搏骤停、主动脉破裂、主动脉造影、胸腔和脊柱手术等引起严重低血压,以及脊髓血管畸形、腰椎管狭窄、梅毒性动脉炎、肿瘤、蛛网膜粘连等均可导致缺血性脊髓病。

2. 出血性疾病 包括硬膜外出血、蛛网膜下隙出血和脊髓内出血。常见的病因有外伤、脊髓动静脉畸形、动脉瘤、血液病、肿瘤和抗凝治疗等。

3. 脊髓血管畸形 是常见的脊髓血管病。正常脊髓供血血管与异常血管相通,可因盗血引起脊髓缺血;异常粗大而畸形的血管可压迫脊髓,闭塞引起脊髓缺血;畸形血管破裂引起出血,导致脊髓功能受损。约1/3的脊髓血管畸形的患者合并病变脊髓节段皮肤血管瘤、颅内血管畸形和脊髓空洞症等。

【病理及病理生理】 脊髓梗死可导致脊髓动脉呈节段性闭塞,颜色变浅。脊髓部分区域早期充血水肿,重者可有神经细胞变性坏死、灰白质软化和血管周围淋巴细胞浸润,晚期血栓机化,被纤维组织取代,并有血管再通,可见脊髓萎缩变细。

髓内出血常侵犯数个脊髓节段,多位于中央灰质;脊髓外出血形成血肿或血液进入蛛网膜下隙,出血灶周围组织水肿、淤血和继发神经组织变性。

脊髓血管畸形是由扩张迂曲的异常血管形成网状血管团及其上下方的供血动脉和引流静脉组成,可发生于脊髓的任何节段,常累及2~3个节段。脊髓损害以脊髓梗死为主,在血管畸形的供血部分可有脊髓萎缩和空洞形成。脊髓广泛性脱髓变性和坏死。损害的范围可为横贯性、脊髓中央部分或脊髓周边部分,左右可不对称。

【临床表现】

1. 缺血性疾病

(1)脊髓短暂性缺血发作(spinal TIA):突然发作的间歇性跛行是本病的典型表现,类似于短暂性脑缺血发作(TIA),持续数分钟至数小时,一般在24h内可完全恢复,不遗留任何后遗症。也可表现自发性下肢远端发作性无力,反复发作,可自行缓解,休息或使用血管扩张剂可缓解,间歇期症状消失。

(2)脊髓梗死:脊髓对缺血耐受力较强,血压低于40~50mmHg才出现临床症状,完全缺血,15min以上方可导致脊髓不可逆损伤。脊髓前动脉血栓形成常见于颈胸髓,该段是血供薄弱区,脊髓后动脉则很少见。脊髓梗死常呈卒中样起病,脊髓症状在数分钟或数小时达到高峰。①脊髓前动脉综合征:脊髓前动脉供应脊髓前2/3区域,易发生缺血性病变,以中胸段或下胸段多见,其特点是突然出现的根痛、截瘫或四肢瘫和分离性感觉障碍。首发症状常为突发的、病损水平相应部位的根痛或弥漫性疼痛,迅速发生弛缓性瘫,脊髓休克期过后转变为痉挛性瘫;传导束型分离性感觉障碍,痛、温觉缺失而深感觉保留(后索未受累);尿便障碍较明显。②脊髓后动脉综合征:脊髓后动脉因有良好侧支循环而极少闭塞,即使发生症状也较轻且恢复较快。表现为急性根痛,病变水平以下深感觉缺失和感觉性共济失调,痛、温觉和肌力保存,括约肌功能常不受影响。③中央动脉综合征:主要表现为病变水平相应节段的下运动神经元性瘫痪,多无锥体束损害和感觉障碍,腰骶髓损害时可伴尿便障碍。

2. 出血性疾病 包括硬膜外、硬膜下和脊髓内出血,以脊膜刺激征和脊髓损害为主要临床表现,常骤然出现剧烈背痛,截瘫、病变水平以下感觉缺失和括约肌功能障碍等急性脊髓横贯性损害表现。脊髓表面血管破裂出血可能只有背痛,无脊髓受压表现。硬膜下血肿远较硬膜外血肿少见。

3. 脊髓血管畸形 绝大多数为动静脉畸形,多见于胸腰段,其次为中胸段,颈段少见。起病年龄多在40岁前,约半数在14岁前发病,男性多于女性。脊髓神经损害主要是由椎管内出血或脊髓梗死所致,临床依起病和病程的不同分为慢性进展型、间歇发作型和急性卒中型。蛛网膜下隙出血、脊髓间歇性跛行、节段性皮肤血管痣是本病的特征性表现,在临床诊断上有重要意义。患者多以急性疼痛为首发症状,表现脑膜刺激征、不同程度截瘫、根性或传导束性感觉障碍，括约肌功能障碍早期为尿便困难，晚期为失禁，也有少数患者表现为单纯脊髓蛛网膜下隙出血。

案例 7-5 诊疗思路

根据病史、查体，该患者病变定位考虑为 T_6 节段脊髓病变，为进一步证实定位诊断及明确定性诊断，还应为该患者进一步做哪些检查？

答：还应做腰穿、脊髓 CT、MRI 及 DSA 等检查。

该患辅助检查结果：腰穿检查：脑脊液压力 160 mmH_2O，压颈试验通畅。白细胞 0，蛋白：0.36g/L。糖和氯化物正常。胸 MRI 平扫示：T_5～T_8 髓内近腹侧可见条状长 T_1、长 T_2 信号。

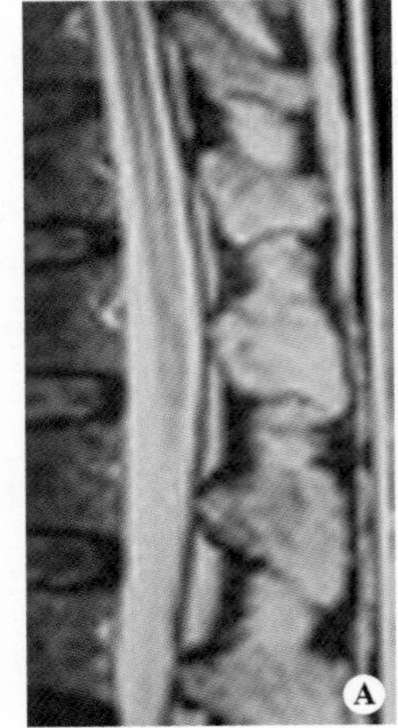

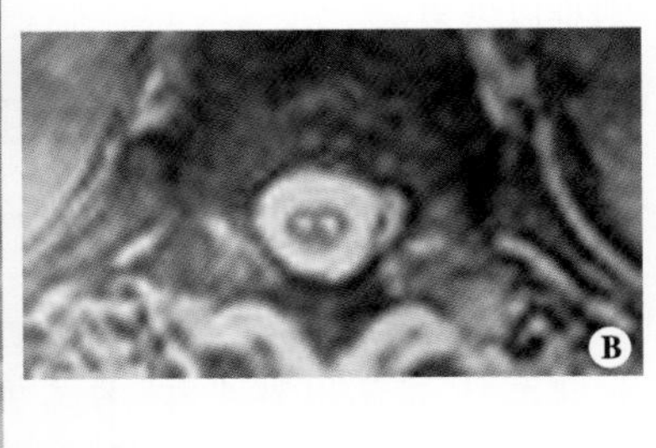

图 7-9 脊髓梗死

A. T_2 加权矢状位相，可见脊髓圆锥到下胸段脊髓内高信号影；B. T_2 加权横断位相，可见对应于前角的部位有对称性的高信号改变

【辅助检查】

1. 脑脊液检查 缺血性疾病细胞数多正常或轻度增多，一般不超过 100×10^6/L；脊髓蛛网膜下隙出血时脑脊液呈血性，如有椎管梗阻时脑脊液蛋白可增高。

2. 影像学检查 ①X 线片对脊髓疾病的诊断价值不大，与肿瘤的鉴别有一定意义；②CT 扫描可发现脊髓出血性疾病患者脊椎椎管或脊髓内高密度影，还可显示畸形血管增粗和斑点状钙化影，对与脊髓肿瘤的鉴别有重要意义；③MRI 可显示脊髓局部增粗、出血或梗死，增强后可能发现血管畸形（图 7-9～图 7-11）。④选择性脊髓数字减影血管造影（DSA）对确诊脊髓血管畸形颇有价值，可明确显示畸形血管的大小、形态、位置、范围、类型、供血动脉及引流静脉，对指导手术或放射介入治疗很有帮助（图 7-11）。

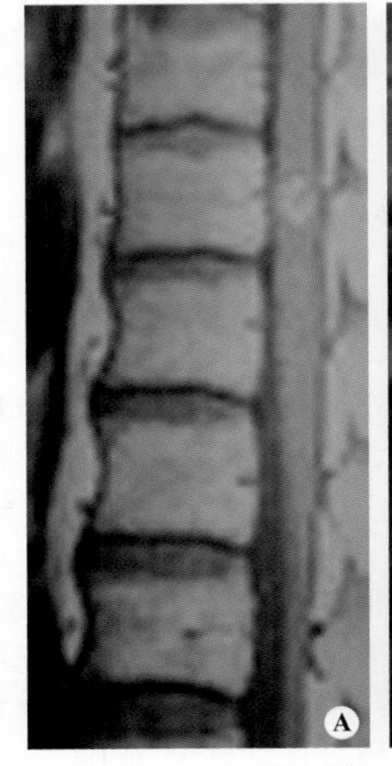

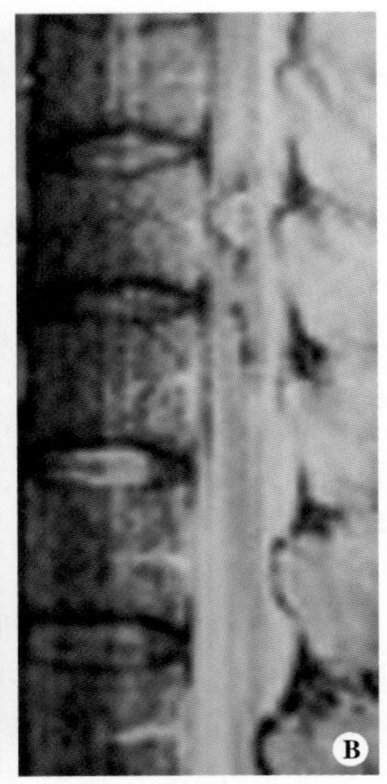

图 7-10 脊髓出血

A. T_1 加权矢状位相，T_{11} 水平脊髓内可见病变呈高信号；B. T_2 加权矢状位相，主要病变成高信号，其周围可见低信号区

【诊断及鉴别诊断】

1. 诊断 脊髓血管病临床表现复杂多样，常依据病因、临床表现，结合脊髓影像学和脑脊液检查确诊。

2. 鉴别诊断 本病需与下列疾病鉴别。

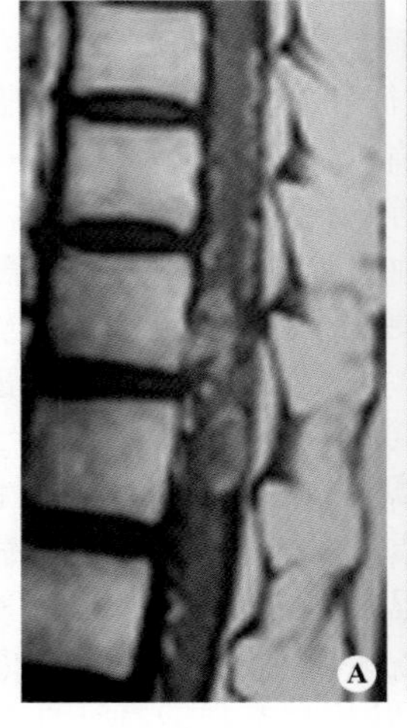

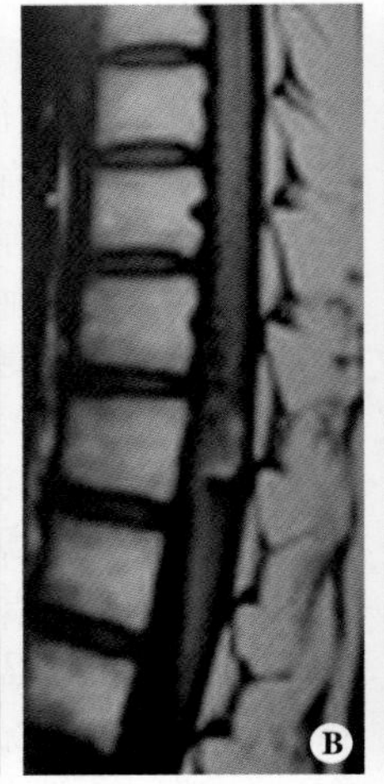

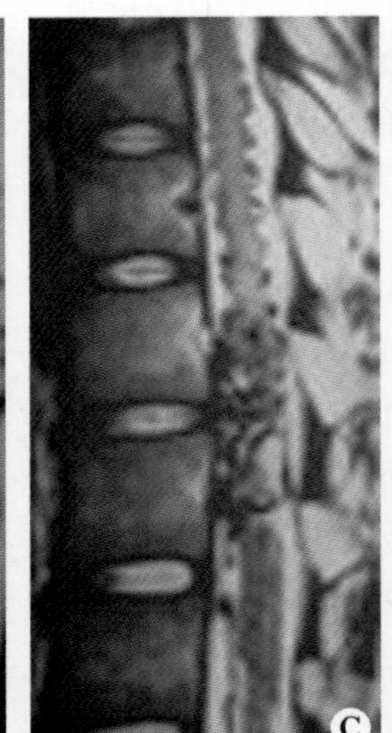

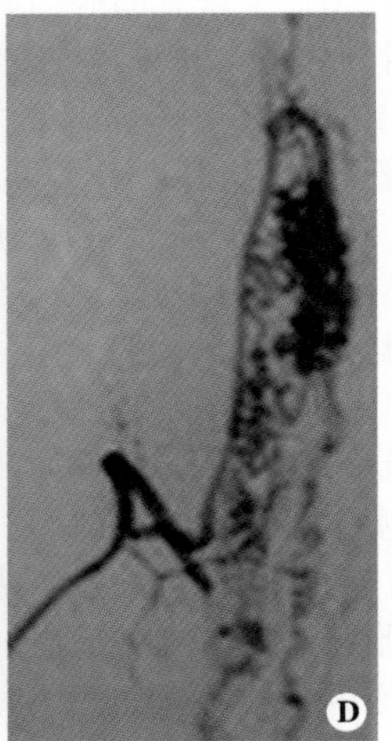

图 7-11 髓内动静脉畸形

A. T_1 加权矢状位相；B. T_1 加权增强矢状位相；C. T_2 加权矢状位相；D. 脊髓血管造影相

（1）脊髓间歇性跛行应与血管性间歇性跛行鉴别，前者以肢体无力为主要表现，而后者以肢体疼痛为主，且伴皮温低、足背动脉搏动减弱或消失，超声多普勒检查有助于鉴别。

（2）脊髓梗死及脊髓出血应与急性脊髓炎进行鉴别，后者表现为急性起病的脊髓横贯性损害，病前多有前驱感染史或接种史，起病不如血管病快，脑脊液细胞数可增加，CT 无出血性的高密度影。

（3）脊髓梗死及脊髓血管畸形应与多发性硬化相鉴别，后者病程有缓解和复发，病灶多发，还可有视神经、脑干、小脑和大脑症状。不出现间歇性跛行和皮肤血管痣。

（4）脊髓梗死和脊髓血管畸形应与脊髓肿瘤鉴别，后者呈进行性加重，很少出现反复、间歇性跛行和皮肤血管痣。X 线片可见脊椎骨质破坏，椎间孔扩大等。CT 扫描可见肿块影。

案例 7-5 分析总结

1. 关于本病的诊断思路：根据病史、查体符合脊髓前 2/3 综合征，定位该患病损在 T_6 脊髓节段（双下肢肌力Ⅰ级，剑突平面以下痛、温觉减退，双下肢关节位置觉、振动觉正常。双下肢腱反射明显减弱，双侧病理征阴性）。为进一步证实定位诊断和明确定性诊断需进行相关辅助检查。脊髓 MRI 证实 $T_5 \sim T_8$ 髓内近腹侧存在病损。根据病史、查体及辅助检查该患定性诊断考虑为：脊髓梗死（急性起病，胸背部疼痛，双下肢无力，排尿困难，神经系统体格检查及脊髓 MRI 结果可确诊）。

2. 本病还应注意与急性脊髓炎（无近期上感病史，非脊髓横贯性损伤，脊髓 MRI 结果均不支持）、脊髓出血（脊髓 CT 或 MRI 结果可除外）、脊髓血管畸形（缓慢起病多见，可为间歇性病程，可既有缺血表现又有出血表现、脊髓 MRI 及脊髓 DSA 可确诊）、脊髓肿瘤（多为亚急性或慢性起病，符合脊髓半切综合征，脊髓 MRI 及增强确诊）等疾病相鉴别。

3. 该患查体示双下肢肌力Ⅰ级，腱反射明显减弱，双侧病理征阴性符合脊髓休克期表现，休克期过后才会表现为完全性上运动神经元瘫的特点。

【治疗】

（1）缺血性脊髓血管病治疗原则与缺血性卒中相似，可应用血管扩张剂及促进神经功能恢复的药物，还应针对病因进行治疗，如低血压者应予纠正血压等。

（2）硬膜外或硬膜下血肿应紧急手术清除血肿，解除脊髓受压，其他类型椎管内出血应针对病因治疗，可使用脱水剂、止血剂等。

（3）脊髓血管畸形可行血管结扎、切除或介入栓塞治疗。由于近些年血管介入技术的快速发展，介入栓塞治疗可在造影诊断的同时进行，故可作为首选治疗。

（4）加强护理，对症治疗。急性期过后或病情稳定后应尽早开始肢体功能训练及康复治疗，还应注意防治压疮、尿路感染等合并症。

思考题

1. 如何对脊髓疾病进行定位诊断（纵向和横向）？
2. 如何对髓内、髓外硬膜内和硬膜外病变进行鉴别？
3. 急性脊髓炎临床表现有哪些？治疗方案是什么？
4. 何谓脊髓休克？
5. 脊髓空洞症有哪些临床特点？
6. 如何对脊髓亚急性联合变性进行早期诊断和治疗？
7. 脊髓前动脉和脊髓后动脉闭塞有哪些特点？

（李润辉）

李润辉，女，主任医师、沈阳医学院附属中心医院神经病学教研室主任、硕士生导师，辽宁省“百千万人才”千层次人才。兼任辽宁省细胞生物学学会神经退行性病专业主任委员、东三省神经病学协会委员、辽宁省医学会神经病学分会常务委员及《中国实用内科杂志》编委等职务。承担省市课题 10 余项，发表论文 30 余篇，其中 SCI 收录 2 篇。曾获“沈阳市优秀医师”、“沈阳市十佳青年科主任”、“沈阳地区医疗卫生系统医德医风标兵”称号，并被团市委授予“五四奖章”。

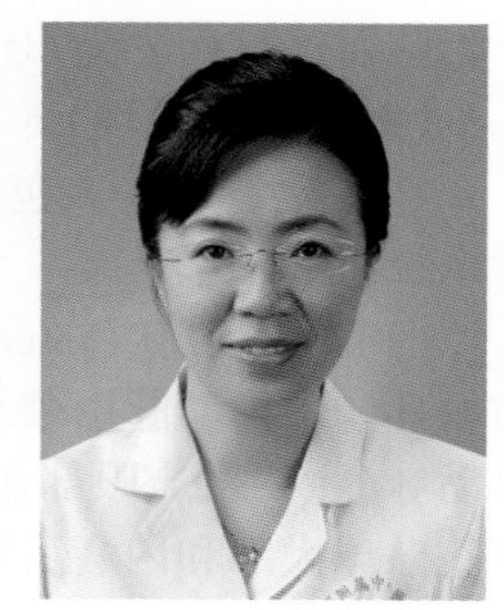

第八章　脑血管疾病

第一节　概　　述

【目标要求】

掌握：脑血管疾病的概念、病因及危险因素。

熟悉：脑的血液循环，脑血管疾病的预防。

了解：脑血管疾病的流行病学及分类。

脑血管疾病（cerebrovascular disease，CVD）是指脑血管壁病变、血液成分或血流动力学改变等病因所引起的局限性或弥漫性脑功能障碍。卒中（stroke）为脑血管疾病的主要临床类型，包括缺血性卒中和出血性卒中，是一组以突然发病、迅速出现局限性或弥散性脑功能缺损为共同临床特征、出现器质性脑损伤的脑血管疾病。

脑血管疾病是危害中老年人身体健康和生命的主要疾病之一，是目前导致人类死亡的主要原因之一，与缺血性心脏病、恶性肿瘤构成多数国家的三大致死疾病。与西方发达国家相比，我国脑血管疾病的发病率和死亡率明显高于心血管病。近年来，卒中在我国全死因顺位明显前移。2008 年卫生部公布的第三次全国死因调查，卒中（136.64/10 万）已超过恶性肿瘤（135.88/10 万）成为中国第一致死病因。我国城市脑血管疾病的年发病率、死亡率和时点患病率分别为 219/10 万、115/10 万和 719/10 万；农村地区分别为 185/10 万、142/10 万和 394/10 万。据此估算，全国每年新发脑血管疾病患者约 200 万，死亡病例约 150 万，存活者 600 万 ~700 万，且 2/3 存活者遗留有不同程度的残疾，给社会、家庭和患者带来沉重的负担和痛苦。随着人口老龄化，脑血管疾病造成的危害日趋严重。

【脑血管疾病的分类】　根据神经功能缺损持续时间或病理性质的不同，有多种分类方法。我国 1995 年将脑血管疾病分为 10 类，见表 8-1。

【脑的血液循环】

1. 脑动脉系统　包括颈内动脉系统和椎-基底动脉系统（图 8-1）。

（1）颈内动脉（internal carotid artery）系统：又称前循环。颈内动脉由颈总动脉分出，入颅后依次分出眼动脉（主要供应眼部血液）、脉络膜前动脉（主要供应苍白球大部和内囊后肢、大脑脚、海马结构、视束和外侧膝状体等处）、后交通动脉（沟通前后循环的主要动脉）、大脑前动脉和大脑中动脉。颈内动脉主要供应眼部和大脑半球前 3/5 部分（额叶、颞叶、顶叶和基底神经节）的血液。

表 8-1　1995 年脑血管疾病分类（简表）

Ⅰ. 短暂性脑缺血发作	Ⅵ. 颅内动脉瘤
1. 颈动脉系统	1. 先天性动脉瘤
2. 椎-基底动脉系统	2. 动脉硬化性动脉瘤
Ⅱ. 脑卒中	3. 感染性动脉瘤
1. 蛛网膜下腔出血	4. 外伤性假动脉瘤
（1）动脉瘤破裂引起	5. 其他
1）先天性动脉瘤	Ⅶ. 颅内血管畸形
2）动脉硬化性动脉瘤	1. 脑动静脉畸形
3）感染性动脉瘤	2. 海绵状血管瘤
（2）血管畸形	3. 静脉性血管畸形
（3）颅内异常血管网症	4. Galen 静脉瘤
（4）其他	5. 颈内动脉海绵窦瘘
（5）原因不明	6. 毛细血管扩张症
2. 脑出血	7. 毛细血管瘤
（1）高血压脑出血	8. 脑-面血管瘤病
（2）继发于梗死的出血	9. 颅内-颅外血管交通性动静脉畸形
（3）肿瘤性出血	10. 其他
（4）血液病引起	Ⅷ. 脑动脉炎
（5）淀粉样脑血管病	1. 感染性动脉炎
（6）动脉炎引起	2. 大动脉炎（主动脉弓综合征）
（7）药物引起	3. 系统性红斑狼疮
（8）脑血管畸形或动脉瘤引起	4. 结节性多动脉炎
（9）其他	5. 颞动脉炎
（10）原因不明	6. 闭塞性血栓性脉管炎
3. 脑梗死	7. 其他
（1）动脉粥样硬化性血栓性脑梗死	Ⅸ. 其他动脉疾病
（2）脑栓塞	1. 脑动脉出血综合征
1）心源性	2. 颅内异常血管网症
2）动脉源性	3. 动脉肌纤维发育不良
3）其他	4. 淀粉样血管病
（3）腔隙性脑梗死	5. 动脉壁夹层病变
（4）出血性脑梗死	6. 其他
（5）无症状性脑梗死	Ⅹ. 颅内静脉病、静脉窦及脑部静脉血栓形成
（6）其他	1. 海绵窦血栓形成
（7）原因不明	2. 上矢状窦血栓形成
Ⅲ. 椎-基底动脉供血不足	3. 直窦血栓形成
Ⅳ. 脑血管性痴呆	4. 横窦血栓形成
Ⅴ. 高血压脑病	5. 其他

大脑前动脉的供血区主要为大脑的内侧面皮质及其下深约 25mm 的白质，额叶和顶叶的凸面上部宽约

25mm 的一个区域；通常往后达顶枕裂，包括胼胝体的膝部和前部的 4/5。从大脑前动脉的起始部很快分出 Heubner 返动脉，穿过前动脉供应尾状核的下部、壳核额极下部、苍白球额极及位于它们之间的内囊前肢的一部分。主要分支有眶前动脉、眶后动脉、额极动脉、额叶内侧动脉、胼周动脉和胼缘动脉等（图 8-2）。

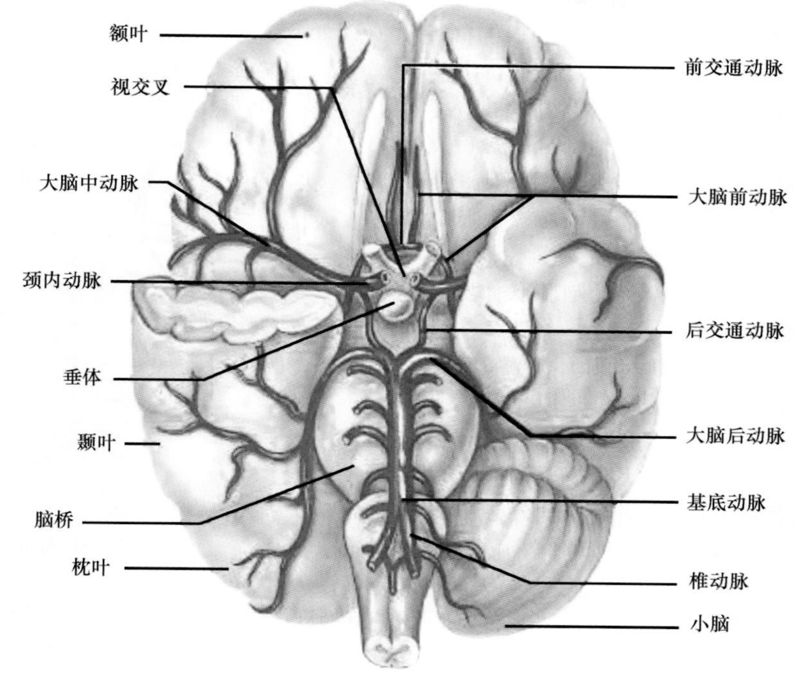

图 8-1 脑动脉的来源及分支

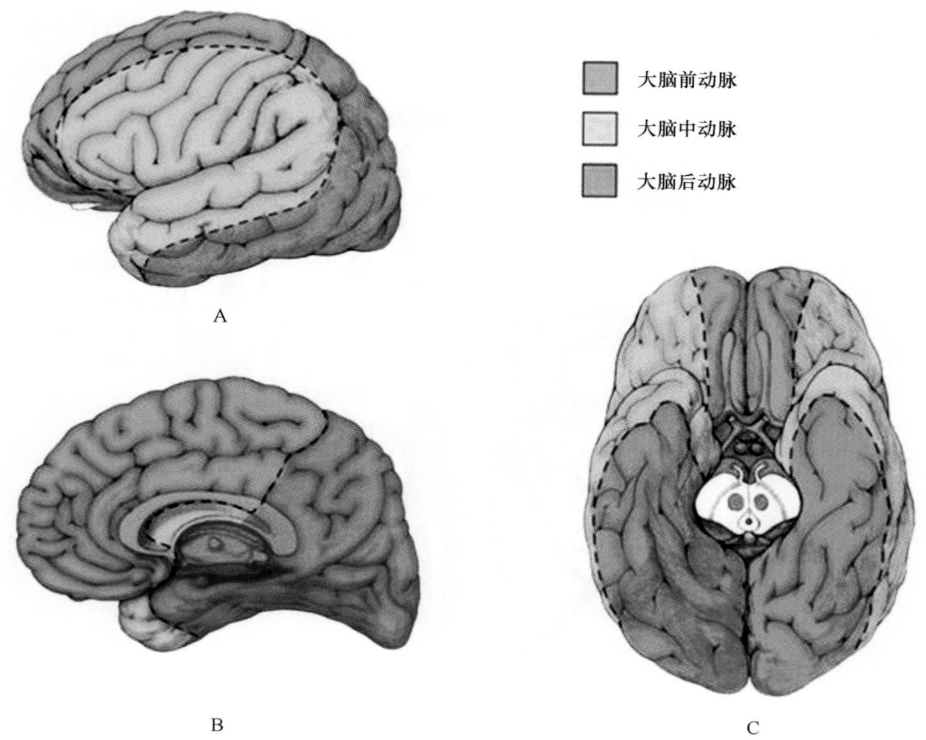

图 8-2 大脑半球血液供应分布

A. 外侧面；B. 内侧面；C. 底面

大脑中动脉是颈内动脉的最大分支，是颈内动脉的直接延续，也是最易发生闭塞的动脉。大脑中动脉供应大脑半球背外侧面 2/3，包括额叶、顶叶和颞叶；在脑深部，它供应内囊、屏状核、壳核、苍白球、尾状核头上部和体部、内囊的前肢和后肢上半部。主要分支有眶额动脉、中央沟动脉、中央沟前动脉、中央沟后动脉、角回动脉和颞后动脉等(图 8-2)。

(2) 椎-基底动脉(vertebral basilar artery)系统:又称后循环。主要供应大脑半球后 2/5 部分(枕叶和颞叶内侧)、丘脑、内囊后肢后 1/3、全部脑干和小脑的血液。椎动脉由两侧锁骨下动脉发出,在第 1~6 颈椎横突孔内上升,经枕骨大孔入颅后,在脑桥下缘合成基底动脉。椎动脉的主要分支有脊髓后动脉、脊髓前动脉、小脑后下动脉及到延髓其他部分的短旋支和旁中央支;基底动脉的分支包括小脑前下动脉、脑桥支、内听动脉、小脑上动脉和大脑后动脉。大脑后动脉是基底动脉的终支,分支包括皮质支(颞下、距状和顶枕动脉)、深穿支(丘脑穿通支、丘脑膝状体穿通支和中脑支)和脉络膜后动脉(图 8-2)。

(3) 脑动脉的侧支循环:脑底动脉环,又称 Willis 环。由双侧大脑前动脉、双侧颈内动脉终末段、双侧大脑后动脉、前交通动脉和双侧后交通动脉组成(图 8-3)。通过 Willis 环使左右侧大脑半球及前后循环形成侧支循环,对脑的血液供应发挥调节和代偿作用。此外,颈内与颈外动脉分支间的吻合,椎动脉、锁骨下动脉与颈外动脉间的侧支循环,大脑前、中、后动脉皮质支在大脑表面彼此交通等,均发挥脑血流调节及代偿作用。

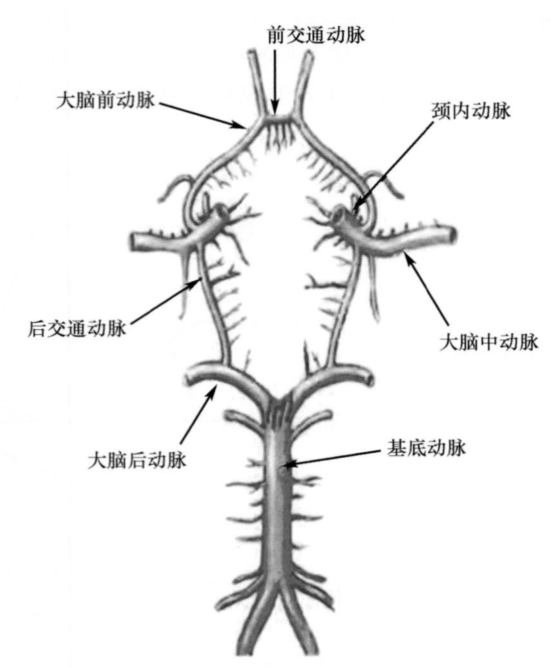

图 8-3 脑 Willis 环

2. 脑静脉系统 包括大脑浅静脉和大脑深静脉。大脑浅静脉分为大脑上静脉、大脑中静脉和大脑下静脉 3 组,其汇集大脑半球的静脉血液后流入上矢状窦、海绵窦及横窦。重要的大脑深静脉主要有大脑大静脉(Galen 静脉)、大脑内静脉和基底静脉,主要引流大脑半球深部结构、脑室脉络丛和间脑的静脉血。深、浅两组静脉血经乙状窦由颈内静脉出颅,回流至右心房。颅内主要的静脉窦有海绵窦、上矢状窦、下矢状窦、岩上窦、岩下窦、横窦、直窦和乙状窦(图 8-4)。

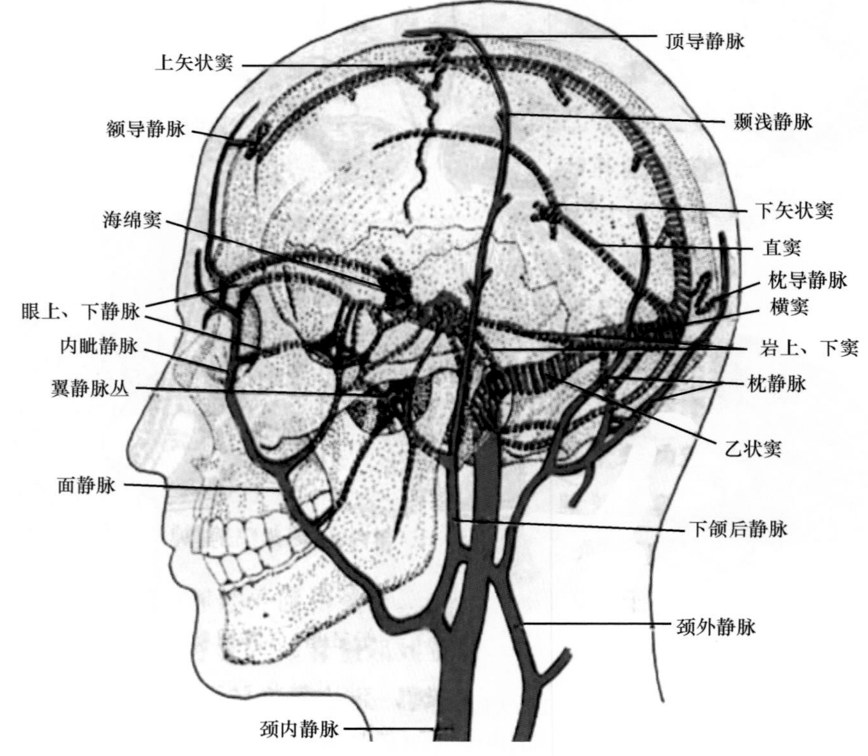

图 8-4 颅内静脉窦(侧面观)

3. 脑血流及调节 脑是人体最重要的器官。正常成人的脑重约为 1500g,占体重的 2%~3%,但流经脑组织的血液为 8000~1000ml/min,占每分心搏出量的 20%。脑组织的耗氧量占全身耗氧量的 20%~30%,而脑组织的能量来源主要依赖于糖的有氧代谢，几乎无葡萄糖和氧的储备，因此脑组织对缺血、缺氧性损害十分敏感。当脑血供中断导致脑缺氧时，2min 内脑电活动停止，5min 后脑组织出现不可逆性损伤。因此，足够的脑血液供应对保持正常的脑功能至关重要。

正常情况下脑血流（cerebral blood flow，CBF）能自动调节，CBF 与脑灌注压成正比，与脑血管阻力成反比。在缺血或缺氧病理状态下，脑血管自动调节机制紊乱或血管扩张，引起脑水肿、颅内压升高，会出现缺血区充血和过度灌注或脑内出血。

【脑血管疾病的病因和危险因素】

1. 病因　根据解剖结构和发病机制，可将脑血管疾病的病因归为以下几类。

（1）血管壁病变：首先，动脉粥样硬化和高血压性动脉硬化所致的血管损害最常见；其次，血管先天性发育异常（如动脉瘤、动静畸形及各种脑血管发育异常）。遗传性血管病变如脑淀粉样血管病（cerebral amyloid angiopathy，CAA），伴有皮质下梗死和白质脑病的常染色体显性遗传性脑动脉病（cerebral autosomal dominant arteriopathy with subcortical infarcts and leukoencephalopathy，CADASIL），感染性如结核、梅毒、结缔组织疾病和钩端螺旋体等病因所致的动脉炎；再次，各种原因（外伤、颅脑手术、插入导管、穿刺等）所致的动脉炎。此外，还有外伤、药物、毒物、恶性肿瘤等所致的血管损伤等。

（2）血流动力学改变：如高血压、低血压或血压的急骤波动及各种心脏疾患导致心功能障碍（如心力衰竭、心房颤动、传导阻滞等）均可导致血流动力学改变，如血流淤滞或湍流形成等均可诱发脑血管疾病。

（3）血液成分的改变：血黏度增加，凝血或纤维蛋白溶解功能异常，血细胞与血小板异常，均可引起缺血性或出血性脑血管疾病。

（4）其他：颈椎病压迫，颅外栓子（如空气、脂肪、癌细胞和寄生虫等）。部分脑血管疾病病因不明。

2. 危险因素　脑血管疾病是多危险因素性疾病。当某个体存在一个或多个危险因素时，其患脑血管疾病的可能性明显增加。脑血管疾病的危险因素可分为可干预性和不可干预性两类，前者是脑血管疾病一级预防主要针对的目标，包括高血压、糖尿病、心脏病、血脂异常、高同型半胱氨酸血症、肥胖、酗酒、吸烟、无症状性颈动脉狭窄、缺乏体育活动、饮食营养不合理、血同型半胱氨酸增高、口服避孕药物、肺炎衣原体感染、情绪应激、抗凝治疗等；后者包括年龄、性别、种族、遗传因素等。上述危险因素中高血压为最重要的独立危险因素，控制高血压是预防脑血管疾病发生的最重要的环节。

【脑血管疾病的预防】　包括一级预防和二级预防。一级预防是指发病前的预防，即通过早期改变不健康的生活方式，积极主动地控制各种危险因素（尤其是高血压），从而达到使脑血管疾病不发生或者推迟发生的目的。做好一级预防，能极大地降低人群的发病率。二级预防是指针对发生过一次或多次脑血管疾病的患者，通过寻找脑血管疾病事件发生的原因，针对所有可干预的危险因素进行治疗，达到降低脑血管疾病复发危险性的目的。脑血管病的预防是降低其发病率、复发率的关键环节，医生应积极宣传，指导患者控制各种危险因素。

第二节　短暂性脑缺血发作

【目标要求】

掌握：短暂性脑缺血发作的概念、临床表现及治疗。

熟悉：短暂性脑缺血发作的短期卒中风险评估、诊断与鉴别诊断。

了解：短暂性脑缺血发作的病因与发病机制、辅助检查。

案例 8-1

患者，男性，65 岁，因“反复发作性言语不清、右侧肢体无力 1h”就诊。

患者 1h 前进食早餐时突发说话不流利，但能听懂别人问话，右上肢无力，行走右下肢跛行，无头痛、呕吐，症状持续约 10min 自行缓解。就诊前半小时患者又出现上述症状即来院诊治。既往有“糖尿病”、“高血脂”病史 3 年，近一年来曾 3 次出现左眼一过性视物不清，未予治疗。

入院时查体：体温 37℃，脉搏 80 次/分，呼吸 18 次/分，血压 130/80 mmHg，左侧颈动脉搏动稍弱，双肺呼吸音清楚，心率 80 次/分，节律整，心前区未闻及杂音，肝脾未触及肿大。神经系统检查：神志清楚，不完全运动性失语，双侧眼底检查未见异常，右侧面舌核上瘫，右侧上下肢肌力 V^{-} 级，全身感觉检查未见异常，右 Babinski 征阳性，脑膜刺激征阴性。患者就诊后半 h 症状完全消失，再次神经系统检查未见异常。

问题：

1. 如何进行初步诊断？
2. 应做哪些辅助检查，以明确诊断？
3. 如何对患者进行短期卒中风险评估？
4. 如何进行相应治疗？

短暂性脑缺血发作（transient ischemic attack，TIA）是指由颈内动脉或椎-基底动脉系统病变引起的一过性或短暂性供血障碍，导致相应供血区局灶性脑或视网膜功能障碍。临床症状持续时间为数分钟到数小时，24h 内完全恢复，且无责任病灶的证据，可反复发作。凡神经影像学检查有神经功能缺损对应的明确病灶者不宜称为TIA。传统的TIA定义,只要临床症状在24h内消失,不遗留神经系统阳性体征,而不管是否存在责任病灶。一般认为TIA是卒中的重要危险因素和即将发生脑梗死的警告,故应及早诊断和紧急干预。

【病因与发病机制】 导致TIA的病因很多,动脉粥样硬化是最重要的原因。其主要发病机制有以下几点。

1. 血流动力学改变 在脑动脉粥样硬化或管腔狭窄的基础上,当出现低血压或血压波动时,引起病变血管的血流减少,发生一过性脑缺血症状,当血压回升后,局部脑血流恢复正常,TIA的症状消失。

2. 微栓塞 微栓子最初发现于视网膜循环中,通过眼底镜能直接观察到这种栓子。患者主要表现为一过性单眼失明。微栓子主要来自颈部大血管,特别是颅内动脉起始部的动脉粥样硬化斑块破裂,也可来自心脏及其发出的大血管。微栓子脱落后,随血流进入脑动脉远端形成微栓塞,引起局部缺血症状。而当微栓子破碎移向远端或自发溶解时,血流恢复,症状缓解。

3. 其他 如血液成分的改变、脑血管痉挛或受压,亦可导致TIA。

【临床表现】 TIA的临床特点有以下几点:①好发于50~70岁,男性多于女性;②患者多伴有高血压、动脉粥样硬化、心脏病、糖尿病或血脂异常等脑血管疾病的危险因素;③起病突然,迅速出现局灶性脑或视网膜的功能缺损,持续数分钟至数小时,24h内完全恢复,不遗留任何神经功能缺损;④常反复发作,每次发作表现相似;⑤每次发作的局灶症状取决于受累血管的分布(表8-2)。

表8-2 TIA的特征症状

颈内动脉系统	椎-基底动脉系统
1. 偏瘫或单侧轻瘫	1. 偏瘫
2. 一侧感觉缺失	2. 四肢瘫
3. 视野缺损(或单眼失明)	3. 偏侧或四肢感觉缺失
4. 凝视麻痹	4. 交叉性瘫痪或交叉性感觉障碍
5. 失语	5. 复视
6. 视空间障碍	6. 分离性凝视
7. 认知和行为功能改变	7. 凝视麻痹
	8. 眼球震颤
	9. 构音不良、吞咽困难
	10. 眩晕,常伴恶心、呕吐
	11. 意识水平下降
	12. 共济失调
	13. 跌倒发作
	14. 短暂性全面遗忘症

注:1. 跌倒发作(drop attack)表现为患者在迅速转头时突然出现双下肢无力而倒地,无意识丧失,常可很快自行站起,是下部脑干网状结构缺血所致。

2. 短暂性全面遗忘症(transient global amnesia,TGA),患者突然出现短暂性记忆丧失,对时间、地点定向障碍,患者对此有自知力,谈话、书写及计算力正常,无神经系统其他异常。一般持续数小时,然后完全好转,不遗留记忆损害。发病机制可能是大脑后动脉颞支缺血累及边缘系统所致。

案例8-1诊疗思路

1. 进一步诊疗计划 ①血脂、血糖、血流流变学、凝血功能、纤维蛋白原检查,可发现患者有脂质代谢紊乱、血糖升高、血黏度增高、凝血功能异常、纤维蛋白原增高等;②颈动脉超声显示颅外血管有无狭窄或闭塞,有无动脉粥样硬化斑块形成;③脑血管检查如TCD、CTA、MRA或DSA,了解有无脑动脉狭窄或闭塞等;④心脏检查如EKG、超声心动图等;⑤头颅CT或MRI,寻找颅内有无病灶。

2. 主要检查结果 ①空腹血糖11.9 mmol/L,血脂系列:TG 1.82mmol/L、CHOL 6.52mmol/L、HDL-C 1.37mmol/L、LDL-C 4.27mmol/L、LP-a 0.26mmol/L、ApoA1 1.53mmol/L,ApoB 2.45mmol/L;②颈动脉超声提示双侧颈动脉硬化样改变(局部斑块形成)、左侧颈外动脉见混合回声斑块附着,致管腔局限性狭窄<50%,双侧椎动脉内膜不光滑;③头颅CT未见异常;④头颅MRI(包括DWI)未见异常。

3. 诊断 颈内动脉系统TIA(左侧)。

【辅助检查】 目的在于明确TIA病因,寻找可干预的危险因素及鉴别诊断。

1. 头颅CT和MRI 一般无异常。部分病例弥散加权MRI(DWI)可显示早期的缺血病灶、灌注加权成像(PWI)可发现局部脑血流的改变,一旦影像学出现改变,提示患者近期出现卒中的风险明显增加。CTA和MRA是无创性血管成像技术,可以初步了解脑部血管狭窄等情况。

2. 超声检查

(1)颈动脉超声:可显示动脉硬化斑块,发现颈部大动脉狭窄或闭塞。

(2)经颅超声多普勒(TCD):可发现严重的颅内血管狭窄、判断侧支循环情况、进行微栓子监测等,还可在血管造影前评估脑血液循环状况。

(3)经食管超声心动图(TEE):可发现房间隔的异常(房间隔的动脉瘤、卵圆孔未闭、房间隔缺损),心房附壁血栓、二尖瓣赘生物及主动脉弓动脉硬化等心源性栓子来源。

3. DSA检查 可明确颅内外动脉的狭窄程度,是评估颅内外血管病变最为准确的诊断方法,但价格较昂贵,且是有创的。

4. SPECT和PET检查 可发现局部脑血流量减少及缺血部位,脑代谢率降低。

5. 其他检查

(1)心电图(EKG):常有冠心病、心律失常等表现。

(2)脑电图(EEG):TIA时脑电图一般正常,与癫痫发作(尤其是单纯部分性发作)鉴别有困难时,可做 EEG 检查,后者 EEG 常有异常。

(3) 眼底检查:眼底视网膜中央动脉可发现微栓子,多位于动脉分叉处,可向前移动。

(4) 颈椎 X 线片(正侧位、斜位)或 CT 检查:可发现颈椎骨质增生,椎间隙变窄等。

(5) 血脂、血糖、血流动力学、凝血功能、纤维蛋白原检查:常可发现患者有脂质代谢紊乱、血糖升高、血黏度增高、凝血功能异常、纤维蛋白原增高等。

(6) 神经心理学检查:可能发现轻微的脑功能损害。

【TIA 短期卒中风险评估】 TIA 是卒中的高危因素,1 周内为卒中高风险期,应该积极进行评估及干预以减少卒中的发生。常用 TIA 危险分层工具为 ABCD 评分(表 8-3),其中临床上经常使用的是 $ABCD^2$评分,准确程度较高的为 $ABCD^3$-Ⅰ。根据评分将其继发脑梗死的风险分为低危、中危和高危(表 8-4),中危及高危者应积极入院治疗。

表 8-3 TIA 的 ABCD 评分

	TIA 的临床特征	ABCD 得分	$ABCD^2$得分	$ABCD^3$得分	$ABCD^3$-Ⅰ得分
年龄(A)	>60 岁	1	1	1	1
血压(B)	SBP>140mmHg 或 DBP>90mmHg	1	1	1	1
临床症状(C)	单肢无力	2	2	2	2
	不伴无力的言语障碍	1	1	1	1
症状持续时间(D)	>60min	2	2	2	2
	10~59min	1	1	1	1
糖尿病(D)	有	—	1	1	1
双重(7 天内)TIA 发作(D)	有	—	—	2	2
影像学检查	同侧颈动脉狭窄≥50%	—	—	—	2
	DWI 检查出现高信号	—	—	—	2
总分		0~6	0~7	0~9	0~13

表 8-4 不同 ABCD 分级方法所采用的不同风险分层界值

	低危	中危	高危
ABCD 得分	0~2	3~4	5~6
$ABCD^2$得分	0~3	4~5	6~7
$ABCD^3$得分	0~3	4~5	6~9
$ABCD^3$-Ⅰ得分	0~3	4~7	8~13

【诊断与鉴别诊断】

1. 诊断 由于 TIA 发作持续时间很短,多数患者就诊时已无症状及体征,诊断主要依靠病史。其临床诊断要点①突然发作的、短暂的局灶性神经功能缺失,在 24h 内完全恢复;②临床表现完全可用某一脑动脉病变解释;③发作间歇期无神经系统体征;④常可反复发作,且临床表现刻板;⑤起病年龄大多在 50 岁以上,多有动脉粥样硬化;⑥头颅 CT 或 MRI 检查排除其他脑部疾病。

2. 鉴别诊断

(1) 癫痫发作:一般表现为脑皮质刺激症状。单纯部分性发作时可出现单个或一侧肢体抽搐或发麻,持续时间短暂,仅数秒至数分钟,常从一处开始渐向周围扩展。脑电图多有异常;头颅 CT 或 MRI 检查可发现脑内局部病灶,抗痫治疗往往有效。

(2) 良性阵发性位置性眩晕(benign paroxysmal positional vertigo, BPPV):是因特定头位改变而诱发的阵发性短暂眩晕,为常见的前庭末梢器官病变。亦称为管石症或耳石症,好发于中老年人。诊断主要根据为以下几点:①典型眩晕发作史:眩晕因卧床突然翻身、起床、躺下、颈伸或前屈而诱发旋转性眩晕,持续 30s 后可自行缓解。②位置诊断试验可诱发特征性眩晕和眼震,重复体位试验有疲劳现象,眼震消失。③无神经系统阳性体征。BPPV 多具有自限性,药物不能治愈,手法复位有特效。

(3) 内耳性眩晕:表现为发作性眩晕,恶心、呕吐,易与椎-基底动脉系统 TIA 相混淆。但后者发作时间多较长,常超过 24h,伴有耳鸣,反复发作后常有听力减退,一般发作时年龄较小。

(4) 前庭阵发症(vestibular paroxysmia, VP):1994 年 Brandt 等提出的诊断标准为以下几点。①持续数秒至数分钟的短暂性眩晕发作;②发作期间出现步态或姿势不稳;③常于静息时出现发作或可由过度换气、头位改变所诱发;④无中枢性眼球运动障碍疾病;⑤抗癫痫药物(如卡马西平)治疗有效。

(5) 心源性晕厥:当心律失常、心肌梗死伴血压过低、心力衰竭等时,可导致全脑缺血症状,表现为晕厥,有时尚有抽搐发作,心电图及心脏超声检查可资鉴别。

（6）偏头痛：青年发病多见，常有家族史，以反复发作性剧烈性搏动样头痛或头胀痛为特征，伴有恶心、呕吐，发作前可有视觉先兆，较少表现为局限神经功能缺失，发作时间一般较长。

（7）其他：某些疾病偶尔也可出现发作性症状，应注意鉴别。如精神因素可有发作性癔症、严重焦虑症、过度换气综合征等神经功能紊乱的表现，多发性硬化的发作性症状可表现有构音障碍、共济失调等，颅内占位性病变累及血管亦可引起短暂性神经功能缺失，眼科疾病可出现视力障碍，低血糖、低血压、慢性硬膜下血肿和小灶性脑出血亦可出现一过性神经功能缺失的症状，均需与TIA相鉴别。

案例 8-1 分析总结

1. 病例特点有以下几种表现。①65岁男性患者，急性起病；②以发作性讲话欠流利，右上下肢无力为主要表现，1h内2次发作，每次持续时间短（首次发作为10min，末次发作为30min），发作过后恢复完全；③既往1年内有3次左眼一过性视物不清史；④体格检查：脉搏80次/分，血压130/86mmHg，左侧颈内动脉搏动稍弱，神志清楚，不完全运动性失语，右侧中枢性面舌瘫，右侧上下肢肌力Ⅴ⁻级，右Babinski征阳性，脑膜刺激征阴性。就诊后半小时再行神经系统检查未见异常。

2. 定位诊断　左侧颈内动脉。诊断依据：①近1年曾3次左眼一过性视物不清发作，提示左颈内动脉的第一分支——眼动脉受累；②左侧颈内动脉搏动减弱；③不完全运动性失语，右侧中枢性面舌和肢体轻偏瘫。

3. 定性诊断　颈内动脉系统TIA。诊断依据：①老年男性患者，急性起病，症状持续时间短（30min内缓解），反复发作，恢复完全；②既往1年内有3次左眼一过性视物不清史；③有一过性左侧颈内动脉受累的症状和体征；④颈动脉超声提示双侧颈动脉硬化样改变（局部斑块形成）、左侧颈外动脉见混合回声斑块附着，致管腔局限性狭窄<50%；⑤头颅CT和MRI检查结果正常。

4. 根据ABCD^{2}评分标准对该患进行风险评估　①年龄65岁，得1分；②血压为130/86mmHg，不得分；③临床症状为右侧肢体无力伴言语不清，得2分；④症状持续时间<60min，得1分；⑤糖尿病，得1分。合计5分，属于高危患者，应该积极干预。

【治疗】

1. 病因治疗　积极查找病因，并针对病因进行治疗；控制危险因素如调整血压，治疗心脏病、糖尿病，纠正血脂异常，戒烟限酒，合理运动，纠正血液成分异常等。病因治疗是预防TIA复发的关键。

2. 药物治疗

（1）抗血小板治疗：各种抗血小板聚集的药物，均具有对抗血小板释放、黏附和聚集等功能，可减少微栓子发生，从而减少TIA发作，有效预防卒中。

1）环氧化酶1（cyclooxygenase-1，COX-1）抑制剂：阿司匹林（aspirin，ASA）是目前最常用的单独抗血小板药物，主要是通过抑制COX-1的活性进而减少血栓素合成，从而发挥抗血小板、抗血栓形成的作用。急性期使用的是150～325mg/d，长期使用的最佳剂量为75～150mg/d，餐前服用。小剂量阿司匹林能不可逆地抑制血小板内环氧化酶的活性。主要不良反应为胃肠道反应，有胃病、上消化道出血史、出血倾向者慎用。

2）二磷酸腺苷（adenosine diphosphate，ADP）受体拮抗剂：ADP是体内重要的血小板激动剂，在血小板膜表面有2个ADP受体，P2Y1和P2Y12受体，P2Y12是ADP诱导血小板聚集反应中的主要受体。P2Y12-ADP受体拮抗剂是临床重要的抗血小板药物，第一代药物有噻氯匹啶（ticlopidine），第二代药物氯吡格雷（clopidogrel）。①噻氯匹啶是该类药物的早期代表，常用剂量为125～250 mg/d。不良反应为个别出现白细胞减少、血小板减少、腹泻、皮疹、出血等。由于其不良反应较多，目前已经被其他ADP受体拮抗剂代替。②氯吡格雷是第二代ADP受体拮抗剂，常用剂量为75 mg/d，首日负荷剂量300mg，口服。不良反应较阿司匹林明显减少，建议高危人群或对阿司匹林不能耐受者可以选用。

3）其他抗血小板治疗药物主要有3种。①双嘧达莫（dipyridamole，DPA），血小板内磷酸二酯酶的抑制剂，DPA的缓释剂联合应用ASA可加强其药理作用。DPA的不良反应有头痛、头晕、恶心、呕吐、腹泻及轻度胃肠道不适，减药后可缓解。也可选用小剂量阿司匹林25mg/次与双嘧达莫200 mg/次联合应用，2次/日。②西洛他唑（cilostazol），是一种新的抗血小板药，选择性抑制血小板细胞及血管平滑肌细胞内的磷酸二酯酶的活性，从而抑制环磷酸腺苷（c-AMP）分解，使cAMP上升，也有增加脑血流量的作用。用法为100mg，2次/日。③奥扎格雷（ozagrel），是静脉抗血小板药物，目前因缺乏大规模临床观察，疗效尚未确定。

4）ABCD^{2}评分≥4分的患者，在发病24h内可启动氯吡格雷和阿司匹林双联抗血小板治疗，持续用药90天。在氯吡格雷基础上加用阿司匹林会增加出血风险，不推荐常规用于缺血性卒中或TIA后的二级预防。

（2）抗凝药物：抗凝治疗不作为TIA的常规治疗，但临床伴有心房颤动、频繁发作的TIA患者可以考虑应用。主要包括肝素、低分子肝素和华法林。

1）伴发房颤和冠心病的TIA患者（感染性心内膜炎除外），推荐使用抗凝治疗。可用肝素100mg加入5%葡萄糖溶液500ml，10～20滴/分，同时监测部分凝血活酶时间（APTT），根据APTT调整剂量，使APTT控制在治疗前的1.5倍。也可选用出血并发症较少的低分子肝素4000～5000U，腹壁皮下注射，2次/日，连用7～10天。华法林（warfarin）口服2～4 mg，1次/日，用药期间监测凝血酶原时间（PT）为正常值的1.5倍或国际标准化比值（international normalized ratio，INR）达到2～3。

2）频繁发作的TIA或椎-基底动脉系统TIA患者，对抗血小板治疗无效的病例可考虑抗凝治疗。

3）对瓣膜置换术后已服用足量口服抗凝剂治疗的TIA患者也可加用小剂量阿司匹林或双嘧达莫联合治疗。在口服抗凝剂华法林期间，应动态监测凝血功能（PT及INR），根据结果调整用药量。

（3）扩容治疗：纠正低灌注，适用于血流动力型TIA，输液可采用低分子右旋糖酐或羟乙基淀粉。

（4）溶栓治疗：对于新近发生的符合传统TIA定义的患者，虽然神经影像学检查发现有明确的脑梗死责任病灶，但目前不作为溶栓治疗的禁忌证。在临床症状再次发作时，若临床已明确诊断为脑梗死，不应等待，应按照指南积极进行溶栓治疗。

（5）其他：对有高纤维蛋白原血症的TIA患者，可选用降纤治疗；对老年TIA并有抗血小板聚集剂禁忌证或抵抗性者可选用活血化瘀性中药制剂治疗。

3. 外科治疗 对有颈动脉或椎-基底动脉严重狭窄（>70%）的TIA患者，经抗血小板聚集治疗和（或）抗凝治疗效果不佳或病情有恶化趋势者，可酌情选择血管内介入治疗、动脉内膜切除术或动脉搭桥术治疗。

【预后】 未经治疗或治疗无效的病例，部分发展为脑梗死，部分继续发作，部分可自行缓解。TIA患者早期发生卒中的风险很高，发病7天内的卒中风险为4%～10%。发作间隔时间缩短、发作持续时间延长、临床症状逐渐加重的TIA是即将进展为脑梗死的强烈预警信号。TIA患者不仅易发生脑梗死，也易发生心肌梗死和猝死。90天内TIA复发、心肌梗死和死亡事件总的风险高达25%。

第三节 脑 梗 死

【目标要求】

掌握：脑梗死的概念，动脉粥样硬化性血栓性脑梗死和脑栓塞的临床表现、诊断与鉴别诊断、治疗。

熟悉：动脉粥样硬化性血栓性脑梗死和脑栓塞的定义、辅助检查。

了解：脑梗死的分类，动脉粥样硬化性血栓性脑梗死和脑栓塞的病因与发病机制、病理，腔隙性脑梗死的定义、病因与病理、临床表现、辅助检查、诊断与鉴别诊断、治疗。

脑梗死（cerebral infarction）又称缺血性卒中（ischemic stroke，IS），是指各种原因所致的脑部血液供应障碍，导致局部脑组织发生缺血、缺氧性坏死，而出现相应神经功能缺损的一类临床综合征。脑梗死是脑血管疾病最常见类型，占70%～80%。

脑梗死的临床分型目前主要使用牛津郡社区卒中计划（Oxfordshire community stroke project，OCSP）分型，该分型不依赖影像学结果，在常规CT、MRI尚未能发现病灶时就可根据临床表现迅速分型，并提示闭塞血管和梗死灶的大小和部位，临床简单易行，对指导治疗、评估预后有重要价值。根据OCSP临床分型标准将脑梗死分为4型。完全前循环梗死（total anterior circulation infarction，TACI）、部分前循环梗死（partial anterior circulation infarction，PACI）、后循环梗死（posterior circulation infarction，POCI）和腔隙性梗死（lacunar infarction，LACI）。

脑梗死的病因分型国际上目前主要采用TOAST分型，分为大动脉粥样硬化型、心源性栓塞型、小动脉闭塞型、其他病因型和不明原因型；国内亦采用中国缺血性卒中亚型（chinese ischemic stroke subclassification，CISS）分型，分为大动脉粥样硬化血栓形成、心源性栓塞、急性穿支小动脉闭塞（主要指穿支小动脉末端病变）、其他明确的病因和病因不明五种类型，其中大动脉粥样硬化血栓形成又分主动脉弓动脉粥样硬化、颅内外大动脉动脉粥样硬化和穿支动脉动脉粥样硬化。

依据局部脑组织发生缺血坏死的机制可将脑梗死分为3种主要病理生理学类型：脑血栓形成（cerebral thrombosis）、脑栓塞（cerebral embolism）和血流动力学机制所致的脑梗死。

一、脑血栓形成

案例 8-2

患者，女性，66 岁。因“语言不清，右侧肢体麻木、活动不灵活 1 天”入院。患者入院前 1 天早晨醒来时出现语言不清，右侧肢体麻木、活动不灵，右手不能持物，无法穿衣，不能站立，无二便失禁、言语含糊，无头痛、呕吐。既往有“高血压”、“动脉硬化”病史 5 年。

体格检查：体温 37℃。呼吸 21 次/分，脉搏 88 次/分，血压 128/98mmHg。心脏轻度向左下扩大，心率 88 次/分，偶闻期前收缩，无杂音，肺、腹(-)。神经系统检查：神志清楚、合作，不完全运动性失语。双侧眼底检查：视乳头边缘清，无出血，无渗血，未见血管栓塞。右侧鼻唇沟变浅，露齿时口角偏左，吹气鼓腮、吹口哨不能，咽反射存在，伸舌偏右，右侧上肢肌力Ⅱ级，下肢Ⅲ级，肌张力增高，右侧偏身痛觉减退，右侧腱反射亢进，右侧 Babinski 征阳性，脑膜刺激征阴性。

问题：

1. 如何进行初步诊断？
2. 应做哪些辅助检查，以明确诊断？
3. 如何进行相应治疗？

【定义】 脑血栓形成(cerebral thrombosis)是脑梗死常见的类型，临床上主要指大动脉粥样硬化型脑梗死是指由于脑动脉血管病变，尤其是在动脉粥样硬化的基础上发生血流缓慢，血液成分改变或血黏度增加而形成血栓，致使动脉管腔明显狭窄或闭塞，引起相应脑组织发生脑梗死病灶而引起的一组疾病，为急性缺血性脑血管疾病。

【病因与发病机制】 动脉粥样硬化是本病的主要原因，高血压、糖尿病和血脂异常可加速动脉粥样硬化的发展；其他少见的原因有动脉炎、血管畸形和血液成分变化如真性红细胞增多症、血小板增多症、长期口服避孕药、恶液质、严重脱水等。

由于血供减少或血流中断，导致脑组织缺血，进而引起细胞内能量耗竭，乳酸产生增多；细胞内 Ca^{2+}、细胞外 K^{+}浓度升高；细胞外的兴奋性神经递质如谷氨酸、天冬氨酸、多巴胺、5-羟色胺、去甲肾上腺素等的浓度增加；此外，在缺血-再灌注过程中产生的自由基、过量的一氧化氮、血小板活化因子及各种细胞炎症因子等共同作用均会加重脑组织细胞的损伤。

【病理与病理生理】

1. 病理　脑动脉闭塞 6h 内脑组织改变尚不明显，属可逆性；8～48h 缺血最重的中心部位发生软化(softening)即梗死(infarct)，脑组织肿胀、变软、灰白质界限不清。如病变范围大，脑组织高度肿胀时，可向对侧移位，甚至形成脑疝。镜下见组织结构不清，神经细胞及胶质细胞变坏，毛细血管轻度扩张，周围可见液体或红细胞渗出，此期为坏死期；动脉阻塞 2～3 天后，特别是 7～14 天，脑组织开始液化，周围水肿明显，4 周后液化的坏死组织被吞噬和移走，胶质细胞、胶质纤维及毛细血管增生，小病灶形成胶质瘢痕，大病灶形成中风囊，此期称恢复期，可持续数月至 1～2 年。大多数脑梗死呈上述病理改变称白色梗死；少数梗死区，特别是近皮质者，由于血管丰富，于再灌注时可继发出血，呈现出血性梗死或称红色梗死。

急性脑缺血时，基本细胞死亡类型有两种：坏死(necrosis)和凋亡(apoptosis)。坏死或称变性的细胞死亡，常常偶然出现，是细胞严重受损的后果；凋亡或程序性细胞死亡，是一种由基因诱导的自我破坏的主动过程，生物学上具有体内自身稳定的意义。在中枢神经系统内，缺血后即时的、早期的和延期的神经元死亡已被认识。即时的神经元损害最可能是坏死型的，而凋亡可能是延迟性神经元死亡的主要原因。坏死通常出现细胞肿胀，而凋亡常表现核和胞质固缩。

2. 病理生理　急性脑梗死病灶是由缺血中心坏死区及其周围的缺血半暗带(ischemic penumbra)组成。当缺血中心区脑血流阈值低于 10ml/100(g·min)时，脑组织发生不可逆损害。缺血半暗带血流处于电衰竭[约为 20ml/100(g·min)]与能量衰竭[约为 10ml/100(g·min)]。在一定时间(如发病 3～6h 内)使缺血脑组织恢复血流，半暗带的神经功能可恢复，否则会使中心坏死区扩大，导致脑细胞不可逆损伤。

由于缺血半暗带是一个动态的病理生理学过程，随着缺血程度的加重和时间的延长，中心坏死区越来越大，缺血半暗带越来越小。大部分缺血半暗带存活的时间仅有数小时，因此，急性脑梗死的治疗必须在发病早期进行。有效挽救缺血半暗带脑组织的治疗时间，称为治疗时间窗(therapeutic time window, TTW)。目前研究表明，急性缺血性卒中溶栓治疗的时间窗一般不超过发病 6h，机械取栓治疗时间窗不超过 8h。

神经-血管单元(neurovascular unit, NVU)概念的提出：溶栓治疗虽然使脑组织的血液循环恢复了，但神经元的损伤仍然在发生，说明脑梗死的病理过程不仅仅是脑组织缺血及神经元的死亡，脑缺血后神经元坏死和凋亡与诸多因素有关，由此，提出神经-血管单元这一概念。神经-血管单元主要由神经元、星形胶质细胞、血-脑屏障(包括微血管内皮细胞、内皮细胞间的紧密连接、基膜、星形胶质细胞的足突和周细胞)及维持脑组织内环境完整性的细胞外基质，其中血-脑屏障是构成神经-血管单元核心的结构。脑缺血发生后，神经元及其他所有细胞和基质成分都参与到组织损伤的整个过程中，神经-血管单元强调内皮细胞、星形胶质细胞、周细胞、基膜、小胶质细胞、神经元及细胞外基质之间的动态相互作用和这种相互作用对脑缺血病理生理学的重要性，为缺血性脑损伤机制提供了新的靶点，从整体水平上研究神经元损伤及其保护机制，为临床治疗提供新依据。

【临床表现】 问诊时应注意的问题见表 8-5。

表 8-5　问诊时应注意的问题

既往史、家族史、个人史	现在史
卒中和短暂性脑缺血病史	年龄
高血压病史	前驱症状、劳累、情绪激动史
糖尿病史	突然发病、阶梯式进行或渐进性发病
缺血性心脏病病史	有无头痛、恶心、呕吐、意识障碍
血脂异常史	病情稳定、减轻或进展
家族中有无心脑血管病、高血压、糖尿病史	
外伤史	
吸烟饮酒史	
口服避孕药	

1. 临床特点

（1）多见于有脑动脉硬化的中老年人，多伴有高血压、糖尿病、冠心病及血脂异常等，约 1/3 患者病前有 TIA 史。

（2）起病前几天出现头昏、头痛、肢体麻木，多在休息、安静状态下或睡眠中发病，多数患者起病急，脑部的局灶症状多在数小时出现，1～3 天达高峰，一般无意识障碍，局灶症状依血管供应范围而定。

2. 主要动脉闭塞后的临床症状

（1）颈内动脉系统（前循环）脑梗死

1）颈内动脉闭塞：同侧 Horner 征，对侧偏瘫、偏身感觉障碍，双眼对侧同向性偏盲，向病灶对侧凝视麻痹，优势半球受累可出现失语，非优势半球受累可出现体像障碍。眼动脉受累时，可有单眼同侧一过性失明。颈部触诊发现同侧颈内动脉搏动减弱或消失，听诊可闻及血管杂音。

2）大脑中动脉闭塞：分为以下 3 种情况。①主干：对侧中枢性偏瘫、上下肢瘫痪程度相同，对侧偏身感觉障碍，对侧偏盲（常为上 1/4 象限同向偏盲），向病灶对侧凝视麻痹。优势半球受累伴失语、失读、失算、失写等言语障碍，非优势侧受累伴认知功能障碍。②皮质支：对侧中枢性偏瘫和侧身感觉障碍（面部、上肢较下肢重），且深感觉及皮层感觉重于浅感觉。优势半球受累可出现运动性失语、感觉性失语、失算、失读、失用等；非优势半球发生者可出现体像障碍和感觉忽视症。③深穿支：对侧中枢性偏瘫对侧偏身感觉障碍，优势侧受累伴皮质下失语。

3）大脑前动脉闭塞：分为以下 3 种情况。①主干：前交通动脉分出前主干闭塞，由于对侧代偿，多无症状；前交通动脉分出后主干闭塞，可有精神症状（淡漠、欣快、刻板语言），二便失禁，强握、吸吮反射，对侧中枢性面、舌与下肢瘫痪，优势侧受累伴 Broca 失语和上肢失用。②皮质支：对侧下肢瘫痪，对侧偏身感觉障碍，尿失禁，精神症状，强握、吸吮反射。③深穿支：对侧面、舌瘫及上肢轻瘫（内囊膝部及部分内囊前肢）。

（2）椎-基底动脉系统（后循环）脑梗死

1）椎动脉闭塞：常见延髓背外侧综合征（Wallenberg syndrome），为小脑后下动脉或椎动脉供应延髓外侧的分支闭塞时发生。临床表现为眩晕、恶心、呕吐和眼球震颤（前庭神经核受损）；声音嘶哑、吞咽困难、饮水呛咳及构音障碍、病灶侧软腭不能上提，悬雍垂偏向健侧（舌咽、迷走神经，疑核受累）；病灶侧小脑性共济失调（绳状体或小脑损伤）；交叉性感觉障碍：病灶同侧面部痛、温觉减退或消失（三叉神经脊束核受损），病灶对侧偏身痛、温觉减退或消失（对侧交叉的脊髓丘脑束受损）；病灶同侧 Horner 征（交感神经下行纤维损伤）。

2）基底动脉闭塞：

A. 基底动脉主干：表现为眩晕、恶心、呕吐及眼球震颤、复视、构音障碍、吞咽困难、共济失调。病情进展迅速而出现延髓麻痹、四肢瘫痪、昏迷、中枢性高热、应激性溃疡，常导致死亡。

B. 基底动脉的短旋支：脑桥前下部综合征（Millard-Gubler 综合征），表现为病变侧展神经和面神经周围性麻痹，对侧中枢性舌瘫和肢体瘫痪。

C. 基底动脉的旁中央支：Foville 综合征，表现为两眼不能向病灶侧同向运动，病灶侧面神经和展神经麻痹，对侧偏瘫。

D. 基底动脉的脑桥支：双侧脑桥基底部梗死导致闭锁综合征（locked-in syndrome），表现为双侧面瘫、延髓麻痹、四肢瘫痪、不能讲话，但因脑干网状结构未受累，患者意识清楚，可通过睁闭眼或眼球垂直运动来表达自己的意愿。

E. 基底动脉尖：基底动脉尖端分出小脑上动脉和大脑后动脉，闭塞后导致基底动脉尖综合征（top of the basilar syndrome，TOBS），表现为眼球运动障碍及瞳孔异常、觉醒和行为障碍，可伴有记忆力丧失、对侧偏盲或皮质盲。中老年发病，突发意识障碍并较快恢复，出现瞳孔改变、动眼神经麻痹、垂直凝视麻痹，无明显运动和感觉障碍，应想到该综合征的可能，如有皮质盲或偏盲、严重记忆障碍更支持。CT 或 MRI 显示双侧丘脑、枕叶、颞叶和中脑多发病灶可确诊。

3）大脑后动脉闭塞：有以下 3 种情况。①主干：表现为病灶对侧偏盲。②皮质支：双眼对侧视野同向偏盲（伴黄斑回避），可伴有视幻觉、视物变形和视觉失认等，优势半球受累可表现为失读及命名性失语等症状，非优势半球受累可有体像障碍。③深穿支：丘脑膝状体动脉闭塞出现丘脑综合征，表现为对侧偏身感觉障碍，以深感觉障碍为主，自发性疼痛，感觉过度，轻偏瘫，共济失调，舞蹈-手足徐动；丘脑穿动脉闭塞出现红核丘脑综合征，表现为病灶侧舞蹈样不自主运动、意向性震颤、小脑性共济失调，对侧偏身感觉障碍；中脑脚间支闭塞出现 Weber 综合征，表现为病变同侧动眼神经麻痹，对侧中枢性偏瘫。

4）分水岭脑梗死（cerebral watershed infarction，CWSI）：前、后循环在皮质和深部的分水岭分别位于顶、颞、枕交界处和丘脑，当脑血流灌注压过低或脑血流量减少时，这些部位容易发生缺血性损害，导致分水岭梗死，也称边缘带（border zone）脑梗死，多因血流动力学所致，分为皮质前型、皮质后型和皮质下型 3 种。

案例 8-2 诊疗思路

1. 进一步诊疗计划 ①凝血功能检查，以指导治疗；②心脏检查，如 EKG 等可发现高电压、心肌供血不足、心律失常如心房颤动等改变；③颈动脉超声可显示颅外血管有无狭窄或闭塞，有无动脉粥样硬化斑块形成；④头颅 CT 和/或 MRI 检查能排除非血管性病变，并确定是梗死或出血；⑤脑血管检查如 TCD、CTA、MRA 或 DSA，了解有无脑动脉狭窄或闭塞等。

2. 主要检查结果 ①凝血功能化验正常；②EKG检查为正常心电图；③颈动脉超声提示左侧颈总动脉近段见等-均质回声斑块附着从而导致管腔局限性狭窄<50%，左侧颈动脉球部见等回声斑块附着、该斑块延续至颈外动脉起始部、从而导致颈外动脉起始部管腔局限性狭窄<50%，CDFI 显示管腔狭窄处血流束变细、血流速度加快；④头颅 MRI 显示左侧额颞顶叶 T_1 呈低信号，T_2 FLAIR 和 DWI 呈高信号（图 8-5）。

3. 诊断 动脉粥样硬化性血栓性脑梗死（脑血栓形成）。

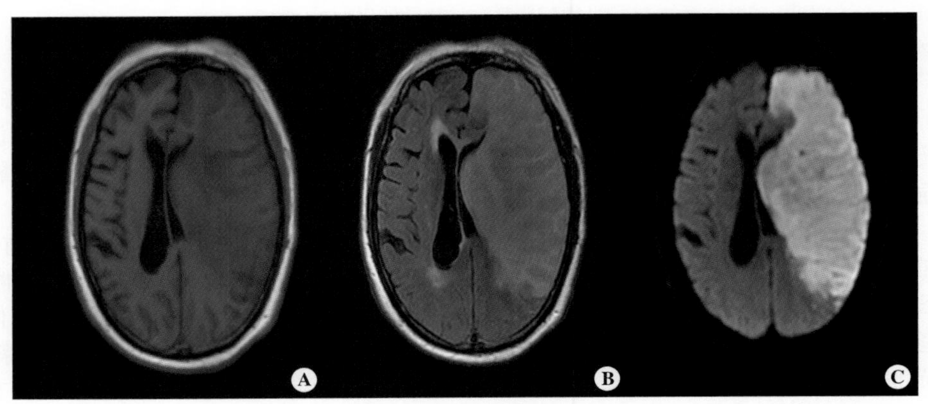

图 8-5 头颅 MRI 显示左侧额颞顶叶脑梗死灶

A. T_1 低信号；B. T_2FLAIR 高信号；C. DWI 高信号；并呈占位效应

【辅助检查】

1. 实验室检查 血常规、血糖、血脂、血流动力学检查，常可发现周围血白细胞增多，部分患者血糖增高、血脂异常、血黏度升高、纤维蛋白原升高等。

2. 心电图 部分患者可有心室高电压，心肌供血不足，心律失常如心房颤动、传导阻滞等、心内膜炎等病变的心电图改变。

3. 头颅 CT 发病 24h 后可逐渐显示出梗死区为低密度影，边界不清；早期检查可鉴别有无脑出血（图 8-6）。CTA 可发现血管狭窄与闭塞部位。

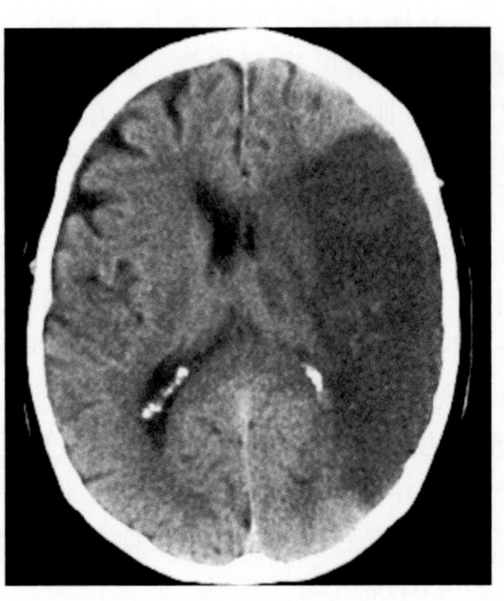

图 8-6 头颅 CT 扫描左侧大脑中动脉分布低密度灶

4. 头颅 MRI 对脑梗死的检出率高达 95%，优于 CT 扫描，早期可显示缺血性梗死，DWI 检查尤显优势，在发病后半小时即可显示病灶（图 8-7）。MRA 可发现血管狭窄与闭塞部位，但有放大作用。

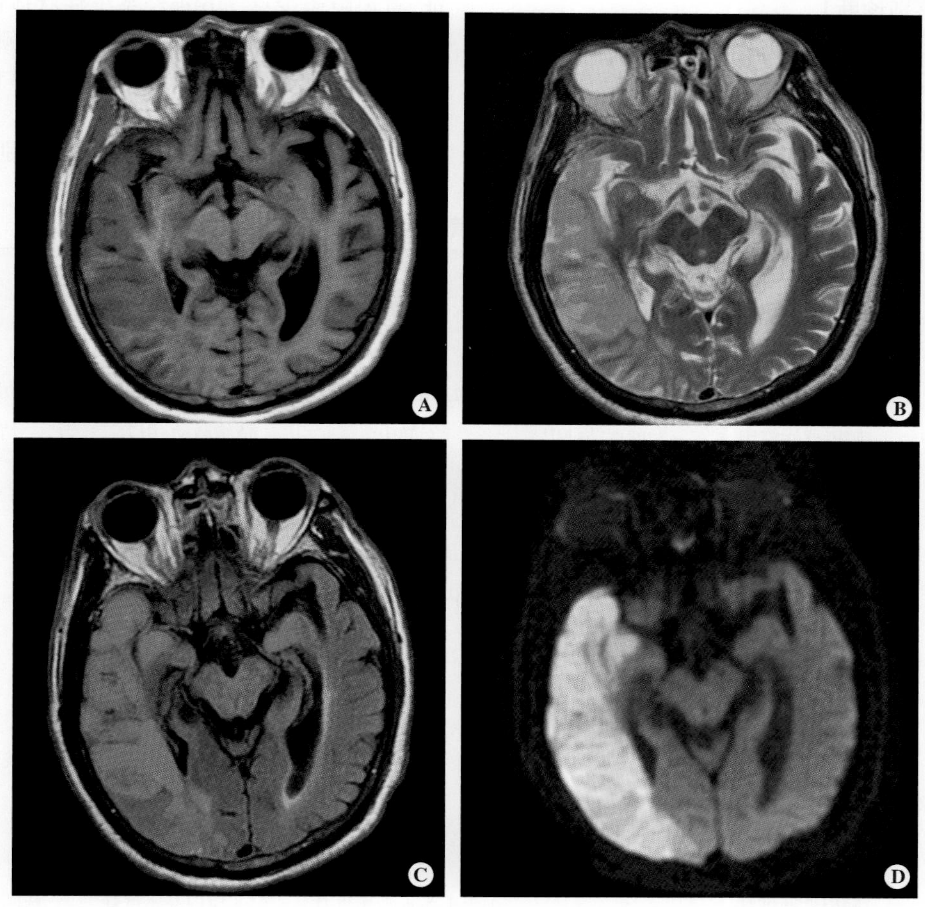

图 8-7　MRI 显示右侧颞枕叶脑梗死灶

A. T_1 低信号；B. T_2 FLAIR 高信号；C. DWI 高信号；D. DWI 高信号

5. 腰椎穿刺　不作为常规检查。

6. 超声检查

（1）血管彩色多普勒超声：可协助发现颈动脉粥样硬化斑块的大小和厚度，是否有管腔狭窄及其严重程度。

（2）TCD：检测脑底动脉血流、颅内脑动脉狭窄或闭塞，评估血管侧支循环建立情况。

7. DSA　可发现动脉狭窄、闭塞或血管畸形等（图 8-8）。

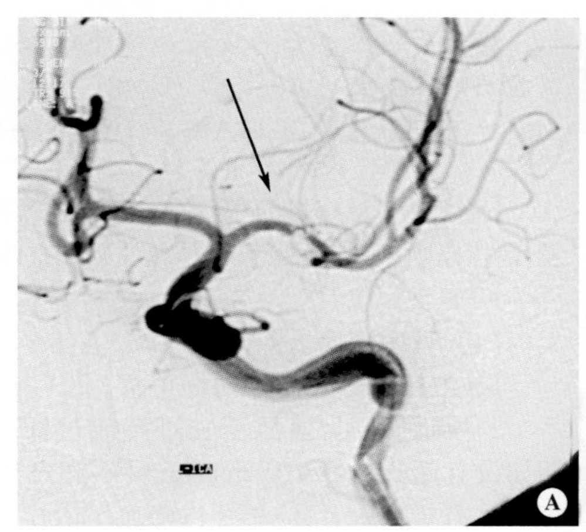

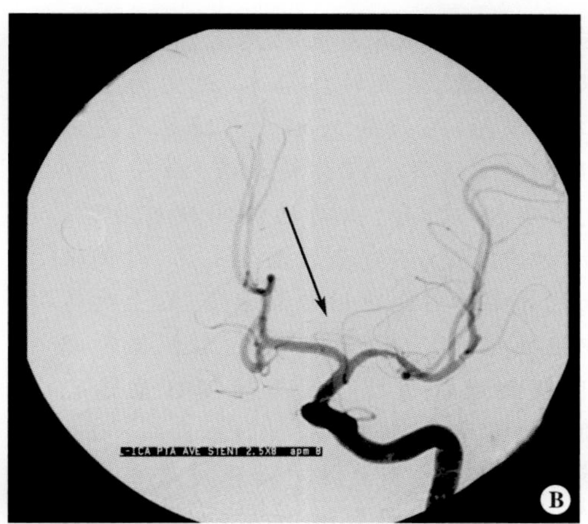

图 8-8　DSA 显示左侧大脑中动脉狭窄

A. 治疗前；B. 治疗后

【诊断与鉴别诊断】

1. 诊断要点 有以下几种情况。①发病年龄：中老年人多。②部分患者发病前有 TIA 病史。③多有动脉硬化、高血压病、糖尿病、高血脂及心脏病史。④安静或睡眠中起病，症状在 1~3 天达高峰。⑤面、舌及肢体瘫痪、共济失调、感觉障碍等定位症状和体征，意识障碍少见。⑥神经系统症状体征据闭塞的血管而定。⑦脑脊液大多数正常。⑧头颅 CT 检查可发现低密度灶或 MRI 显示长 T_1 和 T_2 异常信号。

2. 鉴别诊断

（1）与其他各类脑血管疾病相鉴别，见表 8-6。

表 8-6 各类脑血管疾病鉴别诊断表

	缺血性脑血管疾病			出血性脑血管疾病	
	动脉血栓性脑梗死	脑栓塞	腔隙性脑梗死	脑出血	蛛网膜下隙出血
好发年龄	中老年	青壮年	中老年	50~60 岁	青壮年
主要病因	脑动脉硬化	各种心脏病	高血压脑动脉硬化	高血压脑动脉硬化	脑动脉瘤或血管畸形
起病时状态	睡眠或安静中	安静或活动中	安静中	情绪激动、用力	情绪激动、用力
起病形式	相对较缓，渐进展（以时、日计）	最急（以秒、分计）	急（以分、时计）	急（以分、时计）	急骤（以分计）
起病时血压	低、正常或稍高	多正常	正常或升高	明显升高	正常或升高
好发血管	颅内各大动脉及分支	大脑中动脉，可多发	颅内动脉深穿支	颅内动脉深穿支	Willis 环起始及分叉处
TIA	有	无	无	无	无
头痛、呕吐	无或轻	少有	无	多有	剧烈
意识障碍	无或轻	少有、短暂	无	较重	有
眼底	动脉硬化	可有视网膜动脉栓塞	动脉硬化	动脉硬化，可见视网膜出血	玻璃体膜下出血
局灶脑损害征象	有	有	有	有	无
脑膜刺激征	一般无	一般无	无	有	明显
头颅 CT	脑内低密度灶	脑内低密度灶内可伴高密度影	小于 1.5cm 低密度灶	脑实质内高密度灶	蛛网膜下隙高密度影
脑脊液	多正常	多正常或含少量红细胞	多正常	压力升高、血性	压力升高、均匀血性

（2）颅内占位性病变：如脑肿瘤、脓肿、硬膜下血肿等，可有局灶性脑损害征象，但肿瘤一般进展较慢，脓肿多有感染史，硬膜下血肿多有外伤史，通过腰椎穿刺、头颅 CT、MRI 等检查可以鉴别。

案例 8-2 分析总结

1. 病例特点 ①66 岁女性患者，睡眠中起病。②以语言不清，右侧肢体麻木、无力为主要表现，无二便失禁，无头痛、呕吐。③既往有高血压、动脉硬化病史 5 年。④体格检查：血压 128/98mmHg，心率 88 次/分，心前区偶闻期前收缩，未闻杂音，神志清楚，不完全运动性失语，双侧眼底检查未见异常。右侧中枢性面舌瘫，右上肢体不完全中枢性瘫痪、上肢重于下肢，右侧偏身痛觉减退，脑膜刺激征阴性。⑤头颅 MRI 显示左侧额颞顶叶异常信号。

2. 定位诊断 左侧大脑中动脉皮质支。诊断依据：①不完全运动性失语，右侧肢体麻木，右侧偏身痛觉减退；②右侧中枢性面舌瘫，右侧肢体中枢性不完全瘫痪，且上肢重于下肢。

3. 定性诊断 动脉粥样硬化性血栓性脑梗死（脑血栓形成）。诊断依据：①老年女性，睡眠中起病；②既往有高血压和动脉硬化病史（提示患者具有脑血管疾病的危险因素）；③有左侧大脑中动脉皮质支受累的症状和体征；④颈动脉超声提示左侧颈总动脉近段和颈外动脉起始部管腔局限性狭窄<50%；⑤头颅 MRI 显示左侧额颞顶叶 T_1 呈低信号，T_2FLAIR 和 DWI 呈高信号。

【治疗】 治疗目的：挽救生命、减少残疾和预防复发；治疗原则：超早期治疗、个体化原则和整体化治疗。

1. 急性期治疗

（1）对症治疗。

1）维持呼吸及循环功能正常。

2）调整血压：血压不宜过高或过低。脑梗死早期如没有超过 180/105 mmHg，可不必急于降血压治疗。对需要降压者，应予缓慢降血压治疗。

3）控制血糖：血糖增高超过 10mmol/L 时，应给予胰岛素治疗；血糖低于 2.8 mmol/L 时给予 10%~20% 葡萄糖口服或注射治疗。

4）减轻脑水肿：可用20%甘露醇、呋塞米或甘油果糖。

5）预防和控制感染：如对肺炎、尿路感染和压疮等的预防与控制。

6）上消化道出血：高龄和重症脑血管疾病患者急性期容易发生应激性溃疡，建议常规静脉应用 H_2 受体拮抗剂。

7）降温治疗：对重症患者及体温升高者，应及早头颅降温或全身亚低温治疗。

8）营养支持：对昏迷或其他原因不能自己进食者，可行鼻饲饮食等。

9）预防其他并发症：如深静脉血栓形成（deep vein thrombosis，DVT）、肺栓塞（pulmonary embolism，PE）、水电解质平衡紊乱、癫痫、抑郁、心功能异常和心律失常等。

（2）改善脑部血液循环

1）超早期溶栓治疗：是恢复梗死区血流，挽救半暗带区神经细胞的有效方法，分为静脉溶栓和动脉溶栓2种方法，临床上经常应用静脉溶栓。常用药物为尿激酶（urokinase，UK）和重组组织型纤溶酶原激活物（recombinanttissue-type plasminogen activator，rt-PA）。适应证：①年龄18~80岁；②临床诊断急性缺血性卒中，用药时血压正常或不超过180/110mmHg；③发病至经静脉溶栓治疗时间<4.5h；④头颅CT检查未显示低密度灶；⑤患者或其家属对溶栓治疗的收益/风险知情同意。静脉溶栓用量：①rt-PA一次用量0.9mg/kg，最大剂量<90mg，先予10%的剂量静脉推注，其余剂量在约60min内持续静脉滴注；②100万~150万U的UK加入0.9%生理盐水100~200ml，持续静脉滴注30min。用药过程中严密观察血压、意识等变化，必要时复查头颅CT。并发症：①梗死灶继发性出血或身体其他部位出血；②致命性再灌注损伤和脑水肿；③溶栓后再闭塞。

2）抗血小板治疗：常用的药物有阿司匹林和氯吡格雷。未行溶栓的急性脑梗死患者应在48h之内服用阿司匹林，150~325mg/d，但一般不在溶栓后24h内应用阿司匹林，以免增加出血风险。一般认为氯吡格雷抗血小板聚集的疗效优于阿司匹林，可口服75mg/d。不建议将氯吡格雷与阿司匹林联合应用治疗急性缺血性卒中。

3）抗凝治疗：主要包括肝素、低分子肝素和华法林。一般不推荐急性缺血性卒中后急性期应用抗凝药来预防卒中复发、阻止病情恶化或改善预后。但对于长期卧床，特别是合并高凝状态有形成深静脉血栓和肺栓塞的趋势者，可以使用低分子肝素预防治疗；对于心房颤动的患者可以应用华法林治疗。

4）降纤治疗：主要用于血纤维蛋白原升高的急性期患者，可选用降纤酶（defibrase）、巴曲酶（batroxobin）或安克洛酶（ancrod）等。

5）扩容治疗：对于低血压或脑血流低灌注所致的急性脑梗死如分水岭梗死可考虑扩容治疗，可用低分子右旋糖酐或羟乙基淀粉。但应注意可能加重脑水肿，心力衰竭等并发症。

6）扩张血管治疗：不推荐常规使用。脑水肿、出血性梗死或低血压时禁用。

7）血液稀释疗法：适用于血黏度过高、血容量不足的患者，可选用10%低分子右旋糖酐500ml，连用7~10日，心功能不全者慎用。

8）其他改善脑部血液循环药物：丁基苯酞和人尿激肽原酶。

（3）神经保护治疗：常用药物为胞二磷胆碱，自由基清除剂依达拉奉（edaravone），钙离子拮抗剂如尼莫地平，吡拉西坦和他汀类药物等。此外，还有局部亚低温治疗。

（4）中医中药：临床中应用丹参、川芎嗪、三七和葛根素等，以通过活血化瘀改善脑梗死症状，但目前尚缺乏大规模临床试验证据。

（5）其他

1）血同型半胱氨酸增高，可补充叶酸、维生素 B_6 和维生素 B_{12}。

2）调整血压，治疗心脏病、糖尿病，纠正血脂异常，适当运动，戒烟限酒，心理平衡。

3）外科治疗：幕上大面积脑梗死伴严重脑水肿、占位效应和脑疝形成征象者，小脑梗死使脑干受压、危及患者生命者，可进行去骨瓣减压术。

4）血管内介入治疗：动脉血管成形术和血管内支架置入术等。

（6）建立脑血管疾病绿色通道和卒中单元（stroke unit，SU）：所有急性缺血性脑血管疾病患者应尽早、尽可能收入卒中单元接受治疗。

（7）康复治疗：应早期进行，并遵循个体化原则，制定短期和长期治疗计划，分阶段、因地制宜地选择治疗方法，对患者进行针对性体能和技能训练，降低致残率，增进神经功能恢复，提高生活质量，早日重返社会。

2. 恢复期治疗

（1）抗血小板治疗：非心源性卒中推荐抗血小板治疗，推荐单独应用阿司匹林、氯吡格雷或西洛他唑，或小剂量阿司匹林和缓释的双嘧达莫等。

（2）抗凝治疗：心源性脑栓塞推荐抗凝治疗（参见本章第二节）。

（3）促神经功能恢复药：吡拉西坦等。

（4）控制卒中危险因素：如高血压、糖尿病和血脂异常等。

（5）康复治疗。

【预后】 病死率为5%~15%，致残率达50%以上，存活者中50%会复发，部分患者因皮质功能受累发展成为血管性痴呆。

二、脑 栓 塞

> **案例 8-3**
>
> 患者,女性,68 岁。因“突发左侧肢体无力 6h”入院。入院前 6h 早餐时突然出现左侧肢体无力,伴眩晕,呕吐胃内容物一次,家人立即给其服安宫牛黄丸,病情无好转。病后精神差,向左视物成双影,左眼睑难闭紧,口角流涎,无构音障碍、吞咽困难、抽搐、二便失禁等。发现“高血压”20 年,发现“心房颤动”4 年。
>
> 入院时体格检查:体温 36.8℃,脉搏 90 次/分,呼吸 20 次/分,血压 160/90 mmHg,双肺未闻及啰音,心界向左下扩大,心率 102 次/分,心律绝对不齐,强度不一,心前区可闻 3~4 级收缩期杂音,腹部检查未见明显异常。
>
> 神经系统检查:神志清楚,查体基本合作。双侧眼底检查未发现异常,双侧瞳孔等大等圆,对光反射存在,无眼震;右侧额纹浅,右眼闭合不全,右侧鼻唇沟浅,口角向左歪;伸舌左偏,舌肌无萎缩;左侧肢体肌力Ⅲ级,左侧肢体肌张力降低,右侧肢体肌力、肌张力正常,无感觉障碍,左侧肢体腱反射消失,左侧 Babinski 征阳性,左侧 Gordon 征阳性,脑膜刺激征阴性。
>
> 问题:
>
> 1. 如何进行初步诊断?
> 2. 应做哪些辅助检查,以明确诊断?
> 3. 如何进行相应治疗?

【定义】 脑栓塞(cerebral embolism)是指各种栓子沿血液循环进入脑动脉,造成脑血管管腔急性闭塞而产生的相应供血区脑组织缺血坏死及功能障碍,占卒中发病率的 15%~20%。

【病因与发病机制】 根据栓子来源可分为心源性、非心源性和来源不明三种。

1. 心源性 是脑栓塞的最常见原因,占脑栓塞的 60%~75%。常见心源性脑栓塞的病因有非瓣膜病的心房颤动、急性心肌梗死、风湿性心脏病、心室动脉瘤、心脏手术;其他心脏病包括卵圆孔未闭、二尖瓣脱垂、充血性心肌病、病态窦房结综合征、心房黏液瘤、感染性心内膜炎、消耗性心内膜炎、二尖瓣环状钙化等。

2. 非心源性 动脉来源包括右主动脉弓和颅外动脉(颈动脉和椎动脉)的动脉粥样硬化性病变,尤其在颈动脉起始部,颈内、外动脉分叉处等,易发生粥样硬化斑、动脉内膜粗糙或发生粥样硬化溃疡,其粥样病变物质(胆固醇)或附壁血栓(血小板纤维素等混合血栓)可崩解脱落,随血流进入脑动脉,引起栓塞。其他少见的栓子有脂肪滴、空气、肿瘤细胞、寄生虫卵和异物等。

3. 来源不明 少数病例查不到栓子的来源。

脑动脉被栓子栓塞时,其远端供血区出现缺血性梗死,同时还可引起程度不同的血管痉挛,使缺血范围更为扩大。当血管痉挛减轻时,栓子移向动脉远端及侧支循环建立,缺血范围缩小,症状减轻。此过程中,原栓塞处因血管壁已受损,血流恢复后易发生渗漏性出血,导致出血性梗死。

脑栓塞后,由于血供减少或血流中断导致的脑组织缺血坏死机制,参见本节动脉粥样硬化血栓性脑梗死部分。

【病理】 脑栓塞的病理改变与动脉粥样硬化血栓性脑梗死基本相同,但可多发,且出血性脑梗死更为多见。脑栓塞以大面积脑梗死为主,脑肿胀、脑水肿明显,可发生中线移位或脑疝。大体可见梗死软化区多发性点状或片状出血,以皮质灰质为主,白质出血甚少。镜检可见神经元、髓鞘及神经胶质不同程度的分解和周围血管出血。除多发性脑梗死外,躯体其他部位如肺、脾、肾、肠系膜、四肢、皮肤和视网膜等也可发现动脉栓塞的证据。

【临床表现】

(1) 任何年龄均可发病,以青壮年多见。

(2) 起病急骤,局灶性神经体征在数秒至数分钟达到高峰。

(3) 可合并癫痫。

(4) 可伴意识障碍。

(5) 神经系统症状体征据闭塞血管而定,约 4/5 的脑栓塞发生于前循环,特别是大脑中动脉,椎-基底动脉系统受累约占 1/5,病灶多发。

(6) 有原发病的临床表现。

> **案例 8-3 诊疗思路**
>
> 1. 进一步诊疗计划 ①凝血功能检查以指导治疗。②心脏检查如 EKG、超声心动图可了解心脏结构的改变、心源性栓子的存在、心律失常等。③颈动脉超声:显示颅外血管有无狭窄或闭塞,有无动脉粥样硬化斑块。④头颅 MRI:寻找颅内有无病灶及了解病变的性质。⑤脑血管检查如 TCD、CTA、MRA 或 DSA,了解有无脑动脉狭窄或闭塞,TCD 还可监测颅内血管有无微栓子存在。
>
> 2. 主要检查结果
>
> (1) EKG 提示:①各导联上正常 P 波消失,代之以大小不等、形状各异和间隔不等的 f 波,频率约为 380 次/分。②QRS 波形态和时限正常,RR 间期绝对不齐,频率约为 72 次/分。
>
> (2) 头颅 CT 未见异常。
>
> (3) 头颅 MRI 显示右侧脑桥 T_1 呈低信号,T_2 FLAIR 高信号和 DWI 呈高信号(图 8-9)。
>
> 3. 诊断 脑栓塞(心源性)。

【辅助检查】

1. 头颅 CT 确定梗死的部位、范围及梗死灶是单发或多发，有时需重复扫描，以确定是否有出血性梗死（图 8-10）。

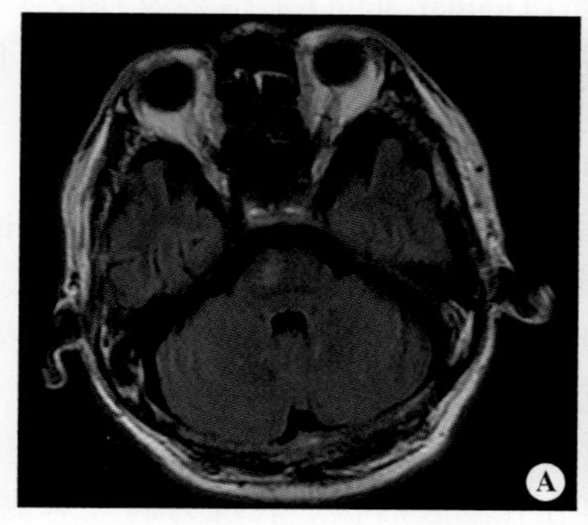
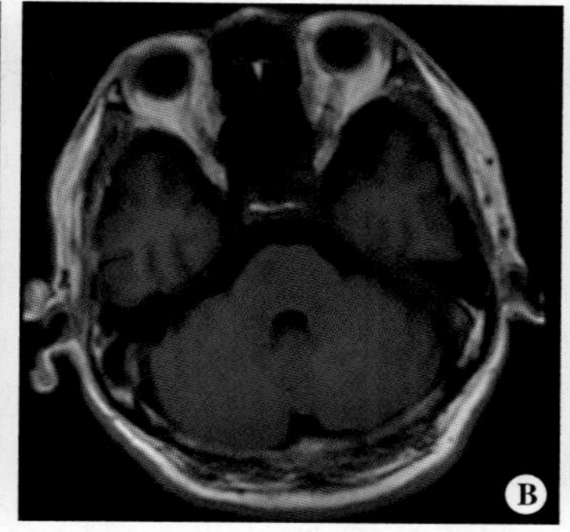
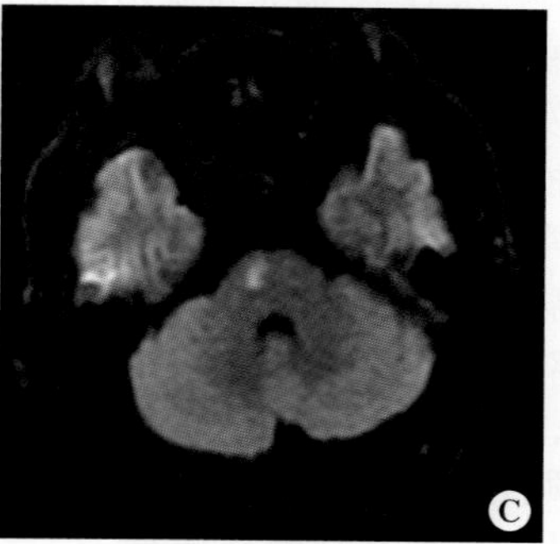

图 8-9 MRI 显示右侧脑桥梗死灶

A. T_1低信号；B. T_2FLAIR 高信号；C. DWI 高信号

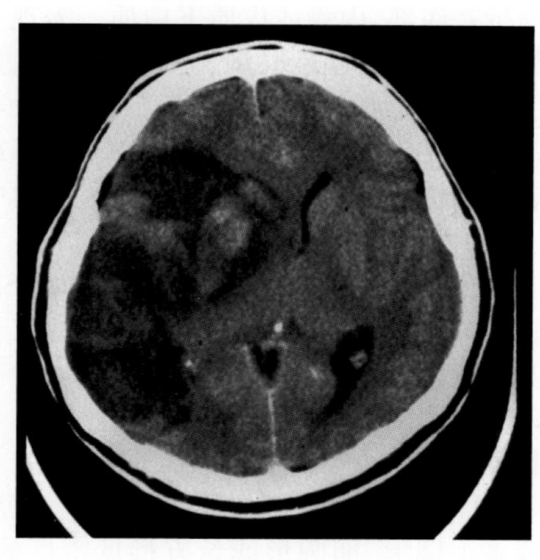

图 8-10 CT 显示右侧大脑中动脉分布区出血性脑梗死灶，大片的低密度区内混杂高低密度影

2. 头颅 MRI 早期即可显示出病灶区呈 T_1低信号和 T_2高信号，如果伴有出血者，MRI 显示的长 T_1和 T_2信号中混杂有短 T_1和 T_2信号。

3. 脑血管造影 DSA 或 CTA、MRA 可了解血管病变。

4. 心电图 应常规检查，作为确定心肌梗死和心律失常的依据；超声心动图检查可证实是否存在心源性栓子。

5. 颈动脉超声或 TCD 可评价颈动脉及分支病变情况，对证实颈动脉源性栓塞有一定意义。

6. 腰椎穿刺 压力可增高，出血性梗死脑脊液可呈血性或镜下红细胞；感染性脑栓塞脑脊液细胞数明显增高，早期以中性粒细胞为主，晚期以淋巴细胞为主；脂肪栓塞脑脊液可见脂肪球。

7. 其他 胸部 X 线片、血常规、红细胞沉降率与尿常规等。

【诊断与鉴别诊断】

1. 诊断要点 ①急骤起病；②多数无前驱症状；③一般意识清楚或有短暂的意识障碍；④有颈内动脉系统和(或)椎-基底动脉系统受累的症状及体征；⑤栓子来源可为心源性或非心源性，也可同时伴有其他脏器、皮肤、黏膜等栓塞；⑥腰椎穿刺脑脊液一般不含血，若有红细胞可考虑出血性梗死；⑦头颅 CT、MRI 或血管造影可明确脑栓塞部位、数目及有无伴发出血，血管造影可发现受累的血管。

2. 鉴别诊断 见表 8-4。

案例 8-3 分析总结

1. 病例特点 ①68 岁女性患者，突然起病，病情在发病当时即达高峰。②以左侧肢体无力，眩晕、呕吐，视物双影和流涎为主要表现。③发现“高血压”20 年，“心房颤动”4 年。④体格检查：脉搏 90 次/分，血压 160/90mmHg，心界向左下扩大，心率 72 次/分，心律绝对不齐，强度不一，心前区可闻 3~4 级收缩期杂音。神志清楚，右侧周围性面瘫，左侧舌下神经和肢体中枢性瘫痪。⑤头颅 MRI 显示右侧脑桥 T_1 呈低信号，T_2 FLAIR 高信号和 DWI 呈高信号。

2. 定位诊断 基底动脉脑桥支栓塞（Millard-Gubler 综合征）。诊断依据：①眩晕、呕吐、复视；②右侧面神经周围性瘫痪；③左侧舌下神经和肢体中枢性瘫痪。

3. 定性诊断 心源性脑栓塞。诊断依据：①老年女性，突然起病，病情在发病当时即达高峰；②有高血压、心房颤动史，心脏听诊发现心率快，心音强弱不一，节律不整，脉搏短绌，提示栓子可能来源于心脏；③神志清楚，有局灶性神经功能缺失的症状和体征，脑膜刺激征阴性；④EKG提示异常心律，心房颤动；⑤头颅 MRI 显示右侧脑桥 T_1 呈低信号，T_2 FLAIR 高信号和 DWI 呈高信号。

【治疗】 脑栓塞的治疗除治疗脑部病变外，还要同时治疗引起脑栓塞的原发疾病。脑部病变的治疗与动脉粥样硬化血栓性脑梗死基本相同。为了防止心内形成新的血栓，消除栓子来源及防止被栓塞血管发生逆行血栓，主张抗凝疗法或抗血小板疗法。由于脑栓塞栓子来自颅外,容易复发,每次复发有 25% 左右致死。抗凝疗法能大大降低脑梗死的复发率与死亡率。应用抗凝疗法宜早,需先排除潜在的出血灶及出血倾向如血液病、溃疡病等。抗凝剂应用参看本章第二节。

原发病治疗是整体治疗的一部分,应予重视。对心源性栓塞者,需卧床休息,减少栓塞复发,同时纠正心律失常,防治心衰。积极治疗细菌性心内膜炎,某些心脏病者若适合手术,应积极手术治疗以根除栓子来源。对空气栓塞的处理,应头低及左侧卧位;如为减压病,则应立即进高压氧舱治疗。

【预后】 脑栓塞的预后与受阻血管的管径、栓子的数目、性质及基础疾病有关。急性期病死率为 5%~15%。只要栓子的来源不能消除,脑栓塞就有反复发病的可能,半数患者可复发,约 2/3 的复发发生在第一次发病后的一年之内。复发的病死率高于首次发作,心肌梗死所致脑栓塞预后较差,存活的脑栓塞患者多遗留严重后遗症。

三、腔隙性脑梗死

案例 8-4

患者,男性,43 岁。因"右侧肢体麻木 2 天"入院。患者 2 天前睡醒时自觉右侧面部及右肢体麻木感,无肢体活动障碍,无头痛、头晕。既往有"高血压"病史 3 年,未规律治疗。

体格检查:体温 36.8℃,脉搏 72 次/分,呼吸 20 次/分,血压 150/90 mmHg,心肺腹检查无特殊。神经系统检查:神志清楚,查体合作,对答切题,四肢肌力、肌张力正常;右侧偏身痛温觉减退,深感觉未见异常;四肢腱反射对称存在,病理反射未引出,脑膜刺激征阴性。

问题:

1. 如何进行初步诊断?
2. 应做哪些辅助检查,以明确诊断?
3. 如何进行相应治疗?

【定义】 腔隙性脑梗死(lacunar infarction)是指由于长期高血压导致大脑半球或脑干深部的穿通动脉发生病变,管腔闭塞,形成小的梗死灶。腔隙(lacunar)是由吞噬细胞将缺血、坏死和液化脑组织吞噬后形成。

【病因与病理】 最常见的病因为高血压引起的脑部小动脉病变,部分患者为糖尿病;少部分可能与动脉粥样硬化斑块形成微栓子或心源性栓子有关。

常见的发病部位主要有壳核、丘脑、尾状核、内囊和脑桥。腔隙病灶呈不规则圆形或细长形等,直径为 0.2~15 mm,最大不超过 20mm,病灶可单发或多发,病变血管主要表现为玻璃样变,小动脉硬化或纤维素样坏死等。

【临床表现】 1965 年,Fisher 结合病理与临床研究结果,归纳出 21 种腔隙综合征。腔隙性脑梗死共同的临床特点是:多有高血压病史,症状较轻,体征单一,预后较好,无头痛、颅内压增高和意识障碍等。

腔隙状态(lacunar state)是指多发性腔隙性梗死后出现强哭强笑,情感异常,智能减退,构音不清,饮水呛咳,双侧锥体束征阳性,帕金森综合征,二便失禁等症状。常见的腔隙综合征有以下 5 种。

1. 纯运动性轻偏瘫(pure motor hemiparesis, PMH) 最常见,约占 60%,病变常见于内囊、放射冠或脑桥。表现为病灶对侧面部及上下肢轻偏瘫,无感觉障碍、视觉障碍和皮质功能障碍如失语等。

2. 纯感觉性卒中(pure sensory stroke, PSS) 较常见,病变多在丘脑腹后核。表现为病灶对侧偏身感觉减退或缺失,可伴麻木、刺痛、烧灼感等。

3. 共济失调性轻偏瘫(ataxic-hemiparesis) 病变多位于脑桥基底部、内囊或皮质下白质。表现为病灶对侧轻偏瘫伴肢体小脑性共济失调。

4. 构音障碍-手笨拙综合征(dysarthric-clumsy hand syndrome, DCHS) 病变位于脑桥基底部或内囊膝部。表现为构音障碍、吞咽困难,病变对侧中枢性面舌瘫、手无力和精细动作笨拙。

5. 感觉运动性卒中(sensorimotor stroke, SMS) 以偏身感觉障碍起病,再出现轻偏瘫,病灶位于丘脑腹后核及邻近内囊后肢,为丘脑膝状体动脉分支或脉络膜后动脉丘脑支闭塞所致。

【辅助检查】

1. 头颅 CT 可见内囊、基底神经节、皮质下白质单个或多个圆形、卵圆形或长方形低密度病灶,边界清晰,无占位效应。

案例 8-4 诊疗思路

1. 进一步诊疗计划 ①心脏检查如 EKG、超声心动图等;②头颅 CT 或 MRI,寻找颅内有无病灶。

2. 主要检查结果 ①EKG 提示窦性心律、心率 84 次/分,心电轴不偏,正常心电图;②头颅 CT 显示左侧丘脑腔隙性梗死灶(图 8-11)。

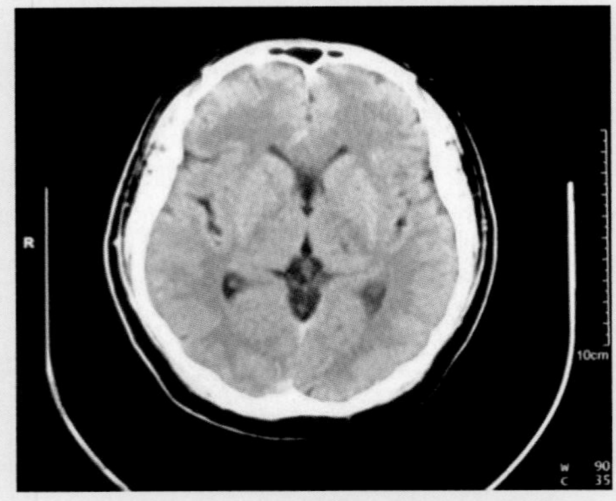

图 8-11 头颅 CT 显示左侧丘脑腔隙性脑梗死灶

3. 诊断 腔隙性脑梗死(纯感觉性卒中)。

2. 头颅MRI　可较CT更为清楚地显示病灶，如脑干病变，T_1呈低信号、T_2呈高信号（图8-12）。

【诊断与鉴别诊断】

1. 诊断　①中老年发病，有长期高血压病史；②急性或逐渐起病；③局灶性神经功能缺损，体征单一，无意识障碍；④头颅CT或MRI检查可发现相应脑部的腔隙性病灶。

2. 鉴别诊断　需与其他类型脑血管疾病（表8-4）、病囊虫病、脑脓肿、脱髓鞘病变和转移瘤等相鉴别。

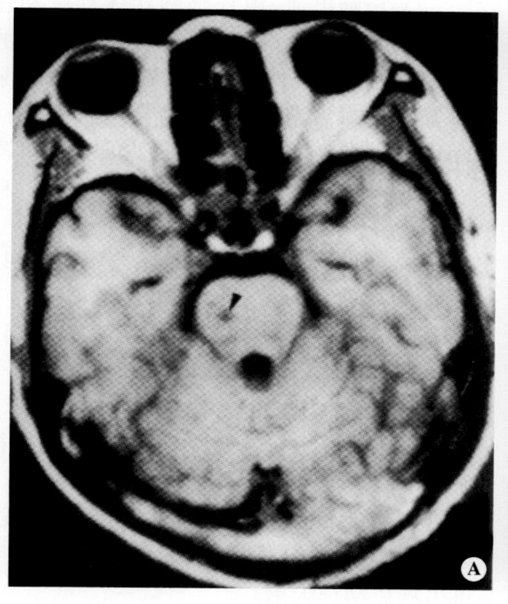

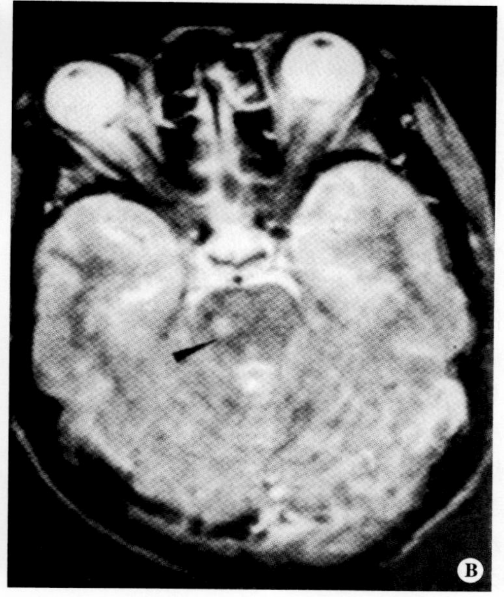

图8-12　MRI显示右侧脑桥腔隙性脑梗死灶
A. T_1低信号；B. T_2高信号

案例8-4分析总结

1. 病例特点　①43岁男性，睡眠醒后急性起病；②以右侧偏身麻木为主要表现，无头痛、头晕、呕吐、肢体活动障碍等；③既往有"高血压"病史3年；④体格检查：脉搏72次/分，血压150/90mmHg，神志清楚，对答切题，四肢肌力、肌张力正常，右侧偏身痛温觉减退，四肢腱反射对称存在，病理反射未引出，脑膜刺激征阴性。

2. 定位诊断　左侧丘脑。诊断依据：右侧偏身感觉障碍。

3. 定性诊断　腔隙性脑梗死（纯感觉性卒中）。诊断依据：①中年女性，突发起病，安静状态下起病；②既往有"高血压"病史；③症状较轻，体征单一，无意识障碍，仅有右侧偏身痛温觉减退；④头颅CT显示左侧丘脑腔隙性梗死灶。

【治疗】　与动脉粥样硬化性血栓性脑梗死的治疗类似。由于病情较轻，不需溶栓、抗凝和脱水治疗等。注意控制高血压，适当使用抗血小板聚集药物。

【预后】　多数恢复完全，预后较好，死亡率和致残率较低，但容易复发，可致血管性痴呆、帕金森综合征和假性球麻痹。

第四节　脑　出　血

【目标要求】

掌握：脑出血的定义、临床表现及治疗。

熟悉：脑出血的辅助检查、诊断与鉴别诊断。

了解：脑出血的病因与发病机制、病理。

案例8-5

患者，男性，70岁。因"突然头痛，左侧肢体麻木无力5h"入院。

患者上午与人玩麻将时突然出现头痛、头晕，左侧肢体明显无力，伴呕吐胃内容物2次，非喷射状，无肢体抽搐、二便失禁等。既往有"高血压"病史8年，血压控制不理想。

体格检查：体温37.3℃，脉搏85次/分，呼吸23次/分，血压190/110mmHg，心率85次/分，节律齐，心前区可闻及3级收缩期杂音；双肺听诊无异常。腹壁软，未扪及肝脾肿大。神经系统检查：嗜睡，查体基本合作。双侧瞳孔圆形等大，对光反射存在，双眼向右凝视；左侧鼻唇沟浅，口角向右侧歪斜；伸舌左偏，左上肢肌力Ⅱ级，左下肢肌力Ⅲ级，左侧肢体肌张力减低，右侧肢体肌力、肌张力正常；左偏身痛触觉明显减退；左侧腱反射减弱，左侧 Babinski 征阳性；脑膜刺激征阴性。

问题：

1. 如何进行初步诊断？
2. 应做哪些辅助检查，以明确诊断？
3. 如何进行相应治疗？

【定义】 脑出血(cerebral hemorrhage，CH)是指非外伤性脑实质内的自发性出血，占全部脑血管疾病的 10%～30%。

【病因与发病机制】

1. 病因 高血压合并脑动脉粥样硬化为最常见的病因；其他病因有脑淀粉样血管病、脑血管畸形、动脉瘤、烟雾病(Moyamoya 病)、脑动脉炎、夹层动脉瘤、药物性(溶栓药、抗凝药)、血液病、肿瘤卒中等。

2. 发病机制 长期高血压、脑动脉粥样硬化，使深穿支动脉血管壁结构变化，形成微动脉瘤。由于脑内动脉肌层和外膜结缔组织少，管壁薄，当血压急剧升高时，微动脉瘤或动脉脂质透明样变性节段破裂。受累动脉多为豆纹动脉、丘脑穿通动脉、旁中央动脉。多发性脑出血多见于淀粉样血管病、血液病和脑肿瘤等。

【病理】 高血压性脑出血好发的动脉为豆纹动脉(又称出血动脉)，其次还有丘脑穿通动脉、基底动脉旁中央支等；好发部位为基底神经节，约占脑出血的 70%，脑叶占 10%～15%，脑干和小脑各占 10%，脑室占 3%～5%。脑出血绝大多数为单灶，仅 1.8%～2.7% 为多灶。

脑出血后，血肿可直接破坏脑组织及引起脑组织水肿，颅内压升高，进而致脑组织移位，脑疝形成，甚至死亡。血肿周围的血流下降及代谢改变进一步促进脑损伤、脑细胞坏死和凋亡。急性期后，血块溶解，吞噬细胞吞噬含铁血黄素和坏死脑组织，小出血灶形成瘢痕，大出血灶形成中风囊。

【临床表现】

1. 共同特点

(1) 发病年龄：50 岁以上，多有高血压病史。

(2) 起病突然，多有诱因(如体力活动或情绪激动)。

(3) 发病时头痛、头晕、呕吐，可伴意识障碍、二便失禁、血压升高。

(4) 脑膜刺激征阳性。

(5) 重症有生命体征改变。

(6) 神经系统局灶征依出血量和部位而有不同。

2. 几个常见出血部位的症状、体征

(1) 基底神经节出血：壳核和丘脑是高血压性脑出血的两个最常见部位，壳核出血约占 60%，丘脑出血占 10%～20%；典型者可见"三偏"体征(病灶对侧偏瘫、偏身感觉障碍和同向性偏盲)。

1) 壳核出血：主要是豆纹动脉外侧支破裂，表现为对侧中枢性偏瘫、偏身感觉障碍和同向偏盲，双眼向病灶对侧凝视麻痹，优势半球受累可有失语。

2) 丘脑出血：由丘脑膝状体动脉和丘脑穿通动脉破裂所致，产生较明显感觉障碍，短暂的同向性偏盲。常见于丘脑性感觉障碍(病灶对侧深浅感觉减退、感觉过敏或自发性疼痛)，丘脑性失语(言语缓慢而不清、重复语言、发音困难、复述差、朗读正常)，丘脑性痴呆，眼球运动障碍(眼球向上注视麻痹、常向内下方凝视)。

如出血量大使壳核和丘脑均受累，难以区分出血起始部位，称为基底神经节出血。

3) 尾状核头出血：较少见，表现头痛、呕吐及轻度脑膜刺激征，无明显瘫痪，颇似蛛网膜下隙出血，有时可见对侧中枢性面舌瘫。

(2) 脑叶出血：脑叶出血的症状和体征取决于出血的部位。

1) 额叶出血：①前额痛、呕吐、痫性发作较多见；②对侧偏瘫、共同偏视、精神障碍；③优势半球受累时可出现运动性失语。

2) 顶叶出血：①偏瘫较轻，而偏身感觉障碍显著；②可伴对侧下象限盲；③非优势半球受累者可出现体像障碍。

3) 颞叶出血：①对侧中枢性面舌瘫及上肢为主的瘫痪；②对侧上象限盲；③优势半球受累时可出现感觉性失语或混合性失语；④可有颞叶癫痫、幻嗅、幻视。

4) 枕叶出血：①对侧同向性偏盲，并有黄斑回避现象，可有一过性黑矇和视物变形；②多无肢体瘫痪。

(3) 脑干出血：绝大多数为脑桥出血，少部分为中脑出血，而延髓出血极为少见。脑干出血主要是由于旁正中动脉和短旋动脉破裂，其临床表现及严重程度取决于出血量。

1) 中脑出血：①突然出现复视、眼睑下垂；②一侧或双侧瞳孔扩大、眼球水平或垂直震颤、同侧肢体共济失调，也可表现为 Weber 综合征或 Benedikt 综合征；③严重者很快出现意识障碍、去大脑强直。

2) 脑桥出血：突然头痛、呕吐、眩晕、复视、眼球水平或垂直震颤、眼球不同轴、交叉性感觉障碍、交叉性瘫痪或偏瘫、四肢瘫痪等。出血量较大时，患者很快进入意识障碍、针尖样瞳孔、去大脑强直、呼吸障碍，多迅速死亡，并可伴高热、大汗、应激性溃疡、急性肺水肿等；出血量较少时可表现为一些典型的综合征，如 Foville 综合征，Millard-Gublar 综合征和闭锁综合征等。

3) 延髓出血：①突然意识障碍、血压下降、呼吸节律不规则、心律紊乱、继而死亡；②轻者可表现为不典型的 Wallenberg 综合征。

(4) 小脑出血:多由小脑上动脉分支破裂所致。起病突然,表现为枕部疼痛、频繁呕吐、眩晕和共济失调明显。出血量少者表现为小脑受损症状,如患侧共济失调、眼震和小脑语言等,多无瘫痪;出血量多者常突然昏迷,呼吸不规则在数小时内因枕骨大孔疝迅速死亡。

(5) 脑室出血:分为原发性和继发性脑室出血。原发性脑室出血多由脉络丛血管或室管膜下动脉破裂出血所致,继发性脑室出血是指脑实质出血破入脑室。出血量少时表现为头痛、呕吐、脑膜刺激征阳性;出量大时表现为昏迷、四肢弛缓性瘫痪、针尖样瞳孔、去大脑强直发作、眼球分离斜视或浮动,常出现丘脑下部受损的症状和体征,可迅速死亡。

案例 8-5 诊疗思路

1. 进一步诊疗计划 ①血脂、血糖、血流动力学、凝血功能、纤维蛋白原检查可发现患者脂质代谢紊乱、血糖升高、血黏度增高、凝血功能异常、纤维蛋白原增高等;②心脏检查如 EKG 和超声心动图等;③颈动脉超声可显示颅外血管有无狭窄或闭塞,有无动脉粥样硬化斑块形成;④头颅 CT 可确定颅内有无病灶及病灶性质。

2. 主要检查结果 头颅 CT 片提示右侧基底神经节区高密度影(图 8-13)。

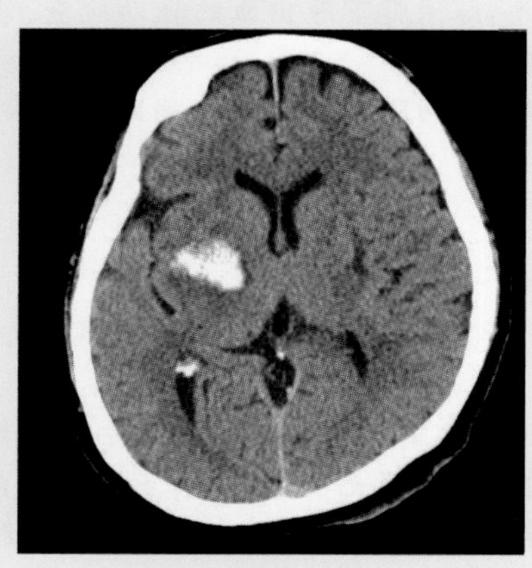

图 8-13 头颅 CT 显示右侧基底神经节区高密度影

3. 诊断 右侧基底神经节区脑出血。

【辅助检查】

1. 头颅 CT 是诊断脑出血最有效最迅速的方法,可显示脑出血的部位、出血量、形态、血肿周围水肿带、占位效应、是否破入脑室或蛛网膜下隙及周围脑组织受损的情况。脑出血的 CT 扫描显示血肿灶为高密度影,边界清楚,血肿吸收后为低密度影(图 8-14)。

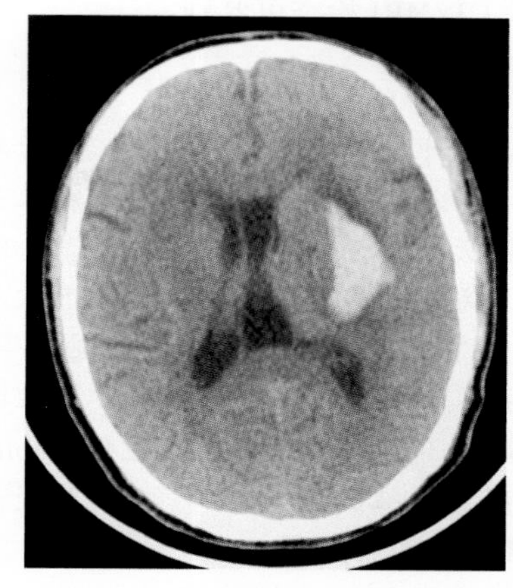

图 8-14 头颅 CT 显示左侧基底神经节高密度影

2. 头颅 MRI 脑出血的急性期 MRI 检查不如 CT,但 MRI 能分辨病程 4~5 周后 CT 不能辨认的脑出血,区别陈旧性脑出血与脑梗死,显示血管畸形流空现象和血肿演变过程。根据血肿信号的动态变化可判断出血时间。①超急性期(0~2 h):血肿为 T_1 低信号、T_2 高信号,与脑梗死不易区别;②急性期(2~48h):为 T_1 等信号、T_2 低信号;③亚急性期(3 日~3 周):T_1、T_2 几乎均呈高信号;④慢性期(>3 周):呈 T_1 低信号、T_2 高信号。MRI T_2 梯度回波显像对脑微出血尤为敏感。

3. DSA 中青年人非高血压性脑出血,当怀疑有血管异常时,应进行 DSA 检查。可清楚显示异常血管如脑动脉瘤、脑动静脉畸形、Moyamoya 病和血管炎等。

4. 腰椎穿刺 脑出血破入脑室或蛛网膜下隙时,可见血性脑脊液。仅在不能行 CT 检查时谨慎使用。须注意脑疝风险,疑诊小脑出血的患者不主张腰椎穿刺。

5. 其他 包括血常规、血液生化、凝血功能、心电图检查和胸部 X 线摄片检查;外周血白细胞计数可暂时增高,血糖和尿素氮水平也可暂时升高,凝血活酶时间和部分凝血活酶时间异常提示有凝血功能障碍。

【诊断与鉴别诊断】

1. 诊断 50 岁以上,有长期高血压病史,活动或情绪激动中时突然发病,迅速出现严重头痛、呕吐、意识障碍、偏瘫、偏身感觉障碍、偏盲和失语等局灶性神经体征,CT 检查发现脑内高密度灶即可确诊。

2. 鉴别诊断

(1) 其他脑血管疾病,详见表 8-4。

(2) 颅内其他疾病如脑外伤等:通过病史、体检、相关的实验室检查和头部 CT 或 MRI 可鉴别。

(3) 引起昏迷的其他疾病:如全身性中毒(乙醇、药物、一氧化碳)及代谢性疾病(糖尿病、低血糖、肝性昏迷、肾功能不全)等,通过病史、体检、相关实验室检查和头颅CT/MRI检查可鉴别。

案例8-5分析总结

1. 病例特点 ①70岁男性患者,活动中突然起病。②以头痛、呕吐、左侧肢体麻木无力为主要表现,无肢体抽搐、二便失禁等。③既往有"高血压"病史。④体格检查:脉搏85次/分,血压190/110 mmHg,嗜睡。双侧瞳孔圆形等大,对光反射存在,双眼向右凝视;左侧中枢性面舌和肢体瘫痪,左偏身痛触觉减退;左侧Babinski征阳性,脑膜刺激征阴性。⑤头颅CT片提示右侧基底神经节区高密度影。

2. 定位诊断 右侧基底神经节。诊断依据:①双眼向右凝视;②左侧肢体中枢性瘫痪;③左侧偏身痛触觉明显减退;④头颅CT片提示右侧基底神经节区高密度影。

3. 定性诊断 脑出血。诊断依据:①70岁男性,活动中突然起病;②以头痛、呕吐、左侧肢体麻木无力为主要表现;③既往有"高血压"病史;④体格检查:血压190/110 mmHg,嗜睡,双眼向右凝视,左侧中枢性面舌和肢体瘫痪,左偏身痛触觉减退;⑤头颅CT片提示右侧基底神经节区高密度影。

【治疗】 原则为脱水降低颅内压、减轻脑水肿,管理血压,防止继续出血,减轻血肿造成的继发性损害,挽救患者生命、减少神经功能残疾程度和降低复发率。

1. 内科治疗

(1)一般治疗

1)卧床休息2~4周,避免情绪激动,严密观察体温、脉搏、呼吸和血压等生命体征,注意瞳孔和意识变化。

2)保持呼吸道通畅,吸氧、及时清理呼吸道分泌物,必要时行气管插管或气管切开。

3)亚低温治疗

4)并发症处理:如上消化道出血、肺部感染、尿路感染、痫性发作、深静脉血栓形成等,应注意给予相应的预防和治疗。

5)营养支持:对不能自行进食者,应在发病2~3天内鼻饲以保证营养和维持水电解质平衡。每日液体输入量按尿量+500ml计算,高热、多汗、呕吐或腹泻的患者还需适当增加入液量;注意防止低钠血症,以免加重脑水肿。

(2)调控血压,防止过高血压:当血压≥180/105 mmHg时,在降颅内压的同时可慎重平稳降血压治疗。

(3)降低颅内压:可用20%甘露醇、甘油果糖、呋塞米或白蛋白,应用脱水剂时注意水、电解质、酸碱平衡,保护心肾功能,尽量不使用类固醇。

(4)止血药物:一般不用。

(5)心理治疗:约半数患者易发生卒中后抑郁,可应用抗抑郁药物治疗。

2. 外科治疗 目的在于尽快清除血肿、降低颅内压、早期减少血肿对周围脑组织的压迫,可挽救重症患者生命及促进神经功能恢复。可行小骨窗血肿清除术、微创血肿清除术、内镜血肿清除术和脑室穿刺引流术等,去骨瓣减压术、钻孔穿刺血肿清除术现已少用。预后直接与术前意识水平有关,昏迷患者通常手术效果不佳。

3. 康复治疗 脑出血后,只要患者的生命体征平稳、病情不再进展,尽早康复治疗。早期进行语言训练、吞咽功能康复、运动康复、排尿功能康复等。

【预后】 预后与出血量、部位、病因及全身情况有关,脑干、丘脑和大量脑室出血预后较差,死亡率高。约1/3的脑出血患者在发病早期死亡,70%的存活患者遗留不同程度的残疾。

第五节 蛛网膜下隙出血

【目标要求】

掌握:蛛网膜下隙出血的定义、临床表现及治疗。

熟悉:蛛网膜下隙出血的辅助检查、诊断与鉴别诊断。

了解:蛛网膜下隙出血的病因与发病机制、病理。

案例8-6

患者,男性,41岁。因"左前额部疼痛4天"入院。

患者4天前下午工作中突发左前额部剧烈胀痛,自服止痛药无明显好转,多次呕吐胃内容物,呈非喷射状,病后神志清楚,无头晕、肢体抽搐、二便障碍等。在当地卫生院按"感冒"治疗无效,既往无特殊病史。

体格检查:体温38.0℃,脉搏70次/分,呼吸20次/分,血压110/80mmHg,心、肺、腹检查无特殊。神经系统检查:神志清楚,表情痛苦,对答切题。眼底检查:双侧视乳头边缘稍模糊,静脉略充盈,视网膜可见点、斑片状出血,双侧瞳孔直径3mm,圆形,双眼球各向运动充分,双侧鼻唇沟对称,口角无偏歪,伸舌居中,四肢肌力Ⅴ级,肌张力正常,无明显感觉障碍,四肢腱反射存在,病理反射未引出,颈项强直,Kernig征阳性,Brudzinski征阳性。

问题：

1. 如何进行初步诊断？
2. 应做哪些辅助检查，以明确诊断？
3. 如何进行相应治疗？

【定义】 蛛网膜下隙出血（subarachnoid hemorrhage，SAH）是指脑底部或脑表面血管破裂，导致血液外溢至软脑膜与蛛网膜之间的蛛网膜下隙所致，又称为原发性蛛网膜下隙出血。继发性蛛网膜下隙出血是指脑实质出血穿破脑组织，血液流入蛛网膜下隙。原发性蛛网膜下隙出血约占急性脑血管疾病的10%，年发病率为6～16/10万。

【病因与发病机制】

1. 病因　先天性颅内动脉瘤最常见，约占75%；其次为脑血管畸形，主要是动静脉畸形，约占10%；其他原因有脑动脉硬化、烟雾病（Moyamoya病）、脑血管炎、血液病、颅内肿瘤、凝血功能障碍疾病、颅内静脉窦及脑静脉血栓形成、结缔组织病和抗凝治疗并发症等；原因不明约占10%。

2. 发病机制

（1）动脉瘤：可能由动脉壁先天性肌层缺陷或后天获得性内弹力层变性或二者的联合作用所致。随着年龄增长，受动脉粥样硬化、高血压和血流冲击等后天因素的长期作用，动脉壁弹性逐渐减弱，管壁薄弱处逐渐向外膨胀突出，形成囊状动脉瘤，其好发于Willis环及分支部位。炎症动脉瘤是由动脉炎或颅内炎症引起的血管壁病变。病变血管可自发破裂，或因血压突然增高或其他不明显的诱因而导致血管破裂。

（2）脑动静脉畸形：是发育异常形成的畸形血管团，血管壁薄弱处于破裂临界状态，激动或不明显诱因可导致破裂。

（3）其他：如肿瘤或转移癌直接侵蚀血管，引起血管壁病变，最终导致破裂出血。

【病理与病理生理】

1. 病理　先天性颅内动脉瘤好发于脑底动脉环动脉分叉部，最初表现为通过动脉中层缺陷处的小突起。这些缺陷可能是波动性血流和血液湍流的压力引起的扩张，在动脉分叉处最显著。成熟的动脉瘤里动脉中层断裂并被结缔组织所取代，伴有弹力层的减少或缺失。

90%的动脉瘤破裂发生在前循环血管，其中颈内动脉及分叉占40%，大脑前动脉及前交通动脉占30%，大脑中动脉及分支占20%；后循环常见于基底动脉尖和小脑后动脉，占10%。动静脉畸形由异常血管交通形成，动脉血不经过毛细血管床直接进入静脉系统，常见于大脑中动脉分布区，以单发动脉瘤破裂多见，占80%。动脉瘤破裂后，流入蛛网膜下隙的血液多沉积在脑底池和脊髓池中。出血量大时血液可形成一薄层血凝块将颅底的脑组织、血管和神经覆盖，蛛网膜呈无菌性炎症反应及软膜增厚，导致脑组织与血管或神经粘连；同时，血液充填各脑室导致脑脊液回流障碍而出现急性梗阻性脑积水，脑室扩大。脑实质内广泛白质水肿，皮质可见多发斑片状缺血灶。

2. 病理生理　动脉瘤破裂后血液进入蛛网膜下隙并随脑脊液迅速扩散至脑和脊髓周围，刺激脑膜引起脑膜刺激征；血液可以对局部脑组织产生直接损害。颅内容量增加引起颅内压增高，甚至脑疝；大量出血，血液块阻塞脑脊液循环通路，使其吸收和回流受阻，可导致急性梗阻性脑积水，或引起蛛网膜粘连可致慢性梗阻性脑积水；当血红蛋白及含铁血黄素沉积于蛛网膜颗粒导致脑脊液回流受阻时，出现正常颅内压脑积水。血细胞破坏释放的各种血管活性物质刺激血管可导致脑血管痉挛，重者致脑梗死，刺激脑膜可发生无菌性炎性反应等。

【临床表现】

（1）发病年龄高峰在50岁左右，女性多于男性，约为3∶2。

（2）突然起病，多数患者发病前有明显诱因（剧烈运动、过度疲劳、用力排便、咳嗽、喷嚏、情绪激动等）。

（3）主要症状：难以忍受的剧烈头痛，可放射至颈部或项背部，伴恶心、喷射状呕吐。

（4）其他症状：癫痫、精神症状，重者昏迷。

（5）脑膜刺激征（颈强直、Kernig征和Brudzinski征）阳性。

（6）局灶神经系统受损体征少见，可有动眼神经麻痹，视力视野损害等。

（7）眼底：部分患者可有玻璃体膜下出血、视乳头水肿。

（8）吸收热：发病后数日出现。

（9）常见并发症

1）再出血：是一种严重的并发症，以5～11天为高峰，80%发生在1个月内。再出血的病死率约为50%。临床表现为在已经治疗病情稳定好转的情况下，突然发生剧烈头痛、恶心呕吐、意识障碍加重、原有局灶症状和体征重新出现等。

2）脑血管痉挛：20%～30%的SAH患者可出现脑血管痉挛，多发生在出血后第1～2周，表现为病情稳定后再出现神经系统定位体征和意识障碍的等继发脑梗死的表现，腰椎穿刺或头颅CT检查无再出血表现。缺血症状的发生与初期CT显示脑池积血的量有关。

3）脑积水：分为急性梗阻性脑积水和正常颅内压脑积水，15%～20%的患者可出现急性梗阻性脑积水。急性梗阻性脑积水是指SAH后1周内发生的急性或亚急性脑室扩大所致的脑积水,因蛛网膜下隙和脑室内血凝块堵塞脑脊液循环通路所致,临床表现主要为剧烈的头痛、呕吐、脑膜刺激征、意识障碍等,复查头颅 CT 可以诊断;正常颅内压脑积水出现于 SAH 的晚期,表现为精神障碍、步态异常和尿失禁。

4)其他:如心电图异常、感染、上消化道出血等;SAH 后,5%~10%的患者出现癫痫发作,其中 2/3 发生于 1 个月内,其余发生于 1 年内。

案例 8-6 诊疗思路

1. 进一步诊疗计划 ①血常规、凝血功能和肝功能等检查有助于寻找其他出血原因;②腰椎穿刺是否存在肉眼均匀一致血性脑脊液;③心电图检查可显示 T 波高尖或明显倒置、PR 间期缩短和出现高 U 波等异常;④TCD 检查监测 SAH 后脑血管痉挛情况;⑤头颅 CT 检查明确蛛网膜下隙、脑池内是否存在高密度影;⑥DSA 检查,为 SAH 病因诊断提供可靠证据,并可根据造影结果考虑是否行血管内治疗或手术治疗。

2. 主要检查结果 ①腰椎穿刺为肉眼均匀一致血性脑脊液,压力 300mmH$_2$O;②头颅 CT 提示脑沟、脑裂、脑池内高密度影(图 8-15);③DSA 检查提示右侧颈内动脉后交通段一约 4.2mm×4.0mm 囊状动脉瘤(图 8-16)。

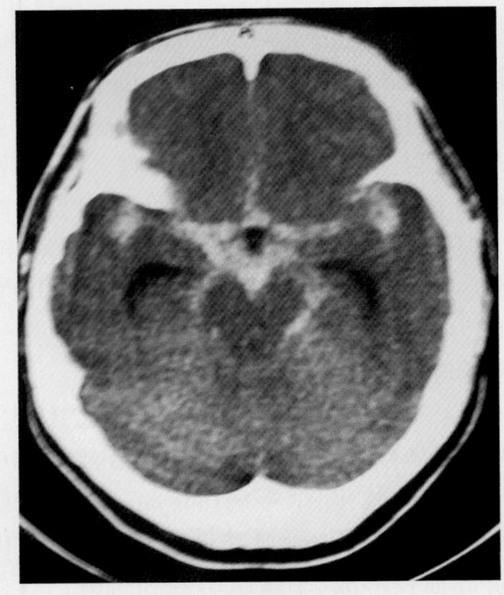

图 8-15 头颅 CT 显示蛛网膜下隙、脑池内高密度影

3. 诊断 原发性蛛网膜下隙出血。

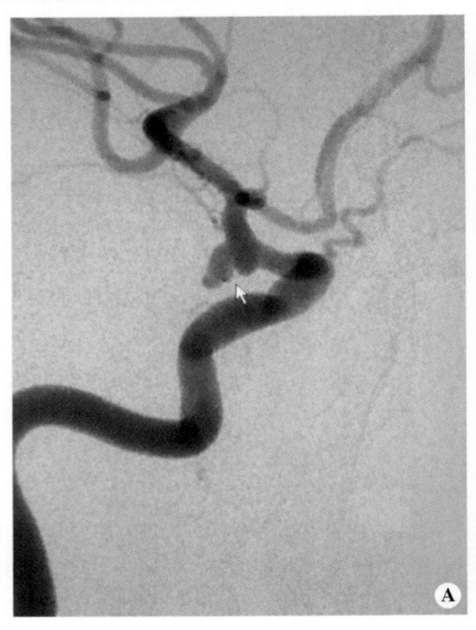

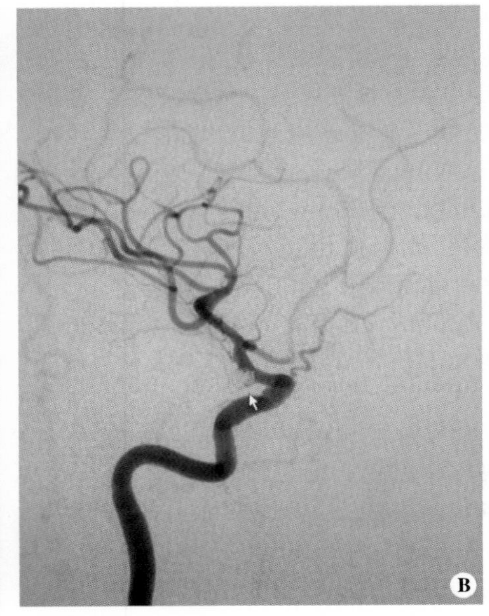

图 8-16 DSA 显示动脉瘤

A. 术前;B. 术后

【辅助检查】

1. 头颅 CT 是诊断 SAH 的首选方法,CT 显示蛛网膜下隙内高密度影可以确诊。根据 CT 及 CTA 结果可以初步判断或显示颅内动脉瘤的位置(图 8-17)。动态 CT 检查还有助于了解出血的吸收情况、有无再出血、继发脑梗死、脑积水及其程度等。

2. 头颅 MRI 可检出脑干小动静脉畸形,但需注意 SAH 急性期 MRI 检查可能诱发再出血。

3. 腰椎穿刺 通常 CT 检查已确诊者,腰椎穿刺不作为临床常规检查。如 CT 检查无阳性发现,而临床可疑 SAH,需行腰椎穿刺检查脑脊液。肉眼均匀一致血性脑脊液是 SAH 的特征性表现,可为 SAH 的诊断提供证据。但须注意腰椎穿刺有诱发脑疝形成的风险。

4. DSA 是诊断颅内动脉瘤和脑血管畸形最有价值的方法,如果患者病情允许,应尽早检查。DSA

阳性率达95%，可清楚显示动脉瘤位置、大小、与载瘤动脉的关系、侧支循环情况及有无血管痉挛等，同时利于发现烟雾病、血管畸形等SAH病因，为SAH病因诊断提供可靠证据，也是制定合理外科治疗方案的先决条件。约5%首次DSA检查阴性的患者1～2周后再次DSA检查可检出动脉瘤。造影时机一般选择在SAH后3天内或3～4周后，以避开脑血管痉挛和再出血高峰期。CTA和MRA是无创性的脑血管显影方法，主要用于有动脉瘤家族史或破裂先兆者的筛查，动脉瘤患者的随访及急性期不能耐受DSA检查的患者（图8-17）。

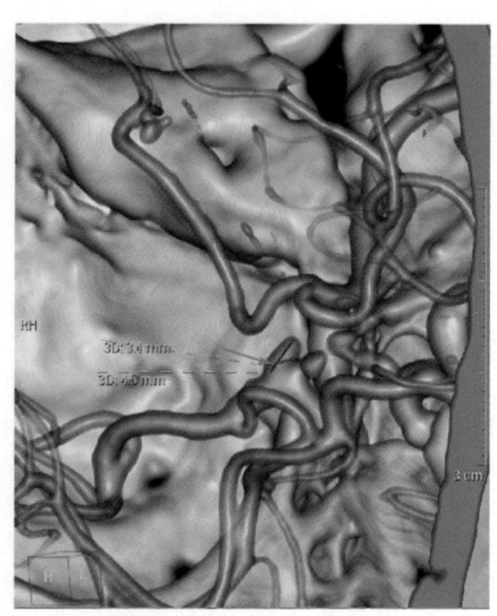

图8-17 头颅CTA显示后交通动脉瘤

5. TCD 可作为非侵入性技术监测SAH后脑血管痉挛情况。

6. 其他 血常规、凝血功能和肝功能等检查有助于寻找其他出血原因；心电图可显示T波高尖或明显倒置、PR间期缩短和出现高U波等异常。

【诊断与鉴别诊断】

1. 诊断 突发剧烈头痛伴恶心、呕吐、脑膜刺激征阳性，伴或不伴意识障碍，检查无局灶性神经系统体征，应高度怀疑蛛网膜下隙出血；同时头颅CT检查证实脑池和蛛网膜下隙高密度征象或腰椎穿刺检查可见均匀一致血性脑脊液，则可临床确诊。

2. 鉴别诊断

（1）其他脑血管疾病：见表8-6。

（2）各种原因所致的脑膜炎：如细菌性、真菌性、结核性和病毒性脑膜炎等均可有头痛、呕吐及脑膜刺激征，故应注意与SAH鉴别。脑膜炎有颅内感染的表现，脑脊液呈炎性改变，病原学检查可进一步确诊。

（3）脑肿瘤：约1.5%的脑肿瘤可发生瘤卒中，形成瘤内或瘤旁血肿合并SAH，颅内转移、脑膜癌病或中枢神经系统白血病也可见血性脑脊液，根据详细的病史、脑脊液检出癌细胞及头颅CT可鉴别。

案例8-6分析总结

1. 病例特点 ①41岁男性患者，工作中突然起病；②以突发左前额部剧烈胀痛、呕吐为主要表现，无头晕、肢体抽搐等；③既往无特殊病史；④体格检查：体温38.0℃，脉搏70次/分。呼吸20次/分，血压140/80mmHg，神志清楚，表情痛苦，对答切题。眼底检查：双侧视乳头边缘稍模糊，静脉略充盈，视网膜可见点、斑片状出血。四肢肌力、肌张力正常，无明显感觉障碍，四肢腱反射存在，病理反射未引出，颈项强直，Kernig征阳性，Brudzinski征阳性。

2. 定位诊断 蛛网膜下隙。诊断依据：①剧烈头痛、呕吐；②眼底视乳头轻度水肿，视网膜点、斑片状出血，脑膜刺激征阳性，无局灶性神经系统定位体征；③辅助检查：头颅CT提示脑沟、脑裂、脑池内高密度影。

3. 定性诊断 ①蛛网膜下隙出血；②右侧大脑后交通动脉瘤。诊断依据：①中年男性，工作中突然起病；②头痛、呕吐、视乳头水肿等颅内压增高表现；③辅助检查：腰椎穿刺为肉眼均匀一致血性脑脊液、压力300mmH$_2$O，头颅CT提示脑沟、脑裂、脑池内高密度影，CTA可显示动脉瘤，DSA检查提示右侧颈内动脉后交通段一约4.2mm×4.0mm囊状动脉瘤。

【治疗】 目的是防止再出血，降低颅内压，防治继发性脑血管痉挛，减少并发症，找出血原因、治疗原发病和预防复发。

1. 内科治疗

（1）一般治疗：①密切观察病情，保持生命体征稳定；②对症治疗如镇静、镇痛、抗痫治疗等；③心电监护防止心律失常；④纠正水、电解质、酸碱平衡紊乱；⑤注意营养支持，防止并发症。

（2）降低颅内压：常用20%甘露醇、呋塞米和甘油果糖等，也可以酌情使用白蛋白。

（3）防止再出血：①绝对卧床4～6周，病房保持安静、舒适和暗光；②避免引起血压及颅内压增高的诱因，如用力排便、咳嗽、喷嚏和情绪激动等；③调控血压，如果血压>180/110mmHg，可适当用药降低血压；④应用抗纤溶药物，抑制纤维蛋白溶解酶形成，推迟动脉瘤周围的血块溶解和防止再出血。常用6-氨基己酸（EACA）4～6g加于0.9%生理盐水100ml静脉滴注，15～30min内滴完，再以1 g/h剂量静脉滴注12～24h；之后24g/d，持续3～7日，逐渐减量至8g/d，维持2～3周。肾功能障碍者慎用，副作用为深静脉血栓形成。亦可使用氨甲苯酸（PAMBA）0.4 g缓慢静脉注射,2次/日。

(4) 防治脑血管痉挛:早期使用尼莫地平(nimodipine),常用剂量40mg/次,口服,4~6次/日,连用21日;或尼莫地平10~20 mg/日,静脉滴注1mg/h,10~14日为一疗程。注意其低血压的不良反应。

(5) 脑脊液置换治疗:重症SAH者,可考虑酌情使用。腰椎穿刺缓慢放出血性脑脊液,每次10~20ml,2次/周,可减少迟发性血管痉挛、正常颅内压脑积水发生率,降低颅内压,应注意诱发脑疝、颅内感染和再出血的风险,严格掌握适应证,并密切观察。

(6) 防治脑积水:可行脑室穿刺脑脊液外引流术、脑脊液分流术,药物治疗给予乙酰唑胺,酌情使用甘露醇、呋塞米等。

2. 手术治疗　是根除病因、防止复发的有效方法。病因明确后,应根据患者的病情,尽快选择手术治疗,避免再出血。

破裂动脉瘤用动脉瘤瘤颈夹闭术、动脉瘤切除术、血管介入治疗等;动静脉畸形应用AVM整块切除术、供血动脉结扎术、血管介入栓塞或γ-刀治疗等。

【预后】 取决于病因、出血量、次数及部位和是否得到积极的治疗,约10%的患者在接受治疗以前死亡。30天内病死率约为25%或更高,再出血的病死率约为50%,2周内再出血率为20%~25%,6个月后的年复发率为2%~4%。影响预后最重要的因素是发病后的时间间隔及意识水平,死亡和并发症多发生在病后2周内,部分存活者遗有认知功能障碍。其他因素,如年老的患者较年轻患者预后差;动脉瘤性SAH较非动脉瘤性SAH预后差。

第六节　颅内静脉窦及脑静脉血栓形成

【目标要求】

掌握:颅内静脉窦及脑静脉血栓形成的定义、临床表现及治疗。

熟悉:颅内静脉窦及脑静脉血栓形成的辅助检查、诊断与鉴别诊断。

了解:颅内静脉窦及脑静脉血栓形成的流行病学、病因与发病机制、病理。

案例8-7

患者,女性,29岁。因"发热、头部胀痛1周,加重1天"入院。

入院前1周出现头部胀痛,发热,体温38℃;入院当天中午打喷嚏后头痛加剧,以右颞及右侧眼眶为主,恶心、呕吐1次,为胃内容物。既往:左下肢静脉血栓形成病史3年,已行介入治疗;否认高血压、糖尿病史,否认中耳炎病史;口服避孕药避孕。

体格检查:体温38℃,脉搏80次/分,呼吸20次/分,血压130/80mmHg。咽充血,未见脓性分泌物,两眼球结膜充血,两肺呼吸音清,未闻及干湿性啰音,心率80次/分,律齐,腹平软,肝脾肋下未触及,神经检查:神志清楚,语言流利,双侧瞳孔等大等圆,直径2.5mm,对光反射存在,右侧乳突轻度压痛,四肢肌力、肌张力正常,感觉正常,病理征未引出,脑膜刺激征可疑。眼底检查:双侧视乳头境界模糊,右侧视乳头见散在点状出血。

问题:

1. 如何进行初步诊断?
2. 应做哪些辅助检查,以明确诊断?
3. 如何进行相应治疗?

颅内静脉窦及脑静脉血栓形成(cerebral venous sinus and cerebral venous thrombosis)是一组由多种病因导致的脑静脉回流受阻的血管疾病,统称为脑静脉系统血栓形成(cerebral cenous thrombosis,CVT)。好发于中青年,可累及皮质静脉、硬脑膜窦或两者均受累。颅内静脉窦及脑静脉血栓形成病因复杂,起病形式多样,常单独或合并存在头痛、视乳头水肿、局灶性神经功能缺损、癫痫和意识障碍等多种临床表现,并且依病程及病变程度的不同可出现不同的影像学表现,易与卒中、脑脓肿、脑肿瘤、脑炎、代谢性脑病及良性颅内压增高等多种疾病混淆,常被误诊漏诊。

【流行病学】 颅内静脉窦及脑静脉血栓形成的确切发病率尚不清楚,国内目前尚无确切的统计资料。在年老患者中,男女患者数目大致是相等的;而在其他成年段,女性较男性的发病率高,男女之比为1∶1.29,20~35岁多见,常有口服避孕药和妊娠史。随着MRI、MRA、MRV和DSA的广泛应用,诊断水平不断提高,颅内静脉窦及脑静脉血栓形成的检出率也显著提高。

【病因与发病机制】 颅内静脉窦及脑静脉血栓形成与下列因素有关:静脉血流滞缓;静脉管壁损伤(化学性损伤、机械性损伤、感染性损伤);血液成分改变(血黏度增加、凝血活性增高、抗凝血活性降低)。颅内静脉窦及脑静脉血栓形成依据病因可分为原发性和继发性两类,原发者病因不明,约占25%;继发者依据病变性质又可分为感染性血栓形成和非感染性血栓形成。

1. 感染性因素　感染引起的颅内静脉窦及脑静

脉血栓形成最常发生在海绵窦横窦和乙状窦，可分为局限性和全身性。

（1）局限性感染：①颜面部病灶，特别是危险三角内的疖、痈等化脓性病变，易通过眼静脉进入海绵窦；②耳部病灶如中耳炎或乳突炎可引起乙状窦血栓形成；③蝶窦或筛窦炎症，通过筛静脉或破坏蝶窦壁而入海绵窦；④颈深部或扁桃体周围脓肿、上颌骨骨髓炎等，可沿翼静脉丛或侵入颈静脉而累及横窦、岩窦、海绵窦；⑤脑膜炎、脑脓肿可经皮质静脉累及上矢状窦。

（2）全身性感染：由各种血行感染所致。

2. 非感染性因素 也可分为局限性和全身性。

（1）局限性：见于头外伤、脑肿瘤、脑外科手术后等。

（2）全身性：与下述情况有关。

1）遗传性凝血功能异常：①抗凝血酶原缺乏；②蛋白 C 和蛋白 S 缺乏；③因子 5 突变；④凝血酶原突变；⑤半胱氨酸增多症。

2）获得性凝血功能异常：①肾病综合征；②抗磷脂抗体增加；③妊娠和产褥期；④口服避孕药；⑤其他药物等。

3）机械原因：闭合性头部外伤，静脉窦损伤，神经外科干预或腰椎穿刺可以引起颅内静脉窦及脑静脉血栓形成等。

4）其他系统疾病：休克、严重脱水和衰竭状态、癌症、血液系统疾病（红细胞增多症、血小板增多症和白细胞增多症）、心功能不全等。

这些因素常导致血液呈高凝状态、血流淤滞，容易诱发静脉血栓形成。此类病因多引起上矢状窦血栓形成，并常伴发大脑上静脉血栓形成。

【病理】 静脉窦内有不同时期的凝血块，炎性者可见脓液，窦壁可有变性、坏死。受累静脉窦引流区内出现脑水肿，并可有红细胞渗出，也可见脑出血或蛛网膜下隙出血。若血栓范围广，严重影响循环时，可出现血管怒张，脑静脉淤血、脑水肿。

【临床表现】 颅内静脉窦及脑静脉血栓形成的临床表现复杂而不典型。头痛是最常见的症状，约占80%，其他表现包括视乳头水肿、局灶神经体征、癫痫及意识改变等。全身症状表现为不规则高热、寒战、乏力、全身肌肉酸疼、精神委靡、皮下淤血等感染和败血症症状。不同部位的颅内静脉窦及脑静脉血栓形成临床表现有不同特点。

1. 海绵窦血栓形成（cavernous sinus thrombosis） 是静脉窦血栓形成中较常见者，多由鼻、上唇或面部“危险”三角区的化脓性感染引起，尤其是眼周围与口周围的疖肿挤压后 24h 至 3 日内即可发生。常自一侧开始通过环窦迅速波及对侧，也可由其他硬脑膜窦感染扩散而来。急性感染性海绵窦血栓形成多来自前路感染（眼眶周围、鼻根部及面部的化脓性感染），通过面静脉进入海绵窦；慢性常因后路（中耳炎、乳突炎）和中路（蝶窦炎）逆行感染所致。少数患者因扁桃体及其周围脓肿或上颌骨炎症手术后，沿颈静脉或翼静脉经横窦、岩窦而达海绵窦。非感染性血栓形成罕见，是肿瘤、外伤、动静脉畸形阻塞所致。

（1）全身症状：起病急骤，高热、畏寒、剧烈头痛伴呕吐、多汗、谵妄及不同程度的意识障碍或精神症状，后期可发生中毒性休克。

（2）局部症状：出现动眼、滑车、外展神经麻痹和三叉神经 1、2 支受损的症状，表现为患侧眼睑下垂、眼球固定、瞳孔散大、角膜反射消失、三叉神经第 1 支分布区感觉消失。患侧球结膜水肿、眼睑肿胀和眼球突出。视神经受累可引起视乳头水肿，视力障碍。如果炎症由一侧海绵窦波及到对侧，则可出现双侧海绵窦症状。严重者并发脑膜炎、脑脓肿、颈内动脉狭窄或阻塞、垂体功能及下丘脑功能障碍。

2. 上矢状窦血栓形成（superior sagittal sinus thrombosis） 以非感染性多见。多由于脑外伤、高热脱水、心肌梗死、充血性心力衰竭、妊娠、产褥期、流产、口服避孕药、恶液质、营养不良、血液疾病、各种原因所致的弥漫性血管内凝血及肿瘤（如矢状窦旁脑膜瘤、神经母细胞瘤、各种转移癌等）直接压迫上矢状窦或瘤细胞直接浸润窦壁引起；感染性少见。

急性或亚急性发病，首发的症状多为颅内压增高，出现头痛、呕吐、视乳头水肿等。头痛一般剧烈，多为全头痛，以胀痛为主。婴幼儿可表现为喷射样呕吐，颅缝分离，囟门紧张和隆起，浅静脉怒张、迂曲；老年患者症状轻微，仅有头痛、头晕等。上矢状窦前部血栓形成时，由于大脑半球后交通静脉血回流不受影响，脑脊液吸收障碍不明显，所以颅内压增高较轻；血栓接近上矢状窦后方者，颅内压增高症状表现突出，患者表现为精神意识障碍，如呆滞、嗜睡、意识模糊及昏迷等；如果血栓扩展到脑皮质静脉，尤其是中央沟前、后的区域，可起局限性运动性或感觉性癫痫或全身性癫痫；也可出现轻度上肢瘫痪（顶叶综合征）、皮质性感觉障碍、黑矇（枕叶皮质）、双下肢瘫痪及膀胱功能障碍（旁中央小叶受累）等。

3. 侧窦血栓形成（lateral sinus thrombosis） 包括横窦（transverse portion of lateral sinus）和乙状窦（sigmoid portion of lateral sinus）血栓形成，多由化脓性乳突炎或中耳炎引起，常见于急性期，婴幼儿及儿童最易受累。约半数患者由溶血性链球菌性败血症引起，也可由颅骨骨髓炎、岩骨的胆脂瘤等引起。主要的症状包括以下几方面。①化脓性中耳炎的感染和中毒症状：耳后乳突红肿热痛、发热、寒战及外周血白细胞增高，头皮及乳突周围静脉怒张。②脑神经受累症状：颅内压增高或局部感染扩散到局部的岩骨致第Ⅵ对脑神经麻痹，可出现外展神经麻痹和复视；岩下窦炎性血栓伴脑膜感染，影响到岩上窦处的三叉神经节或三叉神经第1支时，就可出现患侧外展神经麻痹和同侧的面部疼痛，即 Gradenigo 综合征；血栓扩展到颈静脉，第Ⅸ、Ⅹ、Ⅺ对脑神经可因扩张的颈静脉压迫，出现颈静脉孔综合征，患者出现吞咽困难、饮水呛咳、声音嘶哑及同侧胸锁乳突肌和斜方肌无力；迷走神经受刺激时也可产生心动过缓。③颅内压增高症状：头痛、呕吐、视乳头水肿等，严重者出现昏迷和癫痫发作。腰椎穿刺时压颈试验患侧压力不升，健侧压力迅速升高，脑脊液细胞数和蛋白增高。

4. 直窦血栓形成（straight sinus thrombosis） 多与海绵窦、上矢状窦、横窦和乙状窦血栓同时发生，单独发生者少见，但闭塞时病情重，可因颅内压急骤增高、昏迷、抽搐和去大脑强直发作而很快死亡。如静脉破裂出血可破入脑室，出现血性脑脊液。

5. 大脑大静脉（Galen 静脉）血栓形成（Galen vein thrombosis） Galen 静脉接受大脑深静脉回流。Galen 静脉血栓形成多有诱因，如口服避孕药、妊娠、分娩、慢性消耗性疾病、贫血、红细胞增多症、血栓性静脉炎等。深部静脉系统血栓形成时，最易引起丘脑、基底神经节、内囊等处缺血，主要表现为以下症状。①颅内压增高症状，大部分患者以头痛、恶心、喷射状呕吐等急性症状起病。②间脑症状，出现嗜睡，表情淡漠，记忆力、计算力、定向力明显减退；逐渐加重，甚至昏迷，部分重症患者起病后很快昏迷。有些患者出现兴奋、胡言乱语、答非所问等精神症状；少数患者丘脑下部受累出现中枢性高热，这部分患者多数预后不佳。③锥体束症状，可出现轻偏瘫或四肢瘫、肌张力增高、腱反射亢进、病理反射阳性。④锥体外系症状，可以出现手足抽动或不自主的舞蹈样动作。⑤其他，大部分患者发病时伴有尿失禁，部分患者可出现脑膜刺激征等。

案例 8-7 诊疗思路

1. 进一步诊疗计划 ①腰椎穿刺可提示颅内压增高；②头颅 CT 可提示大脑镰和小脑幕异常强化、脑室变小、出血性梗死或非出血性静脉梗死等间接征象，增强时可显示“空三角征”；③头颅 MRI 及 MRV 可作为颅内静脉窦及脑静脉血栓形成诊断的首选影像学检查；④DSA 可直接显示血栓的部位和轮廓，是颅内静脉窦及脑静脉血栓形成诊断的金标准。

2. 主要检查结果 ①血常规：WBC 13.7×10^9/L，中性粒细胞 0.81。②凝血功能：PT 12.4s，APTT 28.2s，Fg 3.4g/L，INR1.05。③其他化验：抗心磷脂抗体（ACA）试验阴性，HS-CRP 1.71mg/L。④腰椎穿刺：脑脊液压力 260mmH_2O，微黄，细胞数 15×10^6/L，糖、氯化物正常，蛋白 0.8g/L。⑤头颅 CT：右枕叶高密度影，后纵裂池及小脑天幕密度增高，怀疑 SAH；头颅 CT 增强：后纵裂池及小脑天幕高密度影，怀疑 SAH；右枕叶高密度影，增强后局部强化明显，横窦增宽，建议做 MRA 或 DSA。⑥头颅 MRI+MRA+MRV：MRI 右侧横窦血栓形成，MRA 动脉未见异常，MRV 右侧横窦未见显示，诊断右侧横窦血栓形成可能伴局部脑肿胀（图 8-18～图 8-20）。

3. 诊断 横窦血栓形成（右侧）。

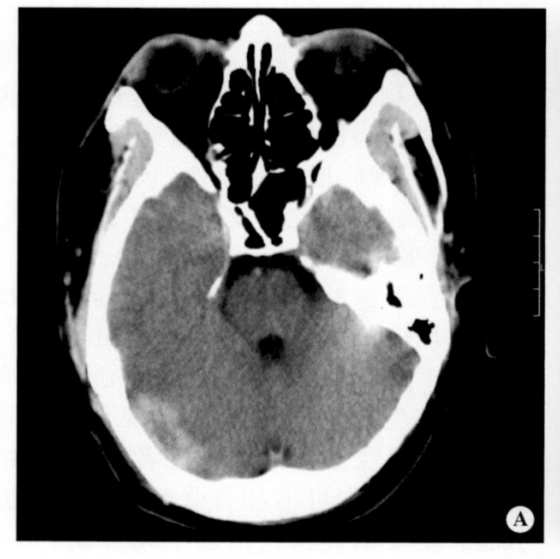

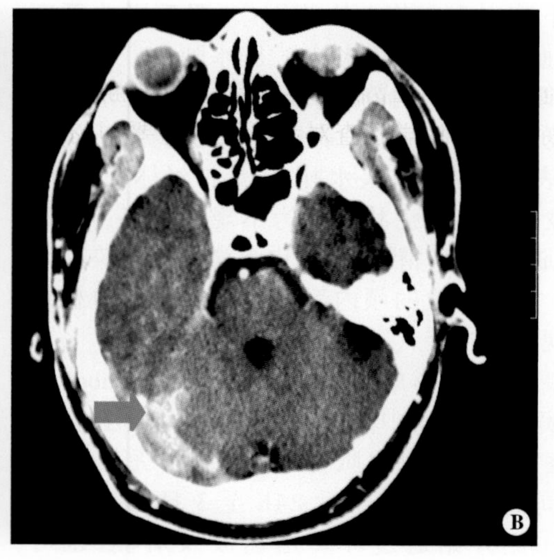

图 8-18 头颅平扫（A）及增强扫描（B）

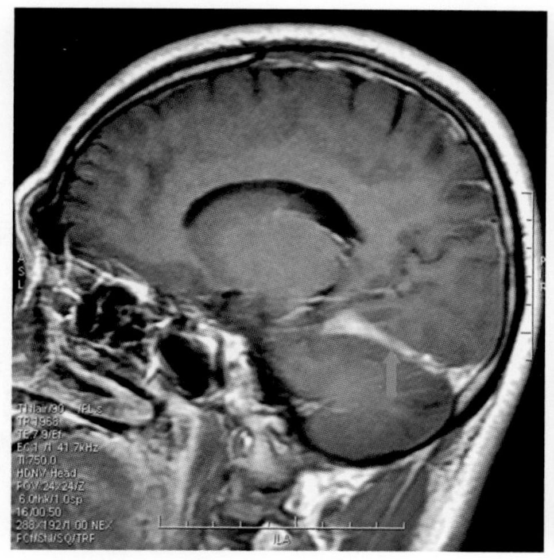
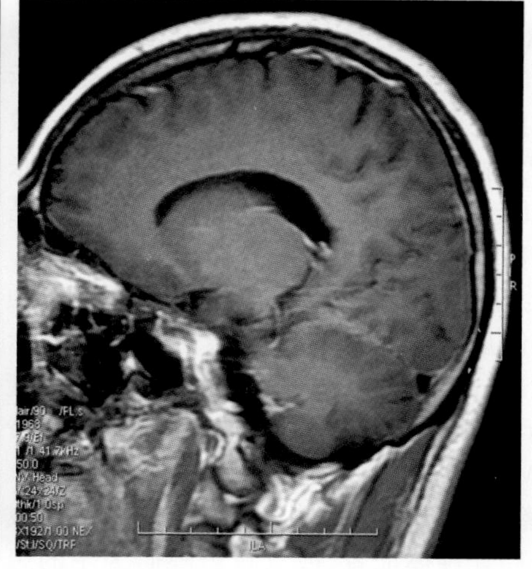

图 8-19 MRI 矢状位示右侧横窦血栓形成(左图)

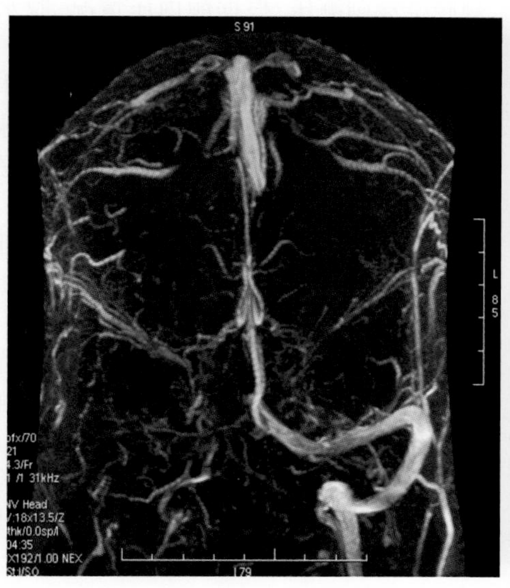
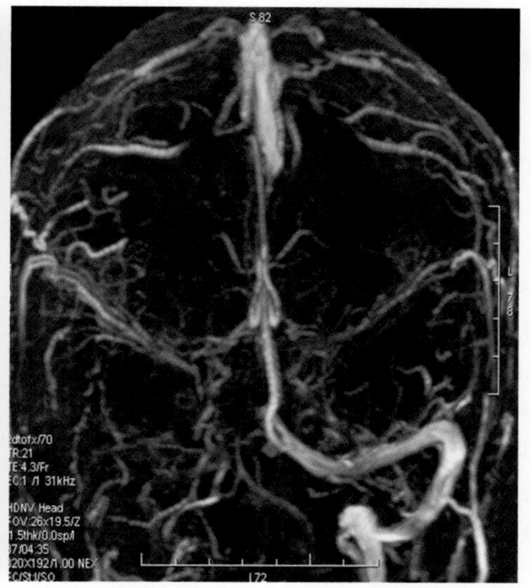

图 8-20 MRV 示右侧横窦血栓形成，左侧正常

【辅助检查】 颅内静脉窦及脑静脉血栓形成缺乏特异性临床表现，只靠临床症状和体征诊断困难。辅助检查特别是影像学检查对诊断至关重要，并有重要的鉴别诊断价值。

1. 腰椎穿刺 主要是颅内压增高，有的可达 300mmH_2O 以上。除感染、肿瘤外，脑脊液的蛋白和白细胞可以正常，也可以轻度升高。有时可有多少不等红细胞；感染性者的脑脊液呈炎性改变，可镜检或培养出细菌。虽然脑脊液很多，但诊断价值主要用于疾病的鉴别。腰椎穿刺时有 Tobey-Ayer 征（压迫病变侧颈静脉时，不引起脑脊液压力改变）和 Crowe 征（压迫病变对侧颈内静脉时出现面和头皮静脉扩张），此两征提示有横窦和乙状窦血栓形成。

2. 神经影像学检查

(1) 头颅 CT：可分为直接和间接征象两部分。

1) 直接征象：指能直接反映静脉窦内血栓的征象。包括①空 delta 征（empty delta sign）：增强时可显示脑静脉窦壁强化呈高密度与腔内低密度形成对比，又称“空三角征”（图 8-18），见于 25%～30% 的患者；②高密度三角征（dense triangle sign）：在非增强的冠状层面显示出上矢状窦的后部为高密度的三角形影像，提示为新鲜血栓；③束带征（cord sign）：与扫描平面平行的血管显示高密度影，提示新鲜血栓形成，特异性较低。

2) 间接征象：包括大脑镰和小脑幕异常强化、脑室变小、出血性梗死或非出血性静脉梗死等。

(2) 头颅 MRI：急性期（0～3 日），血栓静脉表现呈 T_1 等信号、T_2 低信号；亚急性期（3～15 日），T_1 和 T_2 均呈高信号；慢性期（15 日后），梗死血管出现不同程度的再通，重新出现血液流空现象。MRI 正常不能排除颅内静脉窦及脑静脉血栓形成。

（3）磁共振静脉血管造影（magnetic resonance venography，MRV）：被认为是目前最好的无创性脑静脉成像诊断方法，对较大的脑静脉和静脉窦病变显示较好。主要直接征象为脑静脉（窦）内血流高信号缺失，间接征象为病变远侧侧支循环形成、深静脉扩张或其他引流静脉显现。结合MRI诊断可靠性可提高（图8-19和图8-20）。

（4）DSA：可直接显示血栓的部位和轮廓，是颅内静脉窦及脑静脉血栓形成诊断的金标准。能显示静脉窦和静脉部分或完全阻塞，引流区皮质静脉螺旋状扩张，还显示静脉反流现象，但缺点是有创伤性、费用高，适用于MRI和MRV不能确诊者。

【诊断与鉴别诊断】 对单纯颅内压增高、伴或不伴神经系统局灶性体征者，或以意识障碍为主的患者，均应考虑到脑静脉系统血栓形成的可能。结合腰椎穿刺、CT、MRI、MRV，尤其是DSA检查可以明确诊断。

鉴别诊断：需要与脑炎、良性颅内压增高、基底动脉尖综合征、颅内肿瘤及脑出血等颅内疾病鉴别。

案例8-7分析总结

1. 病例特点 ①29岁女性，急性起病。②以发热、头痛进行性加重伴呕吐为主要表现，无意识障碍和抽搐发作。③既往有口服避孕药史。④体格检查：体温38℃，脉搏80次/分，血压130/80mmHg，神志清楚，脑膜刺激征可疑阳性，无感觉障碍，病理征阴性。眼底检查：双侧视乳头境界模糊，右侧视乳头见散在点状出血。⑤辅助检查：血常规WBC 13.7×10^9/L，中性粒细胞0.81；腰椎穿刺压力增高，细胞数轻度增高，糖、氯化物正常，蛋白稍增高；头颅CT及增强显示后纵裂池及小脑天幕高密度影，右枕叶高密度影、增强后局部强化明显，横窦增宽；头颅MRI提示右侧横窦血栓形成，MRA动脉未见异常，MRV右侧横窦未见显示。

2. 定位诊断 静脉窦。诊断依据：①以发热、头痛进行性加重伴呕吐为主要表现；②腰椎穿刺压力增高，细胞数轻度增高，糖、氯化物正常，蛋白稍增高；③头颅MRV右侧横窦未见显示。

3. 定性诊断 横窦血栓形成（右侧）。诊断依据：①急性起病，表现为发热、头痛、呕吐；②既往有口服避孕药史；③脑膜刺激征阳性，腰椎穿刺和眼底检查提示有颅内压增高的改变；④辅助检查：a头颅CT及增强显示后纵裂池和小脑天幕高密度影，右枕叶高密度影、增强后局部强化明显、横窦增宽；b头颅MRI+MRA+MRV：MRI右侧横窦血栓形成，MRA动脉未见异常，MRV右侧横窦未见显示。诊断：右侧横窦血栓形成可能伴局部脑肿胀。

【治疗】 颅内静脉窦及脑静脉血栓形成应尽早诊断和及时治疗，包括对症治疗、病因治疗、抗凝治疗、溶栓治疗和手术治疗等。

1. 对症治疗

（1）一般处理：保持情绪稳定，维持生命体征的稳定，维持水、电解质平衡，对全身衰竭、脱水、慢性消耗性患者加强全身支持；发热者给予物理降温，肌内注射退热药；头痛者可口服止痛剂；频繁呕吐者予甲氧氯普胺注射液10mg肌内注射，或奋乃静2mg 2～3次/日、氯丙嗪25mg 2～3次/日等止吐剂口服。

（2）脱水降低颅内压：如无腰椎穿刺禁忌可经常规腰椎穿刺测压，根据颅内压情况、脱水剂半衰期应用甘露醇、甘油果糖、呋塞米和人血白蛋白等脱水剂，如有需要可联合应用。根据患者的具体情况决定脱水剂的使用频率。颅内静脉窦及脑静脉血栓形成所致的急性颅内压增高在药物无效时考虑相应的手术治疗，如脑室引流术、静脉搭桥术等。

（3）抗癫痫治疗：如有癫痫发作，可选用卡马西平0.3～0.6 g/d、丙戊酸0.6～1.2 g/d、托吡酯50～100 mg/d等控制抽搐。

2. 病因治疗 是颅内静脉窦及脑静脉血栓形成的根本治疗之一，对病因明确的患者加强原发病的治疗，防止病情的进一步发展，如面部脓疖的处理，水电解质平衡的维持，孕妇必要时终止妊娠等。

（1）脑保护剂：应用脑保护剂改善脑循环，保护神经元，可选用胞二磷胆碱、依达拉奉、钙离子拮抗剂、镁剂等。

（2）炎性血栓：积极处理感染灶，对患者血及脑脊液进行细胞培养，选择敏感易通过血-脑屏障的抗生素，对病原菌不清楚者根据用药经验联合应用抗生素，对球菌与杆菌都起杀菌作用的抗生素，热退之后应用足够时间抗生素，一般应用抗生素时间不应少于1个月。

（3）非炎性血栓：包括内科治疗、溶栓治疗和手术治疗，内科治疗包括抗凝治疗、抗血小板聚集及溶栓治疗等。

3. 抗凝治疗 颅内静脉窦及脑静脉血栓形成的患者多数存在凝血机制的异常，因此，长期的抗凝治疗有理论上的必要性，已普遍应用并公认颅内静脉窦及脑静脉血栓形成的抗凝治疗是安全的，而且有减少死亡或生活不能自理的潜在作用，无论有无出血性脑梗死都应进行抗凝治疗，这是因为颅内静脉窦及脑静脉血栓形成的脑出血是由于静脉血栓的进展所致，只有抗凝才能抑制脑静脉血栓进展，缓解脑出血，抗凝治疗并不增加颅内静脉窦及脑静脉血栓形成后颅内出血的危险性。

抗凝治疗越早效果越好，即使有小量颅内出血或产后 1 个月也可酌情使用，可以明显降低死亡率和改善患者的预后。可选用低分子肝素（用药前和用药期间应监测凝血时间和部分凝血时间）或华法林（warfarin），应监测 INR 值，根据情况调整剂量。口服抗凝治疗应至少维持 3~6 个月。

4. 溶栓治疗　在严格掌握适应证的情况下，常用溶栓药物有尿激酶（UK）和组织型纤溶酶原激活物（t-PA）。UK 对血栓的特异性溶解作用差，溶栓需要的时间长，剂量大，全身出血性并发症发生率高。t-PA对血栓的特异性强，直接作用于血栓块，避免低纤溶蛋白血症，全身出血并发症少，溶栓需要的时间短，用量小。

由于脑静脉的淤血，静脉内压力升高，造成了脑实质内出血性梗死，或蛛网膜下隙的出血。在这种情况下，按常规的观点考虑，止血会加重脑静脉血栓的生长。只有化解血栓，使静脉回流途径再通，有效降低脑静脉内压力，才会抑制静脉破裂引发出血的趋势，因此进行溶栓和有效的抗凝，才是合理的选择。

5. 手术治疗

（1）可进行窦内血栓的直接切除术，但可能会造成脑实质经骨窗向外膨出，还会加重脑实质的出血。

（2）介入治疗：血管介入静脉内导管机械性溶栓治疗和静脉窦内支架成形术等，但这些新疗法有待于进一步评价。

【预后】　颅内静脉窦及脑静脉血栓形成总体预后较好，极少数有病情复发；50% 以上的患者能够痊愈，死亡率低于 10%。预后不良的因素包括高龄、癫痫发作、伴随颅内出血、昏迷、精神障碍、后颅窝病灶、脑深静脉血栓形成、中枢神经系统感染或肿瘤等。

思考题

1. 临床上如何诊断颈内动脉系统和椎-基底动脉系统的 TIA？

2. 脑血栓形成急性期的治疗方法有哪些？简述超早期静脉溶栓治疗的适应证和并发症。

3. 脑血栓形成与脑出血如何进行临床鉴别？

4. 简述脑出血的临床表现和治疗原则。

5. 蛛网膜下隙出血常见的病因？再出血的原因？急性期的并发症及预防？

6. 海绵窦血栓形成的临床表现？

7. 抗凝治疗在颅内静脉窦及脑静脉血栓形成治疗中的地位？如何治疗？

（闵连秋）

闵连秋，男，教授、主任医师、医学硕士、硕士生导师。中国医师协会神经内科医师分会委员，中国老年学学会心脑血管病专业委员会委员，辽宁省医学会神经病学分会副主任委员，辽宁省脑血管疾病防治专家组副组长；锦州市医学会神经病学分会主任委员，锦州市心脑血管疾病防治办公室主任、锦州市脑血管疾病防治专家组组长，锦州市神经内科临床质控中心主任，锦州市脑血管疾病防治协会会长。主要从事脑血管病和卒中后非躯体功能障碍的研究，主持辽宁省科技厅和辽宁省教育厅课题 4 项，获辽宁省科技进步三等奖 1 项；发表论文 140 多篇，SCI 收录 10 篇；著书 2 部，副主编教材 2 部。

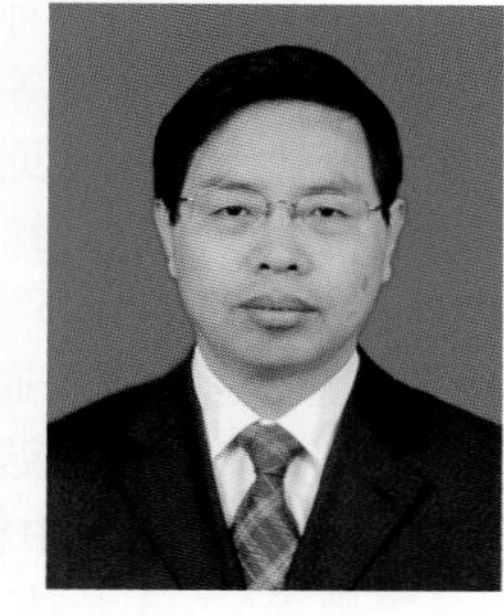

第九章　中枢神经系统感染性疾病

第一节　概　述

【目标要求】

掌握：单纯疱疹病毒性脑炎的临床表现特征及鉴别诊断；结核性脑膜炎的临床表现及治疗原则。

熟悉：单纯疱疹病毒性脑炎的治疗；病毒性脑膜炎的临床特征；几种常见朊蛋白病的临床表现特征；新型隐球菌脑膜炎的临床特征、鉴别诊断及治疗。

了解：中枢神经系统感染的途径及分类；单纯疱疹病毒性脑炎的病因及发病机制；朊蛋白病的病因及发病机制；艾滋病的神经系统病变的临床特征及治疗；结核性脑膜炎的病因及发病机制；新型隐球菌脑膜炎的病因及发病机制；常见螺旋体感染性疾病的临床表现特征及治疗；常见脑寄生虫病的临床表现特征及治疗。

中枢神经系统感染(infections of the central nervous system)是指各种生物性病原体侵犯中枢神经系统实质、被膜及血管等引起的急性或慢性炎症性疾病，是中枢神经系统常见性、多发性疾病，感染原包括病毒、细菌、立克次体、螺旋体、真菌、寄生虫等致病微生物。感染原通过以下三条途径入侵中枢神经系统：①血源性感染：病原体通过各种途径进入血液，随血液系统进入脑内引起感染。②直接感染：病原体因邻近颅内结构直接侵犯中枢神经系统(如乳突炎、中耳炎、鼻窦炎等)。③经神经干逆行感染：(如狂犬病病毒、单纯疱疹病毒)可沿嗅神经、三叉神经入侵中枢神经而引起感染。根据感染的部位可分为：①脑炎、脊髓炎或脑脊髓炎：病原体侵犯脑和(或)脊髓实质。②脑膜炎、脊膜炎或脑脊膜炎：主要侵犯脑和(或)脊髓软膜。③脑膜脑炎：在疾病过程中，脑实质与脑膜往往不同程度受累，当脑和脊髓同时受累时称为脑膜脑炎。根据发病情况及病程可分为急性、亚急性和慢性感染；根据特异性致病因子不同，分为病毒性脑(膜)炎、细菌性脑(膜)炎、真菌性脑(膜)炎和脑寄生虫病等。

近年来由于各种诊断技术的提高和治疗药物的发展，使中枢神经系统感染性疾病的病死率大大下降。本章重点介绍几种常见的、致死率高的中枢神经系统感染性疾病，即单纯疱疹病毒性脑炎、朊蛋白病、结核性脑膜炎、新型隐球菌脑膜炎、艾滋病的神经系统病变、神经梅毒及脑寄生虫感染等。

第二节　病毒感染性疾病

一、单纯疱疹病毒性脑炎

案例 9-1

患者，女性，15 岁。因“发热、头痛、呕吐 6 天，加重伴精神异常 1 天”入院。

6 天前，受凉后出现头痛，呈持续性疼痛，伴恶心、呕吐 2 次，吐出物为胃内物，量较少，非喷射性，当时体温 39.2℃。1 天前，出现胡言乱语、行为异常、烦躁不安，发作性四肢抽搐 2 次，每次历时 10 余秒钟。以“精神异常原因待查?”收住院。

体格检查：体温 38.3℃，脉搏 80 次/分，呼吸 22 次/分，血压 110/70mmHg，面色苍白，口唇周围见少量疱疹，色泽较暗。神经系统检查：神志清楚，反应迟钝，烦躁不安，时间、空间定向障碍，颈项强直，克氏征弱阳性，脑神经无异常。左侧肢体肌力Ⅰ~Ⅱ级，右侧肢体肌力Ⅱ级，肌张力增高，腱反射亢进，双下肢 Babiski 征阳性，奥本海姆征阳性。

问题：

1. 根据临床特点，首先应该考虑什么疾病?
2. 在明确疾病诊断之前，应该做哪些实验室检查?
3. 诊断明确后，应该怎么进行治疗?

单纯疱疹病毒性脑炎(herpes simplex virus encephalitis，HSE)是由单纯疱疹病毒(herpes simplex virus，HSV)引起的中枢神经系统感染性疾病，是中枢神经系统最常见的病毒感染性疾病。因单纯疱疹病毒最常累及大脑颞叶、额叶及边缘系统，引起脑组织出血坏死和(或)变态反应性脑损害，故又称为急性坏死性脑炎、出血性脑炎或急性包涵体脑炎。

【病因及发病机制】　单纯疱疹病毒是一种嗜神经 DNA 病毒，根据抗原性的不同分为Ⅰ、Ⅱ型；HSV

Ⅰ感染比 HSV Ⅱ感染常见,感染人群多为成人,近 90% 是由Ⅰ型病毒引起,5% ~ 16% 由Ⅱ型病毒感染所致。病毒先引起 2 ~ 3 周的口腔和呼吸道原发感染,然后沿三叉神经分支经轴突逆行至三叉神经节,在此潜伏,待机体免疫力下降时诱发病毒激活,病毒由嗅球和嗅束直接侵入脑叶,或口腔感染后病毒经三叉神经入脑而引起脑炎。HSV Ⅱ感染人群多为新生儿和青少年,新生儿感染多在分娩时,由生殖道分泌物中的病毒与胎儿接触所致。

【病理】 本病可见病变脑神经细胞和胶质细胞坏死、软化和出血,神经元和胶质细胞中可见核内 Cowdry A 型包涵体,其内含疱疹病毒的颗粒和抗原,血管周围可见淋巴细胞、浆细胞浸润;急性期后可见小胶质细胞增生,软脑膜充血,并有淋巴细胞和浆细胞浸润。这种改变呈不对称分布,以颞叶、边缘系统和额叶最明显。

【临床表现】

(1) 任何年龄、季节均可发病,10 岁以下和 20 ~ 30 岁为两个发病高峰,无地区性,无性别差异。前驱期有发热、头痛、肌痛、嗜睡、腹痛和腹泻等症状。多急性起病,约 25% 的患者可有口唇疱疹史。

(2) 发病后患者体温可达 38.0 ~ 40.0℃,并有头痛、轻微的意识和人格改变;约 1/3 的患者会有癫痫发作,有时以全身性或部分性运动性发作为首发症状;部分患者精神症状表现突出,往往因精神行为异常为首发的或唯一的症状。常见的精神症状注意力涣散、反应迟钝、情感淡漠、行动懒散甚至不能自理生活,或表现为木僵、缄默,或动作增多、行为奇特及冲动,智能障碍也较明显。

(3) 神经症状表现:颈项强直、偏瘫、偏盲、失语、眼肌运动障碍、肌张力增高、共济失调、锥体外系症状、反射改变、病理征出现等。局灶性症状双侧多不对称。多数患者有意识障碍,重症患者可因广泛的脑实质坏死和脑水肿引起颅内压增高,甚至脑疝形成而致死亡。

(4) 单纯疱疹病毒Ⅱ型感染的特点:急性暴发起病,多见于新生儿和青少年,主要表现为肝、肺等内脏的广泛坏死和弥漫的脑损害,患儿出现难喂养、易激惹、嗜睡、全身性或部分性癫痫发作,严重者出现角弓反张、去大脑强直、昏迷,病死率高;胎儿早期的感染常造成畸形,如头小、精神迟滞、小眼球、颅内钙化等,死亡率极高。

案例 9-1 诊疗思路

1. 病史特点　急性起病,以精神症状为首发症状,伴高热、抽搐。

2. 体格检查　内科检查除口唇疱疹外,未见异常。神经系统检查:神志清楚,脑膜刺激征阳性,四肢肌力差,锥体束征阳性。

根据上述病史特点及体征考虑中枢神经系统感染性疾病:单纯疱疹病毒性脑炎?需要进一步做腰穿脑脊液检查、头颅 CT、MRI 及脑电图以明确诊断。

主要检查结果:头颅 CT 平扫见右侧额顶叶、左侧颞顶叶片状低密度影,边界较清(图 9-1);头颅 MRI 见双侧额颞顶叶片状长 T_1、长 T_2 信号;增强扫描见小结节状和线状、脑回样强化(图 9-2 ~ 图 9-5);脑电图见各区较多 4 ~ 6Hz、20 ~ 70μV 的 θ 波;入院时腰穿脑压为 210mmH_2O,细胞总数 530×10^6/L,白细胞 425×10^6/L,中性粒细胞占 0.30,淋巴细胞占 0.70,糖 3.0mmol/L,蛋白 0.67g/L,氯化物 126mmol/L。

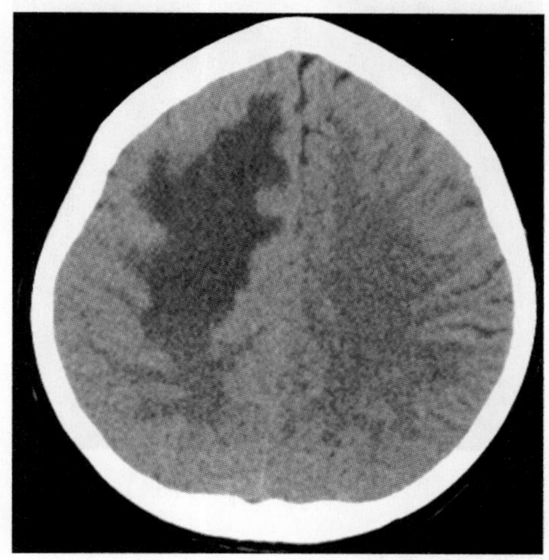

图 9-1　头颅 CT(平扫)

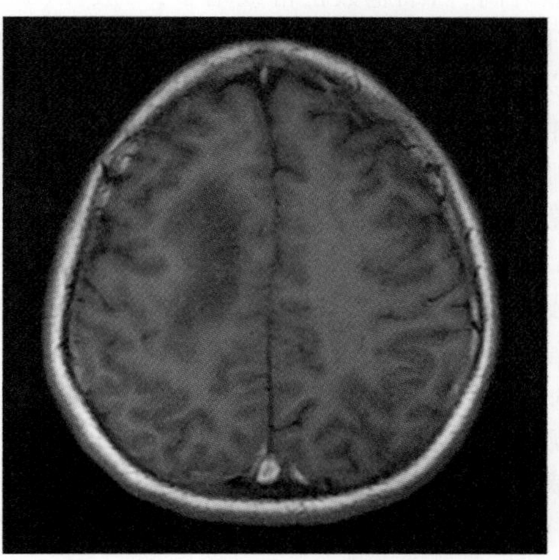

图 9-2　头颅 MRI(T_1WI)

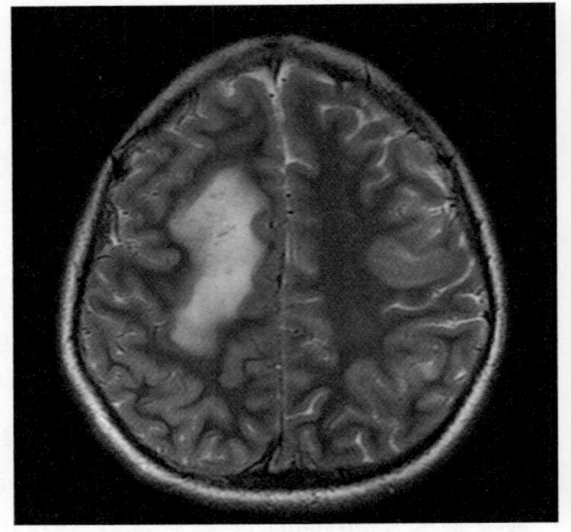

图 9-3 头颅 MRI(T_2WI)

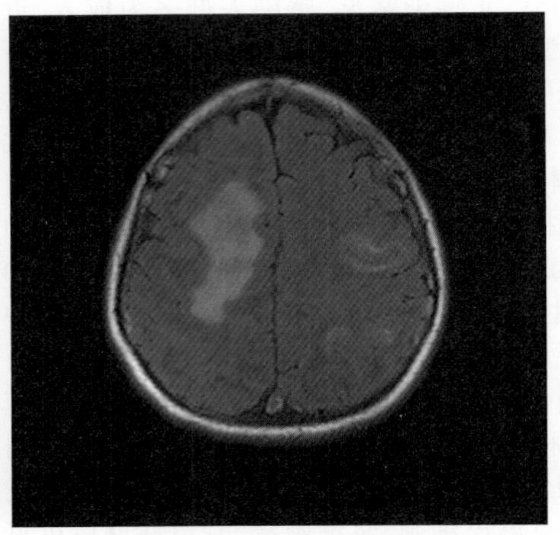

图 9-4 头颅 MRI(T_2 FLAIR)

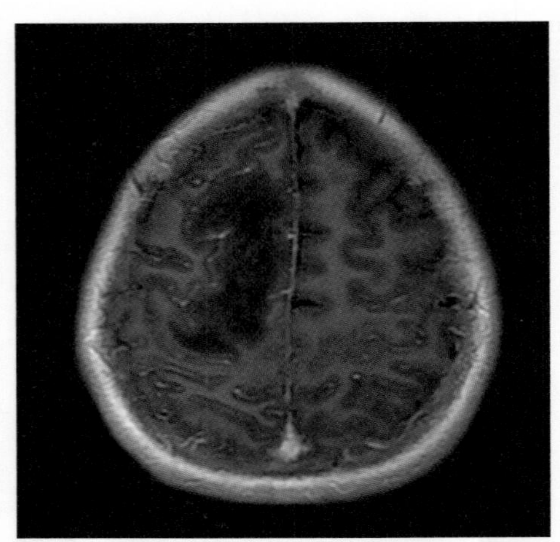

图 9-5 头颅 MRI(增强)

【实验室检查】

1. 脑脊液检查 压力正常或轻度升高,重症者可明显升高;白细胞数正常或增多,一般在$(10\sim100)\times10^6$/L,最多可达1000×10^6/L,以淋巴细胞为主,也可见以单核细胞增高为主者,如出现红细胞增多,除外腰椎穿刺损伤则提示出血性坏死性脑炎;蛋白质呈轻、中度增高,一般在1.5g/L以下,脑脊液糖与氯化物正常。

2. 脑电图检查 早期即出现脑电波异常,常出现弥漫性高波幅慢波,以单侧或双侧颞额区异常为明显,甚至可出现颞区的尖波和棘波。

3. 影像学检查 CT扫描:最有价值的改变是可见一侧颞叶、海马及边缘系统局灶性低密度区;若低密度病灶区出现点状高密度影则提示颞叶有出血性坏死,更支持本病的诊断。但部分患者头颅CT无异常;MRI有助于发现脑实质内长T_1长T_2信号的病灶,但部分患者在病程早期头颅MRI不能发现异常信号,因此头颅MRI无异常不能排除诊断。

4. 病原学检查 应用聚合酶链反应(polymerase chain reaction,PCR)技术,将脑脊液中极微量单纯疱疹病毒DNA迅速扩增几百万倍,是早期快速诊断单纯疱疹病毒的常用方法。抗原阴性可作为排除本病的依据之一,但因其敏感性极高,也易导致假阳性结果;用Western-blot及酶联免疫吸附试验(enzyme-linked immunosorbent assay,ELISA)等方法检测单纯疱疹病毒特异性IgM、IgG抗体,采用双份脑脊液和血清动态观察有增高趋势,且病程中2次及2次以上抗体滴度呈4倍以上增高,即具有确定诊断的价值。

【诊断及鉴别诊断】

1. 临床诊断依据 ①口唇或生殖道疱疹史;②发热、精神异常、抽搐、意识障碍及早期出现的局灶性神经系统损害体征;③脑脊液检查符合病毒感染特点;④脑电图以颞额区损害为主的弥漫性异常;⑤头颅CT或MRI发现颞叶局灶性出血性脑软化灶;⑥病毒学检查阳性;⑦双份脑脊液和血清抗体阳性比较。

2. 本病需要与以下疾病鉴别

(1) 带状疱疹病毒性脑炎:中老年人多见,多有胸腰部带状疱疹史,脑部症状多在疱疹后数日或数周出现,也可在疱疹发病前,多表现为发热、头痛、呕吐、意识模糊、精神异常及局灶神经功能缺损,病情相对较轻,预后较好,血清和脑脊液病原学检查可鉴别。

(2) 肠道病毒性脑炎:多见于夏秋季,可为流行性或散发性。临床表现为发热、意识障碍、平衡失调、反复癫痫发作及肢体瘫痪等。病程初期的胃肠道症状、脑脊液中的病毒分离或PCR检查病毒核酸阳性可帮助诊断。

(3) 巨细胞病毒性脑炎:常见于艾滋病或长期使用免疫抑制剂者,临床相对少见,主要依靠血清和脑脊液病毒特异性抗原抗体及核酸检查。

(4) 脑脓肿:早期难以用临床症状鉴别,病情进展缓慢,颅内压增高,脑脊液蛋白增高明显,脑CT增强扫描有特征性脓肿腔形成。

案例 9-1 分析总结

1. 根据病史中有精神症状、抽搐,体格检查脑膜刺激征阳性、四肢肌力差、锥体束征阳性,考虑定位诊断:脑膜及脑实质损害。头颅 CT 见右侧额顶叶、左侧颞顶叶片状低密度影,头颅 MRI 见双侧额颞顶叶片状长 T_1、长 T_2 信号,增强扫描见小结节状和线状、脑回样强化,脑电图异常,支持诊断。

2. 根据急性起病,有高热及口唇疱疹,腰穿脑压 210mmH_2O,脑脊液细胞数增多,蛋白轻度偏高,糖、氯化物正常,考虑定性诊断:单纯疱疹病毒性脑炎。

病毒学检查及双份脑脊液和血清抗体检查阳性是确诊的金标准。

【治疗】 早期诊断和治疗是降低本病死亡率的关键,主要包括积极的抗病毒治疗、降低颅内压、防止并发症。

1. 抗病毒治疗

(1)阿昔洛韦(acyclovir):即无环鸟苷,能抑制单纯疱疹病毒 DNA 的合成,可透过血脑屏障,毒性较低,常用剂量为 10mg/kg,每 8h 一次,静脉滴注,连用 14~21 天。对临床疑诊又无条件做脑脊液病原学检查的病例可用本药做诊断性治疗。

(2)更昔洛韦(ganciclovir):是继阿昔洛韦之后研制成功的另一种广谱抗病毒药物,比阿昔洛韦具有更强更广泛的抗单纯疱疹病毒的作用和更低的毒性。用量是 5~10mg/(kg·d)。疗程为 10~14 天,静脉滴注。

2. 免疫治疗 包括①肾上腺皮质激素:能控制 HSE 炎症反应和减轻水肿,多采用早期大量和短期给药原则。重症 HSE 治疗中地塞米松因不良反应较弱,为常用药物,10~20mg/d,静脉滴注,疗程为 10~14 天。②甲泼尼龙抗炎作用是所有激素中最强的,若 HSE 病情严重,主张大剂量激素冲击治疗,1000mg/d,静脉滴注,连用 3 天后减为 500mg/d,连用 3 天后改为泼尼松口服,每日 60mg 清晨顿服,以后逐渐减量,直到停止。

3. 对症支持治疗 注意维持营养及水电解质的平衡,保持呼吸道畅通。降温,镇静,脱水,抗惊厥,加强皮肤的护理,预防褥疮和呼吸道感染等并发症。

4. 康复治疗 恢复期可进行康复治疗,如理疗、按摩、针灸等帮助肢体功能恢复。

5. 中医中药 按辨证论治的方法予以清热去凉法,可服用安宫牛黄丸、紫雪丹等药物治疗。

二、病毒性脑膜炎

案例 9-2

患者,男性,16 岁。因"头痛、发热、精神不振 4 天"入院。

4 天前患者受凉感冒后头痛,呈全头部持续性胀痛,无呕吐、肢体抽搐及意识障碍,随后出现全身不适、沉默不语、恶心、呕吐,伴发热(38.4℃),以"脑膜炎?"收入院,既往史及个人史无特殊。

体格检查:体温 38.6℃,脉搏 94 次/分,呼吸 24 次/分,血压 100/50mmHg。神经系统检查:神志清楚,反应迟钝,计算力差,检查欠合作。颈项强直,克氏征阳性。脑神经检查无异常。感觉系统检查无异常。四肢肌张力及腱反射未见异常,肌力Ⅴ级,无共济失调及不自主运动。生理反射存在,病理反射未引出。

问题:

1. 根据上面的病史特点,你能够做出什么样的诊断?

2. 如果要确诊,尚需哪方面的实验室检查?

3. 对于此种疾病,应该怎么治疗?

病毒性脑膜炎(viral meningitis)是由各种病毒感染软脑膜(软脑膜和蛛网膜)后引起的急性弥漫性炎症性病变。通常病程短、症状轻,多呈良性过程,并发症少。

【病因及发病机制】 85%~95%病毒性脑膜脑炎由肠道病毒、柯萨奇病毒 A 和 B、埃可病毒引起。虫媒病毒也是常见的病原体,其次为流行性腮腺炎病毒、单纯疱疹病毒及腺病毒。肠道病毒主要经皮肤、消化道等多条途径侵入人体,肠道上有与肠道病毒结合的受体,病毒经肠道入血,产生毒血症,再经血液进入中枢神经系统,引起脑膜炎症病变。

【病理】 侧脑室和第四脑室的脉络丛有炎症细胞浸润,伴有室管膜内层局灶性破坏的血管壁纤维化及纤维化的基底软脑膜室管膜下的星形细胞增多和增大;脑膜弥漫性增厚、脑组织水肿、脑回增宽、脑沟变深。

【临床表现】

(1)本病以夏秋季为高发季节,在热带和亚热带地区则终年发病率很高。本病以儿童多见,成人也可罹患。

(2)临床上多为急性起病,主要表现为病毒感染的全身中毒症状和脑膜刺激症状,如发热、头痛、畏光、咽痛、恶心、呕吐、食欲减退、腹泻、全身不适和感觉异常等,症状随年龄增长而加重,但体温很少超过 40℃。

(3)神经系统检查除发现轻度颈项强直、克氏征阳性、脑膜刺激征阳性外,多无其他阳性体征。

案例 9-2 诊疗思路

1. 病史特点　青年患者，急性起病，主要表现为头痛、呕吐、发热、精神不振。

2. 体格检查　体温 38.6℃，内科检查未见异常。神经系统检查：神志清楚，脑膜刺激征阳性，四肢肌力正常，锥体束征阴性。

根据上述病史特点及体征考虑中枢神经系统感染性疾病：病毒性脑膜炎？需要进一步做腰穿脑脊液检查以明确诊断。

入院腰穿脑脊液常规：压力 210mmH_2O，清亮透明，细胞总数 833×10^6/L，白细胞 820×10^6/L，中性粒细胞占 0.05，淋巴细胞占 0.95。脑脊液生化：糖正常，蛋白 0.67g/L，氯化物正常。

【实验室检查】

1. 脑脊液检查　压力轻至中度增高，外观清亮透明；白细胞数达（100～1000）×10^6/L，早期以多形核细胞为主，8～48h 后以淋巴细胞为主；蛋白轻度增高，一般为 0.4～1.0g/L；糖、氯化物正常。

2. 抗体检测　取患者的咽拭、粪便、脑脊液标本做病毒分离或采取患者双份血清进行特异性抗体测定。

【诊断】　对急性起病的中青年患者，出现以脑膜刺激症状为主要临床表现，脑脊液检查淋巴细胞轻度至中度增多，除外其他疾病时可做出本病的临床诊断。确诊尚需脑脊液病原学检查。

【鉴别诊断】　细菌性脑膜炎：脑脊液色白浑浊，白细胞数较高，多大于 1000×10^6/L，且蛋白明显增高，糖、氯化物降低，但细菌性脑膜炎早期不易与病毒性脑膜炎鉴别，脑脊液中抗原阳性结果可完全区分两者（表 9-1）；且还应与结核性及其他原因引起的脑膜炎相鉴别。

表 9-1　病毒性脑膜炎和化脓性脑膜炎鉴别要点

鉴别点	病毒性脑膜炎	化脓性脑膜炎
病因	各种病毒，以肠道病毒多见	脑膜炎双球菌、肺炎链球菌、金葡菌等
临床症状	头痛，脑膜刺激征轻	全身中毒症状较重，脑膜刺激征明显
外周血	白细胞多正常，或中度升高	白细胞增高明显，以中性粒细胞为主
脑脊液	正常，外观清亮透明，压力轻度增高，白细胞数正常或轻度升高，蛋白轻度增高	外观色白浑浊，压力可达 400mmH_2O 以上，白细胞数明显增高，以中性粒细胞为主，蛋白含量增高明显，糖、氯化物降低

案例 9-2 分析总结

1. 根据病史中有头痛、呕吐等颅内压增高的表现，体格检查脑膜刺激征阳性，考虑定位诊断：脑膜损害。

2. 根据急性起病，有发热，腰穿脑压 210mmH_2O，脑脊液细胞数增多，淋巴细胞占 0.95，蛋白轻度偏高，糖、氯化物正常，考虑定性诊断：病毒性脑膜炎。

脑脊液病原学检查是确诊的金标准。

【治疗】　治疗与病毒性脑炎基本相同，采用抗病毒和对症支持疗法。新型抗病毒药物普来可那立（pleconaril），可阻断病毒与宿主细胞结合，200mg，3 次/日，口服，能缩短病程。

第三节　朊蛋白病

朊蛋白病（prion disease）是一组由变异的具有传染性的朊蛋白（prion protein，PrP）所导致的散发性中枢神经系统变性疾病，又称朊病毒病或蛋白粒子病。人类朊蛋白病，病因主要包括 Creutzfeldt-Jakob 病（Creutzfeldt-Jakob disease，CJD）、Kuru 病、Gerstmann-Strausler-Scheinke 综合征（Gerstmann-Strausler-Scheinker syndrome，GSS）、致死性家族性失眠症（fatal familial insomnia，FFI）、无特征性病理改变的朊蛋白痴呆（prion dementia without characteristic pathology）和朊蛋白痴呆伴痉挛性截瘫（prion dementia with spastic paraparesis）等。动物朊蛋白病有传染性水貂脑病、羊瘙痒病、麋鹿和骡鹿慢性消耗病及牛海绵状脑病（bovine spongiform encephalopathy，BSE）或疯牛病（mad cow disease，MCD）等。人类一方面为外源性抗病毒感染；另一方面为蛋白基因突变，为常染色体显性遗传。家族中有朊蛋白基因（PRNP）突变，机体对从 α-螺旋向 β-片层转变极为易感，潜伏期长短与接触致病因子的量及不同构型毒株有关。由于 PrP 高度耐受高压消毒或甲醛溶液处理，因此，必须用特殊的高压消毒程序或次氯酸钠消毒。

朊蛋白病的共同特点：①病理改变主要是神经细胞凋亡、星形胶质细胞增生及以灰质为主的脑海绵状变性，因此又称为海绵状脑病，严重者可累及白质，但无任何炎症反应。②实验动物可传递：CJD 脑组织匀浆接种于实验鼠脑内，1～2 年后鼠发病，但 PRNP 突变者难以传递成功，GSS 约 50% 可以传递，FFI 已传递成功。③除新变异型 CJD 外，多为中年以上发病。④既有神经症状如癫痫发作、共济失调等，又有精神症状如记忆困难、智能低下及痴呆等。⑤进展迅速，85% CJD 1 年内发展为去皮质强直，GSS 通常 2～3 年内生活不能自理。⑥预后不良：CJD 多于发病 1 年内死亡，GSS 多于发病 5 年后死亡，FFI 平均 13.3 个月死亡。

目前，朊蛋白病和艾滋病已被看成全球性两大顽疾。

一、Creutzfeldt-Jakob 病

案例 9-3

患者，男性，73 岁。因“记忆力下降、言语减少 2 个月，阵发性抽搐 1 个月”入院。

2 个月前无明显诱因出现记忆力减退、言语减少，生活尚能自理。1 个月后症状加重，出现言语不清、左侧肢体活动不灵。头颅 CT 示脑萎缩、腔隙性脑梗死。按脑血栓形成治疗 10 天后出现阵发性抽搐，抽搐时双眼向左凝视，头歪向左侧，四肢阵挛，尿便失禁。不能言语及行走不能，饮水呛咳。既往无手术及输血史，无外伤史，无药物过敏史，无原发性高血压及糖尿病史，未到过牧区，家族中无同类病史。

体格检查：体温 39.4℃，脉搏 80 次/分，呼吸 20 次/分，血压 130/80 mmHg。呼之不应，双眼发作性向左凝视，伴头部向左抽动，压眶刺激双侧鼻唇沟对称，下颌反射阳性，吸吮反射阳性，四肢肌张力高，腱反射对称性亢进，Babinski 征阳性。

问题：

1. 根据临床特点，你首先应该考虑什么疾病？

2. 在明确诊断之前，应该做哪些实验室检查？

3. 确诊后应该如何治疗？

Creutzfeldt-Jakob 病（CJD）是可传播的致命性中枢神经系统变性疾病，是人类朊蛋白病的常见类型。以快速进展性痴呆，大脑皮质、基底核和脊髓局灶性病变为主要特征，故又称皮质-纹状体-脊髓变性（corticostriatospinal degeneration）。该病呈全球分布，年发病率为 1/100 万。

【病因和发病机制】 PrP 被认为是 CJD 的病原体，是一种有传染性而又缺乏核酸结构的非病毒致病因子，位于 20 号染色体短臂上的 PRNP 基因编码人类 PrP，PrP 有两种异构体，即正常中枢神经细胞的 PrPc 和导致动物和人类朊蛋白病的 PrPsc。两种异构体的蛋白空间构型不同，但序列无差别。PrPc 是一种细胞内膜结合蛋白，其生物学功能尚不清楚；PrPsc 既存在于细胞内膜又存在于细胞外的淀粉样蛋白丝和斑块中。依据结构的不同可将致病性 PrP 分为四种亚型，Ⅰ型和Ⅱ型引起散发型 CJD，Ⅲ型引起医源型 CJD，Ⅳ型引起新变异型 CJD。PrPsc 大量沉积于脑内能摧毁自身的中枢神经系统，造成大脑广泛的神经细胞凋亡、脱失，形成海绵状脑病。医源型 CJD 可传递感染，即将被 PrPsc 污染的组织或器械，通过埋藏脑电极、角膜和硬脑膜移植及经肠道外应用人生长激素制剂而传播。家族型 CJD 则为 PrP 基因突变，即自体 PrPc 自发地发生结构改变，产生大量 PrPsc，导致中枢神经系统变性，是常染色体显性遗传。

【病理】 大体见脑呈海绵状改变，皮质、基底核、脊髓萎缩变性；镜下见神经元脱失，星形胶质细胞增生，细胞质中空泡形成，感染脑组织内可见异常 PrP 淀粉样斑块，无炎症反应。新变异型 CJD 的大脑和小脑海绵状变性轻微且少见，而斑块形成较明显。

【临床表现】 发病年龄为 25～78 岁，平均 58 岁，男女均可患病。本病大部分为散发型，依据临床表现：多隐袭起病、缓慢进展，大致可分三期。①初期：易疲劳、注意力不集中、抑郁、失眠和记忆减退，类似神经衰弱或抑郁症表现，可出现头痛、眩晕及共济失调等。②中期：也称痴呆-肌阵挛期，表现为渐进性痴呆，记忆障碍一旦出现病情迅速进展，人格改变，可伴有失语、轻度偏瘫、皮质盲、腱反射亢进、Babinski 征阳性及帕金森病样表现。肌萎缩是脊髓前角细胞受损所致。具有特征性的是绝大多数患者因惊吓和视觉刺激诱发肌阵挛。③晚期：尿失禁、无动性缄默、昏迷或去皮质强直状态，大多数因褥疮或肺部感染而死亡。

新变异型 CJD 发病年龄轻，平均 26 岁，病程较长，早期主要症状为精神行为异常和共济失调。记忆障碍较突出，痴呆出现较晚。常无肌阵挛和脑电图的改变。

案例 9-3 诊疗思路

（1）病史特点：老年男性，记忆力下降、言语减少 2 个月，阵发性抽搐 1 个月。有一过性偏瘫、阵发性抽搐及尿便失禁等。

（2）体格检查：呼之不应，睁眼，双眼发作性向左凝视，伴头部向左抽动，下颌反射阳性，吸吮反射阳性，四肢肌张力高，腱反射亢进，Babinski 征阳性。

根据上述病史特点及体征考虑中枢神经系统感染性疾病：Creutzfeldt-Jakob 病？需要进一步做腰穿脑脊液检查、脑电图、头颅 MRI 及脑活检以明确诊断。

主要检查结果：腰穿脑压为 $160mmH_2O$，细胞总数 $8\times10^6/L$，白细胞 $4\times10^6/L$，糖 3.1mmol/L，蛋白 0.88g/L，氯化物 129mmol/ L，CSF 14-3-3 蛋白阳性；脑电图检查见周期性尖慢波或棘慢波；MRI 显示双侧基底核 T_2 异常信号，无梗死灶；双侧额叶脑活检见额叶灰质神经元大量减少，灰质神经毯海绵状改变，有轻度胶质增生。脑膜、脑内及血管周围无炎性反应，免疫组化染色可见大脑皮质突触型 PrP 沉积。

【辅助检查】

1. 脑脊液(CSF)检查 基本正常,少数可出现细胞数轻度增多,蛋白含量轻度增高。免疫荧光检测CSF 14-3-3蛋白阳性可作为疑诊CJD的重要依据,随病情进展血清S100蛋白持续增高。

2. 脑电图检查 早期无异常,中晚期可出现周期性尖慢波或棘慢波,伴有典型的周期性1~2次/秒的三相波。

3. 影像学检查 CT早期无明显异常,中晚期可见脑萎缩。MRI T_2相显示双侧尾状核、壳核呈对称性均质高信号,极少波及苍白球。T_1相可正常。

4. 脑组织活检 PrPsc免疫检测可确诊。

【诊断及鉴别诊断】

1. 诊断 建议采用以下三条标准。① 2年内发生的进行性痴呆;②肌阵挛、视力障碍、小脑症状、无动性缄默四项中有两项;③脑电图呈特征性周期性同步放电,或CSF检测14-3-3蛋白阳性。具有①、②两项诊断可能CJD,具有三项诊断为很可能CJD,活检有脑海绵状变性和PrPsc为确诊。

2. 鉴别诊断 应注意与Alzheimer病、帕金森病、橄榄-脑桥-小脑萎缩、进行性核上性麻痹、脑囊虫病等相鉴别;尚需与肌阵挛性癫痫、急性代谢性疾病等所致精神改变和肌阵挛等鉴别。

案例9-3分析总结

1. 根据病史中有记忆力下降、言语减少等进行性痴呆表现,阵发性抽搐;体格检查有呼之不应,双眼发作性向左凝视,伴头部向左抽动,下颌反射阳性,吸吮反射阳性,四肢肌张力高,腱反射亢进,Babinski征阳性。考虑定位诊断:额、颞叶及基底核损害。

2. 根据老年患者,慢性起病,腰穿脑压正常,CSF细胞数、糖及氯化物正常,蛋白轻度增高,14-3-3蛋白阳性,脑电图见周期性尖慢波或棘慢波,MRI显示双侧基底核T_2异常信号。考虑定性诊断:Creutzfeldt-Jakob病。

本案例脑活检双侧额叶灰质神经元大量减少,灰质神经毯海绵状改变,且免疫组化染色见大脑皮质突触型PrP沉积,确诊Creutzfeldt-Jakob病。

【治疗和预后】 无有效治疗,以对症支持为主,病程迁延数年者极罕见,90%于一年内死亡。死亡率达100%。

二、Kuru病

Kuru病是一种致命性亚急性中枢神经系统变性病。仅见于新几内亚高原土著居民,由食用感染本病的亡故亲人的肉而传播,极为罕见。目前Kuru病已基本控制。

【病因和发病机制】 Kuru病朊蛋白(PrP)通过角膜或破损的皮肤、黏膜而传播,机体感染后,Kuru病PrP随血液进入中枢神经误导机体合成新的难溶性PrP,导致神经细胞死亡。

【病理】 病变局限于脑部,以小脑和脑桥受损最为严重,镜下可见弥漫性星形胶质细胞增生,神经元变性,呈空泡化,无炎性改变。在该病中首先发现含异常PrP的淀粉样斑块,称为Kuru斑。

【临床表现】 以小脑共济失调为首发症状并贯穿全过程,而后出现震颤,最后完全丧失运动功能。

【诊断和鉴别诊断】 根据特殊地区的特殊风俗习惯,出现的小脑性共济失调注意与其他朊蛋白病及慢病毒感染性疾病鉴别。

【治疗和预后】 以对症治疗及护理为主,无特殊治疗。死亡率100%。

三、Gerstmann-Straussler-Scheinker综合征

Gerstmann-Straussler-Scheinker综合征(GSS)是一种由朊蛋白(PrP)引起的家族性神经系统变性疾病,为常染色体显性遗传。

【病因和发病机制】 人朊蛋白基因(PRNP)的遗传性突变,致使PrPc转化为PrPsc增加,PrPsc在神经细胞内沉积而致病。

【病理】 病变为大脑、小脑和基底核的海绵状变性及明显的淀粉样斑块沉积,合并皮质脊髓束和脊髓小脑束变性。

【临床表现】 发病年龄19~66岁,平均40岁;慢性起病,进展缓慢。早期主要表现为小脑性共济失调,逐渐出现双下肢痉挛性截瘫,脑干受损可出现橄榄脑桥小脑变性的症状,最终合并痴呆,病程2~10年。

【辅助检查】 脑电图检查在疾病中晚期可出现类似CJD的表现。

【诊断和鉴别诊断】 根据家族史、慢性进行性小脑性共济失调、锥体束征,结合脑电图改变,即可诊断。应注意与遗传性小脑性共济失调、橄榄脑桥小脑萎缩(OPCA)等鉴别。

【治疗和预后】 以对症及护理为主,无特异有效治疗。死亡率100%。

四、致死性家族性失眠症

致死性家族性失眠症(FFI)是一种由朊蛋白(PrP)引起的进行性、致死性中枢神经系统变性疾病,为常染色体显性遗传。

【病因和发病机制】 人朊蛋白基因(PRNP)的遗传性突变使患者出现睡眠紊乱而致病。

【病理】 特点是丘脑变性,丘脑有明显的神经元的脱失、胶质细胞增生,无或仅有轻微海绵状变性。额顶叶损伤见于病程较长者,新皮质有局灶性海绵状变性和胶质细胞增生。

【临床表现】 发病年龄 18~61 岁。早期突出症状是睡眠障碍,患者总睡眠时间显著减少,严重者24h 睡眠不足 1h,催眠药无效。早期还可出现自主神经症状如泪腺、汗腺和唾液腺分泌增加等。可出现共济失调和锥体束征。晚期可出现呼吸急促、情感障碍、皮质痴呆、运动减少等,病程 2~36 个月。最后进入昏迷,突然死亡。

【辅助检查】 脑电图可见弥漫性慢波,周期性异常波极少见,脑电图可以出现较为特殊的变化,睡眠期间脑电图为梭形波。

【诊断和鉴别诊断】 根据家族史,出现进行性失眠、自主神经症状、共济失调和锥体束征,结合脑电图改变,即可诊断。应注意与焦虑症、抑郁症及其他慢病毒感染性疾病鉴别。

【治疗】 以对症及护理为主,无特异有效治疗。死亡率 100%。

第四节 艾滋病的神经系统病变

案例 9-4

患者,男性,32 岁。因"反复发热、头痛 3 个月,加重伴一过性昏迷 2 天"入院。

3 个月前因受凉出现发热、头痛,在当地卫生室输液治疗,病情时轻时重,体温为 38~40℃波动。2 天前症状加重,并出现一过性昏迷,伴全身强直、阵挛,约 10min 后好转。入院后给予抗感染、退热等处理 2 天后,病情无缓解,意识障碍进行性加重。

体格检查:体温 40℃,脉搏 102 次/分,呼吸22 次/分,血压 140 /90 mmHg,恶病质,全身浅表淋巴结肿大,双肺闻及干啰音,心律齐,肝脾未触及。浅昏迷状,颈项强直,Kernig 征阳性。双眼球向左侧凝视,双瞳孔等大,直径约 1.5mm,对光及调节反射迟钝,双眼底未见异常。角膜反射存在,右侧鼻唇沟浅。右上肢坠落试验阳性,右下肢足外展位。四肢腱反射亢进,双侧踝阵挛阳性,双侧 Hoffmann 征阳性,双侧 Babinski 征阳性,右 Chaddock 征阳性,右 Oppenheim 征阳性,右 Gordon 征阳性。

问题:

1. 根据临床特点,首先应该考虑什么疾病?
2. 在明确疾病诊断之前,应该做哪些实验室检查?
3. 诊断明确后,应该怎么进行治疗?

艾滋病即获得性免疫缺陷综合征(acquired immunodeficiency syndrome, AIDS),是由人类免疫缺陷病毒(human immunodeficiency virus, HIV)感染所引起的一种获得性免疫缺陷疾病。主要表现为全身衰竭和免疫功能低下,可引起一系列机会性感染。约半数患者出现神经系统并发症,部分病例以神经系统损害为首发症状。自 1981 年美国报道首宗艾滋病病例以来,艾滋病已在世界范围内广泛传播,且患者正在不断增多,对人类的生存和健康构成了严重的威胁。据WHO 估计,全世界约有 3600 万艾滋病患者。

【病因和发病机制】 HIV 是一种 C 型 RNA 病毒——反转录病毒(retrovirus),直径 100~120nm,球形颗粒状,病毒外层为脂蛋白包膜。病毒内部为二十面体对称的核衣壳,核心含病毒 RNA、反转录酶和核衣壳蛋白。HIV 感染直接侵害中枢神经系统及感染后细胞免疫系统缺陷是艾滋病神经系统损害的原因。

HIV 由皮肤破口或黏膜进入人体血液,可选择性地与细胞表面 CD4 受体结合并破坏宿主的 $CD4^+$淋巴细胞(即 T 辅助淋巴细胞)、单核细胞和巨噬细胞,引起机体严重的细胞免疫缺陷。一方面,受感染的淋巴细胞可通过血-脑屏障直接进入中枢神经系统,与神经细胞表面的半乳糖神经酰胺分子结合,直接损害中枢神经系统引起功能障碍。另一方面,细胞免疫缺陷致使机会性感染(如真菌、病毒、寄生虫等)和某些肿瘤(如 Kaposi 肉瘤、淋巴瘤等)的易感性增高,引起艾滋病患者继发神经系统损害(如新型隐球菌脑膜炎、脑弓形虫病、系统性淋巴瘤等)。

【病理】 HIV 原发性神经系统感染多数表现为脑膜炎,少数表现为脑膜脑炎。病理可见脑膜和脑实质充血、水肿和炎细胞浸润等。继发性神经系统损害依据病理改变、感染病原特点而各不相同,如脑弓形虫病表现为多发性脓肿、肉芽肿及坏死灶周围炎性细胞浸润,可见弓形虫包囊和滋养体等。其他如进行性多灶性白质脑病、新型隐球菌脑膜炎、中枢神经系统原发淋巴瘤等可出现相应病理表现。

【临床表现】 HIV 从感染到发病,一般经过两个时期,一是前驱症状,如发热、盗汗、咽痛、吞咽困难、食欲不振、腹泻、体重下降及全身淋巴结和肝脾肿大,称为艾滋病相关复合征(AIDS-related complex, ARC),亦有人称为艾滋病前期(pre-AIDS)。另一是进入艾滋病全盛期(full-blown AIDS),此期临床表现多种多样,除 HIV 对全身各器官系统的直接感染外,还有一系列机会感染和肿瘤。根据病因及发病机制将神经系统临床表现分为原发性和继发性两大类。

1. 神经系统原发感染

（1）神经系统急性原发感染：较少见。多在HIV感染后一个月发生，初期无症状或首发症状是神经系统表现，包括急性脑病、脑膜脑炎。病例多散发，脑膜更易受累，查脑脊液中淋巴细胞增多，HIV抗体多为阴性，可借助检测P24蛋白来证实HIV感染。另外，还可出现单发脑神经炎、急性上升性或横贯性脊髓炎、炎性周围神经病等。

（2）神经系统慢性原发感染：包括以下几点。①艾滋病痴呆复合征（AIDS dementia complex，ADC）：患者早期主要表现为记忆力减退、注意力不集中、意识障碍、表情淡漠、情绪激动、步态不稳、共济失调、腿软无力、书写困难和病理性反射；病情进展很快，至晚期可出现精神运动障碍、缄默、无节制等症状，典型的艾滋病痴呆主要发生于疾病的晚期，且共济失调、运动障碍和震颤等发生率增高。CT或MRI检查显示大脑呈弥漫性萎缩、脑室扩大和白质改变等。脑脊液检查约2/3患者蛋白含量轻度增高，约20%患者单核细胞增高，部分患者脑脊液可分离出HIV及P24抗原。②慢性脑膜炎：可有慢性头痛及脑膜刺激症状，并可累及脑神经，以第Ⅴ、Ⅶ及Ⅷ脑神经为主。脑脊液检查可见细胞数增加，蛋白含量升高，糖含量下降等慢性炎症改变。血及脑脊液中可检出HIV抗体，HIV培养阳性。③空泡样脊髓病（vacuolar myelopathy）：特点为脊髓白质空泡变性，主要累及侧索及后索，胸髓明显，表现为进行性痉挛性截瘫，伴深感觉障碍、感觉性共济失调和痴呆。④周围神经病（peripheral neuropathy）：约15%艾滋病患者合并周围神经系统损害，表现为多种形式的周围神经病变，如近端不对称性多发性神经根炎或多发性神经炎，远端对称性感觉运动性多发性神经炎等。

2. 神经系统继发感染

（1）中枢神经系统机会感染

1）脑弓形虫病（cerebral toxoplasmosis）：由弓形虫引起，是艾滋病患者较为常见的局灶性脑病，发生率为15%～32%，主要症状有轻偏瘫、失语、共济失调、视野缺损、脑神经麻痹及运动障碍等；CT可见灰质、白质之间多发块状病灶，多有环状和均质性强化、周围水肿带和占位效应；MRI检查T_1相为边界不清的低信号，T_2相为等信号或高信号；血清特异性IgM抗体滴度增高有助于明确诊断；活检可确诊。

2）真菌感染：以新型隐球菌脑膜炎（cryptococcal meningitis）最常见，占艾滋病并发症的7%～10%。有时亦可见到其他类型真菌感染如念珠菌或曲霉菌等。

3）病毒感染：巨细胞病毒、单纯疱疹病毒、带状疱疹病毒引起脑膜炎、脑炎和脊髓炎，乳头多瘤空泡病毒引起进行性多灶性脑白质病等。

4）细菌感染：分枝杆菌、李斯特菌、金黄色葡萄球菌等引起各种脑炎。结核性脑膜炎较多见。

5）梅毒感染：梅毒性脑膜炎和脑膜血管梅毒在艾滋病患者发病有增加倾向，诊断完全依赖血清学检查。

（2）继发性中枢神经系统肿瘤

1）淋巴瘤：约占艾滋病的5%，在艾滋病发病初期即可发生，是一个重要的局灶性脑病，CT检查可见随着病程的发展而不断扩大的占位性病灶。也可继发于系统性淋巴瘤。表现为偏瘫、失语、癫痫发作等局灶症状和头痛、呕吐、视力障碍及视乳头水肿等颅高压症状。

2）Kaposi肉瘤：极罕见。中枢神经系统受累时多已伴有其他脏器受累和肺部的广泛转移。

3）继发性脑卒中。

案例9-4诊疗思路

1. 病史特点　青年男性，慢性起病，反复发热、头痛3个月，进行性加重至昏迷。

2. 体格检查　体温40℃，血压140/90mmHg，恶病质，全身浅表淋巴结肿大，双肺闻及干啰音。浅昏迷状，颈项强直，Kernig征阳性。双眼球向左侧凝视，双瞳孔对光及调节反射迟钝，右侧鼻唇沟浅。右上肢坠落试验阳性，右下肢外展位。四肢腱反射亢进，双侧踝阵挛阳性，双侧病理征阳性。

根据上述病史特点及体征考虑中枢神经系统感染性疾病。追述病史，患者2年前在省防疫站HIV检测阳性。故疑诊神经系统艾滋病。需要进一步复查血清HIV，并做腰穿脑脊液检查、脑电图、头颅CT及MRI以明确诊断。

3. 主要检查结果　复查血清及脑脊液，HIV呈阳性，脑电图见左侧额叶前部局限性4～7Hz、20～65μV的θ波，头颅CT可疑双侧额、顶叶及脑干低密度改变，头颅MRI见双侧额、顶叶及脑干片状长T_1、长T_2信号。

【辅助检查】

1. 实验室检查

（1）病毒检测：①ELISA法或免疫荧光技术（IIF）检测血清和脑脊液中的HIV抗体，确证实验有蛋白印迹法（Western-blot）和放射免疫沉淀试验（RIP）。②PCR直接检测体液中的HIV RNA。③细胞培养分离HIV。

（2）T_4淋巴细胞数明显下降，低于0.2×10^9/L，T4/T8比例下降（正常值1.72～2.1）。

2. 脑电图检查　可有局灶性异常。

3. 影像学检查　CT和MRI可见弥漫性脑损害病灶。

【诊断及鉴别诊断】 根据流行病学资料和临床表现、免疫学、病毒学和影像学检察综合诊断,确诊需神经活检、HIV 抗原测定等,特别在不明原因的神经系统的疾病中要考虑艾滋病的可能性。艾滋病继发性神经系统损害诊断依据:①高危人群出现全身或中枢神经系统感染、肿瘤等临床表现。②T4 淋巴细胞亚群绝对值减少,T4/T8 比例下降。③ELISA 或 IIF 筛查 HIV 抗体阳性。④Western-blot 或 RIP 阳性。根据上述变化做出诊断。

艾滋病的神经系统损害表现复杂多样,需与其他原因如长期使用免疫抑制剂等引起的获得性免疫缺陷及其他病原微生物引发的脑膜炎、脑炎等进行鉴别。

案例 9-4 分析总结

1. 根据病史中有头痛进行性加重至昏迷,体格检查浅昏迷状,脑膜刺激征阳性。双眼球向左侧凝视,双瞳孔对光及调节反射迟钝,右侧偏瘫,双侧病理征阳性。考虑定位诊断:双侧脑膜及大脑弥漫性损害。

2. 根据青年患者,慢性起病,反复发热。考虑定性诊断:中枢神经系统感染。

3. 结合血清及脑脊液 HIV 阳性,头颅 MRI 双侧额、顶叶及脑干片状长 T_1、长 T_2 信号。临床确诊:神经系统艾滋病,即艾滋病引起的脑膜脑炎、脑干梗死。

本例患者经给予降颅压、抗病毒、营养脑神经、退热、支持疗法等治疗,病情无好转,1 周后死亡。

本例患者具有典型的脑膜脑炎表现,头颅 CT 又提示脑干梗死,家属未承认 HIV 阳性前,误诊为一般的病毒性脑膜脑炎、脑干梗死。确认 HIV 阳性后,方考虑神经系统艾滋病,并给予对症及相关的治疗及防护措施。艾滋病引起的脑梗死报道较少,原因不明,可能与艾滋病引起急性脑内肉芽肿性血管炎导致的局部缺血有关。艾滋病离我们并不遥远。在工作中遇有类似表现患者时,应常规检查 HIV,减少误诊、误治,尽可能地挽救患者的生命。

【治疗】 艾滋病的治疗原则是抗 HIV 治疗,增强患者的免疫能力和处理各种机会感染及肿瘤等神经系统并发症。对艾滋病尚无有效的治疗,最好的办法在于预防,所以应通过宣传教育,采取严格干预以提高知识水平的措施,来改变危险行为。在寻找各种治疗方法中,有以下几方面。①抗 HIV 药物治疗:药物包括阿波卡韦(abacavir)、去羟肌苷(didanosine)、拉米夫定(lamivudine)、司他夫定(stavudine)、齐多夫定(zidovudine)、奈维拉平(nevirapine)和利托那韦(ritonavir)等,目前多主张高效抗反转录病毒疗法,主张联合用药以增强疗效。②艾滋病的基因治疗。③特异机会感染的治疗。④一般支持疗法。⑤免疫支持疗法。⑥中医药治疗:柴胡汤、人参汤、龙凤洗液、甘草甜素或甘草酸、黄芪、春藤提取物等。⑦针灸疗法。

【预防措施】

1. 非特异性预防 ①建立全国性艾滋病监测和报告网络;②加强对无症状病毒携带者、艾滋病相关复合征和艾滋病患者的严格管理及治疗,控制传染扩散;③加强血液、血液制品和其他人类生物制品的 HIV 严格监测;④加强入境者 HIV 的检查,防止由境外带入国内;⑤杜绝 HIV 的主要传播途径,即吸毒和性乱等;⑥进行艾滋病有关知识普及宣传。

2. 特异性预防 ①艾滋病减毒活疫苗;②重组活疫苗;③灭活疫苗;④病毒亚单位疫苗。正在研究中。

第五节 结核性脑膜炎

案例 9-5

患者,女性,16 岁。因"头痛、呕吐 40 余天,加重伴抽搐 14h"入院。

40 余天前,无明显诱因出现头痛、恶心、呕吐、伴有低热、盗汗及乏力,体温波动于 37.5~38.4℃,无意识障碍、肢体抽搐及偏瘫,在当地做腰穿未发现异常。近 14h 来,上述症状加重,呈喷射状呕吐,出现发作性全身抽搐伴意识丧失、双眼球固定凝视及小便失禁,每次历时约 5min,共发作 4 次,以"脑膜炎性质待定"入院。

体格检查:体温 38.3℃,脉搏 92 次/分,呼吸 22 次/分,血压 120/80mmHg,面色苍白。神经系统检查:神志清楚,反应迟钝,颈项强直,Kernig 征阳性,Brudzinski 征阳性,双眼底视乳头边缘模糊,静脉充盈,其余脑神经未见异常,四肢肌力 V 级,肌张力及腱反射增强,检查欠合作。

问题:

1. 根据病史特征,首先应该考虑是什么疾病?

2. 如果要进一步确诊,还应进行什么方面的检查?

3. 对此病应当怎么进行治疗?

结核性脑膜炎(tuberculous meningitis,TBM)主要是由结核杆菌侵入蛛网膜下隙引起的软脑膜、蛛网膜,进而累及脑实质和脑血管的非化脓性炎症病变。是最常见的神经系统结核病。主要发生在幼儿和青少年。结核性脑膜炎发病率及死亡率自20世纪60年代以后稳步下降，近10年来，因人口流动频繁、免疫抑制剂的广泛运用、结核杆菌的基因突变耐药菌种的出现、抗结核药物研制相对滞后和艾滋病患者的增多，使得结核病的发病率及死亡率又逐渐升高。

【病因及发病机制】 结核性脑膜炎是结核分枝杆菌感染所致。原发病灶的结核菌通过血液系统、淋巴系统到达硬脑膜或软脑膜种植，形成结核结节，结节破溃，大量结核菌进入蛛网膜下隙，引起结核性脑膜炎；结核菌经血行播散到脉络丛形成结核病灶后病灶破入脑室，累及脑室管膜系统，引起脑室管膜炎脉络丛炎，导致脑脊液分泌增多，故结核性脑膜炎通常并发交通性脑积水；病程较长的病例由于炎症的渗出和增殖，可产生动脉内膜炎或全动脉炎，可发展成类纤维性坏死或完全干酪样化导致血栓形成，出现脑梗死，大脑中动脉最易累及，并导致偏瘫。脑附近组织，如中耳、乳头、颈椎或颅骨的结核病灶可由直接蔓延引起；少数病例找不到原发灶。

【病理】 主要的病理特点是脑膜弥散性炎性渗出，以脑底最明显，在脑桥、脚间池、视神经交叉及大脑外侧裂等处的蛛网膜下隙内，有多量灰黄色混浊胶冻样渗出物积聚，偶见比粟粒还小的灰白色结核结节，脑室脉络丛及室管膜也可有结核结节形成。镜下，蛛网膜下隙内炎性渗出物主要由浆液、纤维素、巨噬细胞、淋巴细胞组成，常有干酪样坏死，偶见典型结核结节形成。病变严重者可累及脑皮质，脑实质浅层出现结核结节、结核瘤。

【临床表现】 自然病程发展主要表现以下几方面。

1. 结核中毒症状 起病隐匿，病程较长，低热、盗汗、全身乏力、精神不振、食欲减退，儿童可出现激动不安、体重下降等。

2. 颅内压增高和脑膜刺激症状 发热、头痛、呕吐及脑膜刺激征是一组结核性脑膜炎早期最常见的临床表现，若疾病早期未能及时恰当治疗，常出现脑实质损害的症状。

3. 脑神经损害 较常见，颅底炎性渗出物的刺激、粘连和压迫可致脑神经损害，动眼、外展、面和视神经最易受累，表现为视力减退、复视和面神经麻痹等。

4. 脑实质损害的症状 精神症状有委靡、淡漠、谵妄或妄想，重者可出现嗜睡、昏迷等意识障碍；有些病例可发生部分性、全身性癫痫发作或癫痫持续状态；结核性动脉炎所致肢体瘫痪，如偏瘫、交叉瘫、四肢瘫或截瘫等。

案例 9-5 诊疗思路

1. 病史特点　青年女性，慢性进行性病程，有头痛、恶心、呕吐伴癫痫发作，有低热、盗汗及乏力症状。

2. 体格检查　脑膜刺激征阳性。

根据上述病史特点及体征考虑中枢神经系统感染性疾病：结核性脑膜炎？需要进一步做腰穿脑脊液检查、头颅 CT 等以明确诊断。

3. 主要检查结果　入院腰穿脑脊液常规：压力 290mmH_2O，淡黄色，PS 试验(+)，细胞总数 496×10^6/L，白细胞 450×10^6/L，中性粒细胞占 0.12，淋巴细胞占 0.88。生化：糖 1.38mmol/L，蛋白 2.36g/L，氯化物 103.7mmol/L。胸片正常。头颅 CT 见侧脑室、侧裂池稍显扩大，有轻度脑积水。

【实验室检查】

1. 脑脊液检查

(1) 脑脊液常规生化检查：压力增高，可升高到 400mmH_2O 以上，外观呈黄色或毛玻璃样，放置数小时后，出现纤维薄膜；细胞数升高，但一般不超过 500×10^6/L，少数可达 1.5×10^9/L，多以淋巴细胞为主；蛋白质含量中度升高，若椎管内蛛网膜粘连，蛋白质可增至 10g/L 以上，葡萄糖和氯化物降低，糖含量降至 2.24mmol/L 以下，氯化物一般低于 109mmol/L。

(2) 脑脊液特殊检查：抗酸杆菌染色可鉴定细菌，结核菌培养是诊断结核性感染的金指标，但阳性率均较低。抗原检查则较为敏感。还有脑脊液结核抗体的检测、腺苷脱胺酶(ADA)的检测、分子生物学技术检查均有较高诊断价值。

2. 影像学检查

(1) 胸部肺部 X 线摄片检查可发现陈旧性或活动性结核病灶。

(2) CT、MRI 可显示直接和间接两方面的变化。直接变化主要有结核球、基底池渗出物实质粟粒性结节。间接变化主要有脑积水、脑水肿及脑梗死等(图 9-6~图 9-9)。

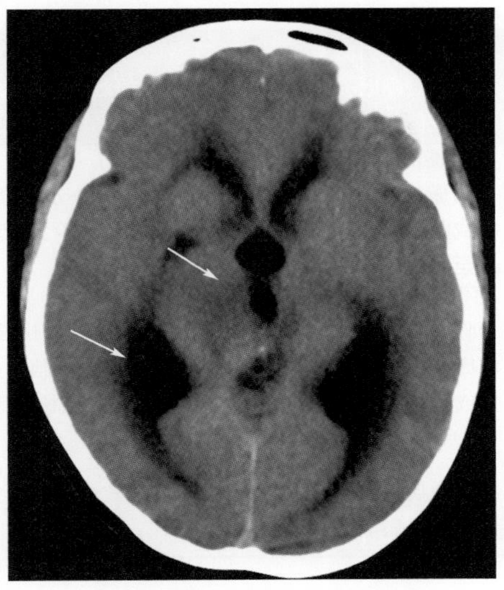

图 9-6　结核性脑膜炎 CT 表现（脑室系统扩大，侧裂池密度增高，丘脑低密度影，边缘模糊）

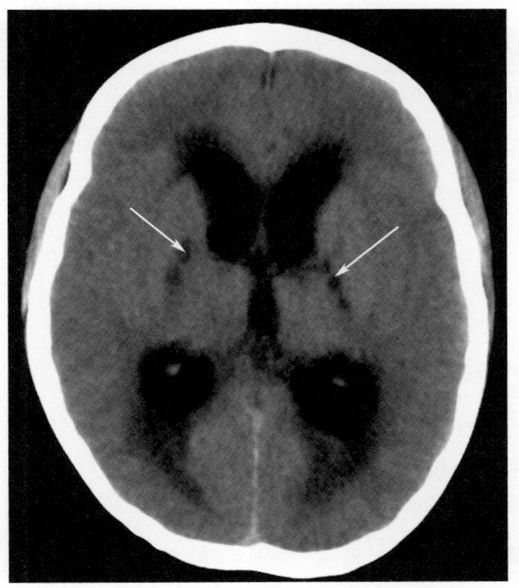

图 9-7　结核性脑膜炎 CT 表现（双侧基底核区低密度灶）

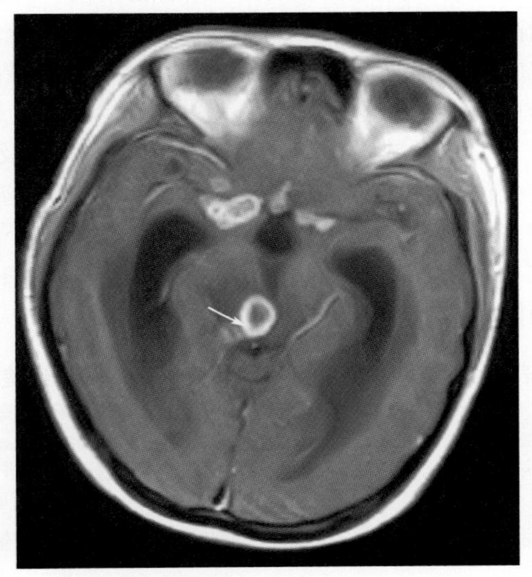

图 9-8　结核性脑膜炎 MRI 表现（三脑室附近鞍上池有多个环状结节强化影）

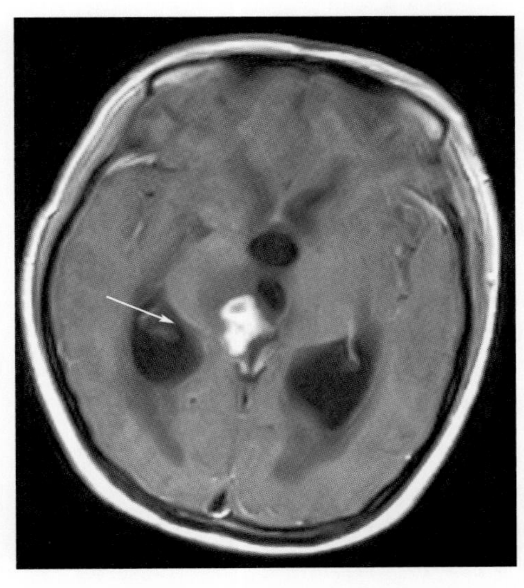

图 9-9　结核性脑膜炎 MRI 表现（两侧侧脑室及三脑室扩张，三脑室右后上方有环状结节状强化病灶）

【诊断和鉴别诊断】

1. 结核性脑膜炎的诊断要点　可有结核接触史与卡介苗接种，尤其是婴儿，出现结核中毒症状，伴颅内压增高、脑膜刺激征及其他神经系统症状、体征，脑脊液检查符合结核性脑膜炎表现，提示为本病。脑脊液中结核杆菌检查阳性即可确诊为结核性脑膜炎。

2009 年结核性脑膜炎国际专家共识制定的评分标准见表 9-2 和诊断标准见表 9-3。

表 9-2　结核性脑膜炎评分标准

	诊断评分
临床标准	最大分值=6
症状持续时间>5 天	4
有结核的全身症状（以下一项或多项）：体重下降（儿童生长缓慢），盗汗，持续咳嗽>2 周	2
过去 1 年内有肺结核接触史，结核菌素皮下试验阳性或 γ 干扰素释放试验阳性（仅>10 岁儿童）	2

续表

	诊断评分
局灶性神经功能缺损(不包括颅神经麻痹)	1
颅神经麻痹	1
意识障碍	1
脑脊液标准	最大分值=4
外观清亮	1
细胞数:10~500/μl	1
淋巴细胞占优势(>50%)	1
蛋白质>1g/L	1
脑脊液葡萄糖与血浆葡萄糖比例<50%或脑脊液葡萄糖<2.2mmol/L	1
脑影像学标准	最大分值=6
脑积水	1
脑膜强化	2
结核瘤	2
脑梗死	1
增强前颅底高信号	2
其他部位结核的证据	最大分值=4
胸部X线片显示有活动性结核:肺结核征(2分);粟粒性结核(4分)	2/4
CT/MRI/超声在中枢神经系统外发现结核灶	2
痰、淋巴结、胃刷洗液、尿液、血培养显示抗酸染色阳性或结核分枝杆菌培养阳性	4
神经系统外结核菌核酸检测阳性	4
排除诊断	
根据患者的年龄,免疫状态及地域分布应行相应的微生物学(染色、培养、核酸检测)。血清学或病理学检查排除以下疾病:化脓性脑膜炎、隐球菌性脑膜炎、梅毒性脑膜炎、病毒性脑膜脑炎、脑型疟疾、寄生虫性或嗜酸粒细胞脑膜炎(广东住血线虫、棘颚口线虫、弓蛔虫病、囊虫病)、脑弓形虫病、细菌性脑脓肿、恶性肿瘤(淋巴瘤)	

表 9-3 结核性脑膜炎诊断标准

临床诊断标准为具备以下一项或多项脑膜炎的症状和体征。头痛、易激惹、呕吐、发热、颈强直、抽搐、局灶性神经功能缺损、意识障碍或倦怠
结核性脑膜炎的分类
1. 确诊的结核性脑膜炎(definite TBM)
患者应符合A或B的标准:
A. 符合临床标准,同时具备以下一项或多项:①脑脊液中查到抗酸杆菌;②脑脊液结核菌培养阳性;③或脑脊液结核菌核酸检测阳性
B. 脑或脊髓中发现抗酸杆菌或结核性病理改变,同时有临床征象和相应的脑脊液改变,或尸检呈脑膜炎改变

续表

临床诊断标准为具备以下一项或多项脑膜炎的症状和体征。头痛、易激惹、呕吐、发热、颈强直、抽搐、局灶性神经功能缺损、意识障碍或倦怠
2. 很可能的结核性脑膜炎(probable TBM)
符合临床标准,同时具备:①临床评分≥10分(无脑影像学);②或临床评分≥12分(有脑影像学);③脑脊液或脑影像学评分至少2分
3. 可能的结核性脑膜炎(possible TBM)
符合临床标准,同时具备:①临床评分6~9分(无脑影像学);②或临床评分6~11分(有脑影像学);③排除其他脑膜炎;④未行腰穿或脑影像学检查不得诊断或排除可能的结核性脑膜炎
4. 无结核性脑膜炎
已有其他疾病的诊断成立,无确诊的结核性脑膜炎或令人信服的二元疾病征象

2. 鉴别诊断

(1) 化脓性脑膜炎:起病急,症状重,持续性高热,早期即有脑膜刺激征。白细胞增高,中性粒细胞增高,有核左移现象及中毒颗粒,脑脊液检查最重要。化脑时脑脊液多数呈米汤样,糖、氯化物略微降低,培养可找到化脓性细菌。

(2) 新型隐球菌性脑膜炎:临床表现及脑脊液改变酷似结核性脑膜炎,但新型隐球菌脑膜炎精神症状比结核性脑膜炎重,尤其是视力下降最为常见。多无结核中毒症状,脑脊液墨汁染色可找到隐球菌(表9-4)。

表 9-4 结核性脑膜炎和新型隐球菌性脑膜炎鉴别要点

鉴别点	结核性脑膜炎	新型隐球菌性脑膜炎
病程	急性或亚急性起病,密切的结核接触史,部分患者有结核中毒症状	起病隐匿,进展缓慢,常在免疫力低下时发病,常有家禽饲养史
临床症状	发热、头痛、呕吐,可有精神症状、癫痫及脑神经损害	临床症状类似结核性脑膜炎,伴有脑神经损害,以视神经损害最常见
脑脊液	抗酸杆菌染色阳性,结核菌培养可发现结核菌	墨汁染色可检出隐球菌
治疗	抗结核治疗有效	真菌治疗有效

(3) 病毒性脑膜炎:起病多急骤,高热者可伴意识障碍,1/3的患者首发症状为精神症状,脑脊液中糖及氯化物正常,蛋白质在100mg/L以下,抗病毒治疗有效,与结核性脑膜炎易鉴别。

(4) 颅内占位性病变:多数患者有颅内压升高的症状,以头痛、呕吐、视乳头水肿为主要表现,病程进展慢,容易与结核性脑膜炎混淆,MRI、CT扫描有助于诊断。

案例 9-5 分析总结

1. 根据病史中有头痛、呕吐等颅高压表现,体格检查脑膜刺激征阳性。考虑定位诊断:脑膜弥漫性损害。

2. 根据青年患者,慢性进行性病程伴癫痫发作,有结核中毒症状。考虑定性诊断:结核性脑膜炎。

结合腰穿脑压 290mmH_2O,脑脊液中蛋白增高,糖、氯化物降低;头颅 CT 有轻度脑积水,支持临床诊断结核性脑膜炎。

病原学确诊靠脑脊液中结核杆菌检查阳性。

【治疗】 早期诊断,合理治疗,多数病例可痊愈。如诊治不恰当,其死亡率较高。因此,早期诊断及合理治疗是改善本病预后的关键。

1. 抗结核药物治疗 早期、适量、联合、规律及全程给药的原则,在症状、体征消失后仍应维持用药 1 年半至 2 年。目前认为异烟肼(INH,H)、利福平(RFP,R)、吡嗪酰胺(PZA,Z)或乙胺丁醇(EMB,E)、链霉素(SM,S)是治疗结核性脑膜炎最有效的联合用药方案(表 9-5)。

表 9-5 抗结核治疗主要药物的用法

药物	儿童每日用量(mg/kg)	成人每日用量(g)	每日给药次数	给药途径	用药持续时间
INH	10~20	0.60~0.90	1	静脉或口服	1.5~2 年
RFP	20	0.45~0.60	1	口服	6~12 个月
PZA	20~30	1.5	3	口服	2~3 个月
EMB	15~25	0.75	1	口服	2~3 个月
SM	20~30	0.75	1	肌内注射	3~6 个月

INH、RFP 对结核杆菌有很强的杀灭作用,是初治结核方案中不可缺少的药物。PZA 对细胞内或静止状态下的结核杆菌具有特殊杀灭作用。SM 对结核杆菌有较强的杀伤力,是抗结核强化期(开始 2 个月)治疗方案的组成药物。EMB 对结核杆菌有抑制作用,特别是对已耐异烟肼、链霉素的结核菌仍有抑制作用,可以替代 SM 组成化疗方案。

目前常选用的方案有 4HRZS/14HRE,病情严重尤其是伴有全身血行结核时可选用 6HRZS/18HRE 进行化疗。口服异烟肼时,可同时加用维生素 B_6 以预防该药引起的周围神经病,儿童因乙胺丁醇的视神经毒性作用、孕妇因链霉素对听神经的影响应尽量不选用。因抗结核药物常有肝肾功能损害,用药期间应定期复查肝肾功能。

2. 激素治疗 激素具有抗炎、抗中毒、抗纤维化、抗过敏及减轻脑水肿作用,与抗结核药物合用可提高结核性脑膜炎的疗效和改善预后。因此,主张早期应用肾上腺皮质激素。应用激素应遵守早期、小剂量、短疗程、递减法的原则,必须在有效抗结核的基础上进行。常用地塞米松静脉输注,成人剂量为 5~10mg/d,情况好转后该用口服泼尼松,成人口服 30~60mg/d,逐渐减量停药。

3. 对症支持治疗 给予相应脱水、降压、抗炎等对症支持治疗。

【预后】 本病的预后与病情的严重程度、治疗是否及时等有关。昏迷者预后不良,老年人和婴儿预后较差。

第六节 新型隐球菌脑膜炎

案例 9-6

患者,男性,56 岁。因"阵发性头痛伴恶心、呕吐 1 个月"入院。

1 个月前无明显诱因出现前额部及枕部阵发性剧烈胀痛,自认为是炎症,服用阿莫西林治疗近 1 个月,近 5 日症状加重。伴恶心、呕吐,呕吐物为胃内容物,呈非喷射性,视物旋转,无意识障碍、肢体抽搐,无肢体无力及感觉障碍等,体温 39.3℃,且全身乏力入院。门诊腰穿脑脊液压力大于 400mmH_2O,蛋白 1182mg/L,糖 3.0mg/L。有肾病综合征病史,长期服用激素。有家禽畜养史。

体格检查:体温 39.3℃,脉搏 106 次/分,呼吸 32 次/分,血压 125/75mmHg,神志恍惚。神经系统检查:颈项强直,Kernig 征阳性,脑神经未见异常。四肢肌力Ⅳ级,肌张力正常,腱反射对称引出,病理反射未引出。

问题:

1. 根据病史特点,应该诊断为什么疾病?
2. 为什么此病容易被误诊?应该怎样同其他疾病相鉴别?
3. 如何进行治疗,治疗期间应该注意哪些问题?

新型隐球菌脑膜炎(cryptococcosis meningitis)是由新型隐球菌感染脑膜引起的亚急性或慢性炎症,脑膜及脑实质也常同时受侵犯,是中枢神经系统最常见的真菌感染,临床表现与结核性脑膜炎极为相似,易误诊,死亡率高。

【病因及发病机制】 新型隐球菌广泛分布于自然界中,存在于土壤、奶类、植物与鸽粪等鸟类的粪便中。其为条件致病菌,长期广泛地应用抗生素、激素、免疫抑制剂及抗癌药物影响削弱免疫力,当宿主的免疫力低下时才会致病,因此,该病原体的中枢神经感染虽可单独发生,但更常见于全身性疾病,特别是全身性免疫缺陷性疾病、慢性衰竭性疾病,如艾滋病、糖尿病等。皮肤与黏膜是感染的最初部位，常常经上呼吸道侵入人体。

【病理】 脑膜充血并广泛性增厚、满布小的灰色肉芽肿结节，在脑的深部也可见多房性肉芽肿或囊性病灶，囊内含胶冻状渗出物和隐球菌，脑沟和脑池也可见肉芽肿结节。镜下可见脑膜有炎性渗出物，以淋巴细胞和单核细胞为主、其中夹杂隐球菌。若病程较长，渗出物可见多核的异物巨细胞，吞噬有大小不等的新型隐球菌。

【临床表现】

(1) 发病形式：通常起病隐袭，进展缓慢。

(2) 全身症状：初期可有不规则低热或间歇性头痛，以后持续并进行性加重。

(3) 有颅内压增高的表现。

(4) 脑膜刺激征：早期症状以明显的脑膜刺激征为主，颈强直及 Kernig 征、Brudzinski 征阳性。

(5) 脑神经损害表现：约 1/3 患者有脑神经损害，常由蛛网膜下隙渗出并粘连而引起，如视神经、动眼神经、外展神经、面神经和前庭神经等受累，其中以视神经损害最为常见，可引起双眼失明或视力减弱。

案例 9-6 诊疗思路

1. 病史特点　中年男性，慢性病程，有阵发性头痛伴恶心、呕吐，有家禽饲养史。有肾病综合征病史，长期服用激素。

2. 体格检查　神志恍惚，颈项强直，Kernig 征阳性。

根据上述病史特点及体征考虑中枢神经系统感染性疾病：结核性脑膜炎或新型隐球菌脑膜

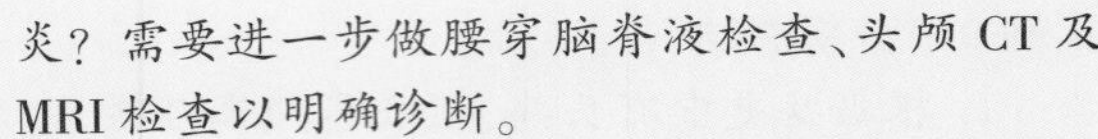

炎？需要进一步做腰穿脑脊液检查、头颅 CT 及 MRI 检查以明确诊断。

3. 主要检查结果　入院腰穿脑脊液常规：毛玻璃样浑浊，PS 试验（+），脑脊液压力 $320mmH_2O$，细胞总数 $478\times10^6/L$，白细胞 $425\times10^6/L$，中性粒细胞占 0.25，淋巴细胞占 0.75。生化：糖 0.27mmol/L，蛋白 117mg/L，氯化物 116.1mmol/L，多次腰穿脑脊液墨汁染色找到隐球菌。头颅 CT 见幕上脑室扩张，周围脑白质片状低密度影环绕（图 9-10）；头颅 MRI 见双侧脑室、三脑室扩大，双侧脑室周围白质环绕片状长 T_1、长 T_2 信号；增强扫描双大脑半球脑回表面多发带状、脑回样强化（图 9-11～图 9-14）。

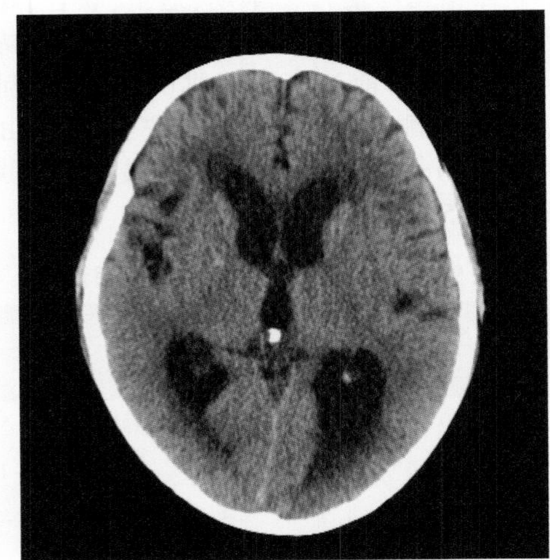

图 9-10　头颅 CT（平扫）

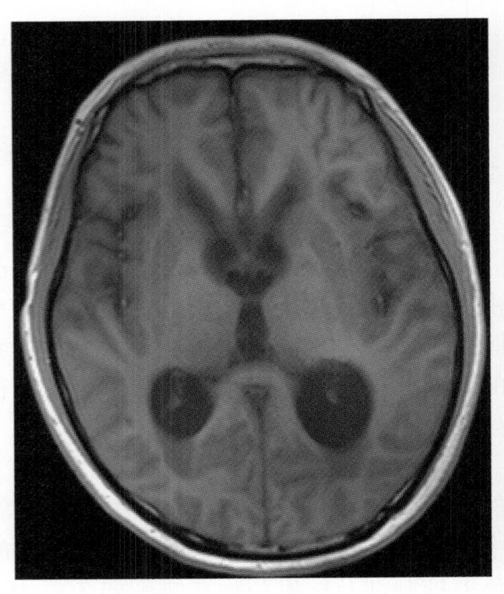

图 9-11　头颅 MRI（T_1WI）

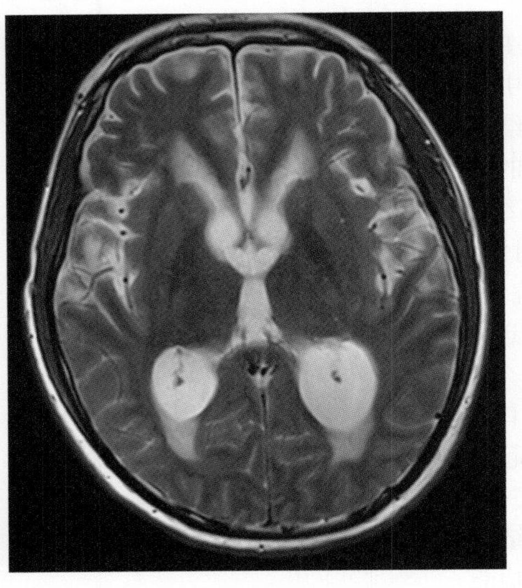

图 9-12　头颅 MRI（T_2WI）

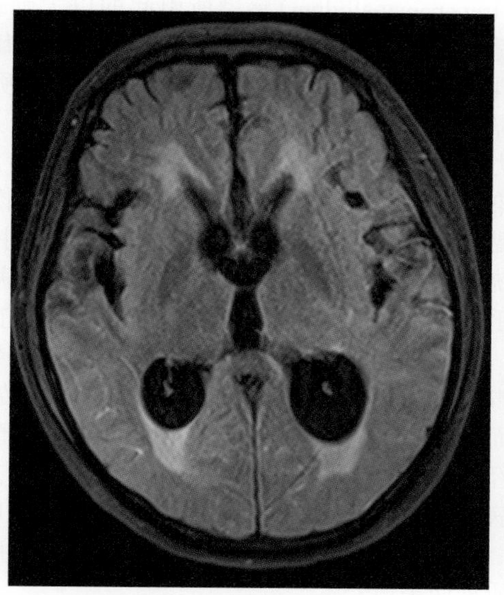
图 9-13　头颅 MRI(T_2 FLAIR)

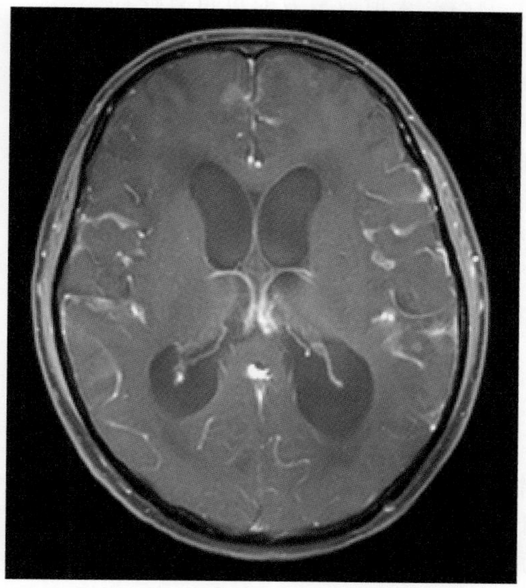
图 9-14　头颅 MRI(增强)

【实验室检查】

(1) 脑脊液常规生化检查:明显的“三高一低”即压力增高大于 200mmH_2O,淋巴细胞增高为主的细胞数增高(10~500)×10^6/L,蛋白含量增高而糖含量降低,尤其是压力增高和糖含量降低较其他中枢感染更为明显。

(2) 脑脊液微生物学检查:脑脊液墨汁染色,检出隐球菌可确定诊断,但有些病例需反复多次方可找到隐球菌;常规检查未发现隐球菌者,可做真菌培养。

(3) 影像学检查:头颅 CT 和 MRI 可帮助诊断较大的肉芽肿病灶或软化坏死灶,也可发现梗阻性脑积水,但 25%~50% 的病例 CT 可无异常发现,头颅 MRI 比 CT 敏感性大;部分患者的肺部 X 线检查可有异常,可类似于结核病灶,应注意鉴别。

【诊断及鉴别诊断】

(1) 诊断:亚急性或慢性隐袭病程,临床表现与结核脑膜炎相同的症状和体征,脑脊液中蛋白质含量增高,糖、氯化物含量降低,墨汁染色找到隐球菌是确诊的关键。

(2) 鉴别诊断:本病的发病率虽低,但临床表现与结核性脑膜炎很相似,故临床上常误诊,需注意鉴别,常需多次进行脑脊液病原学检查才能最后确诊。

案例 9-6 分析总结

1. 根据病史中有阵发性头痛、呕吐等颅内压增高的表现,体格检查脑膜刺激征阳性。考虑定位诊断:脑膜弥漫性损害。

2. 根据中年男性,慢性病程,有类似结核的中毒症状,有家禽饲养史。有肾病综合征病史,长期服用激素。考虑定性诊断:新型隐球菌脑膜炎。

结合腰穿脑脊液压力高,蛋白高,糖、氯化物低,反复多次脑脊液墨汁染色找到隐球菌;头颅 CT 见幕上脑室扩张,周围脑白质片状低密度影环绕;头颅 MRI 见双侧脑室、三脑室扩大,双侧脑室周围白质环绕片状长 T_1、长 T_2信号;增强扫描双大脑半球脑回表面多发带状、脑回样强化。临床确诊:新型隐球菌脑膜炎。

【治疗】

1. 抗真菌治疗　常用的有两性霉素 B、5-氟胞嘧啶、氟康唑伊曲康唑、大蒜液等。

(1) 两性霉素 B:为首选药物。给药,首次剂量 0.02~0.1mg/(kg.d),加入 5% 葡萄糖液 500ml 内,静脉滴注不应少于 6h,根据病情和用药后的副作用情况,每日增加剂量 5mg,直至最大剂量达 0.5~0.7mg/(kg·d),疗程可长达 3~6 个月,总量 3~4g;为减低用药量或取得较好疗效,可用鞘内给药法:开始每次剂量 0.25mg,以后渐增,最大不超过 1mg,每周 2~3 次,总剂量 15~20mg,用脑脊液反复稀释后缓慢注入,必要时可加入地塞米松 2~4mg,颅内压增高者鞘内注射慎用。

(2) 5-氟胞嘧啶:成人剂量为 5~10g/(kg·d),儿童 100~200mg/(kg·d),分 4 次服用,连服 3 个月以上,与两性霉素 B 合用有协同作用。

(3) 氟康唑:为三唑类广谱抗真菌药,对隐球菌有较高的抗菌活性。成人首次剂量 0.4g/d,静脉滴注,以后根据病情 0.2~0.4g/d 口服或静脉滴注。

(4) 伊曲康唑:具有亲脂性和亲角质性,可损伤隐球菌的胞质膜,有较强的活性。成人每日 200~400mg,1 次或两次餐时口服。

(5) 大蒜液:100% 大蒜液 80~100ml,加入 5%~10% 葡萄糖液 500~1000ml 内,静脉滴注,每日 1 次,

40～60次为一疗程，未愈或复发时可重复疗程。

2. 对症治疗、全身支持治疗　颅内压增高者应给予脱水剂，有梗阻性脑积水者可做脑室引流减压；注意水、电解质平衡；高温者应予降温，有癫痫发作者给予抗癫痫药物；给予高热量、高维生素饮食；意识不清者鼻饲维持营养；注意口腔、皮肤等护理，防止褥疮、肺炎、泌尿系统感染等并发症。

【预后】　本病预后不良，死亡率较高，可达50%以上，常进行性加重。部分患者常见并发症和神经系统后遗症。

第七节　螺旋体感染性疾病

螺旋体是介于细菌与原虫之间的单细胞微生物，广泛存在于自然界与动物体内。对人类有致病性并累及神经系统的主要有三种，即密螺旋体、疏螺旋体及钩端螺旋体，引起的代表性疾病为梅毒、莱姆病及钩端螺旋体病。

一、神经梅毒

案例 9-7

患者，女性，36岁。因"烦躁不安、行为诡秘3年，行走不稳、小便失禁1年余"入院。

3年前无明显诱因出现烦躁不安、行为诡秘、偷东西等行为，曾就诊于多家医院精神科和精神专科医院，均以精神分裂症予门诊或住院治疗，症状均未改善。1年前出现行走不稳、小便失禁、左下肢无力及便秘等，之后出现缄默不语。头颅CT检查示脑萎缩。10年前曾长期在外地打工，性生活史不详，曾有过外阴溃疡史，治疗史不详。9年前结婚，生育1子。无手术史、外伤史、输血史及吸毒史，家族中无类似疾病史和其他可疑遗传病史。配偶及孩子均被确诊患隐性梅毒，现在治疗中。

体格检查：血压110/82mmHg，皮肤黏膜无皮疹及溃疡，浅表淋巴结无肿大，心、肺、腹未见异常。神志清楚，表情淡漠，缄默不语，不合作。脑膜刺激征阴性。左瞳孔直径4mm，右瞳孔3mm，对光反射存在。步态不稳，四肢肌力及感觉检查无法判定。立毛反射阴性，皮肤划痕试验阴性，生理反射存在，病理反射未引出。

问题：

1. 首先应该考虑什么疾病？

2. 在明确诊断之前，应该做哪些实验室检查？

3. 确诊后应该如何治疗？

神经梅毒（neurosyphilis）是指苍白密螺旋体（treponemapallidum）感染所引起的以大脑、脑膜或脊髓损害为主的中枢神经系统疾病。神经梅毒可以出现在梅毒的各期。早期神经系统表现有颅神经功能障碍、脑膜炎、卒中、精神状态的急性改变及听力、视力异常。晚期神经系统表现（如三期梅毒）出现在感染后10～30年内。梅毒（syphilis）早期以损害皮肤和黏膜为主，晚期以侵犯内脏为主，尤其是中枢神经系统和心血管系统。20世纪50年代后，该病在我国几乎绝迹，80年代后，梅毒的发病又呈上升趋势。

【病因和发病机制】　苍白密螺旋体感染是神经梅毒的病因。先天梅毒通过胎盘由患病母亲传染给胎儿，而后天感染主要是通过不正当的性行为传播；约10%未经治疗的早期梅毒患者最终发展为神经梅毒。感染后发病与否取决于人体对苍白密螺旋体的免疫反应。

【病理】　神经梅毒的病理改变分为主质型和间质型两类。

1. 主质型　病理改变为额叶、顶叶、颞叶萎缩，神经细胞变性、坏死和脱失，神经纤维脱髓鞘，神经胶质细胞的增生等，脱髓鞘以皮质内弓状纤维最显著。脊髓痨可见脊神经后根和脊髓后索变性、萎缩，以腰骶段最明显。

2. 间质型　病理改变为以脑膜炎、增生型动脉内膜炎、梅毒性树胶样肿为主。脑膜炎以颅底脑膜最显著，可见脑膜增厚。增生性动脉内膜炎以Willis环、豆纹动脉、基底动脉和脊髓动脉病变为主，病变内膜和血管周围有淋巴细胞和浆细胞浸润。梅毒型树胶样肿又称梅毒瘤，在脑膜多处可见，大小不一，镜下可见中央为凝固性坏死，周围肉芽组织中富含淋巴细胞和浆细胞浸润，而上皮样细胞和朗汉斯巨细胞较少，且必有闭塞性小动脉内膜炎和动脉周围炎，此为区别于结核结节的特征之一。

【临床表现】　神经梅毒按病理变化和临床表现的不同分为主质型和间质型两类。

1. 主质型　包括无症状型神经梅毒、脑膜神经梅毒、脑血管性梅毒、脊膜血管性梅毒。

（1）无症状型神经梅毒：个别病例有瞳孔异常，是唯一提示本病的体征。仅脑脊液呈轻度炎性反应，梅毒血清反应阳性。

（2）脑膜神经梅毒：常见于梅毒感染未经治疗1年内，主要为青年男性，急性梅毒性脑膜炎起病急，有明显头痛、恶心、呕吐及颈强直等脑膜刺激症状。亚急性或慢性起病者以颅底脑膜炎多见，主要受累神经为第Ⅱ～Ⅷ对脑神经，若影响至脑脊液循环还可出现颅内压增高的表现。

（3）脑膜血管性梅毒：多在感染后2～10年发病，内囊基底核区Huebner动脉、豆纹动脉最常受累，体征取决于受累的血管，可见偏瘫、偏身感觉障碍、偏盲及失语等，偶有癫痫发作。

（4）脊膜血管性梅毒：表现为横贯性脊髓炎症

状，如运动、感觉、排尿障碍等。

2. 间质型　包括麻痹性痴呆、脊髓痨。

(1) 麻痹性痴呆：多于感染后 10～30 年发病，发病年龄为 40～50 岁，男性多于女性，症状以进行性痴呆为主，如注意力不集中、记忆力丧失及精神行为异常等，严重者出现痴呆。若伴有血管病变则出现偏瘫、偏身感觉障碍及偏盲等，体征主要有手、唇、舌等细小或粗大震颤，腱反射亢进及病理征阳性。

(2) 脊髓痨：起病隐袭，潜伏期长，多于感染后 8～12 年发病，主要表现为脊髓症状，如下肢针刺样或闪电样疼痛等，深感觉障碍有感觉性共济失调、跨阈样步态，步行时如同踩棉花一样。有 10%～15% 的患者出现内脏危象，如胃危象，表现为阵发性上腹部剧痛及持续性呕吐，持续数日；肠危象，表现为肠绞痛；排尿危象，表现为下腹部疼痛及尿频等。主要体征为双下肢浅、深感觉减退或消失，腱反射减弱或消失，Romberg 征阳性，阿-罗（Argyll-Robertson）瞳孔是重要体征。视神经萎缩亦常见。

案例 9-7 诊疗思路

1. 病史特点　青年女性，慢性病程。烦躁不安，行为诡秘 3 年，行走不稳、小便失禁 1 年。10 年前曾长期在外地打工，性生活史不详，曾有过外阴溃疡史。

2. 体格检查　表情淡漠，缄默不语，不合作，左瞳孔直径 4mm，右瞳孔 3mm，对光反射存在，步态不稳。

根据上述病史特点及体征考虑中枢神经系统感染性疾病。需要进一步做血液和腰穿脑脊液检查及头颅 MRI 检查以明确诊断。

3. 主要检查结果　血常规：WBC 19.2×10^9/L，中性粒细胞 0.90，淋巴细胞 0.05，单核细胞 0.01，Hb 116.0g/L，PLT 158×10^9/L。脑脊液常规：压力 $200mmH_2O$，潘氏试验阳性，WBC 85×10^6/L，蛋白 0.85g/L，氯化物 111.1mmol/L，糖 4.58mmol/L。血 RPR 阳性(1∶16)。脑脊液 RPR 阳性(1∶8)，脑脊液 TPPA 阳性，其余未见异常。MRI 检查：第三脑室及侧脑室扩大，边缘圆钝，双侧脑室周围斑片状稍长 T_1、稍长 T_2 信号，FLAIR 为高信号；第三脑室宽约 15mm；中脑导水管前宽后窄，后下部闭塞，第四脑室位置、形态、大小无异常。中线结构居中，脑沟、裂无增宽，脑内未见异常血管影。提示中脑导水管狭窄，伴幕上脑积水(梗阻性)。

【辅助检查】

1. 一般检查

(1) 脑脊液检查：压力增高，白细胞增多，一般在 100×10^6/L 以下，以淋巴细胞为主，潘氏试验阳性，蛋白含量增高，在 0.5～2g/L，IgG、IgM 增高，糖及氯化物正常。

(2) 影像学检查：颅脑 CT 和 MRI 可见脑萎缩、脑室扩大等。

2. 特殊病原学检查

(1) 血清、脑脊液：华氏补体结合试验和康氏试验均为阳性，提示神经梅毒。

(2) 非特异性螺旋体检测试验：包括性病检查试验（venereal disease research laboratory，VDRL）、快速血浆抗体试验（rapid plasma reagin，RPR）和梅毒螺旋体凝集试验（TPHA）。脑脊液检测结果较血清检测结果对梅毒的诊断更强。脑脊液试验阳性，提示可能为神经梅毒，而血清试验阳性仅表示曾经接触过梅毒螺旋体。

(3) 特异性螺旋体血清试验：荧光密螺旋体抗体吸附试验（FTA-ABS）和螺旋体固定试验（TPI）均为阳性，可作为神经梅毒确诊试验，阳性率达 98%，但该试验价格昂贵，且只有少数试验室可以检测。

【诊断及鉴别诊断】

1. 诊断　神经梅毒的诊断依据：①先天或后天梅毒感染史。②有神经梅毒的临床症状和体征，如阿-罗瞳孔等。③血清和脑脊液梅毒试验阳性等。

2. 鉴别诊断　本病须与脑血管病、痴呆、脊髓病及其他原因脑膜炎等相鉴别。

案例 9-7 分析总结

1. 根据病史中有烦躁不安，行为诡秘、偷东西等精神行为异常，并出现行走不稳、小便失禁、左下肢无力等，体格检查：表情淡漠，缄默不语，不合作，左瞳孔直径 4mm，右瞳孔 3mm，对光反射存在，步态不稳。结合配偶及儿子现病史考虑定位诊断：大脑及脑干弥漫性损害。

2. 根据青年女性，慢性病程。曾有过外阴溃疡，可疑不洁性生活史。考虑定性诊断：神经梅毒？

结合血 WBC 192×10^9/L，中性粒细胞 0.90，脑脊液压力 $200mmH_2O$，潘氏试验阳性，WBC 85×10^6/L，蛋白质 0.85g/L，氯化物 111.1mmol/L，糖 4.58mmol/L。血 RPR 阳性(1∶16)。脑脊液 RPR 阳性(1∶8)，脑脊液 TPPA 阳性；MRI 检查示第三脑室及侧脑室扩大。临床确诊：神经梅毒。

【治疗及预后】

1. 病因治疗　治疗宜尽早开始。①青霉素 G，为首选药物，早期的梅毒性脑膜炎者，效果较好，1200 万～2400 万 U/d，静脉滴注，1 次/4h，每个疗程 10～14 日。②氨苄西林，240 万 U/d，肌内注射，每疗程 10～14 日，可同时口服丙磺舒 2g/d，减少肾脏排泄，增加血药浓度。③青霉素过敏者可选用强力霉素，100mg，口服,3次/日,连用30日;红霉素,500mg,口服,4次/日,连用30日。④头孢曲松钠1g,肌内注射,1次/日,连用14日。在青霉素治疗的前一天,口服泼尼松,5~10mg,4次/日,连用3日,可有效地防止赫氏(Jarison-erxheimer)反应(梅毒治疗过程中,由于大量螺旋体死亡而导致的机体过敏反应)。

在治疗后的1、3、6、12、18、24个月,分别复查血及脑脊液;2年后,每年复查血和脑脊液,如有阳性发现,重复治疗,直至连续2次脑脊液正常,梅毒试验阴性。

2. 对症治疗　有闪电样疼痛者,可口服卡马西平,0.1~0.2g,3次/日;阿托品,甲氧氯普胺或吩噻嗪类对内脏危象有效。

神经梅毒大多数经积极的治疗,预后较好;脊髓结核预后不定,大多数可缓解或改善;麻痹性神经梅毒患者若未经治疗,3~4年死亡。

二、神经莱姆病

案例 9-8

患者,女性,40岁。因"发热1个月余,加重伴四肢麻木、无力10余天"入院。

1个多月前不明原因间歇发热,最高体温约38.5℃,无鼻塞、流涕,无咳嗽、咳痰,按"感冒"口服药物治疗,效果不佳。病情进行性发展,逐渐出现四肢麻木、无力,继而构音不清、吞咽困难及尿失禁。发病以来无腹泻等病史。

体格检查:内科查体未见异常。神经系统检查示双侧面神经麻痹,双侧软腭活动度差,构音不清。颈软,双上肢肌力Ⅳ级,双下肢Ⅲ级,近端重于远端,四肢腱反射均低,腹壁反射减弱,T_3以下痛觉减退,其余阴性。

问题:

1. 首先应该考虑为什么疾病?
2. 在明确诊断之前,应该做哪些实验室检查?
3. 确诊后应该如何治疗?

莱姆病(Lyme disease)是被蜱叮咬后由伯氏疏螺旋体(Borrelia burgdorferi,BB)感染引起的一种虫媒传染病。该病原体侵犯皮肤、心脏、神经系统及关节等,造成多系统损害。此病分布于世界各地,欧洲多数国家,尤其北欧、俄罗斯、非洲、大洋洲、日本均发现该病。我国自1985年首次在黑龙江省海林县发现本病后陆续在各地报道。

【病因及发病机制】　伯氏疏螺旋体为革兰阴性病原体,经虫媒传递感染人或动物。常见虫媒有蜱、蚊子、马蝇或鹿蝇,蜱为主要传播媒介。人或动物被带菌蜱叮咬后,该螺旋体随唾液进入皮肤,随血液循环到达全身各器官,经过3~30天的潜伏期后,出现多种全身症状及体征。主要的发病机制为以下两点。①病原体直接侵犯:病原体侵入皮肤,引起慢性游走性环形红斑;侵入关节、脑膜引起关节炎、脑膜炎(并非直接侵入)。②抗原抗体复合物的形成:人体感染伯氏疏螺旋体后,机体产生该病原体IgG和IgM抗体,抗体与抗原结合后的复合物沉积于血管内膜,导致血管通透性增加,从而造成人体的皮肤、心脏、神经、关节等多系统损害。

【病理】　可见血管周围有淋巴细胞、浆细胞浸润,血管内膜增厚,并与螺旋体并存。全身循环系统、心肌、骨髓、肾小管及脑膜中均能见到螺旋体。

【临床表现】　多在夏季发病,病程分为三期。

1. Ⅰ期(全身感染期)　通常为被蜱叮咬后3~30天发病,以皮肤损害为主,表现为游走性皮肤环形红斑,并伴有发热、头痛、肌痛等。

2. Ⅱ期(心脏、神经系统并发症期)　蜱叮咬后数周至数月发病,心脏损害的主要表现为:以房室传导阻滞为主,也可表现为心肌炎,心包炎。神经系统损害主要表现为脑膜炎、多脑神经炎、多发性神经根炎等。

3. Ⅲ期(关节炎期)　常见于原发感染后数月至数年后发病,以关节炎为主要表现,常见于HLA-DR2阳性患者。也可出现脑实质损害症状,如局限性脑炎、抽搐、精神行为异常等。

案例 9-8 诊疗思路

1. 病史特点　中年女性,发热1个月余,加重伴四肢麻木、无力10余天,并有构音不清、吞咽困难及尿失禁。

2. 体格检查　双侧面神经麻痹、双侧软腭活动度差,构音不清。双上肢肌力Ⅳ级,双下肢Ⅲ级,四肢腱反射均低,腹壁反射减弱,T_3以下痛觉减退,双侧Babinski征阴性。

根据上述病史特点及体征考虑神经系统感染性疾病:神经莱姆病?需要进一步做血液检查、腰穿脑脊液检查、肌电图、脑和脊髓MRI检查等以明确诊断。

3. 主要检查结果　血常规:WBC8.6×10^9/L,RBC3.6×10^{12}/L,PLT128×10^9/L,Hb110g/L,中性粒细胞0.64,淋巴细胞0.28,单核细胞0.08。血沉45mm/h。血清:ALT、AST、LDH升高。腰穿脑脊液压力160mmH_2O,潘氏试验可疑,蛋白含量0.60g/L,白细胞23×10^6/L,以淋巴细胞为主,糖及氯化物均正常。脑、脊髓MRI正常。脑干、视觉和体感诱发电位均正常。肌电图(EMG)示右三角肌、右第一股间肌、右股内侧肌及右胫前肌神经源性病变；左正中神经、双胫神经传导速度远端潜伏期延长。血清 UsRt 阴性。予泼尼松 100mg/日，逐渐减量治疗 20 天，症状无明显减轻。血清抗 BB-IgG 阳性(1∶128)，4 个月后出现严重的胸、尾骨疼痛，四肢关节疼痛及腹部束带感。此时查血清及脑脊液抗 BB-IgG 均为阳性(1:256)。

【辅助检查】

1. 血液检查　血常规正常，血沉快，血清 GOT、GPT 及 LDH 增高。急性期可从皮肤原发病灶、血、脑脊液、关节液中查到病原体。

2. 脑脊液检查　早期正常，数周后白细胞升高，(100~200)×10^6/L，以淋巴细胞升高为主，蛋白轻度增高，糖正常或稍低，病后 4~5 周可出现脑脊液 IgG 指数升高及脑脊液寡克隆带，提示鞘内免疫球蛋白合成。ELISA 和免疫荧光试验测定患者血、脑脊液中的抗伯氏疏螺旋体抗体，对诊断有重要意义。IgG 和 IgM 滴度 1∶64 以上为阳性，发病后 3~6 周时，90% 以上患者高于 1∶128。感染后 3~4 周 IgM 升高为主，6~8 周达高峰，4~6 个月恢复正常；6~8 周以 IgG 升高为主，4~6 个月达高峰，可维持数年。

3. 头部 CT 及 MRI 检查　早期正常，慢性期 CT 和 MRI 可见脑部多发灶及脑室扩大，脑室周围病变。

【诊断及鉴别诊断】

1. 诊断　神经莱姆病的诊断主要依赖于流行病学、典型临床表现、血清学检查等，有蜱叮咬史高度提示本病。

2. 鉴别诊断　本病须与风湿热、类风湿关节炎、特发性面神经炎、心肌炎及多发性硬化等鉴别。

血清学试验对鉴别诊断有帮助。

案例 9-8 分析总结

1. 根据病史中有四肢麻木、无力，继而构音不清、吞咽困难及尿失禁等，体格检查：双侧面神经麻痹、双侧软腭活动度差，构音不清。双上肢肌力Ⅳ级，双下肢Ⅲ级，四肢腱反射均低，腹壁反射减弱，T_3 以下痛觉减退，双侧 Babinski 征阴性。考虑定位诊断：大脑、脊髓及周围神经损害。

2. 根据中年女性，慢性病程，有发热。考虑定性诊断：神经感染感染性疾病(中枢或/和周围)？

结合红细胞沉降率 45mm/h。血清：ALT、AST、LDH 升高。EMG 示右三角肌、右第一股间肌、右股内侧肌及右胫前肌神经源性病变；左正中神经、双胫神经传导速度远端潜伏期延长。血清抗 BB-IgG 阳性(1∶128)。临床诊断：神经莱姆病。

【治疗及预后】

1. 病因治疗　诊断一旦确定，应进行以下治疗。①首选大剂量的青霉素静脉滴注，200 万~2400 万 U/d，分次静脉滴注，14~20 日为 1 疗程。②伯氏疏螺旋体对四环素、氨苄青霉素、头孢曲松钠高度敏感。四环素口服，250mg/次，4 次/日，10~30 日为 1 个疗程。头孢曲松钠，成人 2g/d，儿童 20~80mg/(kg·d)静脉滴注，连用 2~4 周。伴有 Bell 麻痹者，可口服强力霉素(100mg，2 次/日)或阿莫西林(500mg，4 次/日)，连用 3~4 周。③对脑膜炎或中枢神经系统受累者，可用头孢曲松钠(用法同上)或头孢噻肟钠 2g 静脉滴注，每 1 次/8h，连用 2~4 周。

2. 对症治疗　对有心脏受累者，可短期应用激素。

3. 手术治疗　对慢性关节炎患者，若关节功能显著受限，可行滑膜切除术。

本病预后良好。预防包括远离蜱感染区，使用驱虫剂，在疫区使用防护服等。

三、神经系统钩端螺旋体病

案例 9-9

患儿，男性，10 岁。因“头痛、头晕 20 余天，右侧肢体活动不灵 5 天”入院。

20 余天前出现发热，最高体温达 40℃，头痛，头晕伴有恶心、呕吐，无咳嗽及咳痰，按“感冒”治疗(具体用药不详)，病情好转。5 天前再次出现发热、头痛、恶心及喷射性呕吐，进行性加重伴有右侧肢体活动不灵，口角左偏，无黄疸，无构音障碍，无抽搐，无视物不清，无小便失禁。

体格检查：体温 37.6℃，脉搏 120 次/分，呼吸 30 次/分，浅表淋巴结无肿大，双肺呼吸音粗，未闻及干湿性啰音，心脏及腹部查体无异常。神志清楚，精神不振；颈项强直；双侧瞳孔等大等圆，直径约 3.5mm，右侧鼻唇沟变浅，口角左偏，咽反射正常；右侧上下肢肌力Ⅲ级，肌张力低，右侧腹壁反射、提睾反射减弱，双侧浅感觉正常，右侧膝反射消失，右 Babinski 征阳性，踝阵挛阳性。

问题：

1. 首先应该考虑为什么疾病？

2. 在明确诊断之前，应该做哪些实验室检查？

3. 确诊后应该如何治疗？

神经系统钩端螺旋体病(leptospirosis)是由各种不同型的致病螺旋体所引起的自然疫源性人畜共患急性传染病。神经系统钩端螺旋体病是钩端螺旋体病中以神经系统症状和体征为主要表现的病变分型。

【病因及发病机制】 神经系统钩端螺旋体病系因感染不同类型的致病钩端螺旋体所致。传染源为带钩端螺旋体菌的野生鼠类、家畜、家禽等,人接触被这些传染源的组织、尿液或被这些传染源污染的水、土壤及蔬菜等后,导致人被感染。钩端螺旋体首先通过皮肤、呼吸道、消化道和生殖系统等处进入机体,一方面导致所感染脏器的直接损伤;另一方面引起机体的非特异性免疫反应的为间接损伤。

【病理】 本病主要表现为毛细血管损害,以颈内动脉末端、大脑前、中、后动脉的起始部损害为主。受累动脉内膜呈同心圆样增厚,中膜、外膜有少量炎性细胞浸润。病变呈节段性,受累的管腔狭窄或闭塞,从而引起相应血管供血区的损害。

【临床表现】 本病潜伏期为1~2周,临床经过分为三个阶段。

1. 早期(钩体血症期) 表现为头痛、发热、全身疲乏无力、眼结膜充血、小腿肌肉酸痛、浅表淋巴结肿大等感染中毒症状,一般持续2~4天。

2. 中期(钩体血症极期) 发病后3~5天,主要表现为脑膜炎症状,有头痛、恶心、喷射性呕吐等脑膜刺激症状及抽搐等。个别病例可见端脑和脑干损害,脑脊液中可分离出钩端螺旋体。

3. 后期(后发症期或恢复期) 大部分患者完全恢复正常,只有一部分患者在发病后2~24周出现神经系统并发症,主要表现为两种类型。①后发脑膜炎型:多为急性期后变态反应,表现为头痛、恶心、呕吐及颈强直等脑膜刺激症状。脑脊液检查示:淋巴细胞增高,蛋白含量1g/L以上,可检出钩端螺旋体抗体IgM,但不能分离出螺旋体。②闭塞性脑动脉炎型:占神经系统后发症状的80%,儿童常见,多于急性期退热后半个月至5个月发病,是常见的神经系统严重并发症。表现为再次的发热、头痛、恶心及呕吐,进一步发展为中枢性面舌瘫、偏瘫或单瘫、失语、延髓麻痹等。部分患者表现为癫痫发作的症状。MRA或DSA检查示脑动脉狭窄或闭塞;CT或MRI可见梗死灶影像。个别病例主干动脉闭塞后,随着侧支循环的建立逐渐形成脑底异常血管网,在血管造影中,这些异常血管网形状似烟雾样,故称为烟雾病(moyamoya disease)。

案例9-9诊疗思路

1. 病史特点 男性儿童,急性起病,头痛、头晕20余天,右侧肢体活动不灵5天。

2. 神经系统检查 精神不振,颈项强直,右侧鼻唇沟变浅,口角左偏;右侧上下肢肌力Ⅲ级,肌张力低,右侧腹壁反射、提睾反射减弱,右侧膝反射消失,右Babinski征阳性,踝阵挛阳性。

根据上述病史特点及体征考虑中枢神经系统感染性疾病:神经系统钩端螺旋体病?需要进一步做血液检查、腰穿脑脊液检查、脑电图和头颅CT检查等以明确诊断。

3. 主要检查结果:血常规:WBC 11.6×10^9/L,RBC 4.5×10^{12}/L,PLT 213×10^9/L,Hb 145g/L,中性粒细胞0.86,淋巴细胞0.08,单核细胞0.06。显微镜凝聚试验强阳性。脑脊液:压力240mmH_2O,蛋白含量103g/L,潘氏试验阳性,WBC 358×10^6/L,以淋巴细胞为主,糖及氯化物正常,未找到钩端螺旋体。脑电图重度异常。CT示右颞、枕、顶叶脑梗死。

【辅助检查】

1. 血液检查 血常规示中性粒细胞和嗜酸粒细胞增高;红细胞沉降率轻度加快,血小板凝聚力增加,补体结合试验和显微镜凝聚试验阳性;血培养可发现钩端螺旋体。

2. 脑脊液检查 脑脊液压力增高,蛋白含量增高,白细胞计数增多,一般在500×10^6/L以下,以淋巴细胞为主,糖正常或稍低,氯化物正常。钩端螺旋体IgM增高。

3. 影像学检查 CT或MRI检查可见脑梗死、脑萎缩等。

4. 脑血管造影检查 可见脑底大动脉及椎-基底动脉颅内端狭窄及异常血管网等。

【诊断及鉴别诊断】

1. 诊断 本病的诊断可根据流行病学、临床表现及特异钩端螺旋体检查、脑血管造影等,做出诊断。

2. 鉴别诊断 本病需与病毒性脑膜炎、结核性脑膜炎及其他感染性脑动脉炎相鉴别。

案例9-9分析总结

1. 根据病史中有头痛、头晕、右侧肢体活动不灵。体格检查:脑膜刺激征阳性,右侧偏瘫,病理征阳性。考虑定位诊断:脑膜及左侧基底核区损害。

2. 根据儿童,急性起病,有发热。考虑定性诊断:中枢神经感染性疾病?

结合血白细胞升高,以中性粒细胞为主。显微镜凝聚试验强阳性。脑脊液压力240mmH_2O,蛋白含量103g/L,潘氏试验阳性,WBC 358×10^6/L,以淋巴细胞为主。脑电图重度异常。CT示右颞、枕、顶叶脑梗死。临床确诊:神经系统钩端螺旋体病。

【治疗】

1. 病因治疗 ①青霉素:成人2400万~3000万

U,儿童1500万~2000万U,分次静脉滴注,疗程至少1周。青霉素过敏者可用四环素。②甲硝唑:15~20mg/(kg·d),静脉滴注,共10~12次后改为7.5~12.5 mg/(kg·d),分次口服,共10天。

2. 激素治疗　对脑膜炎和变态反应性脑损害者,可用肾上腺皮质激素治疗。①氢化可的松:100~200mg,稀释后静脉滴注,每日1次,一般7~10天为1个疗程。②地塞米松:10~20mg,稀释后静脉滴注,每日1次,7~10天为1个疗程。

3. 对症治疗　适当给予抗高热、抗抽搐、脱水降颅压、扩张血管等药物治疗。

第八节　脑寄生虫病

脑寄生虫病是寄生虫病原体侵入脑内,引发相应症状的一组疾病。临床常见有脑囊虫病、脑血吸虫病、脑棘球蚴病、脑肺吸虫病等。易与其他中枢神经系统疾病混淆。本节主要对以上常见病作介绍。

一、脑囊虫病

案例 9-10

患者,男性,39岁。因"头痛、呕吐4天"入院。

4天前早晨出现头痛,呈全头胀痛,数小时后头痛加重伴呕吐,呕吐胃内容物1次,时有眼前一过性黑蒙,伴大便失禁1次,但无意识不清。服止痛药可减轻头痛,但不能完全缓解,头痛与体位变化无关。既往体健,经常在外地出差。

神经系统检查:神志清楚,脑膜刺激征阳性,眼底:双视乳头边界不清,脑神经无异常。四肢肌力Ⅴ级,腱反射对称存在,右足跖反射正常,左Babinski征可疑。深浅感觉正常。

问题:

1. 本例可能是哪一类疾病?
2. 如何确诊,如何鉴别?
3. 为什么杀虫治疗后头痛加重?如何进一步处理?

脑囊虫病(cerebral cysticercosis)是由猪绦虫(链状绦虫)的幼虫(囊尾蚴或囊虫)寄生于人体的脑部所致的疾病,是我国常见的中枢神经系统寄生虫病之一。多见于华北、东北、西北、华东北部等地区。好发于青壮年,男性多于女性。

【病因和发病机制】　人是猪绦虫的终宿主,也是中间宿主。其感染方式有3种。①外源性异体感染:未感染猪绦虫者,食用了被猪绦虫卵污染的不清洁蔬菜、水果和食物。食用未熟的未经检疫的猪肉等。②外源性自身感染:已感染猪绦虫的患者,沾染绦虫卵,再次经口食入而感染。③内源性自身感染:已感染猪绦虫的患者,肠内绦虫的妊娠节片破碎,引起再感染。

食用囊虫感染的猪肉仅表现为绦虫病。虫卵经胃液消化孵化出幼虫,钻入血管随血流及脑脊液寄生于脑部发生脑囊虫病。也可寄生于人体其他部位。

【病理】　脑部包囊的大小、数目差异很大,一般为5~10mm,偶有乒乓球大小,单个或多个,甚至数百上千个。幼虫病灶周围炎性细胞浸润、水肿、血管增生及成纤维细胞增生,形成包囊,导致脑组织肿胀、坏死、神经纤维脱髓鞘等改变。囊虫可在脑内存活数年至数十年,死后可发生钙化。根据囊肿寄生部位不同和反应的差异,分为脑实质型、脑膜型、脑室型、脊髓型和混合型。

【临床表现】

1. 头痛　也是脑囊虫病的常见症状,可伴呕吐。可为非颅高压及脑膜炎症状。

2. 癫痫发作　最为常见,多为全身强直阵挛发作,占45%~50%,甚至为持续状态,其次为单纯部分发作,复杂部分发作失神发作等,形式多样易变为其特征。

3. 颅高压　多表现为急性进行性加重的颅内压升高症状。剧烈头痛,恶心,呕吐,视乳头水肿,视神经萎缩,甚至意识障碍。

4. 精神异常和智能障碍　轻者仅出现神经衰弱综合征,严重者出现痴呆、精神错乱、谵妄、幻觉、兴奋状态或朦胧状态。也有患者出现狂躁抑郁性精神病或精神分裂症状。

5. 局灶症状　运动及感觉障碍,偏瘫、偏盲、失语、共济失调及锥体外系受损表现。

6. 脑膜炎症状　发热、头痛、呕吐及颈强直,以急性亚急性脑膜刺激征为特征。

7. 脑血管炎性卒中　血管非特异性炎性改变,改变出现肢体无力、瘫痪及病理征等。

案例 9-10 诊疗思路

1. 病史特点　青壮年,急性起病,头痛、呕吐4天。经常在外地出差。

2. 神经系统检查　脑膜刺激征阳性,双侧眼底视乳头边界不清,左Babinski征可疑。

根据上述病史特点及体征考虑中枢神经系统感染性疾病:脑囊虫病?需要进一步做血液检查、腰穿脑脊液检查及头颅MRI检查等以明确诊断。

3. 主要检查结果:血常规除血嗜酸粒细胞为0.126外,其余均正常。腰穿脑脊液压力270mmH$_2$O,细胞数2×10^6/L,白细胞0;蛋白0.8g/L,糖1.94mmol/L,氯化物120.7mmol/L,囊虫抗体阳性，血囊虫抗体阳性。头颅 MRI 示右侧裂池、环池、鞍上池异常宽大，有囊性混杂密度影，导水管狭窄伴幕上脑积水。增强扫描部分病灶有强化。入院后给予吡喹酮 0.2g /次，每天 3 次口服，第 3 天出现头痛加重，头晕、恶心及发热反应。复查腰穿：脑脊液压力 300mmH_2O，细胞数 520×10^6/L，白细胞 230×10^6/L，蛋白 0.64g/L，糖 1.9mmol/ L。脑脊液囊虫抗体阳性。

【辅助检查】

1. 血常规检查　嗜酸粒细胞计数增多。

2. 脑脊液检查　压力增高，化验正常或淋巴细胞增多，蛋白增高，糖及氯化物多正常。

3. 免疫学检查　酶联免疫吸附测定法（ELISA）检测脑脊液和血清囊虫抗体及抗原，阳性率可达 99%。

4. 脑电图检查　可见弥漫和局灶性异常，表现为高幅或低幅慢波、尖慢波或棘慢复合波。

5. 影像学检查　CT 平扫可见包囊为小的透亮区，增强可见头节强化及环形增强影；囊肿钙化后可见单个或多个钙化点；还可显示脑水肿、脑室形态、脑积水及阻塞部位。MRI 更具优越性，有助于判断囊虫的存活或死亡及指导治疗。

【诊断及鉴别诊断】

1. 诊断　依据流行地区居住或旅游史，有食用生猪肉、便绦虫史，出现癫痫、头痛、恶心及呕吐等症状应怀疑该病，结合脑脊液和血清囊虫抗体抗原检测及头部 CT/MRI 检查有助诊断。

2. 鉴别诊断　需与脑肿瘤、脑脓肿、各种脑膜炎、原发性癫痫及其他病因的症状性癫痫相鉴别。根据流行病学，囊虫免疫学检测及 CT/MRI 检查多可鉴别。

案例 9-10 分析总结

1. 根据病史中有头痛、呕吐等颅高压表现，体格检查：脑膜刺激征阳性，双侧眼底视乳头边界不清，左 Babinski 征可疑。考虑定位诊断：脑膜损害为主。

2. 根据青壮年，急性起病，经常在外地出差。考虑定性诊断：中枢神经感染性疾病：脑囊虫病？

结合血常规嗜酸粒细胞增多，血囊虫抗体阳性。腰穿脑脊液压力 270mmH_2O，细胞数正常；蛋白 0.8g/L，糖 1.94mmol/L，氯化物 120.7mmol/L；囊虫抗体阳性。血囊虫抗体阳性。头颅 MRI 示右侧裂池、环池、鞍上池异常宽大，有囊性混杂密度影，导水管狭窄伴幕上脑积水。增强扫描部分病灶有强化。临床确诊：脑囊虫病。

特别是本案例患者在用抗囊虫药治疗后，出现头痛加重的反应和脑脊液白细胞增高等反应，更支持脑囊虫病的诊断。因为杀虫剂杀死活囊虫时引起囊虫变性坏死，其异性蛋白引起变态反应致脑水肿。用激素和甘露醇治疗有效。

【治疗和预后】

1. 病因治疗　常用药物有吡喹酮、阿苯达唑与甲苯达唑。①吡喹酮，100mg/次，每日 2 次，根据用药反应逐渐加量，一日不超过 1g，总剂量成人 300mg/kg 为一疗程，囊虫量少，病情轻者增加剂量可快，病情重者增加剂量要缓慢，因大量囊尾蚴死亡后可引起急性炎症反应，导致急性脑水肿及颅内压增高，故颅压高者先降颅内压，颅内压至正常或接近正常，才开始病原学治疗。一疗程结束后 2~3 个月行第二疗程，共治疗 3~4 个疗程。②阿苯哒唑，20mg/（kg・d），分两次口服，10 天一疗程，10~15 天后再行第二疗程，一般 3~5 个疗程。注意事项同吡喹酮。

2. 手术治疗　单个病灶及巨大肉芽肿可手术摘除，蛛网膜粘连、交通性脑积水可行分流术。弥漫性脑实质囊虫、严重脑水肿、杀虫剂及降颅压药物治疗效果差，视力仍进行性下降者可行减压术治疗。

3. 对症处理　癫痫者抗癫痫，颅内压高者降低颅压及抗脑膜炎，抗精神症状等治疗。

依据囊尾蚴寄生的部位及数量不同，预后各不相同。部分通过药物治疗可痊愈；弥漫性脑囊虫伴有痴呆或精神障碍者预后不良。

二、脑型血吸虫病

案例 9-11

患者，男性，20 岁。因“反复头痛、头晕半年余，伴抽搐发作 3 次”入院。

半年多前始出现头部持续性隐痛，伴头晕及视物模糊，无恶心、呕吐及发热。自服“止痛片”头痛可缓解，4~5 小时后再发。分别于 3 个月前和 2 个月前癫痫样发作 3 次，每次发作前头痛加重，之后言语不清，四肢抽搐伴意识丧失，持续 0.5h 左右，经甘露醇等药物治疗可缓解。1 个月前曾在外院检查颅脑 MRI，发现左颞、额及枕部局灶性炎症。诊断为局灶性脑炎、继发性癫痫。经降颅压、解痉、抗感染治疗 1 个月后，头痛稍缓解。2 年前夏天曾到血吸虫病疫区工作，并有疫水接触史。

体格检查：体温 37℃，脉搏 90 次/分，血压 135/82mmHg；神志清楚，颈软，四肢肌力Ⅴ级，双下肢深反射活跃，病理征阴性。

问题：

1. 本例可能是哪一类疾病？
2. 如何确诊，如何鉴别？

脑血吸虫病(cerebral schistosomiasis)是由血吸虫虫卵沉积在脑部导致的一种脑部寄生虫疾病，我国多由日本血吸虫寄生引起，多见于长江中下游流域和南方。好发于青壮年，男性多于女性。

【病因和发病机制】 人是血吸虫的最终宿主，钉螺为中间宿主。主要接触含血吸虫尾蚴的疫水，尾蚴经皮肤或黏膜钻入人体感染。寄生于门脉系统的成虫虫卵多以卵栓形式随血流进入脑内；也可寄生于肠系膜小静脉，异位于脑小静脉而致病。

【病理】 虫卵常寄生大脑皮质深处及灰白质交界处，顶叶最常见，引起肉芽肿性炎性病变，形成结节病灶。周围常有胶质细胞增生，血管炎性改变，毛细血管网形成，导致脑细胞破坏和水肿。

【临床表现】 本病可分为急性型与慢性型两型。

1. 急性型 多在感染后数周发病。表现为脑膜脑炎症状：高热、头痛、嗜睡、意识障碍、昏迷、痉挛、偏瘫、视力模糊、抽搐及腱反射亢进等。

2. 慢性型 多在感染后数月至数年发病。主要表现为肿瘤样症状：癫痫、头痛、呕吐、暂时性意识丧失、语言障碍及偏瘫等，易被误诊为脑瘤。

案例 9-11 诊疗思路

1. 病史特点 青年男性，慢性起病。反复头痛、头晕半年余，伴抽搐发作 3 次。曾到血吸虫疫区工作，并有疫水接触史。

2. 体格检查 无阳性体征。

根据上述病史特点及体征考虑中枢神经系统感染性疾病：脑型血吸虫病？需要进一步做血液检查、直肠镜检、B 超及头颅 MRI 检查等以明确诊断。

3. 主要检查结果 嗜酸粒细胞占 0.2，肝功能正常；直肠镜检黏膜压片发现血吸虫卵；肝、胆、脾脏 B 超无异常；颅脑 MRI 显示：右侧岛叶及额叶、左侧岛叶、额叶及顶后叶存在片状长 T_1、长 T_2 信号改变，中线结构无移位，增强扫描后上述区域可见不规则点片状轻度至明显强化。

【辅助检查】

1. 血常规检查 白细胞总数多增高，以嗜酸粒细胞计数增多为特征。极重者嗜酸粒细胞计数不增多甚至消失。

2. 脑脊液检查 细胞数增高，多为$(10\sim100)\times10^6$/L，以淋巴细胞为主，蛋白轻度增高或正常。

3. 免疫学检查 皮内试验，脑脊液和血清血吸虫抗体及抗原检测可呈阳性，对诊断很有帮助。

4. 影像学检查 急性型 CT 可见低密度影，大小不一，程度不同，边界不清。慢性型可呈等密度或稍高密度及高低密度混杂，有时可见不规则钙化病灶；还可显示脑室受压。MRI T_1相见片状低信号，T_2相病灶均匀增强。

【诊断及鉴别诊断】

1. 诊断 依据流行区内，有血吸虫感染，如有脑部症状应高度怀疑，血嗜酸粒细胞计数增多，免疫学血吸虫抗体检测有帮助，如从脑脊液或脑组织找到虫卵即可确诊。

2. 鉴别诊断 急性型需与各种脑膜炎、脑血管病相鉴别。慢性型与脑脓肿、脑肿瘤、各种脑膜炎、原发性癫痫及其他病因的症状性癫痫相鉴别。

案例 9-11 分析总结

1. 根据病史中有反复头痛、头晕伴抽搐发作，体格检查：无阳性体征。考虑定位诊断：大脑实质损害。

2. 根据青年男性，慢性起病。曾到血吸虫疫区工作，并有疫水接触史。考虑定性诊断：中枢神经系统感染性疾病：脑型血吸虫病？

结合嗜酸粒细胞占 0.2；直肠镜检黏膜压片发现血吸虫卵；颅脑 MRI 见右侧岛叶及额叶、左侧岛叶、额叶及顶后叶存在片状长 T_1、长 T_2 信号改变，增强扫描后上述区域可见不规则点片状轻度至明显强化。临床确诊：脑型血吸虫病(急性型)。

【治疗和预后】

1. 病因治疗 可用吡喹酮、丙硫咪唑、硝硫苯脂等，首选吡喹酮 2 日疗法，10 mg/kg，每日 3 次，连续 2 日。

2. 手术治疗 药物疗效差，检查有巨大肉芽肿可手术摘除可切除病灶。

3. 对症处理 抗癫痫，脱水降颅压等。

本病预后好。规范治疗症状常消失。

三、脑棘球蚴病

案例 9-12

患者，男性，49 岁。因"头痛头昏半年，加重 2 周"入院。

半年前无明显原因出现头痛头昏，头痛以左顶部为明显，为持续性胀痛，可忍受。无恶心及呕吐，无畏寒及发热，无肢体抽搐及意识障碍。2周来头昏、头痛加重，伴说话迟缓、费力。曾有新疆牧区多年生活史，有食生肉史。

神经系统检查：神志清楚，语言略迟缓，颈软，Kernig征阴性，双侧瞳孔等大同圆3mm，对光反射灵敏，双侧视乳头轻微水肿，无面瘫、舌瘫，四肢活动自如，感觉正常，右侧Babinski征阳性。

问题：

1. 本例可能是哪一类疾病？诊断胶质瘤正确吗？

2. 如何确诊，如何鉴别？

脑棘球蚴病（cerebral echinococcosis）即脑包虫病，系由细粒棘球绦虫的幼虫寄生于人的脑部所致。我国多见于西北、西南及北方牧区。以儿童多见。

【病因和发病机制】 人是脑棘球蚴的中间宿主，进食由寄生于犬科动物小肠内细粒棘球绦虫虫卵污染的食物、饮水等而感染。虫卵在十二指肠内孵出幼虫，进入末梢静脉血，大多在肝和肺脏可引起肝肺包虫病，进入脑内则导致脑包虫病。

【病理】 脑包虫病可分为两型：原发型和继发型。原发型幼虫经肝肺至颅内，顶叶多见，继发型为原发包虫囊破裂至左心房心室，囊内容物的头节半数经颈内动脉入颅，形成多发脑包虫。多见于大脑半球，也见于小脑、颅底部及脑室。包虫囊具有包膜，囊内充满囊液，量不等，巨大囊肿一旦破裂可引起过敏反应导致死亡。包虫多于数年后死亡，囊壁钙化。

【临床表现】 常见症状为头痛、恶心、呕吐及视乳头水肿等颅内压增高表现及癫痫、局灶神经系统症状体征等表现。临床症状与包虫大小、位置、生长快慢及数目有关。

案例9-12诊疗思路

1. 病史特点　中年男性，慢性起病。头痛头昏半年，加重2周伴说话迟缓、费力。曾有流行地区居住生活及食生肉史。

2. 体格检查　语言略迟缓，双侧视乳头轻微水肿，右侧Babinski征阳性。

根据上述病史特点及体征考虑脑肿瘤？脑寄生虫病？需要进一步做头颅CT和MRI检查等以明确诊断。

3. 主要检查结果　头颅CT示左颞叶灰白质交界处多发分隔性囊性病灶，大小约4.17cm×3.10cm，病灶后缘可见小片强化，病灶周围未见明显水肿，左侧侧脑室轻度受压变形。初步诊断为左颞叶胶质瘤。在全麻下行手术治疗，见皮质表面无明显异常，切开颞叶皮质约3cm深，见3cm×4cm大小透明囊肿3个，包膜呈微白色半透明粉皮状，其内充满无色透明囊液。生理盐水冲洗术野后，囊肿即漂浮起来。送病理检查。

【辅助检查】 血常规及脑脊液常有嗜酸性细胞计数增多，腰穿压力增高，脑脊液细胞增多，蛋白增高。免疫学检查：脑脊液和血清脑棘球蚴抗原和抗体检测可呈阳性，对诊断很有帮助。头部CT/MRI可见炎性改变，囊性占位征象。有时可显示脑室受压。

【诊断及鉴别诊断】 依据流行地区居住或旅游史，尤其肝肺包虫患者，出现癫痫、头痛、恶心及呕吐等症状，应怀疑该病，结合脑脊液和血清脑棘球蚴抗原和抗体检测及头部CT/MRI检查有助诊断。需与脑肿瘤、脑脓肿、原发性癫痫及其他病因的症状性癫痫相鉴别。

案例9-12分析总结

1. 根据病史中有头痛、头昏伴说话迟缓、费力等，体格检查：语言略迟缓，双侧视乳头轻微水肿，右侧Babinski征阳性。考虑定位诊断：左侧大脑额叶或颞叶损害。

2. 根据中年男性，慢性起病。曾有流行地区居住生活及食生肉史。考虑定性诊断：中枢神经感染性疾病：脑寄生虫病？

结合CT示左颞叶灰白质交界处多发分隔性囊性病灶。后缘可见小片强化，左侧侧脑室轻度受压变形。临床诊断：脑棘球蚴病？本案例由于未做脑脊液和血清脑棘球蚴抗原和抗体检测，术前未明确诊断。术后病理肉眼见囊肿分内外两层，为白色、胶样、半透明状；镜下可见红染、相互平行的板层样结构及单层细胞排列结构，考虑脑包虫病。术后予以抗脑包虫治疗，患者症状、体征消失，复查CT见囊性占位已完全消失。

【治疗和预后】

1. 手术治疗　是治疗脑包虫病的主要方法，一旦确诊，病情允许应尽早手术彻底切除囊肿。

2. 病因治疗　首选丙硫咪唑，剂量为10～20mg/(kg·d)，分2次口服，连用30天为一疗程。间隔2～4周，服2～3个疗程。杀虫药治疗可使囊肿缩小。利于手术切除。尚可用吡喹酮及甲苯达唑等。

3. 对症治疗　抗癫痫，脱水降颅压等。

四、脑型肺吸虫病

案例9-13

患儿，男性，11岁。因“头痛20天”入院。

发病以来无发热、恶心、呕吐、抽搐及意识障碍。入院前曾在外院头颅 CT 正常，诊断为病毒性脑炎，给予利巴韦林、更昔洛韦及青霉素等治疗，头痛无好转。既往于 1 年前曾在当地医院行右腋后囊肿摘除术。有生食河蟹史。

体格检查：体温 37.1℃，脉搏 96 次/分，呼吸 22 次/分，右侧腋后有两处约 11.5cm×11.5cm 甲级愈合切口。心、肺、肝、脾未见异常。神志清楚，精神差，颈无抵抗，Kernig 征阴性，脑神经无异常，四肢肌力及肌张力无异常，感觉正常。腱反射存在，双侧 Babinski 征阳性。

问题：

1. 本例可能是哪一类疾病？
2. 如何确诊，如何鉴别？

脑型肺吸虫病(cerebral paragonimiasis)是卫氏并殖吸虫或墨西哥并殖吸虫寄生于人体的脑部所致的疾病。占肺吸虫患者的 20% ~ 30%，多见于华北、东北、华南、华东及西南等地区。好发于青少年。

【病因和发病机制】 生食未熟含有囊尾蚴的溪蟹或喇蛄等水生贝壳类动物而感染，囊尾蚴在消化道孵出，幼虫穿过肠壁在人体的组织内游走、寄居而引起脑部病变。虫体可直接引起脑损害，其虫卵及代谢产物引起异物反应及组织反应。可形成多发性囊肿，致病变复杂。

【病理】 本病好发于颞叶、顶叶及枕叶，虫体移行引起隧道样损伤，虫卵沉积引起肉芽肿，周围炎性细胞浸润及结缔组织增生，中央组织可坏死形成囊肿，典型病变可见脑实质内多房性小囊肿以隧道样损伤相互沟通。镜下坏死区可见虫体及虫卵。在痊愈过程中脑内病变可形成钙化病灶。

【临床表现】 本病临床表现多样，可见炎性反应症状如发热、畏寒、头痛及嗜睡等；可表现为颅内压增高如头痛及呕吐等；也可为癫痫发作及脑组织破坏症状如偏瘫、失语、感觉障碍、共济失调、精神异常、谵妄及抑郁等。

案例 9-13 诊疗思路

1. 病史特点 男性儿童，急性起病，头痛 20 天。既往有生食河蟹史。1 年前在当地医院行右腋后囊肿摘除术。抗病毒治疗效果差。

2. 体格检查 右侧腋后有两处甲级愈合切口，余无异常。双侧 Babinski 征阳性。

根据上述病史特点及体征考虑中枢神经系统感染性疾病：脑型肺吸虫病？需要进一步做血液检查、腰穿脑脊液检查及头颅 MRI 检查等以明确诊断。

主要检查结果为：血常规：WBC 4.05×10^9/L，中性粒细胞 0.51，淋巴细胞 0.29，嗜酸粒细胞绝对计数 0.42×10^9/L。脑脊液压力 300mmH_2O，白细胞 14×10^6/L，小淋巴细胞 0.32，单核细胞 0.25，嗜酸粒细胞 0.41，蛋白 0.6g/L，糖及氯化物正常，抗酸染色、墨汁染色无异常发现。胸片正常。抗肺吸虫抗体阳性，肺吸虫抗原皮试阳性。MRI 显示：①左颞叶大片长 T_2 信号伴周围水肿，增强扫描呈不规则环状强化，左小脑幕也有异常强化；②左额硬膜下少量积液。

【辅助检查】

1. **脑脊液检查** 急性期可见嗜酸粒细胞、多形核细胞增多，慢性期淋巴细胞增多，γ-球蛋白增高。

2. **血常规检查** 可有嗜酸粒细胞增多，贫血，红细胞沉降率可增快，血中 γ-球蛋白增多。

3. **病原学检查** 肺吸虫皮内试验阳性，血清补体结合试验阳性有助于诊断。

4. **影像学检查** CT 可见混杂密度肿块，钙化灶及脑室扩大。MRI 有重要意义，有助于显示病变部位及范围。

【诊断及鉴别诊断】 疫区食用溪蟹或喇蛄等水生贝壳类史，结合临床表现及辅助检查可考虑诊断。应注意与各种脑膜炎、脑血管病、脑脓肿、脑肿瘤、脑囊虫病、原发性癫痫及其他病因的症状性癫痫等相鉴别。

案例 9-13 分析总结

1. 根据病史中有头痛，体格检查：双侧 Babinski 征阳性。考虑定位诊断：大脑实质损害。

2. 根据男性儿童，急性起病。既往有生食河蟹史。曾行右腋后囊肿摘除术。抗病毒治疗效果差。考虑定性诊断：中枢神经感染性疾病：脑型肺吸虫病？

结合血嗜酸粒细胞绝对计数 0.42×10^9/L。脑脊液压力 300mmH_2O，白细胞数 14×10^6/L，嗜酸粒细胞 0.41，蛋白 0.6g/L，糖及氯化物正常。抗肺吸虫抗体阳性，肺吸虫抗原皮试阳性。MRI 示：①左颞叶大片长 T_2 信号伴周围水肿，增强扫描呈不规则环状强化，左小脑幕也有异常强化；②左额硬膜下少量积液。临床确诊：脑型肺吸虫病。

本案例在当地医院手术摘除右腋后囊肿未做病理检查，是误诊的重要原因。若早期诊断给予抗肺吸虫治疗，则可能不会发展为脑型肺吸虫病。头颅CT平扫正常是因为脑部囊肿较小，CT的分辨率不高。应吸取教训。

【治疗】

1. 病因治疗 可用吡喹酮及硫双二氯酚等。吡喹酮总剂量125～150 mg/kg，每日3次，2～3天服完；硫双二氯酚，成人3g/日，儿童50mg/(kg·d)，分3次口服，10～15天一疗程，需重复2～3疗程。

2. 手术治疗 已形成包膜或囊肿者手术治疗；病变大、重症颅高压者、药物疗效差者可行手术治疗。

3. 对症治疗 癫痫发作时抗癫痫，颅内压高时脱水降颅压。

思考题

1. 单纯疱疹病毒性脑炎的主要临床表现是什么？

2. 诊断单纯疱疹病毒性脑炎需具备哪些条件？

3. 何谓朊蛋白？CJD的临床诊断标准是什么？

4. 艾滋病神经综合征临床上如何进行诊断？

5. 结核性脑膜炎的诊断标准和治疗原则是什么？

6. 结核性脑膜炎与新型隐球菌脑膜炎如何鉴别诊断？

7. 神经莱姆病有哪些临床表现？如何治疗？

8. 神经梅毒有哪些临床表现？如何治疗？

9. 脑囊虫病有哪些临床表现？如何治疗？

(徐　平)

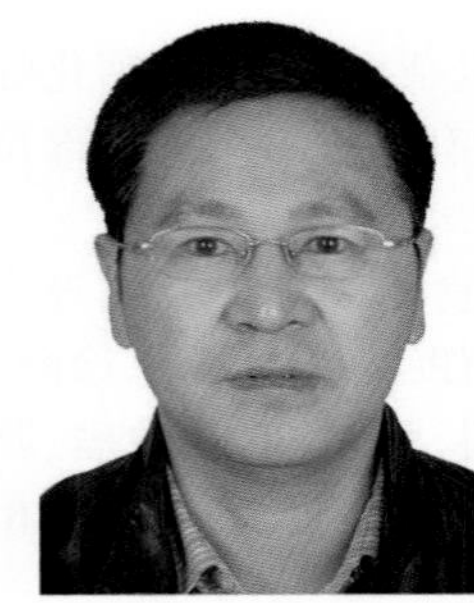

徐平，博士，教授，硕士研究生导师。遵义医学院第一临床学院常务副院长，神经内科主任。兼任中国老年保健协会老年痴呆及相关疾病专业委员会(ADC)常务委员，中国老年医学会认知障碍专业委员会(ACDC)常务委员，中国医师协会神经内科医师分会委员及感染性疾病专业委员会委员，中国中西医结合学会神经科专业委员会委员，中华医学会神经病学分会脑脊液细胞及感染性疾病学组、神经生化学组委员，贵州省中西医结合学会神经科专业委员会主任委员等职务。主研方向为中枢神经系统感染及老年变性疾病。主持国家及各类课题10余项，发表论文100余篇，培养研究生40余名，副主编及参编教材及专著8部。被授予贵州省省管专家称号。

第十章　中枢神经系统脱髓鞘疾病

第一节　概　　述

【目标要求】

掌握：多发性硬化、视神经脊髓炎的临床表现、诊断和治疗。

熟悉：多发性硬化的临床分型，多发性硬化与视神经脊髓炎的鉴别诊断。

了解：脱髓鞘疾病的概念、分类，急性播散性脑脊髓炎、弥漫性硬化、脑白质营养不良、脑桥中央髓鞘溶解症的临床表现。

脱髓鞘疾病（demyelinative diseases）是一组由多种致病因素导致脑和脊髓神经纤维的髓鞘脱失，轴突和神经细胞相对较少受累为病理特征的疾病，分为获得性和遗传性两类，获得性脱髓鞘疾病根据病变部位的不同又分为中枢性和周围性脱髓鞘疾病。中枢性脱髓鞘疾病包括：多发性硬化（multiple sclerosis，MS）、视神经脊髓炎（neuro-myelitis optica，NMO）、急性播散性脑脊髓炎（acute disseminated encephalomyelitis，ADEM）、弥漫性硬化（diffuse sclerosis）、脑桥中央髓鞘溶解症（central pontine myelinolysis，CPM）等。周围性脱髓鞘疾病主要指急性和慢性炎症性脱髓鞘性多发性神经病。遗传性脱髓鞘疾病主要见于脑白质营养不良。

神经纤维是指由神经元胞体发出的长胞突，通常指轴突而言，在轴突和长树突的表面，有的包裹有髓鞘，称为有髓神经纤维（myelinated nerve fiber），如较大的躯体神经和自主神经的节前纤维均属有髓神经纤维。有的无髓鞘包裹，称为无髓神经纤维（unmyelinated nerve fiber），如自主神经节后纤维和较小的躯体神经属无髓神经纤维。

髓鞘的基本结构在周围神经和中枢神经基本相同，但周围神经的髓鞘是由施万细胞（Schwann cell）的细胞膜发育而来的。轴突、髓鞘和施万细胞共同构成有髓神经纤维，以轴突为中轴，外围节段性髓鞘呈筒状包绕轴突，每段髓鞘包裹有一个施万细胞。应用锇酸固定染色，在电镜下可以看到髓鞘是由明暗交替的同心圆板层组成，这种同心圆排列结构是在神经细胞发育过程中，由施万细胞形成的轴突系膜不断伸展拉长环绕着轴突作螺旋状盘绕，层层包裹，层层靠近贴紧而成。中枢神经的髓鞘是由少突胶质细胞（oligodendrocyte）产生的。少突胶质细胞伸出的突起包裹邻近的轴突形成一个结间体，沿轴突呈节段性、念珠状排列。一个少突胶质细胞可以为几条甚至几十条神经纤维的结间体提供髓鞘。在髓鞘形成阶段，少突胶质细胞的胞突末端扩展成扁平薄膜，伸展反复包绕轴突，形成的结构类似周围神经的同心圆板层结构。

髓鞘被认为是一种特化的细胞膜，无论在周围神经系统还是中枢神经系统，髓鞘的化学成分都是类脂、蛋白质和水，它们共同构成脂质双分子层细胞膜，高浓度的脂质能有效排斥水和离子（如 Na^+、K^+），从而防止神经冲动在传导中扩散，使髓鞘具有电绝缘体的作用。类脂占干重的 70%～80%，主要是胆固醇、磷脂和糖磷脂等。蛋白质占干重的 22%～30%，主要包括碱性蛋白、脂蛋白、糖蛋白和一些参与细胞膜合成与代谢所必需的转化酶。与髓鞘的形成、功能和脱髓鞘疾病密切相关的蛋白质主要有：髓鞘碱性蛋白（myelin basic protein，MBP）、蛋白脂质蛋白（proteo lipid protein，PLP）、髓鞘相关糖蛋白（myelin associated glycoprotein，MAG）、髓鞘少突胶质细胞糖蛋白（myelinoligo dendroglia glycoprotein，MOG）等。MBP 包括碱性蛋白 P0（28 000～30 000）、碱性蛋白 P1（18 000）、碱性蛋白 P2（14 000）。碱性蛋白 P0 不具有免疫原性，P1 存在于中枢及周围神经中，用 P1 蛋白加上完全佐剂免疫动物可诱发产生实验性自身免疫性脑脊髓炎（experimental autoimmune encephalomyelitis，EAE）和实验性自身免疫性神经炎（experimental allergy neuritis，EAN），前者可作为研究多发性硬化（MS）的动物模型，后者可以作为研究急性炎症性脱髓鞘性多发性神经病（acute inflammatory demyelinating polyneuropathies，AIDP）又称为吉兰-巴雷综合征（Guillain Barré syndrome，GBS）的动物模型。P2 只存在于周围神经中，用 P2 蛋白加上完全佐剂免疫动物只会产生 EAN，不产生 EAE。MS 的病变部位主要在脑内，而诱导形成的 EAE 病变主要在脊髓。EAE 组织学表现为发病初期中性粒细胞浸润，继之以淋巴细胞浸润为主并有少量单核细胞。浸润的淋巴细胞以辅助 T 淋巴细胞、巨噬细胞和小胶质细胞为主。病灶播散在中枢神经系统白质内，均累及小静脉，静脉周围呈“袖套样”浸润。电镜下观察 EAE，脱髓鞘改变以血管周围最为明显，大部分髓鞘环形结构呈松散状，部分区域斑块状脱落，轴突细胞器消失，血管基膜增厚。神经元细胞尼氏体消失，内质网扩张脱颗粒。EAN 的主要病变部位在脊神经根、神经节和周围神经髓鞘，偶可累及脊髓。病理变化为水肿、充血、局部血管周围淋巴细胞、单核细胞和巨噬细胞浸润，神经纤维出现节段性脱髓鞘和轴突变性。浸润的细胞主要为 CD4$^+$T 淋巴细胞及巨噬细胞。单根神经纤维的朗飞结附近有不同程度的脱髓鞘，伴有轴索变性。电镜下可见毛细血管通透性增加，单核吞噬细胞游离出血管附着在髓鞘上，吞噬细胞胞质内有吞噬物及次级溶酶体，提示吞噬细胞直接损害髓鞘本身。

脱髓鞘疾病具有特征性的病理表现：①神经纤维髓鞘破坏，呈多发性小的播散性病灶，亦可由一个或多个病灶融合而成的较大病灶；②脱髓鞘病损分布于中枢神经系统白质，沿小静脉周围的炎症细胞浸润；③神经细胞、轴突及支持组织保持相对完整，无华勒变性或继发传导束变性。

第二节 多发性硬化

案例 10-1

患者，女性，32 岁，因"反复左侧肢体麻木无力伴视力障碍、尿失禁 1 年，加重 1 月"入院。

患者入院前 1 年无明显诱因出现左下肢无力，逐渐加重，以至不能站立行走，病后约 1 周出现左上肢无力，但不及下肢严重，同时有尿频、尿急和尿失禁，偶有排便困难。病后 1 个月头颅 MRI 检查显示右大脑半球皮质下白质多发低密度灶，应用激素治疗后肢体无力明显好转。病后 3 个月再次出现双眼视力下降，视物模糊，尤以左眼明显，伴有复视，再次应用激素治疗病情好转。近 1 个月来，上述症状逐渐加重，同时患者自觉记忆明显减退，精神欠佳，否认四肢麻木和肢体抽搐。

体格检查：一般状态好，神志清楚，记忆力及计算力减退，双眼活动自如，双侧瞳孔等大同圆，对光反射灵敏，双侧眼底视乳头颞侧苍白。右侧咽反射消失，左上肢肌力Ⅴ级，左下肢肌力Ⅳ级，双手意向性震颤，以左侧为明显，四肢腱反射活跃，双侧 Babinski 征阳性，左侧 T_4 以下痛温觉消失，指鼻试验左上肢不稳准。

问题：

1. 本病采取的诊断步骤？
2. 还需要哪些相关辅助检查？

多发性硬化（multiple sclerosis，MS）是一种免疫介导的中枢神经系统慢性炎性脱髓鞘疾病，具有遗传易感个体与环境因素作用发生及中枢神经系统白质脱髓鞘病变的特点。多在成年早期发病，女性稍多于男性。临床特征为：①病变多累及脑室周围、近皮质、视神经、脊髓、脑干和小脑，即病灶空间的多发性；②病程中具有缓解和复发交替发生的脑、脊髓和视神经的损害，即病程时间的多发性。

【病因和发病机制】 MS 的病因和发病机制至今尚无定论，可能与病毒感染、免疫、遗传、环境等多种因素有关。

1. 病毒感染和自身免疫反应学说 许多流行病学资料显示，MS 的发病与病毒感染有关。尽管目前从未在 MS 患者脑、脊髓组织中分离出病毒，还没有直接证据证明病毒或其他微生物感染与 MS 的关系，但已发现 MS 患者血清和脑脊液中可有病毒抗体的增高，有研究报道的病毒有麻疹病毒、风疹病毒、水痘病毒、腮腺炎病毒、冠状病毒、狂犬病病毒、疱疹病毒和反转录病毒等。我国资料也显示 MS 患者中血清乙型肝炎病毒抗体阳性率显著增高，MS 患者感染的病毒或某些病原体可能与中枢神经系统髓鞘蛋白或少突胶质细胞存在共同抗原，当病毒或某些病原体感染机体后，促发体内 T 淋巴细胞活化，产生的抗病毒抗体可与神经髓鞘多肽片段发生交叉反应，激活自身免疫，导致髓鞘的破坏。

MS 的脱髓鞘和炎症反应主要是由 T 淋巴细胞介导的，经典的实验是应用髓鞘碱性蛋白（MBP）免疫 Lewis 大鼠，可造成 MS 的实验动物模型即实验性自身免疫性脑脊髓炎（EAE），而且 EAE 还可以通过 MBP 致敏的细胞系被动转移，将 EAE 大鼠识别 MBP 多肽片段的 T 淋巴细胞转输给正常大鼠也可引发 EAE，证明 MS 是 T 淋巴细胞介导的自身免疫性疾病。国内有学者报道应用豚鼠脑脊髓匀浆和完全弗氏佐剂（complete Freund's ajuvant，CFA）免疫动物的基础上，加用牛型结核杆菌疫苗或减毒百日咳杆菌原液作为免疫增强剂，成功地在 EAE 不敏感的 Wistar 大鼠制备出了稳定的急性单向病程的 EAE 模型。

目前已将 MS 发病的病毒学说和自身免疫学说统一为 MS 的致敏抗原是髓鞘成分，或是病毒和其他微生物的蛋白片断；自身免疫反应的靶点是少突胶质细胞髓鞘；激活途径为在特定的遗传背景下，致敏抗原呈递，主要组织相容性复合物Ⅱ类分子（MHCGⅡ）上调，外周血 T 淋巴细胞被激活，在脑血管内皮细胞表面的黏附分子和金属基质蛋白酶的作用下通过血-脑屏障进入中枢神经系统。T 淋巴细胞进入中枢神经系统后进一步被特异性抗原（MBP 或分子结构、氨基酸序列与 MBP 多肽相同的病毒和其他微生物的蛋白片断）激活，该 T 淋巴细胞主要是 CD4$^+$的辅助性 T 淋巴细胞（Th1 细胞），它在炎症的早期出现，分泌 IFN-γ、TNF-α 等炎症性细胞因子及其他毒性因子如氧自由基、NO 等，直接或通过巨噬细胞攻击靶抗原包括作为髓鞘成分的 MBP、蛋白脂质蛋白（PLP）、髓鞘少突胶质细胞糖蛋白（MOG）、髓鞘相关糖蛋白（MAG）等，从而造成髓鞘组织破坏，导致神经症状的出现。

2. 环境因素 MS 有其特别的地理分布，流行病学调查显示，MS 的发病率随纬度而增加，离赤道越远发病越高，如北欧、北美、澳大利亚的塔斯马尼亚岛和南新西兰等地患病率高，热带地区患病率较低，我国属于低发病区。

3. 遗传因素　大约 10% 的 MS 有家族史，其同胞兄弟患病的风险更高。患者的一级亲属患本病的概率较普通人群高 5~15 倍。欧美各国对 MS 的易感基因分析结果认为，MS 的发生与决定个体对抗原反应的 HLA（人白细胞抗原）Ⅱ类分子有密切关系，不同人种其相关的抗原不同，提示 MS 具有遗传异质特点。

【病理】　MS 的病理特征为中枢神经系统任何部位的白质结构中局灶性、多发性脱髓鞘斑块。脊髓病变以颈髓受累为多见，易侵犯皮质脊髓束和后索，脑部病变以脑室周围、脑桥、延髓、小脑为多见。MS 脱髓鞘病灶可孤立，周边与正常组织界线清楚，几个病灶可以连接、融合形成大病灶。病灶切面呈粉红色或灰白色；镜下可见病灶沿小静脉分布，血管周围炎性细胞（淋巴细胞、少量浆细胞和巨噬细胞）呈“袖套”样浸润，同时可见髓鞘崩解，轴突相对完整，小胶质细胞增生，吞噬类脂化合物，形成泡沫细胞。随着病情的好转，炎性细胞逐渐减少，星形胶质细胞增生和胶质化的脱髓鞘性硬化斑的形成。

【临床表现】　MS 见于 10~60 岁，以 20~40 岁为发病高峰。男女均可患病，男女之比为 1∶2。我国 MS 患者通常呈亚急性起病，急性和隐匿性少见。一般无前驱症状，可有上呼吸道感染等诱发因素。

临床表现有空间多发性和时间多发性的特点。空间多发性表现为大脑、脑干、小脑、脊髓等处可见多个病灶导致的多种多样的临床症状和体征；时间多发性表现为大多数患者呈缓解-复发的病程。少数病例在整个病程中可表现出单个病灶征象。单相病程多见于缓慢进展型 MS，或病情严重的急性 MS。

MS 的神经症状随受累解剖部位而异，临床症状体征多种多样，常见的症状是肢体无力、感觉障碍、视力减退、复视、眼球震颤、平衡障碍和共济失调等。

1. 感觉障碍　大约半数的患者首发症状为一个或多个肢体的无力和感觉异常的表现，其中感觉异常特别突出，部分 MS 患者为表现为定位不明确的神经根性疼痛，这可能与脊髓神经根部发生的脱髓鞘病灶关，具有显著特征性。也可出现异常的肢体发冷、麻木、蚁爬、瘙痒的感觉。此外被动屈颈时会诱导刺痛感或闪电样感觉，从颈部放射至背部甚至到大腿前部，称为莱尔米特征（Lhermitte sign），这是因屈颈时脊髓局部的牵拉力和压力升高使脱髓鞘的脊髓颈段后索受激惹所致，也是 MS 较为特征性的症状之一。浅感觉障碍则以肢体、躯干或面部针刺、麻木感多见。亦有深感觉障碍和闭目难立征（Romberg sign）阳性。

2. 运动障碍　一般下肢比上肢明显，可为偏瘫、截瘫或四肢瘫。腱反射早期正常，之后发展为亢进，腹壁反射消失。进入慢性期后，可出现痉挛性单瘫、偏瘫、四肢瘫，其中不对称瘫痪最常见，表现下肢无力或沉重感。MS 临床表现的另一值得注意的特点是症状少而体征多，如患者常主诉一侧下肢无力、麻木刺痛感，但体检时却发现双侧皮质脊髓束或后索受累的体征。

3. 眼部症状　常表现为急性视神经炎，多为急性单眼视力下降，有时可双眼同时受累。眼底检查早期可见视乳头炎或正常，之后出现视神经萎缩。约 30% 的病例有眼肌麻痹及复视。核间性眼肌麻痹是 MS 的重要体征之一，表现为向一侧侧视时，对侧眼球不能内收，同侧眼球外展时伴粗大眼球震颤，双眼内聚正常，这是因为病变侵犯内侧纵束引起眼外肌运动神经核之间的神经纤维受损。如病变侵犯脑桥旁正中网状结构（paramedian pontine reticular formation，PPRF）可出现一个半综合征。有时可见眼球震颤，如为旋转性则高度提示本病。特别是眼球震颤与核间性眼肌麻痹并存时则高度提示本病。

脑神经受累少见，如中枢性或周围性面瘫、耳聋、耳鸣、眩晕、咬肌力弱、构音障碍和吞咽困难等。

这些症状和体征经过治疗或未治疗一段时间之后，多数可以缓解。缓解后，症状和体征大部分减少或消失，但恢复多数不完全，残留不同程度的功能障碍。病情复发后，又可出现新的神经症状和体征。复发次数可达 10 余次或更多，多次复发及不完全缓解后患者无力、僵硬、感觉障碍、肢体不稳、视觉损害和尿失禁等可愈来愈重。表现为急性起病的共济失调、锥体束征和视神经损害或急性脊髓炎样损害等。

年轻患者，急性或亚急性起病者多累及脑、脑干和视神经。年长患者，多起病隐匿，表现为进行性痉挛性截瘫或躯干性共济失调等。多数 MS 患者病情极易波动起伏，缓解和复发。残留的神经症状体征随复发次数增多而增加，并出现明显的记忆、认知功能障碍。年轻女性患者常伴偏头痛发作。多次复发后，可伴癫痫发作。

4. 共济失调　30%~40% 的患者有不同程度的共济失调、眼球震颤、意向性震颤、吟诗样语言，即 Charcot 三主征（眼球震颤、意向性震颤、吟诗样语言），可见于部分晚期 MS 患者。

5. 发作性症状　发作性的神经功能障碍一般持续数秒或数分钟，倾向以固定模式在数日、数周或更长时间内频繁发作，常见于缓解-复发型患者。这一组症状包括发作性疼痛、闪光点、发作性瘙痒、强直样痛性发作等。部分患者出现四肢短暂放射性异常疼痛伴该部位强直性痉挛，称为痛性强直性痉挛发作，可由感觉刺激或过度换气所诱发。球后视神经炎和横贯性脊髓炎通常可视为 MS 发作时的表现，也常见单肢痛性痉挛发作、眼前闪光、强直性发作、阵发性瘙痒、广泛面肌痉挛、构音障碍和共济失调等。这种发作性症状的机制尚不明确，可能是由于在同一病灶内相邻的脱髓鞘轴突间神经冲动的交叉传导所引起。也是 MS 比较特征性的症状之一。

6. 精神症状 MS 患者也很常见。多数表现为抑郁、易怒和脾气暴躁，部分患者出现欣快、兴奋，也可表现为淡漠、嗜睡、强哭强笑、反应迟钝、智能低下、重复语言、猜疑和迫害妄想等。其他如记忆力减退、认知力缺乏亦会出现。

7. 其他症状 膀胱功能障碍包括尿频、尿急、尿潴留、尿失禁，常与脊髓功能障碍合并出现。损伤脊髓骶段引起男性阳痿。

神经电生理检查证实，MS 可合并周围神经损害如多发性神经病、多发性单神经病，可能因周围神经 P1 蛋白与中枢神经系统的 MBP 为同一组分，均发生脱髓鞘所致。晚期病例检查时常发现视神经萎缩、眼球震颤和构音障碍。已经确认某些症状在 MS 极为罕见，如失语症、偏盲、锥体外系运动障碍、严重肌萎缩和肌束颤动等，常作为 MS 的除外标准。

【临床分型】 根据病情发展过程，临床上可将 MS 分为下列数种类型。

1. 复发缓解型 MS（relapsing-remitting，RR-MS） 最常见，占 80% ~ 85% 的 MS 患者最初表现为复发缓解病程，急性起病，反复发作，以神经系统症状急性加重，伴完全或不完全缓解为特征，两次急性发作间神经功能部分或全部恢复，或两次发作间留有后遗症，或存有残留的缺损。

2. 继发进展型 MS（secondary progressive MS，SP-MS） 大约 50% 的 RR-MS 患者在发病约 10 年后，残疾持续进展，伴或不伴复发，不完全缓解。

3. 原发进展型 MS（primary progressive MS，PP-MS） 约占 10%，起病隐匿，症状逐步加重，无缓解，发病时残疾持续进展，且持续至少 1 年，无复发。

4. 进展复发型 MS（progressive relapsing MS，PR-MS） 约占 5%，发病时残疾持续进展，伴有复发或不完全缓解，以不同的速度加重逐步进展，神经症状逐步增多，神经功能障碍较重。

案例 10-1 诊疗思路

根据患者为中青年女性，反复出现四肢无力和视力障碍，有时间的多发性和空间的多发性，首先考虑多发性硬化的可能，应该进行头颅 MRI 检查和脑脊液的检查，以明确诊断。

头部 MRI 示右大脑半球脑室周围白质区多发性低密度病灶。

【辅助检查】

1. 脑脊液（CSF）检查 可为 MS 临床诊断提供重要的证据。急性期脑脊液检查可有轻度压力升高，轻度白细胞数增多和蛋白质升高；糖、氯化物含量正常；免疫球蛋白含量升高。常规检查显示脑脊液单个核细胞数（NMC）正常或轻度升高，一般在 15×10^{6}/L 以内，如 NMC≥50×10^{6}/L 则 MS 的可能性很小。慢性期脑脊液细胞数正常；糖、氯化物和蛋白质定量多数正常。

测定鞘内 IgG 合成是临床诊断 MS 的一项重要辅助指标。MS 的脑脊液 IgG 增高主要为中枢神经系统鞘内合成，是脑脊液免疫学重要的常规检查方法。通过下述公式可计算 IgG 指数，即（脑脊液-IgG/血清-IgG）/（脑脊液-白蛋白/血清-白蛋白），约 70% MS 患者该指数增高。判定 IgG 鞘内合成的前提是脑脊液-白蛋白/血清-白蛋白的比值正常，该比值正常提示血-脑脊液屏障（BBB）的功能正常。一般来说，MS 患者的 BBB 是完整的，病程中连续两次检测血清和脑脊液标本显示脑脊液-白蛋白/血清-白蛋白比值正常，而脑脊液-IgG/血清-IgG 比值增高四倍或更高，IgG 指数 >0.7 提示鞘内 IgG 合成。脑脊液中寡克隆 IgG 带（oligoclonal bands，OB）是 IgG 鞘内合成的定性指标，采用琼脂糖等电聚焦和免疫印迹（immunoblot）技术，用双抗体过氧化物酶标记及亲合素-生物素（avidin-biotin）放大系统，是诊断 MS 的一项非常重要的指标，在北欧国家，MS 患者寡克隆阳性率在 95% 以上，我国和日本等东方 MS 患者中阳性率较低。检测 OB 时应将待测脑脊液和血清同时测定，如果血清和脑脊液同时出现类似区带，表明 OB 不是鞘内合成，只有脑脊液中存在 OB 而血清中缺如，才支持 MS 诊断。需要特别注意的是，脑脊液寡克隆带并非 MS 的特征性改变，神经梅毒、莱姆病、人类免疫缺陷病毒（HIV）感染、亚急性硬化性全脑炎（SSPE）和某些结缔组织病患者的脑脊液中也可检测出 OB。

脑脊液细胞学检查可发现免疫活性细胞，如激活型 T 淋巴细胞、浆细胞和激活型单核细胞。免疫细胞的出现有一定的规律，急性期常以小淋巴细胞为主并伴有激活的淋巴细胞和浆细胞，偶见多核细胞，是疾病活动的标志。缓解期主要为激活的单核细胞和巨噬细胞，发作间期细胞相可完全正常。复发期主要是浆细胞和激活的淋巴细胞。

2. 诱发电位检查 可反映相应神经传导途径是否受累，提供亚临床受累证据。50% ~ 90% 的患者可有一项或多项异常，但不提供病变性质及疾病进展或缓解的信息，诱发电位检查对缺乏中枢神经系统多灶损害体征的病例有较大辅助诊断价值。

（1）视觉诱发电位（vision evoked potential，VEP）：主要表现为各波峰潜伏期延迟，也可出现单纯 P100 延长、波幅降低、波形改变甚至不出现波形等，其中波峰潜伏期延迟是本病的特征性改变。还有部分病例虽然临床上无视觉障碍，但 VEP 有异常改变，提示 VEP 能早期发现视神经损害（图 10-1）。

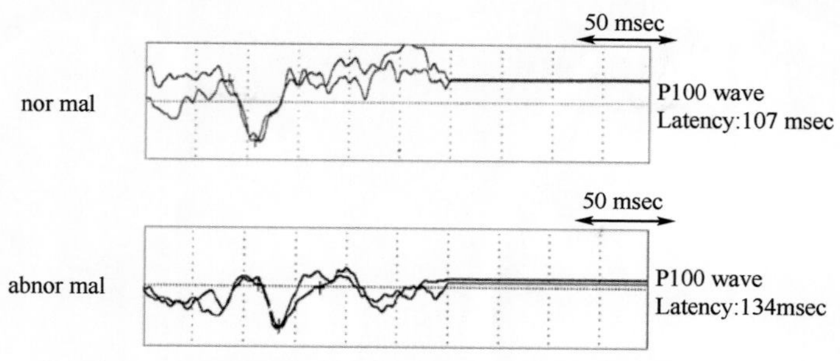

图 10-1　视觉诱发电位：P100 延长、波幅降低、波形改变

（2）脑干听觉诱发电位（brain auditory evoked potential，BAEP）：主要表现为，Ⅲ～Ⅴ波波峰潜伏期延迟，Ⅴ波波峰降低。对无脑干症状的可疑 MS 患者如果 BAEP 异常，则提示脑干可能存在亚临床病灶。如临床有可疑脑干病灶，BAEP 异常则可证实脑干有病灶。BAEP 可提供亚临床病变的客观依据，从而有利于早期诊断。

（3）体感诱发电位（somatic sensory evoked potential，SEP）：MS 是脱髓鞘疾病，常导致神经传导的减慢，潜伏期延长或波形改变。MS 患者上肢诱发电位异常率为 60.3%，下肢为 75%，该现象与下肢的传导通路明显长于上肢，且 MS 病灶多发生于颈髓和上胸段脊髓有关。双侧上下肢同时检查较一侧检查的阳性率更高。

3. 神经影像学检查　是 MS 极其重要的实验室检查。头颅 CT 检查可在脑室周围见到低密度灶，但往往不能发现脑干、小脑、高颈髓部位脱髓鞘病灶；MRI 对比分辨率高，对信号变化敏感，阳性率为 62%～94%，明显优于 CT。头颅 MRI 可见脑内大小不一类圆形的 T_1 低信号、T_2 高信号病灶，直径常小于 1.0cm，一般为 0.3～1.0cm，散在分布于脑室周围、胼胝体、脑干与小脑，少数在灰质白质交界处。脑室旁病灶呈椭圆形或线条形，其长轴与头颅矢状位垂直，此征象具有一定的诊断价值。胼胝体上的病灶及 T_1 上的“黑洞”高度提示 MS 的可能。脊髓 MS 病灶以颈胸段多见。病灶的形态多样，多数为散在小点状、斑块状、圆形、椭圆形，少数为不规则片状，部分病灶可融合。多数病程长的 MS 患者可伴脑室系统扩张、脑沟增宽等脑白质萎缩征象。MRI 所见的病灶数目与临床表现可不一致。静脉注射顺磁性造影剂，可显示急性病灶，并在 T_1 表现高信号，这种增强表现可持续四周之久。采用 MRI 的频谱分析可对 MS 病灶进行定性分析和定量比较（图 10-2）。

【诊断】　传统的 MS 诊断标准完全基于临床资料。国际上通用的 MS 诊断选用 Schumacher 标准，内容包括以下几点。①发病年龄为 10～50 岁；②神经系统检查中存在 2 个或 2 个以上客观神经损害阳性体征；③2 个阳性神经体征必须是病史或体检中证实，并互不相关；④病灶必须位于白质；⑤2 次或 2 次以上发作，每次发作持续 24h 以上，每次发作间隔在 1 个月以上。病程如果进展，必须持续在 6 个月以上；⑥排除其他疾病。

国内较多应用 1983 年 Poser 等制定的诊断标准。该标准把辅助检查和临床资料结合起来，将脑脊液中 IgG 寡克隆区带阳性和 IgG 指数升高或 24h 鞘内 IgG 合成率增加定为实验指标，即 OB/IgG 阳性。同时将诱发电位、CT 和 MRI 发现的无症状病灶定为亚临床证据。根据发病次数、临床病灶数、亚临床证据及脑脊液 OB/IgG 四项指标，将诊断结果分为两组：确诊组和可能组，每组又分为临床支持的诊断和实验室支持的诊断。

1. 临床确诊的 MS（clinical definite MS，CDMS）

（1）病程中有两次发作史，临床提示两个分离病灶部位。

（2）病程中有两次发作史，临床提示一个病灶部位，并有一个亚临床病灶。

2. 实验室检查支持确诊的 MS（laboratory supported definite MS，LSDMS）

（1）病程中有两次发作史，临床提示一个病灶部位或一个亚临床病灶，脑脊液 OB/IgG 阳性。

（2）病程中有一次发作史，临床提示两个病灶部位，脑脊液 OB/IgG 阳性。

（3）病程中有一次发作史，临床提示一个病灶部位和一个亚临床病灶，脑脊液 OB/IgG 阳性。

3. 临床拟诊的 MS（clinical probable MS，CPMS）

（1）病程中有两次发作史，临床提示一个病灶部位。

（2）病程中有一次发作史，临床提示两个病灶部位。

（3）病程中有一次发作史，临床提示一个病灶部位和一个亚临床病灶。

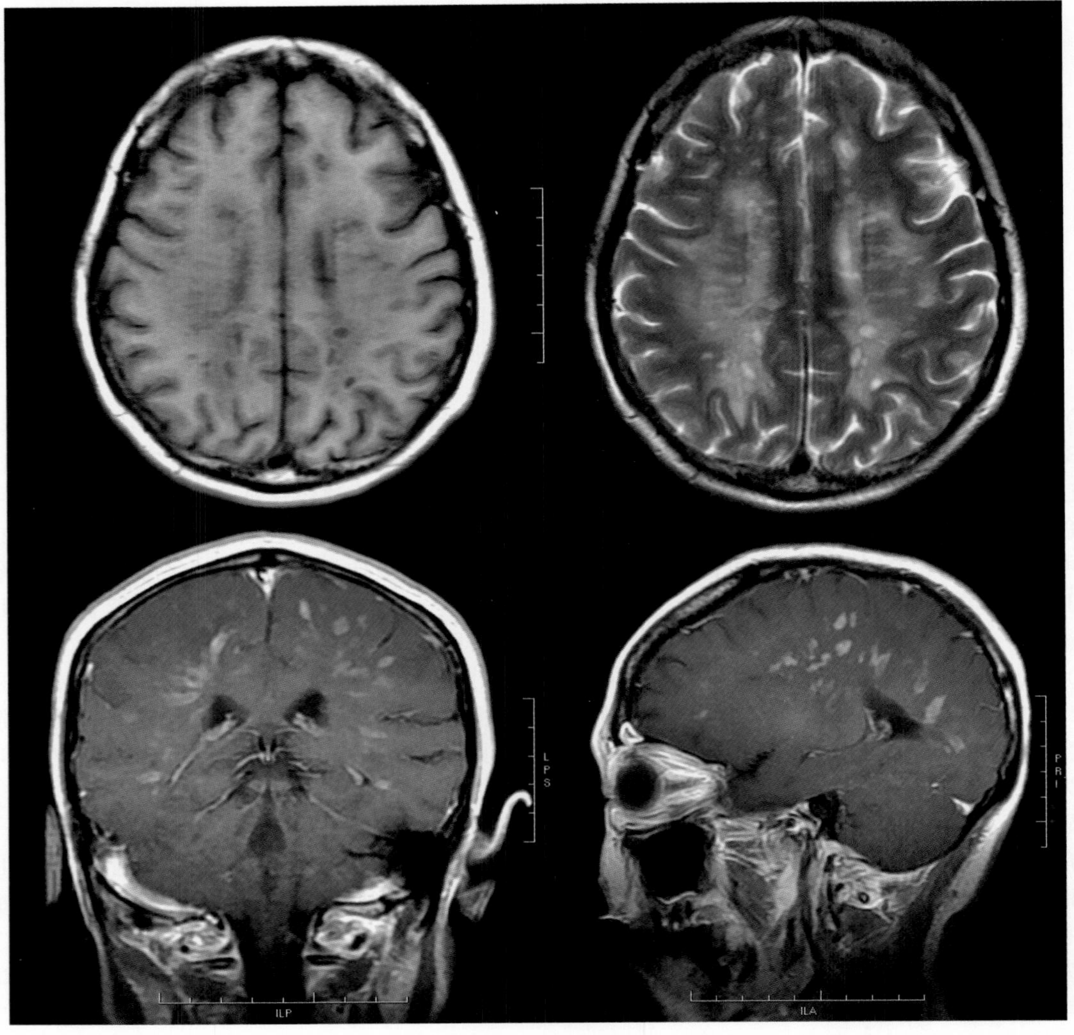

图 10-2 多发性硬化 MRI 征象：双侧脑室旁白质内见多发对称大小不一，圆形或椭圆形病灶，呈 T_1WI 低 T_2WI 高信号影

4. 实验室支持拟诊的 MS（laboratory Supported probable MS，LSPMS） 病程中有两次发作史，并有脑脊液 OB/Ig G 阳性，两次发作须累及中枢神经系统不同部位，须间隔至少一个月，每次发作须持续 24h。

此外，目前国内外普遍采用的另一诊断标准是 2010 年修订的 McDonald 诊断标准（表 10-1）。

表 10-1 McDonald 诊断标准（2010）

临床表现	诊断 MS 需要的附加证据
≥2 次临床发作；≥2 个病灶的客观临床证据或 1 个病灶的客观临床证据并有 1 次先前发作的合进证据[b]	无[c]
≥2 次临床发作[a]；1 个病灶的客观临床证据	空间的多发性需具备下列 2 项中的任何一项；MS4 个 CNS 典型病灶区域（脑室旁、近皮质、幕下和脊髓）[d] 中至小 2 个区域有≥1 个 T_2 病灶；等待累及 CNS 不同部位的再次临床发作[a]

续表

临床表现	诊断 MS 需要的附加证据
1 次临床发作[a]；≥2 个病灶的客观临床证据	时间的多发性需具备下列 3 项中的任何一项；任何时间 MRI 检查同时存在无症状的钆增强和非增强病灶； 随访 MRI 检查有新发 T_2 病灶和/或钆增强病灶，不管与基线 MRI 扫描的间隔时间长短；等待再次临床发作[a]
1 个临床发作[a]；1 个病灶的客观临床证据（临床孤立综合征）	空间的多发性需具备下列 2 项中的任何一项；MS4 个 CNS 典型病灶区域（脑室旁、近皮质、幕下和脊髓）[d] 中至小 2 个区域有≥1 个 T_2 病灶；等待累及 CNS 不同部位的再次临床发作[a]；时间的多发性需具备以下 3 项中的任何一项；任何时间 MRI 检查同时存在无症状的钆增强和非增强病灶； 随访 MRI 检查有新发 T_2 病灶和/或钆增强病灶，不管与基线 MRI 扫描的间隔时间长短；等待再次临床发作[a]

续表

临床表现	诊断 MS 需要的附加证据
提示 MS 的隐袭进展性神经功能障碍(PPMS)	回顾或前瞻研究证明疾病进展 1 年并具备下列 3 项中的 2 项[d]；MS 典型病灶区域（脑室旁、近皮质或幕下）有≥1 个 T_2 病灶以证明脑内病灶的空间多发性；脊髓内有≥2 个 T_2 病灶以证明脊髓病灶的空间多发性；CSF 阳性结果（等电聚焦电泳证据有寡克隆区带和/或 IgG 指数增高）

临床表现符合上述诊断标准且无其他更合理的解释时，可明确诊断为 MS；疑似 MS，但不完全符合上述诊断标准时，诊断为"可能的 MS"；用其他诊断能更合理地解释临床表现时，诊断为"非 MS"。

a：一次发作（复杂、恶化）定义为：由患者主观叙述或客观检查发现的具有 CNS 急性炎性脱髓鞘病变特征的当前或既往事件，持续至少 24h，无发热或感染征象。临床发作需由同期的神经系统检查证实，在缺乏神经系统检查证据时，某些具有 MS 典型症状和进展特点的既往事件亦可为先前的脱髓鞘事件提供合进证据。患者主观叙述的发作性症状（既往或当前）应是待续至少 24h 的多次发作。确诊 MS 前需确定：①至少有 1 次发作必须由神经系统检查证实；②既往有视觉障碍的患者视觉诱发电位阳性；或③MRI 检查发现与即往神经系统症状相符的 CNS 区域有脱髓鞘改变。

b：根据 2 次发作的客观证据所做出的临床诊断最为可靠。在缺乏神经系统检查证实的客观证据时，对 1 次即往发作的合理证据包括：①具有炎性脱髓鞘病变典型症状和进展特点的既往事件；②至少有 1 次被客观证据支持的临床发作。

c：不需要附加证据。但做出 MS 相关诊断仍需满足诊断标准的影像学要求。当影像学或其他检查（如 CSF）结果为阴性时，应慎下 MS 诊断，需考虑其他诊断。诊断 MS 前必须满足：临床表现无其他更合理的解释，且必须有支持 MS 的客观证据。

d：不需要钆增强病灶。对有脑干或脊髓综合征的患者，其责任病灶不在 MS 病灶数统计之列。

【鉴别诊断】

1. 急性播散性脑脊髓炎（ADEM） MS 首次发作与 ADEM 鉴别诊断比较困难。ADEM 常发生于感染或疫苗接种后，好发于儿童，起病较 MS 急，病情更为凶险。常伴发热、剧烈头痛或神经根放射性痛、脑膜刺激征、抽搐、意识障碍等，球后视神经炎少见。病程比 MS 短，多无缓解-复发病史。

2. 脑动脉炎、脑干或脊髓血管畸形伴多次出血、系统性红斑狼疮、神经白塞病 可类似 MS 的复发，应通过详尽的病史、MRI 等进行鉴别。

3. 脑白质营养不良 多发生于儿童或青少年，起病隐袭，进性加重，无缓解复发，MRI 示病灶对称。

4. 多发性脑梗死 也可表现为反复发作，同 MS 一样两次发作间症状可明显缓解，但多发性脑梗死一般年龄偏大，多有动脉硬化、原发性高血压、糖尿病史，MRI 显示病灶主要位于大脑灰质，呈楔形分布，长轴平行于侧脑室。

5. 颈椎病导致脊髓压迫症 可表现进行性痉挛性截瘫伴后索损害，应注意与脊髓型 MS 鉴别，脊髓 MRI 可确诊。

6. 热带痉挛性截瘫 又称为 HTLV-Ⅰ相关脊髓病（HAM），是人类嗜 T 淋巴细胞病毒-Ⅰ型（HTLV-Ⅰ）感染引起的自身免疫反应。多在 35～45 岁发病，女性稍多。痉挛性截瘫是突出的临床特点，脑脊液淋巴细胞可增高、出现 OB 及 VEP、BAEP 和 SEP 异常。放射免疫分析法或酶联免疫吸附法可检出血清和脑脊液中 HTLV-Ⅰ抗体。

7. 脑干胶质瘤 累及传导束和脑神经可颇似亚急性进展的脑干脱髓鞘病变，但 MS 的病程可出现缓，MRI 可资鉴别。

8. 大脑淋巴瘤 可见中枢神经系统多灶性复发性病损，对类固醇反应良好，MRI 显示脑室旁病损与 MS 斑块极为类似，但此病无缓解，脑脊液未见 OB。

案例 10-1 分析总结

该患者为中青年女性，病史 1 年，以反复出现四肢无力和视力障碍为主要症状。根据患者的症状和体征分析病变部位：①根据患者记忆力及计算力减退，考虑大脑半球受累；②双上肢的意向性震颤，指鼻试验左上肢不稳准，考虑有小脑损害；③左下肢无力及尿失禁，偶有排便困难，提示脊髓受累；④四肢腱反射活跃，双侧 Babinski 征阳性，提示锥体束受累；⑤双眼视力下降及眼底视乳头苍白等改变，提示视神经或视觉传导通路受损。总之，该患者中枢神经系统内存在多发性散在病灶，同时患者具有缓解与复发的病程，采用激素治疗有效等特点，头部 MRI 检查示右大脑半球脑室周围白质区多发性低密度病灶。诊断：多发性硬化。

【治疗】 MS 是一种易复发的慢性病，需高度重视自身抵抗力的提高，减少感染，以健康的生活习惯和饱满的精神状态对待疾病的波动，不同时期应予不同治疗办法，急性发作期治疗的主要目的是抑制急性期炎性脱髓鞘病变进展，减轻症状，减少后遗症。缓解期采用调节治疗，避免可能促使复发的因素和尽可能减少复发。晚期采取对症和支持疗法，减轻神经功能障碍造成的痛苦，提高生活质量。

1. 急性发作期

（1）肾上腺皮质激素：用于 MS 的急性活动期首选治疗方案，可减轻炎症和水肿，缩短病程，促进急性期患者神经功能的恢复。目前认为不需要采用小剂量激素长期治疗，主张大剂量短期疗法，认为延长糖皮质激素用药对神经功能恢复无益处。首选甲泼尼龙 500～1000mg 加入 5% 葡萄糖溶液静脉滴注，1 次/日，或分 2 次静脉滴注，每次 500mg，连用 3～5 日；或从1000mg/d甲泼尼龙开始，静脉冲击治疗3~5日，以后剂量依次阶梯减半，每个剂量使用2~3日直至停药，原则上总疗程不超过3周；或地塞米松10~20mg静脉滴注1~2周，然后改口服泼尼松60mg/d，根据病情7~12日后逐渐减量，激素疗程不宜太长，一般在2~4周内停用。治疗过程中注意定期检查电解质，常规补钾和使用抗酸剂。

对激素治疗无效或处于妊娠和分娩后的患者，可选择静脉注射大剂量免疫球蛋白（intravenous immunoglobulin，IVIG）或血浆置换（plasma exchange）治疗，IVIG用量0.4g/(kg·d)，一疗程为连续注射5日；也可以继续每周使用一天，连用注射3~4周。

（2）免疫调节治疗：主要针对疾病的不同时期进行长期治疗。对肾上腺糖皮质激素无效的患者可考虑选用免疫抑制剂。常用的药物有以下几种。

1）硫唑嘌呤（azathioprine）：具有细胞毒及免疫抑制作用，可减少发作次数，但不能延缓残疾进展。推荐剂量2mg/(kg·d)口服，1~2次/日，治疗2年。应严密监测血常规及肝肾功，长期应用增加恶性肿瘤的发生。

2）甲氨蝶呤（methotrexate，MTX）：对继发进展型疗效较佳。7.5mg/周口服，治疗2年。

3）环磷酰胺（cyclophosphamide）常用来治疗快速进展型MS，目前主张小剂量长期治疗，口服50mg，2次/日，或200~400mg静脉滴注2~3次/周，2周为1疗程维持1年。应注意出血性膀胱炎、白细胞减少和肝、肾功能损害等不良反应。

2. 缓解期 治疗以预防、减少复发和改善病残功能为目标。常用措施有以下几种。

（1）β干扰素（interferon-β，IFN-β）：具有较强的抗病毒和免疫调节作用，现有两种重组制剂用于临床，即IFN-β1a（Rebif）和IFN-β1b。IFN-β1a 30μg肌内注射1次/周。或IFN-βlb，常用剂量为800万单位皮下注射，隔日1次，连续应用6~12个月或长期应用，可减少复发次数，减缓复发期病情的进展。β干扰素常见不良反应为流感样症状，持续24~48h，2~3个月后通常不再发生。IFN-β1a可引起注射部位红斑、发冷、发热、恶心、呕吐、嗜睡、肝功能异常及严重过敏反应如呼吸困难等。IFN-β1b可引起注射部位红肿、触痛，偶引起局部坏死、血清转氨酶轻度增高、白细胞减少或贫血。妊娠时应立即停药。

（2）醋酸格拉太咪尔（glatiramer acetate）：是人工合成的亲和力高于天然MBP的无毒类似物，免疫化学特性模拟抗原MBP进行免疫耐受治疗，可作为IFN-β治疗RRMS的替代疗法，国际MS协会推荐glatiramer acetate和IFN-β作为MS复发期的首选治疗。用量20mg，皮下注射1次/日。本药耐受性较好，但注射部位可产生红斑，约15%的患者注射后出现暂时性面红、呼吸困难、胸闷、心悸、焦虑等。

（3）免疫球蛋白（Ig）：目前多主张用大剂量冲击治疗，0.4g/(kg·d)，3~5日为1个疗程，可根据病情需要每月加强治疗1次，连续应用3~6个月，其作用机制可能是Ig封闭了体内产生的MBP特异性反应抗体。

（4）血浆置换疗法：通过清除MS血清中的致病因子如IgG、抗MBP抗体和抗髓鞘形成抑制因子而发挥作用，与肾上腺糖皮质激素或免疫抑制剂合用则疗效更佳，对急性进展型和暴发病例有效。

3. 对症治疗 MS的有些症状是由疾病直接引起的，有些则是由于功能障碍导致的，常使患者痛苦异常，影响日常生活，故应特别重视MS的对症处理。

（1）痉挛状态：是MS行走困难的主要原因。首选巴氯芬（baclofen）从小剂量开始，逐渐增加，一般从5mg/次，3次/日开始，增加至40~75mg。如1个月后仍无效，应逐渐减量停药，改用丹曲林（dantrolene）或安定（diazepam）。

（2）痛性痉挛：首选卡马西平（carbamazepine），200mg/次，3次/日，也可用苯妥英钠（phenytoin），100mg/次，3次/日。度洛西丁（duloxetine）和普瑞巴林（pregabalin）对神经性疼痛可能有效。加巴喷丁（gabapentin）和阿米替林（amitriptyline）对感觉异常如烧灼感、束带感、瘙痒感可能有效。

（3）膀胱直肠功能障碍：尿潴留可选用拟胆碱药，如氯化氨甲酰胆碱（bethanecholchloride），5mg/次，4次/日。不良反应为恶心、呕吐、腹泻、心动过缓和低血压。尿失禁者宜选用抗胆碱药，如溴丙胺太林（propanthelinebromide）或溴苯辛（methantheline bromide），无效时改用丙咪嗪（imipramine）10mg/次，4次/日，可逐渐增加至25mg，4次/日。丙咪嗪除具有抗胆碱作用外，还直接松弛平滑肌和兴奋α肾上腺素能受体。药物治疗无效或严重尿潴留者可采用间歇性导尿。严重便秘宜间断灌肠。

（4）疲乏：大部分患者有疲乏感，可选用金刚烷胺（amantadine）100mg，2次/日，近来更多使用苯异妥英20 mg每日晨服。

（5）震颤：静止性震颤选用苯海索（trihexyphenidyl）2mg/次，3次/日，或左旋多巴（levodopa）250mg，3次/日。意向性震颤可选用异烟肼（isoniazid）每日300mg开始，逐渐增加至每800~1200mg，分3次口服，注意肝脏不良反应，也可用普萘洛尔（propranolol），10~20mg，3次/日。

（6）康复治疗：针灸、体疗、保持适量运动十分重要。本病虽然病情波动易反复并残留不同程度的神经功能损害，但一般不影响患者的寿命期。

【预后】 MS病程多样，预后不一。大多数患者预后较好，可存活20~30年。临床良性型预后最好，起病15年后尚无明显功能障碍，此型约占10%；进展型MS，病情持续进展，病残早且重，预后较差；恶性

MS 可于病后数周死亡，预后极差。发病年龄亦与预后有关，高龄发病者预后不佳；有共济失调及瘫痪者预后较差；以复视、视神经炎、眩晕、感觉障碍为主要症状者预后相对较好。

第三节　视神经脊髓炎

案例 10-2

患者，女性，35 岁。半年前突发单眼失明伴眼眶周围疼痛，一周后自行缓解；近 2 个月另一眼突发疼痛，眼球活动时伴视物模糊，经激素治疗后症状缓解，此后呈波动性视物模糊。1 个月后出现进行性加重的右下肢麻木、无力，随即左侧下肢也出现无力伴大、小便障碍，胸部有束带感。

体格检查：一般状态好，神志清楚，双眼视力明显下降，眼底可见视乳头炎性改变，以左侧为重；双下肢瘫，肌力约Ⅲ级，肌张力低，腱反射弱，双侧 Babinski 征阴性；左 T_4、右 T_7 平面以下痛、温觉缺失，双侧下腹壁反射消失。

问题：

1. 该疾病先后累及患者什么部位？
2. 患者的视神经和脊髓病变表现有什么临床特点？
3. 该患者的临床诊断是什么？诊断依据？

视神经脊髓炎（neuromyelitis optica，NMO）又名 Devic 病，是免疫介导的主要累及视神经和脊髓的原发性中枢神经系统炎性脱髓鞘病。Devic（1894 年）复习了 16 例病例和他本人见到的 1 例死亡病例后首次所描述的一种主要累及视神经和脊髓的炎症性脱髓鞘疾病。临床上以同时或先后发生视神经和脊髓受累为主要特征，呈进行性或缓解-复发病程，表现为急性或亚急性起病的单眼或双眼失明，在视神经发病前或其后数日或数周伴横贯性或上升性脊髓炎。本病在我国多见，男、女均可患病，青壮年患者居多。

【病因及发病机制】 NMO 的病因及发病机制尚不清楚，与 MS 有着相似的病因，也有病毒感染和自身免疫两种主要发病因素学说。遗传、种族及环境因素亦可能与该病有关，有资料显示白种人具 MS 的种族易感性，以脑干病损为主；非白种人则对 NMO 具有易感性，以视神经和脊髓损害最常见。长期以来认为 NMO 是 MS 的一种临床亚型或变异型，急性 MS 偶可表现为视神经与脊髓共同受累，约 25% 的 MS 患者以突发球后视神经炎为初始症状。Wingerchuk 描述了 71 例 NMO 患者的疾病谱、临床索引事件（index events，即视神经炎和脊髓炎）特点、脑脊液和血清学、MRI 特征和长期病程评估，发现 NMO 的临床经过、脑脊液和神经影像学特点均与 MS 不同。NMO 的发病率东方人比西方高加索人种高。约 1/3 患者起病前有感染病史，少数女性起病前有分娩史。近年来发现中枢神经系统水通道蛋白 4（aquaporin 4，AQP-4）的抗体是 NMO 较为特异的免疫标志物，称之为 NMO-IgG；与 MS 不同，NMO 是以体液免疫为主、细胞免疫为辅的中枢神经系统炎性脱髓鞘性疾病。

【病理】 病变主要累及视神经和脊髓，视神经损害可发生在视神经前段（视乳头炎）或后 2/3 段（球后视神经炎），亦可累及视交叉，很少涉及视束。病变性质为轻重不等的脱髓鞘及血管周围炎性细胞浸润，浸润的炎性细胞多见巨噬细胞、淋巴细胞（以 B 淋巴细胞为主）、中性粒细胞和嗜酸粒细胞。脊髓损害以下颈段和上胸段多见，很少涉及腰段。病灶多较弥散，可侵犯数个节段，为程度不等散在的白质脱髓鞘改变，破坏性病变明显时甚至累及灰质，胶质细胞增生不显著，脊髓坏死并形成散在的坏死空洞。与 MS 相比，NMO 的病损多较局限于视神经和脊髓，破坏性改变较明显，但坏死可能反映炎症过程的严重程度，并非疾病的本质。病灶可累及一个或数个脊髓节段，脊髓病灶≥3 个椎体阶段，多位于脊髓中央，脱髓鞘和急性轴索损伤程度较重。

【临床表现】 NMO 多见于 20～40 岁青壮年，女性多于男性，一般呈急性或亚急性起病。半数患者起病前数日至 2 周有上呼吸道或消化道感染史。多数患者可先后出现单纯视神经炎或单纯脊髓炎的损害征象，亦可两者同时出现。间隔时间数天至数年不等，偶有长达 10 年者。70% 的病例在数日内出现截瘫，约半数患者因视神经受累，导致发生全盲。部分患者为复发型病程，其中约 1/3 发生截瘫，约 1/4 视力受累，临床事件间隔时间为数月至半年，以后的 3 年内可多次复发孤立的视神经炎和脊髓炎。

西方人 Devic 病发作的经典类型以单时相病程为其特点。而 80%～90% 亚洲 NMO 患者则表现为病程的反复发作，称为复发型 NMO。临床可见有一些与 NMO 发病机制类似的非特异性炎性脱髓鞘病，Wingerechuk 将其归纳为视神经脊髓炎谱系疾病（neuromyelitis optica spectrum disorders，NMOSDs），其 NMO-IgG 阳性率亦较高。包括以下几种。①NMO；②病变限定于视神经和脊髓，特发单相性或复发多相性长节段横贯型脊髓炎（MRI 病灶≥3 个椎体阶段）及复发性 NMO，或同时发生的双侧视神经炎；③亚洲类型的视神经脊髓型 MS（OSMS）；④视神经炎或脊髓炎合并 NMO 特征的颅内病灶（下丘脑、胼胝体、脑室周边及脑干等）；⑤视神经炎或长节段横贯性脊髓炎合并自身免疫性疾病。

视神经受累多为视神经炎或球后视神经炎，表现为急性或亚急性起病的单眼或双眼视力减退或缺失，双眼常同时或先后受累，几乎所有患者均有受累眼球及周围或深部的疼痛，尤其在眼球活动时更为明显，发生疼痛后1～2天开始出现视物模糊，约在1周内进行性加重。视力缺失程度不同，有的患者病情发展快，病眼在几小时或几天内完全失明。急性期患者的视力下降多较严重，但大部分在数日、数周后显著恢复，仅少数患者留有永久性视力障碍。视野改变主要表现为中心暗点及视野向心性缩小，偏盲少见。急性视乳头炎的眼底改变类似视乳头水肿，伴中心暗点。晚期出现视神经萎缩。如为球后视神经炎则发病早期视乳头一般无改变，晚期可出现视乳头苍白、原发性视神经萎缩。

脊髓受累表现与脊髓炎相似，呈单相型或慢性多相复发型。一般脊髓的损害为不完全横贯性，体征呈不对称性和不完全性，亦有表现为播散性或上升性脊髓炎症状的，表现为快速进展的截瘫、双侧 Babinski 征阳性、躯干感觉障碍平面和括约肌功能障碍等。病变部位以累及颈段最多见，胸段次之，腰段少见。首发症状多为肢体麻木、背痛或肩痛，放射至上臂或胸部。若病变在颈段，可出现 Lhermitte 征。重症患者由于严重的脱髓鞘引起神经冲动扩散，导致阵发性强直性痉挛和神经根痛性痉挛发作。患者的肢体无力，根据病变部位不同，可表现为截瘫或四肢瘫，初为迟缓性瘫痪，后为痉挛性瘫痪。自主神经症状表现为尿潴留、尿失禁、排汗异常、皮肤营养障碍等。

案例 10-2 诊疗思路

根据患者为中年女性，先后出现双眼视力下降、左右侧下肢麻木、无力，查体有感觉平面的障碍，首先考虑视神经脊髓炎，需要进行脊髓 MRI、脑脊液的检查来明确诊断。

辅助检查：MRI 可见上胸段脊髓内有长 T_1、长 T_2 异常信号，提示脊髓内有脱髓鞘病灶。

【辅助检查】 急性期患者脑脊液压力与外观一般正常，细胞数轻度增多，以淋巴细胞为主，或 MNC>$50×10^6$/L，但通常不>$100×10^6$/L；蛋白含量正常或轻度增高，复发型 MS 患者脑脊液蛋白可明显增高；免疫球蛋白轻度增高，以 IgA 和 IgG 为主。脑脊液蛋白电泳检查可见寡克隆区带，但检出率较 MS 低。

血清 NMO-IgG（AQP4 抗体）多为阳性，而 MS 的 NMO-IgG 则多为阴性，此为 NMO 与 MS 两者的鉴别依据之一；血清 NMO-IgG 是 NMO 的相对特异性自身抗体标志物，如果显示强阳性则提示疾病复发的可能性较大。细胞转染间接免疫荧光法对检测 NMO-IgG 有较高的灵敏性和特异性。此外，NMO 患者可出现血清 ANAs 抗体阳性，包括 ANA 抗体、抗 dsDNA 抗体、抗 ACA 抗体、抗 SSA 抗体、抗 SSB 抗体等。

多数患者有视觉诱发电位异常，主要表现为 P100 潜伏期延长、波幅降低或引不出波形。少数患者脑干听觉诱发电位异常，提示脑内有潜在的脱髓鞘病灶。CT 检查阳性率低。MRI 显示脊髓内有炎性脱髓鞘病灶（图 10-3）。

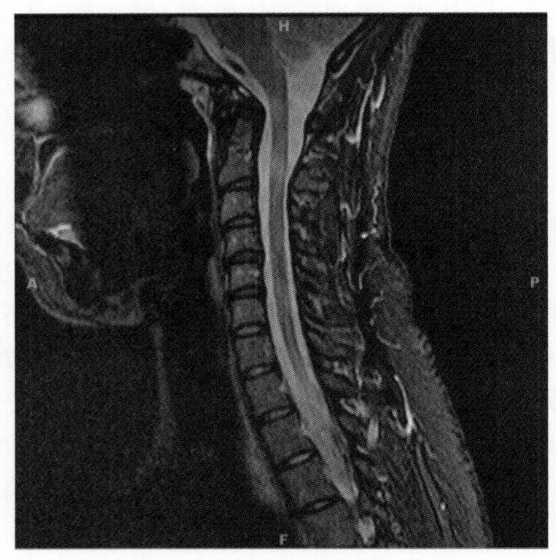

图 10-3 视神经脊髓炎

MRI T_2 可见纵向延伸病灶

脊髓纵向融合病变常≥3个椎体节段，轴位向上多位于脊髓中央、颈段、胸段和腰段脊髓灰质及白质均可累及，但以颈段最常见，颈段病变可向上延伸至延髓下段。表现为长 T_1、长 T_2 异常信号，急性期及复发加重期病灶可有强化。急性期病变部位脊髓肿胀，慢性或恢复期可见脊髓萎缩。病变初期半数患者脑 MRI 检查正常，随着病程进展可发现大脑皮质下、下丘脑、丘脑及第三、四脑室周围和大脑脚等部位出现脱髓鞘病灶，而且这些病灶不符合 MS 的影像诊断标准。

【诊断】 临床上视神经和脊髓同时或相继出现病变，结合脑和脊髓 MRI 及 NMO-IgG 血清学检测结果，典型病例一般不难诊断。主要依据以下几点。①急性或亚急性起病，病前有上呼吸道或消化道感染史；②出现急性横贯性或播散性脊髓炎及双侧同时或相继发生的视神经炎的临床表现；③一般无视神经和脊髓之外的脑部症状和体征，即使有也较轻微；④可有缓解和复发，但不如 MS 明显，复发常为初发的症状和体征，少有新发生的病变；⑤实验室检查可见脑脊液中细胞数和蛋白增多，出现寡克隆带等，视觉诱发电位异常改变，结合 MRI 显示视神经和脊髓病灶可做出临床诊断。目前诊断普遍采用 2006 年 Wingerchuk 修订的 NMO 诊断标准。

（1）必要条件：①视神经炎；②急性脊髓炎；

（2）支持条件：①脊髓 MRI 异常病灶≥3个椎体节段；②头颅 MRI 不符合 MS 诊断标准；血清 NMO-IgG 抗体阳性。

【鉴别诊断】

1. MS 可表现为 NMO 的临床表现模式，脑脊液及 MRI 检查颇具鉴别意义。虽然视神经和脊髓是

MS 的好发部位,但 MS 以播散性病灶为主,除视神经和脊髓受损以外,尚有大脑、脑干、小脑白质区多发病灶的相应症状和体征。NMO-脑脊液的 MNC>5×10⁶/L,部分>50×10⁶/L,以中性粒细胞、淋巴细胞增多较常见,甚至可见嗜酸粒细胞。MS-MNC<50×10⁶/L,以淋巴细胞增多为主;大约 20% 的 NMO 患者可见脑脊液寡克隆带阳性,而 85% 以上的 MS 患者可见阳性;头部 MRI 在 NMO 初期正常,复发-缓解型 MS 常有典型病灶;NMO 脊髓纵向融合病灶≥3 个脊髓节段,轴位像病灶多位于脊髓中央,可见强化。MS 脊髓病变少见>2 个脊椎节段,多位于白质,可见强化表现;NMO 多数为复发型,少数为继发进展型,极少为单时相型病程。MS 缓解与复发多见,且复发多可见有新发病灶,少数为原发进展型或进展复发型;NMO 常遗留视力障碍或致盲,MS 常不致盲。

2. 急性播散性脑脊髓炎　多发生于某些感染或免疫接种后,病势严重,常有发热、头痛、昏迷等脑和脊髓弥漫性损害的体征,单相病程,少有复发。

3. 急性脊髓炎　起病急,瘫痪重,病变双侧对称,多遗留严重病残,病程中无缓解-复发,无视神经受损。

4. 亚急性脊髓视神经病　多见于小儿,首先出现腹痛、腹泻等症状,之后以对称性感觉异常为主,多无瘫痪,无复发,脑脊液无明显改变。

5. 视神经炎　临床表现与 NMO 的眼部症状相同,但始终不出现脊髓病变,如果 NMO 以视神经损害为首发症状,且脊髓发病症状间隔时间较长则鉴别困难。

> 案例 10-2 分析总结
>
> 患者为中青年女性,以视神经和脊髓先后受累为主要临床特征。主要表现在以下几个方面。①患者首先出现单眼失明伴眼眶周围疼痛,双眼视力明显下降,眼底可见视乳头炎性改变等双侧视神经炎的临床表现,激素治疗有效。②随后患者出现进行性加重的右下肢麻木、无力、大小便障碍等脊髓的不完全性横贯性损害表现,说明病变累及脊髓上胸段,左右体征不对称,病变呈进行性加重。③MRI 提示脊髓上胸段有脱髓鞘病灶。
>
> 诊断:视神经脊髓炎。

【治疗】

1. 急性期治疗　NMO 的急性期的治疗基本与 MS 相同,采用肾上腺皮质激素治疗。可采用甲泼尼龙冲击疗法,继以泼尼松口服治疗。甲泼尼龙大剂量冲击疗法可加速缓解视神经炎等发作性症状,终止或缩短 NMO 恶化。目前采用从 1000mg/d 开始静脉滴注,连用 3 日;随之依次用量阶梯减半静脉注射治疗,直至停用甲泼尼龙后改用泼尼松 1mg/(kg·d)口服,逐渐减量。对激素依赖性患者,减量过程要慢,减量 5mg/周,达到维持量 15~20mg/d。相对于 MS 患者,NMO 患者小剂量激素维持治疗时间相应要长些。有报道单独口服泼尼松可能会增加视神经炎新的发作风险。临床试验表明,约半数肾上腺皮质激素治疗效果差的患者经采用血浆置换疗法可以改善症状。一般采用置换 3~5 次,每次使用血浆 2~3L,约置换 1~2 次后可见效果。亦可采用免疫球蛋白静脉注射(IVIG),用量 0.4g/(kg·d),连续用 5 日为一个疗程。硫唑嘌呤,环磷酰胺等免疫抑制剂亦可选用。

2. 缓解期治疗　通过抑制免疫反应从而降低复发率,需要长期治疗。一线药物治疗方案可选用硫唑嘌呤联合泼尼松或者利妥昔单抗(rituximab)。二线药物可选用环磷酰胺、米托蒽醌、吗替麦考酚酯(mycophenolate mofetil,MMF)等,定期采用 IVIG 或间断采用血浆交换治疗也有助于 NMO 的治疗。

3. 对症治疗　在采用激素同时,做好膀胱冲洗,防止垂足。脊髓病变急性期处理与急性脊髓炎类同。恢复期应加强康复训练和针灸治疗,防止尿路感染、褥疮等并发症的发生。

【预后】　NMO 的临床表现较 MS 严重。复发型 NMO 预后差,多数 NMO 的复发率高于 MS,多数患者呈阶梯式进展,发生全盲或截瘫等严重残疾。5 年内约有 1/2 患者单眼视力损伤较重或失明,约有 1/2 不能行走,约有 1/3 的患者死于呼吸衰竭。

第四节　急性播散性脑脊髓炎

> 案例 10-3
>
> 患者,男性,32 岁。因"发热、头痛 10 天,双下肢活动不灵 1 周伴排尿困难 3 天"入院。患者于入院前 10 天接种过疫苗,7 天后出现发热,体温高达 39℃,伴头痛,以前额部为主,疼痛呈持续性,同时伴恶心、呕吐。按"上呼吸道感染"治疗未见好转,于入院前 1 周出现双下肢活动不灵,伴有胸部束带感和尿潴留。
>
> 体格检查:体温 38.6℃,脉搏 100 次/分,呼吸 24 次/分,血压 120/80mmHg(16.0/10.7kPa)。神志清楚,语言欠流利,计算力、记忆力略差。颈项强直、Kernig 征阳性、双侧瞳孔等大同圆、对光反射灵敏、双眼向右注视有旋转眼震。双上肢肌力Ⅳ级,双下肢肌力Ⅱ级,四肢肌张力偏低,腱反射对称减弱。T_{10}以下痛觉减退。
>
> 问题:
>
> 1. 患者发病的诱发因素可能是什么?
> 2. 患者的病变部位有哪些?

3. 临床表现有哪些特点？

4. 本案例的诊断需与哪些神经系统疾病鉴别？

急性播散性脑脊髓炎（acute disseminated encephalomyelitis，ADEM）是一种广泛累及脑和脊髓白质的急性炎症性脱髓鞘疾病，以多灶性或弥漫性脱髓鞘为其主要的病理特点。通常发生于感染、出疹及疫苗接种后，故又称感染后、出疹后或疫苗接种后脑脊髓炎。患者尚可表现为急性出血性白质脑炎（acute hemorrhagic leukoencephalitis，AHL），被认为是 ADEM 的暴发型，临床具有发病急骤、病情凶险和死亡率高的特点。

【病因及发病机制】 本病为单相病程，症状和体征数日达高峰，与病毒感染有关，尤其是麻疹或水痘病毒。1790 年，首次有报道因感染麻疹病毒后引发脑脊髓炎，以后的研究发现除了病毒外，ADEM 还可以继发于细菌、支原体、蚊虫咬伤、注射破伤风毒素等。不管是哪一种致病因素诱发的脑脊髓炎均具有共同的临床特点及病理改变。因此，被统称为 ADEM。

疫苗接种后亦可发生，称疫苗接种后脑脊髓炎，其产生并不是灭活的病毒或减毒病毒所引起，而是制成疫苗的异种脑组织中的碱性蛋白引起的变态反应，如以前的狂犬疫苗、乙脑疫苗，现已弃用异种脑组织疫苗。最近有研究发现服用某些药物或食物，如左旋咪唑、驱虫净、蚕蛹等亦可引起本病。极少数病例发生于某些特殊时期，如围生期、手术后，还有部分患者既无疫苗接种史，亦无其他感染病史，称为特发性 ADEM。

因本病症状的出现并非在病毒感染的急性期，而是在急性期消退后，其病理亦与病毒感染的改变不同，而且从脑、脊髓和脑脊液中都未能分离出病毒，所以本病可能与病毒感染无直接关系。用脑组织与完全弗氏佐剂免疫动物可造成实验动物模型 EAE，通过对 EAE 的研究，证明 ADEM 具有与人类 MS 相同的特征性小静脉周围脱髓鞘及炎性病灶，为髓鞘与抗髓鞘抗体之间所产生的迟发过敏反应所致。所以推测本病是一种细胞免疫介导的自身免疫性疾病，是急性 MS 或其变异型。

【病理】 病理改变主要是散布于小和中等静脉周围的脱髓鞘病变，病变可位于大脑、脑干、小脑和脊髓的白质内，病灶直径为 0.1mm 至数毫米不等。肉眼可见脑组织肿胀和白质静脉扩张。显微镜下见小血管特别是小静脉周围有散在的髓鞘脱失灶，轴突相对保存，脱髓鞘区可见小神经胶质细胞，伴炎性反应，血管周围炎性细胞浸润，形成血管袖套，多数为淋巴细胞、巨噬细胞和浆细胞，粒细胞少见，常伴有内皮细胞增生。病变一般不累及灰质。

在非霍奇金淋巴瘤（AHL），可见大脑肿胀、点状或环形出血。显微镜下，小血管有纤维素样坏死，中性粒细胞、嗜酸粒细胞浸润，红细胞、粒细胞分布于血管周围。常常可见环状出血合并静脉血栓形成。

【临床表现】 本病好发于儿童和青壮年，多在感染或疫苗接种后 1~2 周急性起病，多为散发，无季节性，病情严重，有些病例病情凶险。如为出疹病例，则常见于皮疹后 2~4 日，患者皮疹斑正消退、症状改善时突然出现高热、痫性发作、昏睡和深昏迷等。

临床表现与病变部位和范围有关。绝大多数患者表现为脑弥漫性损害症状，如头痛、发热、意识模糊、嗜睡、精神异常，严重者迅速昏迷和去脑强直发作，可有痫性发作；也可伴有脑局灶性受损的表现如偏瘫、视力障碍和共济失调等；少数患者脑膜受累可出现头痛、呕吐、脑膜刺激征；锥体外系受累出现震颤、舞蹈样动作等；脊髓病变常见部分或完全性截瘫或四肢瘫、传导束型感觉障碍、病理征和尿潴留等。发病时背部中线疼痛为突出症状。

AHL 常见于青壮年，首先出现高热、头痛、精神异常，症状及体征迅速达到高峰，出现意识模糊或昏迷进行性加深、烦躁不安、痫性发作、偏瘫或四肢瘫甚至数小时内死亡；检查脑脊液压力增高，细胞数增多，脑电图弥漫性慢活动，CT 或 MRI 可见大脑、脑干和小脑白质不规则低密度病变。

案例 10-3 诊疗思路

根据患者为中年男性，急性起病，以发热、头痛为始发表现，出现双下肢肌力下降，首先考虑 ADEM，应该进行头颅 MRI 脑脊液检查以明确。

辅助检查：腰穿脑脊液外观无色透明，压力 300mmH_2O，白细胞总数 350×10^6/L，其中单核细胞占 0.6，多核细胞 0.4，蛋白 0.5g/L，葡萄糖 3.15mmol/L，氯化物 114mmol/L；脑电图示广泛中度异常。

【辅助检查】 血白细胞增多，红细胞沉降率增快。脑脊液压力增高或正常，单核细胞（MNC）数正常或轻度增加，很少超过 250×10^6/L，以 MNC 为主。AHL 则以多核细胞为主，且常见红细胞，细胞数可见明显增高。蛋白轻度至中度增高，以 IgG 增高为主，可发现寡克隆区带。

脑电图多为广泛性中度以上异常，常见 θ 和 δ 波，亦可见棘波和棘-慢复合波。

头颅 CT 扫描显示大脑、脑干和小脑白质不规则的、弥漫性的多灶性大片状或斑片状低密度区，急性期增强效应明显。MRI 显示病变更清楚，可见脑和脊髓白质内散在多发的长 T_1 低信号、长 T_2 高信号的异常病灶。

【诊断】　诊断主要依据临床表现和 MRI。在非特异性病毒感染或免疫接种后,出现脑的弥漫性损害、脑膜受累和脊髓炎的症状则高度提示本病。脑脊液-MNC 细胞数轻度增多,脑电图广泛中度异常,CT 和 MRI 发现脑白质和脊髓内多发散在病灶,则有助于诊断。

【鉴别诊断】　ADEM 需与乙型脑炎、单纯疱疹病毒性脑炎等相鉴别。乙型脑炎有明显的流行季节,单纯疱疹病毒性脑炎常有高热,抽搐,脑脊液检查单纯疱疹病毒抗体滴度增高,MRI 表现颞叶、额叶的长 T_1、长 T_2 异常信号;ADEM 多为散发性,一般发热不明显,少有抽搐,表现为弥漫性脑白质损害的症状,MRI 表现为脑白质弥漫性的长 T_1、长 T_2 信号,脑炎与脊髓炎可同时发生,此可与病毒性脑炎鉴别。与 MS 鉴别的要点是 ADEM 发病年龄较小,在发病前常有感染症状,且弥漫性脑损害的症状明显,血常规常有白细胞数升高,脑脊液寡克隆带多为一过性阳性,MRI 表现为脑白质弥漫性的长 T_1、长 T_2 信号,对皮质激素治疗反应非常好,发病过程多为单相,MRI 复查 90% 患者部分或全部病灶消失,而无新病灶出现;而 MS 患者全脑症状不突出,脑脊液检出寡克隆带的比例较高,单核细胞 $<50\times10^6/L$,发病呈缓解-复发交替,MRI 随访发现常有复发新病灶出现,新旧病灶混杂存在。

案例 10-3 分析总结

根据患者的症状、体征及辅助检查结果提示神经系统病变较广泛,不能单独用脑、脑膜或脊髓的病变解释出现的临床症状和体征。主要表现在以下几方面:①患者虽神志清楚,但反应迟钝,计算力、记忆力均差,说明大脑半球有广泛性损害;②患者有发热、头痛,颈强直,Kernig 征阴性,脑脊液白细胞增多,说明病变侵犯脑膜;③患者双下肢肌力Ⅱ级,四肢肌张力偏低,胸部束带感和尿潴留,T_{10} 以下痛觉减退,提示脊髓受累。鉴别诊断中患者起病急、发热、白细胞数增多,提示神经系统炎性病变,脑脊液白细胞增多且以单核细胞为主,葡萄糖未见下降,不支持结核杆菌感染。可能与疫苗接种或病毒感染有关,但从病灶的弥散程度看不支持脑炎、脑膜炎的诊断;④疫苗接种后急性起病。故诊断应考虑本案例为疫苗接种后产生的一种变态反应性疾病,为中枢神经系统的脱髓鞘病变。

诊断:急性播散性脑脊髓炎。

【治疗】　一般处理包括维持生命体征稳定、水电解质平衡、营养支持、防治褥疮及尿路感染等,积极脱水降低颅内压、减轻脑水肿,防止出现脑疝。肾上腺皮质激素可减轻水肿,抑制炎症脱髓鞘反应,保护血-脑屏障。目前主张早期应用静脉滴注甲泼尼龙 500~1000mg/d 或地塞米松 20mg/d 进行冲击治疗,之后逐渐减量至口服泼尼松,疗效较好。有些患者在使用肾上腺皮质激素后症状缓解,但停药后病情又反复,而恢复用药后症状又可获得改善。对肾上腺皮质激素治疗无效的患者改用血浆置换或免疫球蛋白冲击治疗有效。

【预后】　本病预后与发病诱因及病情轻重有关,病死率为 5%~30%。ADEM 为单相病程,历时数周,急性期通常为 2 周,多数患者可以恢复。幸存者多在发病 2~3 周后开始逐渐好转。大多数存活者恢复较好,部分患者残留智障、行为或运动障碍。儿童恢复后常伴精神发育迟滞或癫痫发作等。

第五节　弥漫性硬化

一、弥漫性硬化

案例 10-4

患者,男性,13 岁。因“视力下降、智能减退伴语言减少 2 个月”入院。

患者于入院前 2 个月无明显诱因出现视力下降,注意力不集中,学习成绩下降。近半个月来上述症状明显加重,同时出现言语少,反应迟钝,易哭笑,步态蹒跚。患者无饮水呛咳,无意识丧失及肢体抽搐,食欲差,睡眠尚可。

神经系统检查:神志清楚,无幻觉及妄想,定向力正常,计算力差,记忆力下降,特别以近记忆力下降明显,少言语伴构音不清。右侧视野同向性偏盲,四肢肌力稍差,双上肢肌张力正常,双下肢肌张力稍高,双侧跟、膝腱反射活跃,踝阵挛阴性,双侧 Babinski 征阴性。双手轮替动作笨拙,双下肢跟膝胫试验尚可。

问题:

1. 患者的发病年龄和病程各有什么特点?
2. 根据患者的症状和体征估计病变的位置?
3. 患者的临床诊断及诊断依据?需与哪些疾病鉴别?

弥漫性硬化(diffuse sclerosis)是亚急性或慢性广泛性脑白质脱髓鞘疾病。1921 年 Schilder 首先以弥漫性轴周脑炎(encephalitis periaxalis diffusa)报告,故又称为谢耳德(Schilder)病。该病好发于儿童,脱髓鞘病变虽弥漫,但常不对称,故也有认为本病是发生于幼年期的 MS 变异型。

【病理】　迄今病因尚未明确,有认为属于自身免疫性疾病。脑白质脱髓鞘病变可累及大脑白质的任何部位,但大脑半球两侧病变常不对称,大多以一侧枕叶为主，其次为颞、顶叶，病灶之间界线分明。视神经、脑干和脊髓也可发现与 MS 相似的病灶，早期可见病灶内血管周围淋巴细胞浸润和巨噬细胞反应，晚期胶质细胞增生、囊变，也可见组织坏死和空洞形成，并可累及胼胝体呈现出明显融合倾向。

【临床表现】 弥漫性硬化多在幼儿或青少年期呈慢性或亚急性起病，男性较女性多见。临床表现为亚急性重型脑病，病程呈进行性恶化发展，停顿或改善极为罕见，极少复发缓解。常以视力障碍为首发症状，早期可出现视野缺损、同向偏盲及皮质盲等表现，继之出现精神和智能障碍、癫痫发作，晚期可出现四肢瘫、假性球麻痹、共济失调、锥体束征、眼肌麻痹或核间性眼肌麻痹、眼球震颤、面瘫、视乳头水肿、失语和大小便障碍等。本病平均病程 6.2 年，病程 1 年以内死亡者占 40%，死因多为肺部感染。

案例 10-4 诊疗思路

根据患者为儿童，男性，因视力下降、智能减退伴语言减少入院，查体有记忆力下降、共济失调的表现，考虑弥漫性硬化的可能，应头颅 MRI 检查以明确。

辅助检查：头颅 MRI 示双侧枕叶、双侧顶叶、颞叶白质长 T_1、长 T_2 异常信号，提示脑白质变性，血中极长链脂肪酸含量增高。

【辅助检查】 脑脊液细胞数正常或轻度增高，可达 50×10^6/L，蛋白正常或轻度增高，50%～60% 患者 IgG 含量增高，一般不出现寡克隆带。

脑电图可见高波幅慢波占优势的非特异性改变。可见枕、颞区慢波、棘波及棘-慢复合波。视觉诱发电位（VEP）多有异常，且与患者的视野及主观视敏度缺陷一致，提示视神经受损。

CT 可显示脑白质大片状低密度区，以枕、顶和颞区为主，累及一侧或两侧半球，常以一侧不对称病变为主。MRI 可见脑白质区域长 T_1 低信号、长 T_2 高信号的弥漫性病灶。

【诊断】 根据病史、病程及特征性的临床表现，儿童期起病的进行性视力障碍、智能和精神衰退伴锥体束症状等脑白质广泛受损障碍表现，神经影像学上以单侧枕叶为主同时累及大脑或半球其他部位的广泛脱髓鞘病变，并结合脑脊液、脑电图等辅助检查综合判定，可考虑本病。

【鉴别诊断】 应注意与以下两种疾病相鉴别。①肾上腺脑白质营养不良（adrenoleukodystrophy ALD）：ALD 为性连锁遗传，仅累及男性，可根据肾上腺萎缩，伴周围神经受累及神经传导速度异常，皮肤黝黑，血中极长链脂肪酸（VLCFA）含量升高，MRI 提示病变对称分布加以区分。②亚急性硬化型全脑炎亦好发于 12 岁以下儿童，表现为进行性发展的全脑受损的症状，但病情更凶险，进展更快，血清和脑脊液中麻疹病毒抗体升高，脑电图上呈周期性 4～20s 暴发-抑制性高波幅慢波和尖慢复合波，CT 和 MRI 可见以皮质萎缩为主伴有局灶性白质病灶，凭借这些特点可资鉴别。

案例 10-4 分析总结

首先定位诊断：①患者智力减退、少语及构音不清、反应迟钝、易哭闹，偶伴有精神症状，说明大脑半球有广泛的病变。②患者视力下降、右侧视野同向性偏盲，说明视觉通路可能受损。③患者双下肢肌张力偏高，腱反射活跃，踝阵挛阳性，双侧病理反射阳性，考虑脊髓受损，说明脑、脊髓锥体束可能有较为广泛的病灶。④MRI 检查患者病变侵犯枕叶，并累及大脑白质，应首先考虑弥漫性硬化。从患者的发病年龄、病变部位、病程及临床表现可与多发性硬化鉴别；本病患者血中极长链脂肪酸升高可作为特异性诊断指标加以鉴别肾上腺脑白质营养不良，前者无阳性家族史，后者为一种变性、家族性疾病。

诊断：弥漫性硬化。

【治疗】 本病目前尚无有效的治疗方法，主要采取对症及支持疗法，加强护理。有资料显示应用肾上腺皮质激素和免疫抑制剂如环磷酰胺对部分病例病情有缓解作用。

【预后】 本病预后不良。发病后呈进行性恶化，多数患者在数月至数年内死亡，平均病程 6.2 年，但也有存活十余年的病例，患者多因合并感染死亡。

二、同心圆硬化

同心圆硬化（concentric sclerosis）又称为 Balo 病，是以大脑白质髓鞘脱失带与髓鞘保存带呈同心圆状交互排列，形似树木年轮状为其特征性病理改变而称之。镜下见以淋巴细胞为主的炎性细胞浸润，病变分布和临床特点类似 MS，一般认为本病是 MS 的变异型。

【临床表现】 青壮年患者多见，急性起病，首发症状以精神障碍表现多见，如沉默寡言、淡漠、反应迟钝、无故发笑、重复语言等。以后可出现偏瘫、失语、眼外肌麻痹、眼球震颤、假性球麻痹、肌张力增高、病理征等。MRI 显示大脑白质呈洋葱头状或树木年轮样，3～5 个黑白相间的环，直径为 1.5～3cm 的类圆形病灶，T_1 加权相呈低信号的环为脱髓鞘区，等信号为正常髓鞘区（图 10-4）。

【治疗】 可试用糖皮质激素治疗。多数可恢复，部分死于并发症。

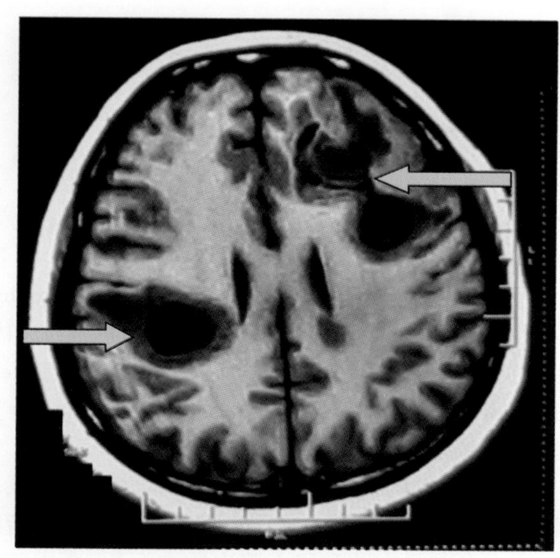

图 10-4　同心圆硬化

MRI T_1 左额叶、双顶叶白质类圆形病灶

第六节　脑白质营养不良

脑白质营养不良是一组由于遗传因素导致髓鞘形成缺陷，不能完成正常发育的疾病，常见有异染性脑白质不良、肾上腺脑白质不良等。多见于儿童。

一、异染性脑白质营养不良

> **案例 10-5**
>
> 患者，男性，1 岁 9 个月。因"行走不稳，智力倒退 20 余天，发热后抽搐 1 次"入院。
>
> 抽搐时测体温为 38.9℃，急诊给予退热及止痉药后病情稳定。
>
> 体格检查：前囟已闭，头颅外观无畸形，颈软，心肺听诊无异常，腹软，肛门外阴无畸形，下肢肌张力低，Babinski 征阴性。发病前行走自如，能进行简单对话，近来步态异常伴痉挛，言语明显减少。出生无窒息史。
>
> 问题：
>
> 1. 患者首次出现的主要临床症状是什么？
> 2. 患者 MRI 提示病变位于中枢神经系统的什么部位？
> 3. 患者的临床诊断、治疗和预后如何？

异染性脑白质营养不良（metachromatic leukodystrophy）是一种神经鞘磷脂沉积病，由 Alzheimer 首先报道，又称芳基硫酸酯酶 A 缺乏病。异染性脑白质营养不良为常染色体隐性遗传，发病率为（0.8～2.5）/10 万，呈家族性，国内多见散发病例。

【病因及发病机制】　异染性脑白质营养不良属遗传疾病，为常染色体隐性遗传，由于第 22 对染色体上芳基硫酸酯酶 A（ASA）基因的异常，造成芳基硫酸酯酶 A 不足，其底物硫酸脂（sulfatide）不能转化成脑苷脂而在体内沉积。同时，因髓鞘的主要组分脑苷脂缺乏，导致髓鞘形成障碍，引起中枢神经系统脱髓鞘，出现相应的神经症状和体征。

【病理】　患者的大脑半球、小脑、脊髓和周围神经存在着较为广泛的髓鞘脱失，胶质细胞及巨噬细胞内具有特征性的异染颗粒，主要成分为沉积的硫酸脂，苯胺染色时呈棕黄色。

【临床表现】　常于幼儿期发病，1～4 岁最多见，男性多于女性。少数发生于青少年，成人型极少。典型的临床表现为进行性运动障碍，如双下肢无力、步态异常、痉挛和易跌倒等，伴语言障碍及智能减退。发病初期，腱反射活跃，之后随着周围神经的累及腱反射逐渐降低、直至消失。亦可发病初期就出现肌张力低、腱反射消失。在疾病不同时期可出现视力减退、斜视、眼球震颤、视神经萎缩、眼震、上肢意向性震颤及吞咽困难等。智能减退可在起病时才出现或发生在运动障碍之后。

幼儿或青少年患者常以精神障碍、行为异常、记忆力减退为首发症状。晚期出现构音障碍、四肢活动不灵、锥体束征、痫性发作、共济失调、眼肌麻痹、周围神经病、视盘苍白萎缩等，个别病例偶见视网膜樱桃红点。发病后 1~3 年常因四肢瘫痪而卧床不起，同时伴严重的语言障碍和认知障碍。成人病例进展相对较慢。

> **案例 10-5 诊疗思路**
>
> 根据患者为 1 岁 9 个月的男性，因"行走不稳，智力倒退"入院，考虑到脑部遗传性疾病的可能，如异染性脑白质营养不良，需要做头颅 CT、MRI 等检查明确。
>
> 辅助检查：血常规及大小便无异常，肝功能及电解质均正常。头颅 CT 示脑白质对称性低密度灶；MRI 示脑白质对称性 T_1 低信号、T_2 高信号；脑脊液蛋白定量 0.4g/L，尿液中芳基硫酸脂酯 A（ASA）活性降低，DNA 分析无 PD 等位基因，腓肠肌活检见到异染颗粒。

【辅助检查】　头颅 CT 示脑白质或脑室旁广泛对称性形态不规则低密度区，无占位效应，不强化。头颅 MRI 的敏感性、分辨率更高，呈 T_1 低信号、T_2 高信号。尿液芳基硫酸酯酶 A 缺乏，活性消失，硫脑苷脂阳性。支持本病诊断。周围神经受累时，神经传导速度减慢。脑脊液检查可有蛋白增高（0.75～2.5g/L），氨基酸测定发现脯氨酸、丙氨酸、天冬氨酸和苯丙氨酸含量增多。白细胞、血清、体外成纤维细胞、羊膜细胞和尿液中芳基硫酸酯酶 A 均有明显缺乏，活性消失。

【诊断及鉴别诊断】 婴幼儿出现白质损害症状及体征，如出现进行性运动障碍、视力减退和精神异常等，CT 和 MRI 证实两侧半球对称性白质病灶，即应考虑本病的可能。脑脊液蛋白增高和尿中芳基硫酸酯酶 A 活性消失有助于诊断，若有周围神经受累，可行周围神经活检，用特殊染色后可发现在周围神经中有颗粒状异染性棕黄色物质。1 岁以上的幼儿测尿中若发现明显增多的硫酸脂，亦有助于本病的诊断。

本病需与 Krabbe 病、儿童期的 Gaucher 病和 Niemann-Pick 病等相鉴别。

案例 10-5 分析总结

男性，首次发病出现典型的进行性运动障碍表现，如行走不稳、痉挛步态，同时伴有语言障碍和智力下降等表现。影像学检查提示中枢神经系统白质损害，初步考虑脑白质营养不良。脑脊液蛋白定量增高，尿液中芳香硫酸酯酶 A（ASA）活性降低进一步为本病的诊断提供依据。本病属遗传性疾病。

诊断：异染性脑白质营养不良。

【治疗】 目前本病无有效疗法，仍以支持和对症治疗为主。基因疗法用腺病毒等载体将芳基硫酸酯酶 A 基因转染患者骨髓；造血干细胞移植正处于探索阶段。由于维生素 A 是合成硫苷酯的辅酶，患儿应尽量避免或限制含有维生素 A 食物的摄入。

【预后】 本病预后差，婴幼儿发病后 1～3 年常因四肢瘫痪而卧床不起，伴严重语言和认知障碍，可存活数年。成人病例进展相对缓慢，存活时间较长。

二、肾上腺脑白质营养不良

案例 10-6

患者，男性，32 岁。因“精神异常 4 年、加重伴视物不清 1 个月”入院。

患者 4 岁患病后其家人发现其面色及体表皮肤黝黑，以后身体一直较“虚弱”且易患“感冒”，平时活动后易疲劳，不喜爱活动，4 年前在一次精神刺激后，出现恐惧心理，做事过分谨慎。1 年半前开始出现间歇性头痛，恐惧症状加重且多疑，思维混乱，行为怪异，有被害妄想。近 1 个月来讲话不连贯，自言自语，重复语言，与他人感情及言语交流不畅，视物不清。

体格检查：神志清楚，对问话理解力差，语言表达不良，不全性感觉性失语和命名性失语，时间及空间定向力差，皮肤、口唇黏膜色素沉着，稍黑，四肢肌张力正常，双侧腱反射对称，右侧 Babinski 征可疑。

问题：

1. 肾上腺皮质功能不足的主要临床表现和实验室诊断依据是什么？

2. 患者影像学检查中提示病变在什么部位？

3. 患者进一步确诊需再做什么检查项目？

肾上腺脑白质营养不良（adrenoleukodystrophy，ALD）是一种脂质代谢障碍病，又称古铜色皮肤和肾上腺萎缩性嗜苏丹脑白质营养不良（sudanophilic leukodystrophy with bronzing of skin and adrenal atrophy），呈 X 性连锁隐性遗传，基因定位在 Xq28。

【病因及发病机制】 ALD 由于体内缺乏过氧化物酶而致长链脂肪酸（C23～C30）代谢障碍，使脂肪酸在体内尤其是在脑和肾上腺皮质中沉积，造成脑白质破坏，白质脱髓鞘和肾上腺皮质损毁。尸检可发现患者脑内和肾上腺中含大量长链脂肪酸。皮肤活检和培养的成纤维细胞中亦有大量的这种异常长链脂肪酸。

【病理】 本病的病理改变主要为顶、枕、颞叶白质可见较为对称的大片脱髓鞘病灶，并可累及脑干、视神经，偶尔也累及脊髓，周围神经不受损。在新鲜病灶内的巨噬细胞中可发现髓鞘崩解产物，呈嗜苏丹性。轴索也有影响，程度较轻。血管周围炎性细胞浸润位于脱髓鞘病灶中，是区别于多发性硬化的病理特征。肾上腺皮质萎缩，肾上腺细胞及浸润的组织细胞中含异常脂肪物质（主要为长链脂肪酸）。睾丸间质纤维化，输精管萎缩。电镜下，脑、肾上腺及睾丸间质细胞内含特征性板层状胞质包涵体。

【临床表现】 儿童多见，发病年龄通常在 5～14 岁，部分稍晚一些，一般为男性，可有家族史。中枢神经损害症状或肾上腺皮质功能不全症状均可为首发症状，病程缓慢进展。对于学龄儿童，神经系统早期症状常表现为学习成绩退步，个性改变，不合时宜的哭笑等情感障碍。随后出现较严重的呕吐、步态不稳、上肢共济失调及动作性、意向性震颤等。疾病晚期出现偏瘫、四肢瘫、假性延髓性麻痹、皮质聋、皮质盲及高级神经功能障碍等，重症病例可见痴呆、癫痫发作和去大脑强直等。常出现肾上腺皮质功能不足的表现，如肤色变黑，色素沉着，口周及口腔黏膜、乳晕、肘关节和膝关节、会阴及阴囊等处尤为明显。血清皮质类固醇水平，尿 17-羟类固醇下降。部分病例无肾上腺损害表现。

案例 10-6 诊疗思路

根据患者为中年男性，有精神异常，伴视物不清入院，自小就有面色及体表皮肤黝黑，查体有高级神经功能障碍的表现，首先考虑肾上腺脑白质营养不良，需要进行头颅CT、MRI、脑脊液检查以明确。

辅助检查：CT示双侧大脑半球顶、枕、颞部对称性大片状低密度灶。MRI示双侧枕、顶、颞对称性异常信号，T_1为低信号，T_2为高信号。脑脊液压力正常，无色透明，蛋白0.2g/L、糖3.85mmol/L、氯化物118.6mmol/L、血ACTH < 2.2pmol/L。血浆皮质醇：早8时为23.9mg/ml，午夜12.6mg/ml（皮质醇正常值：上午8时为50~250mg/ml、午夜为20~80mg/ml）。

【辅助检查】 本病有电解质异常及皮质激素水平降低，低钠、低氯、高钾。血清肾上腺皮质激素、尿17-羟类固醇水平下降。促肾上腺皮质激素（ACTH）兴奋试验阴性，即使用ACTH后无17-羟酮的增高。脑脊液蛋白质正常或增高。

本病的影像学检查有一定的特征性，CT或MRI表现类似其他脑白质不良。CT可见两侧脑室三角区周围白质大片对称的低密度区或信号异常区，有增强效应。MRI显示两侧大脑白质、胼胝体、视束等对称异常分布的病灶，无占位效应，可见边缘增强，尤以双侧脑室后部白质为主，呈蝶形分布，小脑及脑干白质亦可受累，胼胝体压部病灶呈横带状，横跨中线将两侧病灶连接起来，病灶可呈不对称性向两额部伸展（图10-5）。

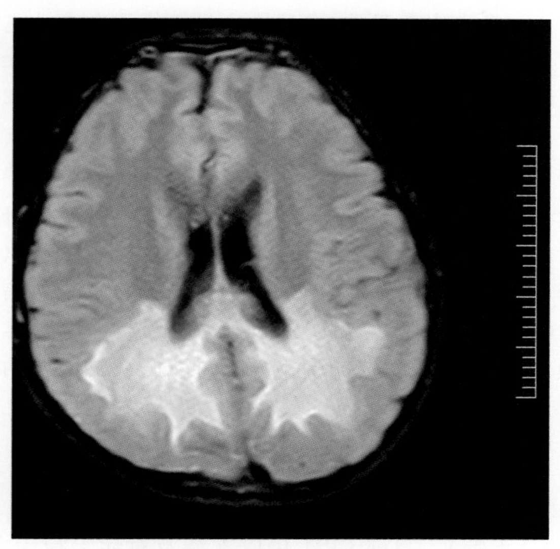

图10-5　肾上腺脑白质营养不良
MRI双侧脑室后部白质区蝶形病灶

【诊断】 男性儿童出现行为异常、步态不稳、皮质盲、偏瘫、耳聋等症状体征，缓慢进行性加重时即应考虑本病的可能。如伴肾上腺皮质功能减退表现如肤色变黑，实验室发现肾上腺皮质功能减退，ACTH试验异常则可临床确诊本病。血浆或皮肤培养成纤维细胞中发现长链脂肪酸浓度高于正常具有诊断价值。临床上本病须注意与其他类型脑白质营养不良和Schilder病等鉴别。

案例10-6分析总结

本例患者为32岁，男性，在幼儿期出现活动后易疲劳，肤色变黑，有色素沉着于口唇黏膜等处，考虑有肾上腺皮质功能不足。随着病程的发展，出现明显的神经精神症状，做事过分谨慎，出现恐惧心理，过分地低估自己的能力，直至思维混乱，行为怪异。实验室检查提示血浆皮质醇功能减退，影像学检查发现双侧枕顶颞白质内对称性异常信号，提示脑白质病变。本案例诊断为脑白质营养不良。本案例的肾上腺功能低下所致的内分泌的改变早于神经症状的出现，进一步确诊需在血浆或皮肤成纤维细胞中发现极长链脂肪酸浓度增高，有助诊断。

诊断：肾上腺脑白质营养不良。

【治疗】 肾上腺皮质激素替代治疗可延长生命，减少色素沉着，偶尔可部分缓解神经系统症状，但通常不能阻止髓鞘破坏。食用富含不饱和脂肪酸的饮食，避免食用含长链脂肪酸的食物。有资料显示65%的患者服用Lorezo油（三芥酸甘油酯与三酸甘油酯按4∶1混合）1年后，血浆长链脂肪酸水平显著下降或正常，但不能改变已发生的神经系统症状。

【预后】 本病预后差，一般在出现神经症状后1~3年死亡。

第七节　脑桥中央髓鞘溶解症

案例10-7

患者，男性，48岁。因突发咯血6h在当地医院诊断为“支气管扩张症”，治疗期间出现频繁呕吐，检验血Na^+103mmol/L、Cl^-98mmol/L，随之快速补充高渗NaCl溶液。24h后患者出现嗜睡和烦躁不安等精神症状，渐发展为表情呆滞，言语含混不清和四肢无力等症状。

体格检查：神志清楚，眼球活动灵活，瞬目动作少，咽反射迟钝，四肢肌张力呈痉挛样增高，近端肌力Ⅱ级，远端肌力Ⅰ级，深浅感觉正常，腱反射亢进，病理征阳性，脑膜刺激征阴性。

问题：

1. 患者发病的病因可能是什么？
2. 患者影像学检查有什么特征性的表现？
3. 预防本病的发生应注意什么？

脑桥中央髓鞘溶解症（central pontine myelinolysis，

CPM)是一种由 Adams 首次报告的以脑桥基底部出现的对称性髓鞘脱失为病理特征的脱髓鞘疾病。患者多有严重营养不良、电解质紊乱等基础疾病,病情往往进展迅速,多数在数周内死亡,仅少数患者得以存活。

【病因及发病机制】 本病的病因尚未完全明确,常见于有慢性乙醇中毒史及尿毒症、肾衰竭透析治疗后。此外,也可见于肝衰竭、肝移植后、淋巴瘤、败血症、急性出血性胰腺炎、严重烧伤、癌症晚期等疾病。这些疾病常表现为营养不良和电解质紊乱,如高血钠、高血糖、低钠血症等。值得注意的是过快纠正低钠血症极易诱发本病,低钠血症时脑组织处于低渗状态,快速补充高渗盐水、纠正低钠血症可使血浆渗透压迅速升高,引起脑组织脱水和血-脑屏障破坏,有害物质透过血-脑屏障可导致髓鞘脱失。

【病理】 本病具有特征性的病理特点,脑桥基底部可见对称性分布的神经纤维脱髓鞘,神经细胞和轴索相对完好,并可见吞噬细胞和星形细胞反应。病灶边界清楚,病灶大小不一,可仅为数毫米或波及整个脑桥基底部、被盖部。

【临床表现】 本病散发,任何年龄均可发生,青壮年多发,儿童病例也不少见。常见于慢性乙醇中毒晚期,或常伴各种慢性消耗性疾病,在原发疾病的基础上突然出现四肢迟缓性瘫痪,咀嚼、吞咽及言语障碍,眼球震颤及凝视障碍等,患者沉默不语、但并无昏迷,呈缄默及完全或不完全性闭锁综合征,仅能通过眼球活动向周围示意。

案例 10-7 诊疗思路

根据患者为中年男性,在快速补充高渗 NaCl 溶液以纠正低钠血症的检查时出现嗜睡和烦躁不安等精神症状,首先考虑脑桥中央髓鞘溶解症的可能,需要做头颅 CT、MRI 等检查以明确。

辅助检查:脑脊液蛋白 79.6mg/L,电解质及其他检验均正常。胸部 X 线片和 CT 示右肺支气管扩张症伴感染,外院 2 次头颅 CT 示阴性。头颅 MRI 显示脑桥基底部对称性均匀性片状长 T_1 及长 T_2 异常信号,边界清楚。无占位效应和增强效应,病变部位呈严重脱髓鞘改变。

【辅助检查】 脑干听觉诱发电位(BAEP)异常对确定脑桥病变有帮助,但不能确定病灶范围。CT 有时可显示病灶但常为阴性。MRI 是目前该病最有效的辅助检查手段,可发现脑桥基底部特征性的“蝙蝠翅”样(bat wing)病灶,呈对称分布的长 T_1 低信号、长 T_2 高信号,通常于发病 2~3 周后异常信号显示最清楚,无增强反应(图 10-6)。

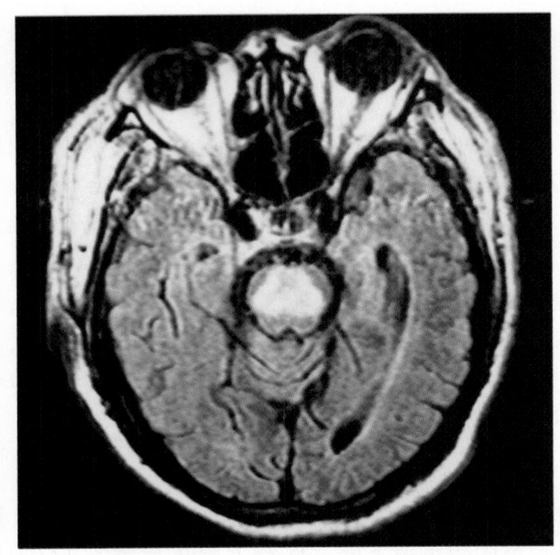

图 10-6 CPM 的 MRI

【诊断及鉴别诊断】 患者在慢性乙醇中毒、电解质紊乱及其他严重全身性疾病、低钠血症纠正过快的基础上,突然出现四肢弛缓性瘫、假性球麻痹,数日内迅速进展为闭锁综合征等皮质脊髓束和皮质延髓束受损的症状应高度怀疑本病。头颅 MRI 可明确诊断。CPM 应与脑桥基底部梗死、肿瘤和多发性硬化等鉴别,MRI 显示 CPM 无显著占位效应,病灶对称,不符合血管分布特征,随病情好转可恢复正常。

案例 10-7 分析总结

患者中年男性,在过快地纠正低钠血症时突然出现四肢瘫痪,假性球麻痹,完全或不完全性闭锁综合征等临床表现。MRI 显示脑桥的特征性改变,在脑桥基底部有对称性均匀性片状长 T_1 及长 T_2 异常信号,边界清楚,无占位,影像学检查可以确诊病变部位呈脱髓鞘改变。目前研究认为本疾病是由血钠水平迅速改变使脑组织承受较大梯度的渗透压改变而致。为预防本病的发生应注意尽可能避免电解质代谢紊乱,尤其是低钠血症,纠正低钠血症不可过快,24h 内钠升高不宜超过 25mmol/L,主张用生理盐水,慢速纠正。

诊断:脑桥中央髓鞘溶解症。

【治疗】 目前 CPM 仍以支持及对症治疗为主,积极处理原发病。纠正低钠血症时要缓慢,不要使用高渗盐水,并限制液体入量,急性期可给予甘露醇、呋塞米等脱水剂治疗脑水肿。早期应用大剂量皮质激素冲击疗法对抑制本病的发展有帮助,高压氧及血浆置换疗法疗效尚不肯定。

【预后】 多数 CPM 患者预后差,死亡率极高,可于数日或数周内死亡,少数存活者可遗留有痉挛性四肢瘫痪等严重的神经功能障碍，偶有完全康复的报道。

思考题

1. 多发性硬化(MS)脱髓鞘改变主要位于哪些部位？通常公认的诊断标准有哪些？

2. 视神经脊髓炎(NMO)的临床特点是什么？

3. 急性播散性脑脊髓炎(ADEM)的临床特点是什么？

4. 说明MS中枢神经系统播散性损害的症状，其多灶性、缓解复发的临床特点，MRI的表现和脑脊液免疫学改变。

（杨昆胜）

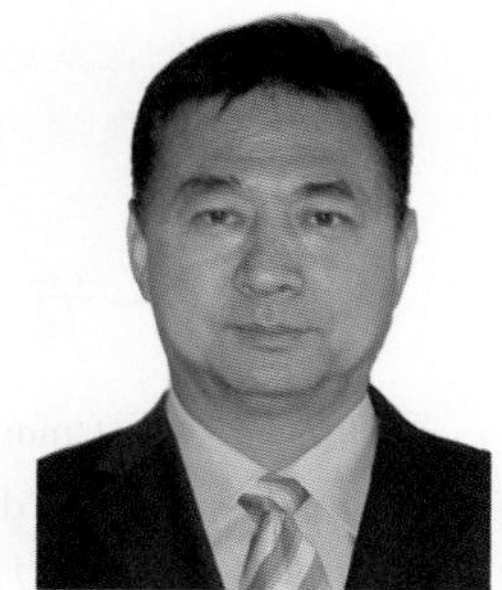

杨昆胜，医学硕士，研究生导师，昆明医科大学第一附属医院神经内科主任医师，教授。研究方向：脑血管病、神经免疫学、癫痫、运动障碍性疾病等。在《中华检验医学杂志》《中华结核和呼吸病杂志》《中华神经科杂志》《中华肿瘤杂志》《中华病理学杂志》《临床神经病杂志》《现代神经病学杂志》《现代康复》等杂志上发表论文40余篇。2次获云南省科技进步三等奖。2002年9月~2004年7月美国洛杉矶南加州大学医学院神经内科访问学者。2014年8月~10月赴美国犹他大学医学院神经内科访问学者。中华医学会云南省神经电生理分会委员，云南省康复医学会理事，中国医师协会云南省神经病协会理事，中国医师协会云南省分会癫痫学会委员，《中华临床医师杂志》编委。

第十一章 运动障碍疾病

【目标要求】

掌握：帕金森病的临床表现、诊断及治疗原则。

熟悉：帕金森病的发病机制。

了解：帕金森病的病变部位。

第一节 概 述

运动障碍疾病(movement disorders)又称锥体外系疾病(extrapyramidal diseases)，主要表现为随意运动调节功能障碍，而肌力、感觉或小脑功能并无障碍。运动障碍疾病通常分为肌张力增高-运动减少和肌张力降低-运动过多两大类，前者以运动减少为特征，后者主要表现为异常不自主运动。

(一) 基底核及其神经环路

与运动障碍有关的解剖结构主要包括：基底核(basal nucleus)及其相关联的结构，特别是黑质、红核、丘脑底核、中脑间质核和大脑皮质的第4、6区等。

基底核包括：尾状核、豆状核、屏状核和杏仁复合体(amygdaloid complex)，豆状核又分为内侧的苍白球和外侧的壳核。新纹状体的主要传入联系来自大脑皮质、丘脑、黑质和杏仁复合体，主要的传出联系为苍白球、黑质和丘脑。旧纹状体的主要传入联系来自新纹状体、黑质、丘脑和大脑皮质，主要的传出联系是丘脑、黑质、红核和中脑网状结构。黑质位于中脑大脑脚的背侧面，是一个神经核复合体，由神经细胞较多的致密部和细胞较少的网状部组成。基底核具有复杂的纤维联系，主要构成三个重要的神经环路(图11-1)①皮质-皮质环路：大脑皮质→尾状核、壳核→内侧苍白球→丘脑→大脑皮质；②黑质-纹状体环路：黑质与尾状核、壳核间往返联系纤维；③纹状体-苍白球环路：尾状核、壳核→外侧苍白球→丘脑底核→内侧苍白球。

皮质-皮质环路包括直接通路(纹状体→内侧苍白球/黑质网状部)和间接通路(纹状体→外侧苍白球→丘脑底核→内侧苍白球/黑质网状部)，这一环路是基底核实现运动调节功能的主要结构基础，这两条通路的活动平衡对实现正常运动至关重要，黑质-纹状体多巴胺(DA)的投射对这两条通路的活动起重要调节作用。

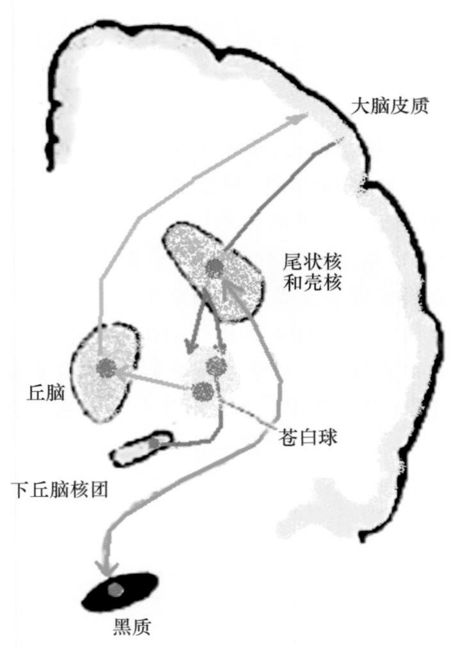

图11-1 基底核的基本神经元环路

黑质-纹状体DA通路变性导致基底核输出过多，丘脑-皮质反馈活动受到过度抑制，使皮质运动功能的易化作用受到削弱，产生少动性疾病如帕金森病。纹状体神经元变性导致基底核输出减少，丘脑-皮质反馈对皮质运动功能的易化作用过强，产生多动性疾病如亨廷顿病。因此，基底核递质生化异常和环路活动紊乱是产生各种运动障碍症状的主要病理基础。运动障碍性疾病治疗，无论药物或外科治疗的原理都是基于对递质异常和环路活动紊乱的纠正。

临床上，运动障碍性疾病可分为三类：运动减少，如帕金森病和帕金森综合征；运动增多，如各种舞蹈病、手足徐动和扭转痉挛等；其他疾病，如共济失调和肝豆状核变性等。

运动障碍性疾病的治疗原则主要包括：病因治疗、药物治疗和外科治疗，应根据患者的具体情况制定个体化治疗方案。

(二) 诊断路径

1. 详尽的病史　包括发病年龄、起病方式、病程、用药史、既往疾病或伴发疾病史、生长发育史和家族史等，对运动障碍疾病的诊断有重要价值。

(1) 发病年龄：常可提示病因，如婴儿或幼儿期起病可能为脑缺氧、产伤、核黄疸或遗传因素，少年期出现震颤很可能是肝豆状核变性，成人早期出现震颤可能为良性特发性震颤，中老年期的震颤可能为帕金森病。

（2）起病方式：常可提示病因，如儿童或青少年肌张力障碍，急性起病可能提示药物不良反应，缓慢起病多为特发性扭转痉挛、肝豆状核变性等；严重舞蹈症或偏侧舞蹈症如急性起病提示可能为血管性病因，缓慢隐袭起病可能为神经变性疾病。

（3）病程：对诊断也很有帮助，如小舞蹈病通常在起病6个月内缓解，与儿童期起病的其他舞蹈病不同。

（4）注意药物如酚噻嗪类（如氯丙嗪、奋乃静等）及丁酰苯类（如氟哌啶醇等）可引起迟发性运动障碍，某些疾病如风湿热、甲状腺疾病、系统性红斑狼疮、真性红细胞增多症等可伴舞蹈样动作。

（5）某些运动障碍疾病有遗传性，如亨廷顿病、良性遗传性舞蹈病、特发性震颤、扭转痉挛、儿童多发性抽动症及橄榄-脑桥-小脑萎缩等，仔细询问家族史对诊断非常重要。

2. 详细的体检 不仅可了解运动障碍症状的特点，还可明确有无其他神经系统症状体征，对诊断颇为重要。如静止性震颤、铅管样或齿轮样肌强直提示帕金森病；角膜K-F环提示肝豆状核变性；亨廷顿病和肝豆状核变性等除运动障碍外，常伴精神异常和智能下降。

3. 适当的辅助检查 有助于运动障碍疾病的诊断，如血清铜、尿铜和血清铜蓝蛋白含量测定，CT显示双侧豆状核区低密度灶或MRI显示双侧豆状核T2高信号，对肝豆状核变性诊断有重要价值；正电子发射断层扫描（简称PET）是诊断帕金森病最敏感的方法，应用特殊的示踪剂，如[^{18}F]-氟多巴等，与脑内多巴胺受体和多巴胺转运蛋白特异性结合的特性，探测器获得放射性核素的量和分布，其摄取量可间接反映黑质多巴胺神经元数目和病情的严重度，可以确诊早期帕金森病患者。基因分析对确诊某些遗传性运动障碍疾病有决定意义。

第二节 帕金森病

案例 11-1

患者，男性，66岁。因“四肢不自主震颤伴运动不灵活7年加重1年”入院。患者于7年前无明显诱因出现左上肢轻微震颤。2年后左下肢亦出现震颤，特别是在静止时明显，随意运动时减轻，伴有左膝关节疼痛，左侧肢体活动欠灵活，动作迟缓。入院前1年患者右侧上、下肢亦相继出现震颤，并逐渐加重，以致终日震颤不止，情绪紧张时加剧，入睡后消失。与此同时，患者感到四肢僵硬，起床、翻身缓慢，生活不能自理，并感觉记忆力下降，出汗多，流涎。既往身体健康。无烟酒嗜好，无类似家族史。神经系统检查：神志清楚，面具脸，讲话语音低微，吐字不清，口角时有流涎。四肢肌力正常，肌张力呈齿轮样增高，全身震颤，双手呈搓丸样动作，患者保持头部与躯干向前倾的特殊姿态。动作迟缓，起步艰难，有典型的“慌张步态”。余无异常。

问题：

1. 该患者得的是什么病？诊断依据是什么？
2. 应与哪些疾病鉴别？
3. 简述治疗原则。

帕金森病（Parkinson disease，PD）又称震颤麻痹（paralysis agitans）是一种常见于中老年人的中枢神经系统变性疾病，以黑质多巴胺（DA）能神经元变性缺失和路易小体（Lewy body）形成为特征。临床表现为静止性震颤、运动迟缓、肌强直和姿势步态异常等。由英国James Parkinson（1817）首先描述。其发病率约为20/10万，患病率近160/10万，发病率和患病率均随年龄的增加而增加，70岁人群的发病率可达120/10万，患病率近550/10万，男性稍多于女性。

【病因】 帕金森病的病因不完全明了，可能与下面因素有关。

1. 遗传因素 有10%～15%的PD患者有阳性家族史，多呈常染色体显性遗传。PD的发病与多种基因突变有关，迄今已经确定PARK1-10等10个单基因与PD有关，其中已确认三个基因产物与家族性PD有关：①α-突触核蛋白（α-synuclein）为PARK1基因突变，基因定位于4号染色体长臂4q21-23；②Parkin为PARK2基因突变，定位于6号染色体长臂6q25.2-27；③泛素蛋白C末端羟化酶-L1为PARK5基因突变，定位于4号染色体短臂4p14。并不断有新的基因突变被发现。另外，PD的发病与遗传的易感性有关，这可能与黑质中线粒体复合物Ⅰ基因缺陷有关。

2. 环境因素 流行病学调查显示，长期接触杀虫剂、除草剂或某些工业化学品等可能是PD发病的危险因素。嗜神经毒1-甲基-4-苯基-1，2，3，6四氢吡啶（MPTP）和某些杀虫剂、除草剂可能抑制黑质线粒体呼吸链NADH-CoQ还原酶（复合物Ⅰ）活性，使ATP生成减少，自由基生成增加，导致DA能神经元变性坏死。吸毒者因吸食海洛因的副产品1-甲基-4-苯基-1，2，3，6四氢吡啶（MPTP）易出现帕金森样临床症状，并应用MPTP成功地建立了帕金森病的动物模型。

3. 年龄老化 PD主要发生于中老年人，40岁以前发病少见，提示老龄与发病有关。研究发现自30

岁以后,黑质 DA 能神经元、酪氨酸羟化酶(TH)和多巴脱羧酶(DDC)活力、纹状体 DA 递质水平随年龄增长逐渐减少。然而,仅少数老年人患 PD,说明生理性 DA 能神经元退变不足以致病,年龄老化只是 PD 发病的促发因素。

4. 其他因素 其他因素的研究包括体内氧自由基和羟基自由基的产生增多导致脂质过氧化,兴奋性氨基酸的产生增多和细胞内的钙超载,这些改变在黑质-纹状体中 DA 能神经元的变性死亡中具有重要作用。

PD 并非单一因素所致,可能有多种因素参与。遗传因素可使患病易感性增加,但只有在环境因素及年龄老化的共同作用下,通过氧化应激、线粒体功能衰竭、钙超载、兴奋性氨基酸毒性、细胞凋亡、免疫异常等机制才导致黑质 DA 能神经元大量变性丢失并导致发病。

【病理】 PD 的主要病理改变为黑质致密部的色素丢失和 DA 能神经元的大量丧失及路易体(lewy body,LB)和苍白体(pale body,PB)的出现。LB 是一种由神经微丝、微管蛋白、α-synuclein 蛋白和泛素(ubiguitin)组成的嗜酸性包涵体,PB 由颗粒空泡间隔的神经微丝组成。这些改变除黑质外亦可见于基底核、脑干和脊髓。虽然 LB 对 PD 有特异性,但亦可见于老年痴呆、共济失调、毛细血管扩张症。

通常,在出现帕金森病临床症状前,黑质中的 DA 神经元已丧失 60%,DA 的含量较正常人减少了 80% 以上。

【发病机制】 DA 和乙酰胆碱(ACh)作为纹状体中两种重要的神经递质系统,功能相互拮抗,维持两者平衡,对基底核环路活动起重要的调节作用。

脑内 DA 递质通路主要为黑质-纹状体系。黑质致密部 DA 能神经元自血流摄入左旋酪氨酸(L-Tyr),在细胞内酪氨酸羟化酶(TH)作用下→左旋多巴(L-Dopa)→再经多巴胺脱羧酶(DDC)→DA→通过黑质-纹状体束,DA 作用于壳核、尾状核突触后神经元,最后被分解成高香草酸(HVA)。

由于特发性帕金森病 TH 和 DDC 减少,使 DA 生成减少。单胺氧化酶 B(MAO-B)抑制剂抑制神经元内 DA 分解为二羟苯乙酸(DOPAC),增加脑内 DA 含量。儿茶酚-氧位-甲基转移酶(COMT)抑制剂抑制 L-Dopa 在外周代谢,减少 DA 代谢产物 3-甲氧酪胺(3-MT)和 HVA 形成,维持 L-Dopa 血浆浓度稳定,因此临床可用来治疗 PD(图 11-2)。

PD 患者由于黑质 DA 能神经元变性丢失,黑质-纹状体 DA 通路变性,纹状体 DA 含量显著降低,造成 ACh 系统功能相对亢进,导致基底核输出过多,丘脑-皮质反馈活动受到过度抑制,其对皮质运动功能的易化作用受到削弱,因此,产生肌张力增高、动作减少等运动症状。

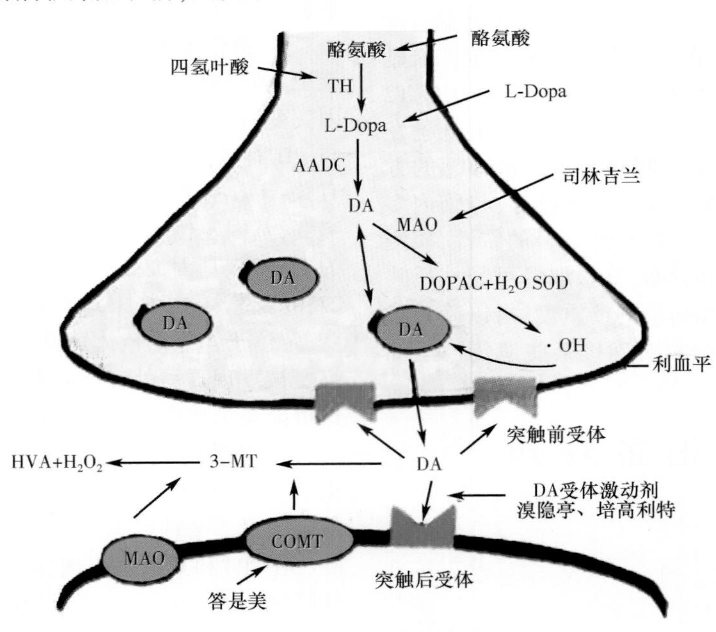

图 11-2 多巴胺合成与代谢

【临床表现】 大部分 PD 患者在 60 岁以后发病,偶有 20 多岁发病者。起病隐袭,缓慢进展,逐渐加剧。每一例 PD 患者都可以先后或同时表现出运动症状和非运动症状。运动症状主要表现为静止性震颤、肌张力增高、动作迟缓、姿势平衡障碍常自一侧上肢开始,逐渐波及同侧下肢、对侧上肢及下肢,即常呈“L”或“N”字形进展(65%~70%),25%~30% 的病例自一侧下肢开始,两侧下肢同时开始者极少见。非运动症状主要表现为嗅觉减退、便秘、睡眠行为异常和抑郁等。

（一）运动症状

1. 静止性震颤(statictremor) 常为首发症状。

(1) 多由一侧上肢远端(手指)开始,逐渐扩展到同侧下肢及对侧肢体,最终累及下颌、口唇、舌及头部。

(2) 典型表现是安静或休息时出现或明显,随意运动时减轻或停止,情绪激动时加剧,睡眠中停止。少数患者,尤其是70岁以上发病者可不出现震颤。

(3) 手部的震颤形成特异的"搓丸样"(pill rolling)动作,是在拇指与屈曲的食指间形成,节律为4~6次/秒。

(4) 轻微震颤试验:让患者一侧肢体运动如握拳和松拳,可引起另一侧肢体出现震颤,该试验有助于发现早期轻微震颤。

2. 肌强直

(1)"铅管样强直":主动肌和拮抗肌的肌张力均增高,被动运动关节时始终保持增高的阻力,类似弯曲软铅管的感觉;"折刀样强直"是锥体束受损时只累及部分肌群(屈肌或伸肌),被动运动关节时,阻力在开始时较明显,随后迅速减弱,呈所谓折刀现象,常伴有腱反射亢进和病理征(图11-3)。

(2)"齿轮样强直":合并震颤时由于肌强直与静止性震颤叠加所致,检查时可感到在均匀的阻力中出现断续停顿,如同转动齿轮感(图11-3)。

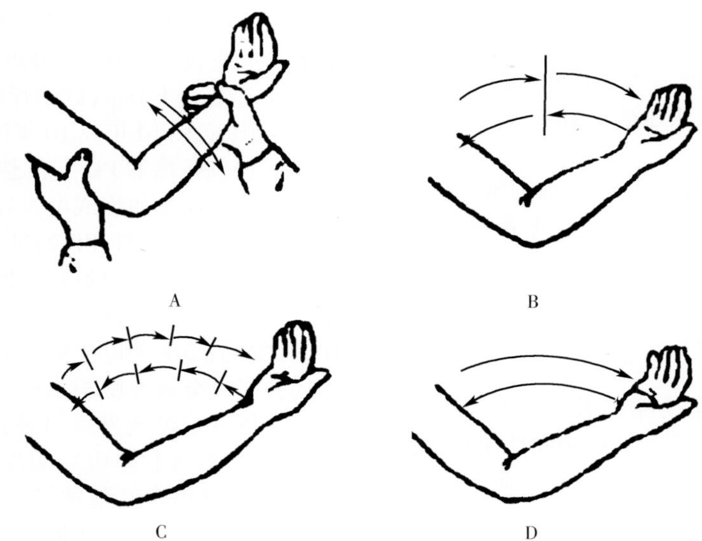

图11-3 肌张力的改变

A. 正常肌张力;B. 锥体束损害呈折刀样;C、D. 锥体外束损害呈铅管样或齿轮样

(3) 独特的屈曲姿势:全身肌肉均受累时,表现为头前倾、躯干俯屈、肘关节屈曲、腕关节伸直、前臂内收、髋及膝关节均弯曲(图11-4)。

(4) 轻微肌强直试验:①如令患者运动对侧肢体,可使被检测肢体肌强直更明显;②当患者处于仰卧位,快速将其头下的枕头撤离时,头部常不迅速落下,而是缓慢落下。

3. 运动迟缓

(1) 表现为随意动作减少,包括始动困难,并因肌张力增高,姿势反射障碍而表现为一系列特征性运动症状,如起床、翻身、步行、方向变换等运动迟缓。转弯慢,双上肢连带摆动减少或消失。

(2) 精细动作困难,表现为书写困难,"小写症";手指做精细动作如系纽扣、系鞋带等困难。

(3) 面部表情肌活动减少,常常双眼凝视,瞬目减少,呈现"面具脸"。

(4) 口、舌、腭、咽部肌肉运动障碍,讲话缓慢,语音低沉单调,流涎。严重时可有吞咽困难。

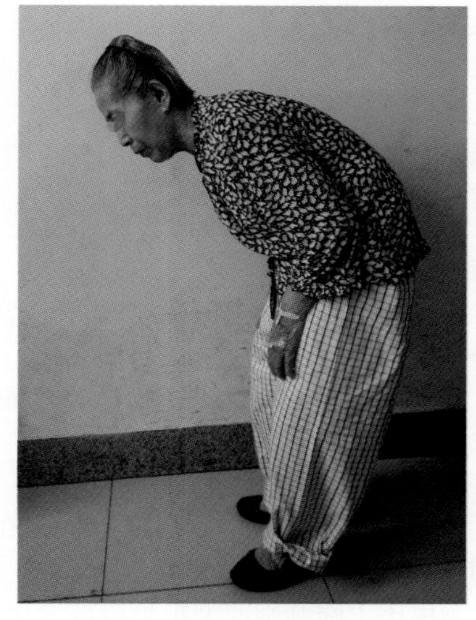

图11-4 PD患者独特的屈曲姿势

4. 姿势平衡障碍

(1) 特征性屈曲姿势:立位时头部稍稍向前探出,膝部稍稍弯曲,上体稍稍前屈,呈特征性前倾姿势。

(2) 冻结现象或慌张步态:有时行走中全身僵住,不能动弹,称为冻结现象。有时迈步后,以极小的步伐越走越快,不能及时止步。

(二) 非运动症状

1. 感觉障碍　最常见的感觉障碍主要包括嗅觉减退、疼痛或麻木、不宁腿综合征(RLS)。嗅觉减退在PD患者中相当常见,且多发生在运动症状出现之前多年。疼痛或麻木在PD尤其在晚期PD患者中比较常见,可以由其他疾病引起,也可以是伴随骨关节病变所致。

2. 睡眠障碍　可表现为入睡困难、睡眠维持困难、日间过度嗜睡(EDS)、快速动眼期睡眠障碍(REM sleep behavior disorder)。

3. 精神障碍　近半数患者会出现抑郁,并常伴有焦虑、情感淡漠。15%~30%的PD患者在疾病的晚期发生认知障碍乃至痴呆,以及幻觉、妄想,其中以幻觉多见。

4. 自主神经障碍　自主神经症状较普遍,可见皮脂腺分泌亢进所致的"脂颜",汗腺分泌亢进致多汗,流涎(是口、咽、腭肌运动障碍引起咽下次数减少所致),消化道蠕动运动障碍引起的顽固性便秘,交感神经系统功能障碍所致的直立性低血压,血管反射性反应障碍为基础的四肢循环障碍等。有时发生自主神经危象:患者大汗淋漓、面部充血、心跳加快、情绪紧张及震颤加重。

案例11-1诊疗思路

主要依靠病史采集、临床症状、体征及病程,考虑PD,应需影像学检查排除继发性帕金森综合征。

辅助检查:除脑电图示偶见慢波和CT扫描示脑室对称性轻度扩大外,余无异常。

【辅助检查】

(1) 血常规、血液生化、尿常规、脑脊液常规等检查均无异常。

(2) 脑脊液中DA的代谢产物高香草酸(HVA)减少。

(3) 尿中HVA的排泄量也减少。

(4) CT、MRI检查也无特征性所见,仅在部分智力减退的患者可见脑萎缩。

(5) 脑电图上除基础波型稍呈慢波变化外,无明显变化。

(6) 正电子发射断层扫描(简称PET):是诊断PD最敏感的方法。应用特殊的示踪剂,如[^{18}F]-氟多巴等,与脑内DA受体和DA转运蛋白特异性结合的特性,探测器获得放射性核素的量和分布,其摄取量可间接反映黑质DA能神经元数目和病情的严重度,可以为早期诊断PD提供依据。

【诊断】

1. 符合PD的诊断

(1) 运动减少:启动随意运动的速度缓慢。疾病进展后,重复性动作的运动速度及幅度均降低。

(2) 至少存在下列1项特征:①肌肉僵直;②静止性震颤4~6Hz;③姿势不稳(非原发性视觉、前庭、小脑及本体感受功能障碍造成)。

2. 支持诊断PD必须具备下列3项或3项以上的特征　①单侧起病;②静止性震颤;③逐渐进展;④发病后多为持续性的不对称性受累;⑤对L-Dopa的治疗反应良好(70%~100%);⑥L-Dopa导致的严重的异动症;⑦L-Dopa的治疗效果持续5年或5年以上;⑧临床病程10年或10年以上。

3. 必须排除非PD　下述症状和体征不支持PD,可能为帕金森叠加症或继发帕金森综合征。①反复的脑卒中发作史,伴PD特征的阶梯状进展;②反复的脑损伤史;③明确的脑炎史和(或)非药物所致动眼危象;④在症状出现时,应用抗精神病药物和(或)DA耗竭药;⑤1个以上的亲属患病;⑥CT扫描可见颅内肿瘤或交通性脑积水;⑦接触已知的神经毒类;⑧病情持续缓解或发展迅速;⑨用大剂量L-Dopa治疗无效(除外吸收障碍);⑩发病3年后,仍是严格的单侧受累;⑪出现其他神经系统症状和体征,如垂直凝视麻痹、共济失调,早期即有严重的自主神经受累,早期即有严重的痴呆,伴有记忆力、言语和执行功能障碍,锥体束征阳性等。

【鉴别诊断】

1. 老年性震颤　具有下列特点可与PD鉴别:①震颤幅度小、频率快;②震颤出现于随意运动中;③肌张力不高;④用苯海索等药无效。

2. 特发性震颤　与PD的鉴别点为:①震颤以姿势性或运动性为特征,在随意运动时加重,静止时减轻;②约1/3的患者有家族史;③肌张力正常;④饮酒或用普萘洛尔治疗可使震颤显著减轻;⑤用苯海索等抗PD药无效。

3. 继发性帕金森综合征(Parkinsonism)　是指因药物、毒素、脑血管病变、脑炎、外伤等所致的继发性PD,以及其他神经变性疾病(症状性PD),有类似PD的临床表现。

(1) 脑炎后帕金森综合征:20世纪上半叶曾流行的甲型脑炎(即昏睡性脑炎),病后常遗留帕金森综合征,目前已罕见。近年报道病毒性脑炎患者可有帕金森样症状,但本病有明显感染症状。病情缓解后其帕金森样症状随之缓解,可与PD鉴别。

(2) 药物或中毒性帕金森综合征:神经安定剂

(酚噻嗪类及丁酰苯类)、利血平、甲氧氯普胺、α-甲基多巴、锂、氟桂利嗪等药物可诱发可逆性帕金森综合征,某些毒性物质如 MPTP、锰尘、二硫化碳也可引起帕金森综合征,或为严重一氧化碳中毒的后遗症,用药或毒物接触史可有助于鉴别。

(3) 血管性帕金森综合征:多发性脑梗死偶可致帕金森综合征,患者的高血压、动脉硬化及卒中史,以及假性球麻痹、腱反射亢进、病理征等可资鉴别。

4. 亨廷顿病 如运动障碍以肌强直、少动为主易被误认为 PD,有家族史或痴呆可助鉴别,遗传学检查可以确诊。

5. 肝豆状核变性 多于儿童或青少年发病,有肝病史或肝病体征,锥体外系症状,角膜 K-F 环,铜生化检查异常等。对可疑病例尤应检查有无角膜 K-F 环,血清铜、铜蓝蛋白、铜氧化酶活性降低,尿铜增加。

6. 多系统萎缩(MSA) 尤其是 MSA-P 型,临床表现为进行性小脑性共济失调、自主神经功能不全和帕金森综合征等症状。多数对 L-Dopa 治疗反应不佳,1/3 患者有效,但维持时间不长,且易出现异动症等不良反应。

7. 进行性核上性麻痹(PSP) 发生于中老年,隐袭起病、缓慢加重,除运动迟缓和肌强直外,震颤不明显,早期即有姿势步态不稳和跌倒,核上性眼肌麻痹(以垂直凝视不能最具特征),常有假性球麻痹及锥体束征;对 L-Dopa 反应差。

案例 11-1 分析总结

该患者为老年男性,主要表现为静止性震颤、四肢强直,行动迟缓,查体面具脸、双手呈搓丸样动作,肌张力呈齿轮样强直,走路慌张步态,受累肢体呈 L 或 N 型进展,为典型的 PD 的表现。该病主要表现为运动系统功能障碍,自主神经系统功能障碍在本病亦常见,表现为唾液腺和皮脂腺分泌增多,约 1/3 患者有肢体疼痛,患者常有不同程度的智力障碍,后期可呈严重痴呆。本病例也符合此特点,故考虑此临床诊断。

【治疗】 应该对 PD 的运动症状和非运动症状采取全面综合的治疗。治疗方法和手段包括药物治疗、手术治疗、运动疗法、心理疏导及照料护理等。药物治疗为首选,且是整个治疗过程中的主要治疗手段。用药原则应该以达到有效改善症状、提高工作能力和生活质量为目标。尽可能"早期诊断、早期治疗,以小剂量达到满意临床效果"。

1. 药物治疗 包括疾病修饰治疗药物和症状性治疗药物。疾病修饰治疗药物除了可能的疾病修饰作用外,也具有改善症状的作用;症状性治疗药物除了能够明显改善疾病症状外,部分也兼有一定的疾病修饰作用。根据临床症状严重度的不同,可以将 PD 的病程分为早期和中晚期,即将 Hoehn-Yahr 1~2.5 级定义为早期,Hoehn-Yahr 3~5 级定义为中晚期。

早期 PD 的治疗

(1) 抗胆碱能药:目前国内主要应用苯海索,剂量为 1~2mg,3 次/日。主要适用于伴有震颤的患者,而对无震颤的患者不推荐应用。对<60 岁的患者,要告知长期应用本类药物可能会导致其认知功能下降,所以要定期复查认知功能,一旦发现患者的认知功能下降则应立即停用;对≥60 岁的患者最好不应用抗胆碱能药。主要不良反应的中枢症状有不安、妄想、幻觉、精神错乱、记忆减退,周围症状有视物模糊(瞳孔扩大及睫状肌功能差引起)、口干(唾液分泌减少所致)、便秘、小便排出困难(括约肌功能障碍)和血管扩张。禁忌证:青光眼及前列腺肥大等。

(2) 金刚烷胺:可促进神经末梢释放 DA 和减少 DA 再摄取。对少动、强直、震颤均有轻度改善作用,早期患者可单独或与安坦合用。起始剂量 50mg,2~3 次/日,1 周后可增至 100mg,2~3 次/日,一般不宜超过 300mg/d,老年人剂量不宜超过 200mg/d。服药后 48~72h 可使症状改善。不良反应有不宁腿、神志模糊、下肢网状青斑、踝部水肿等,均较少见。肾功能不全、癫痫、严重胃溃疡、肝病患者慎用,哺乳期妇女禁用。

(3) 复方 L-Dopa(苄丝肼 L-Dopa、卡比多巴 L-Dopa):至今仍是治疗本病的最基本、最有效的药物。初始用量为 62.5~125.0 mg,2~3 次/日,根据病情而逐渐增加剂量至疗效满意和不出现副作用的适宜剂量维持,餐前 1h 或餐后 1.5h 服药。以往多主张尽可能推迟应用,因为早期应用会诱发异动症;现有证据提示早期应用小剂量(≤400mg/d)并不增加异动症的发生。复方 L-Dopa 常释剂具有起效快的特点,而控释剂维持时间相对长,但起效慢、生物利用度低,在使用时,尤其是 2 种不同剂型转换时需加以注意。不良反应:急性不良反应为恶心、呕吐、低血压,偶尔出现心律失常;迟发并发症,多在用药 4~5 年后出现,有症状波动、运动障碍(异动症)和精神症状等。闭角型青光眼、前列腺肥大、严重肝、肾功能不全者、精神病患者禁用,活动性消化道溃疡者慎用。

(4) DR 激动剂:目前大多推崇非麦角类 DR 激动剂为首选药物,尤其适用于早发型 PD 患者的病程初期。因为,这类长半衰期制剂能避免对纹状体突触后膜的 DR 产生"脉冲"样刺激,从而预防或减少运动并发症的发生。激动剂均应从小剂量开始,逐渐增加剂量至获得满意疗效而不出现副作用为止。DR 激动剂有 2 种类型,麦角类包括溴隐亭、培高利特、α-二氢麦角隐亭、卡麦角林和麦角乙脲;非麦角类包括普拉克索、罗匹尼罗、吡贝地尔、罗替戈汀和阿朴吗啡。麦角类 DR 激动剂目前已不主张使用。目前国内上市多年的非麦角类 DR 激动剂有①吡贝地尔缓释剂:初始剂量为50mg,每日1次,易产生副作用患者可改为25mg,每日2次,第2周增至50mg,每日2次,有效剂量为150mg/d,分3次口服,最大剂量不超过250mg/d。②普拉克索:有2种剂型,常释剂和缓释剂。常释剂的用法:初始剂量为0.125mg,每日3次(个别易产生副作用患者则为1~2次),每周增加0.125mg,每日3次,一般有效剂量为0.50~0.75mg,每日3次,最大剂量不超过4.5mg/d。缓释剂的用法:每日的剂量与常释剂相同,但为每日1次服用。即将上市的非麦角类DR激动剂有①罗匹尼罗:初始剂量为0.25mg,每日3次,每周增加0.75mg至每日3mg,一般有效剂量为每日3~9mg,分3次服用,最大日剂量为24mg。②罗替戈汀:初始剂量2mg,每日1次,每周增加2mg,一般有效剂量早期患者为每日6~8mg,中晚期患者为8~16mg。国内上市多年的麦角类激动剂有①溴隐亭:0.625mg,每日1次,每隔5天增加0.625mg,有效剂量3.75~5.00mg/d,分3次口服;②α-二氢麦角隐亭:2.5mg,每日2次,每隔5天增加2.5mg,有效剂量30~50mg/d,分3次口服。上述5种药物之间的剂量转换为:吡贝地尔:普拉克索:罗匹尼罗:溴隐亭:α-二氢麦角隐亭=100:1:5:10:60,因个体差异仅作为参考。不良反应与L-Dopa类似,不同之处是症状波动和运动障碍发生率低,而直立性低血压和精神症状发生率较高,错觉和幻觉常见,有精神病史患者禁用,近期心肌梗死、严重周围血管病和活动性消化性溃疡等是相对禁忌证。

(5)单胺氧化酶B(MAO-B)抑制剂:主要有司来吉兰和雷沙吉兰。司来吉兰(常释剂)的用法为2.5~5.0mg,每日2次,在早晨、中午服用,勿在傍晚或服上服用,以免引起失眠,或与维生素E2000U合用(DATATOP方案);口腔黏膜崩解剂的吸收、作用、安全性均好于司来吉兰常释剂,用量为1.25~2.50mg/d。雷沙吉兰的用量为1mg,每日1次,早晨服用。胃溃疡者慎用,禁与5-羟色胺再摄取抑制剂(SSRI)合用。不良反应有口干、胃纳减退和直立性低血压等,胃溃疡患者慎用。

(6)儿茶酚胺甲基转移酶(COMT)抑制剂:通过抑制L-dopa在外周代谢,维持L-dopa血浆浓度稳定,加速通过血-脑屏障,阻止脑胶质细胞内DA降解,增加脑内DA含量。与美多巴或息宁合用可增强后者疗效,减少症状波动反应,单独使用无效。①托卡朋(tolcapone):即答是美(tasmar),100~200mg口服,3次/日,不良反应有腹泻、意识模糊、运动障碍和转氨酶升高等,应注意肝脏不良反应;②恩托可朋(entacapone):即柯丹(comtan),200mg口服,每日5次为宜。

中晚期PD的治疗

中晚期PD,尤其是晚期PD的临床表现极其复杂,其中有疾病本身的进展,也有药物副作用或运动并发症的因素参与其中。对中晚期PD患者的治疗,一方面要继续力求改善患者的运动症状;另一方面要妥善处理一些运动并发症和非运动症状。

(1)运动并发症的治疗

1)症状波动(motor fluctuation):有两种形式:①疗效减退(wearing-off)或剂末恶化(end of dose deterioration):指每次用药的有效作用时间缩短,症状随血液药物浓度发生规律性波动,在下一次服药前1~2h症状恶化,再服药恶化的症状消失。处理可增加每日给药次数或每次服药剂量、改用控释剂等。②"开-关"现象(on-off phenomenon):指症状在突然缓解("开期")与加重("关期")之间波动,"开期"常伴多动,持续10min至3~4h,多见于病情严重者,发生机制不详,与服药时间、药物血浆浓度无关,处理困难,可试用减少L-Dopa的剂量,增加DA受体激动剂。

2)运动障碍(dyskinesia):亦称异动症,常表现为头面部不自主运动、躯干扭转、四肢呈舞蹈样、手足徐动症的不自主运动,常出现在服药2~3h后。有时表现为单调刻板的不自主动作或肌张力障碍。主要有三种形式:①剂峰运动障碍(peak-dose dyskinesia):常出现在血液药物浓度高峰期(用药1~2h),与用药过量或DA受体超敏有关,减少复方L-dopa单次剂量可减轻多动现象,晚期患者需同时加用DA受体激动剂。②双相运动障碍(biphasic dyskinesia):在剂峰和剂末均可出现,机制不清,治疗较困难;可尝试增加复方L-dopa每次用药剂量及服药次数或加用DA受体激动剂。③肌张力障碍:常表现为足或小腿痛性肌痉挛,多发生于清晨服药之前,可在睡前服用复方L-dopa控释剂或长效DA受体激动剂,或在起床前服用弥散型美多巴或标准片。

(2)姿势平衡障碍的治疗:姿势平衡障碍是PD患者摔跤的最常见原因,易在变换体位如转身、起身和弯腰时发生,目前缺乏有效的治疗措施,调整药物剂量或添加药物偶尔奏效。主动调整身体重心、踏步走、大步走、听口令、听音乐或拍拍子行走或跨越物体(真实的或假想的)等可能有益。必要时使用助行器甚至轮椅,做好防护。

(3)非运动症状的治疗

1)感觉障碍的治疗:目前尚无明确措施能够改善嗅觉障碍。疼痛或麻木在PD尤其在晚期PD患者中比较常见,可以由其疾病引起,也可以是伴随骨关节病变所致,如果抗PD药物治疗"开期"疼痛或麻木减轻或消失,"关期"复现,则提示由PD所致,可以调整治疗以延长"开期"。反之,则由其他疾病或其他原因引起,可以选择相应的治疗措施。对伴有RLS的PD患者,在入睡前2h内选用DR激动剂如普拉克索治疗十分有效,或给予复方L-Dopa也可奏效。

2)睡眠障碍的治疗:频繁觉醒可能使得震颤在浅睡眠期再次出现,或者由于白天服用的DA能药物浓度在夜间已耗尽,患者夜间不能运动而导致翻身困难，或者夜尿增多。如果与夜间的PD症状相关，加用L-Dopa控释剂、DR激动剂或COMT抑制剂则会有效。如果正在服用司来吉兰或金刚烷胺，尤其在傍晚服用者，首先需纠正服药时间，司来吉兰需在早晨、中午服用，金刚烷胺需在下午4点前服用；若无明显改善，则需减量甚至停药，或选用短效的镇静安眠药。对RBD患者可睡前给予氯硝西泮，一般0.5mg就能奏效。EDS可能与PD的严重程度和认知功能减退有关，也可与抗PD药物DR激动剂或L-Dopa应用有关。如果患者在每次服药后出现嗜睡，则提示药物过量，将用药减量会有助于改善EDS；也可予L-Dopa控释剂代替常释剂，可能会有助于避免或减轻服药后嗜睡。

3）精神障碍的治疗：首先需要甄别患者的精神障碍是由抗PD药物诱发，还是由疾病本身导致。若为前者则需根据易诱发患者精神障碍的几率而依次逐减或停用如下抗PD药物，包括有抗胆碱能药、金刚烷胺、MAO-B抑制剂、DR激动剂；若采取以上措施患者的症状仍然存在，考虑对症用药改善抑郁和焦虑及精神症状。

4）自主神经功能障碍的治疗：对于便秘，摄入足够的液体、水果、蔬菜、纤维素和乳果糖（10～20g/d）或其他温和的导泻药物能改善便秘症状，如乳果糖、龙荟丸、大黄片、番泻叶等；也可加用胃蠕动药，如多潘立酮、莫沙必利等。需要停用抗胆碱能药并增加运动。对泌尿障碍中的尿频、尿急和急迫性尿失禁的治疗，可采用外周抗胆碱能药，如奥昔布宁、溴丙胺太林、托特罗定和莨菪碱等；而对逼尿肌无反射者则给予胆碱能制剂（但需慎用，因会加重PD的运动症状），若出现尿潴留，应采取间歇性清洁导尿，若由前列腺增生肥大引起，严重者必要时可行手术治疗。位置性低血压患者应增加盐和水的摄入量；睡眠时抬高头位，不要平躺；可穿弹力裤；不要快速地从卧位或坐位起立；首选α-肾上腺素能激动剂米多君治疗，且疗效最佳；也可使用选择性外周DA受体拮抗剂多潘立酮。

2. 外科治疗　手术方法主要有神经核毁损术和脑深部电刺激术（DBS），DBS因其相对微创、安全和可调控性而作为主要选择。手术靶点包括苍白球内侧部、丘脑腹中间核和丘脑底核。

3. 康复与运动疗法　康复与运动疗法对PD症状的改善乃至对延缓病程的进展可能都有一定的帮助。PD患者多存在步态障碍、姿势平衡障碍、语言和（或）吞咽障碍等，可以根据不同的行动障碍进行相应的康复或运动训练。如健身操、太极拳、慢跑等运动；进行语言障碍训练、步态训练、姿势平衡训练等。

4. 心理疏导　PD患者多存在抑郁等心理障碍，抑郁可以发生在PD运动症状出现前和出现之后，是影响患者生活质量的主要危险因素之一，同时也会影响抗PD药物治疗的有效性。因此，对PD的治疗不仅需要关注改善患者的运动症状，而且要重视改善患者的抑郁等心理障碍，予以有效的心理疏导和抗抑郁药物治疗并重，从而达到更满意的治疗效果。

5. 照料护理　对PD患者除了专业性的药物治疗以外，科学的护理对维持患者的生活质量也是十分重要的。科学的护理往往对于有效控制病情、改善症状起到一定的辅助治疗作用；同时也能够有效地防止误吸或跌倒等可能意外事件的发生。

【预后】　PD是一种慢性进展性疾病，目前尚无根治方法，本身不是一种致命的疾病，一般不影响寿命。随着治疗方法和水平的不断创新和提高，越来越多的患者能终身维持高水平的运动机能和生活质量。当然，如果患者没有得到及时和合理的治疗，很容易导致身体机能下降，甚至生活不能自理，最后卧床不起，出现各种并发症，如肺炎、泌尿系感染等而缩短寿命。

第三节　小舞蹈病

案例 11-2

患者，女性，12岁。因“性格改变3个月，加重伴有面部、手足不自主动作10天”入院。于入院前3个月家人发现患者性格发生变化，平素很温顺的孩子变得很暴躁，经常与同学打架，上课时注意力不集中，学习成绩下降，情绪不稳，焦虑不安。无肢体活动异常，一直未引起注意。10天前患者开始出现面部、手足不自主动作，尤以面部及上肢明显，表现挤眉弄眼、撅嘴、吐舌、扮鬼脸等，上肢各关节出现交替伸直、屈曲、内收等动作，不能控制，且在情绪紧张时加重，睡眠后消失。4个月前患风湿性关节炎。家族中无类似疾病患者。神经系统检查：神志清楚，言语流利，脑神经检查不能配合，可见挤眉弄眼、撅嘴、吐舌及四肢不自主舞蹈样运动。四肢肌力稍差，肌张力减低，未引出病理征。

问题：

1. 该患者得的是什么病？有何临床特征？
2. 应与哪些疾病鉴别？

小舞蹈病（choreaminor，CM）又称风湿性舞蹈病或Sydenham舞蹈病，由Sydenham（1684）首先描述，是风湿热在神经系统的常见表现。本病多见于儿童和青少年，其临床特征为不自主的舞蹈样动作、肌张力降低、肌力减弱、自主运动障碍和情绪改变。本病可自愈，但复发者并不少见。

【病因与发病机制】　本病的发病与A型β-溶血性链球菌感染有关，属自体免疫性疾病。约30%的病例在风湿热发作或多发性关节炎后2～3个月发病，通常无近期咽痛或发热史,部分患者咽拭子培养A型溶血性链球菌阳性;血清可检出抗神经元抗体,与尾状核、丘脑底核等部位神经元抗原起反应,抗体滴度与本病的转归有关,提示可能与自身免疫反应有关。本病好发于围青春期,女性多于男性,一些患者在妊娠或口服避孕药时复发,提示与内分泌改变也有关系。

【病理】 病理改变主要是黑质、纹状体、丘脑底部及大脑皮质可逆性炎性改变和神经细胞弥漫性变性,神经元丧失和胶质细胞增生。有的病例可见散在动脉炎、栓塞性小梗死。90%的尸解病例可发现风湿性心脏病证据。

【临床表现】

(1) 发病年龄多在5~15岁,女性多发,男、女之比约为1:2。

(2) 大多数为亚急性或隐袭起病,少数可急性起病。大约1/3的病例舞蹈症状出现前2~6个月或更长的时间内有β-溶血性链球菌感染史,曾有咽喉肿痛、发热、多关节炎、心肌炎、心内膜炎、心包炎、皮下风湿结节或紫癜等临床症状和体征。

(3) 早期症状常不明显,不易被察觉。患儿表现为情绪不稳、焦虑不安、易激动、注意力分散、学习成绩下降、动作笨拙、步态不稳、手中物品时常坠落,行走摇晃不稳等。其后症状日趋明显,表现为舞蹈样动作和肌张力改变等。

(4) 舞蹈样动作:常常可急性或隐袭出现,常为双侧性,可不规则,变幻不定,突发骤止,约20%患者可偏侧甚至更为局限。在情绪紧张和做自主运动时加重,安静时减轻,睡眠时消失。常在2~4周内加重,3~6个月内自行缓解。

1) 面部最明显,表现挤眉弄眼、撅嘴、吐舌、扮鬼脸等,变幻莫测。

2) 肢体表现为一种快速的不规则无目的的不自主运动,常起于一肢,逐渐累及一侧或对侧,上肢比下肢明显,上肢各关节出现交替伸直、屈曲、内收等动作,下肢步态颠簸、行走摇晃、易跌倒。

3) 躯干表现为脊柱不停地弯、伸或扭转,呼吸也可变得不规则。

4) 头颈部的舞蹈样动作表现为摇头耸肩或头部左右扭转。伸舌时很难维持,舌部不停地扭动,软腭或其他咽肌的不自主运动可出现构音、吞咽障碍。

(5) 体征

1) 肌张力及肌力减退,膝反射常减弱或消失。肢体软弱无力,与舞蹈样动作、共济失调一起构成小舞蹈病的三联征。

2) 旋前肌征:由于肌张力和肌力减退导致患者举臂过头时,手掌旋前。

3) 舞蹈病手姿(choreic hand):当手臂前伸时,因张力过低而呈腕屈、掌指关节过伸,伴手指弹钢琴样小幅舞动。

4) 挤奶妇手法(milkmaid grip),或称盈亏征(wax-waning sign):若令患者紧握检查者第二、三手指时,检查者能感到患者的手时紧时松,握力不均,时大时小。

5) 约1/3患者会有心脏病征,包括风湿性心肌炎、二尖瓣回流或主动脉瓣关闭不全。

(6) 精神症状:可有失眠、躁动、不安、精神错乱、幻觉、妄想等精神症状,称为躁狂性舞蹈病。有些病例精神症状可与躯体症状同样显著,以致呈现舞蹈性精神病。随着舞蹈样动作消除,精神症状很快缓解。

案例11-2诊疗思路

主要依据儿童或青少年起病、发病前有风湿热或链球菌感染史、亚急性或急性起病的舞蹈症,伴肌张力低下、肌无力和(或)精神症状应考虑小舞蹈病。合并其他风湿热表现及自限性病程可进一步支持诊断。

辅助检查:头部CT示尾状核区低密度灶;头部MRI可见尾状核、苍白球、壳核增大。

【辅助检查】

(1) 血清学检查:白细胞增加,血沉加快,C反应蛋白效价提高,黏蛋白增多,抗链球菌溶血素"O"滴度增加;由于小舞蹈病多发生在链球菌感染后2~3个月,甚至6~8个月,故不少患者发生舞蹈样动作时链球菌血清学检查常为阴性。

(2) 咽拭培养:检查可见A型溶血型链球菌。

(3) 脑电图:无特异性,常为轻度弥漫性慢活动。

(4) 影像学检查:部分患者头部CT可见尾状核区低密度灶及水肿,MRI显示尾状核、壳核、苍白球增大,T_2加权像显示信号增强,PET可见纹状体呈高代谢改变,但症状减轻或消失后可恢复正常。

【诊断】 凡学龄期儿童有风湿病史和典型舞蹈样症状,结合实验室及影像学检查通常可以诊断。

【鉴别诊断】 见表11-1。

表11-1 常见舞蹈病鉴别要点

	小舞蹈病	亨廷顿病	肝豆状核变性	偏侧舞蹈症
病因	风湿热	常染色体显性遗传	遗传性铜代谢障碍	脑卒中、脑瘤
发病年龄	大多数为5~15岁	30岁以后	儿童、青少年	成年

续表

	小舞蹈病	亨廷顿病	肝豆状核变性	偏侧舞蹈症
临床特征	全身或偏侧不规划舞蹈，动作快	全身性舞蹈、手足徐动、动作较慢	舞蹈，手足徐动、震颤、肌张力障碍等症状均出现	偏侧舞蹈样运动
	肌张力低、肌力减退	慢	角膜 K-F 色素环	有不完全偏瘫
	情绪不稳定，性格改变可有心脏受损征象	进行性痴呆	精神障碍 肝脏受损征	
治疗	抗链球菌感染(青霉素)肾上腺皮质激素	氯丙嗪、氟哌啶醇	排铜用 D-青霉胺口服，口服硫酸锌减少铜吸收	治疗原发病对症用氟哌啶醇
	氟哌啶醇、氯丙嗪、苯巴比妥		对症用氟哌啶醇	

案例 11-2 分析总结

该患者为 12 岁女孩，早期表现为性格改变及注意力不集中，以后逐渐出现挤眉弄眼及肢体不自主地伸直、屈曲、内收等动作。体格检查：四肢肌张力低，无其他阳性体征。此种表现考虑为舞蹈样动作，为双侧纹状体特别是尾状核的病变所致，结合头部 CT 及 MRI 检查可以证实。病变性质因未发现有感染中毒等任何原因，且年龄较小，亚急性起病，故诊断为小舞蹈病。小舞蹈病又称为风湿性舞蹈病，多发于女性，年龄多在 5～15 岁儿童，多在病前 1～6 个月有 A 型溶血性链球菌感染的病史。本病例在发病前 4 个月患风湿性关节炎，更支持该诊断。

【治疗】

1. 一般处理　急性期应卧床休息，保持环境安静，避免强光或其他刺激，给予足够的营养支持。

2. 病因治疗　确诊本病后，无论病症轻重，均应使用青霉素或其他有效抗生素治疗，10～14 天为一疗程。同时给予水杨酸钠或泼尼松，症状消失后再逐渐减量至停药，目的是最大限度地防止或减少本病复发，并控制心肌炎、心瓣膜病的发生。

(1) 抗生素：青霉素，首选 40～80 万 U，每日 1～2 次，两周一疗程，也可用红霉素、头孢菌素类药物治疗。

(2) 阿司匹林：0.1～1.0g，每日 4 次，小儿按 0.1g/kg 计算，症状控制后减量，维持 6～12 周。

(3) 激素：风湿热症状明显时，泼尼松每日 10～30mg，分 3～4 次口服。

3. 对症治疗

(1) 首选氟哌啶醇 0.5mg 开始，每日口服 2～3 次，以后逐渐加量。

(2) 氯丙嗪：12.5～50mg，每日 2～3 次。

(3) 苯巴比妥：0.015～0.03g，每日 2～4 次。

(4) 地西泮：2.5～5mg，每日 2～4 次。

【预后】　本病预后良好，可完全恢复而无任何后遗症状，大约 20% 的病例死于心脏并发症，35% 的病例数月或数年后复发。个别病例舞蹈症状持续终生。

第四节　肝豆状核变性

案例 11-3

患者，女性，22 岁。因"双上肢抖动、发音困难半年"入院。患者于半年前出现表情淡漠，反应迟钝，记忆力和计算力下降，失眠，并逐渐出现双上肢不自主抖动，动作笨拙不灵，写字时尤为明显，字迹歪斜；行走缓慢，步子小，双上肢不摆动；同时发现说话口齿不清，流涎，逐渐加重，渐至不语。既往 1 年前曾患"肝炎"，3 年前无故停经，结婚 1 年未孕。家族中无特殊病史。体格检查：肝肋下扪及，中等硬度。双下肢轻度水肿。神志清楚，表情呆板，问话不语，反应迟钝，有强哭强笑征。双软腭抬举力弱，咽反射迟钝。四肢肌力正常，肌张力增高，两手轻微动作性震颤，步态欠稳，上肢无自然摆动。四肢腱反射活跃，余未见异常。裂隙灯检查：双角膜后弹性层明显 K-F 环。

问题：

1. 该患者得的是什么病？临床特征是什么？
2. 应与哪些疾病鉴别？
3. 简述治疗原则。

肝豆状核变性（hepatolenticular degeneration，HLD）又名 Wilson 病（WD），由 Wilson（1912）首先报道和描述，为一种常染色体隐性遗传性疾病，是由于铜代谢障碍所致大量铜沉积在肝、脑、角膜、肾等器官而引起的相应器官功能障碍。其典型临床表现为进行性加重的锥体外系疾病、精神智能障碍、肝肾功能异常和角膜色素环(kayser-fleischer ring,K-F环),以及血清铜蓝蛋白(ceruloplasmin,CP)降低。发病率为(0.5~3)/10万,无明显种族和地区差异。

【病因】 Wilson病基因位于13q14-21区,于1993年被克隆。基因突变后其编码蛋白产物的氨基酸序列及空间构象发生变化,导致铜代谢障碍。在肝脏和肾脏表达的铜转运P型ATP酶,有位于高尔基网和线粒体的两种蛋白形式。如果突变范围大,破坏了基因的功能,发病较早。相反,如果基因突变仅仅降低了铜的转运功能,则发病较晚。

在正常情况下,膳食中的铜经肠道吸收入血液,与白蛋白暂时结合为循环铜,这些铜进入肝脏时与巯基蛋白和铜蓝蛋白等含铜蛋白结合,肝内铜主要经铜蓝蛋白形式再进入血液,约占血清铜的95%。大部分摄入的铜经溶酶体排入胆汁,再经肠道排出体外,只有小部分铜经肾脏排出,从而保持着体内的铜代谢平衡。

HLD时,由于体内铜经胆汁的转运能力降低和铜蓝蛋白形成障碍,铜与铜蓝蛋白的结合速度变慢,使血清中过多的游离铜沉积于肝内,进而经血液循环发生铜的再分配,铜在脑、肾、角膜和红细胞中大量沉积,进而出现相应部位或器官受损的临床征象。此外HLD的发病与离子代谢障碍也有关。

【病理】 病理改变主要累及肝、脑、肾和角膜等,肝细胞脂肪变性,含铜颗粒增加,线粒体变致密、线粒体嵴消失,粗面内质网断裂,多数肝细胞灶性坏死和纤维增生,最终导致结节性坏死性肝硬化。脑部壳核病变明显,苍白球及尾状核其次,大脑皮质亦可受侵,神经元显著减少或完全脱失,轴突变性和星形胶质细胞增生,角膜边缘后弹力层及内皮细胞质内有棕黄色细小铜颗粒沉积形成K-F环。铜离子可沉积在近段肾小管及肾小球,导致肾小管重吸收功能障碍。

【临床表现】

1. 发病年龄 多为青少年起病,少数可至成年才出现症状,本病在5~60岁间均可发病,但以20岁前发病者多见。男女发病机会均等。

2. 首发症状 以神经、精神症状为首发症状者占70%。以肝脏症状起病者平均年龄约11岁,以神经症状起病者平均年龄约19岁;少数患者可以急性溶血性贫血、皮下出血、鼻出血、关节病变、肾损害及精神障碍为首发症状。

3. 家族史 大约1/3的病例有阳性家族史。

4. 病程 多数起病缓慢,少数可由于外伤、感染或其他原因而呈急性发病。若不经治疗,症状缓慢进展。

5. 神经精神系统损害 主要为PD样少动、强直症状、肌张力障碍和小脑共济失调等锥体外系症状。症状常缓慢发展,可有阶段性缓解或加重,也有进展迅速者,特别是年轻患者。

(1)震颤和强直是最常见的早期临床表现,震颤可为意向性或姿势性,亦可为静止性,但以一侧上臂为主的扑翼样震颤最多见。强直和痉挛可累及所有肌肉,咽喉部的肌肉受累时可出现言语障碍和吞咽困难。

(2)20岁之前起病常以肌张力障碍、帕金森综合征为主,老年起病者常表现震颤、舞蹈样动作。

(3)精神症状包括头昏、头痛、失眠、注意力涣散和情绪不稳等脑衰弱症状群、情感障碍、幻觉、妄想、思维及人格障碍等。类似双相性精神病和精神分裂症的临床表现,部分病例有认知功能障碍,学习能力降低和皮质下痴呆。

(4)小脑损害导致共济失调和语言障碍。

(5)下丘脑损害产生肥胖、持续高热及高血压。

(6)少数病例可有锥体系统表现如腱反射亢进、病理反射和假性延髓麻痹或痫性发作等。

6. 肝脏损害 肝脏损害常表现为急性肝炎、慢性肝炎和肝硬化,偶尔可见到以暴发性肝炎起病的病例。

(1)大多表现为非特异性的慢性肝病综合征:倦怠、无力、食欲不振、肝区疼痛、肝肿大或缩小、脾肿大及脾功能亢进、黄疸、腹水、蜘蛛痣、食管静脉曲张破裂出血及肝昏迷等。部分患者有慢性活动性肝炎,少数患者表现无症状性肝、脾肿大,或转氨酶持续升高而无任何肝症状。

(2)肝脏损害所致激素代谢异常,导致内分泌紊乱,出现青春期延迟、月经不调或闭经,男性可出现乳房发育等。

(3)极少数患者以急性肝衰竭和急性溶血性贫血起病,可能由于肝细胞内的铜向溶酶体转移过快,引起溶酶体损害,导致肝细胞大量坏死,大量的铜从坏死肝细胞中释放,进入血液,造成溶血性贫血,这类患者多于短期内死亡。

7. K-F环 是本病的特征性表现,见于几乎所有已有神经系统症状的患者(图11-5)。由铜沉积于角膜后弹力层所致,绝大多数见于双眼,个别见于单眼,此环宽1~3mm,呈绿褐色或金褐色,位于角膜边缘,

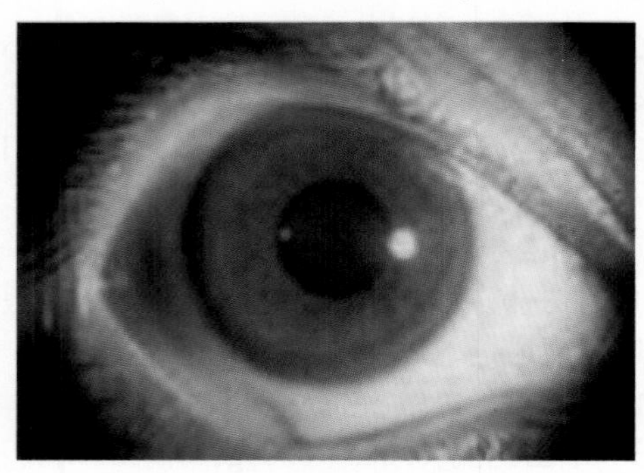

图11-5 Wilson病K-F环

明显时肉眼可见,早期需借助裂隙灯才能发现。少数患者可出现晶体浑浊、白内障、暗适应下降及瞳孔对光反应迟钝等。

8. 肾脏损害　因肾小管重吸收功能障碍,可出现肾性糖尿、氨基酸尿及蛋白尿等。少数患者还可发生肾小管性酸中毒。由于钙、磷代谢障碍,多有骨质疏松、脱钙,可呈佝偻病样改变。

9. 其他　部分患者有皮肤色素沉着,尤以面部及双小腿伸侧明显。

案例 11-3 诊疗思路

根据青少年起病、典型的锥体外系症状、肝病体征、角膜 K-F 环和阳性家族史等诊断 HLD 不难。需通过血清铜蓝蛋白的检测、头颅 CT 及 MRI 等影像学检查证实。对于诊断困难者,应争取肝脏穿刺做肝铜检测。

辅助检查:肝脾超声波显示肝前中段较密,上界为第 5 肋,肋下未及,上下径正常范围,剑突下 11.5cm,厚 1cm。肝扫描显示肝显影欠佳,上界于第 4 肋骨,肝影不大,放射性分布欠均匀,整个肝影有散在斑点及斑片状稀疏影,提示肝弥漫性病变。实验室检查示肝功能轻度异常,总蛋白减低,白、球蛋白比例倒置。血清蛋白电泳显示 γ-球蛋白高于正常。尿铜 260μg/24h,血清铜蓝蛋白 0.05g/L。

【实验室检查】

1. 血清铜和铜蓝蛋白(CP)水平　降低,血清 CP<0.2g/L(正常值 0.26~0.36g/L),CP 氧化酶活力<0.2 光密度(正常值 0.2~0.532 光密度),通常 24h 尿铜排泄增加>200μg/24h(正常<50μg/24h),是本病重要的诊断依据。血清铜蓝蛋白水平与疾病的严重程度不成正比,且治疗后也不随病情的好转而升高。故其仅作为诊断指标,不能作为病情或疗效的监测。

2. 肝肾功能检查　可表现为不同程度的肝功能异常甚至肝硬化,以及肾小管损伤所致的氨基酸尿症。肝脏活检显示大量铜过剩。以锥体外系症状为主的患者,早期可无肝功能异常。

3. 影像学检查　CT 显示双侧豆状核区低密度,大脑皮质萎缩;MRI 可见 T_1 低信号、T_2 高信号(图 11-6)。约 96% 患者骨关节 X 线平片可见骨质疏松、骨关节炎或骨软化等。

4. 基因诊断　限制性片段长度多态性分析、微卫星标记分析、半巢式 PCR-酶切分析、荧光 PCR 法等,用于症状前诊断、产前诊断及检出杂合子。

【诊断】　主要根据四条标准:①肝病史或肝病征/锥体外系体征;②血清 CP 显著降低和(或)肝铜增高和(或)尿排铜量升高;③角膜 K-F 环;④阳性家族史。符合①②③或①②④为确诊的 WD;符合①③④为很可能的典型 WD;符合②③④为很可能的症状前 WD;如符合 4 条中 2 条为可能的 WD。

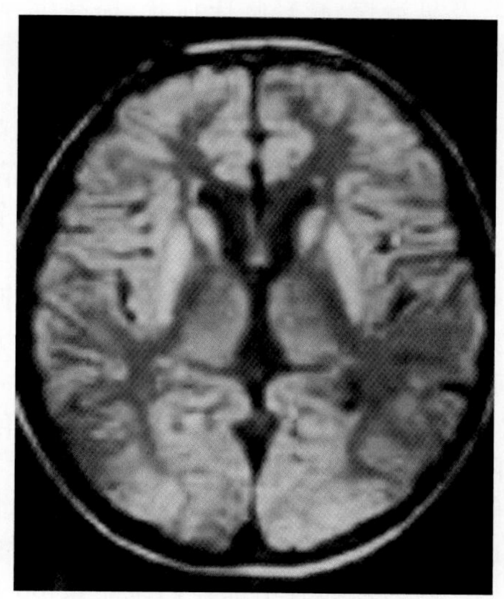

图 11-6　双侧豆状核 T_2 高信号

【鉴别诊断】

1. PD　此病起病年龄晚,有基底核损害的其他症状,小脑症状缺如,无 K-F 环及铜代谢障碍的化验异常。

2. 老年性痴呆　不具有痴呆的 HLD 及锥体外系体征、K-F 环。

3. HLD 的暴发性肝炎与其他暴发性肝炎的鉴别要点

(1) 本病发病年龄轻。

(2) 有典型的溶血表现。

(3) 转氨酶仅轻度升高。

(4) 在明显的高胆红素血症的情况下 AKP 始终保持低值。

(5) 本病具有铜代谢障碍相关的化验检查。

4. 风湿性舞蹈病

(1) 风湿性舞蹈病具有风湿病的症状,如发热,关节与心脏的损害,血沉快及其他实验室检查异常。

(2) 无 K-F 角膜环。

案例 11-3 分析总结

该患者为年轻女性,缓慢起病,主要表现为双手动作性震颤、肌张力增高、步态欠稳准等锥体外系受损的表现及反应迟钝、问话不语,有强哭强笑征等大脑皮质及基底核受损的表现。辅助检查:肝脏超声波检查及肝功改变提示肝脏同时受累,发现角膜 K-F 环为本病的特征性诊断依据之一。HLD 诊断明确。

【治疗】　治疗的基本原则是低铜饮食,减少铜的吸收,增加铜的排出。治疗愈早愈好,对症状前期患者也需及早治疗，减轻临床症状，提高生存质量。主要的治疗方法有以下几种。

1. 增加铜的排出

（1）D-青霉胺（D-penicillamine）：为本病的首选药物，是铜的螯合剂，促使铜自组织沉积部位清除，在肝中可与铜形成无毒复合物，消除游离状态铜的毒性。应尽早用药，但需终生用药。尿铜排除量与用药量有正相关关系，但长期应用可使排铜量逐渐减少。开始治疗时 0.125～0.250g，2～3 次/日，然后逐渐加量，可间日增加 0.125～0.250g，每日可达 1～3g，分82～4次口服，儿童每日 20mg/kg，分 3 次服。有恶心、食欲下降、发热、淋巴结肿大、关节痛、血小板和白细胞减少等不良反应，可伴再生障碍性贫血、急性淋巴细胞白血病、类风湿性关节炎和红斑狼疮、肾病综合征等疾病。因为该药有增加体内维生素 B6 从尿排除，导致维生素 B6 缺乏症的可能，故应同时加服维生素 B620～30mg/d。通常服药 3 个月左右症状改善，严重病例需服药 1 年左右才能显示明显的效果，此后仍需继续治疗，可采用间歇疗法。服用前应做青霉素皮试，对青霉胺过敏者，应从更小剂量开始，进行脱敏疗法，逐渐增加剂量。

（2）三乙基四胺双盐酸盐：是一种与青霉胺相似的另一种螯合剂，具有排铜作用，不良反应较小，但疗效不如青霉胺好，对青霉胺失效或过敏者可选用 400～800mg，3 次/日，餐前口服，但药源困难，价格昂贵。

（3）二巯基丙磺酸钠（DMPS）：是我国特有的强排铜药，具有水溶性好及高效低毒等特点，排铜机制在于其含有两个巯基，平均排铜作用是青霉胺的 3 倍，是治疗神经型及暴发型等重症患者的理想选择。不良反应包括发热、皮疹、出血倾向及白细胞和血小板减少，停药后即可恢复。二巯基丙磺酸钠可与青霉胺联合应用或用于暂时不适合口服青霉胺的患者的替代治疗，初步临床应用发现二巯基丙磺酸钠对 WD 患者疗效显著，然而至今缺乏大样本的临床试验证实其确切疗效。

2. 减少铜的吸收

（1）低铜高蛋白膳食：餐具勿用铜制品，少吃含铜量高的食品，如坚果类（核桃等）、巧克力、豌豆、蚕豆、玉米、香菇、贝壳和螺类、蜜糖、动物肝和血等；高氨基酸、高蛋白饮食能促进尿铜排泄。

（2）硫酸锌：200mg，3 次/日，或醋酸锌 50mg，3 次/日或铵四硫代钼酸盐（ammoniumtetrathiomolybdate）300mg/d，分次服用。锌制剂是该病维持治疗的最适药物，亦可用于体内已有过多的铜沉积，但尚未出现症状者的治疗。

3. 症状性治疗 目的是控制神经精神症状。有震颤和强直者可选用安坦（1～2mg，3 次/日）或金刚烷胺（0.1g，3 次/日）；症状明显者可用美多巴和息宁；有精神症状者可选用氟哌啶醇、舒必利等；智力减退可用促智药等。无论有无肝功能损害均应选用肝泰乐、肌苷和维生素 C 等护肝治疗；肌张力异常者可加用 L-Dopa，有睡眠障碍者，可选用地西泮、氯硝西泮等。

4. 手术治疗 严重脾功能亢进可导致长期白细胞和血小板显著减少，常易出血和感染，青霉胺也可使白细胞和血小板降低，这类患者可行脾切除术，治疗无效的严重病例也可考虑肝移植。肝移植可改善临床症状和肝脏功能，可使 K-F 环消失，铜蓝蛋白恢复正常。对常规治疗效果不佳或有肝硬化者，可酌情选用。

【预后】 早期发现早期治疗者效果好，近期的生存率与相同年龄的正常人基本相同。

第五节 肌张力障碍

案例 11-4

患者，男性，11 岁。第一胎第一产，足月顺产，生后生长发育正常，1 周岁学说话，能叫爸爸、妈妈，但发音较单调，于 1 岁 3 个月开始出现双下肢屈曲、扭转、扶站时足底一侧着地，随着年龄增加躯干及四肢常出现阵发性扭转痉挛，头歪向一侧，颈斜，左右肩高低不平成螺旋状旋转运动，时而出现挤眉弄眼，嘴歪和伸舌等不自主动作，当手提物、持笔写字或摄食时出现不自主痉挛和颤动，语言含糊不清，痉挛发作时全身肌张力增高，停止时则正常，当注意力集中或情绪紧张时以上症状加剧，在安静或入睡时间症状则消失，现能坚持上学，智能正常，父母非近亲婚配。家族史：其父 46 岁，于 13 岁时逐渐出现扭转痉挛。体格检查：智能正常，步态不稳，走路时左右颠跛，站立时躯体倾斜右侧，双上肢扭转，双下肢屈曲，足底一侧着地，头颈斜歪右侧，脊柱扭转，以躯干为轴的扭转痉挛，几乎成螺旋形的运动姿态，说话吐字不清，拿筷子进食或持笔写字时，手出现不自主抖动，强迫性痉挛，字不成体，肌张力高，腱反射亢进，余无异常。

问题：

1. 该患者得的是什么病？诊断依据是什么？
2. 应与哪些疾病鉴别？
3. 简述治疗原则。

肌张力障碍（dystonia）是主动肌和拮抗肌收缩不协调或过度收缩引起的以肌张力异常动作和姿势为特征的运动障碍疾病。在锥体外系疾病中较为多见，仅次于 PD。根据病因可分为特发性和继发性；按肌张力障碍发生部位可分为局限性、节段性、偏身性和全身性;依起病年龄可分为儿童型、少年型和成年型。

【病因及发病机制】 特发性扭转性肌张力障碍(idiopathic torsion dystonia)迄今病因不明,可能与遗传有关,可为常染色体显性(30%～40%外显率)、常染色体隐性或X连锁隐性遗传,显性遗传的缺损基因DYT1已定位于9号常染色体长臂9q32-34,编码一种ATP结合蛋白扭转蛋白A(torsin A),有些病例可发生在散发的基础上。环境因素如创伤或过劳等可诱发特发性肌张力障碍基因携带者发病,如口-下颌肌张力障碍病前有面部或牙损伤史,一侧肢体过劳可诱发肌张力障碍如书写痉挛、乐器演奏家痉挛、打字员痉挛和运动员肢体痉挛等。

继发性肌张力障碍是纹状体、丘脑、蓝斑、脑干网状结构等病变所致,如肝豆状核变性、核黄疸、神经节苷脂沉积症、苍白球黑质红核色素变性、进行性核上性麻痹、特发性基底核钙化、甲状旁腺功能低下、中毒、脑血管病变、脑外伤、脑炎、药物(L-Dopa、酚噻嗪类、丁酰苯类、甲氧氯普胺)诱发等。

【病理】 特发性扭转痉挛可见非特异性病理改变,包括壳核、丘脑及尾状核小神经元变性,基底核脂质及脂色素增多。继发性扭转痉挛病理学特征随原发病不同而异;痉挛性斜颈、Meige综合征、书写痉挛和职业性痉挛等局限性肌张力障碍病理上无特异性改变。

【临床类型及表现】

1. 扭转痉挛(torsionspasm) 是全身性扭转性肌张力障碍,以四肢、躯干或全身剧烈而不随意的扭转动作和姿势异常为特征。发作时肌张力增高,扭转痉挛终止后肌张力正常或减低,故也称变形性肌张力障碍。按病因可分为特发性和继发性两型。

(1) 特发性扭转性肌张力障碍:儿童期起病的肌张力障碍,通常有家族史,出生及发育史正常,多为特发性。症状常自一侧或两侧下肢开始,逐渐进展为广泛不自主扭转运动和姿势异常,导致严重功能障碍。

(2) 继发性扭转性肌张力障碍:成年期起病的肌张力障碍,多为散发,可查到病因。症状常自上肢或躯干开始,约20%的患者最终发展为全身性肌张力障碍,一般不发生严重致残。体检可见异常运动、姿势,如手臂过度旋前、屈腕、指伸直、腿伸直和足跖屈内翻,躯干过屈或过伸等,以躯干为轴扭转最具特征性;可出现扮鬼脸、痉挛性斜颈、睑痉挛、口-下颌肌张力障碍等,缺乏其他神经系统体征。

2. 局限性扭转性肌张力障碍 可为特发性扭转性肌张力障碍的某些特点孤立出现,如痉挛性斜颈、睑痉挛、口-下颌肌张力障碍、痉挛性发音困难(声带)和书写痉挛等。有家族史的患者可作为特发性扭转性肌张力障碍顿挫型,无家族史的患者可代表成年发病型的局部表现,但成人发病的局限性肌张力障碍也可有家族性基础,为常染色体显性遗传,与18p31基因(DYT7)突变有关。

(1) 痉挛性斜颈(spasmodic torticollis):是胸锁乳突肌等颈部肌群阵发性不自主收缩引起颈部向一侧扭转,或阵发性倾斜,是锥体外系器质性疾病之一。少数痉挛性斜颈属精神性(心因性、癔症性)斜颈。

1) 本病可见于任何年龄组,但以中年人最为多见,女性多于男性。早期常为发作性,最终颈部持续地偏向一侧,一旦发病常持续终生,起病18个月内偶有自发缓解。药物治疗常不满意。

2) 起病多缓慢(癔症性斜颈例外),颈部深、浅肌群均可受累,但以一侧胸锁乳突肌和斜方肌受损症状较突出。患肌因痉挛收缩触诊有坚硬感,久之可发生肥大。

3) 一侧胸锁乳突肌受累,头颈偏转向健侧;双侧胸锁乳突肌病变,则头颈前屈;双侧斜方肌病变,则头后仰。症状可因情绪激动而加重,头部得到支持时可减轻,睡眠时消失。

4) 癔症性斜颈常在受精神刺激后突然起病,症状多变,经暗示治疗后可迅速好转。

(2) Meige综合征:主要累及眼肌和口、下颌肌肉,表现睑痉挛和口-下颌肌张力障碍,二者都可作为孤立的局限性肌张力障碍出现,为Meige综合征不完全型,如二者合并出现为完全型。

1) 睑痉挛(blepharospasm)表现为不自主眼睑闭合,痉挛持续数秒至数分钟。多为双眼,少数由单眼起病渐波及双眼,精神紧张、阅读、注视时加重,讲话、唱歌、张口、咀嚼和笑时减轻,睡眠时消失。

2) 口-下颌肌张力障碍(oromandibular dystonia)表现为不自主张口闭口、撇嘴、咧嘴、撅嘴和缩拢口唇、伸舌扭舌等。严重者可使下颌脱臼、牙齿磨损以致脱落、撕裂牙龈、咬掉舌和下唇、影响发声和吞咽等,讲话、咀嚼可触发痉挛,触摸下颌或压迫颏下部可减轻,睡眠时消失。

(3) 书写痉挛(writer cramp):执笔书写时手和前臂出现肌张力障碍姿势,表现为握笔如握匕首、手臂僵硬、手腕屈曲、肘部不自主地向外弓形抬起、手掌面向侧面等,但做其他动作正常。本病也包括其他职业性痉挛如弹钢琴、打字,以及使用螺丝刀或餐刀等。药物治疗通常无效,让患者学会用另一只手完成这些任务是必要的。

(4) 手足徐动症(athetosis):也称指痉症,指以肢体远端为主的缓慢、弯曲、蠕动样不自主运动,极缓慢的手足徐动也可导致姿势异常,需与扭转痉挛鉴别。前者不自主运动主要位于肢体远端,后者主要侵犯颈肌、躯干肌及四肢的近端肌,以躯干为轴的扭转或螺旋样运动是其特征。本病症可见于多种疾病引起的脑损害,如基底核大理石样变性、脑炎、产后窒息、早产、核黄疸、肝豆状核变性等。

案例 11-4 诊疗思路

根据病史、不自主运动和(或)异常姿势的特征性表现和部位等，症状诊断通常不难，但需通过脑电图等检查与其他类似不自主运动症状鉴别。

头颅 CT 及 EEG 检查均正常。

【诊断及鉴别诊断】

1. 诊断　首先应确定患者是否为肌张力障碍，然后区分是特发性或继发性肌张力障碍。通常，前者的发病年龄较小，可有遗传家族史，除肌张力障碍外，常无其他锥体系或锥体外系受损的症状和体征。从病史的详细询问和体格检查、相关的辅助检查，如脑脊液、血、尿化验、神经影像及电生理学检查中未找到继发性脑和(或)脊髓损害的证据，基因分析有助于确定诊断。而继发性肌张力障碍与之相反，除发病年龄较大外，以局限性肌张力障碍多见，体格检查、辅助检查可发现许多继发的原因及脑、脊髓病理损害证据。常见肌张力障碍疾病临床特征见表 11-2。

表 11-2　常见肌张力障碍疾病临床特征鉴别要点

	扭转痉挛	Meige 综合征	痉挛性斜颈	迟发性运动障碍
发病年龄及性别	儿童，成年男性多见	50 岁以后，女多于男	青年、中年	服氟哌啶醇、氯丙嗪数年后，老年及女性多见
临床特征	面肌、颈肩肌、呼吸肌快速抽动，短促而频繁，具有刻板性	面部眼睑肌，唇肌、舌肌、颈阔肌强直性痉挛	颈部肌肉的痉挛扭动、偏斜及伸屈	面肌、口肌、体轴肌、肢体肌的强直性痉挛
	紧张时加剧，安静时减轻，入睡后消失	用手指触摸下颌减轻，行走、强光、阅读时加重，睡眠时消失	行动时加剧，平卧时减轻，入睡后消失，患肌坚硬肥大	随意运动，情绪紧张、激动时加重，睡眠中消失
治疗	伴秽语者为秽语抽动症；地西泮、氯硝西泮、小剂量氟哌啶醇；心理治疗	氟哌啶醇、苯海索、*L*-Dopa；肉毒毒素局部注射	苯海索、*L*-Dopa、氟哌啶醇；肉毒毒素局部注射；手术治疗	停服抗精神病药应缓慢；利血平、氟硝西泮、氯氮平

2. 鉴别诊断

(1) 面肌痉挛(facial spasm)：常为一侧眼睑或面肌的短暂抽动，不伴口-下颌不自主运动，可与睑痉挛或口-下颌肌张力障碍区别。

(2) 僵人综合征(stiff-person syndrome)：需与肌张力障碍区别，前者表现为发作性躯干肌(颈脊旁肌和腹肌)和四肢近端肌僵硬和强直，明显限制患者主动运动，且常伴疼痛，在自然睡眠后肌僵硬完全消失，休息和肌肉放松时肌电图检查均出现持续运动单位电活动，不累及面肌和肢体远端肌。

(3) 颈部骨骼肌先天性异常所致先天性斜颈(患者年龄较小，系由颈椎先天缺如或融合、胸锁乳突肌血肿、炎性纤维化所致)、局部疼痛刺激引起的症状性斜颈及癔症性斜颈，需与痉挛性斜颈鉴别。但前组都存在明确原因，同时能检出导致斜颈的异常体征，可资鉴别。

案例 11-4 分析总结

特发性扭转痉挛是儿童期起病的肌张力障碍，通常有家族史，出生及发育史正常，多为特发性。常表现为躯干或肢体沿纵轴扭转，症状随肌张力不全的部位而异，可以持续存在或阵发性发作且程度不等，肌张力在扭转时增高，静止时降低，不随意运动在睡眠时停止，本病有家族史，符合特发性扭转痉挛诊断。

【治疗】

1. 特发性扭转性肌张力障碍　药物治疗可部分改善异常运动。

(1) L-Dopa：对一种多巴反应性肌张力障碍有明显的效果，对其他类型的肌张力障碍也有一定的效果。

(2) 抗胆碱能药：大剂量的苯海索 20mg 口服，每日 3 次，可控制症状。

(3) 镇静剂：能有效的缓解扭转痉挛，并能降低肌张力，对部分患者有效。地西泮 5～10mg 或硝西泮 5～7. 5mg，或氯硝西泮 2～4mg 口服，每日 3 次。

(4) DA 受体阻滞剂：能有效地控制扭转痉挛和其他多种症状，但不能降低肌张力。氟哌啶醇 2～4mg 或泰必利 0. 1～0. 2g 口服，每日 3 次。继发性肌张力障碍者需同时治疗原发病。

2. 局限性肌张力障碍

(1) 药物治疗基本同特发性扭转痉挛。

(2) 肉毒毒素 A(botulinumtoxin A)：局部注射是目前可行的最有效疗法，产生数月的疗效，可重复注射。注射部位选择痉挛最严重的肌肉或肌电图显示明显异常放电的肌群,如痉挛性斜颈可选择胸锁乳突肌、颈夹肌、斜方肌等三对肌肉中的四块作多点注射;睑痉挛和口-下颌肌张力障碍分别选择眼裂周围皮下和口轮匝肌多点注射;书写痉挛注射受累肌肉有时会有帮助。

3. 手术治疗　对重症病例和药物治疗无效的患者可采用手术治疗。主要手术方式包括副神经和上颈段神经根切断术,部分病例可缓解症状,但可复发;也可用立体定向丘脑腹外侧核毁损术或丘脑切除术,对偏侧肢体肌张力障碍可能有效。有些患者用苍白球脑深部电刺激术(DBS)有效。

【预后】　约1/3的患者最终会发生严重残疾而被限制在轮椅或床上,儿童起病者更可能出现,另1/3的患者轻度受累。

第六节　其他锥体外系统疾病

一、特发性震颤

案例 11-5

患者,男性,56岁。因“右手震颤6年来门诊”就诊。患者于6年前在工作中发现右手震颤,在做精细动作时明显,休息后可减轻,服普萘洛尔症状可减轻。震颤未累及其他肢体和面部,无肢体活动不灵。无类似家族史,无外伤、脑炎病史,无饮酒史及其他病史。神经系统检查未见阳性体征。

问题:

1. 该患者得的是什么病?诊断依据是什么?
2. 应与哪些疾病鉴别?

特发性震颤(essential tremor,ET)是常见的运动障碍性疾病,呈常染色体显性遗传,姿势性或动作性震颤是唯一的临床表现,呈缓慢进展,但亦可长期缓解而不进展,因而也被称为良性震颤。

【发病机制】　本病系常染色体显性遗传性疾病,但确切的病理损害机制并不十分清楚。因其中一部分患者后来发展成震颤麻痹或小脑变性,故推测本病系变性疾病。特发性震颤是一种中枢性震颤,由中枢神经系统内散在的网状结构或核团的异常振荡所致,但是起搏点的定位迄今不清,目前有关特发性震颤病因最普遍的假说是橄榄体小脑节律性改变。下橄榄核小脑神经通路的振荡通过丘脑和皮质向脊髓传播,最终引起震颤。

【临床表现】

(1) 本病多发生于30岁以后,起病隐袭,缓慢进展,部分患者进行性加重。因本病系常染色体显性遗传性疾病,故男、女两性均可发病,部分患者有阳性家族史。

(2) 特发性震颤主要表现为姿势性震颤和动作性震颤,频率在5~8次/秒,振幅可大可小。

(3) 典型的特发性震颤主要累及上肢(95%)、头部(34%)、面部(5%)、下肢(20%)、言语(12%)和躯干(5%)。手部震颤最常见,通常先出现于一侧,以后逐渐累及对侧。

(4) 患者在饮酒后可暂时缓解,独处、休息和平静时减轻或停止,饮茶及咖啡、大庭广众、高温环境、精神紧张时症状加重。

(5) 除震颤外无其他神经系统阳性体征,借此可与震颤麻痹、甲状腺功能亢进和小脑疾病相鉴别。

案例 11-5 诊疗思路

中、老年中出现双上肢明显的持续的姿位性震颤伴有运动性震颤时,多有阳性家族史,应考虑特发性震颤。

【诊断】

患者如经常出现姿势性和(或)动作性震颤,饮酒后减轻,有阳性家族史,不伴有其他神经系统症状和体征,应考虑特发性震颤的可能性。

诊断标准

(1) 核心诊断标准:①双手及前臂的动作性震颤;②除齿轮现象外,不伴有其他神经系统体征;③仅有头部震颤,但不伴有肌张力障碍。

(2) 次要诊断标准:①病程超过3年;②有阳性家族史;③饮酒后震颤减轻。

【鉴别诊断】

(1) PD:具有静止性震颤、肌强直、运动迟缓、姿势步态异常等特征。

(2) 甲状腺功能亢进和肾上腺功能亢进:引起的是一种生理亢进性震颤。当对肢体施加较大的惯性负荷时,震颤频率可减少1次/s以上,而特发性震颤无此表现。除震颤外,可伴有食欲亢进、多汗、心率加快、体重减轻、神经兴奋性增高、甲状腺肿大等甲状腺功能亢进表现。

(3) 小脑传出通路病变:主要是小脑底核和结合臂的病变。表现为上肢和下肢的意向性震颤,常伴有小脑的其他体征,如共济失调,而特发性震颤通常不伴有小脑症状。

(4) 中毒或药物引起的震颤:通常为姿势性震颤合并运动性震颤,但也可出现静止性震颤和意向性震颤,这取决于药物的种类和中毒的严重程度。多数患者的震颤可累及全身,节律不规则,可出现扑翼样震颤,多数患者伴有肌阵挛。

(5) 红核和中脑性震颤:是一种静止性、姿势性和意向性震颤的混合体，震颤频率2~5次/s。通常由红核附近的病变（卒中或外伤）引起，影响一侧黑质纹状体和结合臂通路，导致对侧肢体震颤，本病常伴有脑干和小脑病变的其他体征。

案例11-5分析总结

本例患者主要表现为右手震颤，运动时明显，休息后减轻，肌张力不高，病程长，发展缓慢，不影响日常工作和生活，无外伤、脑炎病史，也无震颤麻痹的其他表现；该患者无饮酒史，否认CO中毒史，可除外中毒引起的震颤；患者无心悸、多食、消瘦，可除外甲状腺功能亢进引起的震颤。因此考虑诊断为特发性震颤，且患者用普萘洛尔治疗有效也证实该诊断。

【治疗】

（1）肾上腺素能阻滞剂：β-肾上腺素能阻滞剂普萘洛尔，一般从每次10mg口服，每日3次开始，逐渐加量至120~180mg/d，绝大多数患者可见效。但支气管哮喘、心动过缓和心功能不全者应禁用。普萘洛尔的大多数不良反应与阻断β受体有关，虽然多数患者对普萘洛尔能较好耐受，但仍建议用药期间监测脉搏和血压，一般认为脉搏保持在60次/分以上是安全的。

（2）镇静剂：各种镇静剂均有效，其中以氯硝西泮效果较好，一般1~2mg，口服，每日3次。

（3）手术治疗：少数症状严重、震颤以一侧为主和药物治疗无效的患者可行立体定向丘脑毁损术。深部丘脑刺激术（DBS）也是有效的治疗方法，它通过在丘脑腹中核埋植微型脉冲发生器，干扰和阻断神经元电生理活动而控制震颤，无需毁损正常丘脑核团。

二、亨廷顿病

案例11-6

患者，男性，46岁。因“四肢舞蹈样动作1年，加重伴有精神症状2个月”入院。患者于入院前1年无明显诱因出现手、足、四肢不自主运动，表现四肢各关节交替伸直、屈曲、扭曲等动作，随后出现运动笨拙、僵直，精神紧张时加重，入睡后症状消失。自行口服镇静药病情无明显缓解，近2个月来逐渐出现行为异常，表现为不认家人，反应迟钝，经常走丢，并且经常将家里常用的东西送给别人。既往健康，家族中其父曾有过类似症状，其他成员无此类病史。神经系统检查：神志清楚，言语流利，记忆力、定向力、计算力均差。脑神经检查不配合，四肢肌力正常，肌张力增高，可见四肢舞蹈-手足徐动样不自主动作，双侧腱反射对称存在，未引出病理征。

问题：

1. 该患者得的是什么病？诊断依据是什么？
2. 应与哪些疾病鉴别？
3. 简述治疗原则。

亨廷顿病（Huntington disease，HD）又称慢性进行性舞蹈病（chronic progressive chorea），以缓慢起病和进展的舞蹈病和痴呆为特征。本病是一种外显率完全的常染色体显性遗传病。患病率为（0.4~8）/10万。

【病因和发病机制】 HD的致病基因位于4号染色体的短臂4q16.3的Huntington基因，该基因的上端编码区的胞嘧啶-腺嘌呤-鸟嘌呤（CAG）三核苷酸（编码谷氨酸）有异常的扩增性重复，正常个体仅重复11~34次，而HD可重复37~86次，不同国家和种族的HD家系间无基因的异质性。本病父或母患病者，子女的发病机会为50%，故每代均有发病。父系遗传占优势者发病较早，母系遗传占优势者发病较晚。

【病理和病理生理】 大脑皮质特别是第3层的神经元丧失，尾状核和壳核含有GABA和脑啡呔的神经元丧失最明显，向苍白球外侧部的投射的中等大小的多棘神经元最早受损（与舞蹈症状的发生有关），随后投射到苍白球内侧部的神经元也受累（与强直和肌张力异常有关），皮质和大脑深部核团的损害与痴呆的出现有关。HD患者基底核内抑制性神经介质γ-氨基丁酸（GABA）的含量及其合成酶谷氨酸脱羧酶（GAD），乙酰胆碱（ACh）的含量及其合成酶胆碱乙酰转移酶均降低，DA的浓度正常或轻度增加导致肌张力降低、动作增多。基底核中神经肽如P物质、脑啡呔和强啡呔减少，促生长抑制素和神经肽Y增加。

【临床表现】

（1）中年起病，90%以上为20~50岁发病，少数为青少年发病（占5%~10%），男女无显著差别。

（2）缓慢起病，病情进行性加重。病程一般为10~15年。

（3）运动障碍：早期的运动障碍主要表现为舞蹈样运动，面部和肢体抽搐样运动，缓慢刻板，频率和强度逐渐增加。病情严重时，随意运动亦受损。运动笨拙、僵直、不能完成复杂的随意活动，可出现吞咽困难和构音障碍，快眼运动受损。疾病晚期，运动速度变慢，具有手脚徐动和肌张力障碍（dystonia）的特征。深反射正常或活跃，肌张力大多正常。但Westphal变异型，常于儿童期发病，表现为运动不能性强直，以进行性强直和运动不能为突出的临床表现，少有舞蹈症状,部分病例有癫痫发作,与成人型相比,病情进展快,存活期短。

(4) 认知障碍:进行性痴呆是 HD 患者的另一特征。早期表现为皮质下痴呆,后期表现为皮质和皮质下混合性痴呆。认知障碍开始表现为日常生活和工作中的记忆和计算能力下降,随后出现理解、判断能力下降,患者变得比较混乱,出现人格的改变。言语的改变包括口语流利性下降、轻度找词困难和构音障碍。舞蹈样运动障碍常累及舌和唇,破坏了发音的韵律和敏捷性,妨碍了言语的量、速度、节律和短语的长度,使口语呈现一种爆发性质。韦氏成人智力量表测定,HD 患者有算术、数字广度、数字符号和图片排列测试困难,操作智商明显低于语言智商。

(5) 精神障碍:开始表现为人格障碍,包括焦虑、紧张、兴奋易怒、闷闷不乐、不整洁和反社会行为,随后出现抑郁、淡漠、不安等情感障碍和其他精神症状,如幻觉、狂躁和退缩等。情感障碍多见,且多在运动障碍之前发生。对患者的重度抑郁症状如能早期发现并及时治疗,可预防自杀。患者的神经和精神障碍进行性加重,最后患者处于呆傻、缄默状态。

案例 11-6 诊疗思路

根据临床阳性家族史、典型的舞蹈样运动、精神障碍和进行性痴呆、头颅影像学及基因检测阳性结果而加以诊断。

辅助检查:头部 MRI 示大脑皮质和尾状核萎缩;脑电图示弥漫性慢波。

【辅助检查】

(1) 常规的血、尿检查正常,脑脊液中 GABA 含量下降。

(2) 脑 CT 或 MRI 显示脑萎缩,双侧尾状核萎缩尤其明显,侧脑室尾状核区呈球形向外膨起出现特征性的蝴蝶征。Westphal 变异型患者 T_2 加权像可见纹状体高信号影像。

(3) 脑电图可见弥漫性慢波,一般无特异性。

(4) PET 检查可见尾状核和壳核区糖代谢降低,先于尾状核萎缩。

(5) 基因诊断可发现 HD 的基因携带者,对不典型的 HD 患者的确诊很有帮助。

【诊断】 根据中年起病,有阳性家族史,运动障碍、人格改变和认知障碍呈进行性加重,CT/MRI 显示有尾状核萎缩者诊断不难。

【鉴别诊断】

(1) 良性家族性舞蹈症:本病常于婴幼儿期发病,非进行性发展,无遗传家族史,呈常染色体显性或隐性遗传。

(2) 神经性棘红细胞增多症(neuroacanthocytosis):本病又称舞蹈性棘红细胞增多症(choreoacanthocytosis),本病虽有舞蹈症状、口、面运动障碍、情绪和行为障碍,但常合并周围神经病,无明显痴呆,血涂片有棘红细胞增多,多在 15~35 岁起病,呈隐性遗传。

(3) 老年性舞蹈症:本病又称原发性舞蹈(essential chorea),常于 60 岁以后发病,无阳性家族史;舞蹈样动作是唯一症状,且常局限于头部,病情进展不明显,无精神症状,预后良好。部分病例有尾状核萎缩或壳核变性证据。

(4) 发作性运动障碍(paroxysmal dyskinesia):是一种突然发作的短暂性舞蹈徐动运动、肌张力异常或二者兼有的慢性疾病。有激发和非激发性两种类型。前者的运动障碍可被咖啡、疲劳和应激等因素诱发,每次发作持续 2min~4h,3~5 次/日,抗惊厥药物,如卡马西平、苯妥英钠等治疗效果好。后者无激发因素,每次发作持续<3min,每天可发作数次至几十次不等,对抗惊厥药物的反应差。

(5) 小舞蹈病:多于 5~15 岁发病,多有风湿史而无遗传史,典型的舞蹈样动作,肌张力降低,精神症状短暂,病程较短,经治疗效果良好。

(6) 肝豆状核变性:多于青少年起病,常染色体隐性遗传,可有舞蹈动作,但常伴粗大震颤,肌张力增高,且多有肝脏病史,角膜 K-F 环阳性,血清铜蓝蛋白和血清铜降低,尿铜明显增高等。

案例 11-6 分析总结

患者为中年男性,病史 1 年。缓慢起病,主要表现为四肢舞蹈样动作,进行性加重,并逐渐出现精神症状,有家族史,考虑为遗传性舞蹈病,又称为 HD。本病是一个显性遗传病,发病年龄一般在 20~50 岁,以 30~45 岁为多见。脑部广泛萎缩,大脑皮质变薄,以额叶和颞叶萎缩为显著,锥体外系以尾状核头部、壳核前部及苍白球外侧部萎缩最显著,主要表现为不自主的全身舞蹈样动作及智能和精神改变。

【治疗】 目前,HD 的发病机制尚不完全清楚,因而尚无有效的治疗方法,针对递质平衡紊乱的药物治疗是一条可取的途径,但仍限于对症治疗,包括下面几个方面。

(1) DA 能受体阻滞剂:常用的有氟哌啶醇 2~4mg,2~3 次/日;奋乃静 2~4mg,2~3 次/日;也可用泰必利(tiapride)0.1~0.2g,口服,3 次/日。

(2) 耗竭神经末梢 DA 药物:利血平 0.1~0.25mg,2~3 次/日。

(3) 增加脑内 GABA 含量制剂:既可直接口服 GABA0.25~0.5g,3 次/日,也可口服维生素 B6 或丙戊酸钠间接增加脑内 GABA 的浓度,一般疗效不佳。

(4) 精神异常多为反应性抑郁:可用三环类抗抑郁药,如阿米替林、丙咪嗪等,也可选用选择性 5-羟色胺再摄取抑制剂(SSRIs),如盐酸氟西汀(fluoxetine hydroclloride,百忧解)等。

三、儿童多发性抽动症

案例 11-7

患者,男性,6 岁。因"面部肌肉及上肢不自主抽动伴污秽言语 1 年,加重 1 个月"就诊。患儿于 1 年前无明显诱因出现面部肌肉及双上肢不自主动作,表现挤眉弄眼、撅嘴、耸肩、上肢抽动等,同时伴有喉鸣声污秽言语。抽动在精神紧张时加重,入睡后消失。该症状时轻时重,有波动。近 1 个月上述症状明显加重并伴有性格改变。既往体健,足月顺产。体格检查:神经系统检查除不自主动作外无阳性体征。

问题:

1. 该患者得的是什么病?诊断依据是什么?
2. 应与哪些疾病鉴别?

儿童多发性抽动症,又称为抽动秽语综合征(tourette syndrome)由法国医生 Gilles de la Tourette 于 1885 年首先描述报道。本病主要见于儿童,以挤眉弄眼、摇头耸肩、面部肌肉和四肢肌肉多发性不自主抽动语言痉挛为临床特征。

【病因与发病机制】 本病的病因及发病机制不明,多数病例为散发,偶有家族史,患者同胞或后代可有部分遗传表现,已归因于一个具有不同外显率的常染色体显性基因,可能与脑内 DA 能递质过剩、DA 受体超敏有关,因 DA 受体拮抗剂能有效地控制抽动,但 DA 受体激动剂通常不引起症状加重。与种族、产期异常及产伤等无关。

【临床表现】

(1) 多见于 3~13 岁儿童,男孩较多见。

(2) 慢性起病,进行性加重,但少数患者成年后可自愈。

(3) 运动痉挛:80% 的病例为反复迅速的不规则肌肉抽动,称运动痉挛,抽动症状具有一些特征性,如突然、快速、重复、不自主、刻板性及多变性,睡眠时消失。简单的运动抽动为突然发生的、短暂、重复、无目的的动作,通常是一个或几个较小的分离的肌肉受累,常常是暴发,平均时间为 1~3s;复杂运动抽动较慢,似有目的性,多组肌群受累,持续时间较长。首发体征为运动痉挛,常累及面部,表现为用力吸气、挤眉弄眼、努嘴伸舌、摇头耸肩、捶胸顿足、扭身、投掷、踢腿等。

(4) 发声痉挛:常于运动抽动开始后数月至 4 年内出现,也有患者在病初即有此症状,另有少数仅为单一发声抽动。喉部抽动伴发出各种怪声,如犬吠声、喉鸣声、吹口哨和咳嗽声等,半数有秽亵言语。

(5) 秽语症:60% 的患儿有秽语,模仿他人语言和动作(模仿语言、模仿动作)和复述词或短语(重复语言)。痉挛严重程度及受累肌群可随时间而表现不同,在 40%~50% 的病例中,痉挛涉及自残行为,如指甲严重咬伤、拽头发、挖鼻孔、咬嘴唇或舌等。

(6) 感觉痉挛:在运动和发声抽动之前有一种感觉即先兆症状感觉,可以是局部的一种压力感、痒感、热感和冷感等或是不舒服感,当抽动发作后,先兆症状很快消失。先兆症状也可以是一种非局限性、无特征性感觉,如一种冲动、焦虑或其他精神感觉。

(7) 注意力缺陷多动障碍(attention deficit hyperactivity disorder,ADHD):50% 患者有注意力不集中、焦躁、强迫行为、秽亵行为或破坏行为。

(8) 精神紧张时加重,睡眠时缓解。

(9) 检查通常不能发现其他异常体征,智力不受影响,约 50% 的病例 EEG 显示轻微非特异性异常。血沉、抗"O"正常以资鉴别于小舞蹈病。

案例 11-7 诊疗思路

根据病史、临床症状可以做出诊断,但应排除舞蹈症、肝豆状核变性、癫痫肌阵挛发作、药源性不自主动作及其他锥体外系病变。

【诊断】 本病诊断可参照 DSM-Ⅲ的诊断标准:①发病年龄 2~21 岁;②复发性不自主的快速重复的无目的动作,涉及多组肌肉;③多发性发音抽动;④可受意志控制达数分钟至数小时;⑤数周或数月内症状可有波动;⑥病程至少持续一年。

【鉴别诊断】

(1) Wilson 病:肝脏受累、角膜 K-F 环、血清铜和铜蓝蛋白异常等可以鉴别。

(2) 小舞蹈病:如无近期风湿热或关节炎病史及心脏受累证据,可能较难鉴别,但小舞蹈病一般无发声痉挛,且为自限性疾病,常在 3~6 个月消失。

(3) 摆动头综合征(bobble-head syndrome):特征是进行性脑积水患儿快速节律性头部摆动。

案例 11-7 分析总结

该患儿起病年龄较小,表现为重复、不自主、快速、无目的的动作伴有不自主发声,病程较长,已持续 1 年,症状有波动,符合儿童多发性抽动症的诊断标准。但同时需与小舞蹈病及习惯性抽搐相鉴别:小舞蹈病常有风湿性感染及关节炎病史,四肢受累明显,不能持物,精细活动差,无言语障碍,智力减退明显;习惯性抽搐是因不良习惯或精神因素或模仿他人动作引起,仅累及单组肌群,不扩散,持续时间短,无言语障碍。

【治疗】

(1) DA能受体阻滞剂:①首选氟哌啶醇,自小剂量(2mg/d)开始,逐步增加剂量,直至出现最大疗效且不良反应最小或不良反应限制加量,通常剂量为2~8mg/d,需维持治疗3年左右。不良反应包括锥体外系运动障碍、镇静、口干、视物模糊及胃肠道障碍等;舒必利和泰必利亦有较好疗效。②哌咪清(pimozide):开始1mg/d,每5日增加1mg,通常剂量为7~16mg/d,用于氟哌啶醇无反应或不能耐受的患者。

(2) 镇静剂:地西泮、硝西泮(nitrazepam,硝基安定)能缓解本病症状,单用常难以达到完全控制抽搐的目的。近来有人报道硝西泮与氟哌啶醇合用,效果较好。

(3) 心理治疗:心理治疗对本病有一定的疗效,但效果不能持久。

四、迟发性运动障碍

案例 11-8

患者,男性,38岁。因"四肢舞蹈样动作半月"而来某院就诊。患者于入院前半月在停用氟哌啶醇后出现四肢舞蹈样动作,表现为四肢各关节交替伸直、屈曲、扭曲等动作,精神紧张时加重,入睡后症状消失。既往有精神病病史5年,一直口服氟哌啶醇(4mg,每日3次口服),在发病前1周自行停药。体格检查:神经系统检查除不自主运动外无阳性体征。

问题:

1. 该患者得的是什么病?诊断依据是什么?
2. 应与哪些疾病鉴别?
3. 简述治疗原则。

迟发性运动障碍(tardive dyskinesia,TD)又称迟发性多动症,是由Crane(1968年)首先报道的由抗精神病药物诱发的一种刻板重复、持久、异常的不自主运动,多由酚噻嗪类(如氯丙嗪、奋乃静等)及丁酰苯类(如氟哌啶醇等)药物所引起。常见于长期(1年以上)系统抗精神病药治疗的精神病患者,减量或停服后最易发生,发病风险似乎随年龄增加。可能与基底核GABA神经元功能受损有关,因用抗精神病药长期治疗后动物GABA及其合成酶谷氨酸脱羧酶在基底核中被耗竭,迟发性运动障碍患者CSF中GABA水平下降。

【临床表现】

(1) 多发生于老年,特别是女性。大多服用抗精神病药物1~2年以上,最短3~6个月即可出现。脑器质性疾病者较为多见,情感性障碍者也不少见。

(2) 表现为有节律的异常的刻板重复的不自主运动。下面部的肌肉最常受累,面、舌、颊肌受累表现为不自主的、连续刻板的咀嚼动作,舌头间歇地突然伸出口外,称为捕蝇舌征(fly-catcher tongue)。躯干肌受累则表现为躯干反复的屈曲与伸展,称为身体摇晃(body rocking)征。肢体远端显现连续不断的屈伸动作,称为弹钢琴指(趾)征。肢体近端很少受累。少数可表现为舞蹈动作、无目的的拍动、两脚不停地跳跃、古怪姿势等。症状在情绪紧张、激动时加重,睡眠中消失。

案例 11-8 诊疗思路

根据患者服用抗精神病药或长期服用抗抑郁药、抗帕金森药、抗癫痫药或抗组胺药史,服药过程中或停药后3个月内发生运动障碍,表现为节律性刻板重复持久的不自主运动。

【诊断】 诊断要点必须有服用抗精神病类药物的病史,运动障碍发生于患者服药中或停药后3个月内。运动障碍的特征为节律的、异常、刻板重复的不自主运动。

【鉴别诊断】

(1) 药源性Parkinson综合征:是因DA受体被抗精神病药物所占据或阻滞,使内源性DA不能与DA受体结合所致。虽亦有服用抗精神病药物史,但其不自主运动特征与TD刻板重复的不自主运动不同,多表现为肌强直、运动减少、动眼危象。

(2) Huntington病:有遗传史、舞蹈症和痴呆三主征,与TD不难鉴别。但HD患者亦常用抗精神病药物,可在舞蹈症的基础上加TD,此时鉴别较为困难,应详细追问以前的表现和病史。若出现静坐不能或重复刻板的不自主运动,则提示兼发TD。

(3) 扭转痉挛:表现为快速、刻板重复的不自主运动,无服用抗精神病药物史。

案例 11-8 分析总结

氟哌啶醇是临床上最常见的引起迟发性运动障碍的药物,特别在减量或停药后更易发生。症状可表现为重复出现的异动症,可见于口、面部、躯干或四肢。该患者为年轻男性,有明确的服用氟哌啶醇的药物史,且在停药后出现四肢舞蹈样动作,因此,考虑临床诊断为迟发型运动障碍。

【治疗】

1. 治疗原则 本病重在预防,服用抗精神病药物应有明确适应证,长期用药应进行监测,应尽量小量、短程用药,缓慢加量、一旦症状控制即应缓慢减量至撤药。一旦出现典型的迟发性运动障碍,应立即停用抗精神病药物,一般在停药后数月或1~2年内运动障碍可逐渐缓解或消退。

2. 药物治疗 TD的治疗尚无较有效的药物。

（1）对运动障碍较严重者，可试用DA耗竭剂如利血平，每次0.25mg，1~3次/日，剂量应逐渐增加，应避免发生直立性低血压或抑郁症等不良反应。

（2）卡马西平、巴氯芬、锂剂、氯硝西泮和阿普唑仑等可能对个别病例有用。需继续治疗的精神病患者可用氯氮平、利哌酮、奥氮平等代替经典抗精神病药。

（3）停用抗胆碱能药物如苯海索等，因其可加重TD的症状。

思考题

1. 试述PD的临床特点与诊断原则？
2. PD的治疗原则是什么？常用的药物治疗有哪些？
3. 小舞蹈病主要的临床特征是什么？
4. 肝豆状变性的临床特征有哪些？
5. 特发性震颤的诊断依据是什么？

（陈金波）

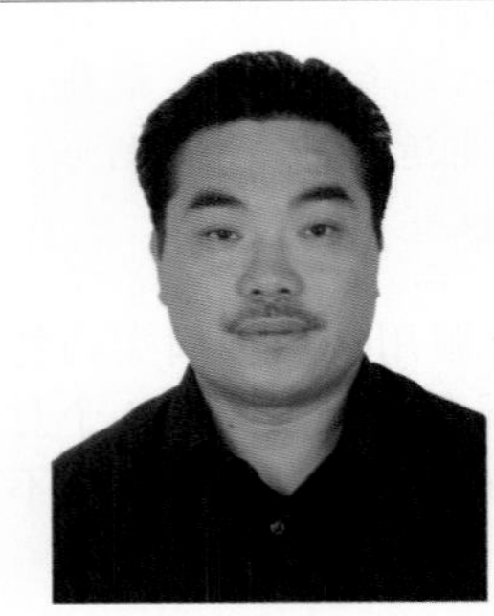

陈金波，男，滨州医学院神经病学教研室主任、附属医院神经内科主任、教授、硕士生导师。现任山东省医学会神经内科学会委员、山东省医学会脑血管病分会常委、山东省医师协会神经科分会常委、山东省预防医学会脑卒中防控专业委员会委员、滨州市医学会神经内科分会副主任委员。国家卫生计生委脑防委脑卒中青年委员会常委。出版著作多部，发表医学论文、SCI收录多篇，参与承担国家自然基金和山东省教育厅科研课题研究，滨州市科技发展计划课题研究。

第十二章 神经系统变性疾病

【目标要求】

1. 掌握肌萎缩侧索硬化的临床表现和诊断标准；掌握多系统萎缩的诊断和鉴别诊断。

2. 熟悉肌萎缩侧索硬化的病因、发病机制、辅助检查、鉴别诊断；熟悉多系统萎缩的临床表现、辅助检查、治疗。

3. 了解其他运动神经元病的临床表现和诊断；了解多系统萎缩的病因病理和发病机制。

神经变性（neurodegeneration）一般是指神经元、轴突和髓鞘的萎缩、耗损、退化和崩解等，这种病变与神经元和部分胶质细胞的凋亡（apoptosis）直接相关，与神经缺血缺氧、脱髓鞘和营养代谢障碍有一定的关系；神经系统变性疾病（neurodegenerative diseases）是一大类与进行性神经变性关系密切的疾病，它们起病隐匿、进展缓慢、病程较长，部分有遗传因素参与发病，以运动神经、自主神经和大脑皮质功能受损为主要表现，有效治疗的药物很少，预后较差。神经老化是机体的生理性改变、而神经变性是机体的病理性变化，在人体生理性老化的过程中，有些个体能够保持相对完整的认知功能和运动感觉功能、而有些个体在某些诱因的作用下却发展成神经系统变性疾病，其中的机制复杂多样，这些疾病在大脑或特定的神经组织中多有基因的变异和异常蛋白质的形成，详细的机制还有待阐明。

国内外并无神经系统变性疾病的统一界定或标准分类，但神经系统变性疾病却是神经科学研究的重大方向，因为学术界习惯上将阿尔茨海默病和帕金森病归属于神经系统变性疾病。通常认为，神经系统变性疾病包括运动神经元病、多系统萎缩、阿尔茨海默病、其他痴呆类疾病、帕金森病、肌萎缩症、痉挛性截瘫、遗传性共济失调、进行性失明综合征和耳聋综合征等；本书另有章节专题介绍帕金森病、阿尔茨海默病和其他痴呆类疾病，本章仅介绍运动神经元病和多系统萎缩。

第一节 运动神经元病

运动神经元病（motor neuron disease，MND）是一组病灶在皮质锥体细胞、锥体束、脑干后组（延髓、中脑）运动神经元和脊髓前角细胞的神经系统变性疾病，多为散发病例，病因不明；兼有上、下运动神经元受损的症状和体征，感觉系统和括约肌功能很少受累。该类疾病发病率为（1～3）/10万，患病率为（3～8）/10万；男性患病多于女性。通常将MND分为五个亚类，各个亚类也可以理解为是一种独立的疾病。

一、肌萎缩性侧索硬化

肌萎缩性侧索硬化（amyotrophic lateral sclerosis，ALS）是MND中最常见的类型，多为中年发病，绝大多数发病年龄在30～60岁，脑干运动神经元、脊髓前角细胞和锥体束均可受累，主要表现为自肢体远端开始的非对称性肌无力和肌萎缩；估计该病全球患病率为（4～6）/10万、年发病率为（0.4～1.76）/10万。

案例 12-1

患者，男性，65岁，因“右上肢乏力8个月，四肢‘麻木’3个月”就诊。8个月前逐渐感到右上肢酸沉、乏力，并有肌肉跳动，后出现右侧面部不适、饮水呛咳、言语不清及尿急和尿失禁。最近几个月先有右上肢“麻木”，然后发展到左侧上、下肢“麻木”。既往有肩肘关节疼痛史。体格检查：咽反射迟钝，咽下困难，伸舌稍偏右，舌肌有震颤和轻度萎缩。双手小肌群有萎缩，双上肢远端有肌萎缩，四肢肌力Ⅳ（+）级，浅、深感觉检查未见异常，膝腱反射亢进，病理征阳性。肌电图发现四肢神经源性损害。

问题：

1. 该患者的定位诊断？依据是什么？

2. 该患者的定性诊断？需要与哪些疾病鉴别？

3. 可试用什么药物治疗？

【病因和发病机制】

1. 遗传因素 5%～10%的ALS属于常染色体遗传病，称为家族性肌萎缩性侧索硬化（FALS）。FALS的常染色体显性遗传病例是铜/锌超氧化物歧化酶（SOD）基因突变所致，已将该基因定位于21号染色体（21q22），与常染色体隐性遗传FALS病例相关的基因被定位在2号染色体（2q33-35）；SOD基因突变主要影响神经细胞氧化代谢功能，使有害的自由基清除发生障碍；目前发现仅仅大约20%的FALS与SOD基因突变有关，而散发病例是否有某些遗传易感因素参与发病仍无定论。最近发现 9 号染色体开放阅读框架 72（chromosome 9 open reading frame, C9ORF72）基因的突变与 ALS 发病关系密切，业已肯定 C9ORF72 基因第 1 外显子非编码区的 GGGGCC 六核苷酸重复扩增突变是引起部分 ALS 发病的重要原因，G-四链体阻碍正常核酸功能和核仁蛋白在非核糖体区域的错误定位是其中部分的发病机制；动物实验提示 C9ORF72 基因的突变还会引起 RNA 的有害聚集，通过产生异常的 C9RNA 蛋白和 TDP-43 蛋白而发挥致病作用。此外，在家族性或散发性 ALS 病例中，已鉴定出 30 多个 TDP-43 基因的突变，突变位点多集中于该基因 C 端的甘氨酸富集区；肉瘤融合蛋白（FUS）基因的异常和 SS18L1 基因的突变与 ALS 的发病也有一定的关系。

2. 免疫因素　有一些证据表明免疫因素参与了 ALS 的发病，例如，在 ALS 患者血清中曾经检测出 GM1 抗体、L-型电压门控性钙通道蛋白（VGCC）抗体和抗甲状腺原抗体，ALS 患者肌肉活检可见细胞免疫异常、T 细胞及巨噬细胞激活，ALS 患者中 VGCC 抗体 IgG 具有相对特异性等。

3. 中毒因素　有学者提出本病与木薯中毒或铅、铜、锰等重金属中毒相关。也有人认为神经营养因子缺乏、微量元素减少和兴奋性氨基酸毒性参与了 ALS 发病。

4. 病毒因素　脊髓灰质炎病毒或类似病毒可能与 ALS 发病相关，但证据不足。多项研究表明：仅有少部分脊髓灰质炎患者能够发展成 MND 并且病灶都局限在脊髓前角灰质细胞。

【病理】　本病的显著特征是脑干运动神经元、脊髓前角细胞和锥体束运动神经元选择性的萎缩和凋亡，少部分有直接的坏死和细胞数减少；通常是脊髓前角细胞最先受累，发生细胞变性，脊髓前根也可能出现继发性变性，脑干和皮质运动神经元有时可发生继发性脱髓鞘病变。显微镜下可见受累神经元深染固缩，胞质内脂褐质沉积，并有星形胶质细胞增生；中晚期患者皮质脊髓束和皮质延髓束萎缩变细，舌下、迷走、舌咽和副神经也有变性。

【临床表现】　首发症状多为手指力量减弱、手指活动不灵和精细操作不准确；随后出现手部小肌肉的萎缩，主要在鱼际肌、蚓状肌和骨间肌，晚期患者前臂、上臂和肩胛带肌群也可萎缩，双手呈鹰爪形，多数伴有粗大的肌束颤动；经常出现饮水和吞咽困难，可能出现肢体麻木、疼痛等异常感觉。早期患者体格检查可发现上肢肌力减弱、肌肉萎缩（远端重于近端）和腱反射亢进；中期患者出现肌张力增高，病理征阳性，剪刀样步态；晚期患者出现下肢僵硬、痉挛性截瘫、转颈抬头困难，被迫卧床；大多数患者可并发延髓麻痹和呼吸肌麻痹。一般不累及眼外肌和括约肌，体格检查无感觉障碍体征，意识障碍少见。ALS 是 MND 中最常见的类型，多在 40 岁以后发病，男多于女，病程缓慢进展，生存期数月至 10 余年；死亡原因多为严重肺炎并发呼吸衰竭。

案例 12-1 诊疗思路

该患者有皮质延髓束、皮质脊髓束受损，同时表现有脊髓前角细胞受损的双上肢远端为主的肌萎缩，ALS 的肌萎缩大部分开始于肢体远端，大多数有锥体束征和球麻痹症状，这些均与本患者相符；但 ALS 括约肌障碍少见。

【辅助检查】

1. 血液生化检查　少部分患者血清肌酸磷酸激酶（CK）活性增高，细胞和体液免疫功能可能出现异常；检测血液中的重链神经丝蛋白（NF-H）对评估病情进展有一定作用。

2. 常规肌电图　呈神经源性损伤改变；静息状态下可见纤颤电位或束颤电位，小力收缩时运动单位电位时限增宽、波幅增大、多相波增加，大力收缩呈现单纯相；患者颈段、胸段、腰骶段和舌肌均可有神经源性损害，慢性失神经电位和进行性失神经电位可以共存；但感觉传导速度不会异常。

3. 其他电生理检查　运动诱发电位（MEP）异常提示上运动神经元损害；节段性运动神经传导速度测定（Inching 技术）有助于 ALS 与多灶性运动神经病（MMN）的鉴别；单纤维肌电图（SF-EMG）测定可发现颤抖和阻滞（blocking）增加，有助于 ALS 与颈椎病的鉴别。

4. 肌肉活检　有一定诊断价值，但缺乏特异性。早期为神经源性肌萎缩，晚期兼有肌源性肌萎缩的变化。

5. MRI 检查　部分患者 MRI 检查显示脊髓萎缩，以腰膨大和颈膨大处明显；少部分患者有脑干萎缩，内囊和大脑脚可能会显示 T_2 相高信号。

【诊断】

1. El Escorial 标准　世界神经病学联盟 1994 年在西班牙埃斯科里亚尔（El Escorial）市召开会议，制定了肌萎缩侧索硬化的临床诊断标准，这一标准的要点是：在延髓、颈髓、胸髓和腰骶髓 4 个部位中的 3 个部位同时出现了上、下运动神经元损害的体征为确诊；至少 2 个部位出现了上运动神经元损害加上至少 1 个部位出现了下运动神经元损害的体征为拟诊（probable）；仅 1 个部位同时出现了上、下运动神经元损害或者 2 个部位出现上运动神经元损害的体征为可能（possible）诊断；至少 2 个部位出现了下运动神经元损害的体征为疑诊。最近修订的 El Escorial 诊断标准规定“实验室支持很可能的 ALS”是：只有一个部位的上、下运动神经元病变的体征，或一个部位的上运动神经元病变的体征，加肌电图证实的至少 2 个肢体的下运动神经元损害。

2. Airlie House 标准　1998 年在美国弗吉尼亚州的 Airlie House，MND 神经研究委员会世界联盟修改了 E1 Escorial 标准，制定了新的诊断 ALS 的 Airlie House 标准。新的标准内容较多，主要是强调下运动神经元变性损害必须有临床、电生理或神经病理的证据，而上运动神经元变性仅有临床体征即可，还要注意排除可以引起类似运动神经元变性的其他神经系统疾病。

3. 临床实用判断　根据中年以后隐匿起病，缓慢进展，从手部开始出现肌无力、肌肉萎缩（远端重于近端）和肌束颤动，并有腱反射亢进、病理征阳性及无感觉障碍等可以初步诊断；出现剪刀样步态、痉挛性截瘫、延髓麻痹等体征，结合肌电图有神经源性损害可做出临床诊断。

【鉴别诊断】

1. 颈椎病（脊髓型）　也可以出现肢体肌无力、肌萎缩和肌束颤动，但颈椎病肌萎缩局限在上肢，早期有颈、肩、上肢疼痛或麻木感，可伴有感觉障碍和括约肌功能障碍，无球麻痹，颈椎 X 线片检查可以发现骨质增生和椎间盘退行性病变；而 ALS 肌肉萎缩从手部小肌肉开始，有肌张力增高、病理征阳性、剪刀样步态等，胸锁乳突肌肌电图检查 90% 以上异常可资鉴别。

2. 脊髓空洞症　可出现双手小肌肉萎缩、肌束颤动、延髓麻痹和病理征阳性，但 ALS 无节段性分离性感觉障碍、无皮肤和关节营养障碍、不合并脊柱畸形、MRI 检查脊髓不出现空洞。

3. 颈髓肿瘤　也可以出现双手无力、上肢肌萎缩和病理征阳性，但还经常伴有神经根痛、椎管阻塞和传导束型感觉障碍，可与 ALS 鉴别。

4. 多灶性运动神经病（MMN）　也可以出现肌无力、肌萎缩，但不出现肌束颤动、延髓麻痹和病理征阳性。通常要用电生理 Inching 技术检查以确诊，血清抗神经节苷酯 GM1 抗体检查有助于诊断 MMN；静脉注射免疫球蛋白可以治疗 MMN。

> **案例 12-1 分析总结**
>
> 由于有双手和双上肢肌萎缩，双膝腱反射亢进和病理征阳性，以及尿急和尿失禁等；该患者的定位诊断在脊髓侧索和前角；该患者的定性诊断是 ALS，需要与脊髓空洞症、颈椎病和多发性硬化等疾病鉴别。可试用下述药物治疗：力鲁唑、维生素 E、东莨菪碱、巴氯芬等。

【治疗】

1. 针对性治疗　力鲁唑（riluzole）属于谷氨酸拮抗剂，通过减少中枢神经系统内谷氨酸释放，而减低兴奋性神经毒性作用，该药在肝脏代谢，主要的代谢产物为葡萄糖醛酸共轭物和 N-羟基力鲁唑，因此，肝功能障碍是使用该药的禁忌证，其他禁忌证还有哺育期妇女和孕妇。服用本药时注意符合下述条件：病程 <5 年，肺活量 > 60%，未进行气管切开；同时注意服药期间禁饮酒、禁驾车。该药改善肌力和运动功能效果不明显，但能延长 ALS 患者生存期和推迟呼吸衰竭发生，成人用法：50mg 口服，每日 2 次。干细胞治疗 ALS 处于探索阶段，主要思路是将干细胞导入脑脊液使其增殖分化再自由播散或者用神经胶质细胞调控受损神经元而达到治疗目的；干细胞来源可以考虑人胚胎生殖细胞或血液源性干细胞。马赛替尼（masitinib）是一种酪氨酸激酶抑制剂，在美国已经进入临床 3 期试验，可能是治疗 ALS 很有前景的药物。正在开发一些小分子化合物阻止 RNA 的毒性聚集和 c9RAN 蛋白的形成；使用反义寡核苷酸 ASOs 片段，有可能阻止毒性 RNA 的积累并选择性地降解毒性 RNA 从而治疗 ALS。

2. 对症支持治疗　肌痉挛给予巴氯芬，5mg 口服，每日 3 次；或氯唑沙宗，0.2g，口服，每日 3 次等；流涎多者用东莨菪碱或盐酸苯海索，也可试用阿托品。对严重的痛性痉挛患者可试用卡马西平 0.1g 口服，每日 3 次；针对 5-羟色胺受体 5-HT2B/C 的药物可能具有长期的抗痉挛作用，这方面的研究正在进行。支持治疗方面可考虑适当补充维生素，特别是维生素 E，200mg 口服，每日 3 次，有一定疗效。另外，维生素 C、肌酸、辅酶 Q10 也许有一定的效果，可以试用；各种神经营养生长因子，价格昂贵，疗效不肯定。中晚期患者大多数有吞咽困难，可给予半流汁饮食，一般通过胃管鼻饲提供营养和水分摄入，经皮胃造瘘术很少用。ALS 并发呼吸困难很常见，需要呼吸支持补充氧气，早期患者经口鼻吸氧，中期患者可行气管插管，晚期患者可行气管切开；保持呼吸道通畅及防治肺炎对延长患者生命非常重要。

3. 康复治疗　做被动运动及肌肉体操可防止肢体挛缩，针灸、理疗、按摩等可能有一定效果，中晚期患者使用轮椅和支架可以提高活动能力和生活质量。"宇宙黑洞理论"创立者剑桥大学的霍金教授，患 ALS 病近 50 年，他在患病的早中期阶段进行了良好的康复训练、并坚持口服较大剂量维生素 E 和维生素 C；奇迹般的存活了很长时间，虽然目前他能活动的身体部位只有两只眼睛和 3 根手指，但仍然能够进行一些脑力工作。

二、其他运动神经元病

1. 进行性延髓麻痹（progressive bulbar palsy，PBP）　神经变性病变主要在延髓和脑桥，一些脑神经运动核受损，出现真性延髓麻痹，表现为饮水呛咳、吞咽困难、声音嘶哑，合并咀嚼和呼吸障碍；体格检查可发现咽反射迟钝、上腭抬举无力、舌肌萎缩或舌颤；如若皮质延髓束受累，可合并假性延髓麻痹，表现为情感脆弱、强哭强笑、下颌反射增强等。本病进展迅速，多数在3年内死于呼吸衰竭。本病需要与腔隙性梗死和多发性硬化所致的延髓麻痹相鉴别，在疾病的早中期阶段PBP以延髓麻痹作为唯一的临床表现并进行性发展、头颅MRI检查在大脑皮质和白质中不能发现任何病灶可资鉴别。

2. 原发性侧索硬化（primary lateral sclerosis，PLS） 有如下特点：①变性病灶在锥体束，有上运动神经元受损；②首发症状为双下肢对称性肌张力增高和肌力减退；③随后出现双上肢肌张力增高；④有痉挛步态、腱反射亢进和病理征阳性；⑤无肌肉萎缩、肌束颤动和感觉障碍；⑥可能合并有假性延髓麻痹的症状；⑦病情进展缓慢，存活时间较长。

3. 进行性脊肌萎缩（progressive spinalmuscular atrophy，PSMA） 变性病灶在脊髓前角细胞，主要为下运动神经元受损，又称进行性肌萎缩症（PMA）。首发症状多为单手或双手手指无力，随后出现手部小肌肉的萎缩，主要在鱼际肌、蚓状肌和骨间肌，逐渐波及前臂、上臂和肩胛带肌群，肌萎缩远端重于近端；可有肌束颤动，肌张力和腱反射减退；但病理征阴性，无感觉障碍。病情进展缓慢，生存期可能超过20年；治疗方法与ALS类似。

4. Mariana型ALS 大多数有家族遗传史，可能与慢病毒感染有关；患者大脑海马组织中可发现神经元纤维缠结。临床表现与ALS类似，部分患者可能合并痴呆或帕金森病。

第二节 多系统萎缩

多系统萎缩（multiple system atrophy，MSA）是一种在成年发病、先后或同时涉及到橄榄-脑桥-小脑系统、纹状体-黑质系统、自主神经系统的散发性多系统变性疾病。过去认为MSA是一类疾病，包括3种疾病；现在大多数学者认为MSA是一种疾病，包括3种疾病亚型；也有学者认为MSA是一种独立疾病，不必分亚型，所谓的亚型仅仅是同时或先后出现的不同的临床表现。最近，国际上比较认同将MSA分为MSA-P和MSA-C两种亚型，是为了强调MSA具有帕金森综合征和小脑性共济失调两类体征；然而，有学者理解MSA是一类疾病，包括自主神经功能障碍、帕金森综合征、小脑性共济失调3种疾病，已经引起不少误解；因为帕金森综合征一直以来均包括一大类疾病，自主神经功能障碍和小脑性共济失调习惯上均是指两组体征，翻译作为三种独立的疾病名称术语并不恰当。

在欧美国家MSA的年发病率大约为3/10万、患病率大约为20/10万，部分病例容易误诊为帕金森病或其他帕金森综合征；实际上广义的MSA还包括部分帕金森叠加综合征，本节介绍狭义的MSA三种亚型。

一、橄榄-脑桥-小脑萎缩

橄榄-脑桥-小脑萎缩（olivopontocerebellar atrophy，OPCA）以小脑性共济失调和脑干受损症状为特点，多为散发病例，头颅MRI检查有助于明确诊断，1891年由Menzel首先报道。

OPCA可以分为遗传型和散发型两个小亚类，也有学者将遗传型OPCA归类为遗传性脊髓小脑共济失调（SCA）中的SCA-1型。

> **案例12-2**
>
> 患者，男性，38岁，因“步态不稳3年，双手震颤1年”入院。3年前无明显诱因逐渐出现双下肢无力，走路不稳，如醉酒样，1年前逐渐出现四肢动作缓慢、肢体发僵、双手震颤和健忘。曾用多种药物治疗，病情仍不缓解。既往体健，无高血压病史。体格检查：近记忆力减退，有吟诗样语言，行走时步基宽，呈共济失调样步态；双眼球有震颤，肌力Ⅴ(-)级，四肢肌张力增高；双手有静止性和意向性震颤，指鼻试验和闭目难立征阳性，右侧Babinski征阳性。辅助检查：头颅MRI发现有脑桥、延髓和小脑萎缩。
>
> **问题：**
>
> 该患者的定位诊断在哪里？定性诊断是什么疾病？

【病因和病理】 大部分OPCA患者脑内神经胶质细胞中存在一种嗜银的特殊包涵体，在这种包涵体中可以发现细胞周期依赖性激酶-5（CDK-5）和有丝分裂原活化蛋白激酶，这些酶与微管支架的变性可能有较大的关系；此外，OPCA患者的小脑和脑干多有alpha-突触核蛋白（α-synuclein）表达，可能与OPCA发病相关。散发性OPCA患者的小脑和脑干有变性和萎缩，有Purkinje细胞丢失。家族性OPCA绝大部分属于常染色体显性遗传，致病基因尚未完全肯定，该类患者多合并有黑质细胞和纹状体细胞变性。

【发病机制】 通常是将MSA作为一种独立的疾病进行发病机制的研究，不再单独进行OPCA发病机制的研究。α-突触核蛋白在MSA发病中的作用越来越受到重视，当α-突触核蛋白在脑细胞中聚集时，会干扰脑细胞间的信号通路从而引发脑细胞凋亡，如果α-突触核蛋白聚集成纤维通心管结构就可能导致MSA；有时候也会有少量的异常圆筒式结构出现，可能与MSA发生的帕金森综合征关系密切。另外，少突胶质细胞变性在MSA发病中的作用也曾经受到重视，有学者认为少突胶质细胞变性是MSA发病的中心环节,进而触发小胶质细胞释放神经毒性物质、激活氧化应激反应、诱导神经元凋亡。此处,α-突触核蛋白基因的多个位点多态性、Tau 蛋白基因的异常、parkin 基因和 COQ2 基因的突变均与 MSA 的发病有一定的关系。

【临床表现】 成年起病,缓慢进展;有小脑性共济失调的症状,如站立不稳、步态蹒跚、步基加宽、眼球震颤、辨距不良和肌张力减低等;可有脑干受损的症状,如饮水呛咳、吞咽困难、声音嘶哑、舌肌震颤、上下凝视麻痹和眼球运动障碍等;也可有强直、震颤、运动迟缓等锥体外系症状;晚期患者还有肌张力增高、腱反射亢进和病理征阳性,以及阳痿、尿失禁、晕厥等自主功能受损的症状。有人认为慢眼球运动(SEM)是 OPCA 的特征性表现,但临床上典型者不多见。OPCA 可分为散发性 OPCA 和家族性 OPCA 两个小亚类,每一亚类还有临床变异型,可能出现痴呆、耳聋、癫痫、视力障碍等特殊表现。

案例 12-2 诊疗思路

根据患者行走时步宽,呈共济失调样步态;有吟诗样语言,闭目难立征阳性,提示小脑蚓部受损;患者轮替试验笨拙,指鼻试验阳性等,说明小脑半球也受累。患者双下肢无力,右侧 Babinski 征阳性,说明锥体束也有受损。患者四肢肌张力增高,双手有静止性震颤,提示中脑黑质和苍白球受损。该患者的定性诊断为 OPCA。

【MRI 检查】 头颅 MRI 检查通常能发现脑桥、壳核、小脑和小脑中脚等有皮质萎缩,矢状位更明显(见图 12-1),脑池和第四脑室经常也有扩大的影像学变化;部分患者在 T_2加权相可见脑桥基底部"十字征影"以及小脑中脚和壳核背外侧高信号。

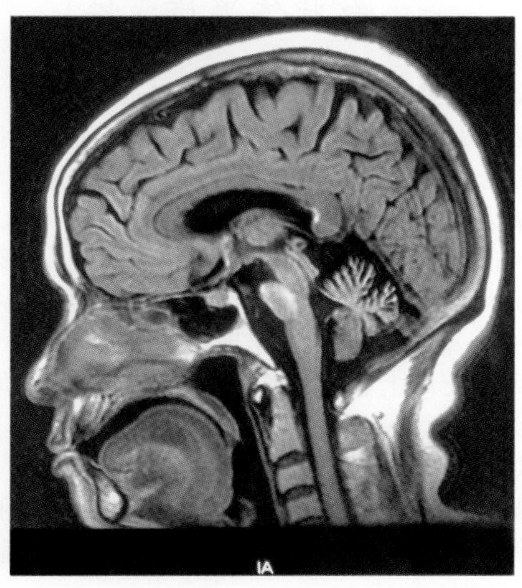

图 12-1　多系统萎缩的 MRI 表现(矢状位)可见脑室扩大,脑桥、小脑和壳核均有萎缩。该患者以 OPCA 为主

【诊断和鉴别诊断】

(1) 散发性 OPCA:①年龄 50 以上;②有小脑性共济失调的症状;③有球麻痹症状和眼球运动障碍;④有锥体系和锥体外系的症状;⑤头颅 MRI 检查有脑干和小脑萎缩。

(2) 家族性 OPCA:发病年龄为 20~50 岁,呈常染色体显性遗传,出现类似于散发性 OPCA 的症状和体征。

(3) OPCA 需要与纯小脑皮质萎缩、亚急性小脑变性和其他帕金森综合征进行鉴别。

案例 12-2 分析总结

该患者为成年男性、病史 3 年、病程缓慢进展,头颅 MRI 检查发现有脑桥、延髓和小脑萎缩;结合临床表现综合分析,临床诊断符合 OPCA。

【治疗】 尚无特效方法,可试用下述药物:①氯硝西泮,能增加体内氨基丁酸(GABG)的含量,控制小脑性共济失调的症状;用法:初始剂量 0. 25 mg,口服,每日 2 次,最大剂量 2mg,口服,每日 3 次。地西泮和苯巴比妥也有效。②毒扁豆碱(physostigmine),能促进乙酰胆碱的合成或增强乙酰胆碱的功效;用法:初始剂量 1mg,口服,每日 2 次,最大剂量 2mg,口服,每日 3 次,连用 1 年;水杨酸毒扁豆碱也有效。③其他药物,胞二磷胆碱,0. 5mg,肌肉注射,每日 1 次,或 1. 0g,静脉滴注,每日 1 次;也可试用 ATP、CTP、CoA、吡拉西坦和维生素类等。

二、Shy-Drager 综合征

Shy-Drager 综合征(Shy-Drager syndrome,SDS)又称特发性直立性低血压(IOH)或称进行性自主神经功能衰竭(progressive autonomic failure,PAF),是一种以自主神经功能障碍为主的多系统萎缩。该病可单独发生、也可与 OPCA 或其他变性疾病合并存在。

【病因和病理】 SDS 的病因涉及病毒感染、免疫失调、老化和缺血等多种因素,它的发病与儿茶酚胺代谢障碍、血浆中缓激肽浓度过高、去甲肾上腺素合成不足及体内缺乏介导收缩血管的神经受体等因素密切相关。SDS 在中枢神经和周围神经均有变性损害,但以节前交感神经元变性为主,其他受损的部位可能还包括基底核、小脑、橄榄体、脑桥、迷走神经背核、骶髓排尿中枢、锥体束等。病理损害可能有神经细胞变性、缺失和胶质增生,通过电镜检查可能发现神经细胞内的嗜银包涵体,在这些包涵体中经常可以查出 Tau 蛋白、微管蛋白和 ubiquitin 蛋白等,异常的管状蛋白结构被认为是 SDS 的分子病理特点。

案例 12-3

患者,男性,48 岁,因“阳痿、尿失禁 18 个月,发作性头晕 7 天”入院。患者阳痿、大小便障碍等症状隐匿出现、缓慢发展,头晕在体位改变时明显,入院前曾晕厥一次。既往曾有血压降低。体格检查:脉搏 80 次/分,卧位血压 130/80mmHg,立位血压 90/50mmHg。头颅 CT 和腰段脊柱 MRI 检查无异常,头颅 MRI 检查发现有脑干轻度萎缩。

问题:

该患者的定位诊断和定位诊断?如何治疗?

【临床表现】 男性居多,中年起病,双侧受累,缓慢进展。直立性低血压是突出症状,表现为卧位血压基本正常,立位血压明显降低,收缩压降低幅度达 20~40mmHg;血压降低时可有头晕、眩晕、下肢无力,严重时发生晕厥,通常无心率异常。一些自主神经功能障碍的症状多见,表现为阳痿(或阴冷)、尿便障碍、出汗异常,皮肤划痕试验异常等,颈交感神经受累可出现 Horner 征,迷走神经背核受损可出现球麻痹症状;迷走神经张力过高可出现心搏骤停而猝死。其他系统(包括锥体外系、小脑、锥体系、感觉功能和精神状态)的功能障碍可出现多种症状,如肌强直、共济失调、眼球震颤、Babinski 征阳性、肌萎缩、痛觉减退和抑郁状态等。

案例 12-3 诊疗思路

该患者长期头晕,曾有晕厥发生,伴有大小便功能障碍和阳痿,检测卧位血压与立位血压比较,发现立位时收缩压降低 40mmHg、舒张压降低 30mmHg;头颅 MRI 检查有脑干轻度萎缩,需要考虑是否存在直立性低血压等相关疾病。

【辅助检查】 尿动力学检查可能发现有逼尿肌反应亢进,24h 尿去甲肾上腺素排泄常常减低。肌电图检查可发现神经源性损害,MRI 检查可能发现脑桥和小脑萎缩,部分病例有壳核 T_2 相低信号。部分病例有脑干诱发电位和眼震电图异常。

【诊断与鉴别诊断】

1. 诊断要点 ①中年起病,缓慢进展;②有头晕、眩晕或晕厥;③有阳痿、尿便障碍、出汗异常等;④伴有锥体外系症状和小脑症状;⑤Schellong 试验阳性,即卧位与立位血压比较,立位血压明显降低(收缩压>30mmHg,舒张压>20mmHg,);⑥MRI 检查可能发现脑桥和小脑萎缩。

2. 鉴别诊断 SDS 需要与颈动脉窦综合征、症状性直立性低血压、心源性晕厥和帕金森综合征等疾病相鉴别。

案例 12-3 分析总结

该患者的定位诊断病变在脑桥、脊髓腰骶段和自主神经系统。定性诊断是特发性直立性低血压或 SDS。使用米多君和生脉胶囊治疗后病情好转。

【治疗】

1. 一般处理 给予多盐和富含酪胺饮食;睡眠时抬高床头;需要转换姿势坐起或站立时,动作要慢;穿齐腰高筒弹力内裤等。

2. 针对性药物 米多君(midodrine)是一种外周交感神经 α1 受体激动剂,口服吸收后在血液中转化成脱甘氨酸米多君(desglymidodrine,DSM),DSM 通过激活动脉和静脉系统的 α1 肾上腺素能受体,使血管收缩从而降低血压;该药用法:2.5mg,每日 2 次。屈昔多巴(droxidopa)是一种合成儿茶酚胺,通过脱羧直接转化为去甲肾上腺素,使得中枢和外周神经系统去甲肾上腺素水平升高,据称该药对 SDS 患者的防治有良好效果。

3. 其他药物 吲哚美辛,25mg,每日 3 次;Xamoterol,0.2g,每日 2 次;5% 葡萄糖 500ml+生脉注射液 60ml,静脉滴注,每日 1 次;左旋-苏-3,4-双氢苯基丝氨酸(DOPS),0.1g,每日 3 次。还可试用生脉胶囊、苯海拉明、醋酸氟氢可的松、西咪替丁和胞二磷胆碱等药物。

4. 对症处理 便秘用乳果糖、尿失禁用丙胺太林、锥体外系症状可试用溴隐亭等治疗。

三、纹状体黑质变性

纹状体黑质变性(striatonigraldegeneration,SND)的病变波及黑质、壳核、苍白球、尾状核、蓝斑、小脑齿状核和迷走神经背核等,症状与帕金森病非常相似,临床容易误诊。

【临床表现】 多数在 40 岁以后起病,主要表现为进行性肌强直、步态异常、运动迟缓,开始多一侧肢体少动、强直和僵硬,逐渐出现双侧肢体运动障碍、姿势呆板,行走时上肢固定或摆动少、步态不稳、向前倾斜,讲话语速缓慢、语音低沉,还可出现轻度震颤,小脑性共济失调等。自主神经功能障碍多见,有阳痿、晕厥、尿频、尿急、尿失禁、尿潴留、失眠、多梦和发汗障碍等。通常与帕金森病很容易混淆,需要做影像学检查以鉴别(表 12-1)。

表 12-1 MSA 三种亚型的临床特点比较

	病程(年)	起病年龄(岁)	首发症状	小脑症状	锥体外系症状	自主神经障碍
OPCA	0.5~12	45±19	步态障碍	++++	+	++
SDS	0.3~8	43±8	阳痿、尿失禁	++	++	++++
SND	3~10	40±15	动作僵硬	+	++++	+

【影像学】 头颅 CT 检查可见双侧壳核低密度灶,MRI 检查可见壳核、苍白球 T_2相低信号,正电子发射断层扫描(PET)检查显示壳核和尾状核对^{18}F-6-fluorodopar 和^{11}C-nomifensin 的摄取减低,通过上述检查特别是 PET 检查可以与帕金森病鉴别。

【诊断和治疗】

1. 诊断 ①中年以后起病,病情进展缓慢;②有帕金森综合征的临床特点:肌张力高而震颤轻;③MRI检查发现壳核、苍白球 T_2低信号;④左旋多巴治疗无效。

2. 治疗 可试用多巴丝肼、盐酸苯海索、氯苯氨丁酸和溴隐亭等;也可辅以维生素类和神经营养剂治疗。

附录:诊断 MSA 的 Gilman 标准(2008 年修订)

(1) 很可能的 MSA:30 岁以后起病、散发性、进行性发展;同时具有自主神经功能障碍(尿失禁伴阳痿、直立性低血压);并具备对左旋多巴治疗不敏感的帕金森综合征、或有小脑性功能障碍的表现。

(2) 可能的 MSA:30 岁以后起病、散发性、进行性发展;同时具有帕金森综合征、或者小脑性功能障碍的表现;或者至少有 1 项提示自主神经功能障碍(尿失禁伴阳痿、直立性低血压)的表现;或者 Babinski 征阳性伴腱反射活跃(或伴喘鸣)。

1) 可能的 MSA-P 亚型:有下述 7 个特点;进展迅速的帕金森综合征,对左旋多巴治疗不敏感,运动症状之后 3 年内出现姿势异常,小脑性功能障碍,运动症状之后 5 年内出现吞咽困难,MRI 显示壳核、脑桥、小脑和小脑脑桥脚有萎缩,PET 显示壳核、脑桥、小脑有 2-氟-2-脱氧-D-葡萄糖(FDG)的低代谢。

2) 可能的 MSA-C 亚型:有下述 4 个特点;以运动迟缓和肌强直为主的帕金森综合征,MRI 显示壳核、脑桥和小脑脑桥脚有萎缩,PET 显示壳核低 FDG 代谢,PET 或 SPECT 显示黑质纹状体突触前多巴胺能纤维有失神经变化。

思考题

1. 运动神经元病分别应该与哪些疾病进行鉴别诊断?通过什么特点进行鉴别?

2. 肌萎缩性侧索硬化的临床实用诊断要点?常规肌电图检查对诊断该病有何作用?

3. 多系统萎缩的分类和各个亚型的临床特点是什么?

4. 为什么要将多系统萎缩作为一种独立的疾病进行发病机制的研究?

(柏 华)

柏华,男,医学博士、主任医师、教授、研究生导师。1997 年获得中国医学科学院北京协和医学院博士学位。现任贵州医科大学附三院神经内科主任、大内科主任、医院学术委员会主任委员、医学实验中心主任。曾在美国著名大学做神经病学博士后数年。现任中国老年医学学会理事、中国文字著作权协会会员。主持科研课题 8 项。担任多家学术期刊的审稿专家和编委。发表学术论文 80 余篇,其中 SCI 和核心期刊收录 72 篇,参编神经病学著作 6 部。

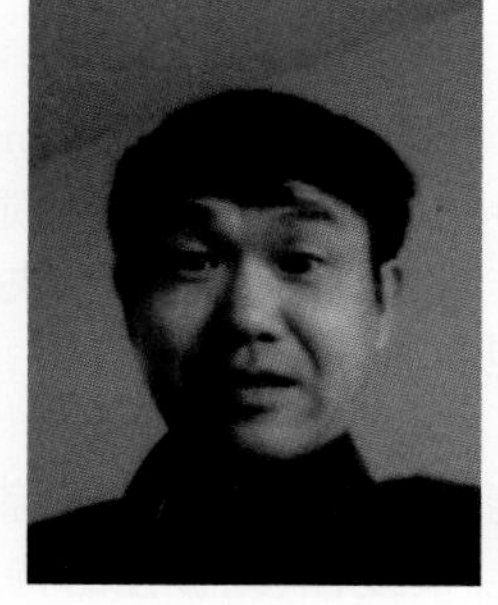

第十三章 癫　　痫

【目标要求】

掌握：癫痫的概念、临床分类及诊断方法，癫痫的治疗原则，癫痫持续状态的概念及处理原则。

熟悉：常用的抗癫痫药物及其副作用，新型抗癫痫药物。

了解：癫痫的发病机制及影响发作的因素。

案例 13-1

患者，男性，13 岁，因“发作性双眼凝视、意识丧失、口吐白沫伴四肢抽搐 2 年”就诊。否认脑外伤、脑炎病史，足月顺产，生长发育史正常。患者 2 年前无明显诱因出现发作性摔倒后双眼凝视、面色发绀、呼之不应，随后出现四肢僵直、口唇青紫，进而四肢阵挛性抽搐、口吐白沫，1～2min后转为清醒，醒后疲乏无力、头痛恶心，发作过程不能回忆。最初 1 年发作 2～3 次，近半年频繁发作每月 1～2 次，来诊。检查：体温 36.8℃，呼吸 22 次/分，脉搏 78 次/分，血压 90/65mmHg，神志清楚，精神可，无明显神经系统阳性体征。

问题：

1. 该患者的诊断首先考虑什么？
2. 需要做哪些进一步的检查？

【概述】

1. 痫性发作（seizure）　大脑皮质神经元异常同步放电，导致运动、感觉、精神障碍等形式的短暂发作，临床症状、体征取决于神经元异常放电的部位与传播的方向及范围。

2. 癫痫（epilepsy）　是慢性反复发作性短暂脑功能失调的一组疾病或综合征，通常具有短暂性、发作性、反复性、刻板性的特点。

3. 癫痫综合征　有特殊病因，由特定的症状和体征组成的癫痫现象。

癫痫的患病率为 5‰～10‰，年发病率为（40～70）/10 万，全世界每年新发癫痫患者约 210 万。我国癫痫的患病率约为 7‰，发病率为 28.8/10 000，5 年活动性的患病率为 4.6‰，据此估算目前我国约有 900 万的癫痫患者，每年新增加癫痫患者约 40 万。癫痫的发病有两个高峰期，儿童期和老年期。癫痫是神经内科最常见的疾病之一。

【发病机制】　不同类型的癫痫发病机制不同，但神经元兴奋性的增加和过度同步化是产生癫痫的基本条件。

癫痫灶内的神经元兴奋性改变，导致异常电活动，然后通过相应的轴突联系，在多种促同步化因素的参与下，经局部反复兴奋环路的增益作用，转变为高度同步化的动作电位，形成一个大的去极化电位，称为发作性去极化漂移（paroxysmal depolarization shift，PDS）。由于轴突的抑制作用，病灶中心产生一个超极化电位（hyperpolarrization potential，HP）如果这种神经元的异常活动不能被 HP 抑制，就会向他处传播。此外，痫性发作如何终止的原因还不清楚，离子、电泵及一些神经递质等都参与其中。

Goddard 发现，如果对大鼠的杏仁核每天施加微弱的电刺激，尽管当时大鼠没有外在明显的行为反应，但经过一段时间，这种刺激就会诱发出双侧阵挛性抽搐，这就是点燃（kindling）效应。它在癫痫的产生机制中具有重要的作用。

在生化方面，谷氨酸及其受体、γ-氨基丁酸（GABA）及其受体、一氧化氮及神经肽类等在癫痫的发作中都扮演着重要的角色。

研究发现，遗传因素在癫痫发生中也有重要影响，如常染色体显性遗传性夜发性额叶癫痫（autosomal dominant nocturnal frontal lobe epilepsy，ADNFLE）是 1995 年正式命名的遗传性部分性癫痫，外显率 70%～80%，目前已经发现 CHRNA4、CHRNA2 基因突变和本病的发生有关，连锁分析将基因定位于染色体 20q13.2、15q24 和 1q21。当然，绝大多数的癫痫表现为多基因遗传，如失神发作等，是由许多微效基因累加和某些环境因素共同作用的结果。

【病因与分类】　癫痫的病因有许多，各种病变作用于大脑皮质，引起神经元兴奋性的增加和过度同步化异常放电，都可导致癫痫。根据病因，癫痫可分为以下几类。

1. 特发性（idiopathic）癫痫　特发性癫痫又称为原发性癫痫，与遗传因素有关。它具有发病的年龄依赖性，有特征性的临床与脑电图表现，有较明确的诊断标准。如儿童失神发作属于该类。

2. 继发性（secondary）癫痫　继发性癫痫又称症状性癫痫，癫痫发作是脑部疾病或全身性疾病的一种症状。常见的病因有先天性畸形及围生期损伤、中枢神经系统感染、颅脑外伤、脑肿瘤、脑血管病、变性疾病等。婴幼儿的癫痫主要与产伤、颅内出血、代谢异常、遗传有关，老年人则多与脑血管病、变性疾病、脑肿瘤等有关。

3. 很可能为症状性（probably symptomatic）的癫痫　临床提示为症状性癫痫，但尚未找到确切的病因，又称隐源性癫痫。此外，一些正常人群在特定条件下也可诱发出痫性发作，如高热、缺氧、内分泌失调、电解质紊乱、乙醇戒断、睡眠不足、药物、毒物等。此类发作又称状态关联性痫性发作。这种有明确诱因的单次发作，一般不诊断为癫痫。

国际抗癫痫联盟（ILAE）根据痫性发作形式，于1981年制定统一的分类标准，2001年发布了修改草案，2010年进行了新的修订。

1981年的癫痫分类，主要根据痫性发作的临床表现及脑电图的特点，分为三类。①部分性发作：临床与脑电图改变提示发作是由大脑半球的部分神经元首先激活所致；②全面性发作：发作开始即为两侧大脑半球同时受累；③不能分类：资料不全或难以归为上述两类的。2010年国际抗癫痫联盟（ILAE）进行了修订。见表13-1。

表13-1　癫痫发作类型（2010，ILAE）

一、全面性发作
1. 强直-阵挛性发作（多种联合出现形式，可以任何形式组合）
2. 失神
典型
非典型
失神伴有特异性表现
肌阵挛失神发作
眼睑肌阵挛
3. 肌阵挛
肌阵挛
肌阵挛失张力
肌阵挛强直
4. 阵挛
5. 强直
6. 失张力发作
二、局灶性发作
三、未确定的全面性或局灶性发作
四、癫痫性痉挛

注：不能明确诊断为以上分类的发作，在获得更多的信息明确诊断之前，应考虑属于不能分类的发作。

癫痫综合征的分类：1989ILAE发布癫痫和癫痫综合征的分类，2001年进行修订与补充，2010年提出了"电-临床综合征"的概念，放弃了将癫痫综合征根据病因进行分类，而是强调了电-临床综合征的年龄相关性，见表13-2。

表13-2　电-临床综合征和癫痫分类（2010，ILAE）

根据起病年龄排列的电-临床综合征	
新生儿期（出生后至<4周）	良性家族性新生儿癫痫（BFNE）
	早发性肌阵挛性脑病（EME）
	大田原综合征
婴儿期（<1岁）	婴儿游走性部分性发作
	WEST综合征
	婴儿期肌阵挛癫痫（MEI）
	良性婴儿癫痫
	良性家族性婴儿癫痫
	Dravet综合征
	非进行性疾病中的肌阵挛脑病
儿童期（1～12岁）	全面性癫痫伴热性惊厥附加症（可于婴儿期发病）
	Panayiotopoulos综合征
	癫痫伴有肌阵挛-失张力发作
	伴中央颞区棘波的癫痫（BECTS）
	常染色体显性遗传夜发性额叶癫痫（ADNFLE）
	晚发性儿童枕叶癫痫（Gastaut型）
	肌阵挛失神癫痫
	Lennox-Gastaut综合征（LGS）
	慢波睡眠中持续棘慢复合波的癫痫性脑病（ECSWS）
	Landau-Kleffner综合征（LKS）
青少年-成人期（12～18岁，>18岁）	青少年失神癫痫（JAE）
	青少年肌阵挛癫痫（JME）
	仅有全面性强直-阵挛性发作的癫痫
	进行性肌阵挛癫痫（PME）
	常染色体显性癫痫伴听觉症状（ADEAF）
	其他家族性颞叶癫痫
年龄无关性癫痫	部位可变的家族性局灶性癫痫
	反射性癫痫
相对明确的诊断实体	伴海马硬化的颞叶内侧癫痫（MTLE伴HS）

续表

根据起病年龄排列的电-临床综合征	
	Rasmussen 综合征
	痴笑发作伴下丘脑错构瘤
	偏侧惊厥-偏瘫癫痫
	不符合上述任何类型的癫痫，诊断前首先应明确是否存在已知的结构异常或代谢原因，而后是根据主要的发作起源方式区分（局灶或全面）发作类型
由于脑结构-代谢异常所致的癫痫	皮质发育异常（偏侧巨脑征，灰质移位等）肿瘤、感染、外伤、血管瘤、围生期损伤、卒中等神经皮肤综合征（结节性硬化症，Sturge-Weber 等）
病因未知的癫痫	
不诊断为癫痫的一个类型	良性新生儿惊厥（BNS）
	热性惊厥（FS）

【临床症状】

（一）部分性发作

临床与脑电图的改变提示由大脑半球的局部首先发生。根据发作过程中有无意识障碍又分为：单纯部分性发作（发作时无意识障碍）、复杂部分性发作（伴有意识障碍）、继发全身强直-阵挛发作。

1. 单纯部分性发作 发作时患者的意识始终清醒。可表现为运动、感觉、自主神经和精神症状等，持续时间一般不超过 1min。

运动性发作：局部肢体不自主抽动，可发生于身体的任何部分，但多见于手指、口角等处，因其运动皮质代表区相对大。有的部分性发作，表现为头、眼甚至躯体向放电对侧转动；如果语言中枢受到影响，可表现为言语突然中断或不自主重复语言。

脑内异常放电从局部开始向邻近的皮质扩散，如放电沿大脑皮质运动区分布扩展，临床表现为抽搐从对侧拇指、腕部、前臂、肘-肩、口角、面部逐渐发展，称为杰克逊发作（Jackson seizure）。在部分性发作后，也可遗留累及区域的短暂的运动功能障碍，一般持续数分钟至数天，称为 Todd's 瘫痪。

感觉性发作：包括体感性和特殊感觉性发作。体感性发作的异常放电位于中央后回，患者表现为针刺感或麻木感或触电感等，多位于口角、舌、肢体等部位。特殊感觉性发作由于异常放电所累及皮质的不同而异：可表现为视觉性发作，常见眼前闪光暗点、视物变形等；听觉性发作，可从简单的声响到复杂的甚至可能是一段音乐；嗅觉性发作，表现为闻到难闻的气味；还有味觉性发作等。与运动性发作相似，也可有感觉性杰克逊发作。

自主神经性发作：可表现为腹部不适感、面色改变、瞳孔散大等，可能为复杂部分性发作症状的一部分。

精神性发作：可表现为精神活动异常，包括记忆异常，如似曾相识感或旧事如新感，或其他的认知障碍如梦样状态、不真实感等；情感障碍如欣快、恐惧、抑郁等。

2. 复杂部分性发作 发作时合并意识障碍，有的开始时可有先兆，而这种先兆是一种简单部分性发作。起源于额叶的复杂部分性发作可有奇特的运动表现如骑自行车样动作或击剑样姿势等。典型的复杂部分性发作持续 60～90s。

（1）仅表现为意识障碍。一般表现为意识模糊，类似失神。

（2）表现为意识障碍及自动症。自动症是在癫痫发作中或发作后的意识模糊状态下出现与环境有一定协调性及适应性的无意识的活动，发生后不能回忆。常见的自动症有：进食样自动症，表现为刻板的咂嘴、吞咽、伸舌、舔唇、清喉等动作；手势自动症，表现为搓手、解衣扣、整理衣物等；走动自动症，表现为向某个目标走去，甚至可以在街上穿行；假自主运动性自动症，又称半目的性自动症，常表现为剧烈的滚动、摇摆、奔跑等动作，有一定的节律性，容易被误诊为癔症。

（3）意识障碍与运动症状：可于发作开始出现意识障碍与各种运动症状，表现为不对称的强直、阵挛和变异性肌张力，各种特殊姿势（如击剑动作）。

3. 继发全身强直-阵挛发作 可以从复杂部分性发作或从先兆发展而来。

（二）全面性发作

临床及脑电图描记提示发作开始即为两侧大脑半球同时受累。意识障碍可为首发表现。全面性发作主要有六种类型：失神发作、肌阵挛发作、强直发作、阵挛发作、全面性强直-阵挛发作、失张力发作。

1. 失神发作 短暂的意识丧失，没有先兆，突然发生，突然停止，正进行的活动中断，茫然呆视，发作时间通常小于 20s，发作后如常人。少数伴有自动症，以面部自动症多见。发作频率一般每日几十次，多者可达数百次。过度换气常能诱发失神发作。发作时脑电图各导联有双侧同步对称的高波幅的 3 次/秒的棘慢复合波。它好发于儿童与青少年，不易被察觉。通常在学习成绩下降，或上课时反复“开小差”，甚至发展为全面性强直-阵挛发作时才引起家长、老师的关注而就医。

非典型失神：发作开始较慢，持续时间较长，大多由脑器质性病变引起，脑电图可见广泛性 1.5～2.5 次/秒的慢棘慢波。

2. 肌阵挛发作 突发短暂的、急促的、非节律的、触电样的肌肉抽动，可累及全身肌肉，或局限于面部、肢体甚至个别肌肉，时间短于1s。由于发作持续时间短，意识障碍多不明显，通常在数分钟内有丛集性发作。肌阵挛癫痫发作时，脑电图可有典型改变，表现为多棘波或多棘慢复合波。

3. 强直性发作 突然发作的全身或部分肌肉强烈持续的强直性收缩。患者的头、眼睛和肢体固定于某种紧张的位置，躯干呈角弓反张，伴短暂意识丧失，以及面色青紫，呼吸暂停和瞳孔散大等，历时数秒钟。多见于器质性脑病的患者。发作时的脑电图为相对背景较快频率（beta节律）与较低电压的低幅脑电活动，可伴有慢的棘慢复合波或多棘慢波。

4. 阵挛性发作 反复有节律的、急促的阵挛性抽动伴有意识障碍，可累及上下肢，发作时的脑电图活动为快波和慢波，偶见棘慢复合波。

5. 强直-阵挛性发作 就是通常所说的"大发作"（grandmal），是最常见的发作形式之一，以意识丧失、肌肉强直、阵挛为主要临床表现。早期即有意识障碍、跌倒，随后发作包括强直期、阵挛期、痉挛后期。

强直期：躯干、四肢呈伸性强直或角弓反张，喉头肌肉痉挛而发出尖叫声，眼球上窜或凝视，膈肌、肋间肌强直抽搐使呼吸暂停而缺氧出现发绀，持续约20s。

阵挛期：四肢出现一张一弛的间断性抽搐，频率逐渐变慢，幅度逐渐增大，下颌反复抽搐可使口腔黏膜或舌咬破，持续1～3min。

痉挛后期：表现为意识模糊，四肢发软，呼吸首先恢复，瞳孔、血压、心率逐渐正常，数分钟后逐渐清醒。醒后可有头痛、肌肉酸痛等，对发作情景不能回忆。

有的能回忆起发作前的先兆，如腹部气体上升感、恐惧感等，这类有先兆的强直-阵挛性发作为继发性强直-阵挛性发作。整个发作期还有自主神经表现，如瞳孔散大、唾液分泌增多、大小便失禁等。发作时的脑电图描记为双侧同步10次/秒或以上的节律，在强直期频率逐渐减慢，波幅渐增高，过度为棘波，后转为低波幅慢波电活动。

6. 失张力发作 突发的、时间极短的肌张力丧失。轻者仅表现为持续1s的低头，如正常人困倦时的打盹；重者可因全身肌张力下降而跌倒、跌伤。持续时间较长时可有意识障碍。脑电图可见棘慢、多棘慢波或低波幅快活动。

（三）不能分类发作

由于资料不全，迄今分类标准尚无法归类的发作。其中包括一些新生儿发作，如节律性眼运动、咀嚼运动、游泳动作、颤抖和呼吸暂停等。

【辅助检查】 除了内科系统有关检查外，主要还有神经电生理、头颅影像学和神经心理等检查。

1. 神经电生理检查 癫痫的病理生理学基础是大脑神经元的异常放电，因此，神经电生理检查在癫痫的诊断和癫痫灶定位上占有不可替代的位置。

（1）常规觉醒脑电图（EEG）：发现神经元异常放电的阳性率为20%～30%，通过延长描记时间及各种诱发试验如睡眠描记、睡眠剥夺等可提高阳性率。

（2）动态脑电图（AEEG）：受检者在24h正常活动中进行脑电图监测，具有在自然状态下长时间监测，包括了睡眠脑电图等优点，提高了异常放电的检出率，但描记中有大量的伪差需要鉴别。

（3）录像脑电图（VEEG）：脑电图与录像技术相结合，在同一屏幕上同步显示脑电图变化与视频图像，有助于发作的分类与重症患者的监护，特别有助于与非癫痫发作的鉴别。

（4）脑磁图（MEG）：头皮脑电图只反映头部表面的电活动，而脑磁图通过记录神经细胞内电流产生的磁场，反映大脑深部电向量的位置与方向。脑磁图不受伪差干扰、能对癫痫灶进行相对精确的定位。缺点是价格昂贵。

（5）特殊电极：当普通脑电图描记正常时，可借助特殊电极提高检出率，颅外电极有蝶骨电极、鼻咽电极等，颅内电极有硬膜下电极、皮质电极等。

2. 影像学检查 常见的有头颅CT、头颅磁共振（MRI）、磁共振频谱（MRS）、正电子发射断层扫描（PET）与单电子发射断层扫描（SPECT）等。

（1）头颅CT和头颅MRI：能发现颅内一些病变，特别是头颅MRI能进行海马相扫描，研究海马的体积、信号强度等，有助于颞叶内侧癫痫的诊断。对于2岁前或成人新发的癫痫，部分性癫痫，一线抗癫痫药物治疗失败者，都有必要进行头颅MRI检查。

（2）MRS：利用不同生化物质在磁场中有各自不同的共振频率，通过光谱加以分析，得到颅内生化代谢的信息。主要测定脑内代谢产物如N-乙酰门冬氨酸、胆碱等，用于癫痫病理生理的研究与协助癫痫的定位。

（3）PET：是放射性核素的示踪显像技术，通过^{18}F标记的2-脱氧-D葡萄糖（FDG）来反映神经细胞摄取葡萄糖的情况。癫痫患者有能量代谢的改变，发作间歇期显像为低代谢，而发作期为高代谢。缺点是价格昂贵。

（4）SPECT：通过检测放射性核素显像剂在脑中不同部位的摄取量，发现脑的局部异常癫痫灶在发作间歇期扫描呈低代谢区，而发作期扫描为高代谢区。

3. 神经心理学检查 检测患者的认知功能、语言、记忆功能，以及难治性癫痫的术前评估和术后随访。

4. 其他 当怀疑颅内感染时，腰穿是必不可少的。

通常在发作之后，两种检查是必需的：一是神经影像学检查（头颅CT或MRI），另一是脑电图检查。影像学检查用来寻找引起发作的结构上的异常，MRI

优于CT。发作间歇期的特征性脑电图异常，常有助于癫痫的诊断。反复多次的描记、延长描记时间、加做多种诱发试验能提高脑电图异常的阳性率。

尽管脑电图检查对诊断癫痫与分类有很大的帮助，需要牢记的是：诊断癫痫主要依靠病史。不能单纯根据脑电图结果做出癫痫的诊断，也不能根据脑电图正常而做出排除癫痫的结论。需要指出的是，并不是每个癫痫患者的每次脑电图都有异常表现，也不是每个有异常脑电图的人都是癫痫患者，少数正常人也可描记到脑电异常甚至痫样放电。

【诊断】 癫痫的诊断是通过分析典型临床发作的过程和细节，并通过必要的相关辅助检查进一步证实。目击者无疑是提供可靠病史的最好人选，同时患者也可能提供先兆等有价值的信息。需要牢记的是：癫痫的诊断是一个严肃的问题，必须慎之又慎。

癫痫的诊断至少包括四个方面的内容：①明确是否为癫痫；②确定癫痫临床发作类型；③进行癫痫和癫痫综合征分类；④寻找病因及诱因。2001年ILAE的诊断步骤包括：对发作现象用标准化术语描述，按ILAE制定的标准进行分类，根据分类和伴随症状寻找是否符合特殊的癫痫综合征，进一步寻找可能的病因，按世界卫生组织的标准评定患者的残损程度。

【鉴别诊断】

1. 晕厥 突发的一过性的全脑供血不足而出现短暂的意识丧失，如果时间长达10~20s时，可发生短暂的抽搐。晕厥容易误诊为癫痫，因为两者有许多相似之处，如突发短暂的意识丧失、瞳孔散大、二便失禁等。但晕厥发作多有诱因，如精神刺激、剧烈咳嗽、排尿过程中、剧痛等；很少在卧位尤其在睡眠中发作；可有前驱症状，如眼前发黑、出冷汗、恶心、头晕等；发作时常有面色苍白、血压降低；多不伴抽搐，即使有也持续时间短、强度弱；少有尿失禁与舌咬伤；发作后无明显头痛、肢体乏力等表现；无癫痫发作时相应的脑电图改变。

2. 假性发作 又称为癔症性发作、心因性发作，易被误诊为癫痫。10%~20%的癫痫患者可同时伴有假性发作，需引起高度警惕。假性发作以年轻女性多见，有其性格特点，如情绪不稳定、情感丰富、富于幻想、自我为中心、表演性强等。发作可由精神因素诱发，但有时刺激因素隐蔽或不明显，临床表现多种多样，如抽搐、瘫痪、精神症状等。两者的鉴别，见表13-3。

3. 梦游症 又称睡行症，表现为在睡眠过程中坐起、行走、做一些简单的事情，有的甚至还能回答问题，对环境有一定的适应性，过后不能回忆。与癫痫比较，梦游症不发生强直或痉挛性抽搐，无癫痫相应的脑电图改变。

4. 低血糖症 低血糖可表现为意识障碍伴抽搐或精神症状。但发作初期多有饥饿感、手抖、眼前发黑、心慌等症状，发作时血糖一般低于2mmol/L，口服或静脉注射葡萄糖后症状可迅速缓解，检查血糖即可确诊。

表13-3 强直-阵挛性发作与假性发作的鉴别

特点	强直-阵挛性发作	假性发作
发作场合	任何情况	有诱因、有人
发作特点	突发、刻板	形式多样、易变
眼位	上窜或偏斜	眼睑紧闭，眼球乱动
面色	发绀	苍白或潮红
瞳孔	散大，对光反射无	正常，对光反射存在
尿失禁	可有	无
外伤	可有	无
巴氏征	常阳性	阴性
持续时间	短	长
暗示治疗	无效	可能有效
脑电图	棘波、尖波等	无异常改变

5. 偏头痛 典型偏头痛发作前有先兆，以视觉先兆较常见，表现为视野缺损、闪光、暗点等，易和枕叶癫痫混淆。一般说来，偏头痛的视觉症状大多较单一，随后出现头痛；癫痫的视觉症状复杂，可为图形、物体、动物等，多伴有意识障碍与抽搐，有相应的脑电图改变。

6. 发作性运动诱发肌张力障碍 病因不明，部分有家族史。由运动触发，如从座位上起立时出现，表现为短暂的一侧或双侧肢体抽搐、舞蹈或手足徐动样发作，持续数秒钟缓解，小剂量抗癫痫药物有效。

> **案例13-1诊疗思路**
>
> 1. 根据家属的描述，患者反复无诱因的突然发作，每次持续时间短，发作症状雷同，有发作的刻板性，初步认为符合癫痫发作的特点。
>
> 2. 进一步进行检查明确诊断及鉴别诊断，脑电图有癫痫样放电，头颅MRI正常，血糖、电解质等血生化结果正常，心血管系统检查正常，心理测验正常。

【治疗】

1. 发作时的处理

（1）发作时，患者可能发生头部外伤、烧烫伤、骨折、溺水、吸入性肺炎、窒息等意外，因此需迅速让患者仰卧，不要垫枕头，将附近尖锐物品移开，取出患者口中的食物或义齿。若患者处于强直状况，嘴巴无法张开，不要把手伸入患者口腔或强行喂水、按压肢体；将患者的脸向一侧，松开衣领，让口水及分泌物流出，以免堵塞呼吸道或发生误吸；注意观察发作时的情况，待患者清醒后告知发作情景并给予安慰。若癫痫连续发作，要及时将患者送到医院继续抢救。

（2）发作后，患者的心理负担很重，常常担心下一次的发作。他们有可能不能驾驶或高空作业。因此，他们急需心理辅导与社会帮助，这点往往被忽视。

2. 病因治疗与对症治疗

病因治疗就是积极寻找导致癫痫的病因，设法去除，如颅内肿瘤所致的癫痫可行外科手术切除等；对症治疗目前主要是用抗癫痫药物控制癫痫的发作。

（1）治疗的开始：应在充分评估再次发作的可能性与治疗不良反应的风险后做出决定。1 年以内有 2 次或 2 次以上的无诱因发作，需要进行治疗。治疗的理想目标是完全控制发作而无不良反应。对一次无诱因的发作，一般不用抗癫痫药物。但在下列情况，1 次痫性发作后就应考虑开始药物治疗：①有明确的癫痫家族史；②发作间期脑电图有明显的痫样放电；③有明确而不能根除的病因，如头外伤后的癫痫等。

（2）抗癫痫药物使用原则见图 13-1。

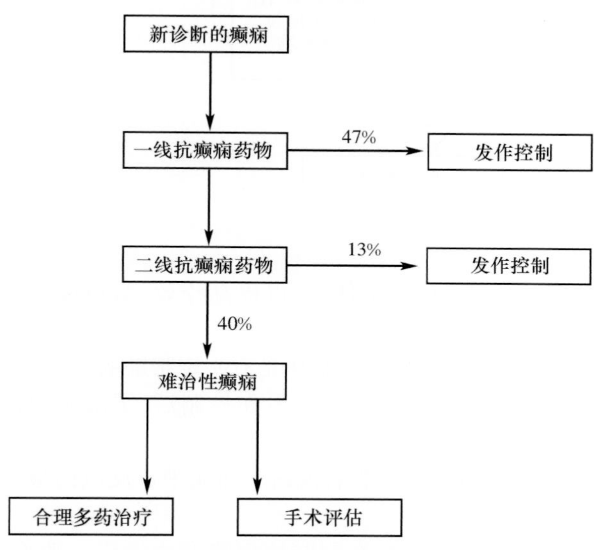

图 13-1 癫痫治疗流程图

1）根据发作类型选药：治疗癫痫的药物选择主要取决于发作的类型和癫痫综合征的类型。特定的药物可能对某些发作或某种类型发作更有效。

2）循证医学原则：最近几年循证医学开始进入抗癫痫药物治疗领域，它将所获证据按强度分为若干等级，根据证据的强度再分为多个级别的推荐，有助于药物的选择，见表 13-4。

表 13-4 ILAE 基于疗效推荐的抗癫痫药物治疗指南

癫痫或癫痫综合征	推荐级别	推荐药物
成人部分性发作	A 级	卡马西平、苯妥英钠
	B 级	丙戊酸
	C 级	加巴喷丁、拉莫三嗪、奥卡西平、苯巴比妥、托吡酯
儿童部分性发作	A 级	奥卡西平
	C 级	卡马西平、苯巴比妥、苯妥英钠、丙戊酸、托吡酯
老年部分性发作	A 级	加巴喷丁、拉莫三嗪
	C 级	卡马西平
成人全身强直阵挛性发作	C 级	卡马西平、拉莫三嗪、奥卡西平、苯巴比妥、托吡酯、丙戊酸
儿童全身强直阵挛性发作	C 级	卡马西平、苯妥英钠、苯巴比妥、托吡酯、丙戊酸

注：A 级．有效；B 级．很可能有效；C 级．可能有效。

3）个体化原则：根据发作类型选药，结合患者的具体情况，选择性应用抗癫痫药。如对育龄期妇女，考虑到药物对胎儿的影响，在传统抗癫痫药物中选用致畸可能相对小的卡马西平；对原有肝功能异常的癫痫患者，尽可能避免使用容易引起肝脏损害的抗癫痫药物。

4）尽量单药治疗：单药治疗适用于大多数患者，不宜滥用多种药物联合治疗。单药治疗避免了药物的相互作用与类似不良反应的叠加。从小剂量开始逐渐增加，直到控制发作。如果一种单药治疗失败，仍主张使用另外的单药治疗，并在治疗开始前重新对癫痫的诊断进行评估。

5）合理联合治疗：当先后应用两种单药治疗仍不能控制发作时可考虑联合用药。要注意抗癫痫药物之间的相互作用，如许多抗癫痫药物是肝酶的诱导剂，联合使用时会减少药物的血药浓度而降低疗效，使用的药物种类越多其相互作用就越复杂。

6）更换药物需缓慢：当患者需要改用第二种抗癫痫药物时，一般原则是继续服用原药，同时添加上第二种药物，待后者达到血中稳态浓度时，逐渐减少原先服用的药物。通常增药可适当快，减药一定要慢。

7）慎重停药：过早减药或停药会导致癫痫发作，甚至可能促发癫痫持续状态。不同的癫痫发作类型和癫痫综合征对药物的反应不同，预后也不一样，因此没有一个通用的停药标准，一般认为需要遵循以下原则：①2～5 年临床无发作；②多次脑电图检查正常。减药、停药的过程应尽量缓慢，一般从减药到完全停药需一年以上的时间。

8）注意药物的不良反应：密切注意药物的不良反应，定期复查肝肾功能、血常规。

常用的癫痫换药、加用药物的方案，见图 13-2。

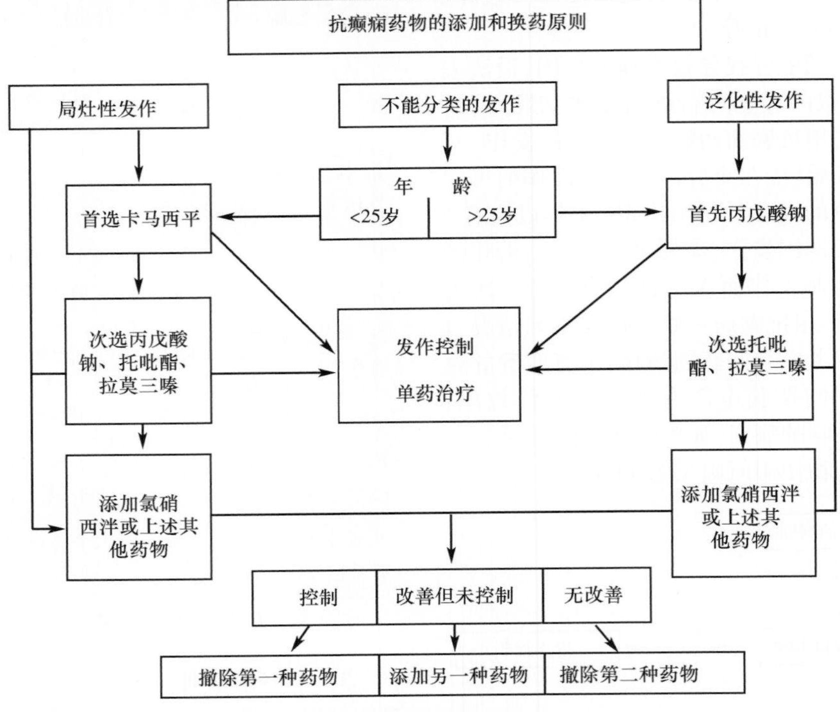

图 13-2 抗癫痫药物的添加换药原则

案例 13-1 分析总结

（1）患者发作时突然意识丧失而摔倒，出现双眼凝视、面色发绀、呼之不应，随后出现四肢僵直、口唇青紫，此为强直期，进而四肢阵挛性抽搐、口吐白沫，此为阵挛期，1～2min 后转为清醒，醒后疲乏无力、头痛恶心，发作过程不能回忆，此为阵挛后期。根据辅助检查结果排除低血糖发作、晕厥及假性发作等疾病，诊断原发性癫痫，全面性发作中的强直-阵挛发作。

（2）根据用药原则，首选丙戊酸类药物应用。

案例 13-2

患者，男性，10 岁，体重 30kg，诊断癫痫失神发作 3 年，一直服用丙戊酸钠治疗，200mg，一日 2 次，规则服药但控制不佳，仍每月发作 10～20 次，测晨间服药前的丙戊酸钠血药浓度为 40.7μg/ml。

问题：如何结合血药浓度用药？

【抗癫痫药物血药浓度的测定】

1. 意义 治疗药物监测（TDM）是 20 世纪 80 年代提出的，根据药物代谢动力学的原理，通过测定体液如血清、唾液、尿液、脑脊液的药物浓度，力求临床用药方案合理化及个体化，以提高疗效、避免或减少药物不良反应。

血药浓度的测定对临床是有一定帮助的。

（1）测基线浓度：癫痫发作控制后，了解有效治疗所需的浓度。

（2）毒性：了解患者能耐受而无中毒反应的最大剂量。

（3）疗效评价：在判断抗癫痫药物治疗失败前，了解患者是否已达到足够的治疗浓度，以及患者对治疗的依从性。有资料表明，约 30% 的患者在 1 个月中至少漏服 1 次。

（4）药物自身诱导、药代动力学改变：抗癫痫药物使用数周后，由于肝脏的自身诱导作用，药物的基线浓度会缓慢下降，这种现象在卡马西平、奥卡西平、拉莫三嗪中常见。这时，要及时了解血药浓度变化，适当调整药物剂量。需要指出的是，要根据患者的反应，而不能盲目根据血药浓度指导用药。治疗青少年肌阵挛癫痫，丙戊酸钠可能在未达到治疗浓度时就控制发作。所以，临床的正确判断比血药浓度监测更为重要。药物浓度有峰浓度与谷浓度之分，在考虑有无药物中毒时，应检测峰浓度；而在了解有效方面，应检测谷浓度。

2. 常用的抗癫痫药物 抗癫痫药物分为两类：传统的抗癫痫药，如卡马西平、丙戊酸、苯巴比妥、苯妥英钠、乙琥胺等；新型抗癫痫药物，如拉莫三嗪、托吡酯、奥卡西平、加巴喷丁、左乙拉西坦等。

（1）传统抗癫痫药物

1）卡马西平（CBZ）：作用于电压依赖性钠通道，增强 CABA 的抑制作用。部分性发作的首选药物，特别对复杂部分性发作有效，也适用于全身性强直-阵挛性发作。但 CBZ 可加重失神、肌阵挛、失张力发作。主要不良反应：复视、视力模糊、共济失调、白细胞减少、皮疹、肝转氨酶升高、系统性红斑狼疮样综合征等。因此，要注意，监测血常规、肝功能等。

2）丙戊酸（VPA）：阻断电压依赖性钠通道，增强 GABA 的抑制作用等。为广谱抗癫痫药物，可用于多种类型发作，但最适用于失神性发作、全身强直-阵挛性发作、肌阵挛性发作等。也适用于部分性发作、少年型肌阵挛发作及婴儿痉挛等。主要不良反应：恶心、呕吐、镇静、震颤、共济失调、肝功能受损等。需监测肝功能，2 岁以下小儿可能发生致死性肝病，尽量避免使用。

3）苯巴比妥（PB）：通过 GABA 受体发挥作用，用于小儿全身性强直-阵挛发作和预防高热惊厥复发，对局灶发作和失神发作的疗效不如卡马西平。主要不良反应有头晕、镇静、共济失调、精神恍惚或兴奋、过敏等。

4）苯妥英钠（大仑丁，PHT）：作用于电压依赖性钠通道，同时抑制突触强直后强化，抗癫痫作用显著，是全身强直-阵挛性发作和简单部分性发作的首选药物。应警惕此药加重失神发作和肌阵挛性发作的可能。有效血药浓度：10～20mg/L。本药治疗量和中毒量非常接近。主要不良反应有复视、眼球震颤、眩晕、共济失调、牙龈增生、叶酸缺乏、皮疹、多毛、心动过缓等。

5）乙琥胺（ESM）：选择时的作用于电压依赖性钙通道，是治疗失神发作的首选药物。主要不良反应有恶心、呕吐、厌食、困倦、欣快感、帕金森综合征等。

6）苯二氮䓬类药物（BEDs）：作用于 GABA 受体，对失神、强直-阵挛发作、肌阵挛发作、失张力发作均有效。主要不良反应有一过性嗜睡、共济失调、易激惹、肌张力低下、镇静等。常见传统抗癫痫药物的剂量、有效浓度、半衰期，见表 13-5。

表 13-5　常见传统抗癫痫药物的剂量、有效浓度、半衰期

	常用剂量		有效浓度 mg/L	半衰期 h
	儿童 mg/（kg・d）	成人 mg/d		
PHT	5～10	200～400	10～20	2. 4±6
CBZ	10～20	300～1200	0. 4～12	1. 2±4
PB	3～6	90～150	15～40	9. 6±12
VPA	15～60	600～1800	50～100	8±15

（2）新型抗癫痫药物：这些药物与传统的抗癫痫药疗效相当，具有不良反应小、耐受性好、不需要血药浓度监测等优点，但价格昂贵，常作为辅助的抗癫药；也是难治性癫痫的主要治疗药物。

1）拉莫三嗪（lamotrigine，LTG）：是广谱的抗癫痫药物，阻断电压依赖性的钠通道，并减少兴奋性氨基酸的释放。对部分性发作和多种全面性发作有效，可作为部分性癫痫及难治性癫痫的添加治疗，对于 Lennox-Gastaut 综合征的联合治疗有一定的疗效。首剂：成人 50mg/d（未服丙戊酸）或 25mg/d（同服丙戊酸），儿童 2mg/（kg・d），维持量：成人 50～400mg/d，儿童 5～15mg/（kg・d）。主要不良反应：头昏、共济失调、肝脏损害与皮疹等，皮疹严重时可能发生 Stevens-Johnson 综合征而危及生命。因此，使用该药时最好从小剂量开始缓慢增加剂量，定期复查肝功能，警惕皮疹。

2）托吡酯（topiramate，TPM）：是广谱的抗癫痫药物，能阻断电压依赖性的钠通道、增强 GABA 受体、阻断谷氨酸受体等。最早用于难治性部分性癫痫的添加治疗，也可作为新诊断的特发性全面性癫痫和部分性癫痫的单药治疗。首剂成人 25mg/d，维持量：200～400mg/d，主要不良反应有嗜睡、肾结石、厌食、体重减轻、无汗、找词困难等。不良反应与剂量及加量速度有关，临床使用时应从小剂量缓慢加量。

3）奥卡西平（oxcarbazepine，OXC）：阻断电压依赖性的钠通道，可用于新诊断的部分性发作和成人难治性部分性发作的单药治疗。首剂 300mg/d，维持量，600～1200mg/d。主要不良反应有嗜睡、头晕、共济失调、低钠血症、血细胞数下降等。不良反应与剂量相关。与卡马西平相比，奥卡西平的不良反应小，耐受性好，较少出现自身酶诱导作用。

4）加巴喷丁（gabapentin，GBP）：作用机制不明，可能通过增加脑内的 GABA 的含量来发挥作用，主要用于部分性癫痫的添加治疗。成人首剂 300mg/d，维持量 900～1200mg/d，儿童起始量 20mg/（kg・d），维持量 30～60mg/（kg・d），主要不良反应为嗜睡、头晕、疲劳、共济失调、复视、体重减轻、消化不良等。不良反应与剂量相关。加巴喷丁具有较好的耐受性，较少与其他药物发生相互作用，所以适用于老龄患者。

5）左乙拉西坦（levetiracetam，LEV）：作用机制不明，与现有的抗癫痫药物作用机制都不同，用于难治性部分性癫痫的添加治疗，一般不用作单药治疗，成人首剂 500mg/d，最大剂量 3000mg/d。主要不良反应有头晕、嗜睡、行为问题，抑郁和其他精神症状等。

案例 13-2 诊疗思路

1. 首先需要明确诊断,进行脑电图检测显示 3Hz 癫痫样放电,明确发作类型,考虑用药是否正确。

2. 根据患者年龄体重及血药浓度监测(40.7μg/ml)调整用药。

3. 抗癫痫药物作用机制 主要通过以下途径起作用,见表 13-6。

表 13-6 抗癫痫药物的作用机制

	钠通道	钙通道	GABA	兴奋性氨基酸
CBZ	+++		+	
VPA	++	+	+	+
PHT	+++	+	+	
PB	++	+	++	++
BDZ	+	+	+++	
LTG	+++	+		++
TPM	++		++	++
GBP	+		++	
OXC	+++		+	

(1) 调节电压依赖性离子通道:如苯妥英钠、卡马西平、奥卡西平主要作用于电压依赖性钠通道,乙琥胺、丙戊酸钠选择性抑制 T 型电压依赖性钙通道。

(2) 增强 GABA 介导的抑制功能:如苯巴比妥、苯二氮䓬类药物。

(3) 抑制兴奋性氨基酸:如托吡酯、拉莫三嗪等。

3. 酮食治疗 酮食(ketogenic diet):食谱中含有较多脂肪、较少或基本上不含碳水化合物,若按热卡计算,脂肪占 90%,碳水化合物和蛋白质占 10%。酮食疗法始于 20 世纪 20 年代,当时抗癫痫药物数目很少,因而用来控制难治性癫痫的发作。20 世纪 40~50 年代随着苯妥英等抗癫痫药物的应用而逐渐被放弃。近年来,酮食治疗重新受到人们的关注,尤其适用于难治性癫痫的辅助治疗。其机制并不清楚。酮食的类型包括经典酮食、中链三酰甘油、改良的中链三酰甘油。目前,酮食疗法主要应用于各种类型、各种病因的小儿难治性癫痫,可使约 60% 患者的发作频率得到明显的下降。主要不良反应有泌尿系统结石、低蛋白血症、血脂异常等。

【外科治疗】 癫痫的外科治疗主要适用于难治性癫痫,即经适当的一线抗癫痫药物充分治疗 2 年以上,血药浓度在正常范围内仍然不能控制,每月发作 4 次以上,影响日常生活。目前常用的癫痫外科治疗如脑皮质切除术、前颞叶切除术、选择性杏仁核、海马切除术、胼胝体切开术、多处软膜下横纤维切断术等,以及立体定向术、慢性小脑刺激术、迷走神经刺激术等。

【预后】 过去一直认为癫痫是一种慢性、难以治愈的疾病。随着癫痫诊断水平、治疗手段的增加,基本改变了这种悲观的认识。癫痫的预后与病因、发作类型、发作频率、治疗是否及时与合理等因素有关。类型不同,预后不一。复杂部分性发作、有多种发作形式、伴神经系统功能缺陷或严重精神障碍者,预后较差。经过合理的治疗,癫痫的缓解率为 65%~80%。但有 20%~30% 的患者,尽管使用多种抗癫痫药物,仍有发作,有的甚至发展为难治性癫痫。一般来说,全面性发作比部分性发作容易控制,单纯局灶部性发作比复杂部分性发作容易控制。在我国,许多癫痫患者疗效不佳还和治疗不规范、依从性差等因素有关。

1. 癫痫的自发缓解 近年来,神经病学者观察到癫痫有自发缓解的现象,缓解率为 2%~32%。影响缓解的因素如下。①起病年龄:10 岁前发病的缓解率高,但 1 岁前发病者明显低于 1~9 岁组,20 岁后起病者自发缓解率低。②发作类型:全面性发作和单纯失神发作缓解率高,而复杂部分性发作低。③发作频率:发作频率低,缓解率高。④原发性或继发性:前者缓解率高。⑤病程:短者缓解率高。

2. 癫痫的预防控制策略 加强人群健康教育,防止如脑外伤、脑炎、中风等引起癫痫的常见疾病;健全社会卫生保健网络,加强基层卫生人员培训;及早治疗引起癫痫的疾病,正确合理使用抗癫痫药物;做好科普宣传与教育工作;加强妇幼保健工作,特别是围生期保健,防止如产伤、宫内缺氧等发生;继续加强癫痫基础、临床、康复研究,加快新药的研发。

3. 癫痫患者的生活质量 反复发作、长期用药、结婚生育、就业压力等,都给癫痫患者的身心健康及其家庭带来较大影响。一方面要控制发作;另一方面要提高患者的生活质量。普及教育,提高认识,消除社会对癫痫的偏见与误解,加强患者对治疗的依从性,鼓励患者参加适当的学习和工作,及早融入社会。

案例 13-2 分析总结

1. 根据患者脑电图结果,诊断为癫痫全面性发作中的失神发作,因此,以丙戊酸钠为首选治疗,选择正确。

2. 患者已经规则用药,丙戊酸钠的血药浓度 40.7μg/ml(正常参考值 50~100μg/ml)不足,按照公斤体重加量,丙戊酸钠儿童用量 20~40mg/(kg·d),逐渐加量至 200mg,每天三次口服。一个月后症状逐渐控制,3 个月后不再发作。复查血药浓度 71.5μg/ml,达到治疗浓度。

案例 13-3

患者,女性,26 岁,因"反复抽搐伴神志不清 5h"入院。患者既往癫痫病史 20 余年,一直服用丙戊酸钠(1.2g/日)和卡马西平(0.6g/日),效果尚好,每年均有 1～2 次发作。患者近 1 个月因结婚生育问题,自行停用抗癫痫药物,5h 前突然出现发作性四肢抽搐,双眼上翻,牙关紧闭,意识丧失,小便失禁,持续 1～2min 后缓解,5～10min 发作一次,发作间歇期意识不清,呼之无反应。体格检查:心率 100 次/分,律齐,两肺散在湿啰音,腹平软,肝脾未及,下肢无水肿。浅昏迷,双瞳孔等大等圆,直径 3mm,对光反应迟钝,压眶时四肢有活动,双侧 Babinski 征阳性,颈项强直,布氏征阴性,克氏征阴性。辅助检查:血常规白细胞 12×10^9 个/L,中性粒细胞百分比 87%;头颅 CT 扫描阴性。

问题:

1. 该患者的诊断是什么,首要处理措施有哪些?
2. 还需要哪些进一步的检查?

【癫痫持续状态】 癫痫持续状态(status epilepticus,SE):指一次癫痫发作持续 30 分钟以上或连续多次发作,发作间歇期意识未能完全恢复。目前认为:如果一种发作超过这种发作类型大多数患者所持续发作的时间,就要考虑 SE。SE 的发病率约为(10～41)/(10 万人群)。SE 是神经科急、危症之一,死亡率高,需及时处理。全面性发作持续状态的死亡率高达 10%～20%。

1. SE 的分类 任何发作类型都可能因发作时间延长而发展成 SE。根据临床症状分为惊厥性 SE 与非惊厥性 SE。惊厥性 SE,为临床最常见的类型;非惊厥性 SE 占 SE 的 25% 左右,包括失神发作持续状态、非典型失神持续状态、失张力性持续状态和复杂部分性持续状态。

2. SE 的病因 引起癫痫发作的各种原因均可导致 SE,最主要的是抗癫痫药物的突然停药、减量或换药,其次为发热、感染等。在我国,颅内感染是 SE 的一个重要病因。

3. SE 的治疗 SE 若不及时控制,轻者造成中枢神经系统不可逆损害,重者危及生命。全面性发作 SE 平均 10h 就遗留神经系统后遗症,13h 可致死。因此,对 SE 的治疗关键是采取强有力的治疗措施,控制惊厥和并发症。治疗越早,越容易控制;控制越及时,预后越好。

(1) 治疗原则

1) 选用强有力、见效快、作用时间长,对呼吸、循环、意识状态影响小的抗惊厥药物,及时控制发作。

2) 维持患者生命功能,预防和控制并发症如脑水肿、代谢性酸中毒、肺部感染等。

3) 积极寻找引起 SE 的原因,针对病因治疗,是控制、预防 SE 的重要措施。

4) 在 SE 中止后,应给予抗癫痫药物维持剂量。

(2) 一般处理:首先应注意气道是否通畅,必要时需气管插管,立即建立静脉通路。输液前先采血,检查血生化、抗癫痫药物浓度、血糖。

(3) 控制癫痫发作:治疗癫痫持续状态需选用快速起效的抗癫痫药物,静脉给药。

1) 苯二氮䓬类药物:地西泮是治疗各型 SE 的首选药物。

A. 地西泮(安定):作用快,1～3min 内即起效,成人 10～20mg,静脉注射,速度每分钟不超过 2mg,儿童按 0.2～0.5mg/kg 计算,最大剂量婴儿不超过 2～5mg,儿童不超过 5～10mg。如不能控制,5～10min 后重复上述治疗。地西泮能很快、广泛地分布到各器官与组织,20min 后血药浓度下降 50% 以上,因此停药 10～20min 可再次发作。为了维持疗效,可用地西泮 50～100mg 加入 5% 葡萄糖中缓慢静脉滴注(每小时不超过 0.1～0.4mg/kg),血药浓度维持在 0.7～2.8μmol/L(0.2～0.8μg/L);或用苯巴比妥钠 0.1～0.2g,肌内注射。地西泮有呼吸抑制作用,苯巴比妥和水合氯醛等镇静药能增强呼吸抑制作用,合用时要小心;快速静脉注射安定还有降压的作用;安定还能使呼吸道分泌物增多。因此,使用地西泮一定要密切观察患者的呼吸、心率、血压等生命体征,做好气管插管或切开的准备。地西泮肌内注射吸收不恒定,故不宜肌内注射。

B. 咪达唑仑:是水溶性 BEDs,作用迅速、不良反应少、排泄快、无蓄积作用,其抗惊厥效价是地西泮的 2～3 倍,有效率为 90%～95%,咪达唑仑以 0.1～0.2mg/kg 静脉推注,然后按 0.1～0.2mg/(kg·min)的速度持续静脉泵入,最大剂量 0.8mg/(kg·min)。

C. 劳拉西泮:作用迅速,作用强,比地西泮强 5 倍,持续时间长,疗效可达 12h 以上。常用剂量为 0.05～0.2mg/kg,总量不超过 4～8mg,速度为 1～2mg/min。

2) 苯妥英钠:脂溶性强,为长效抗惊厥药物。静脉注射 15min 左右达到血浓度高峰,半衰期平均 24h,故可选地西泮与苯妥英钠结合的治疗方案。苯妥英钠常规剂量为 20mg/kg,使用时用生理盐水稀释成 5% 溶液,缓慢静脉滴注,每分钟不超过 50mg,静脉滴注过快可使血压下降、呼吸减慢、心率变慢,甚至心脏停搏,故静脉滴注时应密切观察血压和心率变化。它的优点是对全面性发作 SE 疗效较好,且不影响意识。

3) 苯巴比妥:一般剂量为 5～10mg/kg 肌内注射,大多在 20～60min 左右方可见效。有呼吸抑制、呼吸道分泌物增多的不良反应。

4）丙戊酸：对各种类型的 EP 发作均有一定疗效。VPA 属于非镇静类药物，不影响呼吸和循环，镇静作用弱，不影响意识状态，安全性高。VPA 静脉注射的剂量为首剂 12～15mg/kg，速度 3～6mg/(kg·min)，然后以每小时 0.5～1mg/kg 静脉输入，维持 3～7 天后逐渐停药，注意监测 VPA 的血药浓度、血常规及肝肾功能。

5）利多卡因：是抗心律失常药，一般仅作为二线抗癫痫药物，属于非常规治疗措施。将利多卡因加入 5% 或 10% 葡萄糖溶液中，以 20～50μg/(kg·min) 的速度从小剂量开始静脉泵入，用药过程中密切观察血压、心率，监测心电图、脉搏、血氧饱和度和呼吸等。

6）水合氯醛：作为抗 SE 的辅助治疗，成人每次用 10% 的水合氯醛 10～20ml 加等量的生理盐水保留灌肠。

7）当 SE 持续状态不能控制时，考虑使用肌松剂如维澳铵或静脉麻醉剂如硫喷妥钠、丙泊酚等。进行这些治疗时，应做好气管插管的准备，最好在重症监护室内进行。

（4）维持生命体征的稳定：在治疗 SE 的同时，注意内环境的稳定，纠正电解质紊乱；防止并发症，高热应给予降温，颅高压给予脱水治疗，预防性抗感染治疗等。

（5）寻找病因及诱因：通过病史、体格检查及实验室检查，确定并治疗病因，消除各种诱发癫痫持续的因素。

案例 13-3 诊疗思路及分析总结

1. 根据既往病史及目前反复的癫痫发作，发作间歇期意识仍未完全恢复，诊断为癫痫持续状态，为强直-阵挛发作的持续状态。

2. 首要的措施是及时控制发作；其次注意维持生命功能（呼吸、循环、内环境等），寻找并杜绝引起癫痫持续状态的诱因。该患者静脉注射地西泮 10mg，肌内注射苯巴比妥注射液 0.1g，8h 一次，发作很快控制，次日意识转清。原口服药物应用逐渐减少，停用苯巴比妥注射液。

3. 患者查体有肺部湿啰音，白细胞和中性粒细胞百分比均较高，检查肺部 CT 显示继发肺部感染，应用抗生素。

4. 告知患者及家属，需要坚持用药，定期复查，减药停药要遵医嘱。

思考题

1. 部分性发作和全面性发作有什么不同？鉴别要点是什么？
2. 典型失神发作的临床表现？
3. 癫痫患者的用药选择的原则是什么，有哪些需要注意的？
4. 如何根据血药浓度调整抗癫痫药物用法及用量？
5. 癫痫持续状态的定义和处理方法？

（宋景贵）

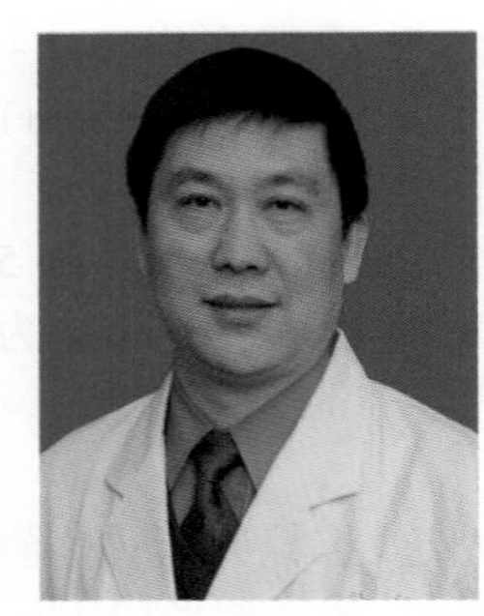

宋景贵，男，教授、主任医师、硕士研究生导师。现任新乡医学院第二临床学院院长、河南省医学会神经内科专科分会副主任委员、河南省免疫学会神经免疫专业分会副主任委员、河南省心理卫生协会副理事长、《临床心身疾病杂志》常务副主编、新乡市精神电生理学重点实验室主任等。主要致力于卒中后抑郁的发病机制及临床诊治的研究。先后承担国家、省及市厅级等项目 11 项。发表科研论文 100 余篇，SCI 收录 5 多篇，主编专著 5 部。培养硕士 20 多名。作为主持人获省厅级各种科研奖励 9 项。曾荣获河南省卫生厅"抗击非典优秀个人"、"河南省教育厅学术技术带头人"及"河南省优秀医师"等称号。

第十四章 头 痛

【目标要求】

掌握：原发性和继发性头痛的概念；偏头痛的临床表现、诊断和鉴别诊断、治疗和预防；

熟悉：偏头痛的发病机制；紧张型头痛和丛集性头痛的临床表现、诊断和治疗；

了解：头痛的最新分类；药物过度使用性头痛的临床表现、诊断和治疗。

第一节 概 述

【头痛的概念】 头痛（headache）是神经内科常见的临床症状，有史以来一直困扰着人类。流行病学调查显示，目前我国头痛患病率为23%～50%，在18～65岁人口中，原发性头痛的发病率为23.8%。

头痛一般是指头颅上半部亦即眉弓、耳轮上缘和枕外隆突连线以上部位的疼痛。能够引起头痛的病因可达数百种之多，根据病因的不同，大致可将头痛分为原发性头痛（primary headache）和继发性头痛（secondary headache）两大类。原发性头痛本身就是一些独立的疾病，不能归因于其他确切病因，如偏头痛、紧张型头痛、丛集性头痛等；继发性头痛则是神经系统或其他系统结构或代谢异常的一个症状，如脑卒中、颅内感染、颅内肿瘤、口腔疾病等。

头痛的产生与颅内外痛觉敏感组织内的痛觉感受器受到刺激有关。颅内痛觉敏感组织包括第Ⅴ、Ⅶ、Ⅸ、Ⅹ脑神经，Willis动脉环及其分支，颅内血管周围的硬脑膜，脑膜血管，颅内大静脉，静脉窦等；颅外痛觉敏感组织包括头部皮肤、皮下组织、头颈部肌肉、颅骨骨膜、五官及其黏膜、颅外动脉及分支、第2和第3颈神经等。尽管大脑能够感知各种疼痛的刺激，但脑组织本身对疼痛并不敏感。当各种物理的、化学的、生物的刺激和内环境变化作用于颅内外痛觉敏感组织内的痛觉感受器时即可导致头痛。

【头痛的分类】 鉴于头痛的分类和诊断各国一直没有统一的标准，1988年国际头痛学会（International Headache Society，IHS）头痛分类委员会首次发布了正式的头痛疾患分类和诊断标准（international classification of headache disorders，ICHD），这是最具权威的国际标准，已为全球普遍采用，并在不断地进行评估、修订和完善。2004年IHS对1988年的分类和诊断标准进行了修订，发布了《国际头痛疾患分类第2版》（ICHD-2）。2013年IHS头痛分类委员会再次发表了《国际头痛疾患分类第3版》β试用版（ICHD-3β），并建议立即使用最新版。该分类将头痛分为原发性头痛，继发性头痛，痛性脑神经病、其他面痛和其他头痛三个大类及14个小类（表14-1）。

表14-1 头痛疾患的国际分类（ICHD-3β）

1. 原发性头痛
1.1 偏头痛（migraine）
1.2 紧张型头痛（tension-type headache）
1.3 三叉自主神经性头痛（trigeminal autonomic cephalalgias）
1.4 其他原发性头痛疾患
2. 继发性头痛
2.1 归因于头颈部外伤或损伤的头痛
2.2 归因于头颈部血管病变的头痛
2.3 归因于非血管性颅内疾病的头痛
2.4 归因于某一物质或其戒断的头痛
2.5 归因于感染的头痛
2.6 归因于内环境紊乱的头痛
2.7 归因于头颅、颈、眼、耳、鼻、鼻窦、牙齿、口腔或其他面部或颈部结构病变的头痛或面痛
2.8 归因于精神疾患的头痛
3. 痛性脑神经病、其他面痛和其他头痛
3.1 痛性脑神经病和其他面痛
3.2 其他头痛疾患

【头痛的诊断原则】 头痛虽然临床常见，但病因复杂，表现多样，既可以是一个独立的疾病，也可以是许多疾病的共有症状，因此，在诊断头痛时应遵循一定的路径和原则，主要包括以下几点。

1. 要耐心细致地询问和记录患者的病史 由于疼痛是一种主观体验，患者就诊时疼痛可能已经停止发作，详尽的病史就显得尤其重要，往往能为头痛的诊断提供第一手资料，这和癫痫的诊断非常类似。病史采集时要特别注意询问头痛的发病方式（急性、亚急性、慢性、发作性），疼痛部位（额部、颞部、头顶部、眶部、枕颈部、全头、偏侧或交替等），疼痛性质（搏动性、针刺样、烧灼样、电击样、沉重感、戴帽感、胀痛、跳痛、钝痛等），严重程度，伴随症状（头晕、恶心、呕吐、出汗、心悸、眼部症状、焦虑等），持续时间（数秒、数小时、数天），加重因素（生气、强光、进食、刷牙等）和缓解因素（药物、睡眠、暗光、颞动脉按摩或冷敷等）；注意询问头痛是持续性还是发作性，如果是发作性的，应了解发作频率、持续时间、前驱症状、诱发因素（生气、劳累、失眠、月经、食用巧克力和冰激凌等）。此外，还要全面了解患者的既往史、用药史、外伤史、中毒史、家族史及睡眠、工作、情绪等状况，注意头痛对患者日常生活的影响。

2. 要进行全面详尽的神经系统专科检查 常规内科检查及头颅、五官的检查。必要时要请相关科室协助检查和会诊。应特别注意有无眼底水肿和出血，有无颅周肌肉触压痛，有无病理反射和脑膜刺激征等。通过体格检查，有助于发现头痛的病因线索。

3. 选择必要的辅助检查 根据患者头痛特点和体格检查所见，获得头痛病因的初步判断或可能方向，针对性地选择相关的辅助检查，包括神经影像（CT、MRI、TCD、DSA）、神经电生理（脑电图、肌电图、诱发电位）或脑脊液等检查，以便于排除或发现头颈部各种器质性病变。

4. 对上述结果进行综合分析判断 综合患者头痛特点、查体所见和有关辅助检查结果，确定患者是继发性头痛还是原发性头痛。对于年龄50岁以上、突然发生的或原有头痛特点发生明显改变的头痛，伴有发热、皮疹和神经系统局灶症状与体征的头痛，妊娠期或分娩后出现的头痛及癌症或AIDS患者出现的头痛等要警惕继发性头痛的可能，应进一步做相关检查明确诊断。尤其要注意的是，即使发现了某种可以引起头痛的疾病，也要明确头痛是否与这种疾病存在因果关系；只有在除外各种原因引起的继发性头痛之后才能诊断原发性头痛。如考虑原发性头痛，要根据患者头痛特点，进一步明确是偏头痛、紧张型头痛还是丛集性头痛等。

【头痛的治疗原则】 头痛的治疗原则包括病因治疗、对症治疗和预防性治疗。病因明确者要积极治疗各种原发疾病，尽早消除病因，如颅内感染、颅脑外伤、颅内肿瘤、五官疾病等。对于病因不能立即纠正的继发性头痛及各种原发性头痛急性发作，可使用除吗啡类以外的各种解热镇痛剂以缓解头痛症状。对颅内压增高的患者要给予脱水剂和利尿剂。对伴随症状较重的患者要给予抗眩晕和止吐等对症治疗。对有明显焦虑、抑郁情绪的患者还要适当地加用抗焦虑抗抑郁的药物。对反复发作的慢性头痛患者要给予预防性药物治疗，以减少或终止头痛的发作。

第二节 偏头痛

案例 14-1

患者，女性，35岁，因“反复发作头痛5年加重2年”就诊。患者于5年前开始反复出现头痛，每次发作以左侧颞部为主，呈搏动性痛或跳痛，伴眼球胀痛、怕光、怕睁眼，严重时波及右侧或全头痛，伴恶心、呕吐，呕吐物为胃内容物，无发热，无流涕，走路、爬楼梯、咳嗽时头痛加剧，每次持续1~2天，经安静休息后次日头痛可缓解。既往数月至每月发作1次，常于经期前后发作。近2年头痛程度加重，需服止痛药，“去痛片”、“布洛芬”等止痛药，效果欠佳，“麦角胺咖啡因”效果明显。近2年来，发作频繁，每月1~3次，疲劳、受凉、工作紧张、经期时易复发。其母亲有头痛史。无神经系统阳性体征发现。

问题：

1. 你如何考虑该患者的初步诊断？
2. 需做哪些辅助检查以明确诊断？

偏头痛（migraine）是一种反复发作的头痛疾患，其主要临床特征是一侧或双侧发作性、搏动样头痛，发作时常伴恶心、呕吐、面色苍白、心慌、出汗、胃肠道功能紊乱等自主神经系统症状，声光刺激或日常活动可加重头痛，安静环境或休息可缓解头痛。部分典型病例在头痛发作前可有视物模糊、闪光、偏盲、一侧面部或肢体麻木、无力等症状，称为先兆（aura）。偏头痛是常见的原发性头痛，患病率约为10%。偏头痛频繁发作和严重发作不仅会导致患者学习和工作能力下降、生活质量降低，而且与脑卒中、情感障碍等多种疾病相关，因而世界卫生组织将严重偏头痛定为最致残的慢性疾病。

【病因与发病机制】

1. 病因 偏头痛的确切病因尚不明确，发病可能与下列因素有关。

（1）遗传因素：研究表明，偏头痛具有明显的家族发病倾向，大约50%~80%的患者有阳性家族史。在不同的偏头痛发病类型中，家族性偏瘫性偏头痛（familial hemiplegic migraine，FHM）和基底动脉型偏头痛的遗传倾向最为显著，有先兆偏头痛也比无先兆偏头痛明显。例如，研究发现FHM的基因位于染色体19p13，后来又发现了两个新的位点分别是1q21-23和1q31。近年有研究发现多巴胺β-羟化酶（DBH）基因与典型偏头痛易感性具有等位基因关系。但目前并不是所有类型的偏头痛都能找到其致病基因，提示偏头痛是遗传因素与多种因素相互作用的多基因疾病。

（2）内分泌因素：偏头痛女性多于男性，多自青春期开始发病,经前期或经期偏头痛容易发作,绝经后发作减少或停止。部分育龄妇女在妊娠期偏头痛发作停止,但分娩后又可复发。这些均提示内分泌因素参与偏头痛的发病。

(3) 环境因素:研究发现,环境因素的变化常常诱发偏头痛发作,这些因素包括一些特殊的食物(含酪胺的奶酪、含苯乙胺的巧克力、含亚硝酸盐的腌制食品、含谷氨酸钠的食品添加剂等),特殊的药物(口服避孕药和血管扩张剂如硝酸甘油等),特殊的饮料(含咖啡因的咖啡、茶、碳酸饮料等)和葡萄酒等。除此之外,天气变化、劳累、生气、焦虑、睡眠障碍、强光、噪音、浓重气味、不透气环境等都是偏头痛常见的诱发因素。

2. 发病机制 偏头痛的确切发病机制尚不十分清楚,虽然有关方面的研究取得了较大的进展,迄今仍然没有得到一致的结论。目前主要存在以下几种学说。

(1) 血管源学说:1963 年 Harold Wolff 提出了偏头痛发病机制的血管源学说。该学说认为偏头痛是一种原发性血管疾病,血管舒缩功能障碍引起偏头痛发作。起初颅内动脉收缩引起偏头痛先兆,随后颅外、颅内血管扩张导致血管周围组织无菌性炎症而产生搏动性头痛。该学说历经数十年不衰,是因为有大量的佐证支持,如先兆时应用血管扩张剂可终止先兆,头痛呈搏动性且与脉搏一致,压迫颈动脉或颞浅动脉可缓解头痛,血管收缩剂麦角胺对头痛有效等。随着近年来经颅多普勒(TCD)、局部脑血流(rCBF)、功能磁共振(fMRI)、SPECT 等新的研究技术的应用,该学说正受到越来越多的质疑,因为研究发现,偏头痛发作时并不一定都存在血管扩张。

(2) 神经源学说:该学说认为偏头痛发作时神经功能的变化是首要的,脑血流量的变化则是继发的。该学说的核心内容包括皮质扩布性抑制(cortical spreading depressing,CSD)和神经递质(neurotran-smitter)两个方面。CSD 是指刺激脊椎动物的大脑皮质后出现的由刺激部位向周围脑组织波浪式扩布的皮质电活动的衰减。1994 年 Leao 首先在动物实验中发现了 CSD,并以大约 3mm/min 的速度向邻近皮质扩展。该现象后来被许多学者通过局部脑血流、脑磁图等研究所证实。研究发现,CSD 不按脑动脉分布扩展,而是按大脑皮质细胞构筑模式进行,向前扩布一般不超越中央沟。CSD 能很好地解释典型偏头痛先兆症状,因为无论是视觉先兆,还是躯体先兆,还是伴随的始于枕部的扩布性局部低血流量,其进展方式都与 CSD 极其相似。除此之外,神经递质也参与了偏头痛的发病过程,其中 5-羟色胺(5-HT)是迄今研究较为透彻的众多神经递质之一。刺激中脑 5-羟色胺能神经元可以增加脑血流,相反,利血平(一种中枢性 5-HT 耗竭剂)则能诱发偏头痛发作。研究显示,偏头痛发作时血浆 5-HT 水平下降,尿中代谢产物浓度增加。研究发现,5-HT 受体有多种亚型,各亚型的功能和在脑内的分布不尽相同。目前,许多有效治疗偏头痛的药物均直接或间接的作用于 5-HT 或其受体。

(3) 神经血管学说:1984 年 Moskowitz 发现电刺激三叉神经节能导致硬脑膜血管的无菌性炎症,进而提出了偏头痛的三叉神经血管学说。该学说认为,当三叉神经节及其纤维受刺激时,可引起硬脑膜血管周围的三叉神经末梢释放多种神经肽,最主要的是降钙素基因相关肽(calcitonin gene-related peptide, CGRP),其次是 P 物质和神经激肽 A。已知 CGRP 具有较强的扩血管作用,P 物质可以降低痛阈,神经激肽 A 具有协同作用。这些活性物质作用于邻近的脑血管壁,导致血管扩张,进而出现搏动性头痛;还可使血管通透性增加,血浆蛋白渗出,肥大细胞脱颗粒等产生无菌性炎症,使头痛进一步加重,并出现恶心、呕吐等症状。三叉神经血管学说将神经、血管和神经递质有机结合,较好地解释了偏头痛的一些临床现象和动物研究结果,已经成为有关偏头痛发病机制的主流学说(图 14-1)。

【分型与临床表现】 偏头痛好发年龄是 10~30 岁,40~50 岁中青年期达高峰,其后逐渐降低。女性多见,男女患者比例为 1∶2~1∶3,常有阳性家族史。

1. 偏头痛的分型 偏头痛是一大类疾病,根据临床表现的不同,IHS 将其分为不同的临床类型及若干亚型,并一直在不断地修订和完善。2013 年 IHS 头痛分类委员会发表了《国际头痛疾患分类》(第 3 版)试用版(ICHD-3β),该分类将偏头痛分为无先兆偏头痛、有先兆偏头痛、偏头痛并发症、慢性偏头痛、很可能的偏头痛和源于偏头痛的周期性综合征等 6 种类型及若干亚型(表 14-2)。

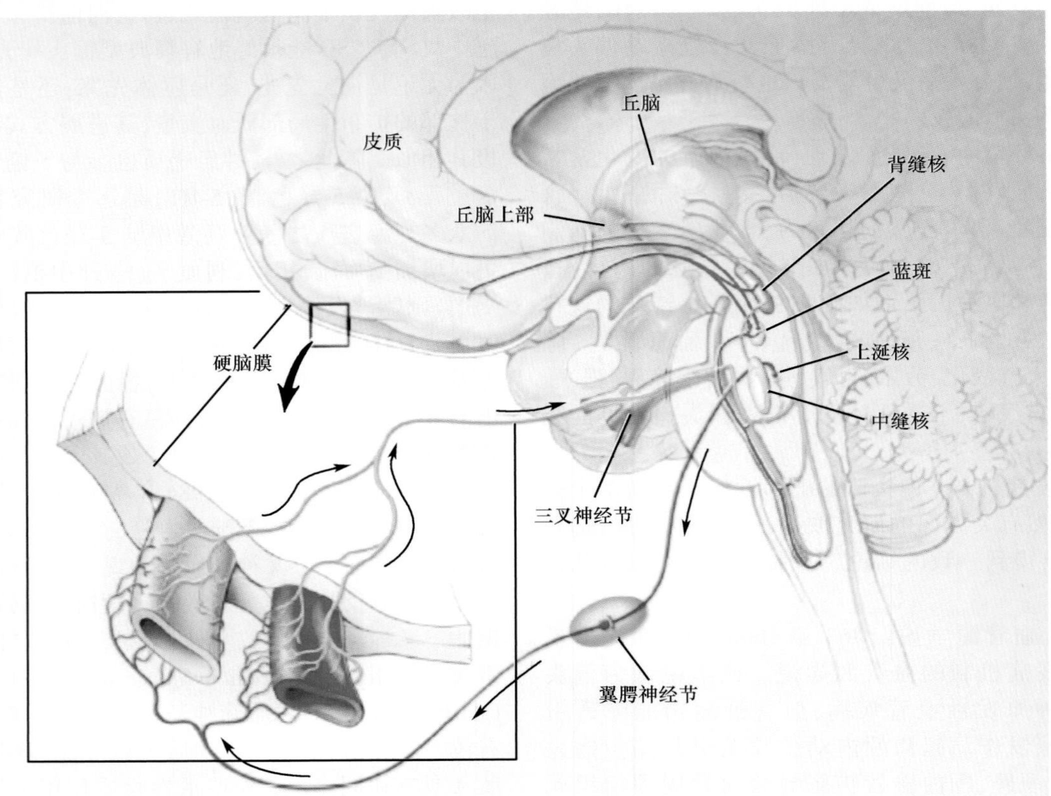

图 14-1 偏头痛的发病机制,神经血管联合学说

表 14-2 国际头痛协会偏头痛分型(ICHD-3β)

1. 无先兆偏头痛(migraine without aura)
2. 有先兆偏头痛(migraine with aura)
 2.1 伴典型先兆的偏头痛(migraine with typical aura)
  2.1.1 典型先兆伴头痛(typical aura with headache)
  2.1.2 典型先兆不伴头痛(typical aura without headache)
 2.2 偏头痛伴脑干先兆(migraine with brainstem aura)
 2.3 偏瘫性偏头痛(hemiplegic migraine)
  2.3.1 家族性偏瘫性偏头痛(familial hemiplegic migraine,FHM)
   2.3.1.1 家族性偏瘫性偏头痛 1 型(familial hemiplegic migraine type1,FHM1)
   2.3.1.2 家族性偏瘫性偏头痛 2 型(familial hemiplegic migraine type2,FHM2)
   2.3.1.3 家族性偏瘫性偏头痛 3 型(familial hemiplegic migraine type3,FHM3)
   2.3.1.4 家族性偏瘫性偏头痛其他位点(familial hemiplegic migraine,other loci)
  2.3.2 散发性偏瘫性偏头痛(sporadic hemiplegic migraine)
 2.4 视网膜性偏头痛(retinal migraine)
3. 慢性偏头痛(chronic migraine)
4. 偏头痛并发症(complications of migraine)
 4.1 偏头痛持续状态(status migrainosus)
 4.2 无梗死的持续先兆(persistent aura without infarction)
 4.3 偏头痛性梗死(migrainosus infarction)
 4.4 偏头痛先兆触发的痫性发作(migraine aura-triggered seizure)
5. 很可能的偏头痛(probable migraine)

续表

5.1 很可能的无先兆偏头痛(probable migraine without aura)
5.2 很可能的有先兆偏头痛(probable migraine with aura)
6. 可能源于偏头痛的周期性综合征(episodic syndromes that may be associated with migraine)
6.1 复发性胃肠功能紊乱(recurrent gastrointestinal disturbance)
6.1.1 周期性呕吐综合征(cyclical vomiting syndrome)
6.1.2 腹型偏头痛(abdominal migraine)
6.2 良性阵发性眩晕(benign paroxysmal vertigo)
6.3 良性阵发性斜颈(benign paroxysmal torticollis)

2. 临床表现 偏头痛的类型不同,临床表现各异,下面介绍几种常见类型的临床表现。

(1)无先兆偏头痛(migraine without aura):是偏头痛最常见的类型,约占80%。临床表现为反复发作的一侧或双侧额颞部疼痛,性质多呈搏动性,强度为中度或重度,常伴恶心、呕吐、畏光、畏声、出汗等症状,多无明确先兆。本型女性多见,常有诱发因素,发作频率高,可严重影响患者工作和生活。症状持续72h以上不缓解的重度偏头痛称为偏头痛持续状态(status migrainosus)。表14-3列出了2013年IHS无先兆偏头痛的最新诊断标准。无先兆偏头痛容易演变为慢性偏头痛,频繁使用短效止痛药物容易转变为药物过度使用性头痛(medication-overuse headache,MOH)。

表14-3 无先兆偏头痛的诊断标准(ICHD-3β)

1. 至少5次发作符合标准2~4
2. 头痛发作持续4 ~72h(未治疗或治疗不成功)
3. 头痛至少具备以下4个特点中的2点
(1)单侧
(2)搏动性
(3)中度或重度疼痛
(4)日常体力活动(如散步或爬楼梯)可以加剧头痛,或头痛时主动避免此类活动
4. 头痛期间至少具备以下1项
(1)恶心和(或)呕吐
(2)畏光和畏声
5. 不能更好地用本分类中的其他诊断来解释

(2)有先兆偏头痛(migraine with aura):也称为典型偏头痛(classic migraine),较少见,约占10%。其头痛表现与无先兆偏头痛基本相似,但最大特点是头痛之前或头痛之时有可逆的先兆症状。最常见为视觉先兆,包括阳性症状(如点斑状或线形闪光)或阴性症状(如视野缺损);其次为感觉先兆,包括阳性症状(如针刺感)或阴性症状(如麻木);少见情况下可有言语、运动、脑干和视网膜先兆。先兆症状一般需要5 ~20min逐渐形成,持续时间少于60min,不同先兆也可以接连出现。通常先兆之后出现头痛,少数情况下可以完全不出现头痛。当先兆后60min内不出现头痛,则称为典型先兆不伴头痛。表14-4列出了2013年IHS有先兆偏头痛的最新诊断标准。

表14-4 先兆偏头痛的诊断标准(ICHD-3β)

1. 至少2次发作符合标准2和3
2. 至少具有以下1项完全可逆的先兆症状
(1)视觉症状
(2)感觉症状
(3)言语症状
(4)运动症状
(5)脑干症状
(6)视网膜症状
3. 至少具备以下4个特点中的2点
(1)至少1个先兆症状逐渐发展时间≥5min,和(或)2个及以上的先兆症状接连出现
(2)单个先兆症状持续5 ~60min
(3)至少1个先兆症状是单侧的
(4)先兆期或先兆后60min之内出现头痛
4. 不能更好地用本分类中的其他诊断来解释,并且排除了TIA

(3)其他几种偏头痛的少见类型

1)偏头痛伴脑干先兆(migraine with brainstem aura):既往称基底型偏头痛(basilar-type migraine)或基底动脉偏头痛(basilar artery migraine)。多见于青年人,女性与月经联系密切。先兆症状明确源自脑干,但无运动无力症状。诊断本病至少应具备下列7项脑干先兆中的2项:构音障碍、眩晕、耳鸣、听力减退、复视、共济失调和意识水平下降。至少一种先兆逐渐发展时间≥5min,或者两种以上不同的先兆症状相继发生。先兆症状持续5~60min。先兆期或先兆后60min之内出现头痛,头痛特点与无先兆偏头痛相似。

2)偏瘫性偏头痛(hemiplegic migraine):包括家族性偏瘫性偏头痛(familial hemiplegic migraine,FHM)和散发性偏瘫性偏头痛(sporadic hemiplegic migraine,SHM)。两者临床表现相同,但前者有家族史,

即在其一级或二级亲属中，至少有一人具有包括运动无力的偏头痛先兆。偏瘫性偏头痛的先兆除必须有运动无力症状外，还应包括视觉、感觉和言语三种先兆之一。至少一种先兆逐渐发展时间≥5min，或者两种以上不同的先兆症状相继发生。每个非运动性先兆症状持续5～60min，运动性先兆症状持续≤72h。先兆期或先兆后60min之内出现头痛，头痛特点与无先兆偏头痛相似。需要注意的是，诊断偏瘫性偏头痛须排除TIA和卒中。近年来，随着基因研究的进步，目前已经鉴定出FHM三个致病基因位点，由此将FHM进一步分为FHM1、FHM2、FHM3三个亚型，其致病基因分别是染色体19p13的CACNA1A基因、染色体1q21-23的ATP1A2基因和染色体2q24的SCN1A基因。

3）视网膜性偏头痛（retinal migraine）：表现为反复发作的单眼视觉障碍，包括闪光、暗点或失明，伴有偏头痛。视觉障碍仅限于单眼，发作间期眼科检查正常，并可完全恢复。头痛符合无先兆偏头痛诊断标准。一些病例无头痛出现，对于这些病例，必须排除短暂单眼视觉异常的其他原因，如视神经病变或颈动脉夹层等。

4）慢性偏头痛（chronic migraine）：头痛每月发作≥15天，连续3个月以上，累计至少5次典型发作，同时每月≥8天头痛发作完全符合无先兆或有先兆偏头痛诊断标准或曲普坦类或麦角衍生物治疗有效，排除其他原因引起的头痛，即可考虑为慢性偏头痛。

案例14-1 辅助检查

血常规正常；头颅MRI未见异常；脑电图未见异常。

【诊断与鉴别诊断】

1. 诊断 根据患者头痛发作的临床特点、诱发因素、可能的阳性家族史和神经系统检查，通常可做出偏头痛的临床诊断及其发作类型，但须除外各种原因引起的继发性头痛。因为偏头痛属于原发性头痛，而只有在除外各种原因引起的继发性头痛之后才能诊断原发性头痛。CT、MRI、DSA等检查可以排除颅内占位、脑血管畸形、脑动脉瘤和脑静脉系统血栓等器质性疾病。

2. 鉴别诊断

（1）丛集性头痛（cluster headache）：临床较少见，多无家族史，男性多见，为发作性单侧眶部、眶上或颞部非搏动性重度或极重度的剧烈疼痛，并常伴有同侧结膜充血、流泪、流涕、前额和面部出汗，部分伴瞳孔缩小、眼睑下垂等Horner征，持续15min～3h。本病具有密集发作和间歇如常的特点，密集发作从可从隔日1次到每日8次，间歇期往往超过1个月。

（2）紧张型头痛（tension-type headache，TTH）：是最常见的慢性头痛，表现为双侧枕部、额部、颞部或全头部的紧缩性或压迫性头痛，强度为轻度或中度，日常体力活动一般不会加重头痛，常持续数分钟至1周，可伴焦虑、失眠、畏光和畏声，但很少伴有恶心、呕吐等。

（3）Tolosa-Hunt综合征：也称痛性眼肌麻痹（painful ophthalmoplegia），为急性或亚急性起病的眼球后、眶周及额部的持续性胀痛、刺痛或撕裂样疼痛，伴动眼（Ⅲ）、滑车（Ⅳ）和（或）展（Ⅵ）神经麻痹，眼肌麻痹可与疼痛同时出现或疼痛发作后2周内出现，持续数周可以自行缓解，但对激素比较敏感，适当的糖皮质激素治疗常可使疼痛和眼肌麻痹在72h内缓解。本病也可以复发，极个别情况下对侧还可以出现相同症状。目前有关该病的发病机制尚不清楚，一般认为是一种非特异性炎症。MRI或病理可发现海绵窦、眶上裂或眼眶内有肉芽肿病变。

（4）药物过度使用性头痛（medication-overuse headache，MOH）：成年女性多见，常有慢性原发性头痛病史，如偏头痛、紧张型头痛等，由于规律、过量和长期使用一种或多种止痛药物用于急性期或对症治疗，导致原有头痛的特征发生变化或显著恶化，产生一种新的继发性头痛。绝大多数在药物停止使用后头痛逐渐缓解，或者回到原来的头痛模式。

案例14-1 分析与总结

1. 青年女性，发作性头痛5年，多见于左侧颞部，严重时波及右侧或全头痛，呈搏动性，伴畏光、恶心、呕吐，日常体力活动加重头痛，每次持续1～2天，经安静休息后次日头痛可缓解。这些特点完全符合偏头痛的临床表现。由于没有视觉、运动和感觉先兆，初步考虑为无先兆偏头痛。

2. 近2年来头痛发作越来越频繁，疲劳、受凉、工作紧张、经期易复发，这些都是偏头痛常见的诱发因素。

3. 服麦角胺咖啡因等止痛药有效，进一步支持偏头痛的诊断。

4. 体格检查无神经系统阳性体征，有关的辅助检查（血常规，头颅MRI，脑电图）均正常，除外了继发性头痛的可能性。

最后诊断：无先兆偏头痛。

总结：这是一例典型的无先兆偏头痛，也是临床中最常见的偏头痛类型。

【偏头痛的治疗】 偏头痛的治疗目的是缓解头痛发作，消除伴随症状和预防头痛复发。治疗措施包括药物治疗和非药物治疗。

1. 药物治疗 分为发作期治疗和预防性治疗两个方面。

(1) 发作期治疗:偏头痛急性发作期药物治疗的目的在于迅速缓解头痛、消除伴随症状和恢复日常功能。分为非特异性药物治疗和特异性药物治疗。非特异性药物包括:①非甾体消炎药(NSAIDs),如对乙酰氨基酚、阿司匹林、布洛芬等;②巴比妥类镇静药;③阿片类药物。特异性药物包括麦角类药物和曲普坦类药物(表14-5)。

药物的选择应依据头痛的严重程度、伴随症状、既往治疗效果及经济状况等因素综合考虑。可采用阶梯法或分层法选择治疗药物。对于轻度或中度头痛,可先选择NSAIDs,如效果不佳,再改用特异性药物。对于中重度头痛,可直接选用特异性药物尽快缓解头痛,但以往发作对NSAIDs反应良好者,仍可先选用NSAIDs。对于单一药物治疗效果不佳的患者,镇痛药和NSAIDs或者和曲普坦和止吐药的联合使用可能会取得良好的疗效。对于伴随明显恶心、呕吐等自主神经症状的患者,要给予止吐剂如甲氧氯普胺、甲哌氯丙嗪栓剂等,同时应选择肠道外给药。

阿片类药物(如哌替啶)疗效不充分,且有成瘾性,并可诱发对其他头痛药物的耐药性,不推荐常规使用;对曲普坦类或麦角类药物存在禁忌者,如合并心脏病、周围血管病或妊娠期偏头痛,则可给予哌替啶治疗以终止偏头痛急性发作。麦角类药物为5-HT1受体非选择性激动剂,其半衰期长,头痛的复发率低,适用于发作持续时间长的患者;麦角复方制剂如麦角胺咖啡因合剂可用于治疗一些程度较重的偏头痛发作。曲普坦类药物为5-HT1B/1D受体选择性激动剂,是一类新型有效的偏头痛治疗药物,但不推荐用于偏头痛的先兆期及伴复杂先兆的偏头痛;偏瘫性偏头痛则禁止使用。由于麦角类和曲普坦类药物都具有很强的血管收缩作用,严重高血压、心脏病、脑卒中、周围血管病和孕妇均为禁忌。麦角类和曲普坦类药物的不良反应包括恶心、呕吐、心悸、烦躁、焦虑、周围血管收缩等,长期大量和频繁使用不仅可引起高血压和肢体缺血性坏死,还会引起药物过量使用性头痛,因此每周用药不超过2~3天。

表14-5　偏头痛的特异性治疗药物

药物	用法用量	半衰期(h)	日最大剂量	证据级别	推荐等级
曲普坦类					
舒马曲普坦	6mgIH 25~100mgPO	2.0	12mg IH 300mg PO	Ⅰ	A
利扎曲普坦	5~10mgPO	2.0	30mgPO	Ⅰ	A
那拉曲普坦	2.5mgPO	5.6	5mgPO	Ⅰ	A
佐米曲普坦	2.5~5mgPO	3.0	10mgPO	Ⅰ	A
阿莫曲普坦	6.25~12.5mgPO	3.5	25mgPO	Ⅰ	A
麦角胺类					
麦角胺	1~2mg PO/SL/PR	2.0	6mgPO/SL/PR	Ⅱ	B
双氢麦角胺	1~2mgIM 1~3mgPO	2.5	4mgIM 9mgPO	Ⅱ	B

注:PO:口服;SL:舌下含服;PR:经直肠给药;IM:肌内注射;IH:皮下注射。

(2) 预防性治疗:目的是减少发作频率、缩短持续时间和减轻头痛程度。其适应证为:①发作频繁,近3个月平均每月发作至少2次,或者头痛日超过4天;②急性期治疗无效或因副反应和禁忌证无法治疗;③可能导致永久性神经功能缺损的特殊类型偏头痛,如偏瘫性偏头痛、偏头痛伴脑干先兆、偏头痛性梗死等;④月经性偏头痛。

预防性治疗的常用药物包括:①β肾上腺素能受体阻滞剂,其中普萘洛尔、噻吗洛尔有较多的循证医学证据;②钙离子拮抗剂,其中盐酸氟桂利嗪循证医学证据较多;③抗癫痫药,如丙戊酸和托吡酯;④三环类抗抑郁药,如阿米替林;⑤5-HT受体拮抗剂,如苯噻啶;⑥其他:大剂量维生素B_2、镁剂、肉毒毒素A局部注射及中药等(表14-6)。

药物的选择应考虑患者的个体情况和药物的药理作用及不良反应。治疗应小剂量单药开始,缓慢增加至合适剂量,同时注意副作用。偏头痛发作频率降低50%以上可认为预防性治疗有效。有效的预防性治疗通常需要持续6个月以上,之后可缓慢减量至停药。一般而言,孕妇和准备受孕的妇女应该尽量避免使用偏头痛预防性治疗药物。

表 14-6 常用的偏头痛预防性治疗药物

药物	每日剂量(mg)	推荐等级	副作用	禁忌证
β受体阻滞剂				
普萘洛尔	20~120	A	常见:心动过缓、低血压、嗜睡、无力、活动耐力降低。少见:失眠、噩梦、阳痿、抑郁、低血糖	哮喘、房室传导阻滞、心力衰竭
美托洛尔	50~200	A		
比索洛尔	5~10	B		
钙离子拮抗剂				
氟桂利嗪	5~10	A	常见:嗜睡、体重增加。少见:抑郁、锥体外系症状	抑郁、锥体外系症状
维拉帕米	160~320	A	便秘、下肢水肿、房室传导阻滞	
抗癫痫药				
丙戊酸	500~1200	A	嗜睡、体重增加、震颤、脱发、肝脏损害	肝脏疾病
托吡酯	25~100	A	嗜睡、共济失调、认知障碍、体重减轻、感觉异常	对有效成分或磺酰胺过敏
加巴喷丁	900~1800	B	眩晕、恶心、疲劳	加巴喷丁过敏
抗抑郁药				
阿米替林	50~100	B	嗜睡、体重增加	青光眼、前列腺疾病
5-HT受体拮抗剂				
苯噻啶	0.5~3	B	嗜睡、体重增加	
NSAIDS				
奈普生	250~500	B		
阿司匹林	100~300	B		

2. 非药物治疗　偏头痛患者要尽可能采用非药物治疗,非药物治疗主要是加强健康宣教,让患者客观、全面的认识自己所患疾病,树立科学、正确的防治观念,崇尚积极、健康的生活方式,寻找并避免各种偏头痛诱因。鼓励患者写头痛日记,辨别任何潜在的尚未被识别的诱发因素。此外,也可采用一些行为和心理治疗,如放松训练、放松训练结合热生物反馈、认知行为治疗等。对于心理压力为诱发因素的患者,或者需要尽量避免使用药物的孕妇,这些方法尤为重要。

第三节　紧张型头痛

案例 14-2

患者,女性,38 岁。因"反复头痛伴失眠 2 年余"就诊。患者近 2 年来经常头痛,几乎每天均有头痛,头沉重、紧箍感,以双枕部为主,有时伴额颞部胀痛,早晨起床后不久开始,在电脑前工作时间稍长后头痛明显,无恶心、呕吐,正常工作未受影响。经常失眠,主要表现为入睡困难,1h 以后才能入睡,易惊醒。神经系统检查无神经系统阳性体征及表现。

问题:

1. 该病的初步诊断是什么?
2. 要明确诊断,还需要进一步做哪些检查?

紧张型头痛(tension-type headache,TTH)既往称紧张性头痛(tension headache),肌肉收缩性头痛(muscle contraction headache)、心因性头痛(psychogenic headache)等,是最常见的慢性头痛,约占全部头痛的 40%。临床主要表现为双侧枕部、额部、颞部或全头部的紧缩性或压迫性头痛,强度为轻度或中度,日常体力活动一般不会加重头痛,常持续数分钟至 1 周,可伴焦虑、失眠、畏光或畏声,但很少伴有恶心、呕吐等。

【病因与发病机制】　紧张型头痛确切的病因和发病机制目前尚不清楚。虽然大多数紧张型头痛都有颅周肌肉压痛,但紧张型头痛并不是由于情绪或压力引起颅周肌肉收缩导致肌肉缺血所致。研究发现,头痛时肌肉缺血并不存在;某些肌肉的肌电活动有所升高,但与疼痛和压痛无关。目前多数认为,紧张型头痛的发病涉及周围性疼痛机制、中枢性疼痛机制和环境因素;这些因素在不同亚型的紧张型头痛中所起的作用和大小各不相同,如周围性疼痛机制在偶发发作性紧张型头痛和频发发作性紧张型头痛的发病中起主导作用，而中枢性疼痛机制则在慢性紧张型头痛的发病中起主导作用。周围性疼痛机制是指颅周肌肉或肌筋膜等痛觉敏感组织由于收缩或缺血、细胞内外钾离子转运异常、炎症介质释放增多等导致其痛觉感受器的敏感性明显增加。中枢性疼痛机制是指下丘脑、脑干和脊髓的单胺能或5-HT能神经元由于慢性或间断性的结构和功能失常导致痛觉阈值明显下降，产生痛觉过敏。慢性TTH的患者普遍存在抑郁，5-HT、去甲肾上腺素、多巴胺和脑啡肽等神经递质也参与了紧张型头痛的发病。另外，环境因素如生活、工作或学习压力、紧张、焦虑、抑郁等能导致颈部及头皮肌肉持续性收缩，可进一步加重紧张型头痛。

【临床表现】 紧张型头痛大多在成年以后起病，男性：女性约为4：5，40～50岁达到高峰。女性患者头痛的发作频率和严重程度通常随年龄的增长而减少，男性患者并没有这种特点。患者无前驱症状，起病往往是渐进性的，常于紧张时或紧张后发作，到傍晚或夜间更重。头痛部位多为双侧，以双侧枕部、额部、颞部甚或全头部多见，可放射至颈部和肩部。疼痛性质常呈紧箍感、压迫感或沉重感，强度为轻度或中度，日常体力活动一般不会加重头痛，常持续数分钟至1周，可伴焦虑、失眠、畏光或畏声，但很少伴有恶心、呕吐。慢性患者常伴抑郁。检查可见疼痛部位有肌肉触痛或压痛点，并随头痛强度和频率的增加而增强。在一些常易受累的颅周肌肉（如额肌、颞肌、咬肌、斜方肌等）上通过食指中指两个手指做小的旋转式触摸动作然后用力加压，则很容易感知颅周肌肉的触痛。需要注意的是，25%的紧张型头痛患者同时伴有偏头痛。

【诊断与分型】 根据患者的头痛特点，查体所见，排除头颈部疾病所致的继发性头痛，如外伤、颈椎病、颅内占位、颅内炎症等，通常容易确诊。

2013年发表的ICHD-3β版将紧张型头痛分为偶发性紧张型头痛、频发性紧张型头痛、慢性紧张型头痛和很可能的紧张型头痛四个类型。前三个类型主要按照头痛发生的频率进行分类，每个类型又按触诊时有无颅周压痛分为2个亚型，即伴有颅周压痛的紧张型头痛和不伴有颅周压痛的紧张型头痛（表14-7）。

案例14-2 辅助检查

头颅CT未见异常，颈椎MRI未见异常。

【治疗】

1. 非药物治疗 紧张型头痛首先应尽可能采用非药物治疗，如松弛治疗、物理治疗（冷/热，按摩）、生物反馈及针灸等；对药物有禁忌或不能耐受者，或是孕妇及哺乳期妇女等尤其如此。应首先建立起患者对医师的信任，进行适当的心理疏导，鼓励患者养成良好的生活和工作习惯。

2. 对症治疗 对发作性紧张型头痛，特别是偶发性紧张型头痛，可给予对症治疗，一般单一使用非甾体类抗炎药，如阿司匹林、对乙酰氨基酚等，也可应用复合制剂。必须注意切勿滥用镇痛药物，以免引起药物性过度使用性头痛。

3. 预防治疗 对于频发性和慢性紧张型头痛，应采用预防性治疗。其治疗方法有：①抗焦虑抑郁药：如阿米替林、舍曲林等；②肌肉松弛剂：如盐酸乙哌立松、巴氯芬等；③抗癫痫药物：如丙戊酸等；④肉毒毒素A：近年愈来愈多的临床研究表明该治疗具有较好的应用前景。

表14-7 紧张型头痛的分类及诊断标准（ICHD-3β）

A. 偶发性发作性紧张型头痛（infrequent episodic tension-type headache）
（1）符合（2）～（4）特征的至少10次发作；平均每月发作<1天（每年发作<12天）
（2）头痛持续30min至7天
（3）至少有下列中的两项头痛特征：①双侧头痛 ②性质为压迫感或紧箍样（非搏动性） ③轻或中度头痛 ④日常活动（如步行或上楼梯）不会加重头痛
（4）符合下列2项：①无恶心或呕吐 ②畏光、畏声不超过一项
（5）不能更好地用ICHD-3分类中的其他诊断来解释
根据触诊颅周肌肉是否有压痛，可进一步分为与颅周肌肉紧张有关的偶发性发作性紧张型头痛和与颅周肌肉紧张无关的偶发性发作性紧张型头痛两个亚型。
B. 频发性发作性紧张型头痛（frequent episodic tension-type headache）
（1）符合（2）～（4）特征的至少10次发作；平均每月发作1～14天，3个月以上（每年发作≥12天而<180天）
（2）、（3）、（4）、（5）同上。头痛持续30min至7天
根据触诊颅周肌肉是否有压痛，可进一步分为与颅周肌肉紧张有关的频发性发作性紧张型头痛和与颅周肌肉紧张无关的频发性发作性紧张型头痛两个亚型。

续表

C. 慢性紧张型头痛(chronic tension-type headache)
(1)符合(2)~(4)特征的至少10次发作;平均每月发作≥15天,3个月以上(每年发作≥180天)
(2)头痛数小时、数天,或持续不缓解
(3)、(4)、(5)同上
根据触诊颅周肌肉是否有压痛,可进一步分为与颅周肌肉紧张有关的慢性紧张型头痛和与颅周肌肉紧张无关的慢性紧张型头痛两个亚型。
D. 很可能的紧张型头痛(probable tension-type headache)
是指头痛特征在紧张型头痛(1)~(4)诊断标准中仅一项不满足,也不满足ICHD-3分类中的其他诊断标准。根据发作频率,也可进一步分为偶发性、频发性和慢性三个亚型。

案例 14-2 分析与总结

1. 中年女性,从事电脑工作,反复头痛伴失眠2年余。头痛以双枕部为主,性质为沉重感、紧箍感,有时伴额颞部胀痛,无恶心、呕吐,头痛程度不重,正常工作未受影响。早晨起床后不久开始,在电脑前工作时间稍长后头痛明显。晚上经常失眠。这些表现符合紧张型头痛的特点,初步考虑为紧张型头痛。

2. 颅CT未见异常,基本除外了继发性头痛的可能性。

3. 患者近2年来几乎每天均有头痛,达到了头痛每月大于15天,持续3个月以上的条件。

最后诊断:慢性紧张型偏头痛。

总结:这是一例典型的紧张型偏头痛,也是临床中最常见的头痛类型。

第四节　丛集性头痛

案例 14-3

患者,男性,42岁,发作性头痛3年。近3年每年秋季出现头痛,头痛总是局限在右侧眼眶周围或眼球后,呈刀割样剧烈头痛,伴右眼灼热感及流泪,右侧鼻塞、流涕、面部潮红、出汗。每月发作3~4次,总是在睡眠中痛醒,疼痛非常剧烈,患者痛苦不堪,每次发作持续30~40min。发作停止后患者一切如常,无任何不适。门诊查体无任何阳性体征。

问题:

1. 该病的初步诊断是什么?
2. 要明确诊断,还需要进一步做哪些检查?

丛集性头痛(cluster headache)是原发性头痛的一种少见类型,表现为发作性单侧眶部、眶上或颞部非搏动性重度或极重度的剧烈疼痛,常伴有同侧结膜充血、流泪、流涕、前额和耳部出汗,部分伴瞳孔缩小、眼睑下垂等Horner征,持续15min ~3h。本病因其特有的头痛形式、自主神经症状和周期性而与其他的原发性头痛显著不同。

【发病机制】　丛集性头痛的发病机制尚不明确。现代影像学方法如PET、fMRI等研究发现,丛集性头痛发作期下丘脑后部灰质明显激活,且对丛集性头痛有一定的特异性;下丘脑后部灰质的深部脑刺激术还可缓解难治性丛集性头痛。这些研究说明下丘脑在丛集性头痛的发病机制中起关键作用,并可以解释其周期性。许多研究发现,三叉神经血管系统的激活参与丛集性头痛的发病过程,由于上涎核与三叉神经核尾端在脑干有功能性联系,来自三叉神经核尾端的副交感神经环路的激活产生自主神经症状;Horner综合征的出现提示有颈交感神经丛的参与;由于副交感神经系统、交感神经系统和三叉神经纤维在颈动脉海绵窦段聚合,考虑颈动脉海绵窦段可能是病变部位。因此,丛集性头痛可能是下丘脑功能障碍引起的、三叉神经血管系统参与的一种神经血管性疾病。

【临床表现】　本病常在20~40岁起病,男性多见,男∶女为(2.5~4.0)∶1。头痛常突然发生,多无先兆症状,疼痛大多位于一侧眼眶、眶上或颞部,可呈尖锐刺痛、撕裂痛、爆炸痛或烧灼痛,为非搏动性、重度或极重度的剧烈疼痛。疼痛时常伴同侧颜面部自主神经功能症状如结膜充血、流泪、鼻塞、流涕,前额和面部出汗,部分伴瞳孔缩小、眼睑下垂等Horner征,可伴有躁动和不安,少有恶心、呕吐,每次发作持续15min~3h。本病具有密集发作和间歇如常的特点,即具有典型的周期性,可分为丛集期和间歇期,一个丛集期可持续2周~3个月,丛集期内发作频率可从隔日1次到每日8次;间歇期往往超过1个月,有的可达数月甚至数年。每年的春季和(或)秋季是较多见的丛集发作期,饮酒、强烈气味、血管扩张药等因素可触发头痛发作;而在间歇期,上述因素均不会引起头痛发作。

案例 14-3 辅助检查

患者曾先后到多家医院就诊,行头颅CT、MRI、脑电图等检查均未发现异常。

【诊断与鉴别诊断】

1. 诊断 根据患者的性别、年龄、特有的头痛形式、伴随的自主神经症状和周期节律性，在排除各种原因引起的继发性头痛后，即可诊断丛集性头痛。2013 年 ICHD-3β 丛集性头痛的诊断标准见表 14-8。

如果两次以上的发作在未经治疗的情况下持续 7 天~1 年，并且其间的无痛间歇期超过 1 个月，则称为发作性丛集性头痛（episodic cluster headache）；如果头痛反复发作持续 1 年以上而无间歇期，或者无痛间歇期小于 1 个月，则称为慢性丛集性头痛（chronic cluster headache）。

表 14-8 丛集性头痛的诊断标准（ICHD-3β）

1. 符合标准 2~4，发作 5 次以上
2. 一侧眼眶、眶上和（或）颞部的重度、极重度的疼痛，如不治疗疼痛持续 15~180min
3. 符合下列中的一项或两项：
（1）头痛侧伴有至少一项下列症状或体征
a）结膜充血和（或）流泪
b）鼻塞和（或）流涕
c）眼睑水肿
d）前额和面部出汗
e）前额和面部潮红
f）耳朵胀满感
g）瞳孔缩小和（或）上睑下垂
（2）感觉躁动或不安
4. 丛集期一半以上的时间发作频率从隔日 1 次到每日 8 次
5. 不能更好地用 ICHD-3 中的其他诊断来解释

2. 鉴别诊断 丛集性头痛主要应与以下两个疾病相鉴别。

（1）阵发性偏侧颅痛（paroxysmal hemicrania）：本病具有与丛集性头痛发作相似的头痛特点和伴随症状，表现为一侧眶周、眶上（或）颞部的剧烈头痛，可伴有同侧结膜充血、流泪、鼻塞、流涕、前额和面部出汗、瞳孔缩小、眼睑下垂等。但本病常发生于女性，头痛发作持续时间更短（2~30min），发作频率更高（常为每天 5 次以上）；治疗剂量的吲哚美辛能完全控制头痛发作也是本病的重要特点。

（2）偏头痛：较丛集性头痛常见，主要见于女性，可有先兆症状，头痛可以单侧也可以双侧，常呈搏动性疼痛，程度较丛集性头痛轻，可伴恶心、呕吐，每次发作时间多超过 4h，无丛集性头痛的丛集期和间歇期，部分有阳性家族史等。丛集性头痛与紧张型头痛、偏头痛的鉴别见表 14-9。

表 14-9 紧张型头痛、偏头痛和丛集性头痛的鉴别

头痛特征	紧张型头痛		偏头痛		丛集性头痛	
头痛部位	双侧性		单侧或双侧		单侧眶部、眶上或颞部	
头痛性质	压迫/紧缩性		多为搏动性		多样、可变	
头痛程度	轻度或中度		中度或重度		重度或极重度	
对日常活动的影响	不因走路或爬楼梯等日常体力活动而加重		走路、爬楼梯等日常活动会加重头痛或头痛时避免此类活动		躁动或感觉不安	
伴随症状	无		恶心/呕吐，畏声和畏光先兆症状		同侧颜面部自主神经功能症状	
持续时间	30min		4~72h		15~180min	
发作频率	每月小于 15 天	每月大于 15 天，持续 3 个月	每月小于 15 天	每月大于 15 天，持续 3 个月	发作期隔天 1 次到每天 8 次；间歇期大于 1 个月	发作期隔天 1 次到每天 8 次；间歇期小于 1 个月
临床诊断	发作性紧张型头痛	慢性紧张型头痛	发作性偏头痛	慢性偏头痛	发作性丛集性头痛	慢性丛集性头痛

案例 14-3 分析与总结

1. 患者中年男性，发作性头痛 3 年。头痛特点：每年秋季出现，总是局限在右侧眼眶周围或眼球后，总是在睡眠中痛醒；疼痛非常剧烈，呈刀割样，伴流泪、鼻塞、流涕、出汗等同侧颜面部自主神经功能症状；每月发作 3～4 次，每次发作持续 30～40min，发作停止后患者一切如常。这些特点均符合丛集性头痛，故初步考虑为丛集性头痛。

2. 查体无任何阳性体征。

3. 多次检查头颅 CT、MRI、脑电图等均未发现异常，除外继发性头痛。

4. 发作频率：每年秋季出现，每月发作 3～4 次，间歇期小于 1 个月。

最后诊断：慢性丛集性偏头痛。

总结：丛集性偏头痛比较少见，这是一例典型的紧张型偏头痛。

【治疗】 丛集性头痛的患者应避免乙醇和硝酸甘油，以及其他可以影响头痛发作的饮食及药物。药物治疗一般分为发作期的止痛治疗和缓解期的预防治疗。

1. 止痛治疗　丛集性头痛急性发作起病突然，持续时间短暂，因此须给予迅速起效的药物控制发作。口服药物通常吸收缓慢，一般不推荐急性发作时使用。能够快速止痛的治疗措施包括吸氧、曲普坦类药物、双氢麦角胺、局部麻醉剂等。吸入纯氧，流速（7～10）L/min，从头痛开始吸入 10min，70% 的患者有效，作为治疗的首选方法，其作用机制可能与氧能显著收缩脑血管和减少发作期降钙素基因相关肽（CGRP）的释放有关。舒马曲普坦皮下注射或喷鼻、佐米曲普坦喷鼻或双氢麦角胺静脉注射，可使 80% 的患者迅速缓解头痛，但要注意这类药物的副作用。此外，经患侧鼻孔滴入 4%～10% 利多卡因 1ml，也可使 1/3 患者的头痛获得缓解。

2. 预防治疗　因为丛集性头痛每次发作的时间都很短暂但程度又非常剧烈，所以绝大部分患者需要进行预防性治疗。发作时能够快速止痛的治疗措施通常只能缓解疼痛的程度，但不能终止头痛的发作。对于丛集性头痛的预防，可依次选择麦角胺、维拉帕米和碳酸锂，效果不佳者可短期选用或加用糖皮质激素，最后可选丙戊酸盐。偶尔，吲哚美辛也可能有效。对于药物治疗效果不佳者，可考虑行头痛侧枕大神经封闭治疗。如果药物治疗彻底失败，对于具有稳定的心理和人格状态，而且严格单侧出现慢性丛集性头痛的患者，可以谨慎的考虑三叉神经根射频毁损术，通过阻断三叉神经的感觉传入通路来达到治疗效果，这种方法对大约 75% 的患者有效，但有一定的治疗风险。

第五节　药物过度使用性头痛

药物过度使用性头痛（medication-overuse headache，MOH）是仅次于紧张型头痛和偏头痛的头痛类型，既往也称反弹性头痛（rebound headache）、药源性头痛（drug-induced headache）、药物误用性头痛（medication-misuse headache）等。成年女性多见，常有慢性原发性头痛病史，如偏头痛、紧张型头痛等，由于规律、过量和长期使用一种或多种止痛药物用于急性期或对症治疗，导致原有头痛的特征发生变化或显著恶化，产生的一种新的继发性头痛。本病患病率约为 1%，具有较高的致残率和疾病负担。

【发病机制】 尽管存在多种假说和推测，MOH 的发病机制目前仍不清楚。一般认为，MOH 的发病主要与个人因素及遗传因素有关。个人因素包括原有头痛类型及特点、性别、性格、文化程度、收入水平、婚姻状况等。遗传因素包括慢性头痛家族史、药物滥用家族史、脑源性神经营养因子（BDNF）Val66Met 及多巴胺转运体基因（SLC6A3，也称 DAT1）的多态性等。动物实验发现，MOH 的发病涉及药物反复刺激痛觉传导通路所致的中枢超敏化、三叉神经节中降钙素基因相关肽（CGRP）和 P 物质表达上调、细胞膜转导障碍导致中枢神经系统对镇痛药物的反应性降低、中枢神经系统 5-羟色胺受体表达上调导致痛觉感受阈值降低及皮质扩布性抑制（CSD）易感性增加等多个环节。

【临床表现】 常见于 30 岁以上，男：女约为 1：3.5。患者常有慢性原发性头痛病史，由于规律、过量和长期使用一种或多种止痛药物用于急性期或对症治疗，导致原有头痛的特征如强度、部位、性质等发生变化或显著恶化。头痛每天发生或几乎每天发生，患者频繁使用止痛药物，常伴有所使用止痛药物的其他副作用，还往往伴有焦虑、抑郁等情绪障碍。所患慢性原发性头痛中，偏头痛最多见，其次为紧张型头痛，少数为偏头痛合并紧张型头痛或其他类型原发性头痛。

根据使用的药物种类的不同，2013 年 IHS 分类委员会颁布的 ICHD-3β 将 MOH 分为以下八种类型：①麦角胺过度使用性头痛；②曲普坦类药物过度使用性头痛；③镇痛药过度使用性头痛；④阿片类药物过度使用性头痛；⑤镇痛药复方制剂过度使用性头痛；⑥联合用药所致的药物过度使用性头痛；⑦多种药物过度使用所致的头痛；⑧其他药物过度使用性头痛。

【诊断】 MOH 的诊断完全依靠患者提供的病史。2013 年 IHS 分类委员会颁布的 ICHD-3β 将 MOH 的诊断标准进一步简化，不再需要为期 2 个月的停药观察，只要符合以下三条即可诊断为MOH：①有头痛疾患的患者每月头痛天数超过15天；②规律、过度使用一种或多种用于头痛急性治疗和（或）对症治疗的药物超过3个月；③不能更好地用ICHD-3中的其他诊断来解释。

【治疗】 MOH的治疗目标包括：减轻头痛程度、减少发作频率、提高急性对症药物及预防性药物疗效、减少急性对症药物用量、减轻残疾程度、改善生活质量等。

由于MHO复发率较高，可达40%～60%，患者对治疗的依从性也较差，长时程综合性治疗策略就显得尤其重要。这些治疗策略主要包括以下几种。

1. 撤去过度使用的药物 大多数药物可以立即撤去，包括对乙酰氨基酚、阿司匹林、NSAIDs、曲普坦类、麦角类等。有些药物突然停药会出现严重的撤药症状，须缓慢撤药，包括阿片类、苯巴比妥类、苯二氮䓬类等。对于过度使用巴比妥类药物及伴有严重焦虑或抑郁的患者，建议撤药时住院治疗；而对那些非巴比妥类药物过度使用、自律性高、具有强烈撤药动机、过度使用单种药物、不伴有精神障碍等患者可选择门诊治疗。撤药后至少规律随访1年，1年后头痛若有改善，提示撤药治疗成功。

2. 治疗戒断症状 撤去过度使用的药物之前，应充分向患者说明撤药的必要性和可能出现的戒断症状，以取得患者的理解和配合。常见的戒断症状包括恶心、呕吐、焦虑、睡眠障碍、戒断性头痛、低血压、心动过速等。在撤去巴比妥类药物时还可能出现幻觉、癫痫等症状。戒断症状通常持续2～10天，平均3～5天，曲普坦类药物最短，其次是麦角类，镇痛药较长。对恶心、呕吐者可选用甲氧氯普胺，频繁呕吐者要及时补液，紧张、焦虑者给予镇静、抗焦虑等处理，戒断性头痛者可参考治疗慢性、难治性头痛的药物。

3. 预防性用药 撤药之前预防性用药可减少头痛发作频率，从而缓解患者的焦虑和恐惧，应尽早给予。一般首选托吡酯和丙戊酸盐，还可以考虑加巴喷丁、唑尼沙胺、左乙拉西坦、氯硝西泮等。

4. 行为治疗 包括生物反馈、松弛训练、压力管理和认知行为治疗等。

5. 治疗原发性头痛 应当积极治疗原发性头痛，尤其是慢性偏头痛和慢性紧张型头痛，因为对这类患者，单纯撤药效果往往不佳。

【预后】 对病程长、多种镇痛药物联合使用、大剂量使用镇痛药物、过度使用巴比妥类药物或阿片类药物、紧张型头痛等患者，往往预后不佳。

思考题

1. 头痛的诊断原则及治疗原则是什么？
2. 如何鉴别原发性头痛和继发性头痛？
3. 偏头痛的发病机制有哪些学说？
4. 偏头痛预防性治疗的适应证和常用药物有哪些？
5. 偏头痛、紧张型头痛和丛集性头痛的鉴别要点有哪些？
6. 药物过度使用性头痛的治疗原则是什么？

（尹　琳）

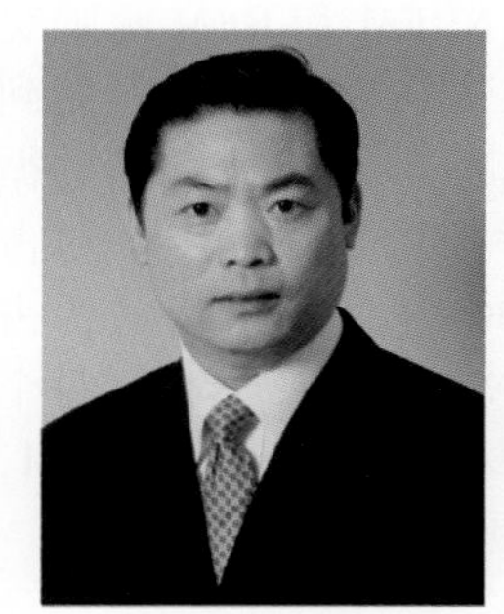

尹琳，男，留德博士、二级教授、博士生导师，享受国务院特殊津贴专家。现任大连医科大学附属第二医院神经内一科主任兼神经精神病学教研室主任。中华医学会疼痛分会头面痛学组委员，中国医师协会神经内科分会委员，辽宁省医学会神经病学专科分会常委，大连市医学会神经病学专科分会候任主任委员，大连市优秀专家，大连市领军人才，大连市留学归国人员创业英才。从事临床工作25年，擅长脑血管病的诊治，尤其对脑血管病的介入治疗具有丰富的临床经验。

第十五章　睡眠障碍

【目标要求】

掌握：常见睡眠障碍，如失眠、睡眠呼吸暂停低通气综合征、不安腿综合征的临床特点和治疗。

熟悉：正常睡眠的分期、发作性睡病和睡行症的临床特点。

了解：睡眠的发生机制。

睡眠是一种最基本的生理行为，是人类维持机体健康不可缺少的条件，其生理上的重要性仅次于呼吸和心跳。睡眠时，大多数的生理活动和反应进入休息状态，疲劳的神经细胞能恢复到正常的生理状态，精力和体力得以恢复。睡眠时生长激素等分泌增加，有利于促进机体生长发育，并增加核蛋白合成，有利于记忆的整合和巩固。因此，睡眠是机体复原、整合和巩固记忆的重要环节。

人的一生大约有 1/3 的时间是在睡眠中度过的。一般来讲，出生时睡眠时间最长，婴儿达 20h，7～15 岁 9～12h，15～20 岁 9～10h，成年人 6～8h，老年人 5～6h。良好的睡眠，醒后应有明显的全身舒适感，精力充沛，反应敏捷，无疲劳感；反之，睡眠不良者，醒后出现头晕、脑胀、眼睛发涩、萎靡不振等症状。美国的一项最新研究发现：睡得太多或太少都会增加患糖尿病和心脏病的风险。由于倒班或不规律的生活，导致睡眠不足会增加发生乳腺癌的风险。在健康志愿者中进行的一项人为缩短睡眠的试验表明：减少睡眠可引起代谢紊乱和糖尿病。近年来，随着社会竞争日益激烈，工作和生活节奏加快，睡眠障碍(sleep disorder)的发病率不断上升，已经成为重要的公共卫生问题。美国的盖洛甫民意调查表明：95%的美国成年人有过睡眠障碍。国内调查显示：成年人出现睡眠障碍的比例高达 35%；60 岁以上的老年人 57%会出现睡眠障碍；某些城市中，2～6 岁儿童中发生睡眠障碍的占 27%～50%。睡眠障碍已是神经科、精神科门诊的常见疾病之一。因此，每年 3 月 21 日被定为世界睡眠日，人们必须提高对睡眠健康重要性的认识。

第一节　睡眠生理

睡眠是大脑的一种动态活动，是由脑内发生了一个主动过程而造成的。因此，睡眠期的脑活动并非处于静止状态，而是呈现一系列主动调节的周期性变化，此时机体各种生理功能也随着睡眠深度进行有规律的活动。与睡眠相关的脑结构较复杂，包括延髓网状结构、丘脑、下丘脑-视交叉区、脑干、前脑基底部、额叶底部和眶部等。目前认为，睡眠和觉醒周期的产生是源于脑干至前脑基底部的众多复杂的神经核团，是由单胺能神经元和胆碱能神经元相互作用并维持一种动态平衡所完成的。根据睡眠时脑电图表现、眼球运动情况和睡眠深度状况等，人类正常睡眠可分为 2 个时相，即非快速眼动睡眠(non rapid eye movement，NREM)相和快速眼动睡眠(rapid eye movement，REM)相，非快速眼动睡眠又包括了四个连续的睡眠阶段，即 1、2、3 和 4 期，分别表示入睡期、浅睡期、中度睡眠期和深度睡眠期(图 15-1)。NREM 的特征是代谢减慢、神经细胞活动下降、脑电图出现慢波，又称慢波睡眠；REM 的特征是自主神经功能不稳定、肌张力进一步降低、出现梦境等，其脑电活动与清醒相似，又称快波睡眠。睡眠中 NREM 和 REM 睡眠交替出现，这些阶段循环进行，从 NREM1 期睡眠开始到 REM 睡眠结束，然后又从 NREM1 期睡眠开始新的循环。NREM2 期睡眠约占总睡眠的 50%，REM 约占 20%，其余睡眠期占余下的 30%，而婴儿睡眠约占 50%。一般一夜经历 4～6 个 NREM/REM 周期，每个周期 90～120min。觉醒可以发生在 NREM 或 REM，REM 时的觉醒梦境记忆可能更为清楚。

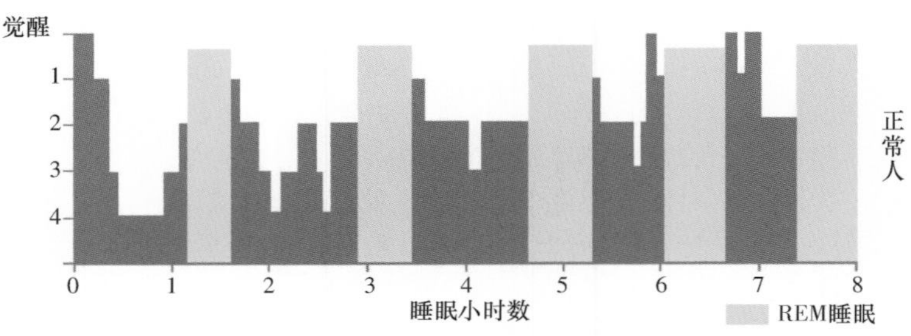

图 15-1　正常人的睡眠分期

在 NREM1 期睡眠(浅睡眠)期间,人们处于似睡非睡状态,很容易被唤醒,眼球非常缓慢地转动,骨骼肌放松,肌肉活动也变弱。从 NREM1 期睡眠唤醒的人经常会记住一些片段的视觉形象。许多人也会发生突然的肌肉收缩,称之为睡眠肌阵挛。在肌肉收缩前,经常伴有跌落感。这些突然的运动和人们受到惊吓时做出的蹦跳动作相似。在进入 NREM2 期睡眠后,眼球运动停止,脑电波变慢,不时出现短阵快波爆发,被称为睡眠纺锤波。在 NREM3 期睡眠,被称为 δ 波的极慢脑电波开始出现,其间散布着频率更快、波幅更低的脑电波。到 NREM4 期睡眠,几乎都是 δ 波。NREM3、4 期的睡眠很难被唤醒,因此,NREM3、4 期睡眠被称为深睡眠。在深睡眠时,不存在眼球运动和肌肉活动。从深睡眠中唤醒的人不能立即适应,在唤醒后经常有几分钟感觉虚弱和分不清方向。有些儿童在深睡眠时会尿床、夜惊或梦游。

在进入 REM 睡眠后,呼吸会变快、变浅,变得不规则,眼睛也会朝不同方向快速转动,四肢肌肉暂时瘫痪。心率加快,血压也升高,男性会出现阴茎勃起。当人们从睡眠中醒来时,经常可以叙述古怪、不合逻辑的梦。第一个 REM,睡眠通常在入睡后 70～90min 出现。一个完整的睡眠周期平均为 90～120min。每晚的第一个睡眠周期,REM 持续时间相对短,深睡眠则相对长。随着夜晚的流逝,REM 睡眠期增加而深睡眠则减少。到清晨时,人们的睡眠几乎都是 NREM1、2 期睡眠和 REM 睡眠。

睡眠障碍是指各种原因造成的睡眠启动和维持障碍、过度睡眠障碍、睡眠觉醒节律障碍及与特定睡眠阶段有关的各种功能障碍的总称。睡眠障碍非常常见,它不同程度地影响到每一个人,会对身心产生不同程度的影响,妨碍工作、驾驶和社交活动,严重的睡眠呼吸暂停综合征会产生心脑血管疾病甚至引起死亡。每年要因为睡眠障碍花费巨额的医疗费用,而睡眠障碍所造成的生产率损失和引起的间接费用或许更大。睡眠障碍的表现多种多样,分类的方法也比较多。2005 年,第二版国际睡眠障碍分类(international classification of sleep disorders, second edition, ICSD-2)将睡眠障碍分为:①失眠;②与呼吸相关的睡眠障碍;③并非由于与呼吸相关的睡眠障碍导致的过度睡眠;④昼夜睡眠节律障碍;⑤异态睡眠;⑥与运动相关的睡眠障碍;⑦单独症候群,正常变异和尚未定义的项目;⑧其他睡眠障碍。大部分睡眠障碍一旦正确诊断都可以进行有效治疗。随着对睡眠障碍认识的不断加深,睡眠医学已经成为一门独立的学科。西方睡眠医学发展得比较快,特别是美国,已经形成比较好的学科体系。目前,国内在这方面也发展较快,正在形成独立的学科体系。

人们对大脑的研究和认识相当有限,许多睡眠障碍的病因和发病机制还只是推测,并没有得到证实。正因为如此,许多睡眠疾病的治疗仅仅是对症的。对病因和发病机制的研究是今后睡眠医学发展的一个非常重要的方向。临床上最常见的睡眠障碍包括失眠、睡眠呼吸暂停低通气综合征、不安腿综合征、发作性睡病、睡行症等,后面的章节将详细介绍几种常见的睡眠障碍。

第二节 失 眠

案例 15-1

患者,女性,40 岁。入睡困难 2 年多。她通常晚上 10 点上床,但直到凌晨 1 点才能入睡。每晚醒 3～5 次,每次大约 30min。白天感觉疲惫,工作时无法集中注意力。白天从不小睡,睡眠时不打鼾也没有肢体活动。平素身体健康,没有服用任何安眠药,也没有抑郁症的症状,婚姻状况良好。病前曾因家庭财产纠纷变得非常紧张,睡前总担心今晚又要经历一个无眠之夜。“睡眠已经变成一种真正令人倍感挫折的事。每晚,当我躺在床上时,我不得不努力入睡,我不停地看时钟,外出度假和在亲戚家时都睡得很好”。

问题:

1. 该患者的失眠属于哪种类型?具体表现是什么?

2. 下一步应做何检查?

失眠(insomnia)是指睡眠的始发(sleep onset)和睡眠的维持(sleep maintenance)发生障碍,是睡眠质量或数量达不到正常需求的一种主观体验。失眠症是指患者正常的睡眠被扰乱,并对患者白天的活动具有明显的不良影响(疲劳、注意力下降、打盹等),同时客观检测(如多导睡眠图)出现异常的综合征。在社会节奏加快及竞争加剧的今天,失眠已经成为一种十分普遍的现象。欧美国家的患病率是 20%～30%,我国的研究表明失眠的发病率在 5.9%左右。调查表明 40%的失眠症患者同时继发其他精神疾患,主要是抑郁症,它的发病率明显高于正常人群(16.4%)。然而由于诸多原因,只有 5%的患者会主动寻医问诊。失眠严重影响人们的日常生活、工作和身心健康,因此,对于失眠应该引起高度的关注。

【分类及病因】 失眠的产生一方面与本身的易感素质包括个性、性别、年龄和遗传素质等有关;另一方面则与外界的特定条件如生活质量、经济条件、人际关系、睡眠环境、睡眠习惯、精神因素和躯体疾患等有关。总的来说,是由于脑部产生正常睡眠的部位和功能发生异常,导致睡眠的结构和进程出现紊乱。

失眠按病程可分为 3 种:①一过性(偶尔发生)或急性失眠:病程小于 4 周;②短期或亚急性失眠:病程

大于4周,但小于6个月;③长期或慢性失眠:病程大于6个月。

失眠按病因可划分为原发性和继发性两类。原发性失眠通常缺少明确病因,或在排除可能引起失眠的病因后仍遗留失眠症状,主要包括心理生理性失眠、特发性失眠和主观性失眠三种类型。继发性失眠包括由于躯体疾病、精神障碍、药物滥用等引起的失眠,以及与睡眠呼吸紊乱、睡眠运动障碍等相关的失眠。失眠常与其他疾病同时发生,有时很难确定这些疾病与失眠之间的因果关系,故近年来提出了共病性失眠(comorbid insomnia)的概念,用以描述那些同时伴随其他疾病的失眠。

【常见失眠类型与临床表现】

1. 心理生理性失眠(psychophysiological insomnia) 是患者过分注意睡眠问题引起的失眠,占失眠患者的15%。青年期起病,中年期逐渐增多,女性常见。任何原因引起的情绪应激均可诱发失眠,常发生于突发生活事件如精神创伤、患病或工作受挫折时。患者由于过分的关注自身睡眠问题而不能入睡,产生躯体紧张与首夜颠倒效应(reverse first night effect)。患者愈不能入睡时愈试图使自己睡着,愈接近睡眠时愈显得兴奋或焦虑,形成恶性循环。试图入睡的意念成为失眠的驱动因素。看电视或看书时却可能轻松入睡(无意识入睡)。由于失眠与睡眠环境、睡眠时间、睡眠时行为刺激的反复联系,产生与睡眠不协调的过度唤醒。卧室成为条件性唤醒的重要因素,只要在自己卧室内就可能整夜睡不着,但若变换睡眠环境或时间便能够较好入睡,患者对此常感到十分困惑,这恰与睡眠正常的人在陌生的环境中不能很好入睡的现象相反,称为首夜颠倒效应。患者早起后头脑不清醒,程度不等的感觉不适、焦虑、急躁、疲劳和情感压抑,常表现出消极和精力不足、注意力、警觉和对食物的关注下降。病程持续数年或数十年。有些患者发生催眠药过量依赖、成瘾或酗酒等,或滥用兴奋剂试图控制白天的疲劳。多导睡眠图显示睡眠效率降低,睡眠潜伏期和NREM 1期延长,觉醒次数增多,NREM3、4期缩短,肌肉紧张和首夜颠倒效应(图15-2)。

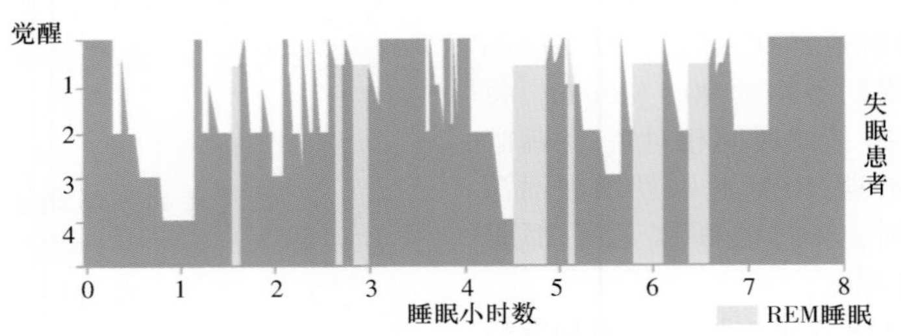

图15-2 失眠患者的睡眠期情况

2. 特发性失眠 可有家族史,多起病于儿童期。患者逐渐适应并忽略了慢性睡眠不足,终生不能获得充足的睡眠。临床症状相对稳定,多数患者心理相对健康,对生活、工作和心理方面的不利影响较小。

3. 主观性失眠 指对于睡眠状态感知不良,患者过分夸大入睡困难和低估睡眠维持时间,但多导睡眠图显示睡眠时间和睡眠结构正常。

4. 习惯不良性失眠 由于睡眠卫生习惯不良所致的失眠,如睡前吸烟、饮酒、喝茶、剧烈运动等,增加了觉醒程度;或恋床、白天贪睡等,与睡眠周期不相一致,一旦导致失眠后两者又相互影响,形成恶性循环。

5. 各种睡眠疾病伴随的失眠 较常见的有:睡眠期频繁发生的各种不自主运动(如周期性肢动症、下肢痛性痉挛和磨牙症等)、睡眠期发生的各种精神运动障碍(如睡行症、睡惊症、夜间惊恐发作等)及睡眠呼吸障碍、胃食管反流、夜间心肌缺血等。

6. 精神疾病引起的失眠 因各种精神疾病如焦虑症和抑郁症等引起的失眠,原发病的表现为诊断依据。但应注意各种失眠,均可产生焦虑、抑郁的症状,需注意两者的因果关系。

7. 老年期失眠 晚饭后瞌睡而早醒、多醒,可能病因:①脑功能衰退(多导睡眠图上可见深睡时慢波波幅下降,深睡和REM睡眠均减少);②一般状况差,使白日活动和光照减少,反之躯体疾病及睡眠中周期性肢动、睡眠呼吸障碍等明显增多,干扰睡眠;③服药机会增加,导致药物性失眠;④精神因素的影响:如退休、丧偶、缺乏照料、抑郁症等;⑤夜间睡眠差,白日瞌睡增多,进一步引起醒-眠节律紊乱;⑥长期失眠,可诱发一些躯体和精神疾患。

案例15-1诊疗思路

1. 女性患者,病程2年多。

2. 临床上主要表现为入睡困难,频繁早醒,白天精神倦怠和注意力无法集中。

3. 有精神因素(家庭财产纠纷)、习得性阻睡联想(表现为睡前总担心今晚又要经历一个无眠之夜)及首夜颠倒效应(在自己家里睡眠不好,外出度假和在亲戚家时都睡得很好的特点)。

4. 根据以上表现可初步考虑:心理生理性失

眠,下一步应做多导睡眠图检查进一步排除其他睡眠疾病。

5. 辅助检查结果:多导睡眠检查监测显示睡眠效率降低,睡眠潜伏期和 NREM 睡眠 1 期延长,觉醒次数增多。

【辅助检查】 临床上进行睡眠质量评估可借助于匹兹堡睡眠质量指数(pittsburgh sleep quality index, PSQI)问卷等量表工具。PSQI 是常用的睡眠评定量表,用于评定最近一个月的睡眠质量。PSQI 是由 19 个自评和 5 个他评条目组成,参与记分的 18 个条目分为睡眠质量、入睡时间、睡眠时间、睡眠效率、睡眠障碍、药物及日间功能 7 个因子,每因子 0~3 分,总分 0~21 分。得分越高,睡眠障碍越明显。

多导睡眠图(polysomnogram, PSG)为失眠的常用检查技术与方法,包括脑电图(EEG)、心电图(EKG)、眼电图(EOG)、肌电图(EMG)和呼吸描记器等现代手段的多导睡眠图,已成为今天睡眠障碍研究的基本手段,可有助于对失眠程度的评价及失眠症的鉴别诊断。测量指标:①睡眠过程:a. 总记录时间;b. 睡眠潜伏期;c. 早晨早醒时间;d. 醒觉时间;e. 运动觉醒时间;f. 睡眠总时间;g. 睡眠效率;h. 睡眠维持率;②睡眠结构:各阶段的百分比;③REM 测量值。失眠患者的多导睡眠图表现为睡眠潜伏期延长、夜间觉醒增多、睡眠总时间减少等。

【诊断】 临床医师需仔细询问病史,包括具体的睡眠情况、用药史及可能存在的物质依赖情况,进行体格检查和精神心理状态评估。可以通过量表获取睡眠状况资料,具体内容包括失眠表现形式、作息规律、与睡眠相关的症状及失眠对日间功能的影响等。原发性失眠的诊断缺乏特异性指标,主要是一种排除性诊断。当可能引起失眠的病因被排除或治愈以后,仍遗留失眠症状时即可考虑为原发性失眠。失眠症的诊断必须符合以下条件:①存在以下症状之一:入睡困难(入睡时间超过 30min)、睡眠维持障碍(每晚超过 2 次的觉醒)、早醒、醒后不易再睡(30min 不能再入睡);②社会功能受损:白天头昏乏力、疲劳思睡、注意力涣散、工作和(或)社交能力下降;③上述症状每周至少发生 3 次,并持续 1 月以上;④多导睡眠图提示,睡眠潜伏期大于 30min,夜间觉醒时间超过 30min,每夜睡眠总时间少于 6h。

案例 15-1 分析总结

患者表现为入睡困难,白天精神倦怠和注意力无法集中,具有对卧室或睡眠相关行为条件性唤醒、无意识入睡、躯体紧张和首夜颠倒效应等特征,多导睡眠监测显示睡眠效率降低,睡眠潜伏期和 NREM1 期延长,觉醒次数增多,诊断心理生理性失眠明确。治疗以药物和非药物的方法改善其睡眠质量、恢复其社会功能为原则。

【治疗】 失眠症的总体治疗目标是:①改善睡眠质量和(或)增加有效睡眠时间;②恢复社会功能,提高患者的生活质量;③减少或消除与失眠相关的躯体疾病或与躯体疾病共病的风险;④避免药物干预带来的负面效应。具体的干预措施主要包括非药物治疗和药物治疗。

1. 非药物治疗

(1)睡眠卫生教育:首先让患者了解一些睡眠卫生知识,消除失眠带来的恐惧,合理安排睡眠时间,养成良好的睡眠习惯,如制定一个作息时刻,每晚固定时间上床,每天清晨都在同一时间起床;由于咖啡因是一种刺激剂,可以保持清醒,应该避免饮用含咖啡因的饮料,如咖啡、巧克力、软饮料、茶、减肥药物及某些止痛剂;保持卧室的舒适温度,上床前尽量放松,洗个热水澡、阅读或其他放松习惯会使入睡更容易。

(2)认知行为治疗(cognitive behavioral therapy for insomnia, CBT-I):针对失眠的有效心理行为治疗方法主要是认知行为治疗,在指出并要求患者解决引起失眠的病因同时,指出患者自己意识不到的、因失眠而继发的各种心理障碍,纠正其错误观念及适应不良的情绪和行为,建立信心,战胜疾病:①正确认识睡眠时间问题;②正确认识并承认对症状的夸大;③正确认识做梦的必然性和必要性;④正确认识心理因素对白日症状产生的影响;⑤分析既往疗效欠佳的原因,如单纯依赖药物或失眠与焦虑互为因果等。行为的干预方法包括:有睡意方才上床睡觉、不要在床上做与睡眠无关的事情(如看电视等)、白天尽量不要午睡等。

2. 药物治疗 由于长期应用多数睡眠药物会有药物依赖和停药反弹,原则上使用最低有效剂量、间断给药、短期用药、缓慢减量和逐渐停药。目前临床治疗失眠的药物主要包括苯二氮䓬类药物(benzodiazepine drugs, BZDs)和新型非苯二氮䓬类药物(non-benzodiazepines drugs, non-BZDs)、褪黑素受体激动剂和具有催眠效果的抗抑郁药物。

(1)苯二氮䓬类药物(benzodiazepine drugs, BZDs):BZDs 于 20 世纪 60 年代开始使用,可非选择性激动 γ-氨基丁酸 A(γ-aminobutyric acid A, $GABA_A$)受体上不同的 α 亚基,具有镇静、抗焦虑、肌松和抗惊厥作用。是目前广泛使用的催眠药,可以缩短入睡时间、减少觉醒次数和时间、增加总的睡眠时间,是安全、耐受性较好的药物,缺点是药物依赖、停药反跳和记忆力下降等。BZDs:种类较多,如艾司唑仑(estazolam)、氟西泮(flurazepam)、夸西泮(quazepam)、替马西泮(temazepam)、三唑仑(triazolam)、阿普唑仑(alprazolam)、氯氮䓬(chlordiazepoxide)、地西泮(diazepam)、劳拉西泮(lorazepam)、咪哒唑仑(midazolam)。根据半衰期分为:①短效类(半衰期<6h)有三唑仑、咪哒唑仑,主要用于入睡困难和醒后难以入睡者;②中效类(半衰期6~24h)有艾司唑仑、阿普唑仑、劳拉西泮,主要用于睡眠浅、易醒和晨起需要头脑保持头脑清醒者;③长效类(半衰期>24h)有地西泮、氟西泮、氯硝西泮等,主要用于早醒。长效类起效慢,有抑制呼吸和次日头昏、无力等不良反应,尤其是老年人易跌倒,应引起注意。

(2)非苯二氮䓬类药物(nonbenzodiazepines drugs, non-BZDs):包括唑吡坦(zolpidem)、唑吡坦控释剂(zolpidem-CR)、佐匹克隆(zopiclone)、右佐匹克隆(eszopiclone)和扎来普隆(zaleplon),具有与BZDs类似的催眠疗效。由于non-BZDs半衰期短,次日残余效应小,一般不产生日间困倦,产生药物依赖的风险较传统BZDs低,治疗失眠安全、有效,长期使用无显著药物不良反应,是目前推荐的治疗失眠的一线药物。

(3)褪黑素受体激动剂:包括雷美尔通(ramelteon)、阿戈美拉汀(agomelatin)等。雷美尔通是目前临床使用的褪黑素受体 MT_1 和 MT_2 激动剂,可缩短睡眠潜伏期、提高睡眠效率、增加总睡眠时间,用于治疗以入睡困难为主诉的失眠及昼夜节律失调性睡眠障碍,对于合并睡眠呼吸障碍的失眠患者亦安全有效。

其他药物如抗焦虑药物、抗抑郁药物、中药等对失眠症也有一定的疗效。

第三节　阻塞性睡眠呼吸暂停综合征

> **案例 15-2**
>
> 患者,男性,38岁。因"晨起头痛、记忆力下降1年"来院就诊。1年前患者经常出现晨起头痛,头痛大约持续1~2h然后缓解,血压正常。患者经常面容憔悴,后来头痛越来越严重,出现白天嗜睡,注意力难以集中、记忆力下降。曾按血管性头痛给予尼莫地平等治疗,但头痛缓解不明显。既往有打鼾史,鼾声时断时续,经常在睡眠中被憋醒;有支气管扩张症病史,曾经数次咯血。体格检查:身高170cm,体重85kg,血压125/85mmHg。体形肥胖,颈短粗,颈围50cm。神经系统检查未发现明显异常。
>
> 问题:
>
> 1. 该患者的诊断是什么?
> 2. 下一步应做什么检查?

睡眠呼吸暂停综合征(sleep apnea syndrome, SAS),也称睡眠呼吸暂停低通气综合征(sleep apnea hypopnea syndrome, SAHS)是指在每晚的睡眠中,反复出现呼吸暂停和低通气次数30次以上,或平均每小时呼吸暂停和低通气次数5次或5次以上,通常用呼吸暂停和低通气指数(apnea hypopnea index, AHI)来表示。睡眠呼吸暂停是指在睡眠状态下,口、鼻气流停止至少在10s以上为1次呼吸暂停;睡眠低通气是指口、鼻气流低于正常的30%以上并伴有4%以上血氧饱和度下降或口、鼻气流低于正常的50%以上并伴有3%以上血氧饱和度下降。睡眠呼吸暂停低通气综合征可分为三种类型:①阻塞型:睡眠中发生呼吸暂停时口鼻无气流通过,但胸腹部呼吸动度持续存在;②中枢型:睡眠中发生呼吸暂停时口鼻气流和胸腹部呼吸运动同时暂停,膈肌和肋间肌都停止活动;③混合型:同时存在有中枢性和阻塞性因素,其特点是在呼吸事件早期气流和呼吸动度均消失,随后呼吸动度首先恢复,最终气流也重新出现。临床上以阻塞性睡眠呼吸暂停低通气综合征(obstructive sleep apnea hypopnea syndrome, OSAHS)最为常见,成人发病率约为4%~7%,男性多于女性,通常中年后发病,年龄越大发病率越高。

【发病机制】 阻塞性睡眠呼吸暂停主要是由于咽部软组织肥大、咽部肌肉肌张力降低、气道缩短等因素导致在睡眠时或特定的睡眠体位下,气道上端可逆性阻塞或不畅引起呼吸暂停或低通气。部分患者可能与中枢对低氧的敏感性下降或肺容量下降有关。OSAHS对机体的损害主要是呼吸暂停和低通气引起的低氧血症和高碳酸血症可造成体循环和肺循环高压、心律失常、心力衰竭、慢性肾功能不全和慢性脑缺氧等,严重时可引起急性呼吸衰竭,甚至在睡眠中窒息死亡。

OSAHS相关的特征如下:①颈围:男性颈围大于43cm、女性大于37cm和OSAHS风险增高相关;②呼吸道侧壁狭窄:呼吸道侧壁狭窄是男性OSAHS的独立预测因素,但在女性却不是;③悬雍垂肥大;④下颌后缩或小下颌;⑤严重的上下齿咬合不正;⑥硬腭高拱。危险因素如下:①肥胖;②年龄;③男性;④颅面骨异常,尤其是非肥胖成人和儿童;⑤腺样体和扁桃体肥大,尤其是儿童和年轻人;⑥酗酒。

【临床表现】 OSAHS患者常见的临床特征有:肥胖、颈粗短、小颌或下颌后缩,咽腔狭窄或扁桃体肥大,悬雍垂肥大或甲状腺功能低下、肢端肥大症,神经系统明显异常和酗酒者。女性绝经以后或上半身特别肥胖者易患。

1. 睡眠期间的症状

(1)打鼾:打鼾是OSAHS最常见的症状,鼾声响亮或与简短的气喘交替进行,期间安静持续20~30s,表现在打鼾的过程中出现短暂的平静(呼吸暂停)继之出现爆发性、高分贝的声响(呼吸恢复)。

（2）睡眠时不安宁：睡眠中频繁翻身或抖动，并有动作增多，通常发生在颈部或上胸部。

（3）睡眠中断：患者睡眠表浅，常常被憋醒，但通常不能完全恢复到清醒状又很快入睡，接着又被憋醒，如此循环往复。

（4）窒息感：部分患者醒来时有窒息感，极少数在半夜醒来时有濒死感。

（5）食管反流：上气道阻塞发作，随之继发呼吸用力及腹腔压力升高，可伴有明显的胃食管压改变，胃内压增高导致反流，因此患者可有胃灼热感、反酸等。

（6）夜尿增多或遗尿：睡眠的异常和腹腔压力增高导致夜尿增多，儿童可出现遗尿。

（7）多汗：这和睡眠时的不安宁及动作增多有关。

2. 白天症状

（1）白天过度嗜睡：患者常诉说白天嗜睡或困倦，常常在看书、读报、看电视、甚至是驾车时出现打瞌睡，可出现注意力难以集中、记忆力和判断力减弱，偶尔会有短暂的迷失方向感。

（2）幻觉：常由重度嗜睡引起，可持续较短时间。

（3）个性改变：可表现为攻击行为、易怒、焦虑或抑郁等。

（4）性功能障碍：相当一部分患者有性欲减退或性无能。

（5）头痛：半数的患者晨起或夜间感到头痛，并有感觉和理解迟钝。

（6）口干：由于睡眠时打鼾、长时间张口呼吸，常常会于晨醒时感到口苦、咽干、舌燥。

（7）听力减退：有报道 OSAHS 患者出现听力减退，但鼾声响度高并不是造成听力减退的原因。

（8）高血压：为 OSAHS 的一个临床指标，超过 40% 的 OSAHS 患者白天高血压，而约 30% 患高血压的男性患者被认为有隐性睡眠呼吸暂停。

案例 15-2 诊疗思路

1. 中年男性，主诉头痛、记忆力下降，既往有肺部疾病（支气管扩张症病史）。

2. 有睡眠期间的症状：打鼾、憋气；白天症状：头痛、嗜睡、记忆力下降。

3. 主要危险因素：体形肥胖、颈部粗短。

4. 根据以上表现可初步考虑：睡眠低通气呼吸暂停综合征，进一步确诊可进行多导睡眠监测。

5. 辅助检查结果：多导睡眠监测发现睡眠潜伏期 2min，AHI76 次/小时，入睡后血氧饱和度低于 90%，最低为 40%。睡眠中患者鼾声如雷，频繁翻身，有时甚至坐起，但很快又躺下。胸腹部矛盾运动存在，但无口鼻气流。

【辅助检查】 多导睡眠图的特点有以下几个。

（1）阻塞型呼吸暂停的特征是虽然有持续的胸部和腹部运动，但是口腔和鼻腔没有气流。阻塞性通气不足表现为气流减少（通常超过 50%），并且血氧饱和度至少减少 4%。通常伴有响亮的鼾声和胸腹部的矛盾运动。

（2）中枢型呼吸暂停是气流停止 10s 以上，但没有呼吸困难，也没有呼吸运动。除了在睡眠开始阶段，这种情况在正常人很少见，但是在严重的心功能障碍或脑干病变的患者很常见。

（3）混合型呼吸暂停 以中枢性成分开始，以阻塞性成分结束。

【诊断】 OSAHS 诊断的主要依据包括响亮鼾声、睡眠中频繁觉醒和呼吸暂停，多导睡眠图是诊断 OSAHS 的“金标准”，呼吸暂停和低通气大于每小时 5 次以上，每次持续 10s 以上。OSAHS 程度的判定标准：目前国际上比较一致认可的标准如下：①轻度：AHI 5～15 次/小时，血氧饱和度 85%～90%；②中度：AHI 15～30 次/小时，血氧饱和度 80%～85%；③重度：AHI 大于 30 次/小时，血氧饱和度小于 80%。多导睡眠图可见睡眠的片段化觉醒，其特点是 1 期睡眠增加，3 期、4 期和 REM 睡眠减少及反复出现与呼吸有关的觉醒。

案例 15-2 分析总结

患者有肥胖、颈部粗短的危险因素，出现打鼾及白天嗜睡症状，多导睡眠图检查提示睡眠潜伏期缩短，睡眠结构紊乱，睡眠中血氧饱和度下降超过 4%，AHI>30 次/小时，胸腹部矛盾运动存在，可诊断为睡眠低通气呼吸暂停综合征-阻塞型（重度）。

【治疗】 治疗的主要原则是通过扩大气道容积、增加气道张力、建立旁道通气等减轻或消除呼吸暂停和低通气，改善临床症状，提高生活质量。

1. 危险因素的控制 减肥、睡前勿饱食、避免睡前饮酒或使用镇静剂、适当进行运动、侧卧睡眠等有助于减轻症状，但仅在主要症状是打鼾的患者中才应该单一使用。

2. 经鼻持续气道正压通气（nasal continuous positive airway pressure，nCPAP） 是中、重度 OSAHS 的一线治疗方法，对无手术指征或手术疗效不佳的患者均适合，对中枢型呼吸暂停和肺部疾病也有效。nCPAP 通过撑住上呼吸道防止软组织塌陷而发挥治疗作用。依靠此机制，它有效地消除呼吸暂停和低通气，减少微觉醒，使血氧饱和度恢复正常。临床研究已经证明该方法可以改善轻、中度患者的白天嗜睡症状、情绪和认知功能。nCPAP 还可以改善生活质量、降低医疗费用。有些数据显示：对于重度 OSAHS 的患者,nCPAP 可以降低血压、改善患有 OSAHS 的充血性心力衰竭患者的左心室射血分数。最近医疗指南规定了为 OSAHS 患者提供 nCPAP 治疗的标准:① 不管有无症状,凡是 AHI 大于 15 的患者都应该考虑 nCPAP 治疗;② 对 AHI 5~14.5 的患者,只有当患者有下列情况之一:过度嗜睡(excessive daytime sleepiness,EDS)、高血压或心血管疾病,才需要 nCPAP 治疗。nCPAP 最常见不良反应是口干、鼻炎和鼻窦充血。这些不良反应通过使用加湿器和抗组胺药和(或)鼻部使用类固醇药物都可以得到有效治疗。

3. 口腔矫正器 主要使下颌前移,使咽腔开放,适合轻、中度 OSAHS 患者。美国睡眠医学学会确立了 4 个有利于口腔矫正器疗效的因素:①轻中度疾病(AHI<30 次/小时);②体重指数较小;③下颌前移的量;④有体位性 OSAHS。最近的指南推荐口腔矫正器适用于:①愿意使用口腔矫正器而不是持续气道正压通气(continuous positive airway pressure,CPAP)的轻、中度患者;②CPAP 治疗无效的轻、中度 OSAHS 患者;③治疗失败的轻、中度 OSAHS 患者。

4. 手术疗法 手术治疗对某些患者尤其是由于局部的解剖异常引起的气道阻塞是很有效的,但现在认为它不是治疗 OSAHS 的主要手段。鼻咽部或口腔手术消除气道机械性狭窄,包括下颌前移手术、悬雍垂-软腭-咽成形术、激光腭-咽成形术等。严重阻塞、呼吸暂停每小时 60 次以上者可行气管切开造口术建立旁道通气。

【预后】 OSAHS 是一种具有潜在危险的疾病,尽早发现并及时治疗者预后良好。对于已经合并高血压、心脏病、慢性脑缺氧症状的患者,经过治疗后症状可明显改善或消失;对于长期不治疗者,除合并前述并发症外,还可以出现猝死、心脑血管疾病等情况。

第四节 不安腿综合征

案例 15-3

患者,女性,41 岁,因“反复静息时双下肢不适 3 个月”来诊。患者静息时反复出现双下肢深部难以描述的不适感,以蠕动、蚁走、瘙痒感为主,夜间睡眠时可加重,并伴有双侧腿部刻板、重复地快速屈曲运动。发病时,患者有强烈活动下肢的愿望,在持续伸展下肢 5min 后可明显缓解上述症状。患病期间,上述症状逐步加重,发病时需来回踱步、搓揉下肢 10~20min 后才可减轻症状,缓解 30min 后症状再次出现。上述症状导致患者夜间入睡困难、觉醒次数增多,白天嗜睡,易疲劳,工作效率低下。既往体健。患者母亲有类似病史。神经系统查体未见明显异常。

问题:

1. 该患者的诊断是什么?需要和哪些疾病鉴别?

2. 该做哪些检查进一步明确诊断?

不安腿综合征(restless legs syndrome,RLS),是指阵发性双下肢深部难以忍受的不适感,患者不能保持安静,强迫活动后才能暂时缓解的一种综合征。该病最早由英国学者 Wills 于 1685 年提出,后来由瑞典学者 Ekbom 于 1945 年予以全面的描述,故又称 Ekbom 综合征。流行病学国外报道发病率为 5%~15%,亚洲人中发病少见,我国尚缺乏相关流行病学资料。

【病因与发病机制】

1. 病因 不安腿综合征分为原发性和继发性两种。原发性是指原因不明,其中约 1/4~1/2 有家族史,多呈常染色体显性遗传,继发性由一些疾病而引发,如脊髓小脑性共济失调、腓骨肌萎缩症、缺铁性贫血、尿毒症、叶酸和维生素 B12 缺乏、妊娠、帕金森病、糖尿病等。

2. 发病机制 不安腿综合征的发病机制还不清楚,有如下假说:①多巴胺能神经元损害:是目前较为公认的机制之一,是中枢神经系统非黑质-纹状体多巴胺能神经元损害,如间脑 A11 区、第三脑室旁 A14 区、视上核和视交叉多巴胺能神经元,临床应用多巴胺替代和多巴胺受体激动剂有效是佐证;②铁缺乏:有研究表明不安腿综合征体内缺乏铁,补充铁剂对于部分患者有效;③血液循环假说:下肢血液循环障碍可能是不安腿综合征的原因之一,改善下肢血液循环可以改善症状;④遗传因素:1/4~1/2 原发性不安腿综合征患者有家族史,多呈常染色体显性遗传,法国和意大利的研究报道不安腿综合征与 12q 和 14q 的基因突变有关。

【临床表现】 任何年龄均可发病,中老年多见,男∶女为 1∶2。主要表现为发作性膝、踝关节间的小腿深部难以忍受的、非疼痛性不适感;可呈虫爬样、针刺样、瘙痒或烧灼样感受,不适感多数难以描述,常为双侧对称性,少数累及大腿、脚部或上肢。安静休息或卧床时诱发,发作时症状可因更换体位或活动、拍打、针刺、揉捏而得到暂时缓解。轻者持续数秒至数分钟,严重者彻夜难眠、不停行走方能缓解。强迫性安静休息使症状更加严重,常伴入睡困难,易惊醒,醒后下肢更难以保持同一位置,患者烦躁不安,走动后常诉下肢沉重无力感。不安腿综合征病程进展缓慢,症状时好时坏,可持续数十年。神经系统查体多无阳性体征,继发性者出现与基础疾病相一致的阳性改变,至少 80% 的不安腿综合征患者做睡眠多导图检查时发现合并有睡眠期周期性肢体活动。

不安腿综合征的并发症：病程长者往往伴有情绪低落、抑郁、精神紧张、恐惧、焦虑、厌烦，造成患者入睡困难、失眠、睡眠不足等睡眠障碍，乃至出现自杀念头。

案例 15-3 诊疗思路

1. 女性，41 岁，病程 3 个月。

2. 主诉：反复静息时双下肢不适 3 个月。

3. 临床表现：静息时出现显著的双下肢不适感，夜间睡眠时加重，伴有双侧腿部刻板、重复地快速屈曲的周期性肢动；有强烈活动双下肢的愿望；活动后症状可缓解。

4. 家族史：患者母亲有类似病史。

5. 根据以上表现可初步考虑：不安腿综合征，进一步确诊需进行多导睡眠图检查，需要和夜间腿肌痉挛症、静坐不能鉴别。

6. 辅助检查结果：多导睡眠监测显示快速眼动睡眠期周期性肢体活动。

【辅助检查】 多导睡眠图检查监测入睡期的肢体运动，夜间睡眠周期性肢体活动是目前唯一有效的客观指标。

【诊断】 必须具有以下 4 个临床特点：①因腿部不适引发的腿部活动。患者腿部常有难以描述的不适感，如虫爬样、针刺样、瘙痒或烧灼样感，活动后减轻。②休息后（坐和躺）可使症状出现或加重。③持续活动可使症状部分或全部缓解。④夜间症状加重，典型者在 23 点至凌晨 4 点最为严重，故经常影响患者睡眠。支持诊断的依据：①阳性家族史。②周期性肢体活动（periodic limb movement，PLM）发生在快速眼动睡眠期，表现为单侧或双侧腿部刻板、重复地快速屈曲或伸展运动。③多巴胺能药物治疗有效。应与腿部痉挛性疾病、纤维性肌痛及抗精神病药物引起的静坐不能相鉴别。

案例 15-3 分析总结

患者中年女性，反复出现双下肢深部难以描述的不适感，活动后减轻，休息时加重，多导睡眠图检查监测有周期性肢体活动，并且有家族史，诊断原发性不安腿综合征，可以进行血清铁蛋白检测、维生素 B_{12} 及叶酸检测、肾功能检测，以除外继发性。

【治疗】 对于继发性者需首先治疗原发病，如缺铁性贫血或铁缺乏者需补充铁剂，下肢血液循环不良者需改善循环等。应该停用可诱发不安腿综合征的药物和食物，如止吐剂、镇静剂、三环类抗抑郁剂等，睡前洗热水澡和肢体按摩，培养良好的睡眠习惯。中重度患者需要规律用药，多巴胺能药物为首选，剂量宜小，无晨间反跳现象。对于轻症患者，可用左旋多巴-卡比多巴（A 级证据），左旋多巴的最大剂量一般不超过 200mg，睡前服用。多巴胺受体激动剂如普拉克索、罗匹尼罗和吡贝地尔也有效，普拉克索（A 级证据）、罗匹尼罗（A 级证据）都被美国和欧洲批准用于治疗不安腿综合征，所需剂量远远低于帕金森病需要的剂量。加巴喷丁（A 级证据）在治疗不安腿综合征各方面显示出良好的疗效。另外，苯二氮䓬类药物如氯硝西泮、阿普唑仑也是常用的药物，氯硝西泮：每晚睡前服用 0.5~2mg，连服 3~4 周以上，可使失眠情况获得改善，睡眠中的腿动次数明显减少。

第五节　发作性睡病

案例 15-4

患者，男性，29 岁，因"白天难以克制的瞌睡 12 年"来诊。17 岁时就开始出现在工作的零售货物存储区域，在工作时间小睡。小睡令他神清气爽，但 1~2h 后又感到困倦。有时在情感表现后（如大笑、吃惊、挫折或愤怒），会出现肌张力丧失的现象。同时可出现下颌下垂，头前倾，手臂垂到身侧，跪倒或完全侧躺倒等现象。在清晨或夜间清醒时经常出现一过性的全身无法活动。刚入睡时或清晨醒来时，会出现视幻觉，多为彩色的圆环，这些圆环似乎在空中漂浮，圆环的大小不停地变换。神经系统检查正常。

问题：

1. 该患者的初步临床诊断是什么？应做什么检查？和哪些疾病鉴别？

2. 应如何治疗？

发作性睡病（narcolepsy），亦称过度睡病和异常动眼睡眠，是指白天出现不可克制的发作性短暂睡眠，常伴有猝倒发作、睡眠麻痹和入睡前幻觉。患病率 0.02%~0.06%，幼儿期到老年期（3~72 岁）均可发病，15~25 岁为发病高峰。

【病因】 本病 1880 年由 Gelineau 首先命名与报道。本病的病因不清楚，但多数学者认为与遗传和环境因素有关。在过去 10 年间，科学家们在理解其发病机制及识别和该病明显相关的基因方面已经取得了相当的进展。近年来，有学者对于遗传因素已有较多的研究，目前明确 98% 的患者携带 HLA-DR2/DQW_1 基因。这一相关性见于黑种人、高加索人和东方人，是目前所知 HLA 相关疾病中最为紧密的关联。发作性睡病患者兄弟姐妹罹患此病的可能性增加 60 倍。研究者们还发现参与调节睡眠的大脑不同部位的异常，这些异常似乎有助于症状的形成。如今，专家们相信和其他许多复杂的慢性神经疾病相似，发作性睡病很可能涉及多个因素,这些因素相互作用造成神经功能障碍和 REM 睡眠的紊乱。

【临床表现】

1. 白天过度睡眠 其特征是反复发作的多次打盹、小睡或短时间的睡眠间隔(常少于 1h)。患者突然出现无法预计和不可抗拒的睡眠发作,常出现于不适宜的场合,尤其是环境刺激减少时,如阅读、看电视、骑自行车、驾驶车辆、听课、会议或考试,甚至见于商务谈判、吃饭、行走或主动性交谈时。睡眠发作偶可被强刺激所阻止。患者如积极努力,也可忍受倦意,尝试集中注意力,以保持觉醒,但最终不能对抗复发性睡眠发作,患者因此失去工作。发作初期可见复视和视物模糊。在过度睡眠周期中,只要一段短时间的小睡(10~30min)就可以使精神振作。

2. 猝倒发作 65%~70%患者可见猝倒发作。常见强烈情感刺激下诱发的躯体肌张力突然丧失,持续几秒钟,偶可达几分钟,患者意识清楚,无记忆障碍,呼吸完好,恢复完全。猝倒发作呈完全性,患者跌倒或被迫坐下。也可表现为发作性、轻微和局限性,如头部下垂、面部松垂、下颌下垂、言语含糊或肢端力弱等。有时为躯体飞逝而过的无力感觉,如仅见膝部弯曲,他人常无法发现。可出现语言障碍。某些诱因如大哭大笑、得意洋洋、骄傲、愤怒、恐惧、兴奋、性交等,可促使猝倒发作。

3. 睡眠麻痹(sleep aralysis) 15%~34%的患者可见睡眠麻痹,表现为睡醒时发生一过性全身不能活动或不能讲话,仅呼吸和眼球运动不受影响。可持续数秒至数分钟,患者极为恐惧,特别是在首次出现时。睡眠麻痹常与入睡前幻觉同时发生。

4. 入睡前(hypnagogic) **或半醒时**(hypnopompic)**幻觉** 12%~15%患者处于觉醒向睡眠转换或睡眠向觉醒转换时期,可出现生动的、常常是不愉快的感觉性体验,包括视觉、触觉、运动、听觉性幻觉。可见梦样的经历,如看见体育场上运动员、走动的人等。常见幻觉性体验如身处火灾现场、被人袭击或在空中飞行等。

14%~42%的患者可出现上述所有 4 种症状:睡眠发作、猝倒发作、睡眠麻痹与入睡前或醒前幻觉,称为发作性睡病四联症。

5. 自动行为 36%~63%的患者可见自动性行为,患者看似清醒,同时存在迅速转换的觉醒和睡眠现象。患者的清醒状态被不断出现的"微小睡眠发作"打断,表现为对当时正在进行动作的异常延续或出现一些不合时宜的复杂行为或言谈。如无意识地长途驾驶,做不恰当的陈述,写古怪的语句,甚至进商店行窃。上述自动性行为可被误诊为癫痫复杂部分性发作或精神性漫游症。

6. 其他表现 60%~80%的患者可出现失眠、睡眠不深、早晨起床无清醒感、晨间头痛和肌肉酸痛等。

案例 15-4 诊疗思路

1. 男性,29 岁,病程呈发作性。

2. 主诉为发作性难以克制的瞌睡 12 年。

3. 临床表现有白天过度睡眠及微小睡眠发作(经常在工作时间睡觉,短暂的小睡可使其神清气爽),在情感表现后(例如,大笑、吃惊、挫折或愤怒)会出现肌张力丧失现象。同时可出现下颌下垂,头前倾,手臂垂到身侧,跪倒或完全侧躺倒等现象。在清晨或夜间清醒时经常出现一过性的全身无法活动,刚入睡时或清晨醒来,会出现视幻觉多为彩色的圆环。

4. 根据以上表现可初步考虑:发作性睡病,进一步确诊可进行多导睡眠图检查,应该与癫痫复杂部分性发作、失神发作、青少年嗜睡贪食症相鉴别。

5. 辅助检查结果:多导睡眠监测显示出现异常高的白天小睡次数,在小睡开始时出现许多 REM 睡眠,多次小睡潜伏时间试验发现平均潜伏期少于 5min。

【辅助检查】

1. 多导睡眠图 常见:①睡眠潜伏期变短,少于 10min;②睡眠起始时出现 REM 周期,而正常一般在 NREM 睡眠持续 60~100min 后出现第一次 REM 睡眠;③整夜多导睡眠图可证实 1 期睡眠总量增多,正常睡眠类型破坏,觉醒常见。

2. 脑电图 睁眼可见弥漫性 α 波,称之为矛盾性 α 反应。

3. 多次小睡潜伏时间试验(multiple sleep latency test,MSLT) 出现病理性 REM 睡眠(在睡眠开始后 15min 内出现 REM 睡眠),平均睡眠潜伏期少于 5min。

【诊断标准】

(1) 主诉过度睡眠或突然肌无力。

(2) 反复性日间瞌睡或日间坠入睡眠,至少持续 3 个月。

(3) 强烈情感相关的双侧姿势性肌张力突然丧失(猝倒发作)。

(4) 相关的特征:睡眠麻痹、入睡前幻觉、自动性行为、主要的睡眠时段破坏。

(5) 多导睡眠图证实下述 1 条或 1 条以上:①睡眠潜伏期少于 10min;②REM 睡眠潜伏期少 20min;③多次小睡潜伏时间实验(MSLT)证实平均睡眠潜伏期少于 5min;④出现两次或两次以上睡眠始发的 REM 周期。

(6) HLA 分型证实 DQB1*0602 或 DR2 阳性。

(7) 无器质性或精神疾病。

(8) 其他疾病(如周期性肢体活动障碍或中枢性

睡眠呼吸暂停综合征)可存在,但不是主要原因。

最低标准需满足第2、3条或第1、4、5、7条。

案例15-4分析总结

该患者青年男性,表现为白天过度睡眠、猝倒发作、睡眠幻觉和睡眠麻痹,多次小睡潜伏时间试验发现平均潜伏期少于5min,诊断发作性睡病明确。无癫痫复杂部分性发作、失神发作,表现为不可控制的睡眠发作,脑电图及多导睡眠图检查无痫样放电有助于鉴别。主要应用中枢兴奋剂治疗。

【治疗】

1. 中枢兴奋剂为主要药物 作用机制是对网状结构激活系统产生激活作用,从而发挥很强的激活兴奋效果。

(1) 苯丙胺(amphetamine):又名安非他命,为最有效的提高警觉的药物,可促进神经元突触部位释放儿茶酚胺,作用最强一般每次5~10mg,每日3次。

(2) 哌甲酯(methylphenidate):又名利他林(retalin),一般每次5~10mg,每日2~3次,可逐渐增至30mg,每日2次。

(3) 苯异妥英,又称匹莫林(pemoline):一般同哌甲酯合用。10~30mg,每日2次,最大剂量可达80mg/d,起效慢,一般在服药数天后发挥作用。

(4) 莫达非尼(modafinil):是一种新型的中枢精神兴奋剂,主要作用于突触后α肾上腺素能受体。为目前最安全的药物。不良反应极低,口服剂量200~500mg/d,每天早晨与中午服用。可使睡眠发作和倦睡明显减少,总有效率为71%。

2. 抗抑郁药

(1) 三环类药物:如丙咪嗪、氯丙米嗪(clomipramaine)等可缓解猝倒发作、睡眠麻痹和入睡前幻觉,减少发作次数。

(2) 5-HT再摄取抑制剂:氟西汀(fluoxetine)为选择性5-HT再摄取抑制剂(SSRIs),半衰期比较长,多在18~26h,每日只需服药一次,见效需2~4周,一般剂量为20mg/d。

3. 作用于多巴受体的药 如左旋多巴。主要作用于D_1、D_2受体,可以调节唤醒的不同方面。可提高多巴胺(DA)和去甲肾上腺素(NE)的传递而产生唤醒作用,改善过度白天睡眠。初始剂量70~80mg/(kg·d),分3次服用。可以根据临床反应和不良反应调整剂量(主要是兴奋性、头痛、入睡困难),最终每日剂量64~120mg/kg。

4. 单胺氧化酶抑制剂 盐酸丙炔苯丙胺(selegiline):可抑制儿茶酚胺的再摄取,通过抑制多巴胺受体而增加多巴胺释放和合成。小剂量5~10mg抑制REM睡眠,但对症状没有改善。可显著提高患者醒觉水平。不良反应为口干、头痛、失眠、出汗、肌肉颤抖、头晕、兴奋、不安定、震颤、视力受损。

5. 镇静催眠药 如三唑仑、阿普唑仑等。

第六节 睡 行 症

案例15-5

患者,女性,10岁,因"经常夜间起床活动1年"来诊。患者家属诉其女近1年来,经常半夜爬起来,跑到客厅里翻抽屉,开电视或开冰箱门。最近2周独自一人跑上屋顶平台,来回走动,叫她不回答。10~30min后又自己回床睡觉。第2天问起时对自己所做的事全然不知。一般体格检查及神经系统检查无异常。

问题:

1. 该患者的初步诊断是什么?应该做什么检查?

2. 主要和哪些疾病鉴别?

睡行症(sleep walking)也称梦游症,是在NREM睡眠期(常在睡眠3~4期)出现的复杂的、常常是不适当的行为。发病率1%~15%,儿童多见。

【临床表现】 本病常发生在3~10岁的儿童,也可出现在年龄较大者。症状常出现在入睡后2~3小时内,患者从床上坐起,做一些无目的的动作如拉被子、移动身体等,也可无目的地行走或倒地而卧。或做一些日常习惯性的动作如穿脱衣服、开抽屉、进食或开门等,说话也很常见。患者难以唤醒,醒来时意识呈模糊状态,对所发生事情缺乏记忆。某些药物和其他疾病可以诱发或加重本病的症状。由于本病可引起严重的意外伤害,故所有的患者应该受到安全保护。

案例15-5诊疗思路

1. 女性,10岁,病程1年。

2. 表现为入睡后从睡眠中坐起,伴一些无意识的动作或习惯性的动作(开冰箱的门,开电视,翻抽屉,甚至出现无目的的行走),持续数分钟。

3. 患者难以唤醒,醒来时意识呈模糊状态,对所发生事情缺乏记忆。

4. 一般体格检查及神经系统检查无异常。

5. 根据以上表现可初步考虑:睡行症,进一步确诊可进行多导睡眠图检查。

6. 辅助检查结果:脑电图检查背景脑波正常,无痫样放电,多导睡眠图检查显示患者在NREM 3、4期发病,其余各项指标正常。

【辅助检查】 多导睡眠图检查显示:发作仅发

生在 NREM 3、4 期，即 EEG 基本符合清醒时 EEG，发作前 EEG 出现阵发性高波幅慢波，持续 30s 至数分钟。

【诊断标准】 睡行症的诊断标准如下：①在睡眠中起床活动，一般持续数分钟，不到 1h；②无语言反应，不易唤醒；③发作后自动回到床上或躺在地上继续睡眠；④翌晨醒来对经过不能回忆；⑤无痴呆和癔病证据，可与癫痫并存，但应与痫性发作鉴别。

案例 15-5 分析总结

该患者从睡眠中坐起，做一些无意识的动作，如开冰箱的门，开电视等，脑电图检查正常，睡行症诊断明确。睡行症多发生在入睡后 2～3h，可做一些复杂的动作，事后不能回忆，应该与癫痫中的复杂部分性发作鉴别。复杂部分性发作可有白天发作或伴其他发作形式，如全面性发作，发作时对环境刺激无反应，可见吞咽、搓手、摸索等简单动作，脑电图检查有痫样放电。

【治疗】 一般不需要药物治疗，但苯二氮䓬类药物常有效，尤其是短期应用时。本病发作时可选择地西泮、阿普唑仑、阿米替林、丙咪嗪或氯丙咪嗪等，睡前服。也可用氟西汀或盐酸曲唑酮等。心理治疗包括自我催眠疗法和松弛练习等，有助于缓解症状。

思考题

1. 心理生理性失眠的临床特征是什么？
2. 阻塞性睡眠呼吸暂停综合征诊断的金标准是什么？
3. 不安腿综合征的临床特点和药物的选择是什么？
4. 发作性睡病四联症是什么？

（陈阳美）

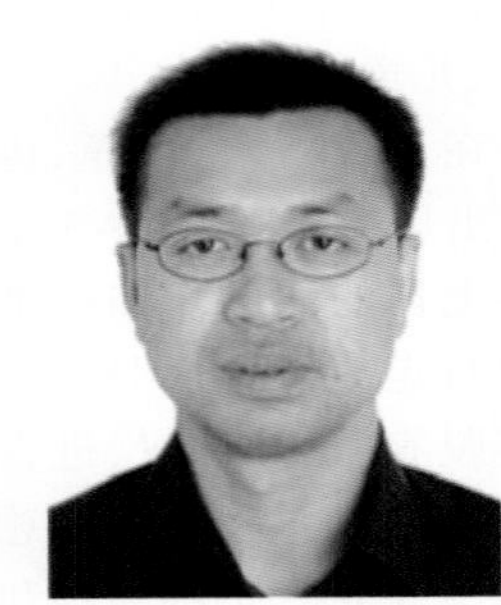

陈阳美，男，教授、主任医师、博士生导师、归国学者。重庆医科大学附属第二医院神内科主任，神经病学教研室主任，中国抗癫痫协会青年委员，中华医学会神经内科分会癫痫与脑电图学组委员，重庆市医学会神经病学分会副主任委员，重庆市抗癫痫学会副会长。因癫痫的研究为主要研究之一，1996 年获国家级科技进步奖三等奖、2008 年国家科技进步奖二等奖等。承担国家自然科学基金、重庆市自然科学基金等。在各级刊物包括 *Neurochem Research*、*Epilepsia* 等共发表论文 100 余篇，主编《癫痫治疗学》。

第十六章 痴 呆

【目标要求】

掌握：阿尔茨海默病、血管性痴呆、额颞叶痴呆及路易体痴呆的临床表现、诊断及鉴别诊断。

熟悉：阿尔茨海默病、血管性痴呆、额颞叶痴呆及路易体痴呆的治疗方法。

了解：阿尔茨海默病、血管性痴呆、额颞叶痴呆及路易体痴呆的发病机制。

痴呆(dementia)是指因脑部疾病所致的获得性进行性智能损害综合征。从临床角度看，通常具有慢性和持续性的智能障碍特征，并至少具有以下几项精神活动的损害：语言、记忆、视空间、情感或人格和认知(思维、计算、判断、学习等)。

在美国精神病学会诊断与统计手册第五版(DSM-Ⅴ)中，痴呆被替换为新命名的疾病实体重度神经认知障碍。为了保持连续性，痴呆作为习惯性用语仍被保留在DSM-Ⅴ中，通常用于老年人。而神经认知障碍常常被用来描述年轻个体的认知障碍疾病。

痴呆的诊断必须满足国际疾病分类诊断标准第十次修订(ICD-10)或美国精神病学会诊断与统计手册第五版(DSM-Ⅴ)所列诊断标准，归纳如下。

(1) 发生记忆损害的一种综合征，并至少还有下列症候之一：①失语症；②失用症；③失认症；④执行功能障碍。

(2) 认知功能衰退到足以影响日常活动的独立性。

(3) 排除因谵妄、意识障碍、药物、精神分裂症等所致的上述症状。

痴呆的发生率随着年龄的增加而增高，估计到2030年，世界上65岁以上老年人将占总人口的17%~21%，其中痴呆将达到5%~15%。我国社会人口逐渐出现老龄化，2008年我国流行病学调查显示，在65岁以上老年人中，痴呆的患病率达12%。这些结果表明，随着我国人口老龄化，国内的痴呆患者将迅速增加，将成为一个严重的公共卫生问题，也是当前对痴呆的防治和研究的一个重大课题。

1. 引起痴呆的原因

(1) 变性病：如阿尔茨海默病、额颞叶痴呆、路易体痴呆、帕金森病、亨廷顿病、肝豆状核变性、异染性脑白质营养不良等，占痴呆的50%以上。

(2) 血管性：多梗死性痴呆、皮质下白质脑病(binswanger disease)、脑淀粉样血管病、伴皮质下梗死和白质脑病的常染色体显性遗传脑动脉病(CADASIL)、结节性多动脉炎等，约占痴呆的10%。

(3) 感染：艾滋病-痴呆复合、克-雅病、单纯疱疹性脑炎、细菌或真菌性脑膜炎、进行性多灶性白质脑病等。

(4) 中毒：乙醇依赖性痴呆、重金属中毒、有机溶液中毒、一氧化碳中毒等。

(5) 占位病变：慢性硬膜下血肿、脑内原发或转移性肿瘤。

(6) 代谢/内分泌疾病：维生素B_{12}缺乏、叶酸缺乏。

(7) 其他原因：正常颅压脑积水、癫痫、脱髓鞘疾病等。

2. 按病变部位的不同，痴呆又可分为

(1) 皮质性痴呆：如阿尔茨海默病、额颞叶痴呆、路易体痴呆等。

(2) 皮质下痴呆：如多梗死性痴呆、帕金森病痴呆、亨廷顿病、多发性硬化等。

3. 按治疗效果分为以下两种

(1) 可逆性痴呆：如甲状腺功能低下、脱髓鞘性疾病、维生素A缺乏等。

(2) 不可逆性痴呆：如阿尔茨海默病、亚急性海绵状脑病等。

随着对痴呆的深入研究，近年提出轻度认知功能障碍(mild cognitive impairment，MCI)和重度认知障碍的概念，认为MCI是正常认知功能与阿尔茨海默型痴呆间的过渡状态，患者可表现出单一高级功能的受损(单一非健忘型)或轻微多个功能损伤(多项轻微损伤型)，前者可以发展为阿尔茨海默病、血管性痴呆、额颞叶痴呆或路易体痴呆，而后者多发展为阿尔茨海默病或血管性痴呆或稳定无进展。但一般是指老年期的单纯性记忆障碍，患者主诉记忆能力减退，但能正常完成日常生活活动，保存总体认知功能，神经心理测验仅表现出记忆的损害，其中以延迟回忆或学习过程中不能从语义线索中获益。严格地讲，MCI并不属于痴呆范畴，通常所说的痴呆，在DSM-Ⅴ中被命名为重度认知障碍，但研究发现，20%~40%的MCI患者最终发展为痴呆，这类患者多与ApoE4基因有关，因此值得深入研究。

第一节 阿尔茨海默病

案例 16-1

患者，男性，62 岁。因“记忆力下降 2 年半，行为异常 5 个月”入院。家属发现患者近 2 年半记忆力明显下降，记不住新近发生的事情，常常在家翻找东西，并怀疑有人偷了自己的东西，反复问同一件事，并对既往发生的事件的时间或地点顺序混乱，但能自己独立生活。近 5 个月以来，记忆力下降更明显，刚做过的事也忘记，饭后又问是否已吃过饭；性情变急躁，无目的在家中来回走动，或翻东西，或打瞌睡，有时自言自语，失眠，经常不换洗衣服；买东西不会算账；有时外出找不到家，大小便正常。既往无特殊病史，无家族史。神经系统检查：意识清楚，时间定向差，远近记忆差，计算力差，MMSE 14 分。头颅 MRI：脑萎缩以额颞顶明显。EEG：慢波增多。

问题：

1. 临床上这样的患者应该考虑什么病？
2. 需要进行哪些检查？
3. 如何做出诊断与鉴别诊断？
4. 临床诊断后如何治疗？

阿尔茨海默病（Alzheimer disease，AD）是一种隐匿性起病进行性发展的神经变性疾病，临床上以多种认知功能障碍和行为改变为特征，是临床上最常见的痴呆类型，发病约占整个痴呆的 60%。由德国神经病学家 Alois Alzheimer 于 1907 年首先描述。发病率随年龄的增长而增高，60 岁以上患病率为 5%～10%，85 岁以上为 20%～50%。本病女性较男性多见，是一种严重影响老年人群生活质量的常见病，并给社会带来沉重的负担。出现症状到死亡的平均病程为 5～12 年。AD 可分为散发性和家族性，散发性占多数，约 5% 的 AD 患者有明确家族史。

【病因与发病机制】

1. 遗传因素 流行病学显示 5% 的 AD 患者有明确家族史，那些遗传了突变基因的个体在生命过程中将表现出痴呆。致病突变基因已被确定，属常染色体显性遗传，为多基因遗传病，目前已知染色体 1、14、19、21 与 AD 发病有关。淀粉样前体蛋白（APP）基因位于 21 号染色体；早老素 1（PS-1）基因位于 14 号染色体；早老素 2（PS-2）基因位于 1 号染色体，这些基因的突变将导致家族性 AD（familial Alzherimer disease，FAD）的发生。遗传性 AD 约占所有发病人数的 5% 以下，往往在 40～50 岁就显示出痴呆综合征。

晚发型 AD 患者的基因危险因素也已被确定，其中最重要的是 ApoE-4 等位基因。ApoE-4 是一种胆碱耐受蛋白，在编码 ApoE 的三种复等位基因（ε2，ε3，ε4）中，携带 ApoE-ε4 等位基因不仅能增加发病风险而且能使发病年龄提前。无 ApoE-ε4 等位基因的个体，AD 的发病风险大约是 10%；携带至少一个 ε4 等位基因的个体，AD 的发病风险是 30%。

2. β-淀粉样蛋白（Aβ） 在淀粉样蛋白前体（APP）、早老素 1（PS1）、早老素 2（PS2）等基因突变导致的早发型 AD 的患者中，由 APP 生成的 Aβ 含量增加，表明 Aβ 生成和清除的异常在 AD 发病中起关键性作用。Aβ 的神经毒性作用已经被公认是 AD 形成和发展的关键因素，其机制包括：通过多种途径导致 Tau 蛋白在神经元中的沉积，引发神经元细胞凋亡、破坏细胞内 Ca^{2+} 稳态、促进自由基的生成、降低 K^+ 通道的功能、增加致炎细胞因子引起的炎症反应、激活补体系统、增加脑内兴奋性氨基酸（主要是谷氨酸）的含量等。

3. 环境因素 脑外伤、铝或硅中毒、文化程度低、高龄、丧偶、独居、经济窘迫和生活颠沛流离、母亲妊娠时年龄小和一级亲属患 DOWN 综合征等可增加患病风险。

流行病学调查发现，吸烟和 AD 的发病存在着正性相关作用，降脂药物能降低 AD 的发病风险。ApoE2 等位基因、长期使用雌激素和非甾体类抗炎药可能对患病有保护作用。

【病理】 AD 的大体病理表现为广泛大脑皮质萎缩，脑回变平，脑沟增宽，脑室扩大，重量减轻。萎缩在颞、顶、前额和海马区最明显，以早期起病者表现更加显著。组织病理学以老年斑（senile plaques，SP）、神经原纤维缠结（neurofibrillary tangles，NFT）等为特征性表现。

1. 老年斑（senile plaques，SP） 是 AD 的特征性病理学改变，为 50～200μm 球形结构（图 16-1）。老年斑中央核心是淀粉样蛋白，外围是星形胶质细胞、小胶质细胞和包含双股螺旋纤维的轴索。老年斑内同时有 ApoE、早老素 1、早老素 2、α1 糜蛋白酶、α2 巨球

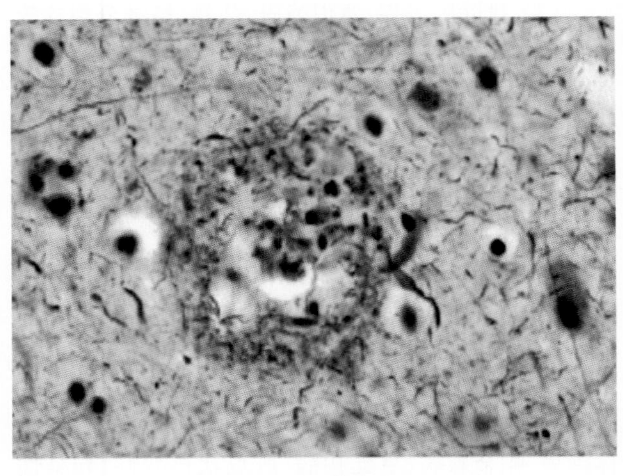

图 16-1 老年斑

蛋白和泛素等的细胞外沉积物。老年斑在银染色下可分为三种类型:①原始型或早期斑;②经典型或成熟斑;③燃尽型或致密斑。老年斑在颞枕叶最密集,顶叶中等,额叶和边缘叶最少。脑膜、大脑皮质表面血管内也可见β-淀粉样蛋白沉积,这些物质的沉积可引起淀粉样血管病变。老年斑附近可见大量胶质细胞增生和激活的小胶质细胞等免疫炎性反应。

2. 神经原纤维缠结(neurofibrillary tangles, NFTS) 是由Tau蛋白(一种微管相关蛋白)异常磷酸化产生的双股螺旋形纤维所组成,存在于神经元胞质中(图16-2)。神经原纤维缠结主要在大锥体细胞形成,这些纤维的存在扰乱了细胞内正常的物质转运并导致细胞死亡。疾病早期表现为海马、内嗅皮质受累,后扩展至其他边缘皮质区,最终累及新皮质区。

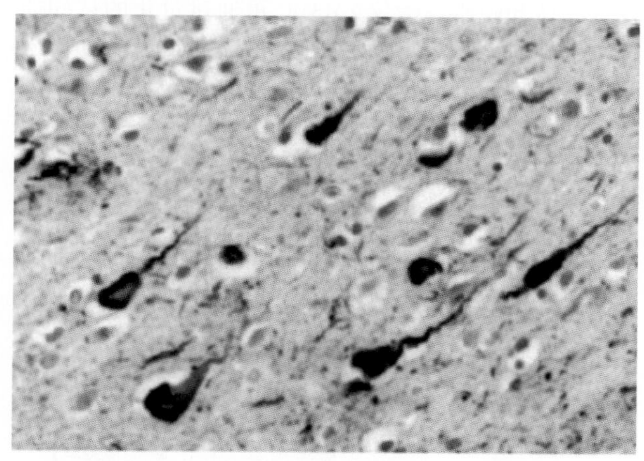

图16-2 神经原纤维缠结

老年斑和神经原纤维缠结两者的关系至今尚未明了,一般认为AD患者的神经原纤维缠结是淀粉样蛋白所引起的代谢性产物,与AD有关的基因突变能促进β-淀粉样蛋白(amyloid-β, Aβ)的产生。一些修饰因子(ApoE基因型、抑制素、抗炎药物等)在淀粉样蛋白的级链反应中发挥着重要作用。

除了两种典型的组织病理特征外,AD患者还可有突触数目的减少、神经元的丧失、海马神经元的颗粒空泡变性。那些能维持递质系统平衡的神经元的丧失会导致一些主要神经递质含量的减少。基底核区神经细胞的丧失会导致皮质内Ach的合成障碍;蓝斑核内细胞数目的减少会导致NE含量的下降;中缝核内神经元的丧失会导致5-HT含量的下降。

【临床表现】 AD起病于50~60岁,少数发生在老年,起病隐匿并且逐渐进展,难以确定起病时间。临床以记忆功能障碍、语言功能恶化和视觉空间缺陷为特征并呈进行性发展。除非到了疾病的晚期,运动和感觉功能异常、步态异常和抽搐并不常见。典型者出现症状5~10年后死亡。

1. 记忆障碍 是AD早期表现,也是首发的征象,主要为近记忆障碍。表现为记住新知识能力受损,如常常记不住新的名称、工作项目和约会,因为患者不能将更多的信息存储于长期记忆中。这种障碍需要通过要求患者回忆新的片段信息(如无关词条)和延迟回忆的神经心理测验来察觉。可伴有远期记忆的损害,但比近记忆损害程度轻。记忆障碍多持续进展无缓解,停止进展的平稳期极罕见。

2. 语言障碍 呈特殊模式,表现为找词困难,不能准确表达且说话冗赘、空洞;阅读理解能力受损,但朗读力可保留。随病情发展,表达能力日益受损,命名不能也逐渐明显,出现模仿语言。后期患者阅读书写能力进一步丧失,甚至不认识且不能书写自己的名字,口语能力减退,发音也不清,最终缄默。

3. 其他认知功能障碍 随着病情进展逐渐出现失认,包括面貌失认、不认识物品或相片中的人物,甚至不认识镜子中的自我;失用,表现为丧失已熟练掌握的技能;计算障碍,不会算账或不能进行简单的算术运算。视空间功能障碍表现为外出找不到回家的路;判断力下降,患者对问题不能进行推理。对工作和家务漫不经心。尽管能操作熟悉的日常工作,但任何新的要求都会力不从心。

4. 精神症状 早期常表现为情感淡漠和多疑,社会兴趣及活动范围缩小,主观任性、自私狭隘,也可表现为面无表情、情感淡漠、出现抑郁症状;此外也可出现人格改变、幻觉、错觉、暴发性激越、冲动行为、妄想、失眠。随着疾病进入中晚期,精神症状日益突出,发展为日常生活的基本活动也发生异常,如不能进食、修饰、盥洗、大小便失禁等。行为异常随疾病进展而发展,并在整个病程中一直持续存在。

5. 神经病性症状体征 多发生于疾病晚期,可出现脑神经麻痹、锥体束征、震颤、步态不稳、共济失调、肢体挛缩等。肌阵挛不常见。约1/3患者可见癫痫发作。

AD的病程一般可分为3个阶段:第一阶段(病期1~3年)主要表现近记忆障碍,表情淡漠,运动正常,检查CT和脑电图正常;第二阶段(病期2~10年)为近、远期记忆均受损,视空间能力障碍,出现人格改变,CT和脑电图可有改变;第三阶段(病期5~12年)则智能严重衰退,肢体强直,括约肌功能障碍,对外界刺激缺少有意识的反应,或缄默,CT和脑电图明显异常。AD各期临床特点见表16-1。

表 16-1 AD 各期临床特点

	早期	中期	晚期
记忆	近记忆受损	远期记忆受损	无法测试
	部分命名失语	言语不流利	缄默症
言语	言语流利轻微受限	理解力障碍	
		复述障碍	
	错摆物体	迷路	无法测试
视空间障碍	操作困难	复制数字困难	
	妄想	妄想	精神激越
	抑郁	抑郁	梦游
行为	失眠	精神激越	
		失眠	
	面-手测试异常	眼-手测试异常	缄默
	失写	失写	小便失禁
神经系统	额叶释放征	额叶释放征	额叶释放征
			强直
			步态障碍±肌阵挛

【辅助检查】 目前尚无确诊 AD 的特异性检查，下列方法可以排除其他疾病而有助于诊断。

1. 神经影像学检查 对于疑似患者，CT、MRI 的结构影像显示轻至重度皮质萎缩、脑室扩大、海马萎缩。MRI 冠状位可显示颞叶内侧容积减小（图 16-3）。同时，结构影像也能显示其他异常，如脑血管疾病、脑积水等其他原因所引起的痴呆。PET（正电子发射计算机体层）、SPECT（单光子发射计算机体层）、FDG-PET 神经影像常显示全脑低灌注和低代谢率，以双侧额顶叶最显著。与无神经精神症状的患者相比，有一系列行为改变的患者，其额叶活动明显降低。

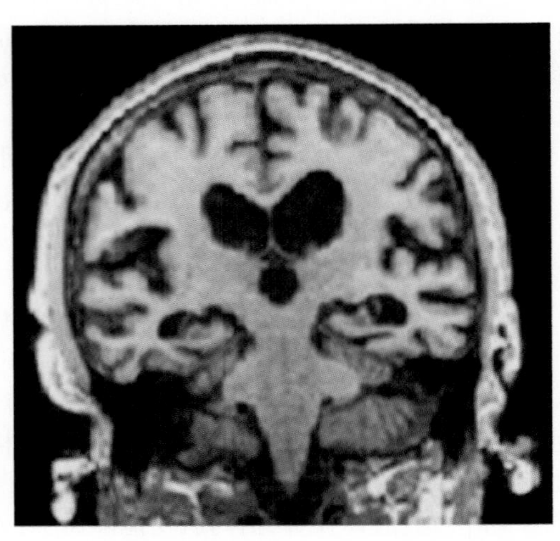

图 16-3 皮质萎缩，脑室扩大，颞叶容积减小

2. 脑脊液检查 常规多正常，部分可有蛋白轻度升高。采用酶联免疫吸附测定（ELISA）检查脑脊液中 Tau 蛋白升高和 Aβ 降低对 AD 诊断具有高敏感性和特异性。

3. 脑电图检查 无特异性，早期可正常，或仅为 a 节律变慢和波幅降低，随病情进展快活动减少而慢波增多，慢波增多与痴呆严重性相关。

4. 神经心理学检查 认知功能测验为痴呆的早期诊断和严重程度提供客观依据，并有助于与其他类型痴呆或抑郁相鉴别。临床常用测验如简易精神状态检查量表（minimum mental state examination，MMSE）、韦氏成人智力量表（WAIS-RC）、韦氏记忆量表（WMS）、临床记忆测验、临床痴呆评定量表（CDR）、BLSSED 行为量表及 Hachinski 缺血量表（Hachinski ischemic scale，HIS）等。

5. 计算机辅助认知检查 目前国内外已出现智能化的计算机辅助设备应用于认知功能检查，可对各项认知能力进行快速筛查，并可对损伤的能力进行详细检查。如国内基于计算机运算原理和认知心理学设计的认知障碍诊治仪 ZM3.1，可通过量化的认知能力考查项目，获取各项认知能力的数据，智能分析出其认知能力所处的水平阶段（图 16-4）；早老干预系统 ZM13.1 基于并行协作模块化神经网络体系结构构建智能筛查模式，通过两阶段筛查模式实现认知能力各维度水平的智能评估（图 16-5）。

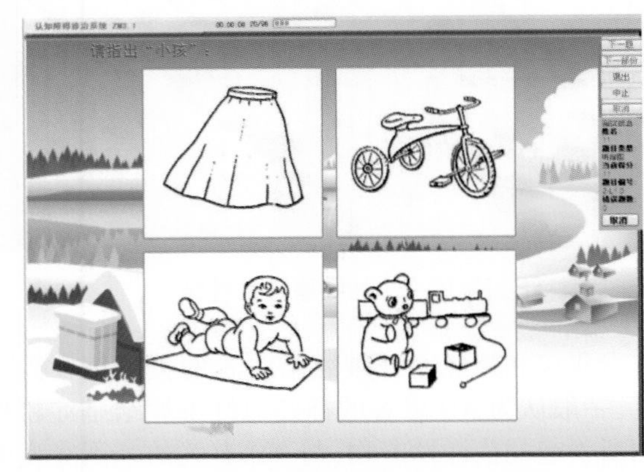

图 16-4 认知障碍诊治仪 ZM3.1，筛查评估

6. 基因检查 有明确家族史者可进行 APP、PS1、PS2 基因检测，有助于诊断。

【诊断与鉴别诊断】

1. 诊断 迄今为止，确诊 AD 的方法是尸检。临床诊断主要是根依据详细病史、临床症状、神经心理检查及神经影像学等检查综合判断来进行，一般诊断准确性为 85%～90%。目前临床上被广泛应用的诊断标准包括：DSM-Ⅳ（美国精神疾病诊断及统计手册）、NINCDS-ADRDA（美国国立神经病学及语言障碍和卒中研究中心和 AD 及其相关疾病协会，表 16-2）、CCMD-3（中国精神疾病分类及诊断方案）等。痴呆通常采用 DSM-Ⅳ诊断标准来识别。以往临床 AD 诊断大多基于 1984 年 NINCDS-ADRDA 所建立的标准（表 16-2），

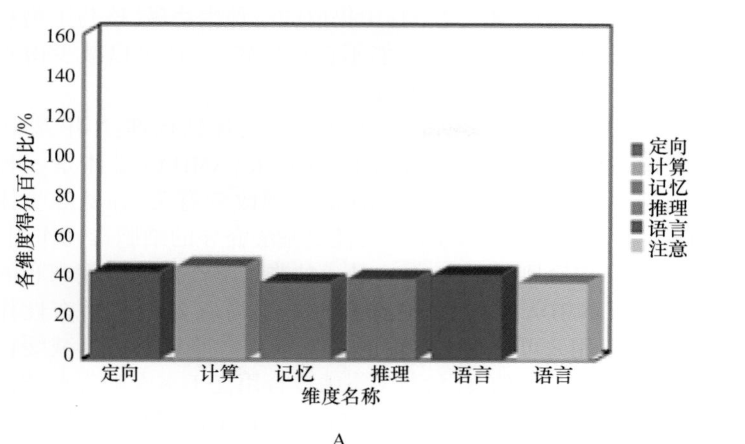

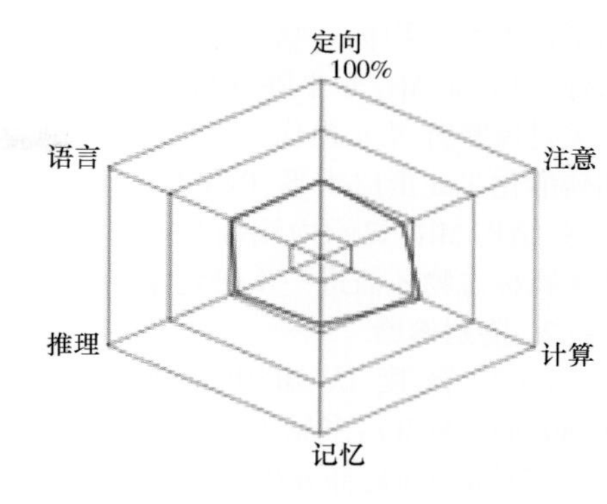

图 16-5 早老干预系统 ZM13.1,智能模式评估报表

A. 六维度的功能直方图;B. 六维度的雷达图

表 16-2 NINCDS-ADRDA 标准概要

很可能 AD
经临床检查有痴呆,并有神经心理学测试证实
两个或多个认知功能的障碍
记忆力和其他认知功能进行性减退
意识保留
40~90 岁发病,多见于 65 岁后
排除可表现类似症状的疾病
可能 AD
痴呆的发病、表现、临床过程不典型
存在有导致痴呆的其他疾病
确诊 AD
符合很可能 AD 的临床标准
尸检或活组织检查做出的组织学诊断

分为确诊、很可能及可能 3 种。2011 年,美国国家衰老研究所(National Institute of Aging,NIA)和阿尔茨海默病学会(Alzheimer's Association,AA)对该标准进行了修订,制定 AD 痴呆阶段和 MCI 期作为临床诊断标准,简称为 NIA-AA 诊断标准(表 16-3)。

临床采用的 AD 诊断标准包括:①发病年龄 40~90 岁,多在 65 岁以后;②临床症状表现为痴呆,并经 MMSE 和神经心理测验支持;③进行性加重的近记忆及其他智能障碍;④必须有两种或两种以上认知功能障碍;⑤无意识障碍,可伴有精神、行为异常;⑥排除可导致进行性记忆和认知功能障碍的其他大脑器质性疾病。

表 16-3 NIA-AA 阿尔茨海默病痴呆诊断标准

1. AD 痴呆阶段的临床诊断标准
(1)很可能的 AD 痴呆
1)核心临床标准:①符合 AD 痴呆诊断标准;②隐袭起病,症状在几个月或几年中渐进发展;③有明确的认知功能恶化病史;④表现为遗忘症状[学习能力和最近所学知识的回忆能力下降,并至少伴有一项其他认知功能损害(如语言、视空间、执行能力等)]
2)排除标准:①存在时间上与认知损害发生或加重相关的卒中史,或存在多发脑梗死或严重的白质病变;②有路易体痴呆的突出特征;③行为变异型额颞叶痴呆的突出特征;④语义变异型原发性进行性失语或非流利型/语法缺失变异型原发性进行性失语特征;⑤伴有可能影响认知功能的其他神经系统疾病、非神经系统疾病或药物
3)支持标准:①知情者提供的信息和正式神经心理学测试或标准精神状态检查证明认知功能进行性下降;②找到致病基因(APP、PS1 或 PS2)突变的证据
(2)可能的 AD 痴呆:有下列情况之一时,即可诊断
1)非典型病程:符合很可能的 AD 痴呆认知损害的特征,但发病突然,或病史不详,或认知测试结果不能证实认知功能进行性下降
2)符合 AD 型痴呆的核心临床标准,但存在以下情形:①伴有与认知障碍发生或恶化相关的卒中史,或存在多发或广泛脑梗死,或存在严重的白质病变;②有其他疾病引起的痴呆特征,或痴呆症状可用其他疾病和原因解释
2. AD 所致 MCI 的临床诊断标准
(1)符合 MIC 的临床表现:①患者自己或家属、医生发现有认知功能的改变。②一个或多个认知功能的损害(如记忆、执行功能、注意力、语言及视空间功能),记忆力尤甚。③基本保持日常生活的独立性。④没有痴呆
(2)发病机制符合 AD 病理生理过程:①排除其他疾病(如血管性、药物性、创伤性等)所致认知功能损害。②随访发现认知功能与以往相比持续性下降。③有与 AD 遗传因素相关的病史

在临床研究中,MCI 和 pre-MCI 期的诊断标准还采纳了两大类生物标志物:一类是脑蛋白沉积相关的生物标志物,如 $A\beta_{42}$ 水平降低和 PET 淀粉样蛋白成像;另一类是反映神经元损伤的标志物,如脑脊液 Tau 蛋白和磷酸化 Tau 蛋白水平、PET 检查颞叶皮质 FDG 代谢下降、结构 MRI 显示内侧颞叶或海马萎缩。但目前这些生物标志物还需进一步研究才有可能应用于临床。

2. 鉴别诊断

(1) 轻度认知功能障碍(mild cognitive impairment,MCI):多见于老年人,仅有记忆障碍,无其他认知功能障碍,部分患者可能是 AD 的早期表现

(2) 抑郁症:早期 AD 可与抑郁症相似,如抑郁心境、对各种事物缺乏兴趣、记忆障碍、失眠易疲劳或无力等。

(3) 额颞叶痴呆或 Pick 病:早期出现人格改变、行为异常和言语障碍,典型者出现 Kluver-Bucy 综合征,空间定向及记忆保存良好。神经影像学显示额颞叶萎缩明显,而 AD 为广泛脑萎缩。

(4) 路易体痴呆:以进行性痴呆并波动性认知功能障碍、反复发作的视幻觉和锥体外系功能障碍等为特征,不难与 AD 相鉴别。

(5) 其他类型痴呆:多梗死性痴呆以反复发生缺血性卒中事件后出现痴呆为特点;帕金森病痴呆早期先出现锥体外系运动障碍症状,多巴胺治疗有效,认知障碍晚期出现;Creutzfeldt-Jakob 病除表现快速进展的痴呆外,晚期见肌阵挛和特征性三相波脑电图改变。

【治疗】 迄今尚无可阻止该病病情进展的有效药物,但早期治疗可以延缓病情进展和减轻症状,近年来开始提出对于痴呆患者的治疗需要药物和康复治疗并举。目前主要治疗有以下几种。

1. 痴呆治疗

(1) 胆碱酯酶(AChE)抑制剂:胆碱能理论认为,AD 患者认知功能及行为能力减退是胆碱能神经元退变所致。AChE 抑制剂通过抑制 AChE,使 ACh 水解减少,增加受体部位的 ACh 含量,进而改善患者的认知功能。常用的药物有:①多奈哌齐(donepezil,安理申),可用于治疗各期的 AD 患者,该药副作用发生率低。初始剂量为 5mg,睡前口服,4~6 周加至 10mg 可以改善记忆功能。②重酒石酸卡巴拉丁(rivastigmine hydrogen tartrate,利斯的明),用于治疗轻到中度的 AD 患者。该药吸收迅速而完全,达峰时间为 0.8~1.1h,代谢通过肾脏途径,不经过肝脏微粒体酶代谢。但是,同前者一样,利斯的明不能阻止 AD 的病理进程。起始剂量为 1.5mg,一日 2 次,最大剂量为 6mg,一日 2 次。③氢溴酸加兰他敏(galantamine hydrobromide),该药物不仅是竞争性胆碱酯酶可逆性抑制剂,而且具有调节烟碱受体的功能,也用于治疗轻到中度的 AD。4~12mg 口服,每天 2 次,不良反应有恶心、呕吐、腹泻、厌食等。④石杉碱甲是我国研究人员从石杉科石杉属植物蛇足石杉中提取的一种生物碱,该药生物利用度高,外周胆碱能不良反应较少,还可以减少由谷氨酸介导的神经元的死亡。

(2) N-甲基-D-天冬氨酸受体拮抗剂:N-甲基-D-天冬氨酸(N-methyl-D-aspartate,NMDA)受体是一种谷氨酸受体,它与 AD 的病理改变有关,谷氨酸受体的阻滞可以防止兴奋性氨基酸介导的细胞毒性作用。美金刚(memantine)是一种非竞争性低到中度亲和的 NMDA 拮抗剂,能选择性地阻滞谷氨酸的兴奋性作用。可用于中重度的 AD,双盲对照显示可以减缓认知功能的衰退,与多奈哌齐合用优于多奈哌齐单药治疗。第一周的剂量是 5mg,一日 1 次,第二周 5mg,一日 2 次,第三周早 5mg,晚 10mg,第四周后开始服用维持剂量 20mg/d,即 10mg,一日 2 次,疗程多为 6 周~4 个月。常见的副作用是头痛(5.6%)和腹泻(5.0%)。

(3) 神经保护性治疗:可试用维生素 E、银杏叶制剂(gingko biloba)等,可能给 AD 患者带来临床益处。神经营养因子,特别是神经生长因子(nerve growth factor,NGF)和脑源性神经营养因子(brain derived neurotrophic factor,BDNF)对基底前脑胆碱能神经元的发生、调节和存活起极其重要的作用。BDNF 调节海马和皮质神经元的功能,阻止神经元遭受外源性侵袭。在 AD 患者的脑组织中 BDNF 等神经营养因子 mRNA 的表达均有不同程度的改变。脑代谢激活剂(如吡拉西坦、奥拉西坦)能够促进脑细胞对氨基酸、磷脂及葡萄糖的利用,临床上也用于 AD 的治疗。

2. 对症治疗

(1) 非药物干预和精神药理学药物减少行为障碍:抗精神药、抗抑郁药及抗焦虑药对控制 AD 伴发的行为异常有作用。抗精神病药可用利培酮(维思通)2~4mg/d 口服,不良反应有帕金森综合征、静坐不能、迟发性运动障碍等;抗抑郁可使用 SSRIs,如氟西汀、帕罗西汀、西酞普兰、舍曲林等,此类药物副作用较少;抗焦虑可用丁螺环酮 5mg,分 3 次口服。

(2) 护理:临床医师与家庭成员和患者看护者相互交流,进行相关知识的健康教育,拟定治疗和护理计划,早期即鼓励患者尽量维持生活能力和参与一定社会活动,并加强家庭和社会对患者的照顾。

3. 康复治疗 康复训练方法主要有认知训练、计算机辅助认知训练等。目前计算机辅助认知训练已开始应用于临床,如国内的认知障碍诊治仪 ZM3.1,可实现对认知能力精确的康复训练,训练项目涉及结构组织能力、专注能力、推理能力等,有望为痴呆的治疗开辟新的途径(图 16-6);基于神经可塑性和认知可塑性的早老干预系统 ZM13.1,可针对筛查评估中已经进入障碍值或临界值的功能维度进行智能分析和排序,训练项目涉及定向训练、注意训练、记忆训练、视空间技能、算数训练、交流训练、执行功能、综合训练及音乐空间等(图 16-7);基于史露西伦概念

的多感官康乐系统可用于老年康乐功能室多感官环境、氛围的营造，辅助开展感官刺激、缅怀治疗、记忆训练、现实导向、艺术治疗及幽默治疗等（图 16-8）。

随着体感交互和虚拟现实技术的发展，虚拟情景体感运动训练也逐渐被应用于临床，如主动运动综合康复训练系统，结合感知运动控制的原理和主动运动的训练形式，将自我意识、外界鼓励、周围环境及运动指令多维因素融入体感训练程序，实现上肢、下肢、平衡、协调等方面的康复训练（图 16-9）。

此外，现实导向板、记忆唤醒卡、智能型日程提示板等康复辅具，也可用于辅助康复训练。

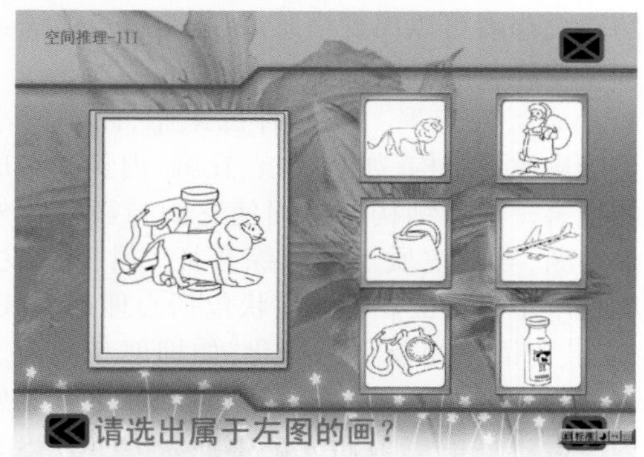

图 16-6 认知障碍诊治仪 ZM3.1，空间推理训练

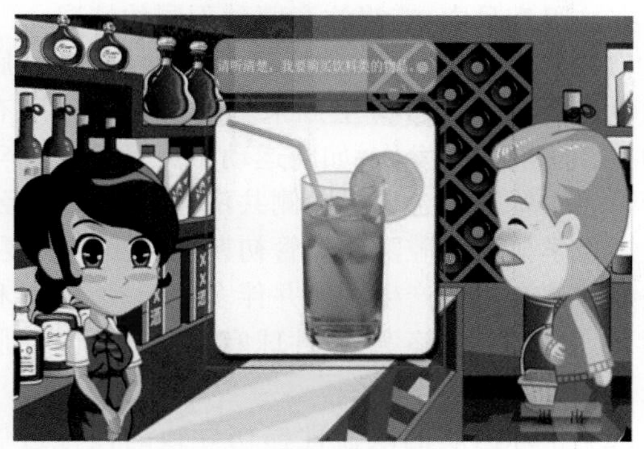

图 16-7 早老干预系统 ZM13.1，注意训练

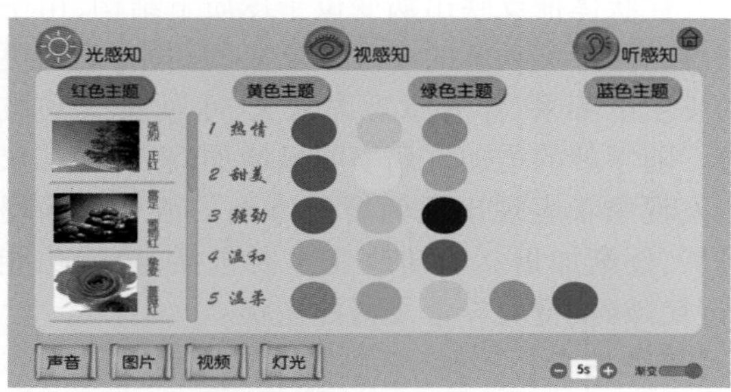

图 16-8 多感官康乐系统，光感知红色主题

【预后】 由于目前没有任何药物能阻止 AD 的进展，早期识别并进行治疗干预能暂时延缓病情的发展，平均病程为 5～12 年，患者多死于并发症，如肺部感染、营养不良及长期卧床所致的压疮及静脉血栓形成，因而在疾病后期加强护理是极为重要的。

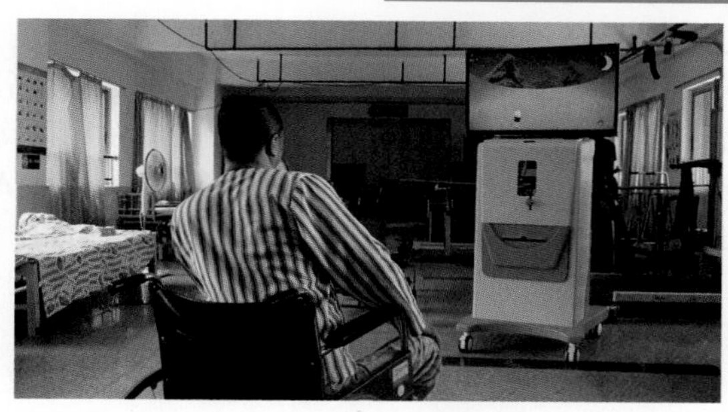

图 16-9 主动运动综合康复训练系统，平衡训练

第二节 血管性痴呆

案例 16-2

患者，男性，67 岁。因"记忆力下降，反应迟钝 5 个月"入院。5 个月前发现记忆力下降，对新近发生的事容易遗忘，看过的材料记不住，反应变迟钝，讲话常有停顿，并进行性加重。渐出现外出后找不到家，买东西不会算账，性格改变，容易受激惹，骂人，胡言乱语。双下肢无力，容易呛咳，无二便失禁，饮食、睡眠正常。既往有高血压，高脂血症。神经系统检查：神志清楚，判断力差，远近记忆差，计算力差，双侧软腭上提稍差，咽反射存在，双下肢肌力Ⅳ⁺，肌张力轻度增高，病理反射未引出，双侧掌颏反射及强握反射阳性。MMSE 10 分。头颅 CT：双侧侧脑室周围、半卵圆中心，顶叶稍低密度影，双侧基底核区多发腔隙性梗死，脑室轻度扩大。头颅 MRI：双侧半球白质区不对称片状长 T_1 和 T_2，Flair 相呈高信号。

问题：

1. 临床上这样的患者应该考虑什么病？
2. 需要进行哪些检查做出诊断？
3. 临床诊断后如何治疗？

血管性痴呆（vascular dementia，VD）是一种由脑血管疾病导致的获得性智能和认知功能障碍的临床综合征。尽管脑血管疾病有许多不同的病因，血管性痴呆表现出相应脑损伤后的神经功能缺损和不同神经心理损害征象，以及不同发病（突然或隐匿）或病程（静止性、缓解性或进展性）的特征。其患病率为 1.26%～2.4%，占整个痴呆的 12%～20%。

【病因与发病机制】 研究表明，76% 的血管性痴呆先前有卒中史。所以，血管性痴呆的病因主要涉及脑血管病及其危险因素，多种病理生理机制和病理改变可以导致认知损伤和痴呆。脑血管疾病包括与动脉粥样硬化、小血管疾病、心源性、其他病因（如血管相关性疾病、感染性疾病、遗传性疾病、血液系统疾病、血管炎等)等所致的脑梗死、脑出血、脑静脉病变及白质改变等;而危险因素包括高血压、糖尿病、高脂血症、年龄、皮质萎缩、低文化程度及遗传性原因等。此外,近年认为 APOE epsilon4 等位基因不仅是 AD 的遗传危险因素,也是卒中后血管性痴呆的危险因素。也有依据表明脑内乙酰胆碱活性降低可影响认知功能。

血管性痴呆的病理机制中,上述各种因素导致的低灌注和低氧血症过程是认知下降的主要决定性因素。

【病理】 以缺血性损害为主,受影响的皮质、皮质下(白质和深部灰质结构)、局灶的或多灶的萎缩,最可能是梗死、腔隙或出血的结果。在颅外和颅内血管还可观察到血栓形成斑和动脉硬化。

显微观察可见明显神经元缺失的反应性神经胶质增生;皮质颗粒萎缩和层状坏死;白质改变为海绵样变(空泡形成)及脑室周髓鞘缺失。

【临床表现】 血管性痴呆由脑血管病变所致,因而临床表现为认知功能障碍和相应脑血管病变导致的神经功能缺失。其起病可突然发生、阶梯式进展、波动性或隐匿性。由于不同类型脑血管病变和受累部位及合并疾病的不同,血管性痴呆患者间的临床表现明显存在差异。

1. 多发梗死性痴呆(multi-infarct dementia) 也称卒中后痴呆(post-stroke dementia),是血管性痴呆的最常见类型。通常由皮质和皮质下区域梗死所致,大脑中动脉深部的豆纹动脉支最常受累,双侧大脑梗死也常见,多归于动脉硬化性血栓形成或心源性栓塞的结果。典型病程通常为突然发病,阶梯性进展的认知功能障碍。临床征象为跨多个认知功能的不同损伤,如失语、失认、失用、失算、视空间或结构障碍,患者表现出一些认知功能严重损伤背景下某些智力功能保存完好的"斑片"样缺陷,由于反复卒中,大多数认知功能受累出现痴呆。重要的是,多发梗死性痴呆患者常常具有定位的感觉运动征象,如偏瘫,偏身感觉缺失,视野缺损及不对称的病理反射。早期可有记忆障碍,伴一定程度的执行功能损害,如缺乏主动性、计划性和洞察力等。目前认为,多发梗死性痴呆的发生是由于多次的大脑损伤导致心理功能损害的累加效应。

2. 关键部位梗死性痴呆 在关键部位梗死性痴呆中,缺血损害往往是局灶性的,但涉及对认知功能重要的皮质或皮质下部位。丘脑、额叶白质、基底核和(或)角回可以受累。大脑前、中、后动脉分布区关键部位单灶损害引起的痴呆综合征由于各具不同的神经病和神经行为特征而较容易区分。可出现记忆损害、淡漠、缺乏主动性、构音障碍、意识障碍等。临床可出现或不出现卒中现象,痴呆的发生一般是突发的或认知障碍呈阶梯式下降。不同半球的损伤有其特殊性。

(1)左半球损伤:多伴有语言功能的损害,可表现为非流畅性言语或理解障碍、失写和命名困难,患者常有右侧肢体的瘫痪。抑郁发生率在左半球额叶损伤者明显。

(2)右半球损伤:认知功能损害包括疾病感缺失、偏侧忽视(对一侧身体的注意缺失)、结构性失用及空间障碍;额叶损伤造成正常言语韵律受损(表达性失韵律),患者可以出现情感淡漠,常常不能表达情感的细微差异,晚期可表现为明显抑郁。

3. 小血管性痴呆 在此种痴呆中,闭塞的小血管多位于皮质下结构,如基底核、丘脑、内囊和半球下白质的损害。这些结构的受损使它们与额叶背外侧的连接中断,导致皮质下痴呆综合征。常隐匿发病,以无明显卒中为特征。常见症状包括心理运动减慢、记忆损伤、言语改变及行为变化,如抑郁和淡漠。体征可表现为帕金森综合征、共济失调和尿失禁。患者表现为缓慢进展的痴呆而无卒中症状。CADASIL 被认为是此种类型痴呆的标志性疾病。

在这组痴呆中,应当注意两种不同的情况。

(1)腔隙状态:指一种梗死的类型,由于基底核和内囊的多发小损害产生痴呆。典型患者分别有轻微的神经功能缺失发作,如纯运动偏瘫、纯感觉卒中、构音障碍手笨拙综合征或同侧共济失调或肢体轻瘫,神经影像学显示为腔隙。尽管初期发作多能恢复,但缺失症状逐渐累积产生痴呆并伴多灶运动、反射和感觉障碍,肢体僵直、痉挛,假性球麻痹,肢体无力,肌肉牵张反射异常和病理征。

(2)半球白质的缺血性损伤导致的慢性进展状态:又称为皮质下动脉硬化性白质脑病或 Binswanger 病。其症状体征反映出病变位于皮质下结构,由于供应白质的深穿支动脉的多发或反复的闭塞,出现更严重的皮质下痴呆,伴有意志力缺失、小便失禁和肢体僵直。随年龄的增加发病率明显增加,患者和其家属常未发现患者表现出任何智能方面的改变。病程缓慢进展,逐渐加重。认知改变主要包括:执行功能障碍、记忆障碍、行为异常及精神症状。

【辅助检查】

1. 神经影像学 特征性的脑 CT 或 MRI 检查提示脑血管病改变,如不同部位的梗死灶和白质疏松,但如 CT 或 MRI 检查未发现脑血管病改变,则基本上否定血管性痴呆的诊断,并成为 AD 和血管性痴呆鉴别的有力依据(图 16-10)。

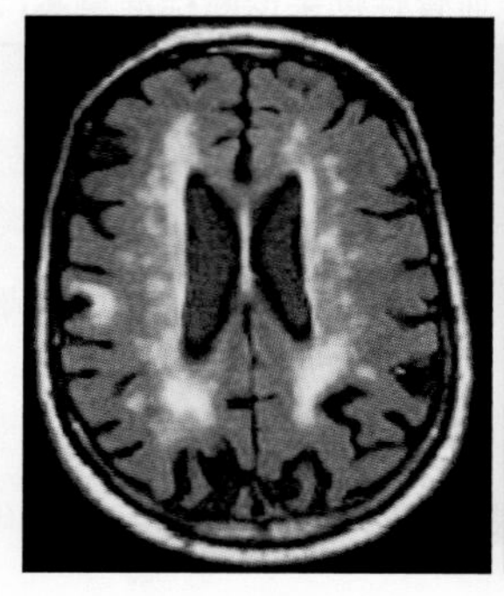
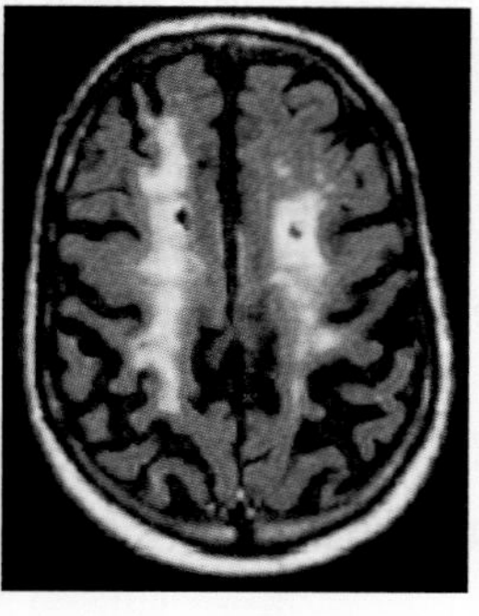

图 16-10 血管性痴呆 MRI(小血管病变后的广泛白质改变)

2. 神经心理学 精神状态简易调查表(MMSE)是临床广泛使用的痴呆筛查量表,结合应用 Hachinski 缺血量表(表 16-4)及改良的 Hachinski 缺血量表(表 16-5)有助于发现认知异常及与 AD 相鉴别。此外,多种神经心理学量表可以确定不同的认知损害。

表 16-4 Hachinski 缺血量表

临床特征	得分	临床特征	得分
突然发病	2	情感失控	1
阶梯性恶化	1	高血压病史	1
波动性病程	2	卒中史	2
夜间意识模糊	1	动脉粥样硬化	1
人格相对保持完整	1	局灶性神经系统症状	2
抑郁症状	1	局灶性神经系统体征	2
身体不适主诉	1		

注:总分 18 分。≤4 分提示 AD,5~6 分提示混合性痴呆(MD);≥7 分提示 VD。

表 16-5 改良的 Hachinski 缺血量表

临床特征	得分
突然发病	2
卒中史	1
局灶性神经系统症状	2
局灶性神经系统体征	2
CT 低密度灶	
孤立病灶	2
多发病灶	3

注:总分 9~10 分。0~2 分 AD;3~4 分不确定;5~10 提示多发梗死性痴呆。

3. 脑电图 无特异性表现,可以出现与梗死或缺血区域相应部位的局限性的和广泛的慢波改变,以及同步化降低。

【诊断与鉴别诊断】

1. 诊断 目前对血管性痴呆有多个诊断标准。常用的有:美国精神疾病统计和诊断手册第 4 版(DSM-Ⅳ)、精神疾病的诊断和统计手册(DSM-Ⅳ-TR),WHO 疾病分类第 10 修订版(ICD-10)、美国加尼弗利亚 AD 诊断治疗中心标准(ADDTC)及美国国立神经疾病与卒中研究所和神经科学国际联合会(NINDS-AIREN)标准。

从这些不同的诊断标准中可以体现出 3 个共同特点:①符合痴呆的诊断标准;②确定有脑血管病变尤其是卒中;③痴呆与脑血管病变有相互因果关系。

我国于 2002 年由中华医学会神经病学分会制定了血管性痴呆的制定标准(表 16-6)。

2. 鉴别诊断

(1) AD:二者都是临床常见的痴呆,AD 发病以记忆障碍为主,一般没有脑血管病史,随着记忆障碍的进展,出现时间、地点的失定向,也可出现失语、失命名和失计算。此外,早期还可出现抑郁和(或)焦虑不安。晚期精神症状很突出,包括精神病伴偏执狂、幻觉或错觉、易激惹。CT 扫描和 MRI 显示皮质萎缩和脑室扩大。少数 AD 患者可以合并脑血管病而加速认知功能的损害,则称为混合性痴呆(mixed dementia)。Hachinski 缺血量表(HIS)可帮助两者的鉴别。

(2) 正常颅压脑积水:当血管性痴呆以皮质下病变为主时可以出现皮质下萎缩而脑室继发扩大,常需与正常颅压脑积水相鉴别。后者发病较隐匿,无明确的卒中史,临床以进行性智力衰退、共济失调、尿失禁三大特征为主,影像学缺乏脑梗死依据可以鉴别。

表 16-6 中华医学会神经病学分会血管性痴呆诊断标准草案(2002 年)

1. 临床很可能(probable)血管性痴呆

(1) 痴呆符合 DSM-IV-R 诊断标准。主要表现为认知功能明显下降,尤其是自身前后对比,记忆力下降,以及 2 个以上认知功能障碍,如定向力、注意、语言、视空间功能、执行功能、运动控制等,其严重程度已干扰日常生活,并经神经心理学测试证实

(2) 脑血管疾病的诊断:临床检查有局灶性神经系统症状和体征,如偏瘫、中枢性面瘫、感觉障碍、偏盲、言语障碍等,符合 CT、MRI 上相应病灶,可有/无卒中史

影像学表现:多个腔隙性脑梗死或者大梗死灶或重要功能部位的梗死(如丘脑、基底前脑),或广泛的脑室周围白质损害

(3) 痴呆与脑血管病密切相关:痴呆发生于卒中后 3 个月内,并持续 6 个月以上;或认知功能障碍突然加重、或波动、或呈阶梯样逐渐进展

(4) 支持血管性痴呆诊断:①认知功能损害不均匀性(斑块状损害);②人格相对完整;③病程波动,多次卒中史;④可呈现步态障碍、假性球麻痹等体征;⑤存在脑血管的危险因素

2. 可能为(possible)血管性痴呆

(1) 符合上述痴呆的诊断

(2) 有脑血管病和局灶性神经系统体征

(3) 痴呆和脑血管可能有关,但在时间或影像学方面证据不足

3. 确诊血管性痴呆 临床诊断为很可能或可能的血管性痴呆,并由尸检或活检证实不含超过年龄相关的神经原纤维缠结(NFTs)和老年斑(SP)数,以及其他变性疾患组织学特征

4. 排除性诊断(排除其他原因所致的痴呆)

(1)意识障碍

(2) 其他神经系统疾病所致的痴呆(如 AD 等)

(3)全身性疾病引起的痴呆

(4)精神疾病(抑郁症等)

注:当相关性痴呆合并其他原因所致的痴呆时,建议用并列诊断,而不用"混合性痴呆"的诊断。

【治疗】 尽管目前没有能使血管性痴呆逆转的治疗方法,但尽早确定病因,积极干预可使痴呆的进程减缓,部分症状得以好转,所以对其治疗主要包括预防和痴呆的症状处理两个方面。康复治疗对血管性痴呆也有一定的效果。

1. 积极控制危险因素 是本病的基本治疗原则,如控制高血压、动脉粥样硬化、心功能不全、糖尿病、吸烟等,使患者能保持相对正常的脑血液循环。预防卒中反复发作是预防血管性痴呆的根本方法,对出现卒中征兆者应立即进行干预处理。

2. 认知功能障碍的治疗 实验室、病理学及临床证据表明大脑的乙酰胆碱缺乏对血管性痴呆的认知功能障碍起作用,因此,胆碱酯酶抑制剂对改善认知功能有作用。这类药物包括多奈哌齐(donepezil)、加兰他敏(galantamine)及卡巴拉丁(rivastigmine),可以改善患者的认知和行为症状。一些改善脑血管功能的药物,如尼莫地平、银杏叶制剂也显示对血管性痴呆的症状有治疗作用。脑代谢激活剂能够促进脑细胞对氨基酸、磷脂及葡萄糖的利用,常用的有吡拉西坦、茴拉西坦、奥拉西坦等。此外,胞二磷胆碱、ATP、辅酶 A(CoA)等亦可增强脑代谢。

3. 精神和行为症状治疗 血管性痴呆患者常常伴发抑郁和精神病性症状,如谵妄、激越、幻觉和妄想,前者可应用 SSRI,后者使用抗精神病药物如奥氮平。

4. 康复治疗 常用的方法有记忆力训练、运动疗法、计算机辅助认知训练(如认知障碍诊治仪 ZM3.1、早老干预系统 ZM13.1、多感官康乐系统)。康复训练有助于激活患者脑神经细胞,能有效改善患者大脑处理信息的能力,从而提高患者的认知功能及日常功能活动能力。

【预后】 血管性痴呆的预后常常变化不定,智能衰退多与反复卒中有关,若能积极处理卒中危险因素,减少系列卒中,则患者可以相对保持稳定。

第三节 额颞叶痴呆

案例 16-3

患者,女性,65 岁。因"行为改变 2 年,淡漠 1 年"入院。1 年前,家属发现患者常因一些小事生气,出现情绪容易波动,或沉默少语,与周围环境接触差,易激惹,无端自笑,经常外出拾塑料瓶回家。后逐渐出现不太关心家里发生的事情,言语减少,回答问题简略,反应迟钝,不愿意做家务,

饮食正常,既往有高血压3年,服用尼群地平降压。神经系统检查:神志清楚,对答切题,言语欠流利,判断力差,命名差,计算力可。MMSE14分,言语流畅性检查及连线测验均差。头颅MRI额叶蛛网膜下隙增宽,脑沟变深。

问题:

1. 这样的痴呆患者应该考虑什么病?
2. 哪些辅助检查有助于诊断?
3. 应该如何进行鉴别?

额颞叶痴呆(frontotemporal dementia,FTD)是一组由前额叶和颞叶前部局限性变性所致,以行为改变为主要表现特征的临床综合征。目前认为是除AD外最常见的一种神经变性痴呆。典型发病年龄在45~65岁之间,平均50岁。男女患病率均等,约为1:1。

1892年,Arnold Pick首先描述了一例具有局限性脑叶萎缩伴失语性痴呆的患者。1911年,Alois Alzheimer描述了神经元内包涵体,也即Pick体。20世纪20年代,这种发现与局限性脑萎缩相关。此后,当临床上遇到具有额叶萎缩及性格改变的患者时,就诊断为Pick病,但并不知道有多少这种有局限性脑萎缩的患者存在Pick体。直到20世纪90年代,对以行为和语言障碍为主要表现的痴呆进行研究后才使用了额颞叶痴呆的现代概念,并发现额颞叶痴呆并非罕见的痴呆类型。

【病因与发病机制】 目前对额颞叶痴呆的病因与发病机制不明。

临床有散发和家族遗传病例。40%~50%患者有阳性家族史。研究发现与额颞叶痴呆有关的单基因突变主要有7种,包括位于17q21.2上的MAPT基因、9p13.3上的VCP基因、17q21.32上的GRN基因、3p11.2上的CHMP2B基因、1p36.22上的TARDBP基因、16p11.2上的FUS基因、9p21.2上的C9ORF72基因。其中,MAPT是最早发现且与额颞叶痴呆最为密切的,此类患者多有阳性家族史,临床表现多合并帕金森综合征,甚至MND,被命名为"伴帕金森综合征的额颞叶痴呆-17"。另外,也有报道额颞叶痴呆与早老素-1(presenilin-1)基因突变有关;合并MND的额颞叶痴呆与常染色体9q21~22相关联。额颞叶痴呆患者载脂蛋白(Apo)Eε4等位基因频率高于一般人群(7%对2.3%)。额颞叶痴呆患者额叶及颞叶皮质5-羟色胺(5-HT)能递质减少,脑组织及脑脊液中多巴胺释放也有下降,但未发现胆碱能系统异常。有研究发现在不具有Pick体的额颞叶痴呆患者的颞叶中,毒蕈碱样乙酰胆碱受体的数量明显减少,这种胆碱受体神经元损害更为严重,而且用胆碱酯酶抑制剂治疗无效。

【病理】 大体病理学改变以前额叶和前颞叶新皮质萎缩为主。萎缩的形态学分布差别决定了额颞叶痴呆、语义性痴呆和原发性进行性失语的不同临床综合征。由于大神经元细胞缺失或不多见的经皮质神经胶质增生,常规组织学显示外皮质层(outercortical laminae)微空泡形成(microvacuolation)(微空泡型特征)。

免疫组织化学分析有四种主要的病理学特征:①无神经元包涵体的微空泡形成;②有均匀泛素化神经元内包涵体的空泡形成和额叶及颞叶新皮质第2层和海马齿状回细胞内的轴突萎缩;③Tau反应均匀的神经元内包涵体(Pick体)的经皮质神经胶质增生和肿胀的无色神经元(Pick细胞);④微空泡形成和Tau反应阳性的神经原纤维缠结或神经元内Pick体及神经原纤维缠结有时见于大脑皮质白质中的胶质细胞内。第3和第4种病理改变归为Tau蛋白病(tauopathy)。

【临床表现】

1. 行为改变 异常行为是额颞叶痴呆的主要临床特征。隐袭起病,缓慢进展,情感变化及注意力和洞察力缺乏是与AD和血管性痴呆的主要区别点。患者缺乏适当的基本情感,如悲伤和社会情感,同情心和移情(empathy);其他明显的改变还包括出现重复、刻板式行为(动作怪僻,反复使用片语或俗语及复杂的行为常规),以及饮食习惯的改变(口欲过度,贪食,食物的一时偏好,喜欢甜食),这些行为改变可发生于结构及功能影像异常之前。此外,患者还有对感觉刺激反应的改变,包括减少对疼痛的反应,此种现象被认为是患者的疼痛动力性和情感性成分降低,以及对中性刺激的过度敏感。这种感觉刺激反应改变对额颞叶痴呆具有较高特异性,但敏感性不高。

2. 认知改变 执行功能障碍是额颞叶痴呆认知损害的特征,患者表现出注意缺陷,计划性、判断、问题解决、组织能力、抽象力及心理灵活性受损。相比较,言语能力、基本的视知觉、空间技能及记忆功能基本完好保存。即使到晚期,空间技能也完好。这种额叶执行功能障碍而视觉结构及记忆功能相对保存是额颞叶痴呆与AD的最大区别。

额颞叶痴呆的语言改变包括口语输出的简略,思维固结,言语刻板,模仿言语,重复言语,最终缄默。

3. 神经体征 疾病早期常常无神经病性体征,随病情的进展,可出现原始反射及运动不能和僵直等纹状体受损征象。少数伴发运动神经元病的患者有肌肉萎缩,与染色体17突变相关的额颞叶痴呆-帕金森综合征患者可出现锥体外系征象。肌阵挛和共济失调是不存在的。

4. 原发进行性失语(primary progressive aphasia, PPA) 最初由Mesulam报道(1982年),后由Weintraub命名(1990年),多在65岁以前发病,患者表现出进行性语言障碍,包括言语缓慢和费力,找词困难,异常的言语类型(语法错误),失命名及拼读受损,虽然理解并非完全保存,但与言语输出相比较少受影响。患者初期定向完好并能完成日常生活活动,视空间能力保存。原发进行性失语可单独发生或伴发有额颞叶痴呆的行为异常。患者要诊断为原发进行性失语,其语言障碍的特征至少持续2年。病程较长的,可达10年以上,最终缄默,表现为痴呆,但生活基本可自理。

5. 语义性痴呆(Semantic dementia, SD) Warrington于1975年首先明确地描述了选择性语义记忆损害综合征,后由Neary等命名(1989年)。患者表现为词语记忆缺失和语义性错语(paraphasia),虽定向力完好,但远期生活事件的回忆受损,随病情进展出现额颞叶痴呆中的行为、认知障碍。

【辅助检查】

1. 脑电图 早期无特殊,可出现波幅降低,a波减少,较少出现慢波,并认为缺乏慢波对鉴别额颞叶痴呆与AD有价值,值得进一步研究。

2. 神经影像学 CT和MRI显示额叶和颞叶萎缩,可以不对称,脑室扩大或尾状核头萎缩可以出现。SPECT功能影像可出现大脑半球前部低灌注异常;fMRI可在疾病早期结构性MRI正常时发现额颞叶的异常。PET研究表明,所有患者额叶前内侧是主要受影响的区域,表现为低代谢异常。

3. 神经心理学检查 Wisconsin卡片分类测验,Stroop色词匹配测验及连线(trail making)测验可显示额叶功能障碍。原发进行性失语患者表现为音位流畅性(phonemic fluency)测验受损,而SD患者出现字-图匹配测验异常及某些语义范畴(如动物)流畅性受损。

4. 遗传学 家族性额颞叶痴呆已发现在染色体17位点上的Tau(微管相关蛋白Tau)突变,至今为止,在100个家族病例中发现35种突变类型。

【诊断与鉴别诊断】

1. 诊断 对额颞叶痴呆及其相关障碍的诊断通常是以临床病史、神经系统检查、神经心理学测验和神经影像学多方面进行评估,Neary等(1998)提出了额颞叶痴呆的诊断标准,经病理学对照研究证实有85%敏感性和99%的特异性(表16-7)。此后,McKhann等(2001)为方便临床使用,提出了简化标准:①早期的、进行性性格或语言改变;②社会和职业功能受损;③渐进性和进行性过程;④排除其他原因;⑤其临床表现在非谵妄状态下出现;⑥除外精神病性原因,如抑郁。

表16-7 Neary额颞叶痴呆诊断标准

临床方面:性格改变和社会行为障碍是疾病起始的主要特征并贯穿于疾病过程
核心诊断特征
隐匿起病,渐进性进展
社会人际关系行为早期衰退
个人行为调节早期受损
早期情感减弱
洞察力早期丧失
支持性诊断特征
行为紊乱
个人卫生及洗漱衰退
精神心理固化和顽固
注意力不集中和运动不持久
口欲过度和饮食改变
执拗和刻板行为
效用行为
言语和语言
言语输出变化:非自发和节俭言语;言语急迫
言语刻板
持续性言语
缄默
体征
原始反射
小便失禁
运动不能,僵直和震颤
低血压和血压不稳
检查
神经心理学:额叶功能测验明显受损而无严重遗忘、失语或知觉空间障碍
脑电图:尽管临床上明显痴呆,常规脑电图正常
脑扫描(结构或功能):主要为额叶或前颞叶异常

目前多采用国际额颞叶痴呆工作组会议推荐的临床诊断标准(表16-8)。

表16-8 额颞叶痴呆诊断的临床特征

1. 行为或认知功能障碍,表现为下列之一
(1) 早期即出现以调整障碍为特征的进行性人格改变,常引起反应异常
(2) 早期进行性语言改变,其特征是语言表达障碍及命名障碍
2. 以上障碍导致明显的社会或职业功能缺损,且相对于病前功能水平减退
3. 隐匿起病,缓慢进展
4. 上述功能障碍排除由其他中枢神经系统、内分泌疾病(如甲状腺功能减退)或药物所致
5. 排除谵妄状态下出现以上症状,且用精神疾病(如抑郁症)不能解释

2. 鉴别诊断 主要与AD相鉴别。AD通常也隐

匿起病，早期即出现智能减退，记忆障碍明显，其他认知功能障碍，如视空间障碍、失语、失用及计算障碍也可能发生，社会功能障碍相对发生较晚。随病情的进展，可出现精神症状，如抑郁、幻觉妄想、人格改变。影像学结构改变多为整个大脑的皮质萎缩。

【治疗】 目前尚无特异有效的治疗药物，以对症和支持治疗为主。乙酰胆碱酯酶抑制剂通常无效，并可能使患者不安定或激惹。有基于 PET 功能影像的试验显示额颞叶痴呆患者存在 5-羟色胺代谢异常，使用选择性 5-羟色胺再摄取抑制剂（SSRI）进行治疗，无论患者有无抑郁，对认知行为障碍有益，但结果有差异。所以，治疗主要针对症状，但抗精神病药会增加心脏疾病的危险，应用时必须注意。康复治疗也可相对延缓疾病进展，如认知干预、计算机辅助认知训练（如认知障碍诊治仪 ZM3. 1、早老干预系统 ZM13. 1、多感官康乐系统），但不能逆转疾病加重的趋势。

【预后】 如其他类型痴呆一样，额颞叶痴呆的预期寿命缩短，疾病持续 3～17 年，平均 8 年。部分合并 MND 的额颞叶痴呆患者死亡率高，通常在 3 年内，主要与吞咽困难、吸入性肺炎及泌尿系感染有关。

第四节 路易体痴呆

案例 16-4

患者，女性，68 岁。因“记忆力减退 1 年，行动迟缓 4 个月”入院。家属发现自 1 年前 3 月开始，渐出现记忆力下降，兴趣减少，沉默寡言。渐发展至主动言语少，回答问话简单，生活能力降低，症状时好时坏，家属未予注意。近 4 个月症状进行性加重，不愿与人交谈，急躁、易怒，伴双下肢沉重感，行动迟缓，双足擦地，摔倒多次，时有幻觉，看见已过世的亲人在家里与其说话。既往无特殊病史。神经系统查体：面部表情少，反应迟钝，时间、地点定向较差，MMSE 得分 12 分，四肢肌力 V 级，肌张力轻度齿轮样增高，双 Babinski 征阴性。脑 MRI 示轻度弥散性脑萎缩。脑电图基本节律慢化，波率调节差，额、颞叶区明显。

问题：

1. 这样的患者临床特征是什么？
2. 需要进行哪些检查做出诊断？
3. 应该如何进行鉴别诊断？

路易体痴呆（dementia with lewybody，DLB）是以进行性痴呆、波动性认知功能障碍、反复发作的视幻觉和锥体外系功能障碍为临床表现，以神经元胞质内路易小体（lewy body）为病理特征的神经系统变性疾病。

1961 年，Okazak 首先描述该病，此后的文献中曾有多种术语描述 DLB，包括伴路易体的痴呆、弥散性路易体病、皮质路易体病、老年痴呆路易体型和 AD 路易体变异型等。直到 20 世纪 80 年代后期，才引起人们对该病的注意，相继报道了一系列病例研究，并归纳出了该病的临床特点和病理特征。最近几年才被推荐作为一个痴呆类型的。新近出版的诊断分类系统如 ICD-10 和 DSM-Ⅴ还未将 DLB 列为独立的疾病单元。

近来的研究认为 DLB 非罕见的痴呆类型，国外尸检统计显示 DLB 约占痴呆的 10%～20%，起病年龄介于50～80 岁，平均患病年龄 74. 7 岁，DLB 偶见于年轻人，在患病率上没有显示出明显的性别和种族差异，很少有家族遗传倾向。病程一般 6 年，病情进展快于 AD。

【病因与发病机制】 DLB 的病因不明。现已发现两个基因可能与路易体形成有关：一个是染色体 4 上的 α-synuclein 基因，该基因突变与家族性帕金森病及 DLB 有关。α-synuclein 是一种功能不明的含 140 个氨基酸的蛋白，这种异常的蛋白过程引起细胞质的 α-synuclein 集结并融合形成路易体；另一个是细胞色素氧化酶 P450 同工酶 CYP2D6 等位基因，CYP2D6 基因突变是脑干和皮质路易体形成的危险因素。其他遗传因素对 DLB 的病理变化也可能有影响。载脂蛋白 Eε4 基因（apoE4）在 DLB 患者出现的频率比较高，因此，apoEε4 基因也可能是 DLB 的危险因素。少数 DLB 患者也有 APP 基因突变，说明 DLB 和 AD 在发病机制上可能有某种联系。

【病理与生化】 DLB 的神经病理研究发现 DLB 涉及的解剖范围很广，从脑干到大脑皮质都可发现路易体和路易体相关的改变，并且在许多病例中同时伴有 AD 的病理改变。因此，有学者提议将 DLB 看做一类疾病。临床病理相关研究表明，三种痴呆类型可能与路易体相关，分别是：伴随痴呆的帕金森病，弥散性路易体病，AD 路易体变异。

DLB 的病理变化特点为：除皮质下神经核中大量存在路易体外，大脑皮质小锥体细胞中也广泛存在，特别是扣带回、岛叶和海马旁皮质数量最多；海马中几乎没有路易体形成。DLB 中见到的路易体是一种嗜伊红染色包涵体，比在帕金森病中见到的路易体体积更小，嗜酸性核外周缺乏半透明晕环，且常规染色下难以见到。

现在认为 DLB 和帕金森病是一类以细胞水平上的病理性 α-synuclein 过程为特征的障碍，称为synu-cleinopathies。

路易体是直接还是间接作用于局部神经元仍不清楚，DLB 患者的大脑显示有严重的胆碱能和多巴胺能标记物缺失。然而，皮质路易体的数量不一定与痴呆的严重性相关，尤其是合并 AD 病理改变者。

【临床表现】 DLB 通常发生于成年晚期，范围多为 60～90 岁，无种族和性别差异。以波动性的认知功能障碍、视幻觉和帕金森综合征为核心。其认知障碍除执行功能和视空间功能损伤外，伴有明显注意缺陷的皮质和皮质下认知功能障碍，而记忆功能在早期受损较轻。

1. 核心特征 波动性认知功能：虽然所有痴呆患者的认知症状都可能有波动，但DLB的认知功能波动比较严重，可以持续数分钟、数小时或数天。在疾病早期，患者的认知功能在正常与异常之间波动，觉醒状态和注意力的波动使患者时而模糊时而清醒。在中度痴呆时，患者可能有几天显得比较清楚，有几天显得模糊。有些患者的认知功能在数分钟或数小时内都有不同。极少数患者的这种认知功能波动要经数周或数月的时间才能体现出来。因而此种波动性是临床诊断的重要依据。

反复性视幻觉：出现于疾病早期，是DLB的重要临床表现之一。大部分患者为真性视幻觉，幻觉形象往往鲜明生动，多为熟悉的人物或动物。这些视觉形象常常是活动的、会发声的，偶尔，幻觉形象有扭曲变形。视力不良的患者视幻觉似乎更常见，患者对视幻觉多无自知力。有视幻觉的患者中，约有半数的患者伴有妄想，通常是被害妄想。有些患者也可出现视错觉。80%左右的DLB患者的视幻觉为持续性的，甚至到疾病晚期，是临床诊断的重要指标。

锥体外系体征：DLB的另一特点是同时伴有自发性帕金森综合征，包括运动迟缓、面具脸和僵直，通常是双侧性的，静止性震颤少见，其发生时间和严重程度有不同，但在痴呆发生时出现。

2. 次要特征 快眼动（REM）睡眠障碍：表现为患者在快眼动睡眠期间出现生动的梦境但并无肌张力的消失，因而，患者随生动的梦境发生肢体运动或说话，有时会出现目标性暴力动作，而患者几乎不能记住梦中发生的情况。这种睡眠障碍可能在痴呆发生多年前即出现。

抗精神病药物过敏：主要对D_2受体阻滞剂的过敏，出现于一半的患者，被认为是DLB的支持特征，但由于存在试验的危险性而不被推荐用于诊断试验。

基底核多巴胺转运蛋白摄取降低：采用功能神经影像技术SPECT和PET可以发现DLB患者基底核区多巴胺转运蛋白的摄取降低，这种现象不发生于AD患者，可帮助区分DLB与AD。

3. 支持性特征 这些特征常常可以发生，但无特异性。包括：反复的跌倒和晕厥、短暂不能解释的意识丧失、严重的自主神经功能障碍、其他类型的幻觉、系统性妄想、抑郁。与AD相比，DLB患者尿失禁发生在疾病的较早期。

【辅助检查】

1. 神经影像学

（1）MRI：可发现与DLB相关的改变，如海马和颞叶内侧体积相对保留对诊断有支持价值，而其他特征如大脑普遍性萎缩、白质改变，这些对鉴别诊断没有帮助。

（2）功能影像：①SPECT显示枕叶血流灌注不足。多巴胺能SPECT能检测到尾状核和壳核多巴胺递质的缺失，这种改变可与AD相鉴别。②FDG-PET检查除发现颞、顶、额叶糖代谢降低外，偶尔可发现枕叶糖代谢降低，这在其他痴呆比较少见。DLB枕叶糖代谢降低可能与视幻觉有关。

2. 脑电图检查 可有异常，主要为明显的慢波活动，可伴颞叶区短暂尖波，但无特异性。

目前还没有脑脊液或可用的基因生物标记物检查来帮助DLB的诊断。

【诊断与鉴别诊断】

1. 诊断 McKeith等于2005年对DLB诊断标准修订后如下（表16-9）。

表16-9 DLB的诊断标准

1. 必备症状
存在痴呆，以致影响患者的社会及职业功能
记忆力障碍进行性加重，但病程早期记忆力可正常
认知障碍以注意力、执行功能及视空间功能下降明显
2. 核心症状（符合三个核心症状中的二个诊断为很可能的DLB，一个为可能的DLB）
波动性认知功能损害，且伴有注意和觉醒异常
反复出现视幻觉
椎体外系功能障碍，但较少出现静止性震颤
3. 提示性症状（≥1个提示症状+1个核心症，即可诊断为很可能的DLB；无核心症时，≥1个提示症状可诊断为可能的DLB）
REM期睡眠异常
对抗精神病类药物异常敏感
SPECT或PET表现基底核多巴胺能转运下降
4. 支持性症状（DLB常出现的症状，但对于诊断没有特异性）
经常出现跌倒及短暂性晕厥发作
系统性妄想
幻听、幻嗅、幻味、内脏幻觉
抑郁
CT/MRI显示颞叶无结构破坏
SPECT或PET表现枕叶活动减弱
间碘苄胍（MIBG）扫描显示心肌低摄取率
EEG提示慢波及颞叶尖波
5. 不支持性症状
局灶性的神经系统体征和（或）神经影像学的证据
出现的症状可以用其他神经系统疾病来解释者
出现帕金症状时痴呆已经很严重者
6. 症状发生顺序
痴呆与帕金森症状同时发生或痴呆早于帕金森症状时，考虑为DLB；若帕金森病患者发生痴呆，则诊断为帕金森病痴呆（PDD）；临床上常使用“1年原则”来对DLB和PDD进行鉴别，即痴呆发生在椎体外系症状出现1年内的，诊断为DLB，而痴呆发生在1年后的，则诊断为PDD

2. 鉴别诊断

（1）帕金森病痴呆：DLB 与帕金森病痴呆的临床表现非常相似，鉴别的关键在于 DLB 有早期认知功能损害，并有视幻觉和认知功能的波动性。PD 患者更易出现非对称性运动障碍和震颤。帕金森病由于运动症状使认知功能测验成绩和社会生活功能都受到影响，但药物治疗后帕金森病症状改善，认知功能和社会功能也会改善。另外，如果在痴呆出现前，锥体外系症状已超过一年，则 PD 的可能性大。

（2）AD：AD 患者早期记忆障碍突出，执行功能和视觉空间功能损害相对较轻，认知功能的波动性不明显。DLB 早期执行功能和视觉空间功能损害非常明显，记忆障碍较轻，同时认知功能的波动性非常突出。AD 患者可有视幻觉，但不如 DLB 患者的视幻觉鲜明生动，妄想内容也不如 DLB 患者的妄想那么丰富和系统。轻中度 AD 患者一般没有帕金森综合征。

（3）血管性痴呆：血管性痴呆患者可出现继发性帕金森综合征，其认知功能也具有波动性，但血管性痴呆往往有比较明确的脑血管疾病史，有比较特征性的神经系统症状和体征及脑影像检查异常的表现，故鉴别诊断不是很困难。

（4）Creutzfeldt-Jakob 病：早期可出现精神症状，如抑郁、焦虑、错觉，随后出现痴呆和神经系统症状和体征，如肌阵挛、小脑性共济失调、锥体外系和锥体系的表现，病程进展较快，脑电图在慢波背景上出现广泛双侧同步双相或三相周期性尖慢复合波。

【治疗】 目前没有预防和治疗 DLB 的药物。治疗原则主要是提高认知功能，解除精神行为症状和改善社会生活能力。

1. 改善认知治疗 目前比较肯定的治疗药物如胆碱酯酶抑制剂对早期 DLB 的认知症状及运动障碍有一定疗效，因为 DLB 患者存在明显的胆碱能缺陷。这些药物包括多奈哌齐和加兰他敏，标准剂量下的胆碱酯酶抑制剂患者常能很好耐受。主要与治疗有关的不良反应是胃肠道反应、失眠症、腿痉挛、尿频等。美金刚对行为障碍有一定的治疗作用。

2. 精神行为障碍治疗 由于 DLB 的精神行为症状和锥体外系症状比较突出，往往成为治疗的主要关注点。针对这两类症状的治疗，药物的药理机制常有矛盾，有时会给治疗带来一定困难。例如，抗帕金森病药物常可诱发精神症状，而抗精神病药物又可引起锥体外系反应，因此，在药物的选用上需要权衡利弊。对帕金森病症状的治疗可选用复方左旋多巴、多巴胺受体激动剂等药物，但要注意剂量调节。临床经验认为左旋多巴对 DLB 患者运动障碍的治疗效果要差于特发性帕金森病。

对于幻觉、妄想等精神病性症状的治疗，可选用锥体外系不良反应比较小的药物。视幻觉对胆碱酯酶抑制剂或抗精神病药有效，传统的抗精神病药最好避免使用，新型非典型抗精神病药可选用维思通、奥氮平、喹硫平等，且这类药物的锥体外系反应少。非典型抗精神病药氯氮平也极少产生锥体外系不良反应，但可引起白细胞减少或缺乏，而且抗胆碱能作用和镇静作用比较强，可加重或诱发意识模糊和跌倒，故应谨慎使用。即便是抗帕金森病药物诱发或加重的精神症状，用抗精神病药治疗都能有效地控制，而且在抗精神病药治疗时不必停用抗帕金森病药（有时可能要减少剂量）。这一治疗方法的改进显著地提高了治疗效果。

米多君和氟氢可的松可能对持续直立性低血压有效。REM 睡眠障碍可在睡前服用小剂量氯硝西泮。

3. 康复治疗 康复训练对提高认知功能、改善社会生活能力及预防并发症有一定的帮助，主要的训练方法有认知训练、运动训练及计算机辅助认知训练（如认知障碍诊治仪 ZM3.1、早老干预系统 ZM13.1、多感官康乐系统）等。

【预后】 因尚无特效治疗，且患者病情进展快，预后较差，后期多需长期卧床，患者多死于并发症，如肺部感染、褥疮和深静脉血栓形成等。病程一般为 6 年。

思考题

1. 痴呆的定义是什么？常见的原因有哪些？
2. AD 的病理和临床特点有哪些？
3. AD、血管性痴呆、额颞叶痴呆和 DLB 在智能障碍方面有什么差别？

（陈卓铭　杨　健）

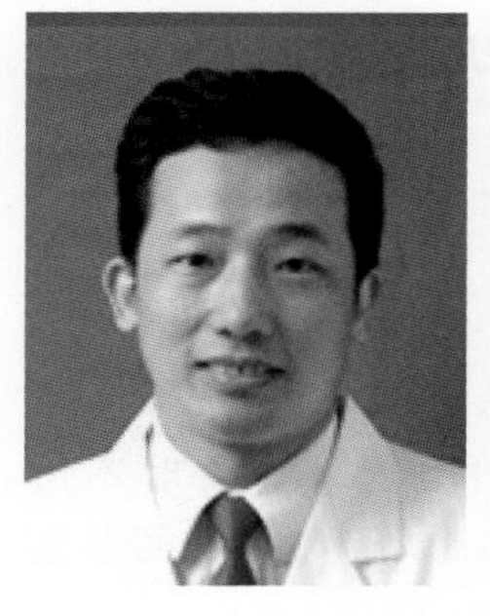

陈卓铭，男，博士、教授、主任医师、博士生导师，暨南大学附属第一医院康复科主任。兼任亚太听力言语专业委员会理事、第十届亚太听力语言大会执行主席、中华医学会物理医学与康复学委员、广东省残疾人康复学会语言专业委员会主任委员等职务。研究方向：专攻神经心理及语言康复 30 年，擅长语言障碍、智力障碍、脑血管病和脑外伤后遗症、痴呆、帕金森病、儿童自闭症、脑瘫等疑难症的诊治及康复。主持国家自然基金 2 项，共承担省部级以上重大课题 13 项，主持研制的“语言障碍诊治仪 ZM2.1”获广东省技进步二等奖及广州市科技进步二等奖，《失语及双语失语研究》获广东省卫生科技三等奖。发表学术论文 98 篇，出版 15 本书籍，包括《语言治疗学》第一、二版，《康复医学》第二版、《临床康复医学》等。广东省“千百十工程”重点培养的突出人才，广东省南粤教坛新秀。

第十七章 神经系统发育异常性疾病

【目标要求】

掌握：颅底凹陷症及小脑扁桃体下疝畸形的临床表现；脑性痉挛性双侧瘫痪的临床表现特点；先天性脑积水的临床表现及治疗原则。

熟悉：脑性瘫痪的治疗方法。

了解：扁平颅底的诊断方法。

第一节 概 述

神经系统发育异常性疾病（developmental diseases of the nervous system）也称神经系统先天性疾病，是一组由于胚胎期特别是妊娠前3个月神经系统处于发育旺盛期，胎儿受到母体内外环境的各种致病因素的侵袭，造成神经系统发育障碍、缺陷或迟滞，出生后导致神经组织及其覆盖的被膜和颅骨的各种畸形。本组疾病与遗传性疾病的区别在于，其病因来自自身或环境性因素，而后者则由遗传基因决定。这组疾病种类很多，可达上百种，但有些病种非常罕见。

引起神经系统先天性发育畸形的病因与发病机制还不完全清楚，一般认为，胎儿早期特别是前3个月受到致畸因素的损害而致病。本组疾病可在出生时即显示明显的症状，也可在出生后神经系统发育的过程中而逐渐表现出来。常见的病因是：①感染：母体受到细菌、病毒、螺旋体和原虫等感染时，病原体可透过胎盘侵犯胎儿，引起胚胎内先天性感染，并可致畸，如风疹病毒可致多种先天性畸形，如先天性心脏病、脑发育异常、脑积水、白内障和先天性耳聋等；②药物：已确认可使胎儿致畸的药物有男性腺激素、肾上腺皮质激素、苯二氮草类等，抗甲状腺药物或碘剂可引起甲状腺功能不足，影响脑发育而导致呆小症；③辐射：妊娠前4个月母亲下腹及骨盆部接受放射治疗或强γ-射线辐射可引起小头畸形及小脑、眼球发育畸形；④孕妇患糖尿病、严重贫血或一氧化碳中毒等疾病均可导致胎儿的神经系统发育畸形，异位胎盘可致胎儿营养障碍，羊水过多使子宫内压力过高，引起胎儿窘迫和缺氧，孕妇心境抑郁、焦虑、恐惧、紧张及酗酒、吸烟等均可对胎儿发育造成伤害。此外，先天性因素有时不易与后天性原因如分娩时产伤、窒息及新生儿期代谢紊乱鉴别，已有先天性缺陷的胎儿更易受到产期和产后期不良环境因素的影响。

本组疾病的主要分类见表17-1。

表17-1 神经系统发育性疾病的主要分类

1. 与颅骨及脊柱畸形有关
（1）神经管闭合缺陷：如颅骨裂、脊柱裂（显性和隐性）
（2）颅骨和脊柱畸形：如狭颅症、小头畸形、枕大孔区畸形、寰枢椎脱位、寰椎枕化、颈椎融合、小脑延髓下疝和先天性颅骨缺损等
（3）脑室发育畸形：如中脑导水管闭锁、第四脑室正中孔及外侧孔闭锁，脑脊液循环障碍导致先天性脑积水
2. 神经组织发育缺陷
（1）头颅增大：如脑积水、脑积水性无脑畸形、巨脑畸形
（2）脑皮质发育不全：如脑回增宽、脑回狭小、脑叶萎缩性硬化和神经细胞异位等
（3）先天性脑穿通畸形（congenital porencephalia）：由于局部脑皮质发育缺陷，脑室向表面开放如漏斗状，可双侧对称发生
（4）无脑畸形：大脑完全缺如，颅盖和头皮也缺失，生后不久即死亡
（5）胼胝体发育不全：胼胝体完全或部分缺失，常伴有脑积水、小头畸形和颅内先天性脂肪瘤等，临床可无症状或表现癫痫和（或）智能低下
3. 脑性瘫痪表现为先天性运动功能异常
4. 神经外胚层发育不全（神经皮肤综合征）

第二节 颅颈区畸形

颅颈区畸形是指颅底、枕骨大孔和上位颈椎区的畸形，伴或不伴有神经系统损害。包括颅底凹陷症、扁平颅底、小脑扁桃体下疝畸形、颈椎分节不全（颈椎融合）、寰椎枕化（枕融合）和寰枢椎脱位等，以前三种多见。

一、颅底凹陷症

案例17-1

患者，男性，12岁。因“伤后行走不稳2年”入院。患者母亲发现患者从小就颈短，头部向左侧偏，头颈部活动不灵。2年前患儿玩耍时不慎从滑梯上摔下，头部着地，当时觉颈部疼痛，经休息后颈部疼痛减轻，1个月后出现行走不稳，经牵引治疗后症状可缓解，停止后又加重，遂入院。体格检查：头部向左侧弯，颈项短而粗，后发际低，蹼状颈畸形，颈椎活动受限，行走时呈剪刀步态，四肢肌肉萎缩，肌张力高，肢体肌力Ⅳ级，深反射亢进。Hoffmann征阳性，Babinski征阳性，髌阵挛阴性，踝阵挛阳性。

诊疗思路：

1.患者起病缓慢，自幼发现颈短，头部向左侧偏，头颈部活动不灵。

2.外伤诱发病情加重，出现行走困难、颈部疼痛。

3.神经系统查体发现上位颈髓损害体征。

考虑诊断颅底凹陷症可能。下一步需完善颅颈侧位、张口正位X线片检查。

问题：

1. 患者的可能诊断是什么？

2. 应该考虑哪些辅助检查呢？

3. 诊断明确后如何治疗？

颅底凹陷症（basilar invagination）或称颅底压迹（basilar impression）是最常见的颅颈区畸形。是以枕骨大孔为中心的颅底骨组织、寰及枢椎骨质发育畸形，并向颅腔内陷入，寰椎向颅内陷入，枢椎齿状突高出正常水平并进入枕骨大孔，使枕骨大孔狭窄，后颅窝变小，压迫延髓、小脑和牵拉神经根而产生一系列症状，椎动脉受压可有供血不足表现。

【病因与发病机制】 本病可分为两类：①原发性：为先天性发育异常，多合并其他畸形，如扁平颅底、中脑导水管闭锁、小脑延髓下疝畸形、脑积水、延髓和（或）脊髓空洞症等；②继发性：少见，多为继发于畸形骨炎、骨软化症、佝偻病、成骨不全、类风湿性关节炎等。

【临床表现】

（1）多在成年后起病，缓慢进展；常有后枕部及颈项部疼痛，颈部运动不灵或受限，感觉迟钝，头颈可向一侧偏斜，短颈，后发际低。

（2）神经系统受损症状因畸形涉及的结构、范围及程度而异。①后组脑神经损害：表现声音嘶哑、吞咽困难、构音障碍和舌肌萎缩等；②延髓和（或）上位颈髓损害：可出现锥体束征、四肢轻瘫、病理征及感觉障碍等，也可有吞咽及呼吸困难；③小脑损害：常见眼球震颤和小脑性共济失调等；④颈神经根受累：枕项部疼痛及颈强直，一侧或双侧上肢麻木、无力、肌萎缩，受累区腱反射减弱等；⑤椎基底动脉供血不足症状：如体位性头晕、眩晕、恶心、呕吐等，较少见；⑥可合并小脑扁桃体下疝畸形、中脑导水管狭窄和脊髓空洞症等。

案例17-1分析总结

测量枢椎齿状突位置是确诊颅底凹陷症的重要依据。腭枕（chamberlain）线：颅骨侧位腭后缘到枕大孔后上缘连线，该患者枢椎齿状突超过此线3mm（图17-1）。

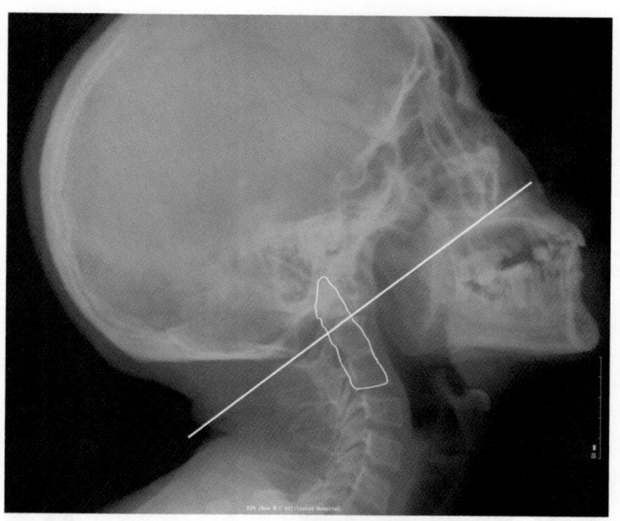

图17-1　案例17-1 X线片

【治疗】 手术是本病唯一的治疗方法。目的是解除畸形对延髓、小脑或上位颈髓的压迫，重建脑脊液循环通路和加固不稳定的枕骨脊椎关节。适应证为临床症状严重、X线摄片及MRI显示明显畸形的病例。如患者临床症状轻微，即使影像学可见畸形也不宜手术。

二、扁平颅底

扁平颅底（platybasia）是颅颈区较常见的先天骨畸形，如单独存在一般不出现症状，常与颅底凹陷症并发。诊断主要根据颅骨侧位片测量颅底角，即蝶鞍与斜坡所形成的角度，在颅骨侧位片上，由鼻根至蝶鞍中心连线，与蝶鞍中心向枕大孔前缘连线所形成的夹角，成人的正常值是109°～145°，平均132°。本病患者颅中窝、颅前窝底部和颅底斜坡部均向颅内凹陷，使颅底角大于145°，具有诊断意义。

三、小脑扁桃体下疝畸形

案例17-2

患者，男性，28岁。因“逐渐加重的头痛、面部不适、行走困难5年”入院。患者5年来经常感觉头痛，非搏动样，以后枕部为主，伴面部麻木不适，开始双下肢沉重感，逐渐出现行走困难，多次去医院就诊，具体诊治不详。近半年来头痛加重，行走困难，有时小便失禁。患者无颅脑外伤史及家族遗传病史。神经系统检查：言语轻度构音障碍，双眼水平眼震。四肢肌力Ⅳ级，肌张力增高。双上肢指鼻试验欠准，双下肢跟-膝-胫试验不准，双侧 Babinski 征阳性。

诊疗思路：

1. 患者起病进展缓慢。

2. 神经系统查体发现脑干、上位颈髓、小脑损害体征。

考虑诊断小脑扁桃体下疝畸形可能(图 17-2)。下一步需考虑完善头颅 MRI 检查。

问题：

1. 明确诊断前应首选什么辅助检查？

2. 诊断明确后如何治疗？

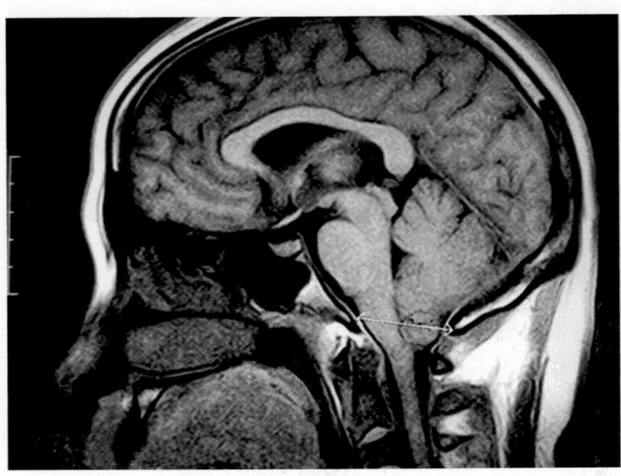

图 17-2 案例 17-2 小脑扁桃体下疝

小脑扁桃体下疝畸形又称(Arnold-Chiari)畸形，是先天性后脑畸形，因胚胎期发育异常使延髓下段、四脑室下部疝入椎管，小脑扁桃体延长如楔形进入枕大孔或颈椎管内，重症者部分下蚓部也疝入椎管内；舌咽、迷走、副、舌下等后组脑神经和上部颈神经根被牵引下移，枕大孔和颈上段椎管被填塞，脑脊液循环受阻而引起脑积水。本病常与脊髓脊膜膨出、颈椎裂、小脑发育不全及其他颅颈区畸形伴发。

【临床表现】 ①延髓和上颈髓受压可出现轻偏瘫或四肢瘫、腱反射亢进等锥体束征，感觉障碍，尿、便障碍和呼吸困难等；脑神经受累可有面部麻木、复视、耳鸣、听力障碍、构音障碍及吞咽困难等，枕下部疼痛等颈神经根症状，眼球震颤及步态不稳等小脑症状。②可有头痛、视乳头水肿等颅压增高症状。③脑干和上颈段受压变扁，周围蛛网膜粘连增厚可形成囊肿；延髓和上位颈髓可因受压缺血和脑脊液压力影响，形成继发性脊髓空洞症，出现相应症状。④头部 MRI 检查，尤其矢状位像可清晰显示小脑扁桃体下疝及继发囊肿、脊髓空洞症等，是诊断的重要依据。

案例 17-2 分析总结

1. 病情进展缓慢，症状多，累及多个系统，有锥体系、前庭-小脑系、脑神经受损体征等。

2. 无家族遗传病史及外伤史。患者头部 MRI 检查显示小脑扁桃体下疝。

【治疗】 本病也以手术治疗为唯一选择，可行引流减压术或后颅窝手术减压。

第三节 脑性瘫痪

案例 17-3

患者，男性，7 岁。因“自幼肢体活动困难，姿势怪异 7 年”入院。患儿，为第一胎、第一产，出生时产程长，有脐带绕颈和窒息经过；出生后新生儿黄疸持续时间长，约 1 个月。出生后肢体无力，吮奶困难。5 个月出现四肢活动困难，肌肉张力增高，躯干及肢体出现怪异姿势，智力发育基本正常。病情随年龄增大稍有好转，7 年来不能站立，基本能滚爬翻身。家属诉患儿有时发作性肢体扭转，头侧后仰状，精神紧张时明显。其父母身体健康，非近亲婚配、无遗传病史。母亲孕期无外伤史，无重大疾病史，无服药史。神经系统检查：不能合作，仅能简单回答问题，肢体远端游走性肌张力增高与减低交替，出现手足徐动征。躯干和肢体近端不自主运动、扭转痉挛状，姿势怪异。不能站立，爬行困难。双下肢 Babinski 征阴性。无明显肌肉萎缩。

诊疗思路：

1. 青少年男性，出生时有窒息史。

2. 神经系统查体表现为锥体外系损害体征。

问题：

1. 先考虑是哪种疾病？

2. 是否是脑性瘫痪，如果是，是何种类型？

脑性瘫痪(cerebral palsy)的概念由 Ingram(1964)首先使用，是一组持续存在的中枢性运动和姿势发育障碍、活动受限症候群，这种症候群是由于发育中的胎儿或婴幼儿脑部非进行性损伤所致。Little(1862)首先描述了本病，故亦称 Little 病。

【病因与发病机制】 脑性瘫痪的病因复杂，包括遗传性和获得性、出生前、围生期和出生后疾病及病因不明者。①出生前病因：如胚胎期脑发育畸形、妊娠早期病毒感染、妊娠毒血症和放射线照射等；②围生期病因：早产是确定的重要病因，脐带绕颈、胎盘早剥、前置胎盘、羊水堵塞、胎粪吸入等所致胎儿脑缺氧，难产或过期婴儿产程过长，产钳损伤和颅内出血及核黄疸等；③出生后病因：如各种感染、外伤、中毒、颅内出血和重症窒息等。

人体正常肌张力调节和姿势反射的维持，依赖于皮质的下行纤维的抑制作用与周围 Ia 类传入纤维的易化作用的动态平衡。皮质下行束受损则下行抑制作用减弱，而周围传入纤维的兴奋作用势必增强，可出现痉挛性运动障碍和姿势异常。感知能力如视、听力受损可造成智力低下，基底核受损可导致手足徐动，小脑受损可发生共济失调。

【病理】 脑性瘫痪的特殊病理改变主要表现为两类损害：其一是出血性损害，如室管膜下出血或脑室内出血，多见于妊娠不足 32 周的未成熟儿，可能因为此期脑血流量相对较大，血管较脆弱，血管的神经发育还不完善，调节脑血流量的能力较差所致；其二是缺血性损害，如脑白质软化、皮质萎缩或萎缩性脑叶硬化等，多见于缺氧窒息的婴儿。

【临床分型与表现】 脑性瘫痪的临床表现多样，严重者生后即有征象，多数病例是数月后家人试图扶起时发现。脑性瘫痪的临床分类比较复杂，以往临床多采用 Minear 的临床症状分型，其特点是定义明确，应用方便。近年来国外多采用病因分型：①早产儿基质出血；②缺氧-缺血性脑病（Little 病）；③某些进展性运动异常（图 17-3）。有利于指导治疗。

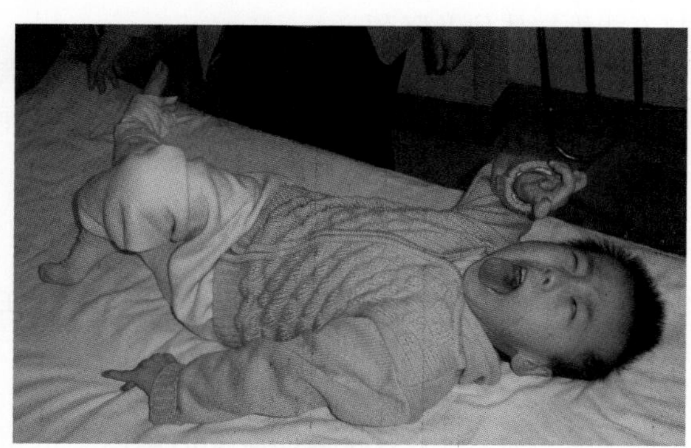

图 17-3　脑性瘫痪

1. 早产儿基质（室管膜下）出血［matrix（sub-ependymal）hemorrhage in premature infants］　孕龄 20～35 周的低体重儿生后数日出现呼吸窘迫，伴有发绀、吸吮不能，可见囟门膨出及血性 CSF，常于数日内死亡。剖检可见两侧大脑半球各有一个小血肿，位于室管膜下细胞母基质（germinal matrix）中，为豆纹、脉络膜及 Heubner 回返动脉供血区，CT 可确诊。轻症可以存活，出现阻塞性脑积水患儿需做脑室分流术；约 1/3 病例发生脑室旁白质软化，即皮质支与深穿支分水岭区。存活者表现脑性双侧瘫痪和智能障碍，运动障碍明显。吲哚美辛、酚磺乙胺及生后 3 天内肌内注射维生素 E 可减少脑室旁出血发病率。

2. 脑性痉挛性双侧瘫痪（Little 病）　因缺氧-缺血性产伤的 Little 病的概念自 1862 年被提出，按严重程度分为三度缺氧缺血性脑病：①轻度：最初 24h 症状最明显，表现高度警觉、肢体及下颏颤抖，称紧张不安的婴儿（jittery baby），Moro 反应为下限，肌张力正常，腱反射灵敏，前囟柔软，脑电图正常，可完全恢复；②中度：嗜睡、迟钝和肌张力低下，运动正常，48～72h 后可恢复或恶化，伴发抽搐、脑水肿、低钠血症或肝损伤预示预后不良；③重度：昏迷，呼吸不规则，需机械通气，生后 12h 内发生惊厥，肌张力低下，Moro 反射无反应，吸吮力弱，光反射和眼球运动存在。中-重度患儿如及时纠正呼吸功能不全和代谢异常仍可望存活，但可能遗留锥体系、锥体外系、小脑损伤和精神发育迟滞。脑性瘫痪类型包括截瘫、双侧瘫痪、四肢瘫、偏瘫和假性球麻痹等；双侧瘫痪为四肢受累且下肢重于上肢，脑性痉挛性双侧瘫痪患儿扶立时用双侧足尖着地伴内收痉挛，呈剪刀步态（scissors gait）和内翻马蹄足，几岁后才能行走；轻者可见腱反射亢进及病理征（图 17-4）。

案例 17-4

患儿，男性，4 岁。因“双腿呈剪刀状，行走困难 3 年”入院。患儿早期表现为吸吮无力、哭泣声小，7 个月时被发现抬头、翻身较同龄儿童差，双腿活动少，12 个月时被发现双腿呈“剪刀状”，独坐、爬行困难，不能站立行走，并伴有语言表达困难。患儿系第一胎，第一产，为早产低体重儿，家属诉患儿出生时有面部青紫。母妊娠期否认重大疾病史。其父母均体健，无家族遗传史，否认近亲结婚。神经系统查体：查体部分配合，言语欠流利，四肢肌张力增高，双上肢内旋屈曲，双下肢内旋内收为尖足，剪刀步态，髋关节屈曲，关节活动受限，肱二头肌反射、肱三头肌反射、膝反射、跟腱反射（+++），髌阵挛及踝阵挛（+），病理征（+），拱背坐位，剪刀步态，不能独立立位行走。无明显肌肉萎缩。目前给予 PT 训练（物理疗法）：包括降低肌张力训练、坐位平衡训练、坐位到立位的转换训练。

问题：

1. 先考虑是哪种疾病？
2. 是否是脑性瘫痪，如果是，是何种类型？

诊疗思路：

1. 青少年男性，出生时有脑部缺氧史。
2. 神经系统查体为锥体束受损，表现为典型的“剪刀步态”。

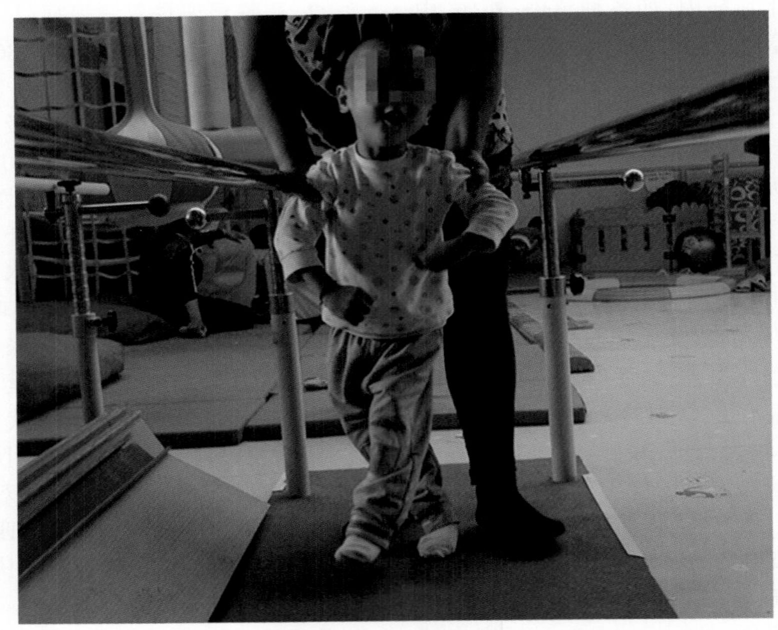

图 17-4 脑性痉挛性双侧瘫痪(Little 病)

3. 进展性运动异常

(1) 婴儿偏瘫、截瘫和四肢瘫:分以下类型①先天性婴儿偏瘫:婴儿及儿童早期发现;②后天性婴儿偏瘫:3~8 个月的正常婴儿在数小时内发生严重偏瘫,伴或不伴失语,常以病性发作起病,发作后发现偏瘫;③四肢瘫:较少见,多因双侧脑病变所致;④截瘫:因脑性或脊柱病变,常见为先天性囊肿、肿瘤和脊柱纵裂。

(2) 先天性和后天性锥体外系综合征:脑性痉挛性双侧瘫痪常常在人们未察觉中逐渐变为先天性锥体外系综合征,可因产期严重缺氧及核黄疸所致。

1) 先天性舞蹈手足徐动症:常见双侧手足徐动症可于生后数月或数年出现,还可有舞蹈、肌张力障碍、共济失调性震颤、肌阵挛和半身颤搐等。轻症患儿可被误认为多动症。

2) 核黄疸(kernicterus):继发于 Rh 与 ABO 血型不相容或肝脏葡萄糖醛酸转移酶缺乏的成红细胞增多症,血清胆红素高于 250μmol/L 可产生中枢神经毒性作用引起神经症状,酸中毒、缺氧和低体重婴儿易患。轻症生后 24~26h 出现黄疸和肝脾肿大,4 日后黄疸渐退,不产生明显神经症状。重症生后或数小时后出现黄疸并急骤加重、肝脾及心脏肿大、黏膜和皮肤点状出血;第 3~5 日婴儿变得倦怠、吸吮无力、呼吸困难、呕吐、昏睡、肌强直及抽搐发作,可伴有舞蹈、手足徐动和肌张力障碍等,部分可有痉挛性瘫,多在数日至 2 周内死亡;存活者遗有智能发育迟滞、耳聋和肌张力减低,不能坐、立和行走。

(3) 先天性共济失调(共济失调性脑性瘫痪):患者无瘫痪,因小脑功能缺损而坐姿及动作不稳,步态笨拙,经常跌倒。CT 和 MRI 可见小脑萎缩。

(4) 弛缓性瘫痪:表现为肌张力松弛,运动障碍,扶起不能维持体位及竖颈。

(5) 先天性延髓麻痹:表现为吞咽和构音困难、下颌反射亢进,不自主哭笑,伴有核上性眼肌麻痹、面瘫和肢体痉挛性瘫。

【病因与发病机制】

1. 诊断

(1) 必备条件:①中枢性运动障碍持续存在;②运动和姿势发育异常;③反射发育异常;④肌张力及肌力异常。

(2) 参考条件:①引起脑性瘫痪的病因学依据;②头颅影像学佐证(MRI、CT)。

脑性瘫痪的诊断应满足 4 项必备条件,2 项参考条件有利于寻找病因及佐证,为非必备条件。

2. 鉴别诊断 注意与以下疾病鉴别。

(1) 遗传性痉挛性截瘫:单纯型为儿童期起病,双下肢肌张力增高、腱反射亢进、病理征及弓形足,病程缓慢进展,有家族史。

(2) 共济失调毛细血管扩张症(Louis-Barr 综合征):常染色体隐性遗传病,进行性发展,除共济失调和锥体外系症状,还有眼结合膜毛细血管扩张、甲胎蛋白显著增高等,因免疫功能低下常发生支气管炎和肺炎等。

(3) 脑炎后遗症:表现智力减退、易激惹、兴奋、躁动和痫性发作等,有脑炎病史。

案例 17-3 分析讨论

该患儿属于脑性瘫痪的锥体外系综合征，表现为手足徐动和扭转痉挛、姿势怪异、不能站立和爬行困难。

案例 17-4 分析讨论

该患儿属于脑性瘫痪痉挛型，婴儿期出现中枢性瘫痪，主要表现为肢体的异常痉挛，下肢痉挛呈剪刀步态，上肢内旋屈曲异常体位。

【治疗】 尚无有效的病因治疗，目前的治疗主要是采取适当措施帮助患儿获得最大程度的功能改善，包括物理疗法、康复训练、药物治疗和手术治疗。痉挛、运动过度、手足徐动、肌张力障碍及共济失调等可采用康复训练配合药物治疗，必要时手术治疗。

1. 物理疗法和康复训练 主要通过制定治疗性训练(therapeutic exercise)方案来实施，常用的技术包括功能性运动强化训练、软组织牵拉、调整肌张力训练、肌力及耐力训练等。目前功能训练方面常用方法有以下几种：①根据运动的特性训练，功能性治疗应采用任务导向性训练，要以生活中具体的运动方式进行；②遵循运动技能的特点进行训练，人在学习新技能时需要经过 3 个阶段：认识期、过渡期、自发期，训练时应引导患儿从认识期到自发期的过渡；③针对异常表现进行个体化训练，治疗越具有针对性，效果就越显著；④以难易恰当的主动运动为主；⑤反复强化训练，训练在具有功能性的基础上还要有一定的积累；⑥肌张力调整的同时注意必要的肌力训练和体能训练，注重加强肌群间的协调性，进行功能性的肌力训练；⑦指导家长参与；⑧作业治疗，是指将治疗内容设计为作业活动，患儿通过对这些有目的性作业活动的完成，达成治疗目标；⑨支具或矫形器的应用；⑩语言治疗。

2. 药物治疗 目前药物疗效还不稳定，作用较局限，不良反应也较大。①下肢痉挛影响活动可以试用巴氯芬(baclofen)：从小量开始，成人 5mg，2 次/日口服，5 天后改为 3 次/日，以后每隔 3~5 天增加 5mg，可用 30~40mg/日维持；儿童初始剂量 0.75~1.5mg/(kg·d)；不良反应有嗜睡、恶心、眩晕、呼吸抑制，偶有尿潴留；或用安坦(antane)；有中枢性抗胆碱作用，2~4mg 口服，3 次/日；或用氯硝西泮(clonazepam)：成人首次剂量 3mg，静脉注射，数分钟奏效，半清除期 22~32h，有呼吸及心脏抑制作用；②震颤可试用苯海拉明；③运动过多可试用氟哌啶醇、苯二氮类和丙戊酸钠；④伴发癫痫者应给予抗痫药；⑤核黄疸：出生即出现黄疸的重症病例，如出现呕吐、昏睡、总胆红素迅速上升及血红蛋白迅速下降等应交换输血，必要时可多次，降低血清非结合胆红素水平，保护神经系统；血清白蛋白可促进胆红素结合，紫外线照射可促进非结合胆红素转化。

3. 手术治疗

(1) 选择性脊神经后根切断术(selective posterior rhizotomy，SPR)：目前认为痉挛型脑性瘫痪如无严重系统疾病、脊柱畸形和尿便功能障碍，应首选 SPR 加康复训练，3~10 岁施行为宜。SPR 是现代纤维外科技术与电生理技术相结合，能选择性地切断脊神经后根内一部分与肌牵张反射有关的 Ⅰa 类肌梭传入纤维，减少调节肌张力姿势反射的 γ 环路中周围兴奋性的传入，纠正皮质病变所致下行抑制受损造成的肢体痉挛状态。术前具有一定的行走能力、智力接近正常和坚持术后系统康复训练是治疗取得成功的基本条件，SPR 不适宜手足徐动和共济失调的患者。

(2) 矫形外科系列手术：对内收痉挛、肌腱挛缩和内翻马蹄足可做矫形手术，恢复肌力平衡、松解痉挛的软组织和稳定关节，也不适宜手足徐动和共济失调型患者。

第四节 先天性脑积水

案例 17-5

患儿，男性，1 岁 2 个月，因“发现头颅进行性增大半年”入院。其母代述病史，家属发现患儿头颅进行性增大，双眼白眼球多，精神差，发育落后正常婴儿，站立不能。患儿系第一胎，第一产，足月顺产，母乳喂养。其父母身体均健康、非近亲婚配、无遗传病史。体格检查：T 37℃，P 100 次/分，R 36 次/分，体重 11kg。患儿智力发育落后同龄儿，头发稀少，头围 55cm，前囟后囟扩大，触之饱满，张力高。头皮静脉怒张。双眼呈“落日征”。患儿四肢肌力Ⅳ级，肌张力高，行走困难。

问题：

1. 那种疾病的可能性大？
2. 必要的辅助检查是什么？

先天性脑积水(congenital hydrocephalus)是由于脑脊液分泌过多、循环受阻或吸收障碍导致脑室系统和蛛网膜下腔脑脊液(CSF)积聚过多并不断增长，继发脑室扩张、颅内压增高和脑实质萎缩。临床可分为交通性和阻塞性脑积水两类：①交通性脑积水(communicating hydrocephalus)：CSF 能从脑室系统流至蛛网膜下腔，但 CSF 吸收发生障碍；②阻塞性脑积水(obstructive hydrocephalus)：CSF 梗阻在脑室系统内。

大多数先天性脑积水是由于 CSF 循环受阻引起阻塞性脑积水，最常见为大脑导水管狭窄、分叉及中隔形成、导水管周围胶质增生、室间孔闭锁、第四脑室正中孔或侧孔闭锁，有时伴先天性小脑蚓部发育不全(Dandy-walker 综合征)、小脑扁桃体下疝畸形；偶见枕大池被脑膜膨出、小脑异位、颅底凹陷症、蛛网膜粘连等阻塞。

【临床表现】

（1）最重要的体征是出生后数月，婴儿的头围快速进行性增大，在一定时间内连续测量头围有明显改变。前囟门扩大、张力增高，有时后囟、侧囟也开大，颅缝分离。

（2）由于颅内压增高及静脉回流受阻，可见头皮静脉明显怒张，颅骨变薄，叩诊出现破壶音（Macewen征）；且患儿头发稀少。双眼球下旋，上部巩膜时常暴露，可见眼球下半部常落到下眼睑下方，称之为“落日征”，是先天性脑积水的特有体征（图 17-5）。

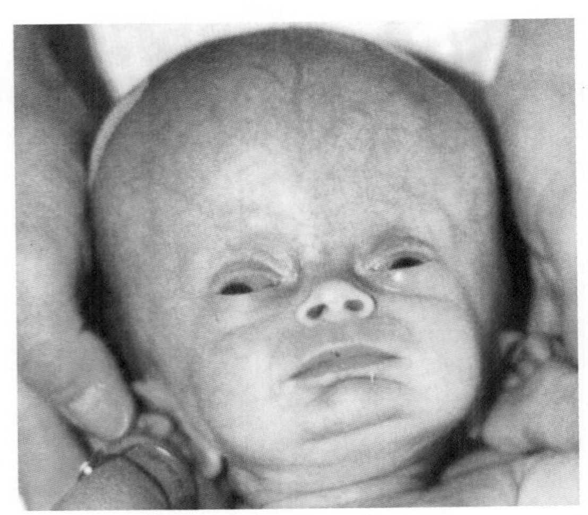

图 17-5 先天性脑积水

（3）患儿精神委靡，头部因增大过重，头颈控制力差，不能上抬，一般不能坐亦不能站立。

（4）外展神经麻痹也很常见，晚期尚可有视觉和嗅觉障碍、眼球震颤、共济失调和智能发育不全等，重症者可出现痉挛性瘫痪和去脑强直。

案例 17-5 诊疗思路

患儿表现为头围进行性增大，查体可见双眼呈“落日征”，伴智能发育不全，考虑患儿为先天性脑积水可能。下一步需完善头部 CT 或 MRI 检查证实存在脑积水。

【诊断】 根据婴儿出生后头围快速增长，以及特殊头型、破壶音、“落日征”等，不难诊断。CT 和 MRI 检查可证实脑积水，并可发现畸形结构及脑室系统的梗阻部位。

案例 17-5 分析总结

短期内头围迅速增大，双眼可见典型“落日征”，头部 CT 或 MRI 证实存在脑积水，即可明确诊断。

【治疗】 先天性脑积水以手术治疗解除阻塞病因最为理想，可采用大脑导水管成形术或扩张术、第四脑室正中孔切开或成形术；枕骨大孔先天畸形可行颅后窝及上颈椎板切除减压术等；CSF 分流术常采用侧脑室腹腔、脑室颈内静脉、脑室心房分流术等。药物治疗目的是暂时减少 CSF 分泌或增加机体水分排出，首选乙酰唑胺，有蛛网膜粘连的患者可试用泼尼松口服等。

思考题

1. 颅底凹陷症和小脑扁桃体下疝畸形的临床表现是什么？如何诊断？

2. 先天性脑积水的临床表现是什么？如何治疗？

（陈金波）

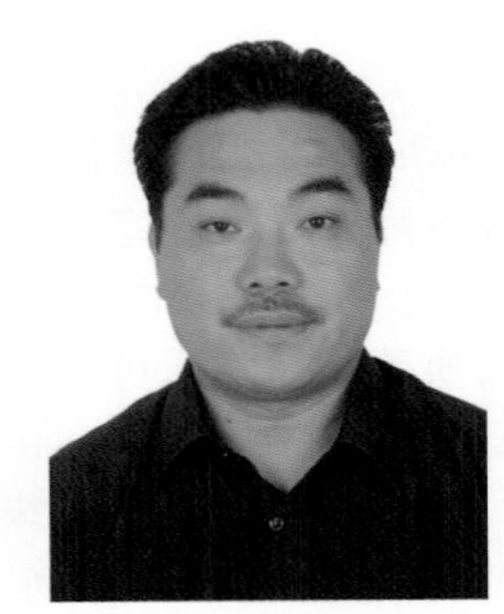

陈金波，男，滨州医学院神经病学教研室主任、附属医院神经内科主任、教授、硕士生导师。现任山东省医学会神经内科学会委员、山东省医学会脑血管病分会常委、山东省医师协会神经科分会常委、山东省预防医学会脑卒中防控专业委员会委员、滨州市医学会神经内科分会副主任委员。国家卫生计生委脑防委脑卒中青年委员会常委。出版著作多部，发表医学论文、SCI 收录多篇，参与承担国家自然基金和山东省教育厅科研课题研究，滨州市科技发展计划课题研究。

第十八章 神经系统遗传性疾病

第一节 概 述

遗传性疾病(genetic disease)是由于遗传物质异常或由遗传因素决定的疾病。在遗传性疾病中约80%累及神经系统,其中以神经功能缺损为主要临床表现者称为神经系统遗传性疾病(genetic diseases of the nervous system)。神经系统遗传病可在任何年龄发病,但绝大多数在小儿或青少年期起病,具有家族性和终生性特点,致残、致畸及致愚率很高,危害极大,治疗困难。在研究、诊断和治疗遗传性疾病时,临床核心问题主要包括该疾病是否具有家族遗传性、家族中再发风险率是多少,发病受环境因素影响的大小及预防或延缓疾病发生的可能性。同时,医学伦理问题密切贯穿遗传病的诊断和治疗过程,如产前和症状前诊断、基因诊断和治疗等,应给予高度关注。

【流行病学】 在人类遗传性疾病中,已发现的7000多种遗传病中半数以上累及神经系统,我国神经系统单基因遗传病患病率为109.3/10万。本类疾病可发生于任何年龄,出生后即表现异常的如唐氏综合征和半乳糖血症;婴儿期发病的如婴儿型脊肌萎缩症和黑蒙性痴呆;儿童期发病的如假肥大型肌营养不良;少年期发病的如肝豆状核变性、少年型脊肌萎缩症;青年期发病的如腓骨肌萎缩症;多在中年发病的如强直性肌营养不良、遗传性舞蹈病及遗传性共济失调;而橄榄脑桥小脑萎缩则多在老年期发病。

神经系统遗传性疾病病种很多,不少疾病的病因和发病机制尚未阐明。在家族性神经系统遗传性疾病中,基因遗传是起病的主要形式。在没有家族性遗传的情况下,因染色体畸变和基因突变导致的神经系统遗传性疾病,其可能的因素是细菌毒素、代谢产物及理化因子等。

【遗传方式】 神经系统遗传性疾病的遗传方式有以下几种。

1. 是单个基因发生碱基替代、插入、缺失、重复或动态突变引起的疾病 包括常染色体显性、常染色体隐性、X连锁隐性、X连锁显性和动态突变性遗传等。临床常见的单基因遗传病包括假肥大型肌营养不良、遗传性脊髓小脑性共济失调、腓骨肌萎缩症和肝豆状核变性等。

2. 多基因遗传病 是一个以上基因突变的累加效应与环境因素相互作用所致的疾病,这种形式的遗传发病率稍低,如癫痫、偏头痛和脑动脉硬化症等。

3. 线粒体遗传病 由线粒体DNA上的基因突变所致,为母系遗传,包括线粒体肌病、线粒体脑病等。

4. 染色体病 由染色体数目或结构异常所致,如唐氏综合征患者体细胞中多了一个21号染色体。

【临床表现】 神经系统遗传性疾病临床表现具有多样性,可以分为多数疾病都具有的普遍性特征,某些疾病具有的特征性症状,以及肌张力异常、肌萎缩、肌无力、感觉异常等非特异性症状。

1. 普遍性特征

(1)发病年龄早:尽管发病年龄变化较大,但多以儿童、青壮年发病多见。发病年龄大的疾病往往与基因突变导致的功能改变较轻或需要环境因素参与有关,如部分类型的遗传性共济失调、肝豆状核变性等。

(2)进行性加重:基因突变导致的缺陷及功能障碍往往表现出进行性加重的特点。

(3)家族聚集现象:显性遗传性疾病往往有明显的家族史,而隐性遗传疾病也具有隔代遗传和非直系亲属发病及近亲结婚史。

(4)认知、行为和发育异常:包括智能发育不全、痴呆、行为异常、面容异常、五官畸形、脊柱裂、弓形足、指(趾)畸形和皮肤毛发发育异常。

(5)语言运动障碍:包括语言障碍、不自主运动、共济失调、瘫痪和行动笨拙等。

(6)多系统、多器官和多功能障碍:单一基因的突变往往可以影响多个脏器,从而导致多功能障碍,如线粒体脑肌病等。

2. 特征性症状 某些神经系统遗传病的特征性症状可以作为诊断依据或重要提示,如肌强直之于先天性肌强直;角膜K-F环之于肝豆状核变性,眼底樱桃红斑之于黑蒙性痴呆等。

【诊断】 神经系统遗传性疾病的诊断既依赖于一般临床资料和家族谱系分析,也有赖于特殊的遗传学诊断手段,如染色体检查、DNA和基因产物的分析等,这些检查可为确定诊断提供重要证据。其诊断步骤包括以下几个。

(1)临床资料:包括年龄、性别、家系调查、特殊的症状和体征,如K-F环、皮肤牛奶咖啡斑等。

(2)系谱分析:首先判定是否为遗传病,而后区分系何种类型的遗传病,根据有无遗传早现现象推测是否为动态突变病。

(3) 常规检查:包括生化、电生理、影像学和病理检查等。其中,某些检查对特定的神经系统遗传病具有确诊价值,如假肥大型肌营养不良的血清肌酸激酶增高,肝豆状核变性血清铜和铜蓝蛋白(CP)水平降低、尿铜排泄增加等。

(4) 遗传物质和基因产物检测:常用的检测方法有染色体检查、基因诊断、基因产物检测等。

【防治】 神经系统遗传性疾病是神经系统疾病中最难治疗的疾病之一,早期预防特别重要。因此通过避免近亲结婚、遗传咨询、携带者基因检测及产前诊断和选择性流产等措施防止患儿出生及预防遗传病的发生是最根本的措施。

随着生化和染色体检测技术,尤其是分子生物学、分子遗传学的发展及人类基因组计划的完成,对神经系统遗传性疾病的病因与发病机制有了更新的认识,能够医治的遗传病逐渐增多,如能早期诊断,及时治疗可使症状减轻或缓解。如肝豆状核变性患者用铜的螯合剂青霉胺治疗促进体内铜排除,苯丙酮尿症患儿用低苯丙氨奶粉和苯丙氨酸降氨酶治疗等,其他治疗如神经营养药、饮食疗法、酶替代疗法(如黏多糖Ⅰ型和Ⅱ型)康复和手术矫正等有一定的疗效。

基因治疗(gene therapy)是指应用基因工程技术替换、增补或校正缺陷基因,以达到治疗目的。基因治疗正处在试验阶段,有望通过替换、增补或矫正缺陷基因,达到治愈遗传病的目的。

第二节 遗传性共济失调

遗传性共济失调(hereditary ataxia,HA)是一组以慢性进行性共济失调为特征的遗传变性病,其特征包括明显的家族遗传背景和小脑损害为主的病理改变,占神经系统遗传性疾病的10%~15%。本组疾病除小脑及其传导纤维受累外,常累及锥体束、锥体外系、大脑皮质、脊髓、脑神经、脊神经、自主神经等症状,亦可伴有非神经系统表现如心脏病变、内分泌代谢异常、骨骼畸形、皮肤病变等。

根据遗传方式和致病基因及位点的不同进行分类,可分为:①常染色体显性遗传性小脑性共济失调(autosomaldominant cerebellar ataxia, ADCA),如脊髓小脑性共济失调(spinocerebellar ataxia, SCA);②常染色体隐性遗传小脑性共济失调(autosomal recessive cerebellar ataxia, ARCA),如弗里德赖希共济失调(Friedreich ataxia, FRDA);③性连锁遗传性共济失调;④伴有线粒体疾病的共济失调。

迄今为止,ADCA致病基因位点已发现约45个,其中35个已被克隆,主要包括由致病基因编码区三核苷酸异常重复扩展突变导致的亚型、致病基因非编码区三核苷酸或多核苷酸异常重复扩展突变导致的亚型、致病基因编码区非核苷酸异常重复扩展突变(点突变、插入/缺失突变等)导致的亚型等。ARCA致病基因位点已发现约70个,至少50个已被克隆,主要由致病基因内含子三核苷酸重复突变、致病基因编码区点突变、插入/缺失突变、拷贝数变异等所致。尽管HA很多致病基因已明确,但具体发病机制尚未完全阐明。近年来,选择性神经元损伤的机制日渐明确,包括:①毒性蛋白片段假说:蛋白错误折叠是发病的中心环节,但关于蛋白错误折叠、聚集及神经元核内包涵体形成三者的关系还不清楚;②基因的转录和表达失调假说:突变型蛋白可能通过与转录调节因子发生异常的蛋白-蛋白、NA-蛋白相互作用而抑制基因的转录和表达;③细胞内蛋白稳态破坏假说:分子伴侣通路、泛素-蛋白酶体降解通路、自噬/溶酶体通路、苏素化修饰通路、磷酸化修饰通路、组蛋白乙酰化修饰通路等破坏造成蛋白错误折叠和聚集引起蛋白稳态的持久破坏;④钙超载、轴突运输障碍和线粒体功能障碍假说等;⑤代谢异常假说:如伴维生素E缺乏共济失调(ataxia with vitamine E deficiency, AVED)由于血液及组织中维生素E浓度下降而致病,植烷酸沉积症(refsum disease, RD)由于植烷酸聚集于血液及组织中而致病。

一、Friedreich型共济失调

【目标要求】

掌握:Friedreich型共济失调的诊断要点。

熟悉:Friedreich型共济失调的临床表现。

了解:Friedreich型共济失调的病因与发病机制。

案例18-1

患儿,女性,12岁,因"走路不稳4个月余"入院。患儿于4个多月前出现无明显诱因的走路不稳,站立摇晃,快步行走时尤为明显,症状进行性加重,逐渐出现双下肢无力,走路踩棉花感,上楼爬坡困难。近1个月发现双小腿变细,双足变形,行走时用足尖走路,有时感心慌气短。发病以来双下肢无麻木、疼痛。父母非近亲结婚,无家族遗传病史。

神经系统检查:语言欠流利,面纹对称,双上肢肌力、肌张力正常,双上肢指鼻欠稳准,脊柱向左弯曲,双下肢肌张力减低,肌力Ⅳ级,膝反射及踝反射消失,双侧Babinski征阳性,双足呈马蹄内翻形且为弓形足,双小腿肌肉轻度萎缩,走路

不稳，呈蹒跚步态，双跟膝胫试验阳性，Romberg 征阳性。双下肢关节位置觉及音叉振动觉轻度减退，痛、温觉正常。

问题：

1. 根据病史及临床表现，应考虑做何诊断？
2. 应做哪些辅助检查？

Friedreich 型共济失调（Friedreich ataxia，FRDA）是表现小脑性共济失调的最常见特发性变性疾病，由 Friedreich（1863）首先报道。为常染色体隐性遗传，人群患病率 2/10 万。本病通常在儿童期发病，主要临床特征为共济失调，伴锥体束征、发音困难、深感觉障碍、脊柱侧凸、弓形足和心脏损害等。

【病因与发病机制】 Friedreich 型共济失调（FRDA）是 9 号染色体长臂（9ql3-12. 1）frataxin 基因非编码区 GAA 三核苷酸重复序列异常扩增所致，正常 GAA 重复扩增 42 次以下，患者异常扩增（66～1700 次）形成异常螺旋结构可抑制基因转录。FRDA 基因产物 frataxin 蛋白存在于脊髓、骨骼肌、心脏及肝脏等细胞线粒体内膜，导致线粒体功能障碍而发病。

【病理】 肉眼可见脊髓变细，胸段明显，部分病例可见小脑萎缩。镜检：脊髓后索、脊髓小脑束和皮质脊髓束变性。轴突断裂，髓鞘脱失，胶质细胞增生。后根神经节和 Clarke 柱神经元丢失，脑干、小脑和大脑受累较轻。多数患者心脏因心肌肥厚而扩大。

【临床表现】

（1）通常 4～15 岁起病，偶见婴儿和 50 岁以后起病者，性别无差异。首发症状多为以双下肢为重的共济失调，逐渐出现步态蹒跚、行走不稳、易于跌倒，站立时需两腿分开。查体可见双下肢肌张力减低，早期出现踝反射消失，继而膝反射消失，双下肢关节位置觉和振动觉减退，浅感觉正常或轻度减退，闭目难立征和跟膝胫试验阳性。

（2）随着病情进展，可累及小脑、脊髓小脑束及脊髓侧束，出现动作笨拙，拾物不准，意向性震颤，小脑性构音障碍或暴发性语言，反应迟钝，步态更加蹒跚，行走更加困难，个别出现肌力减退，甚至瘫痪。查体可见四肢肌张力减低，可出现眼球震颤，多为水平性，指鼻试验不准，晚期可出现双下肢肌张力增高，深反射亢进，一侧或双侧病理征阳性。

（3）部分患者可出现神经性耳聋、智力缺陷、感觉异常、眩晕、痉挛等。80% 患者发育差，75% 有上胸段脊柱畸形，表现为脊柱侧突或前突，约 25% 患者有视神经萎缩，50% 伴弓形足，85% 伴心律失常或心脏杂音，10%～20% 伴有糖尿病。

案例 18-1 诊疗思路

1. 病史特点：少儿慢性起病，首发症状为走路不稳，且进行性加重。

2. 临床特点：小脑性共济失调（指鼻不准，走路不稳，步态蹒跚，跟膝胫试验阳性，Romberg 征阳性）；另有语言欠流利、双下肢肌张力减低等小脑损害的表现；锥体束损害（病理征阳性）；深感觉障碍（位置觉、振动觉减退）；脊柱侧弯、双足变形等骨骼畸形。

3. 以上症状、体征均符合遗传性共济失调的特点。其父母虽非近亲结婚，也无家族遗传病史，但有的遗传疾病为散发性发病。

4. 根据以上分析，可初步诊断为遗传性共济失调，应进一步检查脊髓 MRI、X 线片、心电图及基因检查。

【辅助检查】

（1）神经影像学：X 线片可见脊柱和骨骼畸形；MRI 可见脊髓萎缩变细。

（2）心电图常见 T 波倒置、心律失常和传导阻滞，超声心动图示心室肥大。

（3）神经电生理检查：可见感觉神经的传导速度正常而波幅显著下降甚至消失；视觉诱发电位波幅下降。

（4）基因检测：FRDA 基因 GAA 的扩增次数大于 66 次。

【诊断】 根据在儿童或少年期起病，有阳性家族史，自下肢向上肢发展的进行性共济失调，明显的深感觉障碍，腱反射消失等，常可诊断；如同时伴有构音障碍、脊柱侧凸、弓形足、心脏病变、MRI 显示脊髓萎缩和 FRDA 基因 GAA 异常扩增，可以确诊。

案例 18-1 分析总结

根据儿童起病，自下肢向上肢发展的进行性共济失调，明显的深感觉障碍，锥体束损害，同时伴有脊柱侧凸、弓形足。辅助检查：X 线片示脊柱及双足骨骼畸形；心电图示心律失常和右束支传导阻滞；MRI 示脊髓变细，以胸髓明显；FRDA 基因 GAA 异常扩增。符合 FRDA 的改变。

临床诊断：FRDA

鉴别诊断：

1. 腓骨肌萎缩症 为遗传性周围神经病，可见特征性的“鹤立腿”和弓形足等体征。

2. 共济失调-毛细血管扩张症 儿童期起病，表现为小脑性共济失调和特征性结合膜毛细血管扩张。

【治疗】 本病尚无特效治疗，治疗措施包括给予辅酶 Q10 和其他的抗氧化剂（泛醌、艾地苯醌），前期试验显示这些药物可以改善心肌和骨骼肌的生物能量代谢,减慢病程的进展。轻症患者可以用支持疗法和功能训练,外科手术用于治疗脊柱和足部畸形。本病预后不良,患者常死于心肌病变,平均死亡年龄约35岁。

二、脊髓小脑性共济失调

【目标要求】

掌握:脊髓小脑性共济失调的诊断要点。

熟悉:脊髓小脑性共济失调的临床表现。

了解:脊髓小脑性共济失调的病因与发病机制。

案例 18-2

患者,男性,41岁,因"四肢动作不协调5年"入院。

患者于5年前无明显诱因出现肢体动作不协调,不能准确完成日常工作,如穿衣、系扣、端碗、持筷等,走路不稳,左右摇晃。症状呈进行性加重,近1年多来,出现头面部、颈部及四肢不自主抖动,并饮水呛咳、言语不清,对症治疗后症状无好转。自发病以来四肢无麻木、疼痛。其家族四代有3人发病,2男1女,患者本人非近亲结婚,婚后育1子,13岁发病,症状与患者类似。神经系统检查:言语不利,突眼,头颈部及四肢不自主细小震颤,蹒跚步态,双上肢指鼻试验不准,双下肢跟膝胫试验笨拙,Romberg征阳性。四肢肌张力增高,腱反射活跃,病理反射阳性。振动觉、位置觉减退,浅感觉正常。

问题:

1. 根据病史、症状及体征,应如何诊断本病?

2. 应做哪些辅助检查?

脊髓小脑性共济失调(spinocerebellar ataxia, SCA)是遗传性共济失调的主要类型。根据基因、染色体位点及生化产物可分为SCA1-SCA29亚型。SCA是一种高度遗传异质性疾病,其共同特征是成年发病、常染色体显性遗传及共济失调等,其典型表现是同一家系发病年龄逐代提前,症状逐代加重的遗传早现现象。SCA发病与种族有关,我国以SCA_3常见。

【病因与发病机制】 常染色体显性遗传的SCA最具特征的基因缺陷是CAG的扩增,CAG扩增次数越多发病年龄越早。CAG扩增的另一特征是减数分裂的不确定性。在亲代-子代传递中,重复次数会有变化,尤其是父源传递时重复扩增次数增加的趋势明显。因此,早现现象在父源性传递中更突出。

CAG扩增后的产物是多聚谷氨酰胺,在蛋白质水解过程中会释放出含有扩增的多聚谷氨酰胺尾的毒性片段,有利于胞质内的多聚谷氨酰胺蛋白进入到核内发挥作用。SCA的发病机制可能涉及:转录异常、钙信号缺失、磷酸化缺陷、泛素化和蛋白酶体功能的缺陷、蛋白质错误折叠和伴侣蛋白的缺陷等。

【病理】 SCA共同的病理改变主要是小脑、脑干和脊髓变性和萎缩,但各亚型也有其特点,如SCA_1主要是小脑、脑干的神经元丢失,脊髓小脑束和后索受损;SCA_2以下橄榄核、脑桥、小脑损害为重;SCA_3主要损害脑桥和脊髓小脑束;SCA_7的特征是视网膜神经细胞变性。

【临床表现】 SCA临床症状复杂,各亚型之间症状相似,交叉重叠,既有共同症状,又有各自特点。其共同临床表现是以下几个。

(1) 通常在30~40岁发病,偶有儿童期及老年起病者。

(2) 隐匿起病,缓慢进展,以双下肢共济失调为首发症状,表现步态不稳,走路摇晃、有时突然跌倒,随病情进展出现双上肢共济失调,双手笨拙,持物不稳,意向性震颤,言语含糊,眼球震颤,痴呆和远端肌萎缩;检查可见肌张力障碍,腱反射亢进,病理征阳性,位置觉和振动觉减退等。

(3) 除以上共同症状外,每个亚型又各有特点,如SCA_1的眼肌麻痹,以上视不能较明显;SCA_2的腱反射减弱或消失,肌痉挛,慢眼动较明显;SCA_3的肌萎缩、突眼、面肌颤搐、肌痉挛、凝视障碍及周围神经病;SCA_5表现为单纯小脑共济失调综合征;SCA_6的早期大腿肌肉痉挛、眼震、复视和位置性眩晕;绝大多数SCA_7合并有黄斑萎缩,视网膜色素变性等。

病例 18-2 诊疗思路

1. 病史特点:成年缓慢发病,以四肢动作不协调为首发症状,进行性加重,有家族遗传史。

2. 临床特点:小脑性共济失调(言语不清、步态不稳、指鼻试验及跟膝胫试验不准、Romberg征阳性);锥体束征阳性;突眼;深感觉障碍(振动觉、位置觉减退,浅感觉正常);锥体外系症状(四肢不自主细小震颤)等。

3. 根据以上症状、体征结合患者家族遗传史支持SCA的诊断。

4. 应进一步行脑、脊髓MRI检查、肌电图检查及基因检测明确诊断。

【辅助检查】

(1) CT或MRI显示明显的小脑萎缩,有时可见脑干萎缩;脑干诱发电位可异常;肌电图示周围神经损害。

碍等,颇似多发性硬化。可伴四肢僵硬、面无表情、前冲步态和不自主运动等锥体外系症状。

(2)HSP 伴黄斑变性(Kjellin 综合征):约 25 岁发病,痉挛性无力伴双手和腿部小肌肉进行性萎缩、精神发育迟滞和中心性视网膜变性等,合并眼肌麻痹称为 Barnard-Scholz 综合征。

(3)HSP 伴精神发育迟滞或痴呆:又称鱼鳞癣样红皮症-痉挛性截瘫-精神发育迟滞(Sjögren-Larsson)综合征,为常染色体隐性遗传。幼儿期发病或生后不久出现颈、腋窝、肘窝、下腹部及腹股沟等皮肤弥漫性潮红和增厚,随后皮肤角化脱屑,呈暗红色鳞癣,痉挛性截瘫或四肢瘫(下肢重),常伴假性球麻痹、癫痫大发作或小发作、手足徐动、轻至重度精神发育迟滞等;1/3 的病例视网膜黄斑色素变性导致视力障碍,可见视神经萎缩或视神经炎,但不失明,患儿身材矮小,牙釉质发育不全,指(趾)生长不整齐,预后不良,多在发病不久死亡,罕有存活至儿童期。

案例 18-5 诊疗思路

1. 病史特点:青年起病,缓慢进展,以双下肢无力、行动迟缓为主要症状,有家族遗传史。

2. 临床特点:双下肢锥体束征阳性,无感觉异常。

3. 根据以上分析,初步考虑遗传性痉挛性截瘫,进一步行脑和脊髓 MRI 等检查明确诊断。

【辅助检查】 脑和脊髓的 MRI 检查一般无异常发现。电生理检查发现大多数患者的周围神经传导速度是正常的,下肢感觉诱发电位可见后索纤维传导延迟,皮质诱发电位可见皮质脊髓束的传导速度减慢、诱发电位波幅降低,通常在腰段脊髓支配的肌肉中没有引出皮质诱发电位,而上肢的皮质诱发电位正常或有轻度的传导速度减慢。脑脊液检查正常。

【诊断】 根据家族史,多在儿童期及青少年期发病,缓慢进行性双下肢无力,肌张力增高、腱反射亢进、剪刀步态,伴有下肢远端轻度的振动觉减退,排除其他疾病可以诊断。根据是否伴有其他症状,进一步分为单纯型和复杂型,可根据基因诊断分型。

案例 18-5 分析总结

根据家族史,青年期发病,缓慢进行性双下肢痉挛性截瘫,剪刀步态,感觉正常,结合辅助检查:血生化、肝肾功能、脑脊液、脑和脊髓 MRI 等检查正常,可诊断 HSP(单纯型)。

临床诊断:HSP(单纯型)。

鉴别诊断:本病须与 Arnold-Chiari 畸形、脑性瘫痪和遗传性运动神经元病等鉴别。而散发性 HSP 与原发性侧索硬化症鉴别比较困难,但 HSP 除有痉挛性截瘫外,可有共济失调、痴呆、锥体外系症状、足畸形及眼部症状等,以资鉴别。

【治疗】 主要给予对症治疗,左旋多巴、巴氯芬可减轻症状,康复理疗和适当运动可帮助功能恢复。

第六节 神经皮肤综合征

神经皮肤综合征系由起源于外胚层的器官发育异常所致的遗传性疾病,病变不仅累及神经系统、皮肤和眼,也可累及中胚层、内胚层器官如心、肺、骨、肾和胃肠等。以神经纤维瘤病、脑面血管瘤病和结节性硬化症等常见。

一、神经纤维瘤病

【目标要求】

掌握:神经纤维瘤病的诊断标准。

熟悉:神经纤维瘤病的临床表现。

了解:神经纤维瘤病的病因与发病机制。

案例 18-6

患者,女性,24 岁,因"自幼面部及背部出现色斑"入院。

患者于幼儿时即发现左上睑、面部及躯干布满咖啡色素斑,形态大小不一,边缘不整齐,不突出皮面,且随年龄增长而逐渐增多增大. 至 7 岁时于颈背部出现数个芝麻或绿豆大小的软瘤,多呈粉红色,触之软而有弹性,有的软瘤固定,有的带蒂,轻压痛,软瘤也随着年龄增长而增多,并延伸到面部及四肢。其母自青少年期即有类似疾病。

查体:面部及躯干皮肤松弛,有数个带蒂的囊样软瘤,呈粉红色,轻压痛。面部、背部及四肢背侧可见数十个咖啡色素斑,直径 15~20mm 不等,边缘不整,不凸出皮面。腋窝及腹股沟区见有片状雀斑。左眼视力 0.1,右眼视力 1.0,裂隙灯检查可见右眼虹膜表面有 4 个 Lisch 结节,左眼可见 3 个 Lisch 结节。

问题:

1. 根据本例的发病特点及其临床表现,应如何诊断本病?

2. 应做哪些辅助检查?

神经纤维瘤病(neurofibromatosis, NF)又称多发性神经纤维瘤病,为常染色体显性遗传病,是基因缺陷使神经嵴细胞发育异常导致多系统损害,除此之外，还可伴有骨、内分泌腺或其他脏器的先天异常。根据临床表现和基因定位分为神经纤维瘤病Ⅰ型(NFⅠ)和Ⅱ型(NFⅡ)。NFⅠ由 von Recklinghausen(1882)首次描述，主要特征为皮肤牛奶咖啡斑和周围神经多发性神经纤维瘤，外显率高，基因位于染色体17ql1.2。患病率为(30~40)/10万；NFⅡ又称中枢神经纤维瘤或双侧听神经瘤病，基因位于染色体22q12。

【病因与发病机制】 NFⅠ基因组跨度350kb，cDNA长11kb，含56个外显子，编码2818个氨基酸。组成相对分子量为327 000的神经纤维素蛋白(neurofibronin)，分布在神经元。NFⅠ基因是一种肿瘤抑制基因，当该基因发生易位、缺失、重排或点突变时，其肿瘤抑制功能丧失而致病。NFⅡ基因的缺失突变引起Schwann细胞瘤和脑膜瘤。

【病理】 主要病理特征是外胚层神经组织过度增生和肿瘤形成。NFⅠ神经纤维瘤好发于周围神经远端、脊神经根，尤其是马尾，脑神经多见于听神经、视神经和三叉神经。脊髓肿瘤包括室管膜瘤和星型胶质细胞瘤，颅内肿瘤最常见为脑胶质细胞瘤，肿瘤大小不等，成梭性细胞排列，细胞核似栅栏状。皮肤或皮下神经纤维瘤多位于真皮或皮下组织，无细胞膜，皮肤色素斑由表皮基底细胞层内黑色素沉积所致。NFⅡ多见于双侧听神经瘤和多发性脑膜瘤，瘤细胞排列松散，常见巨核细胞。

【临床表现】 本病进展缓慢，除皮肤色素沉着外，多无其他症状，多数患者在成年后才就诊。

1. 皮肤症状 ①几乎所有患者出生时即可见皮肤牛奶咖啡斑，形状大小不一，边缘不整，不凸出皮面，好发于躯干非暴露部位，数目不一，青春期前6个以上>5mm皮肤牛奶咖啡斑(青春期后>15mm)，即可拟诊为神经纤维瘤病(图18-2)。部分患者可有腋窝或其他部位广泛的雀斑。②大而黑的色素沉着提示簇状神经纤维瘤，位于中线提示脊髓肿瘤。③皮肤纤维瘤和纤维软瘤多在儿童期发病，主要分布于躯干和面部皮肤，也见于四肢，多呈粉红色，数目不定，大小不一，多为芝麻、绿豆至柑橘大小，质软，软瘤固定或有蒂，触之柔软而有弹性；浅表皮神经的神经纤维瘤似珠样结节，可移动，可引起疼痛、压痛、放射痛或感觉异常；丛状神经纤维瘤是神经干及其分支弥散性神经纤维瘤，常伴皮肤和皮下组织大量增生，引起该区域或肢体弥散性肥大，称神经纤维瘤性象皮病。

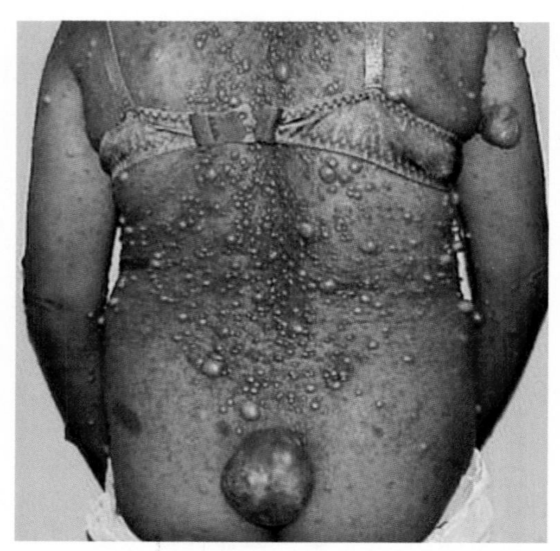

图18-2 神经纤维瘤病可见牛奶咖啡斑，皮肤纤维瘤等

2. 神经症状 发生率约为50%，主要由神经系统肿瘤压迫引起，其次为胶质细胞增生、血管增生和骨骼畸形。①颅内肿瘤：一侧或两侧听神经瘤最常见，而双侧听神经瘤则是NFⅡ的主要特征，常合并脑膜脊膜瘤、多发性脑膜瘤、神经胶质瘤、脑室管膜瘤及脊索后根神经鞘瘤等，其次累及视神经、三叉神经、迷走神经、副神经及舌下神经，出现相应的占位效应。少数患者大脑半球和脑干广泛受累，可有智能减退、记忆障碍及痫性发作等。②脊髓肿瘤：脊髓任何平面均可发生单个或多个神经纤维瘤，以胸段最为常见，部分患者出现神经根痛，可合并脊柱畸形、脊髓膨出和脊髓空洞症等。③周围神经肿瘤：可累及颈部、躯干及肢体的周围神经，以马尾好发，肿瘤呈串珠状沿神经干分布，多无明显症状，如突然长大或剧烈疼痛提示可能发生恶变。

3. 眼部症状 上睑可见纤维软瘤或丛状神经纤维瘤，眼眶可扪及肿块和突眼搏动，裂隙灯可见虹膜有粟粒状橙黄色圆形小结节，为错构瘤，也称Lisch结节，可随年龄增大而增多，是NFⅠ特有的表现。眼底可见灰白色肿瘤，视乳头前凸；见神经胶质瘤可致突眼和视力丧失。

4. 其他症状 可有先天性心脏病，骨骼系统畸形，如脊柱侧突、前突和后凸畸形，颅骨不对称、缺损和凹陷等。肿瘤直接压迫可导致骨骼改变，如听神经瘤引起内听道扩大，脊神经瘤引起椎间孔扩大、骨质破坏等；胸腔、腹腔及盆腔脏器等均可发生肿瘤。

> **案例18-6诊疗思路**
>
> 1. 病史特点：自幼发病，进行性加重，以面部及躯干出现牛奶咖啡斑为首发症状，其母有类似疾病。
>
> 2. 临床特点：牛奶咖啡斑形状不一，直径为15~23mm；腋窝及腹股沟区发现雀斑，逐渐加重；颈背部及四肢有数个绿豆大小的粉红色囊状软瘤，有的带蒂，轻压痛；双眼虹膜表面有Lisch结节等，以上均符合NF的临床特征。
>
> 3. 进一步行脑及脊髓MRI等检查明确诊断。

【辅助检查】 X线片可见各种骨骼畸形；椎管造影、CT及MRⅠ可发现中枢神经系统肿瘤。诱发电位对听神经瘤有较大诊断价值。基因分析可确定NFⅠ

和 NF Ⅱ 突变类型。

【诊断】

1. 美国NIH(1987)制定的NFⅠ诊断标准,符合下列2条或2条以上即可确诊:①6个或6个以上皮肤牛奶咖啡斑,在青春期前最大直径>5mm,青春期后>15mm;②腋窝和腹股沟区雀斑;③2个或2个以上神经纤维瘤或丛状神经纤维瘤;④视神经胶质瘤;⑤2个或2个以上Lisch结节;⑥骨损害;⑦一级亲属中有NFⅠ患者。

2. NF Ⅱ 诊断标准,满足下面其中一条就可以确诊:①影像学确诊为双侧听神经瘤;②一级亲属患NF Ⅱ伴一侧听神经瘤,或伴下列肿瘤中的两种:神经纤维瘤、脑脊膜瘤、胶质瘤、Schwann细胞瘤,青少年后囊下晶状体混浊。

案例 18-6 分析总结

根据患者自幼出现的面部及躯干出现牛奶咖啡斑,2个或2个以上神经纤维瘤或丛状神经纤维瘤,Lisch结节及一级亲属中有NF Ⅰ患者,辅助检查:脑及脊髓MRI未见异常,血生化及肝、肾功能等均正常,可确诊神经纤维瘤病(NF Ⅰ)

临床诊断:神经纤维瘤病(NF Ⅰ)。

鉴别诊断:应与结节性硬化、脊髓空洞症、骨纤维结构不良综合征和局部软组织蔓状血管瘤鉴别。

【治疗】 目前无特效治疗。仅有皮肤损害而无压迫症状者可不予治疗。有压迫症状者可手术切除解除压迫、恢复功能,癫痫发作者可用抗癫药,配合对症治疗。

二、结节性硬化症

【目标要求】

掌握:结节性硬化症的诊断要点。

熟悉:结节性硬化症的临床表现。

了解:结节性硬化症的病因。

案例 18-7

患者,女性,20岁,因"发作性抽搐17年"就诊。

患者于约3岁时即出现面部及肢体阵发性抽搐,每次约2~3min,间期正常,发作次数不定,曾按癫痫治疗有效,但仍有发作。约4岁时出现面部红色小结节,双侧较对称,后逐渐增多增大,无明显自觉症状。患者自幼智力落后于同龄儿,学习成绩较差。

查体:语言流利,反应迟钝,面部以鼻为中心可见多个针尖至蚕豆大小的暗红色结节,质较硬;眼底检查可见视乳头附近有多个虫卵样钙化结节。

问题:

1. 根据患者的病史及临床表现,应考虑做何诊断?

2. 应做哪些辅助检查?

结节性硬化症(tuberous sclerosis)又称Bourneville病,是一种以面部皮肤血管痣、癫痫发作和智能减退为临床特征的神经皮肤综合征。发病率为1/10万,患病率为5/10万,男女之比约2:1。

【病因与发病机制】 本病为常染色体显性遗传,也常见散发病例。基因定位在9q34或16q13.3,为肿瘤抑制基因,其基因产物分别为hamartin和tuberin,均调节细胞生长。

【病理】 本病特征性的病理改变是大脑皮质、白质、基底核和室管膜下散在分布的多发性神经胶质增生性硬化结节,以额叶为多见,数目及大小不一,常伴钙质沉积,可出现异位症及血管增生等。硬化结节凸入脑室内可形成特有的"烛泪"影像征,若阻塞室间孔、第三脑室等可引起脑积水和颅内压增高。皮脂腺瘤由皮肤神经末梢、增生的结缔组织和血管组成,视网膜可见胶质瘤、神经节细胞瘤,心、肾、肺、肝脏等也可发生肿瘤。

【临床表现】

1. 皮肤症状 最常见,特征性症状是几乎所有患者于口鼻三角区出现对称性蝶形分布的皮脂腺瘤(图18-3),呈淡红或红褐色透亮的坚硬丘疹,小如针尖,大如蚕豆。约90%出现于4岁前,随年龄增长丘疹逐渐增大,青春期后可融合成片,可发生在前额,很少累及上唇。85%的患者出生后就有3个以上1mm长树叶形色素脱失斑,沿躯干四肢分布。约20%的患者10岁后可有鲨鱼皮斑,位于躯干背部、腰骶部,呈灰褐色,粗糙,略高于皮肤,为结缔组织增生所致。也可见牛奶咖啡斑、甲床下纤维瘤和神经纤维瘤等。

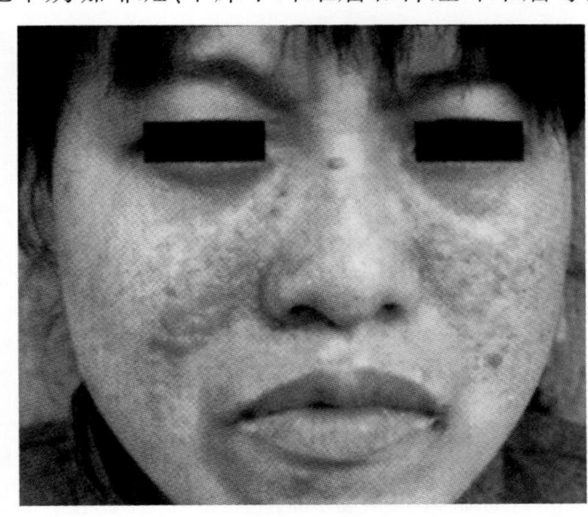

图 18-3 结节性硬化症可见面部蝶形分布的皮脂腺瘤

2. 神经症状 ①癫痫：70%～90%的患者出现癫痫发作，多数患者以此为首发症状，发作形式多样，开始可为婴儿痉挛症，渐发展为全面性、简单部分性和复杂部分性发作，频繁发作者多有违拗、固执和呆滞等性格改变；②智能减退：多呈进行性加重，常伴情绪不稳、行为和人格异常及其他精神症状，智能减退者几乎都伴有癫痫发作；③少数患者可出现神经系统局灶体征，如单瘫、偏瘫、共济失调或锥体外系症状等。

3. 眼部症状 50%的患者有视网膜和视神经胶质瘤，眼底检查可见视乳头附近多个虫卵样钙化结节或视网膜周边黄白色环状损害，易误诊为视乳头水肿或假性视乳头炎。还可伴发小眼球、眼球突出、青光眼、白内障等。

4. 内脏损害 肾肿瘤和囊肿最常见，其次为心脏横纹肌瘤、肺癌和甲状腺癌等。有的患者内分泌功能异常。

案例 18-7 诊疗思路

1. 病史特点：自幼发作性抽搐，抗癫痫治疗有效；以鼻为中心的面部皮疹，逐渐向头及背部蔓延；智力落后于同龄儿。

2. 临床特点：患者具有癫痫、皮脂腺瘤、智能减退等特点，是结节性硬化的三大特点，眼底检查可见虫卵样钙化结节，也是本病的常见体征。

3. 根据病史及临床特点初步考虑结节性硬化症，应做颅脑CT、脑电图、皮肤病理等检查明确诊断。

【辅助检查】

（1）影像学检查：头颅线片可见脑内结节性钙化及巨脑回压迹，CT发现侧脑室结节和钙化、皮质和小脑结节有确诊意义。

（2）脑电图：显示高波幅失律及各种痫性波。

（3）脑脊液检查：正常。

（4）眼底检查及眼底荧光血管造影：亦有诊断意义。

【诊断】 根据典型皮脂腺瘤、癫痫发作（包括婴儿痉挛）、3个以上色素脱失斑、智能减退等临床表现，结合遗传家族史，即可临床诊断。如CT检查发现颅内钙化灶及室管膜下结节可以确诊。

案例 18-7 分析总结

根据患者典型皮脂腺瘤、癫痫发作、智能减退等临床表现，结合辅助检查：血、尿、便常规及血生化均正常；CT示：颅内钙化；脑电图中度异常，可见尖慢波。皮肤病理检查：表皮轻度萎缩，真皮胶原纤维增生，毛细血管扩张增生，毛囊周围浸润，可诊断为结节性硬化症。

临床诊断：结节性硬化症。

鉴别诊断：神经纤维瘤病也表现为皮肤症状、神经症状和眼部症状等，应予鉴别。

【治疗】 西罗莫司（sirolimus）可用于结节性硬化症相关的肾脏血管肌脂瘤和脑室管膜下巨细胞星形细胞瘤的治疗。可给予抗癫痫、降颅压等对症治疗，脑脊液循环受阻可手术治疗，面部皮脂腺瘤可行整容术。

第七节 脑面血管瘤病

【目标要求】

掌握：脑面血管瘤病的诊断要点。

熟悉：脑面血管瘤病的临床表现。

了解：脑面血管瘤病的病理改变。

案例 18-8

患者，女性，8岁。因"反复抽搐1年，加重1天"入院。

患儿1年前无明显原因出现抽搐，为全身强直-阵挛发作，每次持续约2～3min可自行缓解，发作次数不定。当地医院诊断为癫痫，给予口服丙戊酸钠、维生素B6治疗，癫痫发作次数减少，但仍时有发作。1天前受凉后又出现发作，每次持续约2～3min，至住院时共发作5次，发作时右侧肢体抽动明显，发作间期右侧肢体活动仍不灵活。患儿生后即发现左额顶部及颞部片状暗红色血管瘤，随年龄增长而逐渐变大，无外伤及结核等传染病史。神经系统检查：反应迟钝，言语欠流利，左侧额顶部及颞部见约4cm×7cm大小暗红色血管瘤，扁平状，质地柔软，边缘清楚，压之褪色，右侧肢体肌力Ⅳ级，肌张力略高，腱反射略活跃，Babinski征阳性。

问题：

1. 作为一名神经科医生，你应如何诊断本病？

2. 为协助诊断，应做哪些辅助检查？

脑面血管瘤病（encephalofacial anglomatosis）因由Sturge和Weber分别描述，故又称为Sturge-Weber综合征或脑三叉神经血管瘤病，系以颜面部和颅内血管瘤病为主要特征的神经皮肤综合征。多为散发病例，部分为常染色体显性和隐性遗传。

【病因及病理】 主要病理改变为一侧面部、软脑膜血管瘤和毛细血管畸形。面部血管瘤为毛细血管扩张或毛细血管瘤，常位于一侧三叉神经分布区，也可见于颈部、躯干、四肢或内脏。患侧大脑半球可见萎缩、变硬、血管异常增生伴出血。镜下可见神经元丧失、胶质细胞增生和钙质沉着等。

【临床表现】

1. 皮肤症状 面部血管痣出生即有，呈暗红色或红葡萄酒色，扁平状，边缘清楚，压之褪色，通常沿一侧三叉神经第Ⅰ支范围分布，也可波及第Ⅱ、Ⅲ支，严重者可蔓延至对侧面部、颈部和躯干，少数可见于口腔黏膜（图18-4）。

2. 神经症状 主要为癫痫发作，可伴Todd瘫痪，

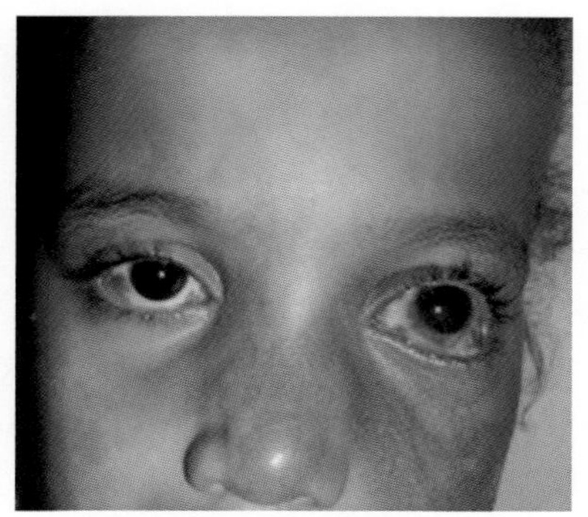

图 18-4　脑面血管瘤病患者可见面部血管痣

随年龄增大常有智能减退，脑面血管瘤对侧可出现偏瘫及偏身萎缩。其中以癫痫发作最早出现也最常见。

3. 眼部症状　在面部血管瘤同侧可出现青光眼及脉络膜、巩膜、视网膜血管瘤，以青光眼最常见。有的患者出现视网膜剥离、视网膜萎缩、眼肌麻痹及斜视等。若枕叶受损可致对侧同向偏盲。

案例 18-8 诊疗思路

1. 患儿为全身性发作，每次持续 2 ~ 3min，可自行缓解，发作后右侧肢体一过性轻瘫，符合癫痫及 Todd 瘫痪的特点。

2. 反应迟钝。

3. 左额、顶及颞部先天性血管瘤。

4. 根据患者癫痫、头面部血管瘤及智能减退等特点初步考虑脑面血管瘤病。

5. 应做辅助检查：脑电图、头颅 MRI 等检查。

【辅助检查】

（1）头颅 X 线片：可显示与脑回外形一致的特征性双轨状钙化。

（2）CT 可见钙化和局限性脑萎缩（图 18-5），MRI、PET 和 SPECT 可显示软脑膜血管瘤。

（3）DSA：可发现毛细血管和静脉异常，受累半球表面毛细血管增生、静脉显著减少和上矢状窦发育不良等。

（4）脑电图：显示患侧半球波幅低，α 波减少，可见痫性波或局限性慢波。

【诊断】　根据典型的一侧面部红葡萄酒色扁平血管瘤、癫痫及同侧青光眼等表现，结合头颅 X 线片与脑回一致的双轨状钙化，CT 和 MRI 显示脑萎缩和脑膜血管瘤等即可诊断。

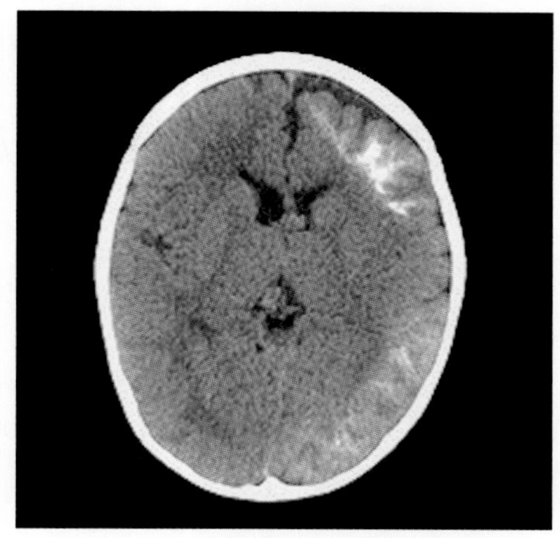

图 18-5　脑面血管瘤病患者颅脑 CT 可见钙化和局限性脑萎缩

案例 18-8 分析总结

根据患者典型的一侧面部红葡萄酒色扁平血管瘤、癫痫，结合辅助检查结果：脑电图可见尖慢波。头颅 MRI 示左侧大脑半球体积缩小，以额、颞叶明显，脑沟及侧裂池加深、加宽，左侧额、颞部见增粗、迂曲血管信号，位于大脑凸面蛛网膜下腔内。提示软脑膜血管瘤病变，可诊断为脑膜血管瘤病。

临床诊断：脑面血管瘤病。

【治疗】　目前无特效治疗，癫痫可给予抗痫药控制，青光眼应降低眼压或手术治疗，面部血管瘤可行激光治疗或整容术等。

思考题

1. 何谓神经系统遗传病？简述其分类及普遍性特征。

2. FRDA 有哪些临床表现？

3. 简述 SCA 的共有症状。

4. 简述 CMT 的分型及其临床表现。

5. 简述线粒体病的分类及其临床表现。

6. 简述 HSP 的临床表现。

7. 简述 NFI 的诊断标准。

8. 结节性硬化症的临床表现是什么？

（刘庆新）

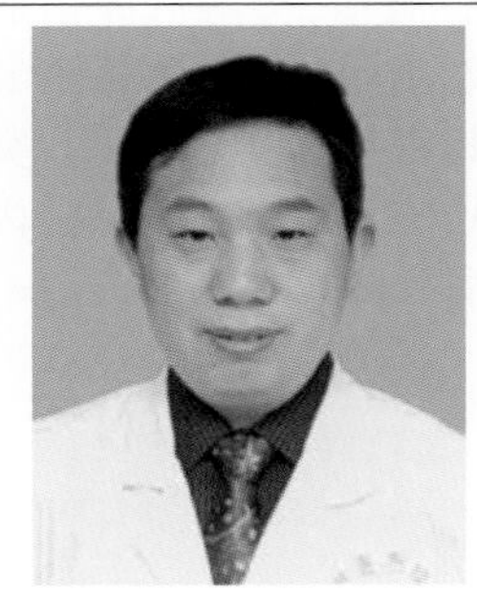

刘庆新，男，教授、主任医师、硕士研究生导师。滨州医学院神经病学教研室副主任、滨州医学院附属医院神经内科副主任、滨州市神经内科学会副主任委员、山东省医师协会神经内科分会委员、山东省脑血管病防治协会疾病与健康管理分会常务理事。曾作为访问学者到北京大学第一医院、奥地利弗兰茨·约瑟夫医院研修学习。主要致力于脑血管病、痴呆等疾病的临床及基础研究。担任山东省卫生强基工程第三批适宜卫生技术推广项目《TCD 对脑动脉狭窄的筛查技术》负责人，多次承办省级继续医学教育项目学习班。承担省厅级科研课题 3 项，发表科研论文 30 余篇，获得厅、市科技进步奖一、二等奖五项。

第十九章　神经-肌肉接头疾病

【目标要求】

掌握：重症肌无力的概念、临床表现、诊断及治疗，重症肌无力危象的概念、类型、临床表现和治疗。

熟悉：重症肌无力的发病机制及临床分型、鉴别诊断，Lambert-Eaton 综合征病因与发病机制、临床表现特点、诊断方法及鉴别诊断。

了解：神经-肌肉接头疾病的概念、神经冲动传递过程、神经-肌肉接头疾病类型。

第一节　概　　述

由中枢到达运动神经末梢支配骨骼肌运动的电冲动，必须通过神经-肌肉接头或突触间化学传递才能引起骨骼肌有效收缩，完成自主运动。神经-肌肉接头疾病（diseases of the neuromuscular junction）是指运动神经末梢与肌肉接头处传递功能障碍的一类疾病，主要包括肉毒杆菌中毒、高镁血症、快通道综合征、慢通道综合征、重症肌无力和肌无力综合征（Lambert-Eaton syndrome）等。

【骨骼肌的解剖生理】　人体的 600 多块骨骼肌占体重的 40%，每块肌肉由许多肌束组成，每条肌束由许多纵向排列的肌纤维聚集而成，肌纤维（肌细胞）呈圆柱状，长 2～15cm，直径 7～100μm，为多核细胞，外被肌膜，内含肌质。细胞核位于肌膜下，呈椭圆状，一个肌细胞的胞核可有数百个。肌膜为一层密度较高的均质性薄膜，除与普通细胞膜的功能相同外，还有兴奋传递功能。肌膜的特定部位（终板）与神经末梢构成神经-肌肉突触联系，完成神经-肌肉间的兴奋传递。肌膜还每隔一定距离向内凹陷，穿行于肌原纤维（位于肌质中，沿肌轴平行排列）之间，形成横管。后者与肌原纤维纵行排列的纵管交接处略扩大，称为终池，该池内含有钙离子。肌原纤维直径约 1μm，由许多纵行排列的粗、细肌丝组成，粗肌丝含肌球蛋白（myosin），又称肌凝蛋白，细肌丝含肌动蛋白（actin）。前者固定于肌节的暗带（A 带），系较宽（1.5μm）呈较强的双折光性，为各区异性区带，肌肉收缩时不变。后者一端固定于 Z 线，另一端伸向暗带。Z 线两侧仅含细肌丝，称为明带（Ⅰ带），系较窄（0.8μm）呈较弱的双折光性，为各区同性区带，肌肉收缩时变窄。两条 Z 线之间的节段（即两个半节的明带和一个暗带）称为一个肌节（sarcomere），为肌肉收缩的最小单位，每条肌原纤维由数百个肌节组成，故有数百个明暗相间的横纹，横纹肌故此得名。电镜下，在暗带区断面上可见每根粗肌丝周围有 6 根呈六角形排列的肌动蛋白纤维包绕，静息状态时，细肌丝的两端相距较远，当收缩状态时，Z 线两侧的细肌丝向暗带滑动，细肌丝两端的接近使肌节缩短。

【运动终板】　骨骼肌受运动神经支配，一个运动神经元的轴突在末端可分出数十至数千个分支，与所支配的肌纤维形成突触联系，称为一个运动单位（图 19-1）。

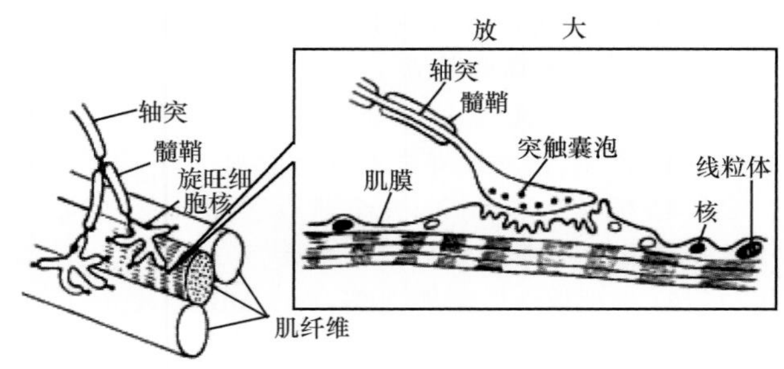

图 19-1　运动单位与运动终板

突触由突触前膜、后膜及间隙组成，突触前膜即突入肌纤维的神经末梢，不被髓鞘，顶端都呈杵状膨大，突触后膜为肌膜的终板，突触前膜与后膜之间的间隙称为突触间隙。突触前膜可通过由载体介导的“胞纳作用”摄取胆碱，然后合成乙酰胆碱（acetylcholine，ACh）储存于突触前膜的突触囊泡中，突触囊泡直径 300～500Å，壁厚 45μm，内含 ACh 分子 4000～9000 个，一次冲动可释放 ACh 分子 4×10^6 个。每个释放的 ACh 分子可有 10 个位置与乙酰胆碱受体（acetylcholine receptors，AChR）结合，结合传递在一次释放中可重复数百次，多集中于突触前膜稍增厚的 ACh 释放部位，即针对突触后膜皱褶，突触后膜由肌细胞表面特殊分化的终板构成，有许多皱褶，每个皱褶的隆起处存在许多 AChR，其密度为 $10^4/\mu m^2$。突触间隙非常狭小，一般约 500Å，充满了细胞外液，内含降解 ACh 的乙酰胆碱酯酶（acetylcholinesterase，AChE）（图 19-2）。

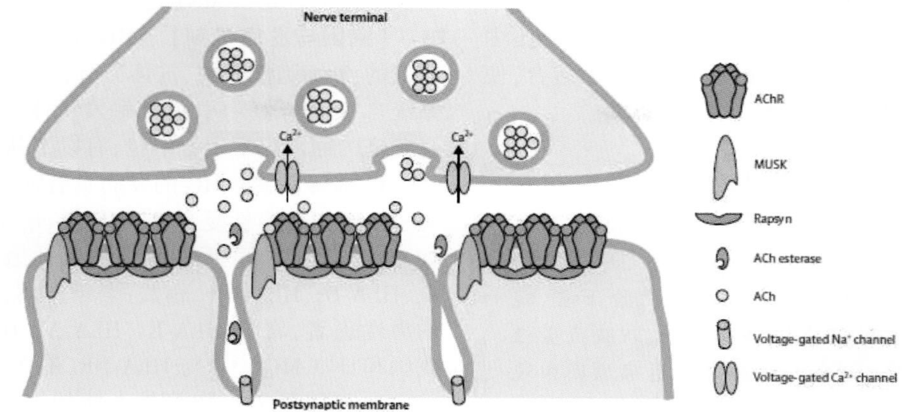

图 19-2　突触结构示意图

成人骨骼肌烟碱型 AChR 是 Na^+ 通道，为一个相对分子量为 250 000 的五聚体，由五个同源亚单位 α、β、δ、α、ε 组成。AChR 与其中的 α 亚单位结合，使离子通道空间结构改变，从而介导 Na^+ 内流，最后引起肌肉收缩。

【神经冲动传递】　神经-肌肉接头（neuromuscular junction，NMJ）的传递过程是电学和化学传递相结合的复杂过程，当电冲动从神经轴突传到神经末梢，胞外 Ca^{2+} 内流，使突触前膜内的囊泡向突触前膜的内侧面靠近，囊泡膜与突触前膜融合并出现裂口，使囊泡中的 Ach 按全或无的定律进行量子释放，一次释放大约有 4×10^6 个 ACh 分子进入突触间隙，其中 1/3ACh 分子弥散到突触后膜，两个分子的 ACh 与一个分子的 AChR 结合，使离子通道开放，引起细胞膜 K^+、Na^+ 通透性改变，细胞内的 K^+ 外溢，细胞外大量的 Na^+ 进入细胞内，导致细胞膜的去极化，产生终板电位，并沿肌膜进入横管系统扩散至整个肌纤维，促使 Ca^{2+} 从肌质网中释放出，肌凝蛋白与肌动蛋白结合，细肌丝向粗肌丝滑行而向肌节中心靠拢，使肌节变短，肌纤维呈收缩状态。多个运动单位的 NMJ 同时兴奋和肌纤维收缩，则引起肌肉收缩，产生动作电位；另 1/3 的 ACh 分子被突触间隙中的 AChE 分解成乙酸和胆碱而灭活；其余 1/3 的 ACh 分子则被突触前膜重新摄取，准备另一次释放。随后，释放到肌质中的 Ca^{2+} 迅速被肌质网纵管系统重吸收，肌质中 Ca^{2+} 浓度降低，肌凝蛋白与肌动蛋白解离，粗细肌丝恢复到收缩前状态，引起肌肉舒张。与此同时，肌细胞外的 K^+ 内流，Na^+ 外流，以恢复静息膜电位，完成了一次肌肉收缩周期（图 19-2，图 19-3）。

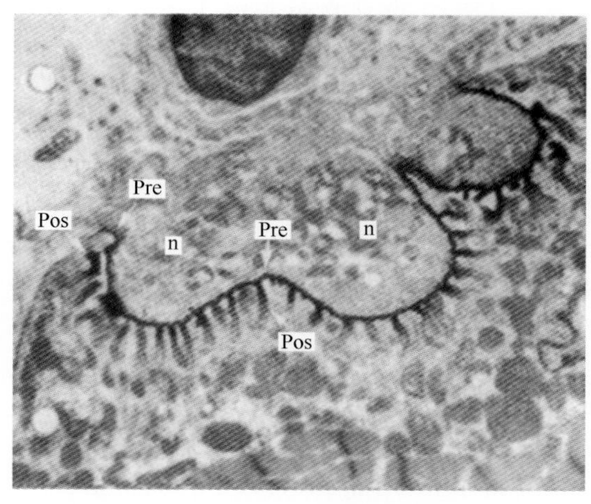

图 19-3　电镜下的 NMJ 超微结构

【神经-肌肉接头病变】　根据发病机制及所累及的部位可将神经-肌肉接头病变分为以下几种。

1. 突触前膜病变　涉及 Ach 合成和释放障碍，可见于先天性 Ach 合成障碍（如胆碱乙酰转移酶基因突变所致的家族性婴儿肌无力）及各种原因所致的 Ach 释放减少（如肉毒杆菌中毒、高镁血症、氨基糖苷类药物和 Lambert-Eaton 综合征）阻碍了 Ca^{2+} 进入神经末梢。

2. 突触间隙病变　可见于先天性胆碱酯酶活性受抑制而出现突触后膜过度去极化。

3. 突触后膜病变　包括先天性 AChR 发育不良（快通道综合征、慢通道综合征）、自身免疫原因所致的 AChR 数目减少(如重症肌无力是因为体内产生了 AChR 自身抗体而破坏了 AChR)和某种有毒物质中毒而阻断 AChR 功能(如美洲箭毒与 AChR 结合,使 ACh 不能和 AChR 结合)。

第二节 重症肌无力

案例 19-1

患者,女性,35 岁,农民。因"上睑下垂、视物成双 2 个月,吞咽困难、声音嘶哑、四肢疲劳性无力 2 周"入院。2 个月前患者无明确原因出现左上睑下垂、视物成双,早起床时症状轻,以后一天中症状逐渐加重,如果中午睡眠休息,醒后症状可减轻,但至傍晚症状又会加重,次日早起后症状又可减轻,如此周而复始,1 个月前右上眼睑又出现类似于左眼上睑下垂情况。2 周前患者感冒后,症状进一步加重,并出现吞咽困难、声音嘶哑、饮水呛咳,进食咀嚼慢,四肢出现无力感,休息后可减轻,继续活动无力感又加重。查体见:双侧上眼睑下垂,向前平视左眼裂 3mm,右眼裂 5mm,左眼球各方向运动均明显受限,右眼球向上下运动轻度受限,向左、右运动明显受限,双瞳孔大小正常,对光反射正常,讲话声音嘶哑,进行性加重,双侧软腭上抬差,咽反射迟钝,四肢肌肉无萎缩,双上、下肢肌力Ⅴ级,但双上肢前平举仅可维持 1min,蹲起 10 次后不能站起。给予新斯的明 0.5mg,肌内注射,30min 后,双眼裂增大,平视眼裂左 8mm,右 10mm,双眼球活动度较前增大,声音嘶哑改善,双上肢前平举可维持 2min,下蹲 20 次。

问题:

1. 首先应考虑的诊断是什么?
2. 还应做哪些检查以进一步明确诊断?
3. 明确诊断后治疗方案是什么?

重症肌无力(myasthenia gravis,MG)是 AChR 抗体介导、细胞免疫依赖、补体参与、主要累及 NMJ 处突触后膜 AChR 的获得性自身免疫性疾病。其临床特征是部分的或全身的骨骼肌无力,呈病态疲劳性(在活动后肌无力症状加重,休息后可以减轻)和"晨轻暮重"现象。MG 平均发病率为 7.40/100 万(女性 7.41/100 万,男性 7.66/100 万),患病率约为 1/5000。

自 1672 年英国牛津的 Thomas Willis 描述了第 1 例 MG 以来,在其认识史上经历了四个历史性转折点:20 世纪初开始详细了解 MG 的临床表现;20 世纪 30 年代开始认为本病的病变定位在 NMJ 处的突触后膜;60 年代初 Simpson 提出 MG 与免疫有关后,对 MG 的自身免疫本质有了初步的认识;70 年代把 α 银环蛇毒素用于本病研究后才逐渐真正阐明其本质,并确定其病变部位是在 MNJ 处突触后膜的 AChR 上。

【病因与发病机制】 MG 是目前发病机制较为明确的、T 细胞依赖的、抗体介导的、补体参与的神经系统自身免疫性疾病,但其触发机体对 AChR 产生自身免疫的原因仍不十分清楚,有以下几种学说。

1. 遗传因素 MG 的发病具有遗传易感性,主要与主要组织相容性复合体(MHC)、Ig 重链基因相关,如 40 岁以下发病、无胸腺瘤的女性患者,常与 HLA-A_1、HLA-B_8、HLA-DR_3 相关;老年发病、不伴有胸腺瘤的男性患者,常与 HLA-B_7、HLA-A_3、HLA-DR_2 相关,我国和日本 MG 患者与 HLA-DR_9 有关。

2. 胸腺异常 胸腺是人体的中枢免疫器官,抑制或清除能和自身成分发生免疫应答的胸腺细胞克隆(处于各个发育阶段的 T 细胞克隆),被抑制的细胞克隆,称为禁忌细胞株(禁株),MG 患者中,约 80% 有胸腺的异常增生,10%~15% 伴有胸腺瘤,行胸腺切除术后,可使 70% 以上的 MG 患者症状改善,说明胸腺异常与 MG 的发病有密切关系。其机制可能是当胸腺受病毒感染后发生炎症,胸腺异常增生,包括生成永久性的淋巴滤泡和生发中心、大量成熟的 T 细胞和多克隆 B 细胞,使"禁株"不受控制而分化、增殖。巨噬细胞将自身成分(如横纹肌样上皮细胞及其表面的 AChR)作为抗原提呈给辅助性 T 淋巴细胞(helper T cell,Th),使 Th 细胞活化,激活的 Th 细胞辅助 B 细胞活化、增殖,并分化为浆细胞产生抗 AChR 抗体。因此,胸腺是 T 细胞首先致敏和产生抗 AChR 抗体的原发部位。

3. 自身免疫应答

(1)体液免疫:自身 AChR 是导致 MG 的自身抗原,85% MG 患者血中有抗 AChR 抗体(AChR-Ab),其抗体滴度与临床病情相关。血浆交换后 MG 病情随 AChR-Ab 滴度降低而好转,当血清中 AChR-Ab 回升时,MG 病情再度恶化。AChR-Ab 引起 MG 可能与以下几点有关:①抗体直接封闭 AChR:AChR-Ab 与 AChR 的 α 亚单位结合,竞争性地抑制 ACh 与 AChR 结合,而产生封闭 AChR 的效果。②抗体间接封闭 AChR:除直接封闭受体外,AChR-Ab 能与 AChR 上非 ACh 结合部位相结合,通过妨碍空间结构变形,而干扰 ACh 与 AChR 的结合。③AChR-Ab 介导 AChR 降解、破坏:AChR-Ab 与 AChR 结合形成免疫复合物,激活补体经典途径,导致 AChR 降解、破坏,AChR 数目减少,研究发现,87% MG 患者突触后膜有免疫复合物沉积及后膜的破坏,AChR-Ab 还可通过调理作用破坏 AChR。

(2)细胞免疫:AChR 是一种 T 细胞依赖性抗原(TDG-Ag),T 细胞介导的免疫应答在 MG 中起重要作用,MG 患者周围血淋巴细胞亚群比例明显异常,主要表现 Th 细胞增高,抑制性 T 细胞(suppressor T cell,Ts)正常或降低,反应性 T 细胞直接针对胸腺和肌肉的AChR抗原产生免疫应答。胸腺是T细胞首先致敏和抗体来源的部位，针对胸腺的积极治疗后，MG患者外周血T淋巴细胞对AChR的自身免疫应答降低。MG患者活动期血清中补体含量减少，且减少程度与临床肌无力的严重程度相一致。若把MG患者血清注入补体不足的啮齿动物体内，无MG症状出现，即MG被动转移不能成功，提示MG发病机制中有补体参与。

4. 感染 某些细菌和病毒感染时，由于与AChR具有相同的抗原决定簇，通过分子模拟机制使机体对AChR的耐受消失，从而产生对AChR的免疫应答。如单纯疱疹病毒糖蛋白和$AChR_{\alpha}$160～170相同，反转录病毒的多聚酶氨基酸序列和主要免疫原区$(MIR)_{\alpha}$67～76部分序列相似。

有10%～20% MG患者血清中测不到AChR-Ab，这些患者被称为血清抗体阴性重症肌无力（SNMG）。血清抗体阴性MG的临床症状与抗体阳性者相似，对免疫抑制治疗亦敏感，而且给小鼠注射血清抗体阴性MG患者血清或IgG亦能复制MG模型。因此，就MG免疫学发病机制而言，除AChR-Ab介导外，可能还有其他的抗体或分子参与其中，如连接素（Titin）抗体、Ryanodine抗体、抗酪氨酸激酶受体（MuSK）抗体突触前膜抗体。这些自身抗体也能破坏AChR而影响神经-肌肉接头处的信号传导。

在基因水平，MG自身免疫过程中除AChR及其亚单位的mRNA及蛋白表达异常外，还有许多其他骨骼肌受体或蛋白的mRNA及蛋白表达水平发生了明显变化，可能与MG的发生和发展具有密切关系。

【病理】

1. 肌纤维 本身变化不明显，有时可见肌纤维凝固、坏死、肿胀。肌纤维和小血管周围可见淋巴细胞浸润，称之为“淋巴溢”。慢性病变可见肌萎缩。

2. 神经-肌肉接头 神经-肌肉接头处病变明显，突触间隙增宽（20nm增至40～60nm），突触后膜延长、皱折减少、表面破碎，皱折破坏成2级甚至3级突触裂隙和皱折。免疫电镜可见突触后膜上有基底膜样物质集积和$IgG\text{-}C_3\text{-}AChR$免疫复合物沉积。

3. 胸腺增生 胸腺生发中心增多作为活性的标志。10%～20%的患者合并有胸腺瘤，一般胸腺瘤有包膜，组织学上呈恶性的病例，局部扩展或浸润少见。

【临床表现】 MG可发生于任何年龄，女性较男性多见，发病呈现双高峰现象，即20～30岁是一个发病年龄高峰期，男女比例为2∶3；另一个发病高峰年龄是50～70岁，男女比例为1∶1，且常伴有胸腺肿瘤。

常隐匿性或亚急性起病，患者出现部分或全身的骨骼肌无力，其分布不符合某一运动神经或中枢神经支配特征，受累肌肉出现病态疲劳性，即活动后肌无力症状加重，经休息后症状部分或完全缓解；清晨起床时症状轻，以后一天中症状逐渐加重，即所谓的“晨轻暮重”现象。通常脑神经支配的肌肉首先受累，90%患者有眼肌受累，多先为一侧而后为双侧上眼睑下垂、斜视、复视，可为一过性或间歇性，也可为持续性，可发展到动眼完全不能，但瞳孔很少受累。70%患者有面和咽部肌肉无力，患者因口角回缩肌群无力，笑时仅有上唇提起而呈现MG的苦笑面容。因咽、喉肌群无力而有吞咽困难、呛咳、饮水自鼻孔反流，说话多时出现鼻音重、构音不清。累及胸锁乳突肌和斜方肌时，则表现颈软无力、抬头困难，转颈、耸肩无力。四肢肌肉无力以近端无力为重，表现为抬臂、梳头、上楼梯困难，不能持重物，严重患者不能下床行走。大部分病例无肌萎缩，有些病程长者可能因部分失神经而有肌萎缩，腱反射一般存在，通常无感觉和括约肌受累。感染、劳累、发热、失眠和月经来潮等因素可诱发MG或加重MG。

重症肌无力患者如果呼吸肌受累突然出现严重呼吸困难时，称之为重症肌无力危象（crisis），占MG患者的10%，是致MG患者死亡的主要原因，需要进行紧急抢救。根据病因和诱因不同，可将MG危象分为三种类型。

1. 肌无力危象 系由于重症肌无力本身疾病进展和应用胆碱酯酶抑制剂（cholinesterase inhibitors，ChEI）剂量不足所致，是最常见的危象类型。如给予注射ChEI，如依酚氯铵或新斯的明，则症状很快减轻。

2. 胆碱能危象 系由于治疗MG过程中，ChEI用量过大所致。除有呼吸困难外，患者常伴有ChEI所致的不良反应出现，如肌束颤动、腹痛、腹泻、流涎、出汗、心动过缓、瞳孔缩小等，如给予ChEI注射，则症状加重，给予阿托品注射后症状可改善。

3. 反拗危象 系由于患者对ChEI不敏感所致，给予ChEI治疗无反应，不伴有ChEI所致的不良反应。

诱发MG危象的因素包括：感染、手术、精神紧张、全身疾病等。

早年认为重症肌无力仅累及骨骼肌，最近发现少数MG患者有心肌、平滑肌的无力。此外，MG患者中枢神经系统异常的研究也越来越多。常见有癫痫发作、锥体束征阳性，而且随免疫治疗有效、AChR-Ab滴度下降，癫痫发作控制、锥体束征消失，故认为与AChR-Ab作用于中枢神经系统有关。

MG常见的伴发病有甲状腺和胸腺病变。1.3%～10.8%患者伴有典型甲状腺功能亢进或减退临床表现，10%～15%伴有胸腺肿瘤，50%～70%伴胸腺增生。

MG患者病程早期病情可有波动，缓解与复发交替，晚期患者休息后症状不能完全恢复。多数患者病情迁延数年或数十年，靠药物维持。少数病例可自然缓解。

【临床分型】

1. 成人型 改良 Osserman 分型法根据受累肌群、病程、治疗和预后等，将重症肌无力分成五型。

Ⅰ型（眼肌型）：单纯眼外肌受累，无其他肌群受累的临床和电生理所见，也不向其他肌群发展，肾上腺皮质激素治疗有效，预后好。

Ⅱa 型（轻度全身型）：四肢肌群轻度受累，常伴眼外肌无力，一般无咀嚼、吞咽和构音困难，生活能自理，对药物治疗反应及预后较好。

Ⅱb 型（中度全身型）：四肢肌群中度受累，常伴眼外肌无力，一般有咀嚼、吞咽和构音困难，生活难自理，对药物治疗反应及预后一般。

Ⅲ型（重度激进型）：急性起病，进展较快，多于起病数周或数月内出现球麻痹，常伴眼肌受累，生活不能自理，多在半年内出现呼吸肌麻痹，对药物治疗反应差，预后差。

Ⅳ型（迟发重症型）：潜隐性起病，进展较慢，多于 2 年内逐渐由Ⅰ、Ⅱ、Ⅲ型发展到球麻痹和呼吸肌麻痹，起病半年以后出现呼吸肌麻痹者属此型，对药物治疗反应差、预后差。

Ⅴ型（肌萎缩型）：指重症肌无力患者于起病后半年即出现肌肉萎缩者。因长期肌无力而出现继发性肌萎缩者不属此型。

2. 儿童型 约占我国重症肌无力患者的 10%，大多数病例仅限于眼外肌麻痹，双眼上睑下垂可先后交替出现，呈“拉锯状”或“翘翘板样”。约 1/4 患者可自然缓解，仅少数患者累及全身骨骼肌。

（1）新生儿型：母亲患 MG，约有 10% MG 母亲可将 AChR-Ab 抗体 IgG 经过胎盘传递到胎儿体内，而产生新生儿 MG。患儿出生后即出现哭声低、吸吮无力、肌张力低下、动作减少，经治疗后多在 1 周至 3 个月缓解。

（2）先天性肌无力综合征：出生后短期内出现持续性的眼外肌麻痹，常有阳性家族史，但其母亲未患 MG。

（3）少年型：多在 10 岁后发病，多为单纯眼外肌麻痹，部分伴有吞咽困难及四肢无力。

【辅助检查】

1. 抗乙酰胆碱受体抗体（AChR-Ab） 是 MG 患者的标志性自身抗体，对于 MG 的诊断具有特异性。30%～50% 的单纯眼肌型 MG 患者可检测到 AChR-Ab。80%～90% 的全身型 MG 患者可检测到 AChR-Ab。但抗体检测阴性者不能排除 MG 的诊断。

2. 抗突触前膜抗体（PsMAb） 该抗体与突触前膜处 β-银环蛇毒素结合蛋白（β-BTx）结合，通过抑制慢 K^+ 通道而延长动作电位时程，从而影响 ACh 囊泡的迁移、释放及肌纤维兴奋收缩。对于多次 AChR-Ab 检测阴性，而临床上又高度怀疑为 MG 者，血清 PsMAb 检测有助于确定诊断。这部分 MG 患者是由于 PsMAb 的增高致使突触前膜损害所致。

3. 抗肌联蛋白抗体（Titin-Ab） 肌联蛋白又称连接素（connectin），是横纹肌中除粗、细肌原纤维之外的第三种结构蛋白，相对分子质量约为 3000 000，由 27 000 个氨基酸组成，它在肌纤维中起着蛋白组建、维持静止张力与拉长弹性等重要作用。Titin-Ab 是针对 Titin 中 A/I 带交界处的主要免疫原区产生的抗体，敏感性和特异性好，能弥补胸腺 CT/MRI 对合并胸腺异常 MG 诊断的不足。

4. 肌肉特异性酪氨酸激酶抗体（MuSK-Ab） MuSK 是一种位于突触后膜酪氨酸激酶相关的受体，它主要在肌肉早期发育过程中进行表达，引起 AChR 的磷酸化和连接成簇，从而参与完成 NMJ 的冲动传递。MuSK-Ab 是一种分子量为 110 000 的蛋白类抗体，主要通过结合肌细胞处的 MuSK 连接区域，抑制肌细胞中 MuSK 集聚蛋白路径，改变了 NMJ 传递，导致肌无力的发生。目前临床上主要用于血清 AChR-Ab 阴性 MG 的诊断。眼肌型 MG 和 AChR-Ab 阳性 MG 患者血清中未发现此抗体。

5. 其他实验室检查 部分 MG 患者合并甲状腺功能亢进，血清 T_3、T_4 水平升高。部分患者也可有类风湿因子、抗核抗体、抗甲状腺抗体水平升高。

6. 胸腺 CT 或 MRI 检查 可发现胸腺增生或胸腺瘤（图 19-4）。

【诊断与鉴别诊断】

1. 诊断 早期 MG 因疲乏、无力和复视等不具特异性，常被误诊为心因性疾病，Ⅰ型 MG 患者常因单纯的上眼睑下垂、复视和斜视而就诊于眼科。典型患者根据骨骼肌无力呈病态疲劳性和“晨轻暮重”的特点，而无其他神经系统体征，可做出初筛诊断，但需做如下检查进一步确认。

（1）疲劳试验（jolly test）：让受累无力的骨骼肌做反复或持续收缩动作后，观察受累骨骼肌的疲劳情况。如令患者做连续重复睁闭眼、两眼凝视一方、两臂持续前平举、连续蹲起等动作，患者出现眼睑下垂、复视加重或臂下垂者，蹲起困难，称疲劳试验阳性。这种疲劳经休息后又恢复者，可为诊断佐证。

（2）胆碱酯酶抑制剂试验：新斯的明试验最常用，具体方法为甲基硫酸新斯的明 0.5～1.5mg，肌内注射，每 10min 记录 1 次肌无力症状改善情况，观察 1h，若肌力明显改善者，为新斯的明试验阳性，有助诊断（图 19-4）。儿童剂量可按照体重 0.02～0.03 mg/kg 给予，最大剂量不超过 1mg。参照 MG 临床绝对评分标准，依照下列公式计算相对评分，相对评分＝（试验前记录评分－注射后每次记录评分）/试验前记录评分×100%。当相对评分<25% 为阴性，25%～60% 为可疑阳性，>60% 为阳性。

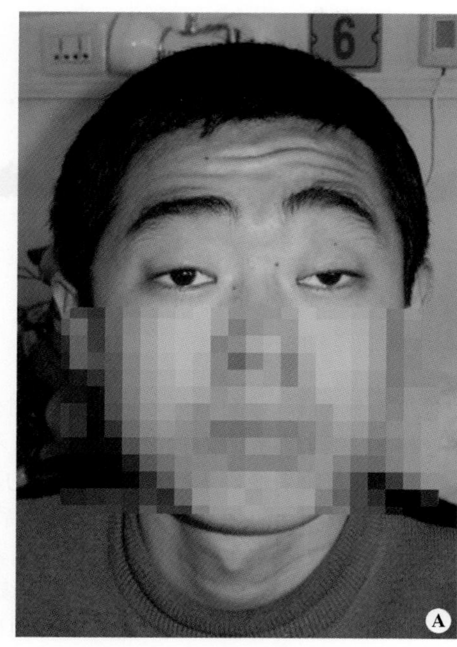
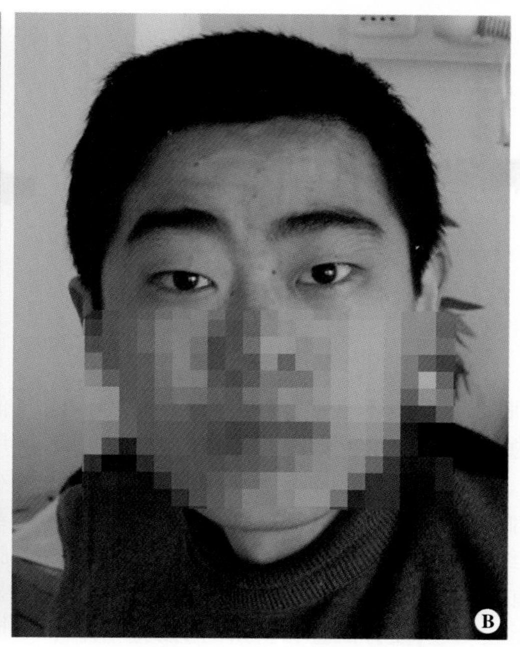

图 19-4　A. 注射新斯的明前上睑下垂；B. 注射新斯的明 20min 后上睑下垂缓解

（3）重复神经刺激（repeating nerve electric stimulation，RNES）：沿肌肉支配神经给予超阈值强度的极限刺激，记录刺激远端肌肉产生的动作电位。低频刺激（3Hz）和高频刺激（10Hz）后，动作电位波幅分别衰减 10% 和 30% 以上，称为重复神经刺激递减现象（图 19-5），对 MG 诊断有价值。应在停用新斯的明 17h 后进行，否则可出现假阴性。

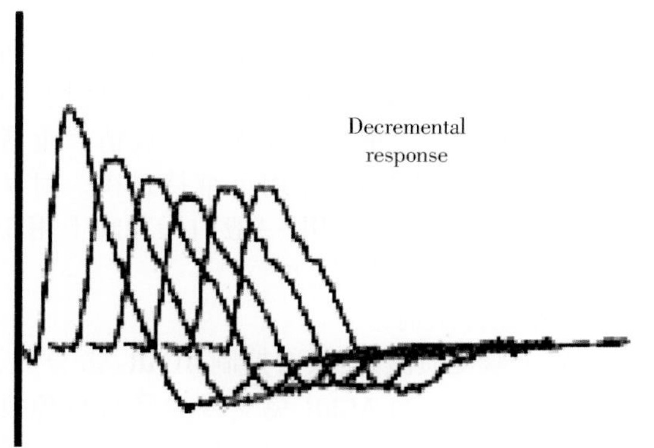

图 19-5　RNES 递减现象

（4）单纤维肌电图（single fiber electromyography，SFEMG）：是目前临床上检测 NMJ 传递障碍最敏感的方法，使用特殊的单纤维电极通过测定"颤抖"（Jitter，即同一运动单位所支配的两根肌纤维的电位在连续放电过程中时间间隔上的变化，图 19-7A）研究 NMJ 传递功能，Jitter 通常为 15～35μs；当超过 55μs 则为 Jitter 增宽。一块肌肉 20 个 Jitter 中有 2 个大于 55μs 则为异常，如果出现阻滞也判断为异常。绝大多数 MG 患者受累肌肉表现为 Jitter 增宽，严重时出现阻滞（图 19-7B）。重复神经刺激阳性者，一般不主张进一步做单纤维肌电图。单纤维肌电图难以鉴别 MG 和 Lambert-Eaton 综合征。

2. 鉴别诊断　临床上，除上述诊断方法外，还需要与下列疾病相鉴别。

（1）肌无力综合征（Lambert-Eaton syndrome）：亦为一组自身免疫性疾病，其自身抗体的靶器官为周围神经末梢突触前膜的 Ca^{2+} 通道和 ACh 囊泡释放区。多见于男性，约 2/3 的患者伴有癌症，尤其是小细胞肺癌。也可伴有其他自身免疫性疾病。多见于 40 岁以上的男性，亚急性起病，以肢体无力为常见，有不典型的"晨重暮轻"，活动后即感疲劳，短暂用力后肌力反而增强，但难以持续，很快又出现疲劳状态，脑神经支配的肌肉很少受累。约半数患者伴有自主神经功能障碍，出现口干、少汗、便秘、阳痿等。胆碱酯酶抑制剂治疗效果不明显，血清 AChR-Ab 阴性，肌电图检查可见静止肌肉动作电位波幅降低，低频重复神经刺激波幅递减，高频重复神经刺激波幅增高超过 100%，可确诊。

（2）肉毒杆菌中毒：肉毒杆菌作用于突触前膜，影响了神经肌肉接头的传递功能，出现骨骼肌瘫痪。患者多有肉毒杆菌中毒的流行病学史，及时静脉输葡萄糖和生理盐水，并应用盐酸胍治疗有效。

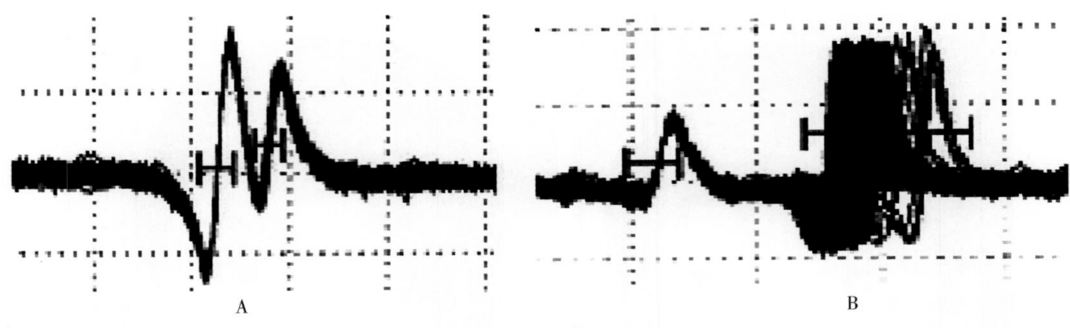

图 19-6 A. 正常 Jitter；B. Jitter 增宽和阻滞

（3）眼肌型肌营养不良症：易与单纯眼肌型 MG 混淆，本病隐匿起病，青年男性多见，症状无波动，病情逐渐加重。胆碱酯酶抑制剂治疗效果不明显或无效，肌电图、血清酶学变化，可资鉴别。

（4）单纯延髓肌麻痹：因延髓肌无力而需与 MG 鉴别，本病有舌肌萎缩、纤颤和四肢肌肉跳动，病情进行性加重，无波动性，疲劳试验和新斯的明试验阴性，胆碱酯酶抑制剂治疗无效。

（5）多发性肌炎：因有近端肌无力而需与 MG 鉴别，本病肌无力常伴有肌肉疼痛和压痛，病情无明显"晨轻暮重"现象，肌电图检查和血清酶学变化，可资鉴别，必要时可行肌肉活检。

案例 19-1 分析讨论

1. 本例患者具有以下临床特点

（1）青年女性，病程 2 月，发病无明显诱因，以上睑下垂、复视为首发症，渐出现吞咽困难、声音嘶哑和四肢无力，肌无力具有疲劳性、"晨轻暮重"特征。

（2）查体：双侧上眼睑下垂不对称，双眼球运动障碍不对称，双瞳孔大小正常，对光反射正常，声音嘶哑，双侧软腭上抬差，咽反射迟钝，四肢肌肉无萎缩、肌张力和腱反射正常，无感觉障碍，静态检查四肢肌力正常，疲劳试验阳性。

（3）新斯的明试验阳性。

根据以上特点：首先考虑的诊断是 MG。

2. 需要进行的检查 血清 AChR-Ab 和 MuSK-Ab 检测、肌电图重复神经刺激检查、胸部 CT 检查。

【治疗】

1. 药物治疗

（1）胆碱酯酶抑制剂：只起对症治疗作用，并不改变其根本的免疫病理学过程，适用于除胆碱能危象以外的所有重症肌无力患者。主要是通过动用 ACh 储存部分中的"过剩部分"和使 ACh 降解速度减慢，使 NMJ 处 ACh 量增加 1 倍，从而提高 ACh 与 AChR 结合的几率，提高其安全系数，有利于 NMJ 处的传导，使肌力有所恢复。不宜单独长期使用，应配合其他免疫抑制剂等治疗，但危象期间抢救时仍可短期应用。ChEI 用药剂量因人而异，原则上以不良反应最小，改善肌力效果最好为标准。其共同的不良反应有毒蕈碱样（M 样）和烟碱样（N 样）胆碱系两方面：如腹痛、腹泻、肌束震颤和分泌物增多等。不良反应明显者可加用阿托品 0.5mg/d，但不宜持续应用，以免掩盖胆碱能危象的先兆症状。常用的胆碱酯酶抑制剂有以下几种。

1）新斯的明：甲基硫酸新斯的明注射液稳定性好，供肌内注射使用，如果口服则大部分于肠内破坏，只有未被破坏的部分才被吸收，故口服的有效剂量为注射剂量的 30 倍。一般注射用甲基硫酸新斯的明 0.5～1mg，餐前 30min 肌内注射，可明显改善患者的球麻痹症状，而有利于保证进餐。口服需用溴化新斯的明 15～30mg，3～4 次/日，口服约 15min 起效，30～60min 作用达高峰，持续 2～6h，其后迅速消失。日量一般不超过 180mg。

2）溴吡斯的明：具起效温和、平稳、作用时间较长（2～8h）和逐渐减效等特点，故一般用药间期为 6～8h。口服每次 60～120mg，2～4 次/日，病情严重者可酌情加量，病情一旦控制，作用可维持过夜。对某些病例可与溴化新斯的明合用，一般白天和晚上用溴吡斯的明而早晨用新斯的明。

（2）免疫抑制剂

1）肾上腺皮质激素：具有抑制 AChR-Ab 合成，使 NMJ 处突触后膜上的 AChR 免受或少受自身免疫攻击所造成的破坏，使突触前膜易释放 ACh，兴奋易于传递，使终板再生，突触后 AChR 数目成倍增加。适用于单纯眼肌型 MG，胆碱酯酶抑制剂疗效不理想，而准备做胸腺摘除的全身型 MG 及病情恶化又不适于或拒绝做胸腺摘除的 MG 患者。选用大剂量甲泼尼松龙针剂 500～1000mg/d，或地塞米松针剂 20mg/d，静脉滴注，每日 1 次，连用 7～10 天。若吞咽功能改善或病情稳定，停用地塞米松针剂，改为泼尼松片 80～100mg，每晨顿服。当症状基本消失后渐减，直至完全停药或隔日 5～15mg 长期维持。若中途病情波动，则需随时调整剂量。

80%～90% 患者有效，高龄、伴胸腺瘤者疗效较好。治疗开始时，约48%患者有病情加重，其中86%需用人工呼吸机。加重于1～17天开始，持续1～20天。故此种治疗应当在有辅助呼吸机，最好在有重症监护病房的医院内进行。肾上腺皮质激素治疗剂量应因患者而异，疗效与病程无关，一般0.5～60天起效，故应当用足剂量和疗程60天才能宣告无效。疗效维持3个月到10年不等。

2）细胞毒药物：适用于因有高血压、糖尿病、溃疡病而不能用或不能耐受，以及对肾上腺皮质激素疗效不佳者。不良反应有外周血白细胞和血小板减少、脱发、胃肠道反应、出血性膀胱炎等。同时应注意肝、肾功能的变化。

A. 硫唑嘌呤：在体内先降解为6-巯基嘌呤，再转成活性物质6-巯基嘌呤核糖苷，此活性物质与正常核酸代谢所需的肌苷酸结构相似，故在淋巴细胞合成鸟苷酸和腺苷酸过程中能与肌苷酸竞争酶类而妨碍其合成，又6-巯基嘌呤核糖苷通过反馈作用妨碍肌苷酸前体（5-磷酸核糖）的合成，这也影响核酸的合成。成人口服每次25～100mg，每日2次，用药后4～26周起效，总有效率92%，缓解率40%。

B. 环磷酰胺：是氮芥衍化物，通过烷化作用攻击核酸，和核酸形成交叉联结，使脱氧核糖核酸生物活性减弱或丧失，致细胞分裂时不能正确复制。对被抗原致敏后行有丝分裂、增殖的免疫活性细胞有直接杀伤作用，但不能杀伤记忆细胞，故不能消除记忆性免疫应答。口服每次50mg，每日2～3次，或200mg，每周2～3次，静脉注射，或600～1000mg，静脉滴注，每周1次，总量10～20g。

C. 环孢素A：对细胞免疫和体液免疫均有抑制作用，可使AChR-Ab合成减少。口服6mg/（kg·d），12个月为一疗程。不良反应有肾小球局部缺血坏死、恶心、心悸等。

2. 胸腺摘除　能去除启动自身免疫应答的始动抗原［胸腺上皮样细胞表面新的抗原决定基（AChR）］，去除AChR致敏的T细胞、分泌AChR-Ab的B细胞及与免疫功能障碍有关的其他胸腺因素。适应证为：伴有胸腺肥大和高AChR-Ab效价者、伴胸腺瘤的各型重症肌无力、年轻女性全身型、对ChEI治疗反应不满意者。约70%的患者术后症状缓解或治愈，一般术后半年内病情波动仍较大，2～4年后渐趋稳定，5年后约90%有效，且疗效持久。因MG患者的淋巴结等二级淋巴器官中有合成AChR-Ab的B细胞及其相应的辅助性T细胞，这些长寿命T细胞能存活数年，故胸腺摘除的远期疗效起效较慢。

3. 血浆交换　以正常人血浆或血浆代用品置换患者血浆，降低AChR-Ab及免疫复合物来治疗重症肌无力。起效迅速，近期疗效好，但不持久。交换量平均每次2.5L，每周1～2次，连用3～8次。疗效取决于AChR-Ab的半衰期，随抗体水平逐渐增高而症状复现。适用于危象和难治性MG或胸腺摘除术前的准备，也可与肾上腺皮质激素等免疫抑制剂合用，取长补短，可获长期缓解。值得注意是，因AChR-Ab排空，反馈致AChR-Ab合成过度而使病情加重。有的在连续治疗5～6个月时，病情复发或恶化。

4. 免疫球蛋白　大剂量免疫球蛋白静脉注射可缓解病情。外源性的免疫球蛋白（IgG）可以干扰AChR-Ab与AChR的结合，从而保护AChR不被抗体阻断。用IgG 0.4g/（kg·d），静脉滴注，5日为一疗程。大部分患者于注射后第10～15天有明显好转，原需用鼻饲或人工呼吸机者可停用，且AChR-Ab水平降低，第25天可达病前水平，作用可持续约60天。

5. 禁用和慎用影响神经肌肉接头处传导的药物　此类药物有：①抗生素类包括氨基糖苷类抗生素、喹诺酮类抗生素、多黏菌素等。②心血管类药物包括利多卡因、奎尼丁、普鲁卡因酰胺、心得安、心得平、美托洛尔、阿替洛尔、维拉帕米、咪噻芬、缓脉灵等。③抗癫痫药物包括苯妥英钠、苯巴比妥、乙琥胺、三甲双酮等。④抗精神病药物包括碳酸锂、苯乙肼、氯丙嗪、氯硝西泮、地西泮（特别是注射剂）。⑤麻醉药包括吗啡、氯仿、箭毒、乙醚。若因手术必须麻醉时可选用氟烷、氧化亚氮、环丙烷、琥珀胆碱等。⑥其他药物如青霉胺、氯喹、喹宁、氯化胆碱和肉碱、蟾酥及中成药，如六神丸、喉疾灵、珍珠层粉等。

【危象与处理】　危象是MG最危急状态，病死率为15.4%～50%，常见的促发因素有呼吸道感染、精神刺激、胸腺放疗、胸腺摘除和过度劳累。不管何种类型的危象基本处理原则都是下面几方面。

1. 对症支持治疗　①保持呼吸道通畅，当自主呼吸不能维持正常通气量时，应及早气管切开用人工辅助呼吸。②严格气管切开和鼻饲护理，无菌操作、保护呼吸道湿化、严防窒息和呼吸机故障。③积极控制感染，选用有效、足量和对NMJ无阻滞作用的抗生素（如头孢类、大环内酯类、氯霉素）控制感染。

2. 鉴别危象类型，对症处理　肌无力危象者加用或增加ChEI；胆碱能危象者停用ChEI，可给予阿托品0.5～1mg，静脉注射；反拗危象主要是对症治疗，停用ChEI。

3. 其他　大剂量免疫球蛋白静脉注射和（或）血浆置换。

案例19-1分析总结

本例患者在明确诊断后治疗方案是下面所述。

首先应用胆碱酯酶抑制剂、肾上腺皮质激素治疗，如果效果好，坚持长期治疗小剂量激素维持1～2年；如果效果不佳或无效时，可考虑加用其他免疫抑制剂，必要时可以给予免疫球蛋白或行血浆交换治疗。如果血清学检查发现 AChR-Ab 效价高，胸部 CT 检查发现存在胸腺肿瘤，可进行胸腺摘除手术。

第三节 Lambert-Eaton 综合征

案例 19-2

患者，男性，65 岁，因“渐进性双下肢无力、行走困难半年”入院。患者近半年前不明原因出现双下肢无力、疲劳感，在短时间内行走活动时，可感觉无力、疲劳症状减轻，但长时间行走活动后无力加重，上下楼梯感觉吃力，以上症状缓慢进行性加重。曾查血糖正常，甲状腺功能正常。吸烟史 45 年。查体：双肺听诊正常，脑神经检查正常，感觉检查正常，双上肢检查正常，双下肢肌力近端Ⅱ级、远端Ⅲ级，肌张力、腱反射正常，锥体束征阴性，行走呈轻度“鸭步”，疲劳试验阳性。

实验室检查：血糖、电解质、甲状腺功能正常，血清 AChR-Ab 阴性。肌电图重复电刺激检查示：高频刺激动作电位波幅递增 150%，低频刺激动作电位波幅递减 42%。

问题：

1. 本例患者首先考虑的诊断是什么？
2. 还应再做哪些检查？
3. 与 MG 如何鉴别？

Lambert-Eaton 综合征（Lambert-Eaton syndrome），又称肌无力综合征，是一组累及 NMJ 突触前膜的自身免疫性疾病，常与小细胞肺癌相伴，是由电压控制性 Ca^{2+}通道抗体使突触前膜 Ca^{2+}传递障碍，使突触前膜 ACh 最小释放量减少而致肌无力。

【病因与发病机制】

1. 遗传因素 Lambert-Eaton 综合征患者常与遗传相关的自身免疫性疾病相伴，如甲状腺功能低下、甲状腺功能亢进、胰岛素依赖性糖尿病、白斑和恶性贫血等，而且 Lambert-Eaton 综合征患者 HLA-B_8、HLA-A_1 和 HLA-DR_3 出现率明显增高。

2. 细胞免疫 一些在正常情况下仅在神经系统表达的抗原可在肿瘤中表达，免疫系统识别为异己而发起攻击，肿瘤细胞凋亡后被吞噬细胞吞噬，这些吞噬细胞转移至淋巴结并呈递抗原给 T 淋巴细胞，从而激活抗原特异性 $CD4^+$、$CD8^+$T 细胞。$CD8^+$T 细胞介导肿瘤免疫，抑制肿瘤生长，但不能引起神经系统的损害；$CD4^+$T 细胞激活 B 细胞成熟为浆细胞，产生抗肿瘤抗体，抗肿瘤抗体可与血–脑屏障外的神经系统部分发生反应，如抗体与 NMJ 处的电压依赖性 Ca^{2+}通道反应，引起 Lambert-Eaton 综合征。

3. 体液免疫 已证实 Lambert-Eaton 综合征患者有针对 NMJ 处突触前膜与 ACh 释放有关抗原决定簇的 IgG 抗体，其靶器官为神经末梢的 Ca^{2+}通道蛋白，通过自身免疫应答使 Ca^{2+}通道破坏，因而当神经冲动到达神经末梢时 Ca^{2+}不能进入神经末梢，导致 ACh 囊泡释放 ACh 的数量大大减少，最终造成 NMJ 传递障碍。Lambert-Eaton 综合征患者血浆交换后均有自觉症状和客观体征改善，由小指展肌记录的动作电位，于血浆交换后有增高，血浆交换后 10～15 天达最高值，约 30 天其电位又重新降低。小鼠注射 Lambert-Eaton 综合征患者的免疫球蛋白，能够把 Lambert-Eaton 综合征的其他电生理特征转移给小鼠，Lambert-Eaton 综合征中有相当多的患者合并小细胞肺癌，后者能表达 Ca^{2+}通道蛋白，机体产生相应抗体，此抗体和自身的神经末梢 Ca^{2+}通道蛋白发生交叉反应，而导致 NMJ 传递障碍。

【临床表现】 多见于成年男性，约 2/3 患者伴发有肿瘤，多见于小细胞肺癌，也可合并其他恶性肿瘤如乳癌、消化道肿瘤等。Lambert-Eaton 综合征通常呈亚急性起病，出现进行性肢体近端及躯干肌无力，易疲劳，下肢重于上肢，常以行走无力、上楼梯困难为首发症状，行走呈“鸭步”或“摇摆”步态，脑神经支配的咽喉肌及眼外肌很少受累，晚期严重病例可见眼睑下垂和球麻痹。肌肉无力呈现病态疲劳性，短暂（15s 左右）用力收缩后肌力增强，持续用力后肌力又下降，腱反射在休息时降低或消失，但于肌肉收缩后有明显恢复。少部分患者可有感觉障碍、小脑性共济失调。半数以上的患者有胆碱能性自主神经功能不良，出现口干、泪液和汗液分泌减少、便秘、括约肌障碍、阳痿等。偶尔有肾上腺能神经功能障碍，出现直立性低血压。

Lambert-Eaton 综合征的临床症状可出现在恶性肿瘤前数月甚至数年，但小细胞肺癌中仅 3% 左右出现本综合征，约 33% 患者并不合并恶性肿瘤，但可合并其他自身免疫病。

【辅助检查】

1. 肌电图检查 最有特征性改变的是肌电图，用低频神经重复电刺激可见动作电位波幅轻度降低或变化不大，而高频神经重复电刺激大力收缩 15s 后，波幅增高超过 25% 应高度怀疑本病，若超过 100% 则可确诊，有时可超过 200%，这是由于高频刺激使神经末梢突触前膜递质释放增加所致。

2. 抗电压门控 P/Q 钙通道（voltage gated calcium channels，VGCC）抗体 Lambert－Eaton 综合征患者中，此抗体阳性率约为 80%～90%，亚型多为抗 P/Q 型 VGCC 抗体。Lambert-Eaton 综合征是一种 NMJ 的传递紊乱，这种紊乱是由抗体损伤了 ACh 突触前膜的释放造成的。ACh 的正常释放是由在神经末梢中流入的 Ca^{2+}通过 VGCC 来控制的,由于抗 Ca^{2+}通道自身抗体的存在减少了 Ca^{2+}的流入,并抑制了 ACh 的释放,因而导致了 Lambert-Eaton 综合征的发生。

3. 抗乙酰胆碱受体抗体(AChR-Ab) 绝大部分 Lambert-Eaton 综合征患者血清 AChR-Ab 阴性,个别患者 AChR-Ab 阳性。

4. 胆碱酯酶抑制剂药理学试验 新斯的明或依芬氯铵试验往往阴性,部分患者可有弱反应,但不如 MG 敏感。

【诊断与鉴别诊断】 根据亚急性起病,肢体对称性近端肌肉无力和易疲劳性,短暂活动后症状减轻,无眼肌麻痹,伴口干、便秘和阳痿等表现,胆碱酯酶抑制剂药理学试验阴性,肌电图检查高频重复刺激时,诱发波幅明显增加,可做出初步诊断,若波幅增加超过 100% 则可确诊。由于 Lambert-Eaton 综合征常与潜在的癌症有关,因而还要全面查找肺癌等恶性肿瘤是否存在。

Lambert-Eaton 综合征应与全身型 MG 相鉴别,MG 患者肌无力特点为明显"晨轻暮重",活动后加重,休息后减轻,新斯的明或依芬氯铵试验阳性,胆碱酯酶抑制剂治疗有显著疗效,血清抗 AChR-Ab 阳性,肌电图低频、高频重复神经刺激波幅均呈递减现象。而 Lambert-Eaton 综合征临床特点较多为"晨重暮轻",肌无力于活动后减轻,再活动又加重,肌电图重复神经刺激则为低频波幅递减,高频波幅递增。一些 Lambert-Eaton 综合征患者为眼睑下垂伴 AchR-Ab 增高,这种"组合的"症候群可能与同一个体多发自身免疫性疾病有关。

案例 19-2 分析讨论

1. 本例患者的特点

(1) 老年男性,吸烟史 45 年,隐匿起病,病程半年,症状为缓慢进行性加重的双下肢无力,无力症状在起始运动时可以暂时减轻,持续活动时又加重。

(2) 查体:双肺听诊正常,双下肢肌力减退,肌张力、腱反射正常,锥体束征阴性,行走呈轻度"鸭步",疲劳试验阳性。

(3) 实验室检查:血糖、电解质、甲状腺功能正常,血清 AChR-Ab 阴性。肌电图重复电刺激检查示:高频刺激动作电位波幅递增 150%,低频刺激动作电位波幅递减 42%。

根据以上特点,该患者首先考虑 Lambert-Eaton 综合征的诊断。

2. 本例患者还应该进一步做的检查 胸部 CT 检查,本例患者胸部 CT 检查报告:右侧肺门见一 3cm×4cm 包块,边界毛糙,诊断肺癌可能性大。经手术探查,右侧肺门包块 3cm×4cm,质硬,右侧肺门淋巴结肿大,活检确诊为小细胞肺癌。故本例患者的最终诊断为小细胞肺癌致 Lambert-Eaton 综合征。

3. Lambert-Eaton 综合征与重症无力的鉴别要点 MG 患者肌无力特点为明显"晨轻暮重",活动后加重,休息后减轻,新斯的明试验阳性,胆碱酯酶抑制剂治疗有显著疗效,血清抗 AChR-Ab 阳性,肌电图低频、高频重复神经刺激波幅均呈递减现象,常伴有胸腺肿瘤。而 Lambert-Eaton 综合征临床特点较多为"晨重暮轻",肌无力于短暂活动后减轻,持续活动又加重,肌电图重复神经刺激则为低频波幅递减,高频波幅递增,常伴有肺癌等恶性肿瘤。

【治疗】

1. 对症治疗 增加 NMJ 处突触前膜 ACh 释放。

(1) 3,4-二氨吡啶:改善肌无力有效,且不良反应小,相对无毒性。10~20mg/d,分 4~5 次口服。有时于服药后约一小时可发生口周或更广泛的感觉异常。联合应用溴吡斯的明可能效果更好。

(2) 盐酸胍:对缓解肌无力症状有效。根据肌无力程度选用胍尼丁 10~30mg/(kg·d),分 4 次口服。不良反应包括骨髓抑制、因间质性肾炎或肾小管坏死而致的肾衰竭、胃肠道不适、心房颤动,低血压。

2. 针对异常免疫治疗

(1) 血浆交换:迄今认为血浆交换治疗最有效,方法详见本章 MG 节。

(2) 免疫球蛋白:静脉滴注免疫球蛋白也是一种有效的治疗方法,具体见本章 MG 节。

(3) 泼尼松 1~1.5mg/(kg·d)和硫唑嘌呤 2.5mg/(kg·d)合用:有效,但其起效甚慢,至少 6 个月才有好转。患者需长期用免疫抑制剂,因停用可能会致症状复现。

(4) 泼尼松:1~1.5mg/(kg·d),一日一次或隔日一次,配合血浆交换。血浆交换是一种有用的辅助疗法,轻病例经此治疗后其肌肉动作电位可能恢复

正常。当症状缓解时,应逐渐缓慢减少泼尼松用量,直至最低有效剂量。

3. 去除原发病 确诊有恶性肿瘤时,外科手术、深部放射治疗或细胞毒药物均能使其症状明显改善。

4. 其他 避免应用影响神经肌肉接头处传导的药物。

思考题

1. 什么是MG？其病变部位在何处？
2. MG的临床表现特点是什么？
3. MG的诊断依据有哪些？
4. MG危象有几种类型？如何鉴别和处理？
5. Lambert-Eaton综合征的病变部位在何处？
6. 如何鉴别重症肌无力与Lambert-Eaton综合征？

（刘志辉）

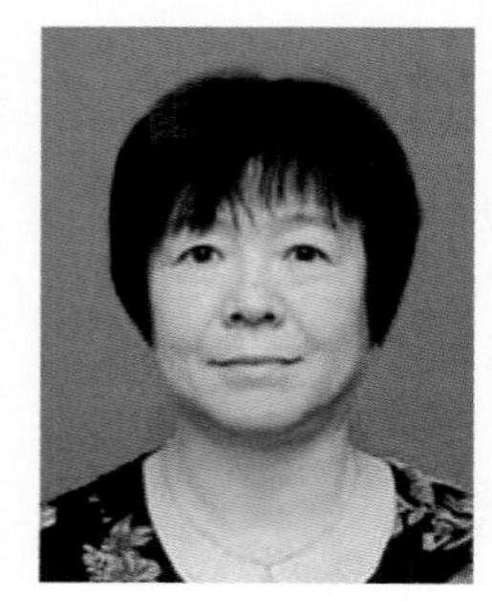

刘志辉，女，医学学士、教授、主任医师、硕士研究生导师，潍坊医学院神经病学教研室主任，潍坊医学院附属医院神经内科主任。兼职中国研究型医院眩晕专业委员会委员、山东省脑血管病防治协会常务理事、中华医学会山东省脑血管病学会委员、山东省预防接种异常反应调查诊断专家组和处置专家组成员、潍坊市神经内科学会副主任委员。带领科室获得山东省临床重点专科、山东省脑血管病重点实验室、潍坊市临床重点学科称号。

自1982年以来，一直从事神经病学的临床、教学及科研工作，擅长神经内科常见病、多发病及疑难杂病的诊治，尤其在脑血管疾病、帕金森病、癫痫、神经-肌肉接头疾病的诊治方面有较深造诣。

在国内外专业期刊发表论文60余篇，参编著作10余部，参与中国科技部北京天坛医院脑血管病研究合作课题2项，承担省市级科研课题10项，获科技进步成果奖8项。

第二十章　肌肉疾病

【目标要求】

掌握：周期性瘫痪的类型，低血钾性周期性瘫痪的临床表现特点、诊断和治疗方法。

熟悉：低血钾性周期性瘫痪的鉴别诊断。

了解：强直性肌营养不良、进行性肌营养不良、多发性肌炎、皮肌炎的临床表现特点，进行性肌营养不良的临床分型，多发性肌炎的病理学特征。

第一节　概　　述

肌肉疾病（muscle diseases）或肌病（myopathy）是指骨骼肌（skeletal muscles）本身病变引起的疾病。一块骨骼肌由多条肌束（muscle bundle）组成。肌束由许多肌纤维（muscle fiber）纵形排列构成。一根肌纤维就是一个肌细胞，肌细胞呈圆柱状，外被肌膜（细胞膜），内含肌质（胞质），是多核细胞，胞核呈椭圆形贴近肌膜成串排列。肌膜的特定部位（终板）与神经末梢构成突触；肌膜每隔一段距离向内凹陷形成横管。肌质中有大量条状肌原纤维（myofibril）纵贯肌细胞全长，与肌细胞长轴平行排列。肌原纤维由粗肌丝及细肌丝组成。粗肌丝含肌球蛋白（myosin），细肌丝含肌动蛋白（actin）、原肌球蛋白（tropomyosin）及肌钙蛋白（troponin）。肌质中的肌质网（sarcoplasmic reticulum）又名纵管，与肌原纤维平行排列。肌质网互相连通形成网状包绕肌原纤维，并在横管附近膨大成为终池。终池是肌细胞储存 Ca^{2+} 的地方，故有钙池之称。肌质中的线粒体通过氧化代谢为肌肉收缩和舒张提供能量。

肌细胞的不同部位或功能系统损害可导致不同的肌肉疾病。①肌细胞膜电位异常：周期性瘫痪，强直性肌营养不良症。②肌细胞能量代谢障碍：线粒体肌病（见第八章第四节）。③肌细胞膜内病变：进行性肌营养不良症，炎症性肌病。

第二节　周期性瘫痪

案例 20-1

患者，男性，32 岁，因“突发四肢无力 6h”于上午 10 点来诊。患者于入院前 1 日晚与同学聚餐，进食较多，饮酒少许，于晚 10 点入睡，睡前无不适。来诊前 6h，即早 4 点睡眠中醒来，发现全身无力，双上肢能勉强抬离床面，双下肢能动勉强伸屈，但不能抬离床面，无吞咽困难、饮水呛咳、二便失禁和潴留，无肢体麻木。查体：体温 36.6℃，神志清楚，言语正常，脑神经检查正常，感觉检查正常，双上肢肌力Ⅲ级，双下肢肌力Ⅱ级，四肢：肌张力低、腱反射消失，锥体束征阴性。

问题：

1. 首先考虑的诊断是什么？
2. 应该进行哪些辅助检查明确诊断？
3. 如何治疗？

周期性瘫痪（periodic paralysis）也称周期性麻痹，是表现为骨骼肌反复出现弛缓性瘫痪为特征的一组肌病，发病时可有血钾浓度改变，瘫痪持续数小时至数周后恢复正常。根据发病时血清钾的浓度，可分为低血钾、高血钾及正常血钾三种类型。部分患者可继发于甲状腺功能亢进、肾衰竭及代谢性疾病，称为继发性周期性瘫痪。临床上以低血钾型周期性瘫痪最常见。

【病因与发病机制】　低血钾型周期性瘫痪（hypokalemic periodic paralysis）呈常染色体显性遗传，我国以散发多见。因 1 号染色体长臂（1q31～1q32）编码肌细胞 Ca^{2+} 通道 α1 亚单位的基因突变所致。α1 亚单位基因编码位于肌细胞横管系统的二氢吡啶受体，具有调节 Ca^{2+} 通道和肌肉兴奋-收缩偶联的作用。低血钾型周期性瘫痪患者的肌无力在饱餐或剧烈活动后休息中最易发病，注射胰岛素、肾上腺素或大量葡萄糖也可诱发，都提示可能是葡萄糖进入肝脏或肌细胞合成糖原过程中带走 K^+ 使血液中 K^+ 含量降低，而出现肌无力。

普遍认为低血钾型周期性瘫痪的发病机制与 K^+ 浓度在肌膜内外的波动有关。正常情况下肌膜外 K^+ 低，肌膜内 K^+ 高，维持正常的静息电位。低血钾型周期性瘫痪患者的肌细胞膜经常处于不稳定的轻度去极化状态，电位稍有变化即可导致 Ca^{2+} 通道受阻使电活动传播障碍。低血钾型周期性瘫痪发病期间受累骨骼肌电刺激可无反应。

高血钾型周期性瘫痪（hyperkalemic periodic paralysis）和正常血钾型周期性瘫痪（normal kalemic periodic paralysis）则属骨骼肌 Na^+通道病。

【病理】 周期性瘫痪的主要病理改变是肌质网空泡化。肌原纤维被圆形或椭圆形空泡分隔，空泡内含少许糖原颗粒及透明液体。电镜下，可见空泡是由肌质网终池及肌膜横管系统扩张形成。发病间歇期，上述病理改变可部分恢复，但肌原纤维间仍可见小空泡。

【临床表现】

1. 低血钾型周期性瘫痪

（1）任何年龄均可发病，但以青壮年男性多见。

（2）病前可有饱餐（大量摄入糖类）、剧烈运动、酗酒、寒冷及精神刺激等诱因。多在夜间睡眠中发病或晨醒时发现，对称性四肢无力或瘫痪，下肢重于上肢，近端重于远端；也可由双下肢开始逐渐延及双上肢，数小时至 1~2 天达高峰。可伴有肢体酸胀、麻木或针刺感。

（3）发病期间意识清楚，脑神经支配的口咽肌、头面肌、眼肌及膀胱直肠括约肌不受影响，呼吸肌一般不受影响，但少数严重患者，可出现呼吸肌麻痹及心律失常而危及生命。

（4）体检可发现患者肢体对称性弛缓性瘫痪，肌张力降低，腱反射减弱或消失，无明显感觉障碍，病理反射阴性。

（5）肢体瘫痪一般经数小时至数天逐渐恢复，先受累的肌肉最先恢复。间歇期长短不一，可数周或数月一次，个别患者天天发作，也有数年一次甚至终身只发作一次者。

2. 高血钾型周期性瘫痪　高血钾型周期性瘫痪又称强直性周期性瘫痪，少见，基本上仅见于北欧国家。多在 10 岁以前发病，男性多见，多在剧烈运动后、饥饿、寒冷刺激及摄入钾盐后诱发。肢体瘫痪程度一般较轻，持续时间较短，每次持续数分钟至 1h。常伴有肌肉痛性痉挛，肢体放入冷水中易出现肌肉僵硬。多在 30 岁左右逐渐终止发作。

3. 正常血钾型周期性瘫痪　罕见，多在 10 岁前发病。常于夜间或清晨醒来发现肢体瘫痪，可出现构音不清及呼吸困难。限制钠盐摄入或补钾可诱发或加重，补充钠盐可好转。每次发作持续时间较长，多在 10 天以上。

【辅助检查】

1. 低血钾型周期性瘫痪　发病期间血清钾多低于 3.5 mmol/L，间歇期正常。心电图呈典型低钾性改变，出现 u 波，T 波低平或倒置，PR 间期及 Q-T 间期延长，ST 段下降，QRS 波增宽。肌电图显示运动电位时限缩短、波幅降低，完全性瘫痪时运动电位消失，电刺激无反应。

2. 高血钾型周期性瘫痪　发病时血清钾多高于 7~8 mmol/L，尿钾升高，血清钙降低；血清肌酸激酶（CK）可升高。心电图呈高血钾性改变，如 T 波高尖，快速型心律失常。肌电图呈颤动电位及强直放电。

3. 正常血钾型周期性瘫痪　患者血清钾正常。

【诊断与鉴别诊断】

1. 诊断

（1）低血钾型周期性瘫痪：根据周期性发作的短时肢体弛缓性瘫痪，不伴意识障碍及感觉障碍，发病期间血钾低于 3.5 mmol/L，心电图呈低钾性改变，补钾后症状迅速好转等可做出诊断。有家族史者更支持诊断。

（2）高血钾型周期性瘫痪：根据发作性肌无力伴肌强直，无感觉障碍及意识障碍，血钾增高及阳性家族史不难诊断。

（3）正常血钾型周期性瘫痪：发作时血钾正常，补钠后好转。

2. 鉴别诊断

（1）低血钾、高血钾及正常血钾三种类型周期性瘫痪：可根据临床表现及辅助检查鉴别。

（2）重症肌无力：肌无力症状呈波动性，有“晨轻暮重”及病态疲劳性特点，疲劳试验及新斯的明试验阳性，肌电图重复神经电刺激动作电位波幅衰减，可资鉴别。

（3）急性炎症性脱髓鞘性多发性神经病：本病病前常有感染史，急性发病，呈四肢对称性弛缓性瘫痪，常伴有末梢性感觉障碍及脑神经损害，肢体瘫痪持续时间长，脑脊液呈现蛋白-细胞分离现象，肌电图呈神经源性损害。补钾治疗不能改善症状。

（4）继发性低血钾：如甲状腺功能亢进、原发性醛固酮增多症、肾小管酸中毒、药源性低血钾（如噻嗪类利尿剂、皮质类固醇）等。应注意详细询问病史及完善相关的辅助检查，以明确。

案例 20-1 分析总结

1. 本例患者的临床特点

(1)青年男性急性发病，病程 6h，病前无感染史。

(2)病前有饱餐史，睡眠醒来后发现全身无力，不伴有二便障碍。

(3)查体：四肢呈弛缓性瘫痪，病理反射阴性，感觉正常，脑神经检查正常。

根据以上特点，首先考虑的诊断是低血钾型周期性瘫痪。

2. 应进一步行血清钾、心电图和甲状腺功能的检查，以辅助诊断。

患者血清钾为 2.3mmol/L，甲状腺功能检查正常，心电图示 T 波低平，出现 U 波。

以上结果支持低血钾型周期性瘫痪的诊断，可排除甲状腺功能亢进继发周期性瘫痪。

【防治】

1. 低血钾型周期性瘫痪

（1）发作时给予10%氯化钾或10%枸橼酸钾口服液，每日总剂量50～150ml，分次口服。首次剂量20～50ml。病情好转后逐渐减量。重症用10%氯化钾注射剂加入5%甘露醇注射液中稀释后以安全速度静脉滴注。呼吸肌麻痹者给予辅助呼吸，心律失常给相应治疗。

（2）避免过饱、过劳及受寒等诱因，并给高钾、低钠饮食，预防再次发作。发作频繁者，在发作间期可给钾盐1g，3次/日口服，或乙酰唑胺250mg，4次/日口服，或螺旋内酯200mg，2次/日口服。

2. 高血钾型周期性瘫痪　高血钾型周期性瘫痪发作时，给予10%葡萄糖酸钙静脉注射，或给胰岛素10～20U加入10%葡萄糖静脉滴注。也可给呋塞米注射剂利尿排钾。

3. 正常血钾型周期性瘫痪　可给氯化钠及钙剂治疗。

> 案例20-1治疗
>
> 立即给予患者10%氯化钾口服液20ml口服，以后20ml，每天3次口服。嘱患者避免过饱、过劳等诱因，进食高钾、低钠饮食，预防再次发作。

第三节　强直性肌营养不良

> 案例20-2
>
> 患者，女性，35岁。因“渐进性四肢无力及双手握拳后不能立即松开4年”入院。4年前患者开始感觉蹲起轻度费力，双手指力弱，双手握拳后不能立即松开，症状呈持续性并缓慢进行性加重，行走慢，不能跑步，在冬季双手握拳后不能立即松开尤其明显。近半年来，蹲下后不能站起，双上肢不能持重，有时感觉咀嚼无力及饮水呛咳。
>
> 查体：神志清楚，言语正常，轻度构音障碍，颈、面部瘦长，双上肢远端肌力Ⅴ级，近端肌力Ⅳ级，双手握拳后不能立即松开，以左手为著，双下肢近端肌力Ⅲ级，远端肌力Ⅳ级，四肢远端肌肉轻度萎缩，叩击双前臂肌肉可见肌球征，肌张力正常，腱反射减弱，锥体束征阴性，感觉正常。
>
> 问题：
>
> 1. 本患者的诊断是什么？
>
> 2. 需要进一步完善哪些辅助检查以明确诊断？

强直性肌营养不良（myotonic dystrophy，MD），是以肌无力、肌强直和肌萎缩为特点，并伴有多系统受累的常染色体显性遗传病。遗传学上可分为强直性肌营养不良1型（MD1）和强直性肌营养不良2型（MD2）两型。

【病因与发病机制】　强直性肌营养不良患者的肌纤维膜对氯、钠离子通透性的异常改变，致使受累肌肉收缩后不能及时放松而导致肌强直。MD1型（也称Steinert病）是因位于染色体19q13.2～19q13.3区域编码萎缩性肌强直蛋白激酶（dystrophia myotonica protein kinase，DMPK）的基因缺陷所致。该基因3′端的三核苷酸（CTG）重复序列异常扩增，重复数目与症状严重程度呈正相关。MD2型与MD1型临床表现相似，但未发现DMPK基因缺陷。MD2型的致病基因位于3号染色体3q21.3。

【病理】　肌肉活检可见肌细胞大小不一呈镶嵌分布，肌细胞核内移，呈链状排列，肌原纤维退缩到肌纤维一侧形成肌质块。偶见肌细胞坏死及再生（图20-1）。

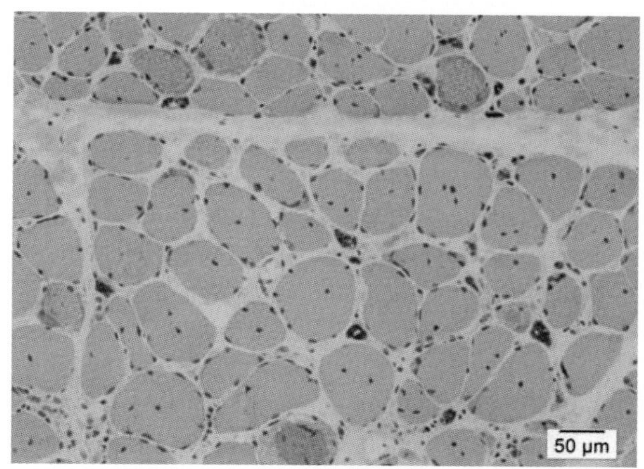

图20-1　肌肉活检HE染色　肌纤维大小不等，中央核纤维明显增多，约占75%，可见坏死再生纤维，大量核袋，肌内膜明显增生

【临床表现】　强直性肌营养不良患者的主要症状是肌无力、肌萎缩和肌强直，尤以肌无力、肌萎缩突出。

（1）多在30岁以后隐匿起病，缓慢进展，病情严重程度差异大。

（2）肌无力可见于全身骨骼肌，但以远端肌群多见，如前臂肌及手肌无力，足下垂，行走困难易跌跤，构音障碍及吞咽困难等。

（3）肌肉萎缩常先累及手部和前臂肌肉，随后头面部肌肉萎缩，尤其颞肌和咬肌萎缩明显，致使患者面容瘦长、颧骨隆起，呈“斧状脸”，颈消瘦并稍前倾形成“鹅颈”。

（4）肌强直表现为肌肉用力收缩后不能正常松

开,如用力握拳后不能立即放开,用力闭眼后不能马上睁开,开始咀嚼时不能张口。叩击肢体肌肉甚至舌肌,可见局部形成肌球(肌球征)或凹陷,持续数秒消退。遇冷时,肌强直症状可加重。

(5) 成年患者多伴有白内障、视网膜变性、眼睑下垂、听力下降、多汗、消瘦、糖尿病、心律失常、智力低下、睾丸小或月经紊乱及胃肠功能失调等。

(6) 病情进展缓慢,重者 40 岁后逐渐丧失劳动能力,50 多岁死亡,常死于继发感染、呼吸衰竭或心力衰竭。轻症者寿命接近正常。

【辅助检查】

1. 肌电图　呈典型肌强直放电,出现连续高频强直波逐渐衰减,肌电图仪扬声器发出类似轰炸机俯冲样声音或链锯样声音。可有运动单位时限缩短及多相波。

2. 基因检测　MD1 型患者染色体 19q13.3 位点的萎缩性肌强直蛋白激酶基因 3′端的 CTG 重复序列异常扩增超过 100 次重复可确诊。

3. 肌肉活检　可见环状肌纤维及肌质块,肌细胞核内移,肌纤维坏死及再生,表现为轻度非特异性肌源性损害。

4. 血清肌酶　CK 及 LDH 等正常或轻度增高。

【诊断与鉴别诊断】

1. 诊断　根据多在中青年期起病,强直性肌萎缩和肌无力,主要累及四肢远端肌、头面部肌及胸锁乳突肌。体检可见肌强直、肌球征阳性,可伴有白内障、睾丸萎缩或月经失调等,典型肌强直放电肌电图,有阳性家族史,均支持诊断。DNA 检查可确诊。

2. 鉴别诊断

(1) 先天性肌强直(congenital myotonia):主要鉴别点是肌强直及肌肥大。先天性肌强直患者貌似运动员但肌力减弱,无肌萎缩及内分泌改变。

(2) 先天性副肌强直(congenital paramyotonia):幼年起病,面部、前臂及手遇冷或活动后出现肌强直和无力,温暖状态下迅速消失。肌强直较轻,但肌球征明显,无明显肌萎缩及肌肥大。患者寿命不受影响。本病系常染色体显性遗传,致病基因位于 17q23。

(3) 高血钾型周期性瘫痪:多在 10 岁前起病,肢体弛缓性瘫痪伴肌强直,发作时血清钾水平升高,心电图 T 波增高。给予 10% 葡萄糖酸钙静脉注射,或给胰岛素 10~20U 加入 10% 葡萄糖静脉滴注,可使症状缓解。

案例 20-2 分析总结

1. 本例患者临床特点

(1) 35 岁青年女性,病程 4 年,症状呈缓慢进行性加重。

(2) 表现四肢肌力减退、远端肌肉轻度萎缩,叩击双前臂肌肉可见肌球征,双手握拳后不能立即松开,轻度构音障碍,颈、面部瘦长,肌张力正常,腱反射减弱,锥体束征阴性,感觉正常。

根据以上特点诊断考虑强直性肌营养不良。

2. 需要进行的辅助检查　血肌酶谱、肌电图、肌肉活检和基因检测。

本例患者血肌酶谱检查正常。

肌电图检查出现连续高频强直波且逐渐衰减,双上肢肌电图检查扬声器发出类似轰炸机俯冲样声音,有运动单位时限缩短及多相波。

肌肉活检报告:①肌纤维大小明显不等,小纤维多为小圆形或多边形,较多肥大纤维。中央核纤维明显增多,约占 75%,可见坏死再生纤维,大量核袋,肌内膜明显增生。②部分肌纤维内可见胞浆体。③大量 RRFs 及 RBFs。④大量肌纤维内可见肌质块。⑤大量 COX 酶活性缺失纤维及蓝纤维。⑥部分肌纤维内糖原含量明显增多。⑦Ⅰ型纤维优势。

DMPK 基因检测:DMPK 基因 3′端的 CTG 重复序列 150 次。

根据以上检查结果支持 MDⅠ型的诊断。

【治疗】　强直性肌营养不良目前尚无有效治疗方法,主要是对症处理。缓解肌强直症状,可口服苯妥英钠 0.1g,3 次/日;或卡马西平 0.1~0.2g,3 次/日;或普鲁卡因酰胺 1g,4 次/日;或奎宁 0.3g,3 次/日。但有心脏传导阻滞者禁用普鲁卡因酰胺、奎宁,可改用钙离子通道阻滞剂。物理治疗对保持肌肉功能有一定的作用。注意心脏病的监测和处理。白内障可手术治疗。内分泌异常给予相应处理。

第四节　进行性肌营养不良

案例 20-3

患儿,6 岁,男性,因"行走缓慢、不能跑步、下蹲站起困难进行性加重 2 年"入院。2 年前家长发现患儿行走慢,不能跑步,上楼梯费力,下蹲后站立费力,症状逐渐加重,并行走不稳,易跌倒,站立或行走时腹部向前挺,行走时臀部左右摇摆,双小腿粗大,卧起时身体先翻向下,然后双手扶足、膝、大腿循序向上方可站起,头大,身体消瘦,智力发育正常。查体:双上下肢近端肌力Ⅲ级,远端肌力Ⅳ级,四肢肌、双侧肩胛带肌、盆带肌肉萎缩,双侧腓肠肌假性肥大,翼状肩胛,Gower 征阳性,行走呈"鸭步"步态,腱反射存在,锥体束征阴性,无感觉障碍。

问题：

1. 本患儿的诊断是什么？

2. 需要进一步完善哪些辅助检查以明确诊断？

进行性肌营养不良(progressive muscular dystrophy,PMD)是一组遗传性肌肉变性疾病。临床表现特点为缓慢进行性加重的对称性肌肉无力和萎缩,没有感觉障碍。约2/3病例有家族史,1/3为散发病例。

根据遗传方式,可将PMD分为常染色体显性遗传、常染色体隐性遗传及性染色体X-连锁隐性遗传三大类型。而根据遗传方式、起病年龄、肌肉受累部位、有无肌肉假性肥大、病程进展快慢及预后,可将PMD分为以下9型:①假肥大型肌营养不良(pseudohypertrophy muscular dystrophy):包括谢迪纳肌营养不良(Duchenne muscular dystrophy,DMD)和贝克尔肌营养不良(Beker muscular dystrophy,BMD);②埃-德肌营养不良(Emery-Dreifuss muscular dystrophy, EDMD);③面肩肱型肌营养不良(facioscapulohumeral muscular dystrophy, FSDH);④远端型肌营养不良(distal muscular dystrophy);⑤眼咽型肌营养不良(oculopharyngeal muscular dystrophy);⑥眼肌型肌营养不良(ocular muscular dystrophy);⑦肢带型肌营养不良(limb-girdle muscular dystrophy,LGMD);⑧脊旁肌型肌营养不良(paraspinal muscular dystrophy)。

【病因与发病机制】 PMD属遗传性疾病,但不同类型PMD的病变基因位置、基因突变类型及遗传方式有所不同,发病机制也有差异。

假肥大型肌营养不良和埃-德肌营养不良属于性染色体X-连锁隐性遗传,FSDH、远端型肌营养不良和眼咽型肌营养不良是常染色体显性遗传,而LGMD则系常染色体隐性遗传。DMD和BMD的致病基因位于染色体Xp21编码抗肌萎缩蛋白(dystrophin)。抗肌萎缩蛋白作为细胞骨架的主要成分,具有细胞支架、抗牵拉、防止收缩时肌细胞膜撕裂的作用。假肥大型肌营养不良患者,因基因缺陷致使肌细胞抗肌萎缩蛋白缺乏(DMD)或分子量改变(BMD),造成肌细胞膜结构和功能改变,并导致肌细胞坏死。FSDH基因定位在4q11.2-13,EDMD基因定位于Xq28。

【病理】 PMD的主要病理改变是肌纤维坏死和再生,肌细胞核内移。光镜下,肌细胞有的萎缩,有的增大,呈镶嵌分布,萎缩的肌纤维间有大量脂肪细胞和结缔组织增生,假肥大的肌肉是由肌束内大量脂肪及结缔组织堆积所致。肌细胞内空泡形成、横纹消失。电镜下,可见肌细胞膜呈锯齿状改变。用免疫组化等方法可检测出不同类型肌营养不良的特异性蛋白。

【临床表现】

1. DMD 最常见,也是最严重的PMD类型。男性发病,发病率约3/10 000。女性为致病基因携带者,发病无明显种族及地理差异。

一般3~5岁隐匿起病,骨盆带肌肉无力表现为走路慢、脚尖着地、跑不稳、易跌倒,因髂腰肌和股四头肌无力,下蹲后站起困难及上楼梯费力,背部伸肌无力致使站立时腰椎前凸,臀中肌无力导致行走时骨盆两侧上下摆动呈“鸭步”状,肩胛带肌、上臂肌受累出现举臂无力,举臂时肩胛骨呈翼状竖起形成“翼状肩胛”。脑神经支配的肌肉很少受累。因腹肌和髂腰肌无力,当患儿从仰卧位站起时,有被称之为Gower征的动作,即患儿先翻身转为俯卧位,然后屈曲膝关节及髋关节,并用手支撑躯体呈俯跪位,之后以双上肢及双下肢共同支撑起身体,随后上肢逐渐向后接近下肢,最后用手自下而上攀附下肢逐渐向上而缓慢站起,此乃DMD的特征性表现。

约90%患儿出现肢体肌肉萎缩并假性肥大,触之坚韧。以腓肠肌最明显(图20-2),三角肌、臀肌、股四头肌、冈下肌和肱三头肌等也可以发生。因萎缩的肌纤维周围被脂肪和结缔组织替代,故体积增大,而肌力减弱,故称假性肥大。

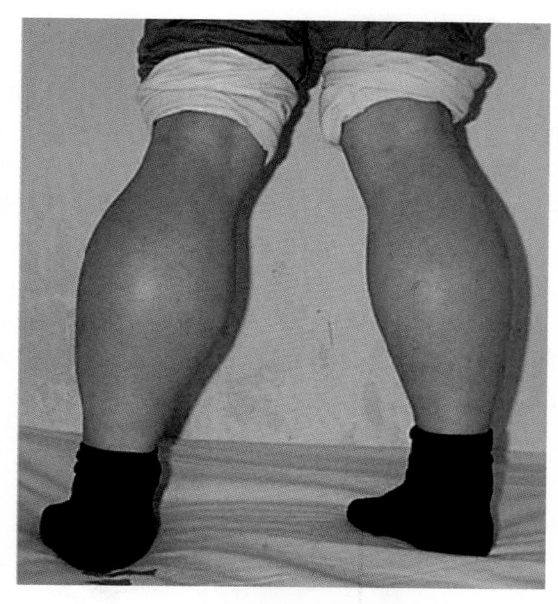

图20-2 双侧腓肠肌假性肥大

多数患者还伴有心肌损害,出现心律不齐、心脏扩大等表现。部分患儿有精神发育迟滞及胃肠功能障碍。

患儿12岁左右不能行走,病情晚期肌萎缩明显,肌肉挛缩致关节屈曲,多在20~30岁,因呼吸困难、肺部感染、心力衰竭等死亡。

2. BMD 临床表现与DMD类似,但起病稍晚,

5~15 岁出现症状，且进展缓慢，病情较轻，12 岁以后仍能行走，心脏很少受累，精神发育不受影响，生存时间可接近正常寿命。

3. EDMD　多在 5~15 岁缓慢起病，症状轻重不等，重者不能行走，轻者无明显症状。临床特征是早期出现肘部屈曲挛缩及跟腱缩短，颈背部强直导致曲颈、弯腰及转身困难。无明显假性肌肥大，智力正常，可有心脏传导功能障碍。

4. FSDH　多在青少年期起病，常是面部和肩胛带肌肉最先受累，“翼状肩胛”常见，心脏多不受累。病情严重程度差异较大，病情进展缓慢，一般不影响正常寿命。

5. 远端型肌营养不良　典型者 40 岁以后起病，肌无力和肌萎缩自四肢远端开始，如大、小鱼际肌及腕关节、踝关节周围肌肉萎缩。可向近端发展，伸肌受累较屈肌明显。

6. 眼咽型肌营养不良　多 40 岁左右起病，首发症状为双侧对称性上睑下垂及眼球运动障碍，随后缓慢出现吞咽困难、构音不良，可有轻度面肌无力及萎缩。

7. 眼肌型肌营养不良　多在 20~30 岁青壮年期缓慢起病，最初表现为双睑下垂，并出现代偿性头后仰，额肌收缩导致额纹加深，随后眼外肌受累可有复视。肢体肌肉不萎缩。

8. 肢带型肌营养不良　多在 10~20 岁起病，首先出现骨盆带肌肉萎缩无力，腰椎前凸，鸭步行走。下肢近端无力而登梯困难，肩胛带肌肉逐渐萎缩无力（图 20-3），表现为抬臂、梳头困难，可见“翼状”肩胛（图 20-4）。可有腓肠肌假性肥大。面肌大多不受影响。病情缓慢发展，一般在病后 20 年左右丧失劳动能力。

9. 脊旁肌型肌营养不良　40 岁以后起病，有脊背部疼痛，脊旁肌无力进行性加重，脊柱明显后凸。

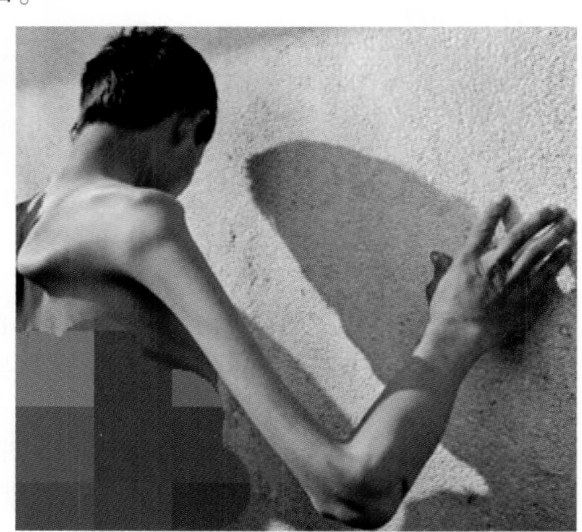

图 20-3　肩胛带肌肉萎缩

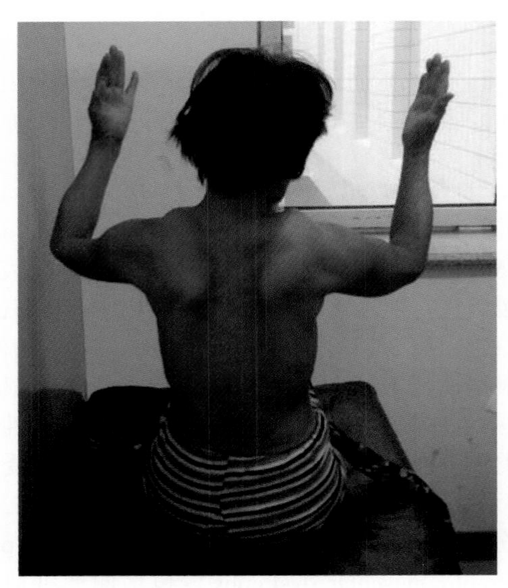

图 20-4　“翼状”肩胛

【辅助检查】

1. 血清肌酶学检测　主要检测肌酸激酶（CK）、肌酸激酶同工酶（CK-MB，CK-MM）及乳酸脱氢酶（LDH）。DMD、BMD 及远端型肌营养不良中的部分亚型，血清肌酶学显著升高可达正常值的 20~100 倍。肢带型肌营养不良血清肌酶明显升高。其他类型肌营养不良的肌酶轻到中度升高或正常。DMD 及肢带型肌营养不良等，晚期可因严重肌肉萎缩出现肌酶明显下降。

2. 肌电图　肌电图检查呈典型肌源性损害，针电极检查静息时可见纤颤波和正锐波，轻收缩时可见运动单位时限缩短、波幅减低、多相波增多，大力收缩时可见强直样放电及病理干扰相。神经传导速度正常。

3. 肌肉活组织检查　肌肉活组织检查表现为肌肉坏死和再生、间质脂肪和结缔组织增生。免疫组织化学法借特异性抗体检测肌细胞中特定蛋白，以鉴别不同类型的肌营养不良。

4. 其他　可用 PCR、印迹杂交、DNA 测序等方法做基因检测，X 线、心电图、超声心动图检查心脏受累情况。脊旁肌型肌营养不良 CT 检查可发现脊旁肌被脂肪组织代替，MRI 可见变性肌肉呈不同程度的“虫蚀现象”。假肥大型肌营养不良患者可有智力障碍。

【诊断与鉴别诊断】

1. 诊断　根据遗传方式、临床表现及家族史，辅以肌酶学、肌电图、肌肉病理检查、免疫组化检测和基因分析可明确诊断。

2. 鉴别诊断

（1）少年近端型脊肌萎缩：表现为青少年起病，四肢对称性近端肌肉萎缩，需与肢带型肌营养不良鉴别。但根据少年近端型脊肌萎缩有肌束震颤，肌电图为神经源性损害，有巨大电位，病理检查可发现失神经支配等可做出鉴别。

（2）慢性多发性肌炎：也因对称性肢体近端无力而需与肢带型肌营养不良鉴别。但慢性多发性肌炎无遗传史，病情进展较快，可有肌痛，血清肌酶增高，肌肉病理检查显示炎性改变，用肾上腺皮质激素治疗有效，可资鉴别。

（3）肌萎缩性侧索硬化：有手部小肌肉萎缩无力，需与远端型肌营养不良鉴别。根据患者有肌肉跳动、肌张力增高、腱反射亢进及病理反射阳性等可以鉴别。

（4）重症肌无力：眼咽型和眼肌型肌营养不良要注意与重症肌无力鉴别。重症肌无力有"晨轻暮重"，症状波动，疲劳试验及新斯的明试验阳性，肌电图低频重复电刺激呈衰减反应，肾上腺皮质激素治疗有效，不难鉴别。

案例 20-3 分析讨论

1. 本患儿临床表现特点

（1）6 岁男性，病程 2 年，隐匿起病，病情缓慢进行性加重。

（2）起始症状为行走慢，不能跑步，上楼梯费力，下蹲后站立费力，症状逐渐加重，四肢无力、肌肉萎缩，双侧腓肠肌假性肥大，翼状肩胛，Gower 征阳性，"鸭步"步态，腱反射存在，锥体束征阴性，无感觉障碍。

根据以上特点诊断考虑进行性肌营养不良 DMD。

2. 需要进行的辅助检查 血清肌酶谱、肌电图、肌肉活组织检查和基因检测。本患儿的检查结果如下所示。

（1）血清肌酶谱检查：CK 5698U/L，CK-MM 1035U/L。

（2）肌电图检查：呈肌源性损害表现，神经传导速度正常。

（3）肌肉活组织检查：肌纤维坏死、再生，肌间质脂肪和结缔组织增生。酶联免疫吸附法检测肌活检组织未测到抗肌萎缩蛋白。

根据以上辅助检查结果支持 DMD 的诊断。

【治疗】 PMD 目前仍无特异治疗方法。可给予对症治疗和支持治疗，理疗及矫形治疗可预防及改善脊柱畸形和关节挛缩，对维持肢体功能有一定意义。可建议患者增加营养，适当锻炼、适度日常活动，避免长期卧床。药物治疗可选用 ATP、肌苷、维生素 E、肌生、苯丙酸诺龙加氨基酸及中药治疗等。基因治疗及干细胞移植治疗值得期待。DMD 可通过检出携带者，产前检查发现患病胎儿终止妊娠等措施预防。

第五节 炎症性肌病

案例 20-4

患者，女性，36 岁。因"肢体无力伴肌肉疼痛 2 个月"入院。患者于 2 个月前患"感冒"后，出现上楼梯费力，下蹲后站立困难，随后双上肢上抬无力，梳头困难，行走时大、小腿肌肉酸胀痛，触碰疼痛明显，病情逐渐加重，不能行走，有时饮水呛咳，抬头稍感费力，偶有胸闷。无发热。查体：皮肤未见皮疹，轻度构音障碍，咽反射正常，颈软，双上肢近端肌力Ⅲ级，远端肌力Ⅳ级，双下肢近端肌力Ⅱ级，远端肌力Ⅲ级，双下肢肌肉压痛，四肢肌张力、腱反射正常，无肌肉萎缩，锥体束征阴性，感觉正常。

问题：

1. 本患者的诊断是什么？

2. 需要进一步完善哪些辅助检查以明确诊断？

炎症性肌病（inflammatory myopathies）是肌细胞或肌细胞间炎症细胞浸润，临床表现为肌肉疼痛和肌无力的一组疾病。可包括：①感染性多发性肌炎（旋毛虫病、弓形 88 虫病、猪囊尾蚴病、真菌感染、病毒感染）；②特发性多发性肌炎和皮肌炎；③包涵体肌炎；④嗜酸性肌炎等其他炎性肌病。本节主要讨论特发性多发性肌炎和皮肌炎。

一、多发性肌炎和皮肌炎

多发性肌炎和皮肌炎是一组多种病因引起的自身免疫性肌病。病变局限在肌肉者称为多发性肌炎（polymyositis，PM），病变同时累及皮肤则称之为皮肌炎（dermatomyositis，DM）。

【病因与发病机制】 多发性肌炎和皮肌炎的病因不明，可能与遗传因素、病毒感染、自身免疫功能异常或恶性肿瘤等有关。

多发性肌炎和皮肌炎发病机制与自身免疫失调有关。多发性肌炎以细胞免疫为主，炎性细胞主要是 T 细胞和巨噬细胞，B 细胞很少。皮肌炎则主要由体液免疫机制参与，B 细胞显著增多，小血管壁有 IgG、IgM、补体 C_3 和免疫复合物沉积，提示免疫反应主要累及肌肉小血管，而肌纤维损害较少。导致多发性肌炎和皮肌炎自身免疫异常的机制，可能是病毒等病原体感染，使内皮细胞或肌纤维的表面抗原性发生改变，引发针对内皮细胞或肌细胞的免疫反应；或者是病毒感染激发了机体对某些病毒肽链的免疫应答，而这些肽链与肌细胞中某些蛋白的肽链结构相似，通过交叉免疫反应启动了自身免疫应答而攻击自身肌细胞。

【病理】 多发性肌炎病理检查肌细胞呈炎性反应,可见肌纤维溶解、断裂,肌纤维内及肌纤维间淋巴细胞及单核细胞浸润,可见新生肌纤维。电镜下,可见淋巴细胞浸入肌纤维的肌膜下,肌丝断裂、空泡样变、Z线消失、肌细胞再生、横管系统与基质网有异常吻合等。

皮肌炎则是肌束中央纤维相对完整,束周肌纤维萎缩,节段性变性、坏死或崩解。肌束周围毛细血管内皮细胞增厚、肿胀,血管壁有免疫球蛋白和补体沉积,肌束膜结缔组织小血管周围B淋巴细胞浸润,同时可见少量粒细胞和浆细胞。

【临床表现】

(1) 多发性肌炎发病年龄不限,30~60多见,女性多于男性。急性或亚急性起病,病前可有低热或急性上呼吸道感染史。病情逐渐加重,几周或几月达高峰。对称性肌无力和萎缩以肢体近端及骨盆带肌明显,表现为上楼、起蹲困难、双臂不能高举、梳头困难等。颈肌无力出现抬头困难,咽喉肌无力表现为构音、吞咽困难,呼吸肌受累则出现胸闷、呼吸困难。眼外肌一般不受累。少数患者有肌肉疼痛及肌肉压痛,无感觉障碍,腱反射通常不减低。

(2) 皮肌炎以成年女性多见,肌无力表现与多发性肌炎相似。皮炎在肌炎之前或与肌炎同时出现,皮炎病变比肌炎重。临床特征是淡紫色皮疹(heliotrope rash)出现在上睑部、眼周或在双侧颊部和鼻梁呈"蝶型"分布,早期为紫红色充血性皮疹,以后逐渐转为棕褐色,后期出现脱屑、色素沉着和硬结,关节伸面也可出现红色皮疹。

(3) 一部分多发性肌炎和皮肌炎患者合并有风湿性关节炎、干燥综合征、硬皮病、红斑狼疮及恶性肿瘤。

【辅助检查】

1. 急性期 周围血常规WBC增高,红细胞沉降率增快,血清CK多明显增高,可达正常的10倍以上,增高程度与病变严重程度相关。约1/3患者类风湿因子和抗核抗体阳性,免疫球蛋白及抗肌球蛋白的抗体增高。24h尿肌酸增高,是肌炎活动的指标之一。部分患者可有肌红蛋白尿,提示肌肉急性坏死。

2. 肌电图检查 呈肌源性损害表现:自发性纤颤电位和正锐波,多相波增多,运动单位电位时限缩短和波幅降低,神经传导速度正常。少数患者表现为肌源性损害与神经源性损害并存。

3. 肌肉活检 见斑块样分布的肌纤维变性、坏死、再生、炎性细胞浸润、血管内皮细胞增生。电镜下,可见横管系统与肌质网有异常吻合。

4. 心电图检查 大部分患者有心电图异常,QT间期延长、ST段下降。

【诊断与鉴别诊断】

1. 诊断 根据急性或亚急性起病的四肢近端肌无力、肌肉疼痛、肌肉压痛、不伴感觉障碍,血清酶活性增高、肌电图呈肌源性损害、肌活检为炎性改变,可确诊。

2. 鉴别诊断

(1) 肢带型肌营养不良:因有四肢近端、骨盆带及肩胛带肌无力和萎缩,肌酶增高而需与多发性肌炎鉴别。肢带型肌营养不良可有家族史,无肌痛,肌活检以脂肪变性为主而无明显炎性细胞浸润,可资鉴别。

(2) 重症肌无力:多发性肌炎晚期可有构音障碍及吞咽困难需与重症肌无力鉴别。根据多发性肌炎病情无明显波动,抗胆碱酯酶制剂治疗无效,血清肌酶活性增高等,肌电图检查呈肌源性损害,可排除重症肌无力。

案例20-4分析讨论

1. 本例患者的临床特点

(1) 36岁青年女性,病前有"感冒"病史,病程2个月,四肢无力及疼痛,症状进行性加重,伴轻度吞咽困难及胸闷。

(2) 查体:无皮疹,轻度构音障碍,四肢肌力减弱,近端重于远端,肌肉压痛,肌张力、腱反射正常,感觉正常,无锥体束征。

根据以上特点考虑诊断多发性肌炎。

2. 需要进一步完善的辅助检查 血常规、红细胞沉降率、血清肌酶谱、肌电图、心电图、肌肉活检。本例患者检查结果如下所示。

(1) 血常规检查示:白细胞总数增高,为12.9×10^9个/L。

(2) 红细胞沉降率:56mm/h,增快。

(3) 血清肌酶谱检查:CK3656U/L及CK-MM269U/L均明显增高。

(4) 肌电图检查:呈肌源性损害表现,神经传导速度正常;心电图QT间期延长、ST段下降。

(5) 肌肉活检:肌纤维变性、坏死、再生、炎性细胞浸润、血管内皮细胞增生,提示呈炎性改变。

以上辅助检查结果支持多发性肌炎的诊断。

【治疗】

1. 肾上腺皮质激素 是治疗多发性肌炎和皮肌炎的首选药物。常用方法为:地塞米松10~20mg/d,静脉滴注,或泼尼松100~200mg,隔日顿服。一般在6周左右之后临床症状改善,然后持续8~12周后逐渐减量,每2~4周减5~10mg,逐步减至30mg,隔日顿服,或每日10~20mg,顿服作为维持量,维持治疗1~3年左右。激素用量不足或使用时间不够,肌炎症状不易控制,减量太快则症状易波动。急性或重症患者可首选大剂量甲基泼尼松龙 1000mg，静脉滴注，每日 1 次，连用 3~5 天后，改为口服泼尼松维持。长期肾上腺皮质激素治疗应预防其不良反应，给予低糖、低盐和高蛋白饮食，用制酸剂保护胃黏膜，注意补充钾盐、钙及维生素 D 等。

2. 免疫抑制剂 激素治疗不满意时加用或单用免疫抑制剂。可选甲氨蝶呤、硫唑嘌呤、环磷酰胺或环孢素 A 等，用药期间注意肝肾功能损害及白细胞减少等不良反应。

3. 血浆置换 肾上腺皮质激素和免疫抑制剂治疗无效并伴有明显吞咽困难、构音障碍者，可用血浆置换治疗，通过去除血液中的淋巴因子和循环抗体，部分患者有效。

4. 免疫球蛋白 可试用免疫球蛋白 1g/(kg·d)，静脉滴注，连续 2 天；或 0.4g/(kg·d)，静脉点滴，连续 5 天，每月 1 次，4 个月为一疗程。

5. 放射治疗 难治性多发性肌炎可考虑小剂量全身或淋巴结放射治疗，以抑制 T 淋巴细胞免疫活性。

6. 其他 急性期患者应卧床休息，可适当活动肢体以保持肌肉功能。给予高蛋白和高维生素饮食。注意防治肺部感染等并发症。恢复期进行适当体育锻炼和理疗，预防关节挛缩及废用性肌萎缩。

二、包涵体肌炎

包涵体肌炎(inclusionbody myositis, IBM)在炎症性肌病中并不少见，其特征是病变肌纤维的胞质及胞核内出现特征性包涵体。

【病因与发病机制】 包涵体肌炎的病因不清，可能是在遗传易感性基础上，由 T 细胞介导的肌细胞毒性过程所致。

【临床表现】 本病多在 50 岁以后隐匿起病，男性常见。逐渐出现下肢近端肌无力和肌萎缩，随后累及上肢，近端重于远端，双侧多不对称。也可选择性累及部分肌肉，数月或数年后发展到其他肌群。拇长屈肌选择性损害，导致拇指屈曲无力是特征性表现。肌痛及肌肉压痛少见。早期即可有膝腱反射减低。吞咽困难较常见，少数病例可有心脏受累。疾病呈进行性发展。

【辅助检查】

(1) 血清肌酶 CK 水平正常或轻度升高。

(2) 肌电图检查所见与多发性肌炎很相似，但少数患者肢体远端肌肉有束颤电位等神经源性损害改变。

(3) 肌肉活检可见肌纤维结构异常和炎症性改变与多发性肌炎相同，但程度较轻，浸润细胞主要是 CD8 型 T 细胞。免疫组化检查可发现肌纤维胞质内空泡形成，空泡内含有碱性颗粒状物质聚集在空泡的边缘。在变性肌纤维的胞质和胞核内出现嗜酸性包涵体，对 β-淀粉蛋白浸染呈阳性反应，即嗜伊红包涵体。

【诊断】 包涵体肌炎的诊断最终依赖于肌肉活检。

【治疗】

1. 肾上腺皮质激素和免疫抑制剂 肾上腺皮质激素治疗效果差。少部分患者用免疫抑制剂治疗有轻微改善。小剂量甲氨蝶呤与肾上腺皮质激素合用或许可阻止病情进展。

2. 血浆交换及免疫球蛋白 血浆交换治疗效果不理想，少数病例用免疫球蛋白静脉滴注治疗有效，特别是肌无力累及吞咽功能时可试用。

思考题

1. 低钾性周期性麻痹的诊断依据是什么？应注意与哪些疾病相鉴别？

2. 低钾性周期性麻痹发作期如何治疗？

3. 进行性肌营养不良有几种类型？

4. 多发性肌炎的病理学特点是什么？临床表现特点是什么？

(刘志辉)

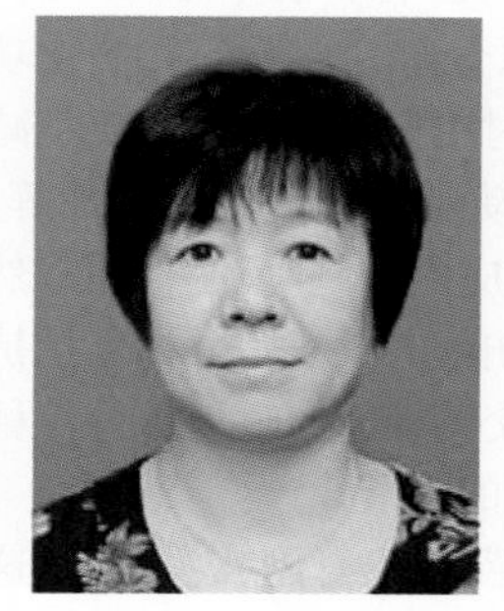

刘志辉，女，医学学士、教授、主任医师、硕士研究生导师，潍坊医学院神经病学教研室主任，潍坊医学院附属医院神经内科主任。兼职中国研究型医院眩晕专业委员会委员、山东省脑血管病防治协会常务理事、中华医学会山东省脑血管病学会委员、山东省预防接种异常反应调查诊断专家组和处置专家组成员、潍坊市神经内科学会副主任委员。带领科室获得山东省临床重点专科、山东省脑血管病重点实验室、潍坊市临床重点学科称号。

自 1982 年以来，一直从事神经病学的临床、教学及科研工作，擅长神经内科常见病、多发病及疑难杂病的诊治，尤其在脑血管疾病、帕金森病、癫痫、神经-肌肉接头疾病的诊治方面有较深造诣。

在国内外专业期刊发表论文 60 余篇，参编著作 10 余部，参与中国科技部北京天坛医院脑血管病研究合作课题 2 项，承担省市级科研课题 10 项，获科技进步成果奖 8 项。

第二十一章　自主神经系统疾病

【目标要求】

掌握：雷诺病的临床表现。

熟悉：雷诺病的诊断、鉴别诊断及预防、治疗原则。

了解：①自主神经系统的结构与功能；②红斑性肢痛症、面偏侧萎缩症的临床表现、诊断及治疗原则。

第一节　概　　述

自主神经系统（autonomic nervous system）又称植物神经系统（vegetative system），是整个神经系统的一部分，是支配心肌、平滑肌和腺体分泌活动的神经，由交感神经和副交感神经两个系统构成。二者在大脑皮质及下丘脑支配下，相互拮抗和协调，配合全身的躯体神经，调节人体正常的生理功能，维持机体内环境的平衡。自主神经系统可分为中枢和周围两部分。

1. 中枢部分　中枢自主神经系统（central autonomic nervous system）包括大脑皮质、下丘脑和脑干。

（1）大脑皮质：各功能区均有自主神经的代表区，位置在相应的皮质运动功能区附近或与之重叠，如旁中央小叶有膀胱及肛门括约肌调节中枢，边缘叶及额叶后眶回、前岛叶有与心血管、呼吸、消化系统等有关的自主神经中枢，刺激眼区可见流泪，刺激舌运动区及面区可见流涎，刺激额极第8区可见瞳孔散大，刺激枕部第19区可见瞳孔缩小等，切断锥体束并不影响上述反应。

（2）下丘脑：是自主神经系统重要的皮质下中枢，是调节和维持机体内环境稳定的重要部分。下丘脑前内侧区（包括视上区、视前区及灰结节的脑室部）控制副交感神经活动，下丘脑后外侧区控制交感神经活动。下丘脑与水、电解质、糖及脂肪代谢及体温、睡眠、呼吸、血压等调节功能密切相关，对大脑皮质也有潜在的影响。

（3）脑干：是自主神经系统的重要中枢，脑干上端网状结构与人的觉醒状态关系密切，延髓有呕吐、吞咽、呼吸及心跳等中枢。

2. 周围部分　周围自主神经系统（peripheral autonomic system）可分为交感神经系统和副交感神经系统，包括脑干自主神经核和脊髓各节段侧角区，以及交感和副交感神经纤维。

（1）传入通路：交感神经与副交感神经的传入通路相同，各内脏器官感受器传导的感觉冲动，经过相应节段的脊神经后根，进入脊髓同侧或对侧脊髓丘脑侧束内上方及薄束，经内侧丘系等多突触联系传达至丘脑，再投射到中央后回。

（2）传出通路：交感神经与副交感神经的传出纤维均由节前和节后两级神经元组成。

1）交感神经系统：交感神经的节前纤维起自C_8～L_2节段的脊髓侧角自主神经细胞，经脊神经前根及白交通支到达脊髓旁交感神经节和腹腔神经节内。这些上下行纤维，相互联结，形成交感神经干。交感神经节后纤维一部分随脊神经分布到汗腺、血管、平滑肌，而大部分节后纤维组成神经丛，再分布到内脏器官内。

2）副交感神经系统：副交感神经节前纤维起于脑干和骶髓，发出的纤维在其支配的脏器附近或在脏器内的神经节换神经元，节后纤维支配相应的器官。

自主神经功能是通过其神经纤维末梢释放不同的化学递质来实现的，自主神经按其末梢产生递质的不同分为胆碱能神经和肾上腺素能神经。胆碱能神经包括：交感神经及副交感神经节前纤维、副交感神经节后纤维，支配血管扩张、汗腺和子宫的交感神经节后纤维。肾上腺素能纤维包括支配心脏、肠、血管收缩的交感神经节后纤维。

心血管和内脏器官一般受交感神经与副交感神经的双重支配，两者既相互拮抗，又相互协调。交感神经系统通常在外界环境急剧变化时活动明显增强，参与机体的应激反应。副交感神经系统的作用与之相反，主要是促进消化、聚集能量及加快排泄等。因此，当机体活动时交感神经系统起主要作用，休息时副交感神经系统起主要作用。例如，交感神经紧张时引起瞳孔散大、心跳加快、冠状血管扩张、血压升高、支气管扩张、多汗、促进肝糖原分解、血糖升高、消化功能受抑制等；副交感神经紧张时引起瞳孔缩小、心跳减慢、肝糖原储存增加、消化道蠕动及消化液分泌增加等。显然，自主神经具有维持机体适应内、外环境的作用。然而，交感神经与副交感神经的功能并非是完全相互拮抗的，也有相互协调的作用，如副交感神经使唾液腺分泌稀的唾液，交感神经则使其分泌稠的唾液。

人体的任何器官均由交感神经与副交感神经这两个作用相互对立的系统维持和调节，任何一方面的过剩或不足均可引起机体功能紊乱。因此，在大脑皮质影响下,自主神经系统对调节和维持机体功能的完整与协调有重要意义。自主神经障碍可以出现全身各系统的症状。自主神经系统疾病包括中枢及周围自主神经系统损害或功能障碍。本章介绍常见的自主神经系统疾病和综合征。

第二节　雷　诺　病

案例 21-1

患者,女性,28 岁。因"每年寒冷季节双手厥冷、苍白、青紫 3 年,加重 2 个月"就诊。

患者于 3 年前冬季每遇冷或受寒后即出现双手指末节厥冷、苍白,继而青紫,同时伴局部麻木、刺痛,以温水浸泡、烤火取暖或揉擦双手、挥动上肢,上述症状可缓解。1 年来冬季症状渐重,发作时累及全部指节,于当地就诊,认为是"冻伤",予以外用药膏,注意保暖等处理,效果不明显,数月后慢慢好转。2 个月前转冬,症状再现,且发作频繁,有时甚至一天发作数次,稍受寒或手指接触低温后双手即会变得苍白、然后手腕以下青紫、刺痛,有时于生气后亦可发作,来就诊。既往健康。

体格检查:双手腕部以下对称性发绀,界限明确,受压时消失,皮肤温度降低,局部感觉减退,双桡动脉搏动正常。

问题:

1. 如何考虑本病的诊断?如何预防?
2. 本病如何处理?

雷诺病(Raynaud disease,RD)又称肢端动脉痉挛病,其临床特征为阵发性的对称性肢端(双手指为主)小动脉痉挛收缩,引起皮肤苍白、发绀,继之痉挛的血管扩张充血导致皮肤发红,伴感觉异常。常因寒冷或情绪激动而诱发。

本病由法国学者 Raynaud(1862 年)首先描述,Hutchinson(1896 年)发现许多原因都可引起此种血管痉挛,建议称为雷诺现象(Raynaud phenomenon,RP)。雷诺现象分为原发性和继发性两类。原发性雷诺现象指有上述症状而无躯体或神经系统疾病者,临床常称之为雷诺病。继发性雷诺现象是指继发于其他疾病的肢端动脉痉挛现象。

【病因与发病机制】 本病为少见病,病因未明,可能与下列因素有关。

(1)研究发现,患者周围交感神经系统中 α 肾上腺素能受体的敏感性及密度均增高,周围血管神经末梢 β 突触前受体的反应性也增高。另外,一侧手的局部振动可引起另一侧手血管痉挛,阻断近端神经后该现象消失;躯体寒冷刺激也可引起指(趾)血管痉挛,提示中枢交感神经系统也参与了发病过程。交感神经功能紊乱引起肢端血管痉挛及缺血,肢端小动脉痉挛时毛细血管无血流进入,可导致皮肤苍白,当毛细血管扩张时引起局部血流淤滞而导致皮肤发绀。

(2)肢端动脉本身对寒冷刺激的敏感性增加,有学者曾测定患者腕部静脉血中肾上腺素及去甲肾上腺素浓度明显高于对照组,寒冷刺激后血中去甲肾上腺素浓度升高更明显。

(3)血管壁组织学改变可使正常血管收缩或对血流肾上腺素含量出现异常反应。血流动力学改变,如外周血红细胞聚集,纤维蛋白原水平及血液黏滞度增高可引起血流不畅,血管收缩物质如血栓素 A_2、5-羟色胺、自由基等增多,具有血管扩张作用的一氧化氮(NO)减少,均可使血流减慢。

(4)本病有遗传倾向,部分患者有家族史。本病可有炎症及免疫反应参与,可能与雷诺现象的血管损伤过程及疾病的发生发展等有关,作用机制尚待阐明。

【病理】 早期指、趾端动脉壁可无病理改变,随着病情进展出现营养紊乱时,可有小动脉内膜增生,肌层纤维化,血管壁狭窄、闭塞甚至血栓形成;严重者可出现指(趾)端溃疡,偶可发生坏死。随着血栓形成及机化过程,毛细血管迂曲、扭转,动脉呈痉挛性狭窄,静脉扩张充血,血管腔逐渐闭塞。

【临床表现】

(1)本病多发生于女性,男女比例为 1∶5,好发年龄为 20~30 岁。多于冬季发病,寒冷是最重要的诱发因素,在某些患者情感变化亦可诱发。起病隐匿,但可有突然发作,每日可发作 3 次以上,每次持续 1min 至数小时。一般情况下发作自行终止,回到温暖环境或将患处浸入温水中,或是揉擦、挥动患肢也可终止发作。

(2)临床症状表现为间歇性肢端血管痉挛,伴有疼痛及感觉异常,发作间歇期除表现为指(趾)寒冷感及潮湿感可无其他异常。典型的临床发作可分为三期。

1)缺血期:当遇冷后或情绪激动时,双手指或足趾、鼻尖、外耳部可发生对称性小动脉痉挛,毛细血管也随之痉挛,表现为从末端开始的发白、发凉,肢端皮温降低,同时皮肤出冷汗,伴感觉麻木、减退、蚁走感及疼痛感等。检查可有轻度感觉减退,每次发作持续时间及频率不等,常为数分钟至数小时。

2)缺氧期:毛细血管扩张淤血,肢端呈青紫色,界限明确,受压时消失,且伴疼痛,延续数小时至数日,然后消退或转入充血期。检查可有感觉障碍及皮肤温度降低。

3)充血期:动脉充血,皮肤温度上升,色泽先转为潮红,以后恢复正常,发作结束后指(趾)可有搏动感和麻木感。

(3)大多数患者仅累及手指,不足 1/2 的患者同时累及足趾,但仅累及足趾的病例极少,某些病例可累及鼻尖、外耳部、面颊、胸部、舌、口唇及乳头等。约

13%的患者发生肢端溃疡、慢性甲沟炎、坏死、瘢痕及手指裂痕等,约12%的患者出现指(趾)硬皮病,少部分患者晚期指尖发生坏疽,肌肉及骨质可轻度萎缩。

(4) 雷诺现象的 Taylor-Pelmear 分期见表 21-1。

表 21-1 雷诺现象的 Taylor-Pelmear 分期分级

期	级	临床表现
0		无发作
1	轻	偶发,累及一个或多个指尖
2	中	偶发,累及一个或多个指尖或指中部(极少累及指底部)
3	重	常发,累及大多数手指的全部
4	极重	同3期,伴有指尖皮肤损害及可能发生坏疽

案例 21-1 诊疗思路

1. 病史特点:28岁女性,病程3年,寒冷、情绪变化可诱发。双手受累,发作时出现多个指节或手指厥冷、苍白、青紫、刺痛。

2. 神经系统检查:双手腕部以下对称性发绀,界限明确,受压时消失,皮肤温度降低,局部感觉减退,双桡动脉搏动正常。

3. 辅助检查:冷水试验阳性。血沉正常。抗核抗体、类风湿因子、补体、冷球蛋白等轻度异常。

4. 临床诊断:雷诺病。

【辅助检查】

1. 血管无创性检查 如彩色多普勒血流测定、应变计体积描记法测定寒冷刺激时手指收缩压等。

2. 激发试验

(1) 冷水试验:将指(趾)浸入4℃冷水中1min,可诱发上述发作的皮色变化,发生率约75%。将全身暴露于寒冷环境,并将手指浸于10~15℃水中,发作阳性率更高。

(2) 握拳试验:两手握拳1.5min,松开后部分患者可出现发作时的皮肤颜色改变。

3. 指动脉造影 分别在冷刺激前后做指动脉造影,如发现血管痉挛,可于动脉内注射盐酸妥拉苏林后再次造影,了解血管痉挛是否缓解。有助于确定雷诺病的诊断,还能显示动脉是否存在器质性病变。此项检查不仅具有一定的损伤性,且设备和技术要求比较复杂。因此,只适宜于少数重症疑难患者,而不能作为常规检查项目。

4. 微循环检查 可用显微镜或眼底镜观察甲皱毛细血管,原发性者可正常,继发性者可见毛细血管数目减少、管径及形态均异常,乳头层下静脉丛较正常人更明显。检查异常者提示为继发性雷诺现象,正常时无诊断意义,仅支持有原发性的可能。

5. 其他检查 血沉应作为常规检查项目,如异常则支持继发性雷诺现象,并应查找原因。另外,尚有C-反应蛋白、抗链"O"、抗核抗体、类风湿因子、补体、抗DNA抗体、免疫球蛋白、冷球蛋白及Coomb's试验等检查。上肢神经传导速度测定有助于发现腕管综合征,手部X线检查可发现类风湿性关节炎。

雷诺现象的检查手段较多,但结果差异较大,难于诱发,由于受固有因素及环境因素的影响,尚无可作为金标准的检查方法。目前,应变计体积描记法测定寒冷刺激时手指收缩压的价值较大。

【诊断与鉴别诊断】

1. 诊断 目前对雷诺病尚无统一的诊断标准,但可参照国内外专家学者所拟定的下述标准做出诊断。

(1) 好发于20~40岁和性格内向的人。

(2) 寒冷或情绪激动能诱发其发作。

(3) 双侧肢体受累。

(4) 罹患区的动脉搏动正常。

(5) 一般无组织坏死表现,或仅在晚期出现最低程度的指尖皮下坏死。

(6) 已排除其他系统的致病可能。

(7) 病程至少在两年以上。

2. 鉴别诊断

(1) 雷诺现象(Raynaud phenomenon, RP):是继发于多种其他疾病的肢端动脉痉挛现象,临床见于血栓闭塞性脉管炎、硬皮病、气锤病、脊髓空洞症、颈肋、遗传性冷指病、冻疮、系统性红斑狼疮、多发性肌炎及类风湿性关节炎等(表 21-2)。

表 21-2 特发性及继发性雷诺现象的比较

特点	原发性	继发性
起病	10~20岁或以上	30~40岁
性别	75%~90%为女性	多数为女性,男性发病较原发性者少
严重程度	较轻	疼痛,较严重
组织坏死	罕见	常见
分布	对称,双手和双足	非对称
甲皱毛细血管	正常	扩张,管腔不规则,毛细血管袢增大
病因	不明	见于结缔组织病、血管性及神经血管性疾病、高凝状态、血液病、肿瘤、药物、损伤及职业性疾病等

(2) 肢端发绀症:又称手足发绀,由于肢端小动脉痉挛,毛细血管及远端小静脉扩张,以及血液在毛细血管床内存留时间过长、氧耗较多所致。表现为双手和(或)双足肢端发绀,遇寒冷时发绀明显,局部皮温降低,无疼痛及麻木,精神紧张、情绪激动时可加重,在温暖环境中可稍减轻,但不能完全消退;手指(或足趾)虽发绀,但无界限分明的苍白、青紫及潮红等颜色变化,也不会发生缺血性坏死。

（3）网状青斑：多为女性，因小动脉痉挛，毛细血管和静脉呈无张力性扩张所致。皮肤呈持续性网状或斑点状发绀。病变多发生于下肢，偶可累及上肢、躯干和面部。患肢常伴发冷、麻木和感觉异常。寒冷或肢体下垂时青斑明显。在温暖环境中或抬高患肢后，斑纹减轻或消失。临床上可分为大理石样皮斑、特发性网状紫斑及症状性网状青斑三种类型。

案例 21-1 分析总结

本例患者具有典型的雷诺病临床表现，符合以上标准者可大致诊断为雷诺病，但结缔组织病，如硬皮病，可在雷诺现象发生几年后出现，并且雷诺现象也可作为系统性疾病的单独表现达 20 余年。对每一例雷诺现象的患者都应进行相关的实验室检查以鉴别原发性还是继发性，并进行随访。

【治疗】

1. 一般治疗　注意保暖，防止肢体受凉。经常做手部按摩，改善肢端循环及营养状况，常把手高举过头，并旋转双手以加速血液循环。吸烟的患者须绝对戒烟，避免精神紧张、情绪激动及操作震动机器等诱发因素。有条件时可做理疗，冷、热水交替治疗，以及光疗，直流电按摩等。

2. 血管痉挛期的治疗

（1）扩血管药：长期以来一直是治疗雷诺现象的主要选择药物，对病情较重患者的疗效较差，原发性疗效较好，尤其使用前两种药物。①草酸萘呋胺：为 5-羟色胺受体拮抗剂，具有较轻的周围血管扩张作用，0.2g 口服，3 次/日，可缩短发作持续时间及减轻疼痛。②烟酸肌醇酯：4.0g/d，可缩短发作持续时间及减少发作次数，但服药 3 个月后疗效才明显。也可用烟酸 100～200mg 口服，3 次/日，也可静脉滴注。③盐酸妥拉苏林：为 α 受体阻滞剂，直接松弛血管平滑肌，扩张周围血管，尤其是扩张小动脉和毛细血管，增加组织血流量，改善微循环。不良反应是可引起直立性低血压，溃疡病、冠心病者忌用。25～50mg 口服，3 次/日。④甲基多巴：从少量开始，成人 250mg/次口服，3 次/日。最高不超出 2g/日，分 4 次口服。痉挛明显或踝部水肿者应用。⑤罂粟碱：30～60mg/次口服，3 次/日；或 60～90mg，静脉滴注，1 次/日，7～10 次为一疗程。⑥灰黄霉素：直接作用于指端小动脉的平滑肌，使小动脉扩张。500～1000mg/d。不良反应为腹泻。

（2）钙离子拮抗剂：可使血管扩张，增加血流量，是目前最常用的药物，常用的有：①硝苯地平：是治疗雷诺现象的首选药物，可使周围血管扩张，并有抗血小板及白细胞作用。20mg 口服，3 次/日。指（趾）溃疡者疗效差，不良反应较多；血管扩张的不良反应限制其应用，目前趋向使用缓释剂以减轻不良反应。因不良反应停药者，在严重血管痉挛发作时可舌下含服治疗。②地尔硫卓：30～120mg 口服，3 次/日，连用 2 周。不良反应轻，但疗效较差。③尹拉地平和氨氯地平：也可试用，或口服氟桂嗪 10mg，1 次/日；维拉帕米 45～90mg 口服，4 次/日，连用两周。可用于因不良反应不能使用硝苯地平缓释剂者，因不良反应减量时钙离子拮抗剂可与血管扩张剂合用，二者剂量可减少，疗效较好。

（3）儿茶酚胺耗竭剂：可耗竭儿茶酚胺而使肾上腺素的血管收缩作用减弱。有人试用利血平 0.25mg 口服，3 次/日，可合用利福平 0.1g 口服，3 次/日。

（4）前列腺素：前列环素（prostacyclin，PGI_2）和前列地尔（alprostadil，PGE_1）具有较强的血管扩张及抗血小板聚集作用，对难治者疗效较好，缺点是需经静脉途径，且很不稳定，因而使其应用受到限制。尹洛前列素（iloprost）是 PGI_2 的同类药，用法 0.5～2ng/（kg·min），静脉滴注，需持续 6h，1 次/日，3～5 日为一疗程；大多数患者疗效可持续 6 周到半年，减少发作的疗效与硝苯地平一致，是目前次选的治疗药物。

（5）其他：目前正在试用的药物如 ketanserin、降钙素基因相关肽、defibrotide、L-肉毒碱和松弛肽（relaxin）等，有望成为治疗雷诺现象的选择用药。

3. 充血期的治疗　此期主要以调整自主神经功能及采用中药治疗为主，常用药物包括 B 族维生素、谷维素及小剂量甲状腺素等。中药治疗以活血助阳为主，可用温经回阳通瘀汤、复方丹参注射液及毛冬青等。

4. 条件反射及生物反馈疗法　患者双手置于 43℃ 水中，身体暴露于 0℃ 环境下，每日约 30min。治疗后患者在暴露于寒冷环境时手指温度明显高于正常人，且主观感觉症状改善，疗效可持续 9～12 个月。多种生物反馈疗法可用于治疗雷诺现象，均可使病情有所改善。

5. 血浆交换　对严重的病例，可以考虑采取血浆交换治疗。

6. 手术治疗　对病情严重，难治性病例，可以考虑手术治疗。上肢病变可行上胸交感神经根切断术，有效率为 50%～60%，但常于 6 个月到 2 年内复发，由于疗效较差、易复发及有少汗等不良反应，目前已不主张应用。下肢病变可行腰交感神经根切断术，有效率为 80% 以上，疗效持续的时间较长，可以采用。此外还可施行指（趾）交感神经切断术，疗效尚有待观察。

另外，还可考虑进行肢体负压治疗，原理为负压可使肢体血管扩张，克服血管平滑肌收缩，动脉出现持续扩张的情况。

【预防】　雷诺病患者须注意保暖、戒烟，可少量饮酒，避免受伤，及时治疗引起血管痉挛的各种疾病，避免使用 β 受体阻滞剂和缩血管药物，避免精神紧张及情绪激动，保持心情舒畅，都是重要的预防措施，有助于减少或避免发作。

【预后】 本病属良性疾病。约80%的患者经内科治疗可好转或缓解。有溃疡或浅表坏疽的病例较少,一般不引起肢体残废和生命危险。患者是否吸烟、采取药物或外科手术治疗及是否伴发硬皮病等均不影响预后。继发性者的预后视其原发病而定。

第三节 红斑性肢痛症

案例 21-2

患者,男性,38岁。因"双足灼痛、肢端皮肤潮红2个月"就诊。

患者2个月前无明显诱因出现双足疼痛,为阵发性、烧灼性疼痛,伴肢端皮肤潮红。长时间站立、行走或遇热时可诱发疼痛或使疼痛加剧。夜间疼痛较白天略重,以至于夜间常把双足露于被外。疼痛发作时将肢端浸入冷水中可使疼痛减轻。既往身体健康。

神经系统检查:双足皮肤潮红,长时间下垂位时明显,压之可暂时褪色,肢端皮肤温度增高。双桡动脉搏动正常,双足背动脉搏动略增强,双下肢轻度肿胀,无静脉曲张。卧床抬高下肢后皮肤潮红及肢端疼痛可减轻。

问题:

1. 本病如何诊断?应与哪些疾病相鉴别?
2. 本病如何处理?

红斑性肢痛症(erythromelalgia)是少见的病因不明的阵发性血管扩张性周围性自主神经疾病。本病的特征是肢端皮肤阵发性非感染、非炎症性温度升高,皮肤潮红、肿胀,产生剧烈灼热痛,尤以足趾、足底为著,环境温度升高时灼痛加剧。

本病由Mitchell(1878年)首先报道。1994年Drenth和Michiels建议临床上将红斑性肢痛症分为三类:红斑肢痛症(或称血小板增高性红斑肢痛症)、特发性红热肢痛症、继发性红热肢痛症。本病国内外均有过流行的报道。马来西亚和北美曾有过流行,我国南方在1954~1987年曾有过四次流行。

【病因与发病机制】 红斑肢痛症的病因可能在于血小板的升高,血小板介导了血管的炎症及血栓形成所致。特发性红热肢痛症是常染色体显性遗传性疾病,有家族遗传倾向。继发性红热肢痛症可因药物、中毒或其他疾病引起。后二者不伴有血小板的增高。3种不同的病因均累及到自主神经系统所支配的血管而产生了相似的临床症状。

有人认为自主神经系统功能紊乱,使末梢血管运动失调,肢端小动脉极度扩张,局部充血,血管内张力增加,压迫或刺激邻近的神经末梢而产生剧痛。

研究测定患者血清IgG、IgA、IgM含量和补体结合试验的阳性率明显增高,推测本病可能是某种生物病原体引起的感染性疾病。

多种原因都能引起肢端发红和疼痛,但皮温升高十分重要,Lewis提出皮温32~36℃为临界点,超过临界点时肢端发红和疼痛持续存在,低于临界点时肢端发红和疼痛消失。

【病理】 皮肤活检可见非特异性炎症背景下有相对特异性变化,表现为小血管或小动脉肌纤维增生及血栓性闭塞,但缺乏先前曾有的血管病变表现。

【临床表现】

(1)多见于中青年,部分病例有家族史,一般在夏季发作加重,冬季减轻。表现为肢端尤其足趾、足底对称性红、热、肿、痛等,常为烧灼样剧痛,可为阵发性或持续性,发作历时数分钟、数小时或数日,反复发作,可连续数年或持续终身。夜间发作次数较多,双足症状最明显。温热、活动、肢端下垂或长时间站立均可引起疼痛加剧或发作,冷水浸足、休息或将患肢抬高时,可使灼痛减轻或缓解。

(2)检查时发现患肢皮肤变红,压之红色可暂时消失,以及皮肤温度升高、血管扩张、足背动脉及胫后动脉搏动增强、轻度肿胀和多汗等。

(3)极少数患者晚期可因营养障碍而出现溃疡或坏疽,病变部位可有痛觉、触觉过敏,但通常无感觉障碍及运动障碍。

案例 21-2 诊疗思路

1. 病史特点:38岁,男性,双足灼痛、肢端皮肤潮红,站立、运动和暴露于热环境下疼痛加剧,休息、抬高受累肢端及暴露于较冷的环境中症状减轻。
2. 神经系统检查:双足皮肤潮红,长时间下垂位时明显,压之可暂时褪色,肢端皮肤温度增高。双桡动脉搏动正常,双足背动脉搏动略增强,双下肢轻度肿胀,无静脉曲张。卧床抬高下肢后皮肤潮红及肢端疼痛可减轻。
3. 血小板计数$360×10^9$个/L。
4. 临床诊断:红斑性肢痛症。

【诊断与鉴别诊断】

1. 诊断 主要根据成年期发病,表现为肢端阵发性红、热、肿、痛四大症状,无局部感染及炎症反应,站立、运动和受热时疼痛加剧,休息、抬高受累肢端或局部冷敷后疼痛减轻,则大多数病例的诊断并不困难。小剂量或单一剂量阿司匹林能够特异快速地减轻或消除血小板增高性红斑肢痛症的疼痛症状,可作为本病的特征性辅助诊断方法。

2. 鉴别诊断

(1)雷诺病:是交感神经功能紊乱引起的阵发性肢端对称性小动脉痉挛,青年女性多见,寒冷是主要诱因,恰与本病的温热可使疼痛加剧或发作相反。临床主要表现为发作性出现一个或多个指(趾)界限分明的苍白、青紫及潮红等颜色变化,局部皮肤温度低。

(2)血栓闭塞性脉管炎:绝大多数为中青年男性患者,主要表现为足部症状,可分为局部缺血期、营养障碍期及坏疽期等三期,相应地出现间歇性跛行、皮肤苍白、发绀及足背动脉搏动减弱或消失、足部干性坏疽、溃疡等表现。

(3)小腿红斑病:寒冷为发病诱因,红斑以小腿为主,但无明显的疼痛。

案例 21-2 分析总结

该患者具有典型的红斑性肢痛症临床表现,肢端阵发性红、热、肿、痛四大症状,无局部感染及炎症反应,站立、运动和受热疼痛加剧,休息、抬高受累肢端及局部冷敷后症状减轻,诊断并不困难。小剂量阿司匹林治疗有效,可作为本病的特征性辅助诊断方法。

【治疗】

1. 治疗原则　应根据红斑性肢痛症的不同分类进行治疗,即血小板增高性红斑肢痛症可用阿司匹林等治疗;对特发性红热肢痛症的有效治疗是局部神经阻滞;对于继发性红热肢痛症,应消除或干预其继发的原因或疾病,如药物所致者停药,高血压所致者控制好血压,糖尿病引起者控制好血糖等。

2. 一般治疗　急性期卧床休息,抬高患肢;局部冷敷,以减轻疼痛。急性期过后,须避免过热及其他引起局部血管扩张的刺激。

3. 药物治疗　①阿司匹林:血小板增高性红斑肢痛症可用此药治疗。通常用100mg/d以下剂量,口服。②β受体阻滞剂:普萘洛尔20~40mg口服,3次/日,可使大部分患者的疼痛减轻,部分患者停止发作。低血压、心力衰竭史患者禁用。③利血平与氯丙嗪联合应用:利血平0.25mg及氯丙嗪25~50mg口服,3次/日,可控制发作。作用机制可能与镇静止痛作用有关,应用时须注意监测血压。④0.15%普鲁卡因:500~1000ml,静脉滴注,1次/日,5次为一个疗程。⑤血管收缩剂:可用麻黄碱、肾上腺素、甲基麦角酸丁醇酰胺、米多君(α_1肾上腺能受体激动剂)治疗,通过收缩血管的作用以缓解症状。⑥赛庚啶及苯噻啶:具有5-羟色胺及组胺的拮抗作用,对于特发性红热肢痛症可能有较好的效果。⑦硝普钠:某些青少年患者可能对阿司匹林无效,但对硝普钠的治疗十分敏感。⑧调节自主神经及维生素类药物:如谷维素、维生素C、维生素B_1及维生素B_{12}类药物,可能起到辅助治疗的作用。⑨激素治疗:肾上腺皮质类固醇短期应用或冲击疗法,有可能控制或减轻症状。⑩中药治疗:方剂较多,以加味龙胆泻肝汤、解毒化瘀汤加减为主。

4. 物理疗法　可用超声波或超短波治疗。近年来用短波紫外线照射方法,给予Ⅰ~Ⅱ级红斑量照射局部患处及相应节段如骶腰椎或颈椎区,每日或隔日1次,共3~5次。治疗时间短,见效快。

5. 封闭疗法　0.5%普鲁卡因20~30ml于踝上做环状封闭,或骶部硬膜外封闭,可起到止痛作用。亦可用腰交感神经节封闭疗法。

6. 外科治疗　有少数患者采用各种治疗均无效,可采取交感神经切除术或局部神经切除术(如踝部神经),可起到缓解或根除疼痛症状的作用。

【预后】　常屡次复发而不愈,晚期皮肤指甲变厚,甚至形成溃疡。也有良性型,预后较好。

第四节　面偏侧萎缩症

案例 21-3

患者,女性,14岁。因"左侧面颊部凹陷6年"就诊。6年前无明显诱因出现左侧面颊部轻度凹陷,无感觉麻木、过敏及减退,亦无面肌痉挛等症状,未在意,病情呈进行性加重。2年前左侧面颊部凹陷明显,就诊于当地诊断不详,给予维生素B_1及维生素B_{12}及针灸治疗,疗效欠佳,遂来我院就诊。

神经系统检查:左侧头皮毛发稀疏,局限性头发脱落,左侧面颊部凹陷,呈"刀痕征",左侧眼睑闭合稍差,口角向左侧歪斜。面部感觉无异常。

问题:

该患者如何诊断?

面偏侧萎缩症(facial hemiatrophy)是一种病因未明的营养障碍性疾病,临床表现为一侧面部的慢性进行性组织萎缩。本病由Parry(1825年)首先报道,Romberg(1846年)做了详尽的描述,又称Romberg或Parry-Romberg病。如果累及范围扩大至躯干和肢体,称为进行性半侧萎缩症(progressive hemiatrophy)。

【病因与发病机制】　本病的病因及发病机制不明,由于部分病例伴颈交感神经症状如Horner征,一般认为与中枢性及周围性自主神经系统损害有关。有些患者发病前有外伤史、全身或局部感染史,某些病例的发病与硬皮病、脂肪性营养不良症、三叉神经炎有关。有人认为,患者可能存在某种特定的控制交感神经的基因缺陷,待到一定年龄时此种缺陷基因表达,可引起交感神经受损导致面部组织发生神经营养不良性改变,出现面部组织萎缩。

【病理】　面部结缔组织最先受累,尤其皮下脂肪组织,后是皮肤、毛发和汗腺,严重者可侵犯软骨和骨骼。受损部位肌肉可因所含的结缔组织消失而缩小。局部组织活检在镜下可见皮肤各层尤其是乳头层萎缩,结缔组织减少,肌纤维变细,横纹减少等,但肌纤维数量不减少。面部以外的皮肤及皮下组织、舌部、软腭、声带及内脏等也偶可累及，部分病例伴（同侧、对侧或双侧）大脑半球萎缩，个别患者伴偏身萎缩症。

【临床表现】

（1）起病隐匿，多于20岁前发病，女性多见。病初患侧面部可有感觉异常、感觉迟钝或疼痛等感觉障碍。病变可发生于任何部位，多数患者始于眶部、颧部，渐渐萎缩凹陷，扩展达半侧面部及颈部，与对侧分界清楚，多为条状并与中线平行，表现为皮肤皱缩、毛发脱落，称为"刀痕样"萎缩，是本病的特殊类型。有时病变可停止进展。

（2）早期患侧颊部、下腭可见白色或褐色皮肤色素改变，患侧皮肤菲薄、干燥、光滑，汗腺分泌减少，毛发脱落及皮下组织消失。因肌肉受累较轻，肌纤维尚保持完好，肌力多为正常。后期病变可累及舌肌、喉肌及软腭等，严重者患侧面部骨骼也可受累，患侧有时可见Horner征，甚至大脑半球也出现萎缩，严重病例发展为偏身萎缩。

（3）可能与硬皮病、进行性脂肪营养不良及癫痫等疾病有关，或可同时并存。本病的进展通常呈自限性，病情发展至一定程度后不再进展，通常不会发展至一侧面部或一侧躯体极度萎缩。

【辅助检查】 X线片可见病变侧骨质变薄、缩小及缩短。CT和MRI检查提示病变侧皮下结缔组织、骨骼、脑及其他脏器等组织结构呈萎缩改变，B超也可发现病变侧脏器变小。

【诊断与鉴别诊断】

1. 诊断　本病的诊断主要依据患者面部形态的特殊表现，如患者有典型的单侧面部皮肤、皮下结缔组织，甚至骨骼萎缩，而肌力不受影响，通常即可诊断本病。

2. 鉴别诊断　需注意与正常性两侧不对称、某些面部疾病后遗症、硬皮病、面肩肱型肌营养不良、面偏侧肥大症等鉴别。

【治疗】

（1）加强心理治疗，鼓励患者建立与疾病做斗争的决心。对具有抑郁症状的患者，可加服百忧解20mg，1次/日或左洛复50mg，1次/日等抗抑郁药物。

（2）由于病因不明，当前尚无有效治疗，可试行鼠神经生长因子30μg，肌内注射，1次/日等促进神经恢复的药物治疗。

（3）如条件允许，可试行整容、整形手术治疗，常可收到一定的临床疗效，有利于改善患者的生活、生存质量和心理状态。

思考题

1. 试述雷诺病的临床表现，如何治疗、预防？

2. 如何鉴别雷诺病与雷诺现象？

3. 简述红斑性肢痛症的诊断要点。

（任　旭）

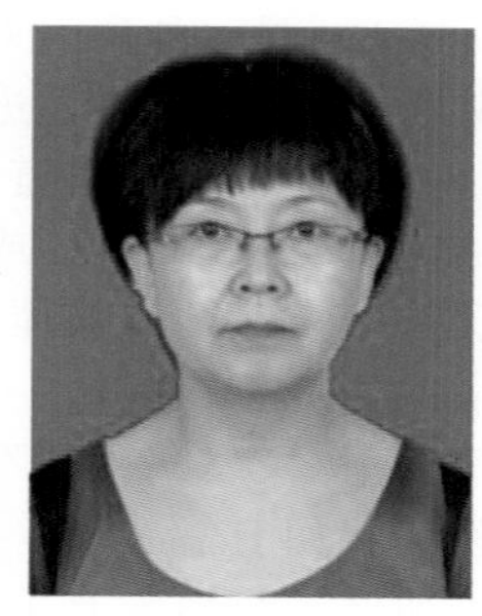

任旭，女，主任医师。山西省医师协会神经内科分会委员，山西省青年医师协会委员，长治市神经病学专业委员会常委，长治市医师协会神经内科分会常委，硕士研究生导师。毕业于山西医科大学神经病学专业，从事临床及教学工作20余年，致力于脑血管病、帕金森病、癫痫、各种头痛等疾病的临床及基础研究。参与部、省级科研项目两项；参编教材2部；发表论文20余篇。

第二十二章　神经康复

神经系统疾病和损伤可导致神经组织损伤和神经功能缺损,影响患者的躯体运动、手的精细功能和语言功能等。而康复医学是一门关于残疾和功能障碍预防、诊断评估、功能修复、治疗和处理的医学学科,其目的是减轻或消除功能障碍,帮助伤病员和残疾者根据其实际需要和身体潜力,最大限度恢复其生理上、心理上、职业和社会生活上的功能,提高其独立生活、学习和工作能力,改善生活质量。康复医学与保健医学、预防医学、治疗医学并列成为现代医学中的四大支柱。

神经康复学是康复医学发展到一定程度,介入神经病学并与之高度结合的新兴专科化的学科,也是神经科的一个重要分支。神经康复学是专门研究神经疾病所致障碍的康复预防、康复治疗的学科。神经康复学的形成改变了神经科与康复科的脱节状况,使得神经及肌肉疾病的诊断治疗达到新的整体水平。

【康复】　1981 年,WHO 医学康复专家委员会认为:"康复是指应用各种措施以减轻残疾的影响和使残疾人重返社会。"康复一词,译自英文 rehabilitation,原意是"复原"、"恢复原来的权力、资格、地位等"。在我国大陆译为康复,香港译为复康,台湾译为复健。它包括医学康复、教育康复、职业康复和社会康复。康复不但针对疾病本身,更重视疾病所导致的功能障碍,着重于提高生活质量,恢复患者独立生活、学习和工作的能力。

康复不仅针对疾病而且着眼于整个人、从生理上、心理上,社会上及经济能力进行全面康复,它包括医学康复(利用医学手段促进康复)、教育康复(通过特殊教育和培训促进康复)、职业康复(恢复就业能力取得就业机会)及社会康复(在社会层次上采取与社会生活有关的措施,促使残疾人能重返社会),其最终目标提高残疾人生活素质,恢复独立生活、学习和工作的能力,使残疾人能在家庭和社会过有意义的生活。为达到全面康复,不仅涉及医学科学技术,而且涉及社会学、心理学、工程学等方面的技术和方法。

【康复医学】　康复医学(rehabilitation medicine,RM)是利用医学的措施,治疗因外伤或疾病而遗留功能障碍导致独立生活有困难的躯体性残疾者,使其功能康复达到可能达到的最大限度,为他们重返社会创造条件的医学分支,是以康复为目的的医学新领域,它是具有明确的特征、范畴、知识结构和专门的诊疗技术的独立的医学体系。康复医学现已和保健医学、预防医学、临床医学并列成为现代医学中的四大分支之一。康复医学区别于美容与保健医学,它的主要服务对象是外伤或疾病后遗留的各种功能障碍,使自理和就业能力减弱或独立生活有困难的各种疾病患者或残疾者。

康复医学是医学的一个新分支学科,主要涉及利用物理因子和方法(包括电、光、热、声、机械设备和主动活动)以诊断、治疗和预防残疾和疾病(包括疼痛),研究使病、伤、残者在体格上、心理上、社会上、职业上得到康复,消除或减轻功能障碍,帮助他们发挥残留功能,恢复其生活能力,工作能力以重新回归社会。

康复医学是一门年轻学科,发展非常迅速。当前,康复医学正朝着两个方向发展:①规模化:在西方发达国家,每个地区都有规模庞大的康复医院或康复中心,在国内一些经济发达地区如北京、广州、深圳、上海,康复医院或康复中心已在不断涌现;②专科化:如神经康复、骨科康复、心脏病康复、脑瘫康复、老年康复等。专科康复成为综合医院的最佳选择。

脑神经康复医学的开创者是巴赫・利塔。在科学领域,总有一些科学家似乎不那么入流,喜欢自作主张。他们喜欢脱离已经形成气候的主流团体,脱离已经"铁板钉钉"的定论,专找科研领域的犄角旮旯搜奇探秘。美国康复医学教授保罗・巴赫・利塔就是这样一位独行侠。历经 40 年的风风雨雨,他从事的脑神经康复领域终于辟出一条蹊径,开出斑斓夺目的花朵,并最终得到承认,被纳入主流,开创和发展了脑神经康复医学。更重要的是,他教给我们,能用一种全新的角度去"看"世界。

2001 年 8 月,美国威斯康星大学的保罗・巴赫・利塔(图 22-1)教授和法国路易斯・巴斯德大学感知系统实验室利用他们联手研制出的世界第一台舌式"触觉-视觉转换系统",让一些自愿参加实验的盲人借助它,用舌头"看"到了世界。尽管所看到的影像比较暗淡,无法与正常视力相比,但却是一个不同寻常的非凡开头。如今,保罗的事业越做越大,美国海军和国家航空航天局都在与他联手攻关,尝试利用传感器、摄像机和电脑将人体的基本感觉进行相互转换和替代。

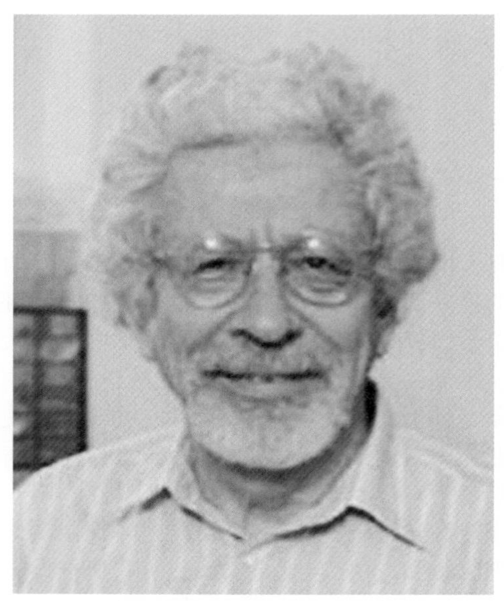

图 22-1 保罗·巴赫·利塔

【康复医学的特点】

1. 功能取向 康复医学是跨器官系统、跨年龄性别的学科，不以疾病为中心（disease-oriented）也不以器官为目标（oriented-targeted），而是以功能为基础（function-based）或以功能为中心（function-oriented）。大量使用功能评估、功能训练、功能补偿、功能增强、功能代替、功能适应等康复手段和方法。

2. 跨科干预 康复医学涉及多个学科，要靠多个学科的跨科性合作而实现全面康复目标。同时采用协作组式工作方法（team work）进行工作。

3. 社会性强 康复医学既有很强的技术性，也有很强的社会性。广义的康复不仅包括对残疾的预防和康复治疗，而且也包括使残疾人平等参与社会和融入社会。

【康复医学与临床医学】 在现代医学体系中，预防、保健、医疗和康复都是必要的组成部分，他们相互联系组成一个统一体。早期 Rusk 曾认为康复是临床治疗的延续，因此产生了“康复是继预防医学和临床医学之后的第三医学”的说法。但在医疗实践中人们却发现如果在临床治疗结束后再进行康复治疗，那么“废用及误用综合征”是难以避免的。因此，康复医学本身就是一门临床医学。

【神经康复的现代概念】 神经康复（neurological rehabilitation，NR）是在神经疾病和损伤后立即针对患者的具体情况制定的个体化综合治疗方案的一部分，并非在急性期后或恢复期才开始进行的与药物及其他治疗完全脱节的治疗措施。

神经生理学研究显示，中枢神经系统具有很强的可塑性，损伤后会产生一系列变化和适应过程，亦即代偿机制。典型的例子是，脊髓休克期过后出现脊髓联合运动是由于高级中枢失去对下位中枢的控制能力，使之功能被释放出来，实质是异常姿势反射和痉挛，是一种低级形式代偿；另一种代偿是中枢神经系统细胞原轴突再生、树突侧支出芽和突触阈值改变，发挥储备或休眠状态的神经功能，调整神经元兴奋性，重建神经功能网络，实现功能重组（functional reorganization）而达到功能重塑的作用。促通技术（facilitation technique）就是基于这种理论建立的，是利用各种方式刺激运动通路的各神经元，调节兴奋性并获得运动输出。因此，促通技术是在细胞水平调节神经元兴奋性的神经康复技术，是现代康复医疗的重要手段。目前应用最广泛的 Brunnstrom 法就是利用卒中后残余的肌肉功能进行最大用力活动时引起的泛化运动、联合反应、共同运动及其他粗大活动，促进正常运动出现的方法；在治疗顺应弛缓期、痉挛期、共同运动期、脱离共同运动期、独立站立期、近于正常期的恢复过程，恢复正常功能。康复训练对患者的呼吸、消化、内分泌、免疫功能和心理活动等都会产生有益的影响，对大脑高级神经活动也有很好的调节作用。

康复介入神经病学的意义：①在疾病早期：参与康复治疗，可有效地预防伤、病二级伤残。如防止偏瘫后出现的肩痛、肩关节脱位、关节挛缩；卧床后废用性肌肉关节萎缩、废用性的肺功能下降、血管栓塞等。②在疾病临床恢复期：即使某些疾病已造成残疾，康复医疗可使用综合措施，发挥其自身潜力，进行病残功能训练、功能增强、功能补偿，避免因制动而造成的并发症或继发残疾，可大大地缩短住院病程，从而改变无功能生命状态，降低残疾程度，减少盲目的无效用药的耗资，减少社会和家庭的经济和劳力负担，获得社会效益，同时亦增加自身生命价值。③在疾病后期：制定家庭社区康复计划和处方，教会和指导患者及家人简单有效的自我康复方法。医院康复是社区康复的后盾，社区康复是医院康复的延续。

【康复目标及康复小组】

1. 康复目标确定 在确定康复目标之前，首先要对患者的全身状况、功能状态（意识、智能、言语及肢体伤残程度）和心理状态（个性、抑郁和焦虑等）进行评估。康复目标分为：①近期目标：是康复治疗 1 个月后要求达到的目标；②远期目标：是康复治疗 3 个月后应达到的目标，亦即患者通过系统康复治疗后最终能恢复的程度，如独立生活、部分独立及部分介助、回归社会、回归家庭等。

康复目标由康复小组集体制定，由临床康复医师主持评估会，由负责医疗、护理、物理疗法、作业疗法、语言疗法和临床心理的医师参与制定具体的康复目标，并把目标分解给各专业医师，根据康复程序进行治疗和功能训练。

2. 康复小组人员组成 ①康复医师：是康复小组的核心，需由兼备神经科临床和专业康复知识的医师担任，职能是对神经疾病发病初期的患者进行全面评估、预测病情转归、制定个体化综合治疗措施及各阶段的康复方案；②康复护士：是在康复医师的指导下从事基本康复和康复护理工作，早期良好的康复护理可以有效地预防失用、误用综合征的发生；③治疗师：包括物理、作业、言语和心理治疗师等，物理和作业治疗师的职能是尽可能减少患者的躯体残疾；言语治疗师是针对失语、构音障碍和言语运用障碍等进行诊断和治疗，恢复患者的交流能力；心理治疗师是解除患者的心理障碍，使之更好的配合治疗。

神经康复学是一门年轻学科，人才相对缺乏。神经科医生具有较扎实的神经解剖、神经生理基础知识，对于神经康复基础理论与实践的共同提高并非难事，未来神经康复学的发展与提高将由有过神经科工作经历的神经康复医生来推动。

案例 22-1

患者，男性，38 岁。在工作中失误掉入石英砂堆被埋使呼吸心搏骤停，被紧急送到医院，诊断为缺血缺氧性脑病，经医院 ICU 抢救后病情稳定。由于患者一直处于深度昏迷状态下，且肢体瘫痪，医院神经内科和康复科及时对其进行神经康复治疗。经康复评估，发现患者病情平稳后仍有比较严重的肢体活动障碍、平衡功能障碍、认知功能障碍。针对这些情况，康复科负责为患者做床边康复功能指导、平衡训练和认知功能训练。神经内科负责脑功能的复苏治疗。最后，患者意识清醒，日常生活能够自理，可以在家人的监护下做室外活动，肢体肌力、平衡和协调能力基本恢复正常，认知功能大部分恢复正常。

【康复方法】 随着科技发展、医学进步，脑卒中的存活率较以前大大提高，但 70%～80% 的存活者均留有不同程度的功能障碍（运动、感觉、言语、吞咽、认知障碍等），成为家庭、社会的沉重负担。颅脑外伤、脊髓外伤、急性脊髓炎、运动神经元病和 Guillain-Barré 综合征等也可导致神经功能障碍，如偏瘫、截瘫、四肢瘫、语言功能障碍、吞咽困难、神经源性膀胱和直肠功能障碍等，都需要进行康复治疗。

1. 康复疗法 各种神经疾病或功能缺损症状有各自不同的康复疗法和侧重点。

（1）物理治疗（physical therapy，PT）：是使用物理因子（如热、冷、水、声、光、电流、紫外线）与物理方法（如体操、牵引、按摩、手法与器械等运动疗法）进行治疗的方法。是一种有成熟理论基础并广泛应用于临床的动力学治疗方法，以保存、重建和恢复机体的最佳功能。PT 的方法包括：①治疗练习（therapeutic exercise）：如被动运动、主动运动、抗阻运动、平衡与协调训练、神经促通等；②功能训练（functional training）：如生活自理、家务、社交及工作技能；③ 手法治疗技术（manual therapy techniques）：如按摩、被动关节活动等；④矫形（orthopaedics）；⑤ 电疗（electro therapeutic modalities）；⑥理疗和器械治疗（physical agents and mechanical modalities）：如超声治疗、水疗、热疗、蜡疗及氧疗等。

（2）作业治疗（occupational therapy，OT）：是指针对患者的功能障碍，从日常生活活动和操作劳动或文体活动中，选择一些针对性强，有助于恢复患者已经减弱了的功能并提高其技巧的活动作为治疗手段。①日常生活活动训练；②职业训练；③认知训练；④辅助具制作等。由作业治疗师为患者提供的检测、评估、训练和指导等治疗，是选择性应用日常生活、工作和娱乐等活动增进患者独立生活和工作能力的一种方法，提高患者身心健康水平、对外界环境适应能力和生活质量。

（3）语言治疗（speech therapy，ST）：对存在构音障碍、口吃、听觉障碍、语言发育迟缓、失语症、吞咽等障碍患者进行评价和训练，以改善其语言沟通能力及吞咽能力。失语症康复着重于言语的再训练，主要采用听觉言语刺激法、程序学习法等。

（4）心理治疗（psychotherapy）：通过观察、谈话、实验和心理测验等方式对患者的智力、人格、心理等方面进行评估后，采用各种针对性的治疗，包括精神支持疗法、暗示疗法、催眠疗法、行为疗法、松弛疗法、音乐疗法及心理咨询等进行治疗。

（5）康复工程（rehabilitation engineering）：属于生物医学工程的一部分，是应用现代工程学的原理和方法，以恢复、代偿或重建患者功能为目的的一门学科。例如，在截肢后或肢体运动功能恢复不佳时作为一种体外的代偿，常需要依靠假肢或各种矫形支具的帮助。康复工程也为患者提供不同性能的轮椅、特殊结构的生活用具或生活设施。为此也需要机械、电子、材料等工艺科学来为康复医学服务。

2. 家庭成员参与有助于促进患者康复和回归家庭及社会 家庭成员的无知也会对康复起不良反应，因此，强调家庭的参与是非常重要的。指导家庭成员参与康复训练，并制定患者出院后由家庭成员协助训练的康复方案也是康复医师的责任之一。参与社会活动可作为一种缓冲剂减轻患者的心理压力，社区康复机构如社区医院、退休职工、社会工作者等都可以成为社区康复员，承担监督和指导康复训练的任务。

【康复评定】 康复评估：评估（evaluation）是对患者的功能状态及潜在的能力的判断，也是对患者各方面情况的收集、量化、分析及与正常标准进行比较的全过程。进行神经康复前、后应对患者进行仔细评估，既可了解疾病的恢复过程，评价康复疗效，也便于调整治疗方法。评估的方法很多，可以是单一或多种方法的组合，可依据患者的个体情况、康复治疗目标选择。WHO 推荐的残损（impairment）、残疾

(disability)和残障(handicap)的国际分类标准、评价方法和康复途径已得到普遍采用(表22-1)。

表22-1 残病的分类与评估和处理

特征		表现	评估	康复方法
残损	器官水平障碍	器官或系统功能严重障碍或丧失	Fugl-Meyer,MAS评定等	功能锻炼
残疾	个体水平障碍	自理生活能力严重障碍或丧失	FIM,ADL评定	ADL训练
残障	社会水平障碍	社交或工作能力严重障碍或丧失	QOL,生活质量等评定	环境改造

康复的临床疗效是肯定的,脑卒中患者临床试验结果显示,康复治疗可加速神经功能障碍的恢复,缩短患者的住院时间,节省住院费用,减低患者的依赖程度,早期康复疗效优于延迟康复,值得推广应用。

【康复预防】 康复预防包括:一级预防,预防能导致残疾的各种损伤、疾病、发育缺陷、精神创伤等的发生。为此要注意避免事故、传染病、营养不良,提倡围产期保健。二级预防,早期发现及早期恰当治疗已发生的损伤和疾病,从而防止遗留永久性残疾。三级预防,在较轻度的缺陷和残疾发生后,积极进行矫治及其他康复处理,限制其发展,避免发生永久性的和严重的残障。

思考题

1. 神经康复的现代概念和临床常用的方法有哪些?
2. PT、OT和ST的含义什么?

(周海红)

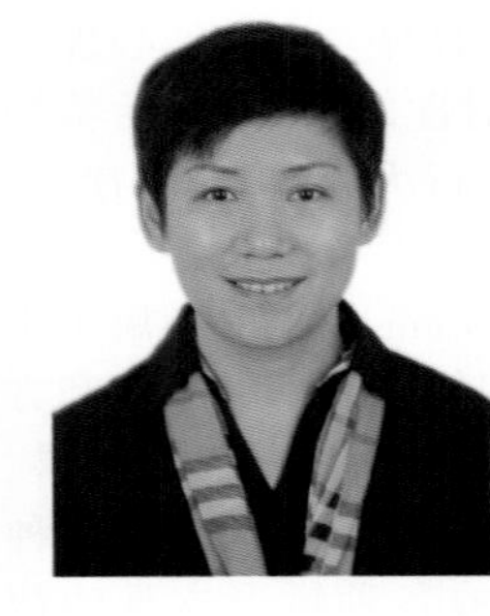

周海红,女,副主任医师,医学博士,硕士研究生导师。2008年6月毕业于中山大学神经病学专业获医学博士学位。现为中华医学会广东省神经病学分会青年委员,广东省中西医结合学会神经科专业委员会委员,湛江市医学会神经病学分会委员,广东医学院第七批广东省"千百十工程"校级重点培养对象,《中国神经再生研究(英文版)》、《中华脑科疾病与康复》、《实用医学》等杂志审稿人。

主要从事脑血管病及放射性脑脊髓病的相关研究,具有较高的专业理论水平,在神经系统疾病的诊疗、疑难危重病例处理等方面积累了丰富的临床经验。近5年先后承担国家自然科学基金青年项目1项,省级、市厅级各2项,校级课题2项,参与国家级项目2项,在*CNS Neuroscience & Therapeutics*、AJNR、《中华神经医学》等国内外期刊发表学术论文12篇,参编专著2部。

参考文献

柏树令,应大君 . 2013. 系统解剖学 . 第 7 版 . 北京:人民卫生出版社 .

贝尔 等 . 2006. Duus 神经系统疾病定位诊断学:解剖生理临床 . 第 8 版 . 刘宗惠,徐霓霓译 . 北京:海洋出版社 .

蔡志友,赵斌 . 2016. 阿尔茨海默病分子生物学 . 北京:科学出版社 .

陈卓铭,金花 . 2009. 临床语言认知检测的新方法——血氧依赖性功能磁共振成像技术 . 广东医学,30(5):672-673.

崔丽英 . 2004. 神经内科诊疗常规 . 北京:人民卫生出版社 .

高山,黄家星 . 经颅多普勒超声(TCD)的诊断技术与临床应用 . 北京:中国协和医科大学出版社 .

贾建平,陈生弟 . 2013. 神经病学 . 第 7 版 . 北京:人民卫生出版社 .

贾建平,王树英 . 2010. 血管性痴呆临床诊断标准探讨 . 中国神经免疫学和神经病学杂志,17(6):387-389.

贾建平 . 2009. 神经病学 . 北京:人民卫生出版社 .

贾建平 . 2010. 中国痴呆与认知障碍诊治指南 . 北京:人民卫生出版社,100-115.

紧张型头痛诊疗专家共识组 . 2007. 紧张型头痛诊疗专家共识 . 中华神经科杂志,40(7):496-497.

李静,宝福凯,柳爱华 . 2013 神经莱姆病的研究进展 . 中国病原生物学杂志,8(2):178-180.

李胜利 . 2013. 语言治疗学 . 北京:人民卫生出版社 .

李斯 . 2011. 肌电图学图谱 . 天津:天津科技翻译出版公司 .

林楚莹,陈卓铭,黄伟新,等 . 2014. 智能型辅助沟通认知训练系统的设计原理及应用 . 中国康复,(5):337-340.

刘晓燕 . 2006. 临床脑电图学.北京:人民卫生出版社 .

吕传真,周良辅 . 实用神经病学 . 第 4 版 . 上海:上海科学技术出版 .

美国精神医学学会 . 2015. 精神障碍诊断与统计手册 . 第 5 版 . 张道龙等译 . 北京:北京大学出版社,583-634.

秦兵,段现来,廖卫平 . 2011. 发作和癫痫分类框架术语及概念的修订:国际抗癫痫联盟分类和术语委员会报告,2005-2009. 中华神经科杂志,44(3):214-216.

沈鼎烈,王学峰 . 2007. 临床癫痫学 . 第 2 版 . 上海:上海科学技术出版社 .

沈天真,陈星荣 . 2004. 神经影像学.上海:上海科学技术出版社 .

史玉泉,周孝达 . 2004. 实用神经病学 . 上海:上海科学技术出版社 .

粟秀初 . 2010. 自主神经系统疾病的诊断与治疗 . 西安:第四军医大学出版社 .

覃兰惠,莫雪安,黄文,等 . 2014. 艾滋病合并神经系统病变 70 例临床分析 . 中国神经精神疾病杂志,40(2):109-112.

头痛分类和诊断专家共识组 . 2007. 头痛分类和诊断专家共识 . 中华神经科杂志,40(7):493-495.

王刚 . 2014. 痴呆及认知障碍神经心理测评量表手册 . 北京:科学出版社 .

王维治 . 2013. 神经病学 . 第 2 版 . 北京:人民卫生出版社 .

王拥军 . 2012. 神经内科学高级教程 . 北京:人民军医出版社 .

吴江 . 2012. 神经病学 . 第 2 版 . 北京:人民卫生出版社 .

杨期东 . 2006. 神经病学,北京:人民卫生出版社 .

尹义臣,陈卓铭,杜志宏 . 2005. 卒中后认知功能康复与神经可塑性 . 中国康复医学杂志， 20(6):471-474.

余宗颐 . 神经内科学,2003. 北京:北京大学医学出版社 .

赵斌,蔡志友 . 2014. 阿尔茨海默病 . 北京:科学出版社 .

赵忠新 . 2006. 临床睡眠障碍诊疗手册 . 上海:第二军医大学出版社 .

中华医学会感染病学分会艾滋病学组 . 2011. 艾滋病诊疗指南(2011 版). 中华传染病杂志,29(10):629-640.

中华医学会神经病病学分会神经遗传学组 . 2015. 遗传性共济失调诊断与治疗专家共识 . 中华神经科杂志,6:459-463.

中华医学会神经病学分会,中华医学会神经病学分会脑血管病学组 . 2015. 中国急性缺血性脑卒中诊治指南 2014. 中华神经科杂志,48(4):246-257.

中华医学会神经病学分会,中华医学会神经病学分会脑血管病学组 . 2015. 中国脑出血诊治指南(2014). 中华神经科杂志,48(6):435-444.

中华医学会神经病学分会,中华医学会神经病学分会脑血管病学组 . 2015. 中国缺血性脑卒中和短暂性脑缺血发作二级预防指南 2014. 中华神经科杂志,48(4):258-273.

中华医学会神经病学分会 . 2002. 血管性痴呆诊断标准草案 . 中华神经科杂志,35:246.

中华医学会神经病学分会神经肌肉病学组,中华医学会神经病学分会肌电图及临床神经电生理学组,中华医学会神经病学分会神经免疫学组 . 2010. 中国吉兰-巴雷综合征诊治指南 . 中华神经科杂志,43:583-586.

中华医学会神经病学分会神经肌肉病学组,中华医学会神经病学分会肌电图及临床神经电生理学组,中华医学会神经病学分会神经免疫学组 . 2010. 中国慢性炎性脱髓鞘性多发性神经根神经病诊疗指南 . 中华神经科杂志,43:586-588.

中华医学会神经病学分会睡眠障碍学组．2012. 中国成人失眠诊断与治疗指南．中华神经科杂志,45(7):534-540.

中华医学会疼痛分会头面痛学组．2011. 中国偏头痛诊断治疗指南．中国疼痛医学杂志,17(2):65-86.

朱克．2001. 自主神经系统疾病．北京:人民军医出版社．

朱榆红,赵斌．2007. 神经病学(案例版)．北京:科学出版社．

Albert MS, DeKosky ST, Dickson D, et al. 2011. The diagnosis of mild cognitive impairment due to Alzheimer's disease: Recommendations from the National Institute on Aging-Alzheimer's Association workgroups on diagnostic guidelines for Alzheimer's disease. Alzheimers Dement, 7(3): 270-279.

Chew J, Gendron TF, Prudencio M, et al. 2015. Neurodegeneration. C9ORF72 repeat expansions in mice cause TDP-43 pathology, neuronal loss, and behavioral deficits. Science, 348(6239): 1151-1154.

Colosimo C. 2011. Nonmotor presentations of multiple system atrophy. Nat Rev Neurol, 7(5): 295-298.

Connolly S, Galvin M, Hardiman O. 2015. End-of-life management in patients with amyotrophic lateral sclerosis. Lancet Neurol, 14(4): 435-442.

Fan SR, Liang LF. 2015. CDC 2015 guideline for the diagnosis and treatment of syphilis. Chinese General Practice, 18(27): 3260-3264.

Gilman S, Wenning GK, Low PA, et al. 2008. Second consensus statement on the diagnosis of multiple system atrophy. Neurology, 71(9): 670-676.

Haeusler AR, Donnelly CJ, Periz G, et al. 2014. C9 or f72 nucleotide repeat structures initiate molecular cascades of disease. Nature, 507(7491): 195-200.

Hauser SL. 2010. Harrison's Neurology in Clinical Medicine. 2th ed. New York: McGraw-hill.

Headache Classification Committee of the International Headache Society. 2013. The international classification of headache disorders. 3 rded (beta version). Cephalalgia, 33(9): 629-808.

Jack CR, Albert MS, Knopman DS, et al. 2011. Introduction to the recommendations from the National Institute on Aging-Alzheimer's Association workgroups on diagnostic guidelines for Alzheimer's disease. Alzheimers Dement, 7(3): 257-262.

Jean MV, Claudia S, Laurent M. 2010. Chronic inflammatory demyelinating polyradiculoneuropaty: diagnostic and therapeutic challeges for a treatable condition. Lancet Neurol, 9: 402-412.

Kamakshi P, Minal B, Suraj AM. 2010. Manegement strageiesin chronic inflammatory demyelinating polyradiculoneuropathy. NeurolIndia, 58: 351.

Li W, Zhang W, Li F, et al. 2015. Mitochondrial genetic analysis in a Chinese family suffering from both mitochondrialencephalomyopathy with lactic acidosis and stroke-like episodes and diabetes. Int J Clin Exp Pathol. 8 (6): 7022-7023.

Low PA, Reich SG, Jankovic J, et al. 2015. Natural history of multiple system atrophy in the USA: a prospective cohort study. Lancet Neurol, 14(7): 710-719.

Marais S, Thwaites G, Schoeman JF, et al. 2010. Tuberculous meningitis: a uniform case definition for use in clinical research. Lancet Infect Dis, 10(11): 803-812.

Prusiner SB. 2013. Biology and genetics of prions causing neurodegeneration. Annu Rev Genet, 47: 601-623.

Reetz K, Dogan I, Costa AS, et al. 2015. Biological and clinical characteristics of the European Friedreich's Ataxia Consortium for Translational Studies (EFACTS) cohort: a cross-sectional analysis of baseline data. Lancet Neurol. 14(2): 174-82.

Ropper AH, Samuels MA, Klein JP. 2014. Adams and Victor's Principles of Neurology. 10th ed. New York: McGraw-hill.

Ropper AH, Samuels MA. 2009. Adams and Victor's Principles of Neurology. 9th ed. New York: McGraw-hill.

Rowland LP, Pedley TA. 2009. Meritt's Neurology. 12th ed. New York: Lippincott Williams Wikins.

Saposnik G, Barinagarrementeria F, Brown RD Jr, et al. 2011. Diagnosis and management of cerebral venous thrombosis: a statement for healthcare professionals from the American Heart Association/American Stroke Association. Stroke, 42(4): 1158-1192.

Sarris J, Byrne GJ. 2011. A systematic review of insomnia and complementary medicine. Sleep Med Rev, 15(2): 99-106.

Sperling RA, Aisen PS, Beckett LA, et al. 2011. Toward defi ning the preclinical stages of Alzheimer's disease: Recommendations from the National Institute on Aging-Alzheimer's Association workgroups on diagnostic guidelines for Alzheimer's disease. Alzheimers Dement, 7(3): 280-292.

Steiner T, Juvela S, Unterberg A, et al. 2013. European stroke organization guidelines for the management of intracranial aneurysms and subarachnoid haemorrhage. Cerebrovasc Dis, 35(2): 93-112.

Trenkwalder C, Winkelmann J, Inoue Y, et al. 2015. Restless legs syndrome-current therapies and management of augmentation. Nat Rev Neurol, 11(8): 434-445.